肌肉骨骼系统影像诊断精要

Musculoskeletal Imaging
The Essentials

主　编　Felix S. Chew

主　审　袁慧书　程晓光

主　译　何　波　郎　宁　郑继坤

副主译　高　茜　袁　峰　郭宏磊　张　洪

译者名单（以姓氏笔画为序）

马寄耀	昆明医科大学第一附属医院	罗保发	昆明医科大学第一附属医院
王昊雷	昆明医科大学第一附属医院	郑继坤	云南省中医药大学第一附属医院
邢晓颖	北京大学第三医院	郎　宁	北京大学第三医院
朱红丽	昆明医科大学第一附属医院	袁　峰	昆明医科大学第一附属医院
杨　磊	昆明医科大学第一附属医院	袁　源	北京大学第三医院
杨铠文	昆明医科大学第一附属医院	袁慧书	北京大学第三医院
何　波	昆明医科大学第一附属医院	高　茜	昆明医科大学第一附属医院
张　洪	昆明医科大学第一附属医院	郭宏磊	昆明医科大学第一附属医院
陈　雯	北京大学第三医院	黄益龙	昆明医科大学第一附属医院
范广涛	昆明医科大学第一附属医院	程晓光	北京积水潭医院

人民卫生出版社
·北京·

U0284150

Felix S. Chew：Musculoskeletal Imaging：The Essentials，ISBN：
9781496383839

Copyright © 2019 Felix S. Chew. All rights reserved.

This is a Simplified Chinese translation published by arrangement with Wolters Kluwer Health Inc.，USA. Wolters Kluwer Health did not participate in the translation of this title and therefor it does not take any responsibility for the inaccuracy or errors of this translation.

图书在版编目（CIP）数据

肌肉骨骼系统影像诊断精要 /（美）费利克斯·S. 周
（Felix S. Chew）主编；何波，郎宁，郑继坤主译. —
北京：人民卫生出版社，2023.2
　ISBN 978-7-117-33755-7

Ⅰ. ①肌… Ⅱ. ①费… ②何… ③郎… ④郑… Ⅲ.
①肌肉骨骼系统－影像诊断 Ⅳ. ①R680.4

中国版本图书馆 CIP 数据核字（2022）第 189847 号

人卫智网	www.ipmph.com	医学教育、学术、考试、健康，购书智慧智能综合服务平台
人卫官网	www.pmph.com	人卫官方资讯发布平台

图字：01-2019-7741 号

肌肉骨骼系统影像诊断精要
Jirou Guge Xitong Yingxiang Zhenduan Jingyao

主　　译：何　波　郎　宁　郑继坤
出版发行：人民卫生出版社（中继线 010-59780011）
地　　址：北京市朝阳区潘家园南里 19 号
邮　　编：100021
E - mail：pmph @ pmph.com
购书热线：010-59787592　010-59787584　010-65264830
印　　刷：廊坊一二〇六印刷厂
经　　销：新华书店
开　　本：889×1194　1/16　印张：33
字　　数：1022 千字
版　　次：2023 年 2 月第 1 版
印　　次：2023 年 3 月第 1 次印刷
标准书号：ISBN 978-7-117-33755-7
定　　价：275.00 元

打击盗版举报电话：010-59787491　E-mail：WQ @ pmph.com
质量问题联系电话：010-59787234　E-mail：zhiliang @ pmph.com
数字融合服务电话：4001118166　E-mail：zengzhi @ pmph.com

译 者 前 言

　　肌肉骨骼系统疾病在临床上多见,其涉及内容广。影像检查为肌肉骨骼系统疾病的诊断提供着巨大支撑。当前,市面上肌肉骨骼系统影像诊断相关书籍较多,各具特色、内容也各有侧重。该书原著是 2019 年由 Felix S. Chew 教授主编,Lippincott Williams & Wilkins 公司出版的一本实用工具书。它适合希望快速全面获得专业领域基础知识的人群,是市面上少有的全面且易懂的参考书。全书共 29 个章节,详细介绍了骨折的诊断及其治疗、各解剖区域损伤的 MRI、肿瘤、炎症、关节疾病、各种术后影像学、成人骨骼发育不良、全身及代谢性疾病、骨髓疾病等内容,还涉及了肌肉骨骼系统超声及介入放射学;本书的自测题是一大亮点,可以帮助读者更好地掌握和记忆重点内容。总而言之,全书内容丰富翔实,基础全面,是一本不可多得的肌肉骨骼系统影像诊断工具书。

　　"他山之石,可以攻玉",在当前我国医学影像快速发展且"百花齐放"的背景下,翻译该书能够帮助我国更多的专业人员全面系统地掌握相关专业知识,尤其是能够帮助医学生和青年医师快速上手,进而提升肌骨影像从业人员的整体水平,更好地服务于我国的肌骨影像和医疗事业的发展。

　　在此,首先感谢人民卫生出版社,正是由于你们的远见卓识让 Felix S. Chew 教授的知识结晶能够给更多的中国学者和临床医师们带来实际帮助,在此,要感谢袁慧书及程晓光教授团队,是你们的指导和付出将我们推上了巨人的肩膀,最后,还要诚挚感谢对本书编著带来帮助的人,该书的成稿不能缺少你们的辛劳付出。

　　为了进一步提高本书的质量,以供再版时修改,恳请各位专家、同行批评指正。

何波 白玫 郑继坤

2022 年春

丛 书 前 言

"精要系列"丛书是一套汇集了目前影像学教材的以标准化版式呈现的系列著作。丛书的每一本都是实用工具书,适合希望快速全面获得专业领域基础知识的人群。本丛书内容聚焦于本专业基础知识,以避免新手不知所措,同时又能提供足够详细的内容,可以作为住院医师或执业放射科医师的快速浏览概要,为该专业的老师提供指南,以及为专科医生和其他医疗保健专业人员提供参考。基础系列丛书不同于其他类似专著的特点包括:①内容紧凑,尺寸适中,适合住院医师在最初 4 周轮转期间阅读;②在每一章开头列出学习目标;③提供自测练习题。每一本书都包含了文中引用的最新参考文献。

自测题是该丛书的关键组成部分。每一章的最后都有多项选择题,每本书的最后均有自测考卷。特别适用于那些准备新的基于计算机影像考试的专业人士,这些考试又是专业认证和定期考核的组成部分。

该系列不仅包括了含有丰富影像学图像和图解的临床专业相关内容,而且有诸如放射物理学、成像质量及安全性的非解释性主题内容。基础系列丛书的目标是提供实用的参考资料,以配合全面的影像诊断教育和影像指导治疗。

Jannette Collins,MD,MED,FCCP,FACR

原 著 前 言

这本书的写作有两个初衷：①为住院医师在放射诊断学的前三年培训中提供基础知识；②帮助住院医师准备专业认证考试的核心部分。结合持续一段时间的临床经验实践和一系列定期的教学会议，读者应该可以充分准备以通过肌肉骨骼影像部分的考试。本书支持骨骼放射学会为放射科住院医师制定的肌肉骨骼放射学课程。

由于大多数本科医学院的课程中没有很好地介绍肌肉骨骼医学，因此本书讨论了根本的基础科学和相关的临床原理，并将其与影像学相关联。本书的第一部分包括骨折和脱位的 X 线和 CT 诊断，接下来的一个章节阐述了骨折的治疗和愈合影像学。介绍了相关的生物力学和解剖学原理，并将其用作讨论和加深理解的基础。接下来的几个章节讨论了各个解剖区域损伤的 MRI，包括有关解释和相关病理解剖学的实际讨论。随后介绍骨肿瘤和软组织肿块的影像学，包括良性、恶性和转移性病变。这些病变的分析和诊断很大程度上取决于临床、影像学和病理学的联系以及多种影像检查方法的结合。关节炎和其他关节情况的章节，包括专门针对足部的章节，其次是关于关节置换和其他术后影像学主题的章节。本书以各种主题作为结尾，包括成人的骨骼发育不良、骨质疏松症和矿物质代谢紊乱、影响肌肉骨骼系统的系统性疾病、肌肉骨骼感染、骨髓疾病、肌肉骨骼超声和肌肉骨骼系统介入放射学。每一章结尾有 4 道自测题，书的结尾最后有 100 道自测题覆盖了整个肌肉骨骼影像内容。

本书作为基础系列丛书的组成部分，我们不重复该丛书中其他书籍所包含的两个主题领域。脊柱影像学见由 Sanelli、Schaefer 和 Loevner 主编的《神经影像学：基础丛书系列》，而小儿肌肉骨骼影像学见 Lyer 和 Chapman 主编的《儿科影像学：基础丛书系列》。

Felix S. Chew

Sandra J. Allison, MD
Associate Professor
Department of Radiology
Georgetown University School of Medicine
Washington, DC

Stanislav Belchuk, MD
Resident
Department of Diagnostic and Interventional Imaging
McGovern Medical School
The University of Texas Health Science Center at Houston
Houston, TX

Luis S. Beltran, MD
Associate Professor
Department of Radiology
New York University School of Medicine
New York, NY

Blake Carlson, MD
Acting Instructor & Senior Fellow
Department of Radiology
University of Washington Medical Center
Seattle, WA

Felix S. Chew, MD
Professor
Section Chief, Musculoskeletal Radiology
University of Washington
Seattle, WA

Jennifer L. Favinger, MD
Clinical Instructor
Department of Radiology
University of Washington Medical Center
Seattle, WA

Kimia Khalatbari Kani, MD
Assistant Professor
Department of Radiology
University of Maryland
Baltimore, MD

Manickam Kumaravel, MD
Associate Professor
Section Chief, Musculoskeletal Radiology
Diagnostic and Interventional Imaging & Orthopedics
University of Texas Health Science Center at Houston
Houston, TX

Hyojeong Mulcahy, MD
Associate Professor
Department of Radiology
University of Washington
Seattle, WA

Erika M. Nealey, MD
Radiologist
Department of Radiology
St. Elizabeth Hospital
Enumclaw, WA

Refky Nicola, DO
Radiologist
Department of Radiology
SUNY Upstate Medical University
Syracuse, NY

Jack Porrino, MD
Associate Professor
Department of Radiology & Biomedical Imaging
Yale School of Medicine
New Haven, CT

Michael L. Richardson, MD
Professor
Department of Radiology
University of Washington Medical Center
Seattle, WA

Stacy E. Smith, MD
Associate Professor
Department of Radiology
Harvard Medical School
Boston, MA

Ryan Tai, MD
Assistant Professor
Department of Radiology
University of Massachusetts Medical School
Worcester, MA

Sean Wo, MD
Resident
Department of Radiology
University of Washington
Seattle, WA

目　　录

第一章　肌肉骨骼创伤影像基础 ………………………………………………………………………… 1

第二章　上肢骨折及脱位影像 …………………………………………………………………………… 17

第三章　下肢骨折及脱位影像 …………………………………………………………………………… 39

第四章　骨折的治疗和愈合影像学 ……………………………………………………………………… 62

第五章　膝关节损伤的 MRI ……………………………………………………………………………… 81

第六章　肩关节损伤的 MRI ……………………………………………………………………………… 107

第七章　肘关节损伤的 MRI ……………………………………………………………………………… 133

第八章　髋关节损伤的 MRI ……………………………………………………………………………… 144

第九章　腕关节和手损伤的 MRI ………………………………………………………………………… 160

第十章　踝关节和足部损伤的 MRI ……………………………………………………………………… 173

第十一章　骨肿瘤影像学基础 …………………………………………………………………………… 189

第十二章　良性骨病变影像 ……………………………………………………………………………… 202

第十三章　恶性骨肿瘤影像 ……………………………………………………………………………… 221

第十四章　肌肉骨骼转移瘤影像 ………………………………………………………………………… 237

第十五章　软组织病变和钙化影像 ……………………………………………………………………… 250

第十六章　关节炎影像学基础 …………………………………………………………………………… 270

第十七章　骨关节炎影像 ………………………………………………………………………………… 278

第十八章　炎性关节炎影像 ……………………………………………………………………………… 290

第十九章　非炎性关节病影像 …………………………………………………………………………… 308

第二十章　足部非创伤性疾病影像 ……………………………………………………………………… 324

第二十一章　下肢术后影像 ……………………………………………………………………………… 342

第二十二章　上肢术后影像 ……………………………………………………………………………… 363

第二十三章　成人骨发育不良影像 ……………………………………………………………………… 379

第二十四章　骨质疏松症和矿物质代谢异常 …………………………………………………………… 397

第二十五章　全身和代谢性肌骨疾病影像 ……………………………………………………………… 408

第二十六章 肌肉骨骼系统感染影像………………………………………………………421

第二十七章 骨髓疾病影像…………………………………………………………………437

第二十八章 肌肉骨骼系统超声影像………………………………………………………453

第二十九章 肌肉骨骼系统介入放射学……………………………………………………471

自我测试……………………………………………………………………………………486

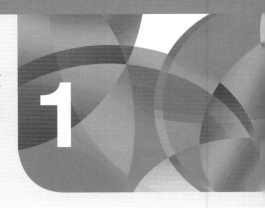

第一章
肌肉骨骼创伤影像基础

Felix S. Chew

创伤是患者进行肌肉骨骼系统 X 线检查的最主要原因。对于骨折的检出、特征描述和随访 X 线是一种快速、便宜和易行的检查方法。

学习目的

通过对本章肌肉骨骼创伤影像学基础知识的学习,读者能够:

1. 讨论并推荐合适的影像检查方法。
2. 描述影像学特征。
3. 概述以下相关的概念和知识:骨折的流行病学,骨的生物力学,骨折的影像学表现,软组织的生物力学,软组织损伤的影像学表现,开放性骨折,枪伤,烧伤和爆炸伤,应力性损伤,骨折的描述和骨折分类。

骨折的流行病学

在 50 岁以下的年龄段,骨折在男性中的发生率比女性高得多,而在 50 岁以上时,骨折在女性中更常见。这种分布特点是由于年轻男性更容易遭受外伤和老年女性绝经后肌肉骨骼系统衰退造成的。Amin 等[1]利用来自明尼苏达州 Olmsted 县的数据发现,在 50 岁及以上人群中,女性发生骨折的人数是男性的 1.5 倍。最常见的原因是从站立位摔倒,33% 的骨折是由例如车祸伤或高处坠落伤等严重创伤造成,所有骨折中只有 2% 是病理性骨折。该组人群每年骨折的总体发生率约为 3%,但发生率随年龄增长而增加。在年轻人中,四肢骨折最常见的部位是手、肱骨远端、胫骨干、锁骨、桡骨远端和足。在 50 岁及以上的女性中,四肢骨折最常见的部位是足、桡骨远端、踝关节、股骨近端和手。在 50 岁及以上的男性中,四肢骨折最常见的部位是手、股骨近端、足、踝关节和锁骨。

骨的生物力学

骨在受到创伤时发生的改变是可以预测的[2]。骨折的解剖和形态学特征常常可以提示导致骨折的外力情况,这对诊断和治疗很有帮助。

力和形变

将外力施加到骨骼上称为负荷。当骨骼受到负荷时会发生物理变形(即发生应变)(图 1.1)。在

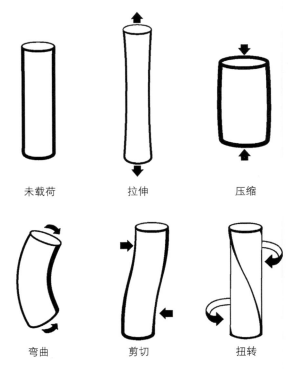

图 1.1 负荷的不同模式

生理水平的负荷时,骨骼会吸收和储存负荷产生的能量并发生弹性变形。当负荷移除后,储存的能量通过弹性回缩消散,骨骼恢复到负荷前的形态,不发生任何损伤。负荷与弹性变形呈线性关系,称为刚度。材料的刚度越大,其在给定的负荷下发生的变形越小。当负荷的严重程度超过弹性变形的范围时,骨骼将发生塑性变形,从负荷中吸收的能量使骨骼发生永久性变形。材料的延展性是指其维持塑性变形而不发生断裂的程度。在更大的负荷下,骨骼会被破坏,负荷传递的能量使骨骼发生断裂,骨折片移位。如果负荷持续存在,身体其他部位也可能发生损伤。过度的负荷会导致损伤,一般来说,负荷越大、施加的速度越快,损伤就越严重。

负荷的外力包括 3 个基本组成成分:压缩、拉伸和剪切。压缩分量向内作用,将骨骼挤压在一起;拉伸分量向外作用,使骨骼分离;剪切分量的作用方向与外力的方向平行,使骨内的不同位点发生移位。骨在拉伸负荷作用下趋于伸长,当骨单位被拉开时将出现机械性损伤。骨在压缩负荷作用下趋于缩短,当骨单位出现斜行裂缝时将发生机械性损伤。骨在剪切负荷作用下发生成角畸形。拉伸和压缩负荷都有剪切成分,当骨骼伸长或缩短时可发生成角畸形。

骨是一种双相材料,由抗压缩力的坚硬的羟基磷灰石钙晶体结构以及抗拉伸力的弹性纤维和基质组成的胶原基质构成。在致密骨(也称为板层骨或皮质骨)中,骨组织围绕神经血管形成同心圆排列的骨板,构成骨单位(哈弗斯系统)。骨单位是致密骨的基本功能和结构单位。在松质骨中,骨组织形成三维网格状的骨小梁系统,神经血管组织穿行于骨小梁之间。皮质骨比松质骨更硬,但松质骨更有韧性。成熟骨的功能结构反映了持续的重塑过程,以适应生理负荷的类型、大小和方向。一般来说,骨的抗压性要好于抗拉伸性,抗拉伸性要好于抗剪切性。

外力和骨折

加载的外力可以是直接的或间接的。直接外力导致受伤部位的损伤。尽管与外力的施加位置、方向和大小有关,直接外力导致的骨折形态往往是难以预测的。这类损伤可分为挤压伤、穿透伤和敲击伤。挤压伤是由于在大范围内施加强大外力而导致的,例如建筑物坍塌到人身上。挤压力导致粉碎性或横行骨折和广泛的软组织损伤。穿透伤是由于强大外力作用在一个小的区域所导致,例如枪伤。穿透伤通常会导致粉碎性骨折,粉碎程度取决于子

弹的能量(图 1.2)。敲击伤是由较小的外力施加到较小的区域而引起的,例如用警棍打击前臂。敲击力会在打击部位造成横行或星状骨折(图 1.3)。没有太多软组织覆盖的骨头更容易受到直接创伤,例如和肱骨或股骨相比,尺骨或胫骨更容易受到直接创伤。

间接外力会在远离受伤部位的地方造成损伤。由间接外力导致的骨折形态往往是可以预测的。在拉伸(拉开)、压缩(压扁)、扭转(扭曲)、成角(弯曲)或

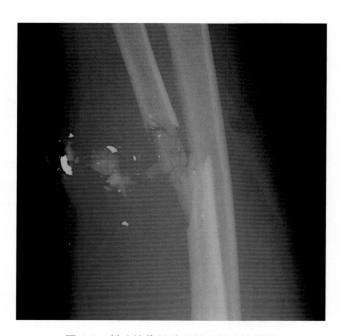

图 1.2　低速枪伤导致尺骨干粉碎性骨折

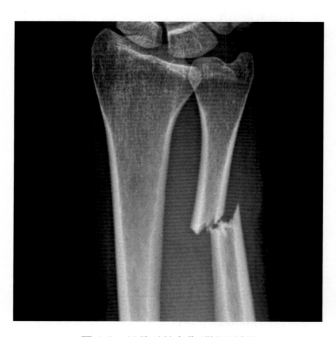

图 1.3　尺骨干敲击伤(警棍骨折)

上述外力组合作用下产生的骨折具有可预测的形态,而且常常发生在特定部位(图1.4)。软组织可以改变间接外力,例如,肌肉可以通过收缩和提供反向的压缩力来减少骨骼受到的拉伸外力。

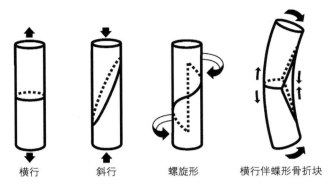

横行　　斜行　　螺旋形　　横行伴蝶形骨折块

图1.4　外力的类型和相应的骨折线走行方向

牵拉或拉伸性骨折是由于肌腱或韧带牵拉骨骼而导致的。骨纤维在拉力作用下断裂,骨被拉断或撕脱,骨折线与外力方向垂直。例如,手指的肌腱或韧带附着点可能会发生撕脱骨折(图1.5)。撕脱骨折片的大小差异很大,可以很大或很小(图1.6)。大的骨折块可累及骨的全层结构,而小的骨折片可能仅仅是骨皮质的一小部分。拉伸性骨折最常见于松质骨。

当长骨成角时,凸侧承受拉伸力,凹侧承受压缩力。因为骨首先在拉伸力作用下断裂,所以横行骨折从凸侧向骨内延伸。凹侧骨骼可能会在压缩力和

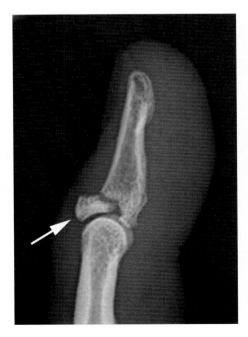

图1.5　远节指骨伸肌附着处的撕脱骨块(箭头)

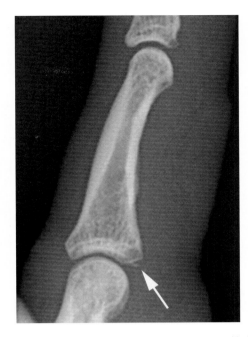

图1.6　中节指骨掌板附着处小的撕脱骨片(箭头)

剪切力的作用下发生断裂。三角形骨折块可以与主体骨折线呈一定角度剪切下来,导致弯曲的凹侧骨骼碎裂伴蝶形骨折片(图1.7)。

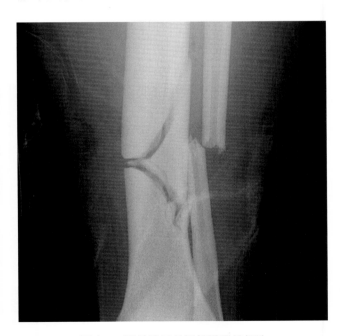

图1.7　胫骨横行骨折伴蝶形骨折片

长骨骨干在纵向压缩外力作用下发生斜行骨折,这是由于骨单位相互挤压和剪切造成的(图1.8)。整块骨骼在压缩外力作用下常常发生 T 形或 Y 形骨折,这是由于骨干的皮质骨被推入松质骨干骺端。这种骨折常见于肱骨和股骨的末端。

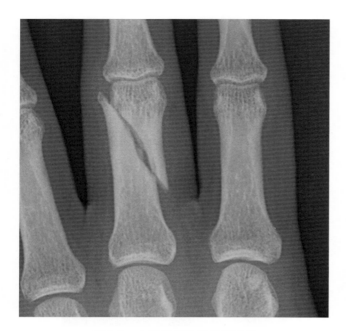

图 1.8 中指近节指骨斜行骨折

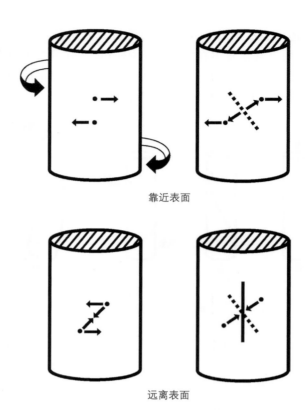

靠近表面

远离表面

图 1.9 螺旋形骨折的图解说明。发生扭转时,在接近骨皮质处,水平剪切力导致骨内不同位点发生相对移位,这些位点同时受到拉伸力的作用而发生分离,导致沿骨的表面发生斜行拉伸骨折。在远离骨皮质处存在压缩力,造成垂直骨折并与螺旋形骨折线相连

旋转外力(扭转或扭曲)导致水平剪切,同时伴有与骨干长轴呈一定角度的压缩和拉伸分量(图 1.9)。这种外力会造成螺旋形骨折,骨折线沿骨表面弯曲走行,由于骨在拉力下发生断裂分离,意味着其无法承受拉伸。在垂直分量的参与下,骨折线沿骨的周径旋转一整周,断端锐利(图 1.10)。垂直骨折充当

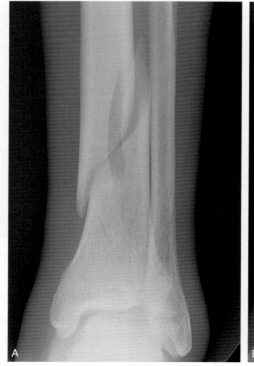

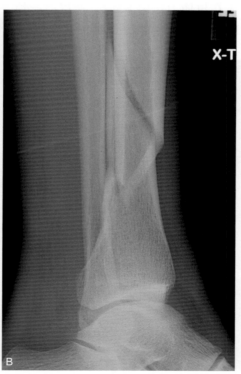

图 1.10 胫骨干螺旋形骨折。A. 前后位 X 线片;B. 侧位 X 线片

铰链,骨折片沿着弯曲分量相反的方向发生分离。

　　许多骨折是多种外力共同作用所导致的。成角伴轴向压缩会形成弧形的骨折线,其具有斜行和横行成分,有时还会产生蝶形骨折片。成角伴扭转会造成斜行骨折,断端短而钝。

骨挫伤

　　骨挫伤是松质骨的创伤性损伤,出血和水肿取代了正常的骨髓[3]。骨挫伤会导致骨小梁的微骨折和小血管的破裂,在 MRI 上可见局部骨髓水肿,而表面覆盖的关节软骨和皮质下骨则是完整的。损伤的机制通常是压缩,由直接外力或经邻近骨传递的间接外力引起。当由直接外力引起时,骨挫伤常常是孤立的。而当骨挫伤是由传递的间接外力引起时,解剖区域内的其他部位也可能会出现损伤(图 1.11)。骨挫伤的模式可能有助于识别相关的损伤并提示损伤的机制。骨挫伤通常在几个月后的 MRI 随访时恢复正常。整个过程中的 X 线片可能都是正常的。

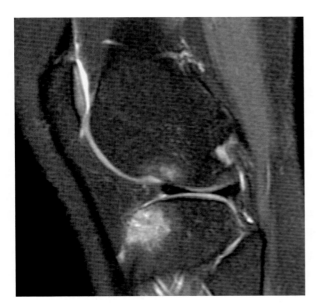

图 1.11　过伸伤导致的骨挫伤。矢状位脂肪抑制的 T_2WI 示外侧胫骨平台前部骨挫伤,股骨外侧髁对应位置凹陷骨折

骨折影像学表现

　　虽然有些骨折可以在几乎任何一种影像学检查中被发现,X 线仍是急性骨折的首选影像学评估方法。CT 在描述复杂骨折为可能的手术作准备方面起辅助作用,也可在 X 线可疑骨折时确认骨折的有无。在脊柱中,CT 被用于在多发伤的情况下筛查骨折。当 X 线或 CT 发现异常或诊断不明确时,可以

用 MRI 确诊骨折,尤其是应力性骨折和不全骨折。MRI 更常用于识别和描述软组织和关节损伤。Tc-99m 放射性核素骨扫描可用于识别应力性骨折。

　　在 X 线片上,骨结构局部不连续时可明确诊断皮质骨的骨折,尤其是伴有移位时。皮质骨的嵌插骨折可表现为局部骨轮廓的改变,通常是原本光滑的轮廓发生突然变化。松质骨压缩骨折时可表现为骨皮质不连续、形状改变、线状高密度影或上述征象的任意组合。当肌腱、韧带或关节囊附着处在拉力作用下扯下骨碎片时就发生了撕脱骨折。移位的骨折片大小可从厚度不足 1 毫米到几厘米不等。

　　在 CT 片上,骨折的征象与 X 线片所见类似,但通过轴位断层图像、多平面重建和三维重建,显示骨折的能力得到了极大的增强(图 1.12)。

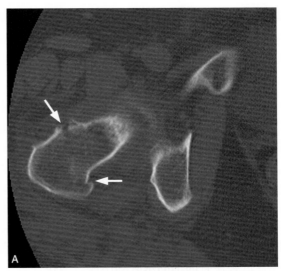

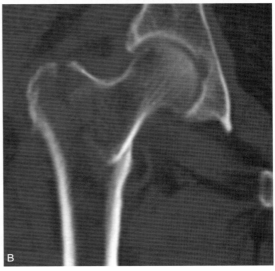

图 1.12　髋部隐匿性骨折的 CT。A. 轴位 CT 片示右股骨前方骨皮质的微小不连续和后方的轻微嵌插(箭头),对应于股骨大转子的轻微移位骨折。B. 冠状位 CT 片显示骨折的范围

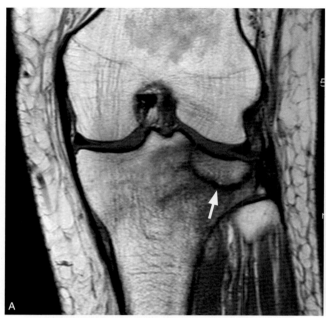 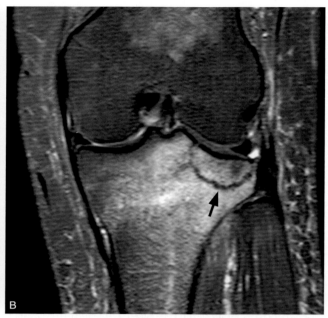

图 1.13　轻微移位的外侧胫骨平台骨折。A. 冠状位 T_1WI 示低信号骨折线（箭头）和周围的骨髓水肿。B. 冠状位 STIR 示低信号骨折线（箭头）和周围的骨髓水肿

在 MRI 中，骨折线在 T_1WI 上呈低信号，周围见中等信号，可能累及邻近的骨髓和软组织，与出血和水肿相对应（图 1.13）。在 T_2WI 上，骨折线仍为低信号，而周围的水肿和出血通常为高信号。松质骨的压缩骨折可以没有骨折线，但如果骨折是急性的，将会出现信号改变。撕脱骨折的骨折片在 MRI 上可能很难辨认，因为在 T_1WI 和 T_2WI 上，骨折片本身可能与导致撕脱的软组织结构具有相同的低信号。急性骨折会伴有周围的水肿和出血。与拉伸外力导致的骨折相比，由压缩外力引起的骨折往往伴有更多的骨髓水肿。

在放射性核素骨扫描时，骨折表现为局灶性放射性浓聚区。由于扫描通常需要几个小时才能完成，放射性核素骨扫描并不用于急性创伤时的成像。

软组织的生物力学

当受到外力时，肌肉骨骼系统的软组织结构会发生变形[2]。除了可恢复性或弹性变形外，软组织还可能发生不可恢复性或非弹性变形。蠕变是指在恒定应力作用下的持续变形，应力松弛是指在总变形量不变的条件下，应力随时间的延长而减小的现象。这些黏性效应会随着时间和应力速度的变化而变化，当应力被移除时，结构并不能立即恢复到原始的大小和形状。当向软组织结构快速施加应力时会发生弹性变形，如果应力足够大时可能会导致失效。如果缓慢地施加相同的应力，蠕变和应力松弛可使结构进一步变形，使其吸收更多的能量而不致被破坏。因此，与快速施加应力相比，韧带和肌腱在受到缓慢施加的拉伸应力时会更坚固。当它们附着在骨骼上时，通常是根据应力的速度和软组织相对于骨骼的强度决定是软组织还是骨骼发生损伤。一般来说，快速施加的应力导致软组织损伤，而缓慢施加的应力导致骨的撕脱。肌腱或肌肉-肌腱单元的损伤称为拉伤，韧带的损伤称为扭伤，上述损伤也可以被称为撕裂。拉伤和扭伤可以按照严重程度进行分类，1 级为轻度损伤，而 3 级为严重的完全断裂（表 1-1）。不伴有骨折的单纯软组织损伤很常见，在 X 线片上可能无法检出异常，但通过 MRI 和超声可以直接显示上述损伤。

表 1-1　扭伤和拉伤的分级

分级	损伤	临床体征	
		韧带	肌肉-肌腱
1	少量纤维断裂	无松弛	不出现无力
2	部分断裂	松弛	无力
3	完全断裂	不稳定	肌肉无收缩

软组织损伤常伴随骨损伤出现。损伤程度不等，从受伤部位的浅表擦伤和轻微挫伤到四肢主要

部分的大面积失活。直接创伤可能会导致软组织的擦伤、挫伤或压伤。间接机制可能会引起皮下撕裂、筋膜间室综合征和主要血管的损伤。例如，由高能间接外力引起的骨折中，移位的骨折片可以像绞肉机一样割穿邻近的神经血管结构和周围的软组织。在前臂和小腿，软组织损伤引起的出血和急性炎症可能会导致筋膜间室综合征，筋膜间室内的静水压升高可能会危及血液循环并造成缺血性坏死。骨折时常伴有邻近肌肉组织的拉伤，锐利的骨折片可能会割伤邻近的肌肉。长骨的完全骨折可能会导致血肿，骨髓可流入邻近的软组织并在局部无菌聚集（图1.14）。

射性核素骨扫描不能识别扭伤和拉伤。放射科医生在紧急情况下通常不使用超声检查。

在 X 线片上，韧带和关节囊的损伤（扭伤）以及肌肉 - 肌腱单元的损伤（拉伤）可能被间接地识别，可表现为软组织肿胀或骨结构解剖位置的改变。在透视下进行应力位或动态观察可能有助于诊断（图1.15）。例如，当骨结构从正常位置发生移位时，可以推测出维持其稳定的韧带可能受到了损伤。软组织肿胀，尤其是局灶性肿胀，预示着可能发生了扭伤或拉伤。

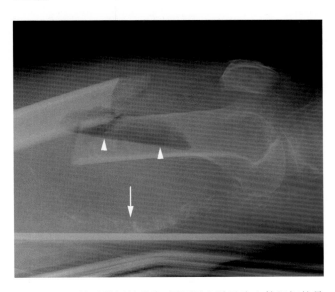

图 1.14　股骨干骨折并移位，周围见血肿及流入软组织的骨髓在局部聚集，水平投照的 X 线片可见脂 - 液平面（三角箭头），钙化的腘动脉（箭头）受压后移

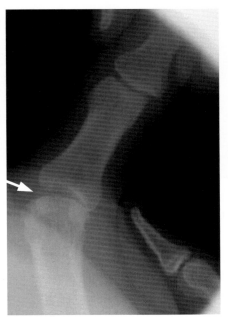

图 1.15　第一掌指关节尺侧副韧带扭伤。应力位的透视图像示关节尺侧间隙增宽（箭头）

覆盖在关节骨端的关节软骨通常处于受压状态，因其表面的摩擦力太低，无法产生明显的剪切力。在压缩外力（通常是通过骨骼传递的间接钝性冲击）作用下，细胞外基质的结构可能会被破坏。当受到更大的外力时，软骨细胞可能会死亡，软骨会裂开，出现裂隙。关节的纤维软骨结构，例如关节盘、半月板和盂唇，可以在多种机制的作用下发生损伤。

软组织损伤影像学表现

虽然 X 线片常作为评估软组织损伤的影像学初筛手段，但该检查目的主要是寻找骨折。同样，有时需要进行 CT 检查，尤其在脊柱。MRI 是识别和描述软组织和关节损伤的最佳影像学检查方法。放

CT 识别软组织结构的能力高于 X 线片。与 X 线片一样，诸如骨结构移位或软组织肿胀等间接征象可能提示扭伤或拉伤的存在。

MRI 可以直接显示扭伤和拉伤。韧带完全撕裂（3 级扭伤）可以表现为韧带的缺失、移位、不连续或异常信号。当发生急性撕裂，出现韧带移位和不连续伴周围出血和水肿时可明确诊断。部分撕裂（1 级或 2 级扭伤）可以表现为局部 T_2 信号增高伴周围出血和水肿，但至少有一部分韧带仍是连续的。肌腱完全撕裂（3 级拉伤）常表现为肌腱不连续并向肌腹方向回缩。出血和水肿通常出现在急性期，如果是慢性损伤则可能没有出血和水肿。肌腱部分撕裂（1 级或 2 级拉伤）时可见局部 T_2 信号增高，有时伴有周围水肿和出血。所有的肌腱撕裂通常都会出现

肌腱内异常信号和肿胀。腱鞘积液也是肌腱完全或部分撕裂的典型表现之一。肌肉撕裂时出现 T_2 高信号,与水肿和出血相对应(图 1.16),异常信号沿筋膜面分布并可在肌束内相间交错。

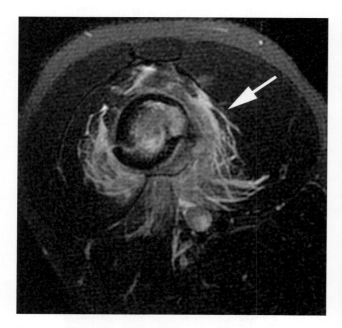

图 1.16　伴有骨折的肌肉拉伤。大腿的轴位 STIR 示股骨干骨折,周围的股中间肌出现高信号(箭头)

在超声检查中,正常的韧带、肌腱和肌肉结构沿着应力线排列和组合,因此它们是有方向性的,这一特性称为各向异性。完全性肌腱撕裂可以表现为肌腱不连续,两个断端间被低回声的血液、液体或肉芽组织分隔[4]。有时仅表现为相应结构的缺如。部分撕裂时可以出现肌腱实质内的局灶性低回声缺损或局部变薄(图 1.17)。如果存在腱鞘,腱鞘内的液体将进入完全性或部分性撕裂的撕裂口内。

开放性骨折

　　开放性骨折(也称为复合性骨折)伴有皮肤的破裂。这与闭合性骨折(也称为单纯性骨折)不同,后者的皮肤保持完整。皮肤伤口的存在通常预示着存在广泛的软组织损伤。受到外伤失去活力的软组织存在遭受感染的风险,裸露的骨头将无法愈合。提示开放性骨折的影像学征象包括软组织缺损、突出于软组织的骨折片、软组织积气或邻近关节内积气、存在异物或骨折片的缺失。

　　开放性骨折可根据导致损伤的能量和随后的软组织失活程度进行分类[5,6]。Ⅰ 型开放性骨折是

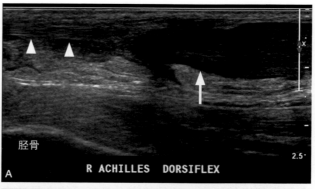

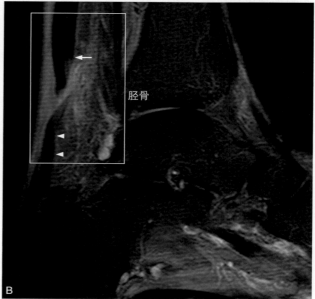

图 1.17　跟腱撕裂的声波图。A. 纵向扫描(脚在左,头在右)显示远端肌腱纤维(三角箭头)正常,而近端肌腱(箭)明显增厚、回缩伴不均匀回声;B. 跟腱的矢状位 PDWI 上,以矩形标识超声的观察范围,远端肌腱厚度正常(三角箭头),而近端肌腱回缩并增粗(箭头)

一种低能量损伤,皮肤伤口的长度通常不超过 1cm。锋利的骨折片从内向外刺穿皮肤,造成的皮肤伤口通常是清洁的。肌肉和软组织损伤很小或没有。这种伤口通常需要清创和闭合。合理的治疗下感染的风险很低。Ⅱ 型开放性骨折通常为伴有骨折的贯通伤(图 1.18)。软组织损伤的范围相对局限,但皮肤伤口的长度 >1cm。根据情况的不同,这种伤口可能会被清创并闭合,或保持伤口开放。感染率约为 2%。Ⅲ 型开放性骨折是一种严重的高能量损伤,伴有皮肤、软组织和骨的严重破坏,存在广泛的肌肉失活和软组织破坏或严重感染,皮肤伤口的长度通常为 10cm 或更长。高能量损伤导致的骨折是广泛移位、节段性或严重粉碎性骨折(图 1.19)。Ⅲ 型开放性骨折可进一步分为 ⅢA、ⅢB 和 ⅢC 型,ⅢA 型中

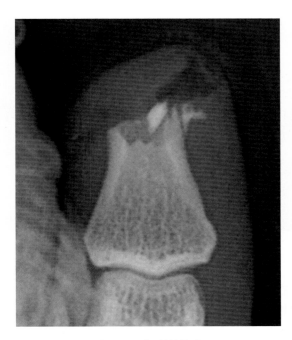

图 1.18　切断的指尖

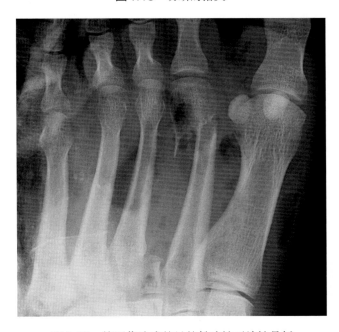

图 1.19　挤压伤造成的足的粉碎性开放性骨折

邻近骨折的关节内出现气体表明该关节可能已被污染，需要清创和修复（图 1.20）。如果关节脱位并向外界开放，则可能受到严重污染。

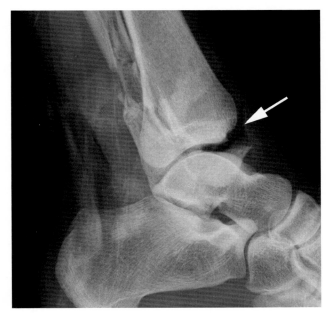

图 1.20　踝关节开放性粉碎性骨折脱位。侧位 X 线片示骨折伴踝关节积气（箭头）。在转运之前，踝关节已在受伤地被复位

枪伤

　　子弹会造成开放性伤口[7]，诸如衣服和皮肤等受到污染的物质会被带入伤口深处。由于在发射和飞行过程中产生的热量不足，子弹并不是无菌的。带有全金属外壳的子弹不会在组织中碎裂，但带有部分或不带外壳的子弹容易膨胀、变形和碎裂，从而增加损伤的范围。根据公约规定，军用小型武器使用全外壳弹药，但民用小型武器可以使用带有部分或不带外壳的弹药。许多执法机构在其武器中使用没有外壳的空心子弹，以减少子弹穿过预定目标并击中路人的可能性。

　　低速枪伤是由手枪和许多小口径民用步枪（枪口速度 <1 000ft/s 或 305m/s）［1 英尺（ft）=30.48 厘米（cm）］造成的。随着子弹击中并进入体内，组织会被撕裂和压碎。子弹的全部能量常在击中处被吸收，而子弹本身常停留在体内。累及骨的低速枪伤通常为 Ⅱ 型开放性骨折。软组织损伤的范围局限于子弹的直接路径。子弹在体内的路径可能是不规则的，沿着解剖组织平面和其他低阻力路径穿行，有时会留下小的金属碎片。停留在体腔或管腔内的子弹

只有有限的骨膜和软组织从骨上剥离，ⅢB 型有广泛的软组织缺损和骨的裸露，ⅢC 型伴有主要血管的破裂。ⅢA 型开放性骨折的感染率约为 18%，而ⅢB 和 ⅢC 型开放性骨折的感染率超过 50%。矛盾的是，随着手术治疗技术的提高，开放性骨折的感染率却增加了。其原因在于，外科医生试图挽救更多的原本应该被截肢的严重受伤的肢体。感染的病原体也在变化。

　　关节的开放性骨折通常需要特殊的外科护理。

可能会移动或栓塞。子弹在X线片上的大小取决于它的实际大小、X线投照和放大程度。CT可能有助于确定子弹的位置。

高速枪伤是由突击步枪和高功率猎枪（枪口速度>2 000ft/s或610m/s）[1英尺（ft）=30.48厘米（cm）]造成的。由于动能随着子弹速度的平方而增加，高速武器的子弹通常会造成严重的Ⅲ型开放性伤口。被击中时，动能迅速从子弹转移到组织。当高速的子弹穿过人体时，它将沿其路径压缩组织，产生一个瞬时的冲击波。冲击波可以导致含气的器官破裂，但对肌肉和骨骼几乎没有损害。在高速子弹的后方形成临时的真空腔，类似于手掌在水中快速移动时，在手掌后方形成的湍流。临时腔内的压力低于大气压，导致碎片被吸入伤口。空腔塌陷时剧烈而快速地振荡，损坏了大量的组织。如果子弹击中骨骼，骨骼会碎裂形成二次弹丸。血管和神经结构可能会受到广泛破坏，在子弹路径周围数厘米内的大量组织可能会失活。即使没有被直接击中，软组织也可能被打烂，小血管破裂，骨骼碎裂。大血管可能会被推开，但内膜损伤可能会导致血栓形成。子弹可能有足够的能量完全穿透人体，产生大小可变的进入和离开时的伤口（图1.21）。

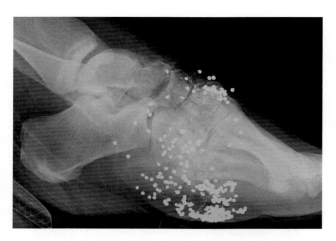

图1.22　足的散弹枪伤

散在连续区域内的多个子弹会使大量组织失活。散弹枪可以装载不同数量和大小的子弹，包括鸟弹（多个小的球形子弹）、鹿弹（数量更少但更大的球形子弹）和独头弹（一个大的子弹）。散弹枪伤口被认为是Ⅲ型开放性骨折。

轻武器和BB枪使用的塑料和橡皮子弹或气枪使用的小弹丸是低速子弹，但仍有致残或致命的风险。空包弹是装有火药但没有弹头的子弹。但在近距离时，空包弹的爆炸力可能会造成死亡或受伤。

烧伤和爆炸伤

烧伤会引起组织凝固性坏死。损伤的深度与施加的高温的严重程度和持续时间有关。最初可能会出现软组织缺失和软组织水肿。接下来的几周内可能会出现骨质疏松和骨膜炎。大面积烧伤后常常会出现关节周围的骨性赘生物，可在受伤后2~3个月出现（图1.23）。受累关节的活动范围会受限。这些骨化的确切发病机制尚不清楚，似乎与烧伤的严重程度无关。

在美国的许多地方都可以合法买到烟花爆竹，爆炸伤集中出现在新年前夜和7月4日的假期[8]。烟花爆竹中含有低阶炸药，会发生爆燃并引起亚音速爆炸。烟花可能会导致爆炸伤，尤其好发在手持烟花者的手和手指。典型的损伤包括开放性骨折、部分切断和脱套伤（图1.24）。在烟花中找不到弹片。军队、恐怖分子或工业爆破中可能会使用TNT、硝酸铵燃料油和C4等高阶炸药，其发生爆炸时几乎在瞬间发生转变并产生超音速爆炸，会在更远的距离内造成更严重的初级爆炸伤。二级爆炸伤是由飞行的碎片和弹丸（如弹片）造成的。三级爆炸伤是由于

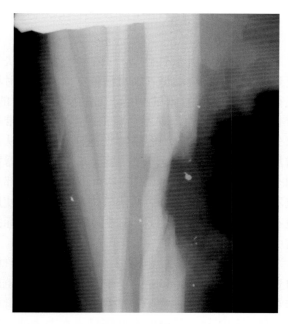

图1.21　小腿高速枪伤，内侧骨和软组织大量缺损。子弹完全穿透伤口

虽然散弹枪的枪口速度比步枪低，但其子弹的总质量可能是单颗子弹的10倍，因此成比例造成更大的杀伤力，尤其是在近距离攻击时（图1.22）。分

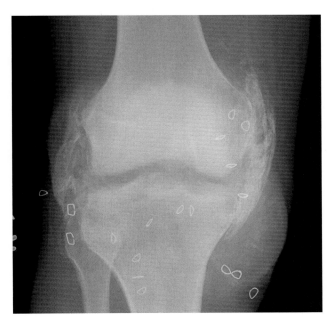

图 1.23　严重烧伤后的膝关节软组织骨化。同时进行了皮肤移植

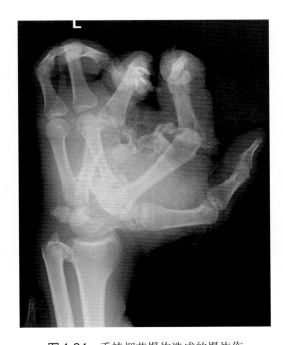

图 1.24　手持烟花爆炸造成的爆炸伤

人体被抛向空中造成的。四级爆炸伤是由该事件的其他结果（如建筑物倒塌或车辆相撞）引起的。

应力性损伤

应力性骨折可分为疲劳骨折和不全骨折，前者是正常骨受到反复的异常外力作用发生的骨折，后者是异常骨组织在反复的正常生理负荷下发生的骨折。在局部骨病变（例如肿瘤）基础上发生的骨折称为病理性骨折。

正常骨的疲劳骨折或应力性骨折是由重复性体力活动造成的，通常是职业性或娱乐性活动[9,10]。单个负荷本身不足以引起骨折，但频繁的周期性负荷会刺激重塑，重塑的质量和位置取决于负荷的大小和方向（Wolff 定律），最终结果是造成骨肥厚。由于皮质骨通过吸收及随后的替换过程进行重塑，因此在体力活动增加期间会有一个脆弱易损期，此时骨骼已被吸收所削弱，但尚未通过替换得到强化。体力活动的级别和频率决定了易损期的持续时间。肌肉疲劳也被认为与应力性骨折的发生有关。当肌肉进行重复运动至几乎精疲力竭时，肌肉活动的应力屏蔽作用降低，可能会增加骨骼承受的负荷。应力性骨折发生的部位取决于活动的类型。例如，在跑步者中，常见的部位包括跖骨干、胫骨干、足的籽骨、股骨内侧骨皮质和耻骨下支。背着沉重书包的学生和其他职业或休闲性背包客可能会出现锁骨或上部肋骨的应力性骨折。应力性骨折通常在尚未完全骨折时就被发现，通过休息，预后很好。

类似的周期性负荷过程也可能导致不全骨折，即异常的脆弱骨组织在正常负荷下发生骨折。例如，老年骨质疏松患者在关节置换手术后突然活动增加，或者代谢性骨病和骨强度降低的患者就可能发生此种骨折。

应力性损伤的严重程度可从加速应力重塑至结构完全破坏，可以根据影像表现进行分级。最早的影像学改变是 MRI 上出现骨膜水肿，但无骨髓水肿（图 1.25），骨扫描可能为可疑阳性，X 线片正常（1 级）。更严重的损伤时，MRI 上将出现早期的骨髓水肿（图 1.26），局部骨扫描呈阳性，X 线片正常（2 级）。再高一级的损伤时，MRI 的反转恢复序列和 T_1WI 上都可显示明显的骨髓水肿（图 1.27），局部骨扫描呈阳性，有时在 X 线片上可见累及部分骨皮质的骨折线（3 级）。最高级别的损伤时，MRI 上可见不连续的骨折线或骨皮质异常信号伴周围水肿（图 1.28），骨扫描呈强阳性，有时 X 线片上可见明确的骨折线。CT 可用于显示骨折或愈合（3 级或 4 级）。在没有不连续骨折的情况下，有时受累的骨皮质在 CT 上可能出现密度减低，这一征象称为皮质变灰（图 1.29），对应于应力重塑（1 级或 2 级）。应力性骨折也可以沿着骨的长轴纵向走行（图 1.30）[11]。随着应力性骨折的愈合，可以看到骨痂及随后的重塑（图 1.31）。

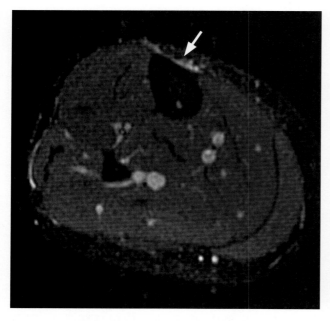

图 1.25   轴位 STIR 序列示胫骨应力性骨折(1 级)伴骨膜水肿(箭头),骨髓正常

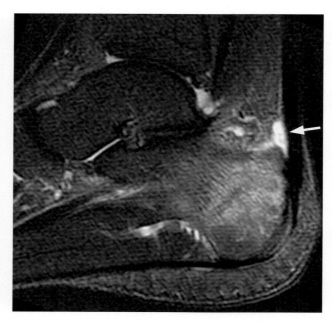

图 1.26   跟骨应力性骨折(2 级)。矢状位 STIR 序列示跟骨骨松质内骨髓水肿,伴跟骨后滑囊炎(箭头)

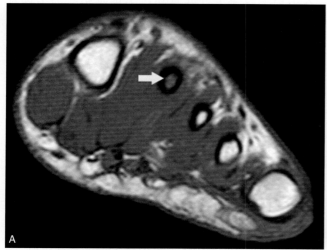

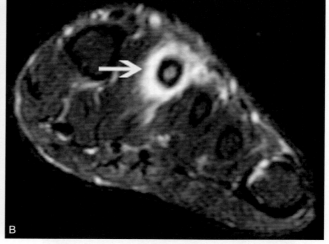

图 1.27   第二跖骨应力性骨折(3 级)。A. 轴位 T_1WI 示第二跖骨骨髓内低信号(箭头);B. 轴位 STIR 序列示骨髓水肿和周围软组织水肿(箭头)

骨折的描述

准确地使用语言描述骨折和脱位对于患者的护理至关重要[12]。骨折中最重要的是它在骨骼中的位置。应准确记录其在受累骨内的位置。在长骨中,通常将骨干分成三部分,并指出哪一部分(近端、中部或远端)受累。骨折也可以位于近端和中间 1/3 的交界处或中间和远端 1/3 的交界处。如果存在解剖学标志,可以将其作为参考。一些解剖区域具有特定的术语。

应当按照主要骨折线描述骨折的形态:横行、螺旋形、斜行等。单纯性骨折有 1 个骨折面和 2 个主要的骨折片。粉碎性骨折有 2 个或 2 个以上的骨折面,3 个或 3 个以上的主要骨折片。粉碎性骨折的例子包括伴有蝶形骨折片的横行骨折和节段性骨折(骨干不同水平的横行骨折造成节段性骨的分离)(图 1.32)。

对线指的是骨折片的长轴对齐。成角是指正常对线发生改变,特指主要骨折片长轴之间的角度。骨折成角的方向反映了外力的方向。按照惯例,骨折远端内翻或内侧成角是指远端部分向人体的中线

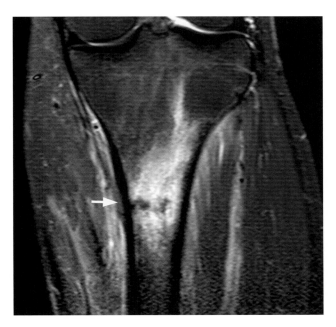

图1.28　胫骨干应力性骨折(4级)。冠状位FS T₂WI示局部骨髓水肿,内见横行低信号骨折线(箭头),周围软组织水肿

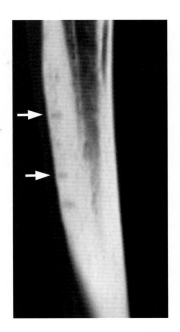

图1.29　胫骨应力性骨折。矢状位CT示前缘骨皮质内多发灰色病灶,其中两个被箭头标出

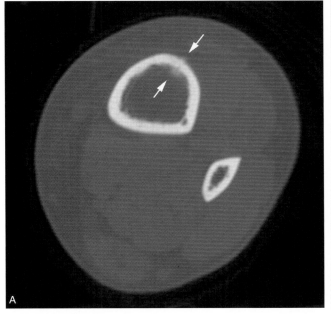

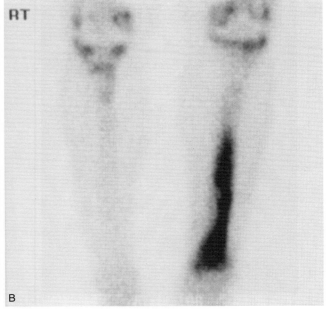

图1.30　胫骨干远端纵向应力性骨折。A.轴位CT示胫骨远端前缘骨皮质内矢状走行的模糊骨折线,伴少量骨痂(箭头);B.放射性核素骨扫描示沿胫骨干远端的线状浓聚。

靠拢,骨折远端外翻或外侧成角是指远端部分偏离人体的中线。成角也可以是前方或后方成角。描述骨折成角的另一种方法是描述主要断端形成的角的顶点所指的方向。骨折远端外翻(外侧)成角将被称为顶点向内。

对位是指骨折片与其正常解剖位置之间的关系。对位不良称为移位。骨折片完全分离称为完全

移位。骨折片保持部分解剖对位称为部分移位,皮质骨折的部分移位通常用占骨干宽度的比例来描述。在无移位的骨折中,骨折片保留在其正常的解剖位置。在旋转移位中,骨折片转动并彼此远离,旋转移位的记录需要采集包含骨折两侧断端的图像。短缩是指骨折断端沿肢体长轴发生重叠,分离是指骨折断端沿肢体长轴分开。

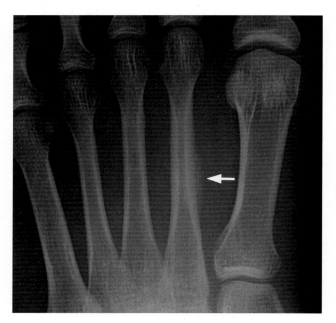

图 1.31　第二跖骨应力性骨折愈合(箭头)

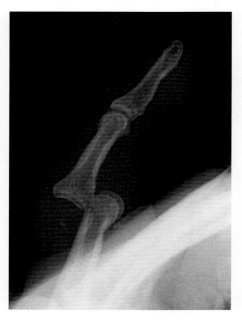

图 1.33　近端指间关节背侧脱位

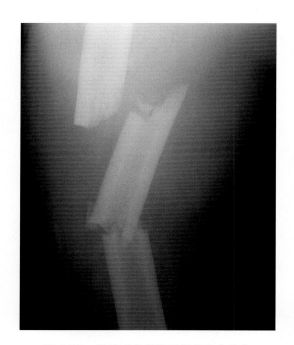

图 1.32　股骨干节段性骨折伴完全移位

确定骨折片在三维空间中的相对对位和对线至少需要两个投照角度互相垂直的 X 线片。在 X 线片上连续测量骨折的对位和成角通常是不可能的,除非很小心地获得相同投照角度的 X 线片。

关节内骨折是指骨折线延伸至骨端的关节部分,但不一定要延伸至关节面。骨软骨骨折是贯穿骨和关节软骨的关节内骨折。在 X 线片上,可以从骨折片来源的位置推断出软骨碎片的存在(图 1.34)。MRI 可以直接显示软骨损伤(图 1.35)。

撕脱骨折是由肌腱或韧带的拉伸负荷引起的牵拉性骨折,其范围从肌肉或肌腱止点或起点处的大的横行骨折到微小的骨皮质碎片不等。这些骨折提示骨 - 腱或骨 - 韧带复合体断裂,具有重要的临床意

关节组成骨之间位置的异常称为脱位或半脱位,前者是指关节组成骨之间完全分离,后者是指关节组成骨之间仍保持部分接触。脱位和半脱位应通过远端部分相对于近端部分的位置来描述。例如,在近端指间关节背侧脱位时,中节指骨脱位到近节指骨的背侧(图 1.33)。

在 X 线片上,骨和骨折片的对位和对线可能会随着其相对于 X 射线投照的位置而变化。一般来说,

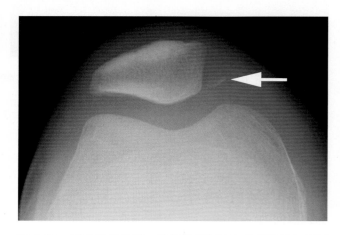

图 1.34　髌骨软骨骨折。骨折片(箭头)由关节软骨和相邻的软骨下骨组成

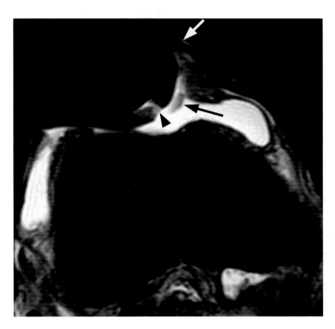

图 1.35　轴位 FS T$_2$WI 示髌软骨损伤（三角箭头），软骨碎片脱落（黑箭头）和内侧支持带扭伤（白箭头）。在其他图像（未显示）上可见另外的软骨碎片和骨挫伤

义。它们也暗示软组织结构即引起骨折片撕脱的肌腱或韧带本身仍然是完好的。

骨折分类

　　骨骼的每个区域都有许多不同的骨折分类系统，它们是由兴趣不同的从业人员根据不同目的分别设计的[12]。最好的分类能为理解损伤的模式提供概念基础，促进临床治疗决策的制定，或与预后相关。描述性的和按解剖学的分类法在影像学中很有用，当影像报告的书写者和阅读者以相同的方式使用相同的分类法时，就可以进行精确的交流。然而，对于复杂骨折分类系统，观察者的变异性可能很高[13]。与普遍接受的综合性骨折分类系统最接近的是创伤骨科协会的骨折和脱位分类[14]。在临床应用中，该系统为骨或解剖区域分配一个数字，为骨或区域内的节段分配第二个数字，为骨折类型分配一个字母，为骨折分组分配一个数字，如果有需要，

为骨折的亚组分配第二个数字。例如，股骨干的节段性骨折（见图 1.32）将被分类为 32-C2，其中"3"表示股骨，"2"表示骨干，"C"表示复杂骨折类型，"2"表示节段性骨折组。创伤骨科协会分类系统也包含了脱位。放射科医生应该努力对骨折进行足够详细的描述，以适用于任何分类系统，而不是猜测临床医生首选的分类系统并试图使用它。

参考文献

1. Amin S, Achenbach SJ, Atkinson EJ, Khosla S, Melton III LJ. Trends in fracture incidence: a population-based study over 20 years. *J Bone Miner Res*. 2014;29(3):581–589. doi:10.1002/jbmr.2072 [PMID:23959594; PMCID:PMC3929546].
2. Nordin M, Frankel VH. *Basic Biomechanics of the Musculoskeletal System*. 4th ed. Philadelphia: Lippincott Williams & Wilkins; 2012.
3. Mandalia V, Henson JH. Traumatic bone bruising—a review article. *Eur J Radiol*. 2008;67(1):54–61. doi:10.1016/j.ejrad.2008.01.060 [Epub June 4, 2008. PMID:18534802].
4. Jacobson JA. *Fundamentals of Musculoskeletal Ultrasound*. 2nd ed. Philadelphia: Saunders; 2012.
5. Gustilo RB. Current concepts in the management of open fractures. *Instr Course Lect*. 1987;36:359–366 [PMID:3437136].
6. Halawi MJ, Morwood MP. Acute management of open fractures: an evidence-based review. *Orthopedics*. 2015;38(11):e1025–e1033. doi:10.3928/01477447-20151020-12 [PMID:26558667].
7. Wilson AJ. Gunshot injuries: what does a radiologist need to know? *RadioGraphics*. 1999;19:1358–1368.
8. Sandvall BK, Jacobson L, Miller EA, et al. Fireworks type, injury pattern, and permanent impairment following severe fireworks-related injuries. *Am J Emerg Med*. April 25, 2017;35(10):1469–1473. doi:10.1016/j.ajem.2017.04.053 [PMID:28495236].
9. Pathria MN, Chung CB, Resnick DL. Acute and stress-related injuries of bone and cartilage: pertinent anatomy, basic biomechanics, and imaging perspective. *Radiology*. 2016;280(1):21–38. doi:10.1148/radiol.16142305 [PMID:27322971; PMCID:PMC4942997].
10. Matcuk Jr GR, Mahanty SR, Skalski MR, Patel DB, White EA, Gottsegen CJ. Stress fractures: pathophysiology, clinical presentation, imaging features, and treatment options. *Emerg Radiol*. 2016;23(4):365–375. doi:10.1007/s10140-016-1390-5 [Epub March 22, 2016. PMID:27002328].
11. Jeske JM, Lomasney LM, Demos TC, Vade A, Bielski RJ. Longitudinal tibial stress fracture. *Orthopedics*. 1996;19(3):263; 66; 68; 70 [PMID:8867556].
12. Court-Brown C, Heckman JD, McQueen MM, Ricci WM, Tornetta III P, eds. *Rockwood and Green's Fractures in Adults*. 8th ed. Philadelphia: Wolters Kluwer Health; 2015.
13. Higgins LJ, Alluwaimi F, Osgood G, Wang K, Carrino JA. Avoiding miscommunication in acute musculoskeletal trauma cases: use of standardized reporting and classification schemes. *Semin Musculoskelet Radiol*. 2013;17(4):341–358. doi:10.1055/s-0033-1356464 [PMID:24101175].
14. Marsh JL, Slongo TF, Agel J, et al. Fracture and dislocation classification compendium—2007: Orthopaedic Trauma Association classification, database and outcomes committee. *J Orthop Trauma*. 2007;21(10 suppl):S1–S163.

章节自测

1. 撕脱骨折通常是由哪种生物力学负荷引起的？
   A. 弯曲
   B. 压缩
   C. 拉伸
   D. 扭转

2. 哪两个人群的骨折发生率最高?
   A. 男性(≤35 岁),女性(≤35 岁)
   B. 男性(≤35 岁),女性(≥60 岁)
   C. 男性(≥60 岁),女性(≤35 岁)
   D. 男性(≥60 岁),女性(≥60 岁)

3. 刺刀样并置是一个描述性术语,最适合应用于哪种骨折类型?
   A. 撕脱骨折
   B. 骨干骨折
   C. 关节内骨折
   D. 应力性骨折

4. 骨折的哪种生物力学机制会导致粉碎性骨折?
   A. 拉伸
   B. 扭转
   C. 弯曲
   D. 压缩

章节自测答案

1. C 撕脱骨折通常是由拉伸负荷引起的。
2. B 在这些人群中,年轻男性和绝经后女性的骨折发生率最高。
3. B 刺刀样并置用于描述有移位、重叠而无成角的骨干骨折。
4. C 弯曲机制通常导致横行骨折伴蝶形骨折片。

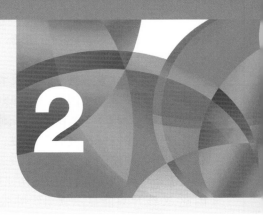

第二章
上肢骨折及脱位影像

Manickam Kumaravel , Refky Nicola , Stanislav Belchuk , Felix S. Chew

创伤是上肢影像学检查的最常见病因。X线是首选的影像学检查方法,有时需要CT或MRI检查。

学习目的

通过对本章上肢骨折及脱位影像的学习,期望读者能够:

1. 讨论并选择合适的影像检查方法。

2. 描述影像学征象。

3. 总结上肢骨折及脱位的相关概念和知识:包括手、腕关节、前臂和桡骨远端、肘关节、肩关节和上臂、锁骨、肩锁关节、胸锁关节和胸廓。

指

普通人群最常见的骨折是掌骨和指骨骨折。约78%的手部骨折发生于男性,尤其是年轻男性[1]。

指骨韧带或肌腱突然猛烈收缩可引起指骨撕脱骨折。当已经承受拉力的肌腱或韧带遭到超大负荷的拉力时,会导致肌腱或韧带的撕裂,或止点处撕脱骨折。例如,伸出的手指被棒球击打时,会造成远节指骨指伸肌腱过伸障碍,远端指间关节突然被动屈曲,不能主动伸指,这种损伤称为棒球指(baseball finger),这种畸形称为锤状指(mallet finger)(图2.1)[2]。大部分棒球指为肌腱损伤,仅25%患者为远节指骨基底部背侧撕脱性骨折。撕脱的骨碎片可因肌肉牵拉移位(图2.2)。

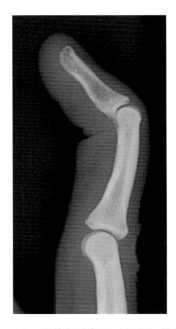

图2.1 指伸肌腱断裂引起的锤状指

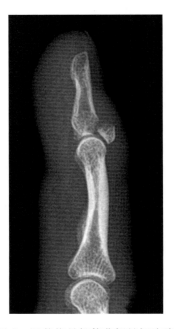

图2.2 锤状指骨折伴背侧骨折片移位

手指屈曲状态下远节指间关节因暴力被动伸直或远节指间关节突然因暴力过伸则会导致相反的损伤。在这种情况下,远节指骨掌侧指深屈肌腱止点可能会发生撕脱骨折或肌腱撕裂。近节指间关节处可发生类似损伤。

手指单纯肌腱、韧带的损伤比撕脱骨折更常见。因此,X 线片只能显示软组织肿胀或手指畸形。指骨基底部掌侧撕脱骨折提示掌侧屈肌肌腱损伤,指骨侧缘撕脱骨折提示侧副韧带附着处损伤(图 2.3),背侧撕脱骨折则表明伸肌肌腱损伤。这些撕脱骨折片多包含肌腱或韧带的止点,大小不等,小至点状皮质骨,大至关节内较大骨片。

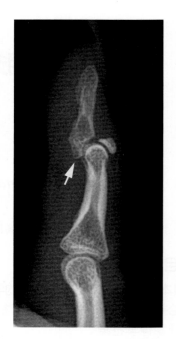

图 2.4 远节指骨背侧撕脱骨折,大的骨折断端前移(箭头),远节指间关节半脱位。大的骨折断端约占 1/3 关节面,其余为背侧撕脱骨折片

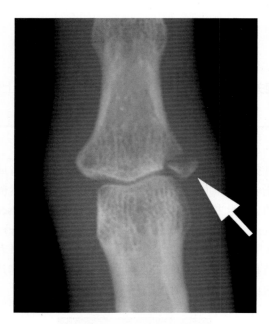

图 2.3 中节指骨侧副韧带止点处撕脱骨折(箭头),周围软组织肿胀

如果关节内骨折占 1/3[3]或 1/3 以上的关节面,或掌侧半脱位导致关节运动不协调,可能发生关节半脱位(图 2.4),且需手术治疗。

与撕脱骨折片相比,副骨、籽骨骨皮质完整,无相应母骨存在。手指畸形反映相关结构功能受损。在某些情况下,应力位可证实相关结构功能丧失。

手指最常见的脱位关节是近端指间关节(图 2.5)[4],非医务人员也可复位近端指间关节,很多近端指间关节骨折-脱位复位后可转变为骨折-半脱位。在复位之后,无骨折患者仅表现为软组织肿胀。指间关节背侧脱位最常见,侧向脱位少见,掌侧脱位很罕见。中指最常见的脱位是向背侧脱位,表明掌板、侧副韧带和背侧关节囊受损(有或无撕脱骨折)。

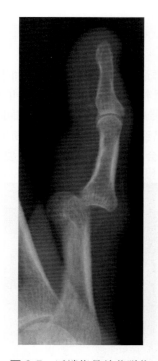

图 2.5 近端指骨关节脱位

侧方脱位时侧副韧带和/或关节侧束卡入关节,会引起关节不稳定,表现为 X 线片关节间隙增宽及体格检查关节不稳。掌侧脱位少见,然而,掌侧脱位会导致指伸肌腱中央腱束撕裂。

远节指骨骨折常见,多由直接或挤压暴力所致(图 2.6)。远节指骨粉碎性骨折可伴甲下血肿,当甲

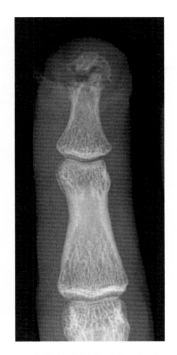

图 2.6 远节指骨挤压伤,甲粗隆开放性骨折

床受累时,为防止指甲变形应拔甲并进行修复。

最常见掌骨骨折是第 5 掌骨颈关节外骨折并向掌侧成角(图 2.7)。严重外伤时第 4 掌骨颈也可能骨折。掌骨颈是掌骨最薄弱的部位,当握拳击打物体(如墙壁或下颌)时,它承受屈曲和轴向负荷,这种掌骨颈骨折通常称为拳击手骨折(boxer's fracture)。

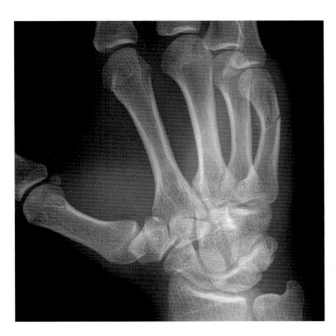

图 2.7 第 5 掌骨颈拳击手骨折

拇指

在滑雪运动时拇指突然遭受强制外翻力时可导致拇指掌指关节尺侧副韧带的断裂,可称为狩猎者拇指(gamekeeper's thumb)[5],同样的损伤机制可发生于足球、曲棍球、摔跤和篮球运动中。除非有撕脱骨折,否则此类损伤必须加摄 X 线应力位才能显示(图 2.8)。拇指受外展暴力可导致尺侧副韧带完全断裂或部分撕裂,损伤多发生于止点远端。

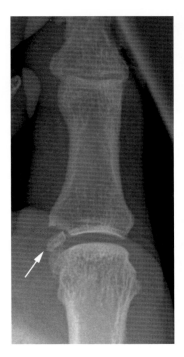

图 2.8 拇指近节指骨尺侧副韧带止点撕脱骨折(箭头)

拇指腕掌关节是由第 1 掌骨底与大多角骨之间构成的浅鞍状关节,其无骨性结构约束,并且与其他掌骨间无韧带相连,故可与其他手指配合完成捏、对掌等精细动作。第 1 掌骨轴向负荷可导致单纯的关节内骨折,拇收肌及拇长展肌牵拉掌骨基底部及骨干向近端移位,但基底部前部依然通过韧带与大多角骨相连,这种骨折称为 Bennett 骨折(图 2.9)。Bennett 骨折由 2 部分组成,拇指掌骨因拇长展肌的牵拉向背侧、桡侧及近端半脱位。这种关节内骨折常常需手术复位和内固定[6,7]。非单纯性骨折如 T 形或 Y 形粉碎性骨折(称为 Rolando 骨折),在解剖复位和固定过程中可能会产生更多问题(图 2.10)。第 1 掌骨干的关节外骨折与上述骨折不同,其在治疗中遇到的问题较少,主要是因为沿骨干方向的肌肉起点可起到防止骨折断端移位的作用。

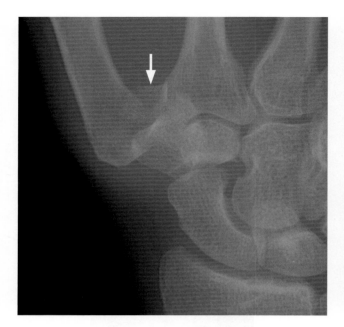

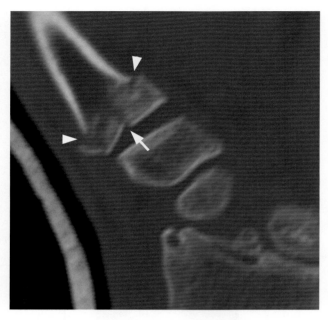

图 2.9　Bennett 骨折。第 1 掌骨基底部关节内骨折伴半脱位。内侧小骨折片（箭头）仍与关节保持相对关系，而掌骨向近端脱位

图 2.10　Ralando 骨折。CT 冠状位示第 1 掌骨基底部 T 形骨折（箭头和三角箭头）

腕部

手的各种姿势都需要通过腕关节来完成，前臂肌肉的力量和机械负荷也需要腕关节传递至手。腕关节较大的背伸、掌屈、桡侧倾斜、尺侧倾斜运动离不开两个关节的作用：桡月关节、月头关节。桡侧倾斜、尺侧倾斜时远排腕骨会发生旋转。我们可以把月骨、头骨两块腕骨想象成一个中轴柱，通过它可完成伸屈运动、传递机械力。头状骨、近排腕骨和手组成一个功能单元。月骨位于头状骨和桡骨之间，缺乏肌肉直接控制（月骨无肌肉止点）。舟骨与月骨在一侧，它在头状骨和月骨间起到连杆的作用，也是维持关节运动稳定性的重要结构。三角钩骨间关节面呈斜行、螺旋形，可作为腕骨旋转运动的枢纽。

腕部韧带会在最大尺桡偏移时张力增大，从而限制腕关节运动。腕部掌侧韧带强韧，形成带状，将腕骨固定于桡骨与三角纤维软骨复合体（triangular fibrocartilage complex，TFCC）上（图 2.11）。背侧韧

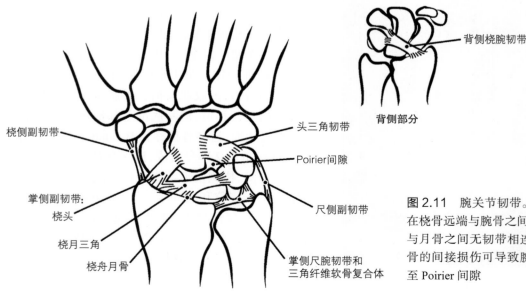

图 2.11　腕关节韧带。腕关节掌侧韧带强韧，在桡骨远端与腕骨之间形成带状结构。头状骨与月骨之间无韧带相连，形成 Poirier 间隙。腕骨的间接损伤可导致腕关节韧带损伤，并延伸至 Poirier 间隙

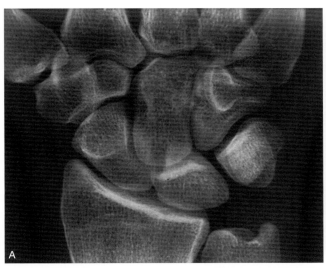
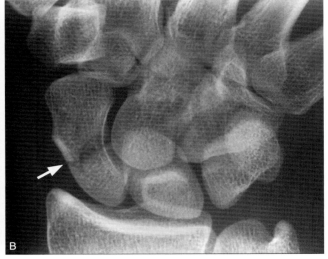

图 2.12　舟骨腰部骨折。A. 骨折在腕关节标准后前位片上不能显示。B. 舟骨位可显示骨折（箭头）。腕部尺偏，X 线与垂直方向偏离 20°~30° 从手向桡骨侧投照

带较薄，骨间韧带连结相邻腕骨。临床上最重要的韧带是舟月韧带和月三角韧带。舟骨和三角骨位于月骨两侧，与远排腕骨、月骨、前臂远端之间有强韧韧带相连。由于头状骨与月骨之间无韧带相连，所以头月关节的稳定性取决于相邻的舟骨、三角骨及其韧带的完整性。头月关节和腕部掌侧韧带之间的间隙为 Poirier 间隙。

　　腕关节 X 线的主要作用是评估各个腕骨形态以及相对位置关系。近排腕骨组成弧形近侧关节面，近排腕骨远侧关节面、远排腕骨的近侧关节面是有用的解剖学标志[8]。舟骨旁脂肪、旋前肌脂肪垫移位是诊断腕骨骨折的间接征象。

舟骨

　　舟骨可分为三部分：近侧 1/3、中 1/3 及远侧 1/3。舟骨的腰部是中远 1/3 交界处。舟骨骨折多发生于摔伤时腕背伸、手过伸撑地[9]。舟骨骨折约占所有单独腕骨骨折的 85%，好发于年轻人。多数舟骨骨折为非粉碎性骨折（占 70%），仅有少数骨折为舟骨近侧骨折（10%）或远侧骨折（20%）。很多舟骨骨折未发生移位，所以在 X 线非舟骨位上无法显示（图2.12）。舟骨可支撑头月关节；当月骨、头状骨之间发生极度背伸时，可撞击舟骨的桡背侧缘，舟骨开始掌屈，在拉伸的负荷下掌侧出现骨折线，并在舟骨最窄处（舟骨腰部）横向延伸。月骨周围创伤也会导致舟骨骨折（稍后会在本章讨论）。

　　舟骨骨折的间接征象为舟骨旁脂肪线模糊或外移，腕关节背侧软组织肿胀。MRI 或 CT 可显示舟骨和其他腕骨 X 线隐匿骨折[10]。由于舟骨滋养血管自远侧或腰部入骨走行至近侧，因此骨折不愈合和创伤性骨坏死是舟骨骨折常见的并发症，高达 30%。骨折片的骨质硬化可提示舟骨骨坏死的发生，骨坏死部分并未参与舟骨局部骨质疏松及骨折愈合的过程（图 2.13）。腕关节不稳、持续疼痛、腕关节退行性变是舟骨不愈合的常见后遗症。

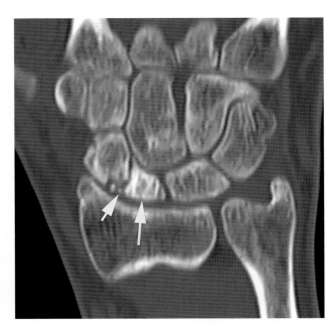

图 2.13　CT 冠状位证实的舟骨骨折。舟骨骨质不愈合（短箭头），近端骨折片缺血坏死（长箭头）

其余腕骨

除舟骨以外的其他腕骨骨折相对少见[9]。三角骨最常见的骨折部位为背侧,易在侧位或轻度斜位 X 线片上显示(图 2.14)。三角骨背侧骨折可能由于尺骨茎突撞击、剪切力或背侧韧带牵拉撕脱所致。单独月骨骨折多为掌侧、背侧韧带的撕脱骨折。豌豆骨骨折多由直接创伤(暴力)引起,最好在 X 线斜位上观察。骨折线可以是垂直的、横向的(线状或粉碎性)或压缩骨折。这些骨折很难在标准 X 线片上发现,需行腕管位或豌三角骨 X 线片或 CT、MRI 检查。钩骨骨折可发生于钩骨任何部位,但是钩骨钩部骨折可因腕横韧带的嵌插发生移位。钩骨钩部骨折表现为钩部基底部"环"的连续性中断,称为印戒征(图 2.15)。并发症包括骨折不愈合、骨坏死、尺神经或正中神经损伤,大多需手术治疗。钩骨背侧骨折 - 脱位多发生于第 4、5 掌骨基底部与钩骨相关节处(图 2.16)。

月骨周围损伤

患者向后摔倒时手、腕同时背伸、尺偏、腕骨间后旋(近排腕骨与远排腕骨间旋转运动)可造成月骨周围持续性损伤[11]。腕骨间韧带受到桡侧的负荷,可导致一系列损伤的发生(表 2.1)。第 1 阶段舟月骨间韧带断裂、月骨与舟骨分离(称为舟月脱位),舟骨沿着短轴向掌侧旋转(称为舟骨旋转半脱位)。这

两个术语表示的意思相同。X 线表现为舟月间隙增宽、舟月角增大(图 2.17)。这种受伤机制也可发

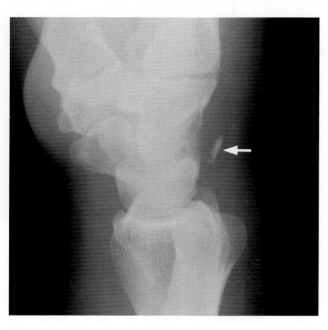

图 2.14 三角骨骨折。腕关节侧位片示撕脱骨折片移位(箭头),周围软组织肿胀

表 2.1 腕关节月骨周围损伤

时期	损伤
1	舟骨旋转半脱位(舟月骨分离)
2	月骨周围脱位
3	中腕脱位(三角骨脱位)
4	月骨脱位

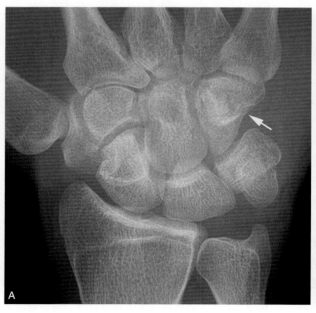

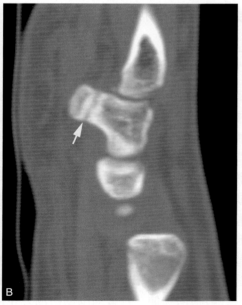

图 2.15 钩骨钩部骨折。A.腕关节后前位片示钩骨钩部形成的环断裂(箭头);B.矢状位 CT 确诊骨折(箭头)

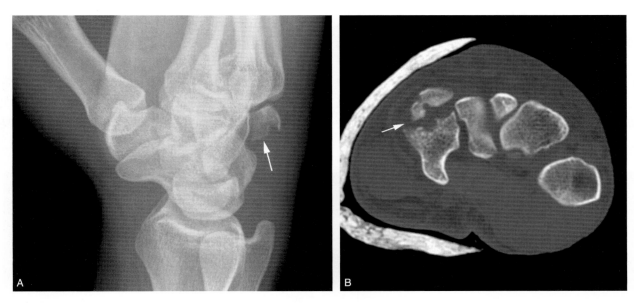

图 2.16 钩骨骨折 - 脱位。A. X 线示第 4、5 掌骨、钩骨背侧骨折 - 脱位;B. 轴位 CT 示钩骨粉碎性骨折,骨折片移位(箭头)

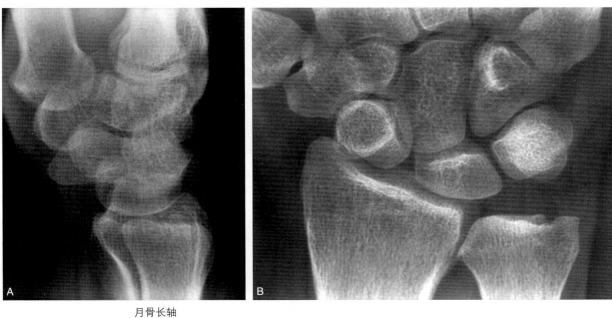

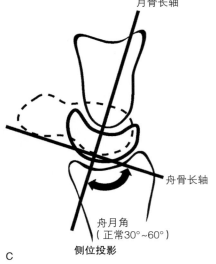

月骨长轴

舟骨长轴

舟月角
(正常30°~60°)

侧位投影

C

图 2.17 舟骨旋转半脱位。A. 腕关节侧位片示舟骨向掌侧旋转半脱位。舟月角接近 90°。B. 后前位示舟骨前部短缩,在背侧可见骨皮质呈环状。C. 舟月角度测量,正常舟月角是 30°~60°

生于舟骨骨折。第 2 阶段,月骨周围脱位,头状骨、手和舟骨向月骨背侧移位(图 2.18)。Poirier 间隙通过舟骨骨折、头骨和月骨之间的韧带连接向桡侧开口,但月三角韧带保持完整。第 3 阶段,三角骨或中腕脱位,在持续负荷作用下月三角韧带撕裂或止点撕脱骨折,使三角骨与月骨分离。月骨位置仍保持正常,但其他腕骨均向背侧脱位至月骨背侧面。月骨半脱位并向掌侧倾斜,但并未完全脱位(图 2.19)。如果足够强大的暴力使桡腕韧带撕裂,月骨会发生脱位(第 4 阶段)。头状骨会位于桡侧关节面上。脱位的月骨可向掌侧旋转 90°,仍与桡骨通过掌侧韧带相连(图 2.20)。在这个过程中,常常会发生腕骨(尤其是舟骨)、尺桡骨远端撕脱骨折,韧带并未撕裂。复位后的月骨周围损伤若无骨性损伤,X 线难以发现。

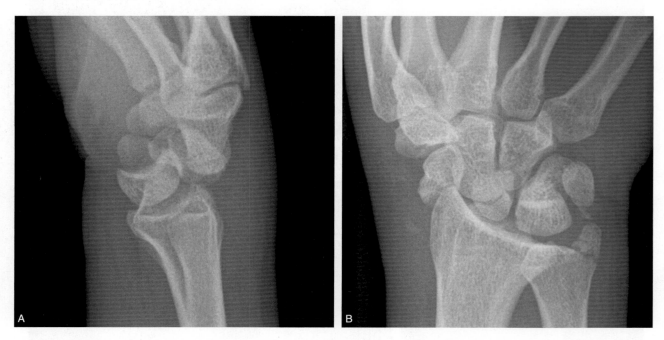

图 2.18　经舟骨月骨周围脱位。A. 腕关节侧位片示头骨向背侧脱位、月骨位置未见异常。B. 后前位片示舟骨与头状骨重叠,但与三角骨不重叠。舟骨骨折,尺骨茎突骨折

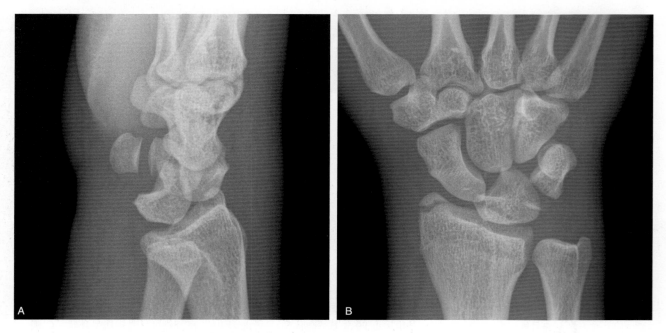

图 2.19　中腕脱位。A. 腕关节侧位片示头骨向背侧脱位、月骨向掌侧半脱位。B. 后前位片示舟骨、头状骨和三角骨与月骨分离。三角骨、桡骨茎突撕脱骨折

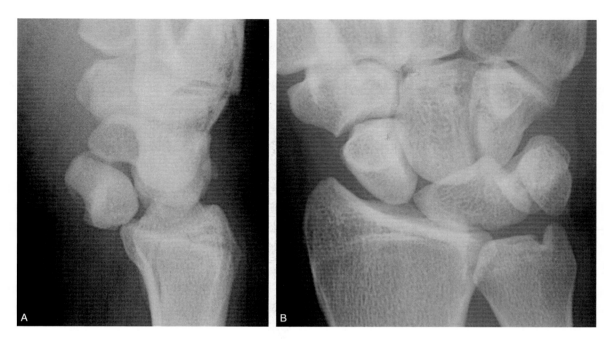

图 2.20　月骨脱位。A. 腕关节侧位片示月骨向掌侧旋转 90° 脱位,头状骨占据月骨正常位置;B. 后前位片示月骨和三角骨重叠

腕骨不稳定

在腕骨无骨折且脱位已被复位的情况下,腕关节韧带损伤的严重性往往被急诊忽视[12]。如未及时治疗,"腕关节损伤"患者常表现为腕关节不稳、疼痛、握力下降、创伤性骨关节炎、疼痛"咔咔声"等慢性症状。桡骨远端骨折、骨折愈合可导致腕关节严重功能障碍。背伸不稳定(又称为嵌体背伸不稳定)患者的桡骨长轴、月骨、头骨呈 Z 字形排列,月骨相对于桡骨向背侧成角,头骨相对于月骨向掌侧成角。

掌屈不稳定(又称为嵌体掌屈不稳定)时,这些骨呈反 Z 字形排列,月骨相对于桡骨向掌侧成角,头骨相对于月骨向背侧成角(图 2.21)。

嵌体背伸不稳定、嵌体掌屈不稳定如未经合理治疗会引起疼痛、腕关节不稳症状。

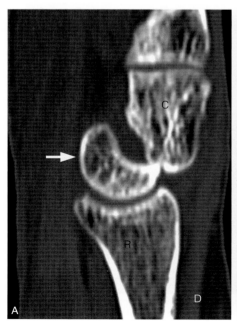
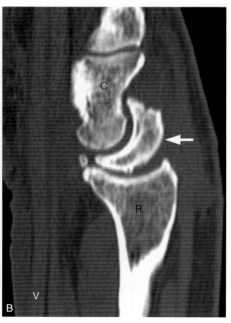

图 2.21　CT 矢状位(不同患者)示腕骨不稳定(C 头状骨;D 背侧;R 桡骨;V 掌侧)。A. 嵌体背伸不稳定合并头状骨半脱位。月骨(箭头)向背侧倾斜。B. 嵌体掌屈不稳定。月骨向掌侧倾斜

桡骨远端和前臂

桡骨远端骨折多由跌倒后手掌过伸撑地所致。Colles 骨折是桡骨远端未累及关节面的横行骨折，断端向背侧移位、掌侧成角、背侧嵌插（图 2.22）。这类骨折好发于老年骨质疏松患者，尤其是老年女性；由跌倒时腕关节背伸、手掌着地、应力作用于桡骨长轴所致。

桡骨远端掌侧骨皮质在张力作用下发生骨折，背侧骨皮质系受压应力的作用下发生骨折，桡骨远端关节面和腕骨未见受累。60% 患者尺骨茎突因 TFCC 复合体牵拉而发生撕脱骨折。TFCC 复合体撕裂、下尺桡关节脱位或尺骨骨干远端骨折，这三种表现仅会发生一种。由于桡骨远端骨折线横穿干骺端的松质骨，闭合治疗可促进桡骨远端骨折愈合，但尺骨茎突骨折多不愈合。创伤后遗留的桡骨远端关节面背侧倾斜可导致腕关节不稳定。在桡骨远端横向骨折中，远端骨折块向掌侧移位，并向背侧成角，可称为反 Colles 骨折或 Smith 骨折。累及关节面的桡骨远端背侧或掌侧骨折称为 Barton 骨折。

复杂的桡骨远端关节内骨折可由强大的应力自月骨传递至桡骨关节面的内侧所致[13]。关节面常分裂成 3 大块：桡骨茎突 1 块，内侧 2 大块，其中 1 块为掌侧、1 块为背侧（图 2.23），内侧骨折片根据腕关节受伤时屈伸角度的不同可向掌侧或背侧成角。受力大小不同，嵌插和粉碎的程度也不同。大多数患者合并腕关节软组织损伤，包括韧带撕裂、TFCC 复合体损伤。患者还可合并下尺桡关节脱位、尺骨茎突骨折。这些损伤均应手术治疗。

桡侧副韧带撕裂可导致单纯的桡骨茎突撕脱骨折。沿腕舟骨向下传递至桡骨远端的暴力可引起桡骨茎突剪切骨折，可能与尺骨茎突撕脱骨折相关。单纯的桡骨茎突关节内骨折可称为 Hutchinson 骨折或 chauffeur 骨折（图 2.24）。

下尺桡关节脱位或半脱位可单独发生，也可与桡骨骨折同时发生。由于下尺桡关节脱位或半脱位容易被忽视并且容易在 X 线片漏诊，所以需行 CT 检查明确诊断（图 2.25）。下尺桡关节不稳多在中立位或旋后位复位，半脱位在旋前位复位。旋前位、旋后位 CT 扫描可明确下尺桡关节脱位的诊断。下尺桡关节慢性脱位或不稳可引起腕关节功能障碍。大部分前臂骨折（60%）同时累及桡骨和尺骨。

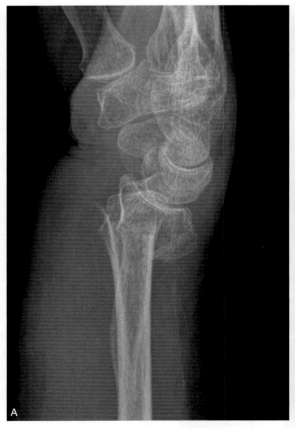
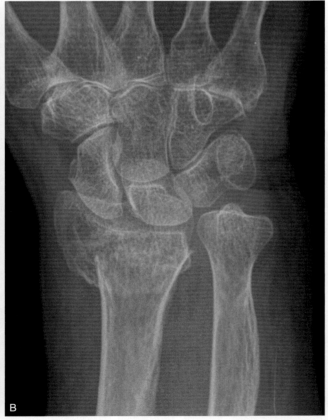

图 2.22　老年女性患者桡骨远端横行骨折、断端背侧移位及掌侧成角（Colles 骨折）。A. 侧位片。B. 后前位片

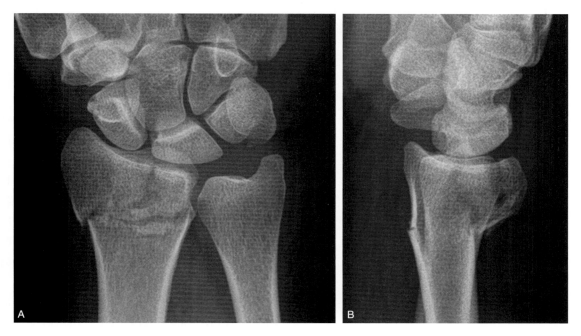

图 2.23　桡骨远端粉碎性关节内骨折。A. 正位片示桡骨腕关节面和下尺桡关节面受累;B. 侧位片示远侧骨折断端背侧嵌插并向掌侧成角

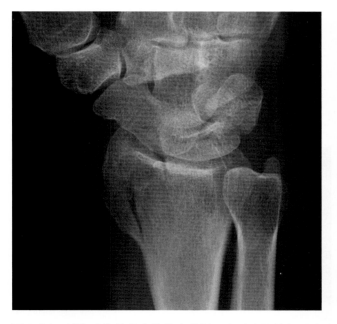

图 2.24　斜位示桡骨茎突关节内骨折。有时这些骨折无法在后前位片及侧位片显示

少数(25%)为单纯尺骨骨折,合并或不合并桡骨脱位;单纯桡骨骨折最少见(15%),可合并或不合并尺骨脱位。暴力越大,尺桡骨同时骨折的可能性就越大。当患者举起前臂、抵挡钝性暴力(如警棍)时,可能会发生尺骨骨干被击打处的骨折。桡骨骨干骨折合并下尺桡关节脱位被称为加氏骨折(Galeazzi fracture)(图 2.26)。桡骨头嵌插或粉碎性骨折合并

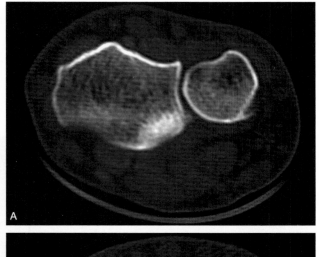

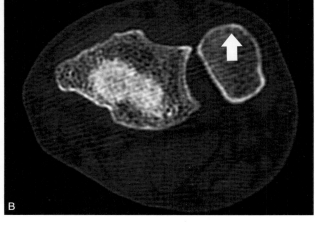

图 2.25　CT 示左侧下尺桡关节半脱位。A. CT 旋后位,下尺桡关节对位可;B. 旋前位,尺骨向背侧半脱位(箭头)

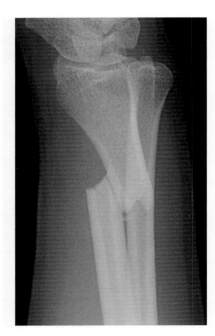

图2.26 盖氏骨折脱位。桡骨骨干中下1/3骨折,骨折断端移位、成角,伴有下尺桡关节脱位

下尺桡关节的脱位被称为Essex-Lopresti骨折(图2.27)。尺骨骨干骨折合并桡骨头脱位被称为蒙氏骨折(Monteggia fracture)(图2.28)。

蒙氏骨折最常见的类型是尺骨骨干近端骨折、断端向前成角,合并肱桡关节前脱位。其他类型较少见,如尺骨骨干近端骨折、断端向后成角合并桡骨头后脱位,尺骨骨干近端骨折、断端侧方成角合并桡骨头侧方脱位,或同时合并桡骨头骨折。

肘关节

成人肘关节骨折最常见的部位是桡骨头或桡骨颈[14]。桡骨头和桡骨颈骨折是由跌倒时手过伸位着地,桡骨头猛烈地撞击肱骨小头所致。骨折分两型,一种类型为典型的经过桡骨头的线性剪切骨折(图2.29),另一种为桡骨颈(桡骨近侧干骺端)嵌插骨折(图2.30)。因为它们都是关节内骨折,所以可见脂肪垫征。约1/2以上的骨折无移位,为明确诊断可能需摄斜位。严重骨折会发生骨折片移位、粉碎,可能会累及肱骨小头。

跌倒时手过伸位着地而肘关节屈曲可引起关节内鹰嘴骨折。轴向压缩力与肱三头肌收缩产生的牵张力结合导致尺骨滑车横向或斜行骨折的发生(图2.31)。肘关节屈曲、直接跌倒也可能导致骨折。

大多数急性肘关节脱位因跌倒或运动所致。典型的肘关节脱位为尺骨相对于肱骨、桡骨后移,大部分不合并骨折。当肘关节脱位合并骨折时,多合并尺骨冠状突撕脱骨折(图2.32),骨折片的大小可影响肘关节复位后关节稳定性。肘关节后脱位最常见(图2.33),其他方向的脱位少见。

肱骨髁间骨折常伴尺骨移位、滑车关节面损伤,

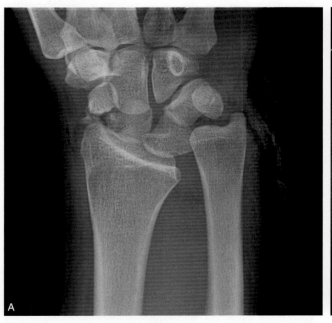

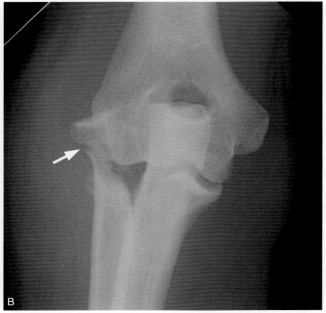

图2.27 Essex-Lopresti骨折。A.腕关节后前位片示下尺桡关节脱位伴尺骨周围损伤。B.肘关节前后位片示桡骨头粉碎性骨折(箭头)

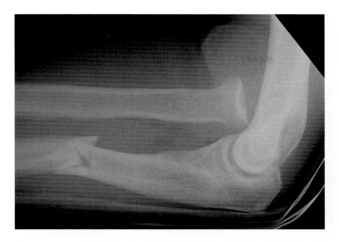

图 2.28　尺骨骨干骨折,断端向前成角,肱桡关节前脱位(蒙氏骨折,Bado 1 型)

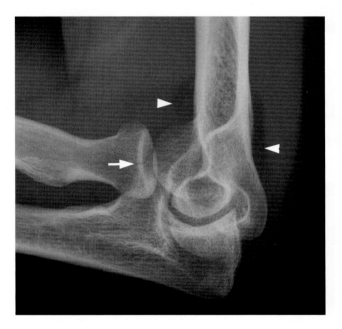

图 2.29　桡骨头无移位骨折(箭头),肘关节前、后方均可见脂肪垫征(三角箭头)

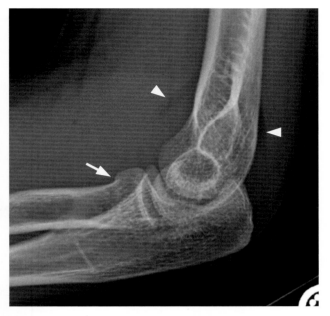

图 2.30　桡骨颈嵌插骨折(箭头),肘关节前、后方均可见脂肪垫征(三角箭头)

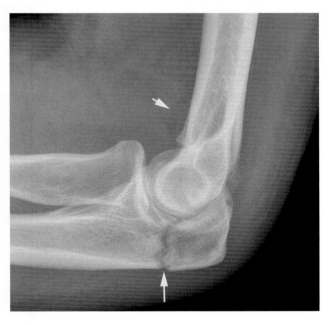

图 2.31　尺骨鹰嘴关节内骨折(长箭头),脂肪垫征提示肘关节积液(短箭头)

肱骨远端见 T 形或 Y 形骨折线(图 2.34),内外侧髁呈楔形分离。肱骨髁间骨折常为粉碎性,多移位,需切开复位内固定手术治疗。

　　肘部外伤很容易损伤尺神经,因此应进行影像及临床检查评估尺神经功能完整性。

肱骨

　　肱骨近端骨折多发生于外科颈(图 2.35),肩袖可包绕并使肱骨近侧骨折断端旋转。肱骨大结节、小结节也可发生骨折,严重外伤可引起肱骨头脱位。解剖颈骨折少见、预后较差,这与肱骨头血供受损有

关。肱骨干骨折发生于胸大肌、三角肌止点之间时,胸大肌牵拉近侧断端使骨折断端移位、向侧后方成角。当肱骨骨干骨折发生于三角肌止点下方时,近侧断端由于三角肌牵拉向外成角。大多数肱骨骨干骨折采用非手术的治疗方式,偶尔采用螺钉、钢板或髓内钉手术固定。

　　单纯大结节骨折可由跌倒或其他类型创伤引起。因肩袖冈上、冈下肌腱止点位于肱骨大结节,

肱骨大结节骨折的症状、体征与肩袖撕裂相似(图 2.36)。其他少见肱骨骨折类型包括各种肱骨肌腱和 韧带止点处撕脱骨折(图 2.37)。在这些情况下,需 行 MRI 检查评估软组织结构(见第六章)。

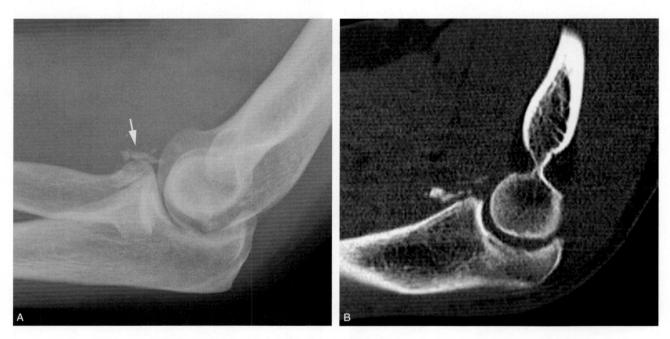

图 2.32 尺骨冠状突骨折。A. 肘关节侧位示骨折片(箭头);B. 矢状位 CT 示骨折片及其来源

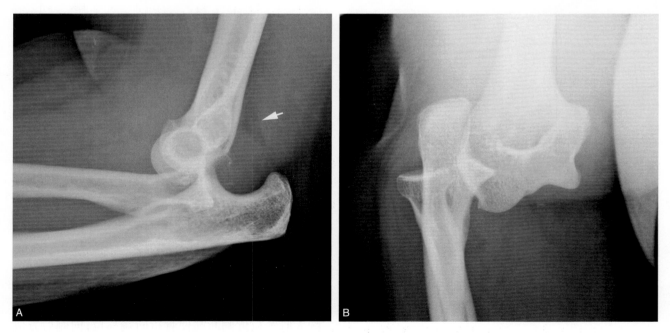

图 2.33 肘关节骨折 - 后脱位。A. 肘关节侧位示桡骨及尺骨脱位。肘关节后方脂肪垫(箭头)因关节囊肿胀发生移位。B. 肘关节前后位片示桡尺近侧关节对位良好

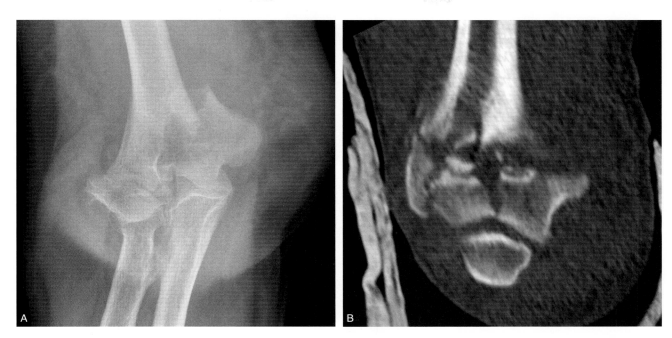

图 2.34 肱骨髁间骨折。A. 肘关节前后位片示肱骨远端骨折、内外侧髁分离移位；B. 冠状位 CT 示 T 形粉碎性骨折

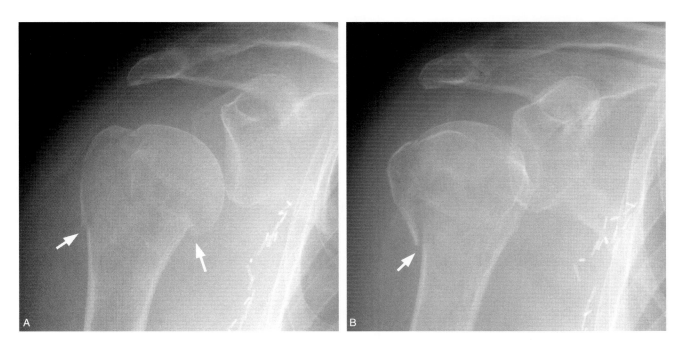

图 2.35 肱骨外科颈骨折。A. 外旋位；B. 内旋位。骨折线从内侧骨皮质延伸至外侧，断端嵌插

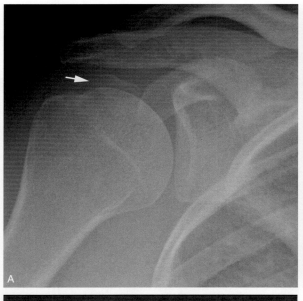

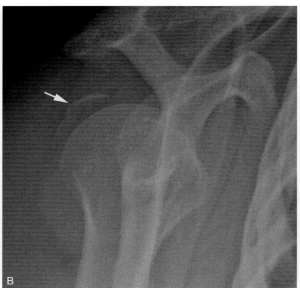

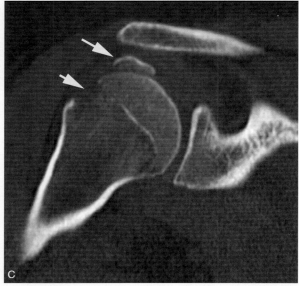

图 2.36 大结节骨折。A. 前后位片示大结节骨折片移位至肱骨头前方（箭头）。B. Y 形位示肱骨头位置正常。骨折片（箭头）来源于肱骨大结节后部冈下肌腱止点处。C. 冠状位 CT 示骨折片（长箭头）和来源

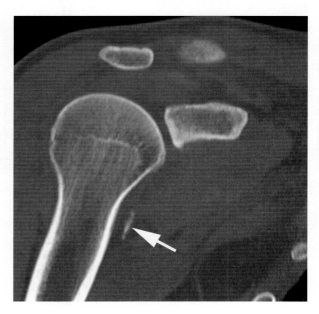

图 2.37 下盂肱韧带肱骨撕脱骨折。冠状位 CT 示肱骨近端内侧短线状小骨片（箭头）

盂肱关节脱位

　　X 线和 CT 是肩关节急性创伤常用的影像学检查[15]。因为关节盂关节面是倾斜的,所以当怀疑盂肱关节脱位时,X 线检查应包含侧位(腋轴位、肩胛骨切线位或穿胸位)。约 95% 的盂肱关节脱位为前脱位,肱骨头移位至喙突下、关节盂前下内方(图 2.38、图 2.39)。手臂外旋、外展时肱骨外科颈与肩峰接触,肱骨头远离关节盂。直接暴击肩关节后部可导致肱骨头脱位,牵拉上肢也可将肱骨头拉出。肩关节脱位后肱骨头后外部与关节盂前下缘撞击可导致肱骨头压缩性骨折,称为 Hill-Sachs 病变(图 2.40)。肩关节脱位可伴有关节盂前下盂唇撕裂(Bankart 病变),有时可伴有撕脱骨折(骨性 Bankart 病变)(见第六章),这些比肩关节脱位本身更重要。这些损伤常常引起肩关节前向不稳或复发性脱位。

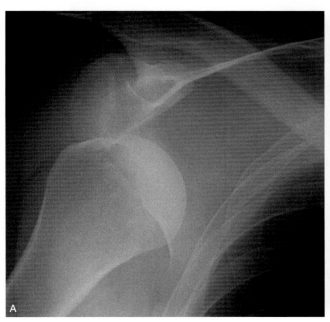
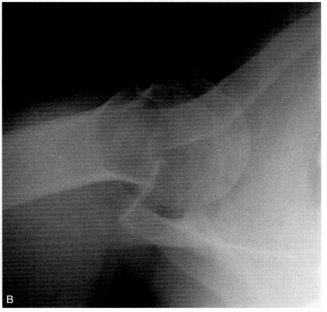

图 2.38　肩关节前脱位。A. 肩关节前后位片示肱骨头向内下脱位;B. 腋轴位片示肱骨头前脱位

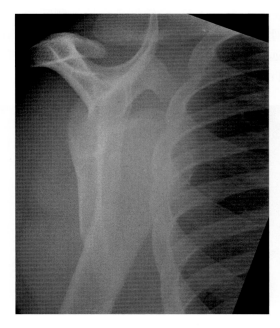

图 2.39　肩胛骨切线位(Y 形位)示肩关节前脱位

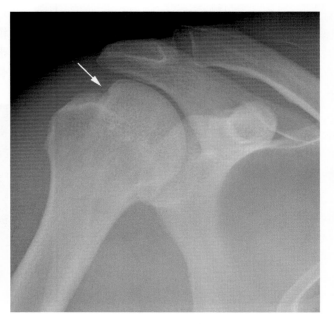

图 2.40　Hill-Sachs 病变。肩关节前后位肱骨内旋,肱骨头压缩骨折(箭头)。患者曾有肩关节前脱位病史

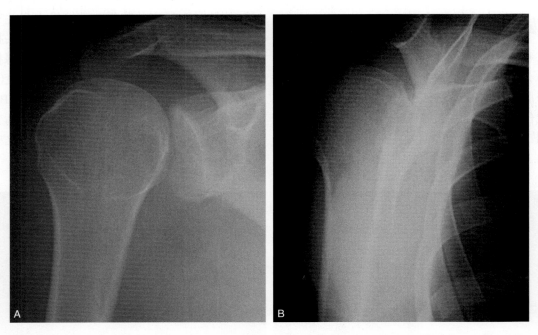

图 2.41 肩关节后脱位。A. 前后位示肱骨头内旋；B. Y 形位示肱骨头相对于关节盂后脱位

约 5% 肩关节脱位为后脱位，肱骨头移位至关节盂后方，在前后位片上易漏诊（图 2.41）。肱骨头前部压缩骨折称为反 Hill-Sachs 病变（图 2.42）。癫痫患者在强直阵挛性发作时也可发生肩关节后脱位。其他类型肩关节脱位罕见。急性脱位可采用手法复位，合并软组织或关节盂缘的损伤需手术修复。

因为 35% 的患者有关节盂前下缘骨性 Bankart 损伤，所以复位后必须行影像学检查以评估关节盂前下缘的情况。

锁骨

锁骨骨折常发生于锁骨中 1/3 段喙锁韧带（CC）止点内侧（图 2.43、图 2.44）。胸锁乳突肌收缩可使近侧骨折断端上移，喙锁韧带牵拉远侧断端下移。锁骨骨折可切开复位、内固定或保守治疗。喙锁韧带远侧的锁骨骨折可合并喙锁韧带撕裂或喙突撕脱骨折。锁骨内侧骨折不易在 X 线上显示。

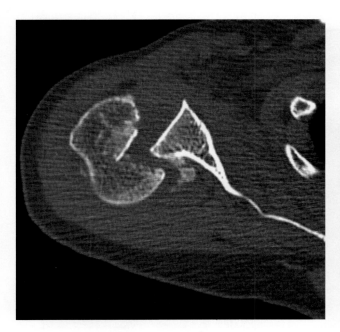

图 2.42 肩关节后脱位合并肱骨头前方压缩骨折（反 Hill-Sachs 病变）

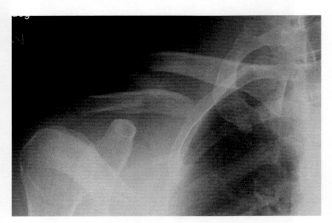

图 2.43 锁骨中段粉碎性骨折，内侧断端上移。因喙锁韧带并未受损，远侧断端无明显移位

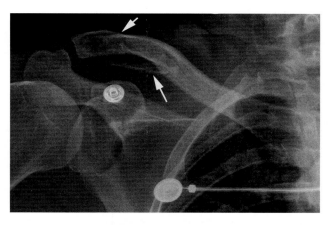

图2.44 锁骨远端骨折。下方骨折片为喙锁韧带附着处的撕脱骨折(长箭头)。锁骨远端骨折(短箭头)轻度移位

肩锁关节

肩锁关节损伤包括肩锁韧带、喙锁韧带的断裂[16]。在肩关节前后位片上,肩峰下表面和锁骨远端在同一水平。Ⅰ型损伤为肩锁韧带被牵拉但未断裂,X线片示正常或轻度肩锁关节间隙增宽。当肩锁韧带完全断裂,喙锁韧带被牵拉但功能完好时,锁骨远端部分上移(Ⅱ型)。如果肩锁韧带、喙锁韧带均断裂(Ⅲ型),锁骨脱位,锁骨与肩峰间隙增宽。其他类型的肩锁关节损伤罕见。肩锁韧带、喙锁韧带完全断裂,锁骨端向后方移位至斜方肌为Ⅳ型(图2.45)。Ⅴ型与Ⅲ型相似,但较Ⅲ严重,肩锁韧带、喙锁韧带完全断裂,锁骨明显向上翘起,超过一个骨干的宽度(图2.46)。Ⅵ型为锁骨远端向下脱位、罕见。MRI有助于诊断肩锁关节损伤(见第六章)。

胸锁关节

胸锁关节脱位最常见的致伤原因是高速车祸伤。胸锁关节向上脱位可在X线上显示,但关节后脱位需行CT检查证实(图2.47)。胸锁关节前脱位较后脱位常见,但后脱位会引起更多严重的并发症,包括大血管和气道损伤。

胸廓

车祸引起的胸部钝性创伤可直接压碎骨性胸廓,造成肺挫伤、气胸、心肌挫伤、膈肌破裂和腹部损伤。直接创伤后突然减速可导致胸主动脉横断。

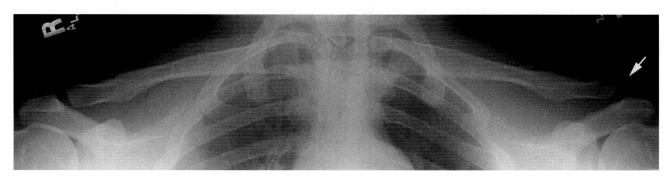

图2.45 肩锁关节脱位(Ⅱ型)。双侧肩锁关节X线片示左侧肩锁关节半脱位(箭头),右侧肩锁关节未见异常

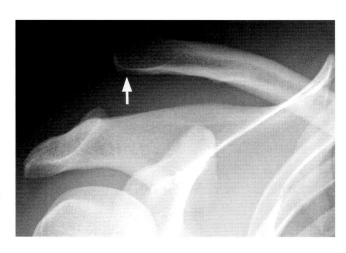

图2.46 肩锁关节脱位(Ⅴ型)(箭头)

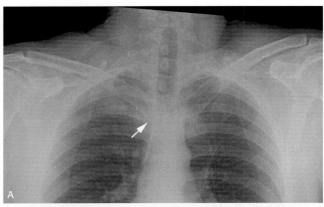

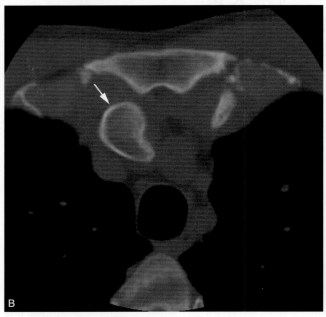

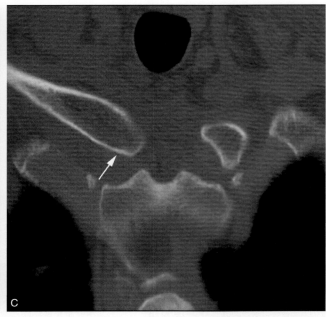

图 2.47 右侧胸锁关节后上脱位。A. X 线示右侧锁骨头向内移位(箭头);B. CT 轴位示胸锁关节后脱位(箭头);C. CT 冠状位重建示锁骨上移

肋骨骨折多由直接暴力或挤压伤引起(图 2.48)。在胸部斜位上肋骨呈拱形,更易显示肋骨骨折。新鲜肋骨骨折不易发现,但呼吸运动可引起肋骨骨折断端的移位使骨折更为明显。明确患者局部疼痛的部位及压痛点有助于肋骨骨折的诊断。多发相邻肋骨骨折可线状排列,多发肋骨骨折容易引起胸壁的反常呼吸运动,称为连枷胸。并发症和相关病症包括肺挫伤、气胸、血气胸、血胸、气管或支气管撕裂和间质性气肿。严重创伤可引起前 3 根肋骨的骨折。第 4~9 肋骨后段、侧段是最常见的肋骨骨折部位。低位肋骨骨折可伴有内脏损伤。肋骨可能在剧烈咳嗽或打喷嚏时发生膈肌前部止点骨折。

前锯肌止点(第 1~9 肋骨)或斜角肌止点(第 1、2 肋骨)可发生应力骨折。无创伤或轻微创伤引起的肋骨骨折需怀疑病理骨折的可能。严重创伤如高速车祸时胸部直接撞击方向盘可发生胸骨骨折,大多数骨折线贯穿胸骨体或胸骨体柄交界处(图 2.49、

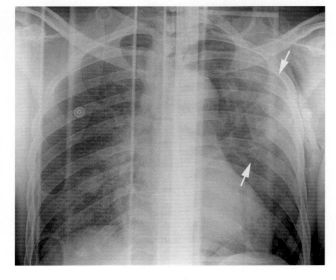

图 2.48 高速车祸引起的第 4~7 肋骨骨折(箭头)

图 2.50)。跌倒时胸廓过度屈曲是胸骨骨折的另一种机制,可同时合并胸椎楔形压缩骨折。

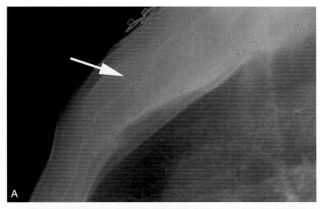

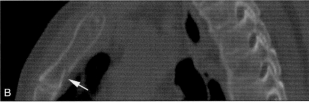

图 2.49　胸骨柄骨折。X 线侧位（A 图）和 CT 矢状位重建图（B 图）示胸骨柄无移位骨折

参考文献

1. Zhang Y. *Clinical Epidemiology of Orthopaedic Trauma*. 2nd ed. New York: Thieme; 2016.
2. McMinn DJ. Mallet finger and fractures. *Injury*. 1981;12(6):477–479 [PMID:7275291].
3. Calfee RP, Sommerkamp TG. Fracture-dislocation about the finger joints. *J Hand Surg Am*. 2009;34(6):1140–1147. doi:10.1016/j.jhsa.2009.04.023 [PMID:19643295].
4. Jones NF, Jupiter JB, Lalonde DH. Common fractures and dislocations of the hand. *Plast Reconstr Surg*. 2012;130(5):722e–736e. doi:10.1097/PRS.0b013e318267d67a [PMID:23096627].
5. Madan SS, Pai DR, Kaur A, Dixit R. Injury to ulnar collateral ligament of thumb. *Orthop Surg*. 2014;6(1):1–7. doi:10.1111/os.12084 [PMID:24590986].
6. Carlsen BT, Moran SL. Thumb trauma: Bennett fractures, Rolando fractures, and ulnar collateral ligament injuries. *J Hand Surg Am*. 2009;34(5):945–952. doi:10.1016/j.jhsa.2009.03.017 [PMID:19411003].
7. Pellegrini Jr VD. Fractures at the base of the thumb. *Hand Clin*. 1988;4(1):87–102 [PMID:327798].
8. Gilula LA. Carpal injuries: analytic approach and case exercises. *AJR Am J Roentgenol*. 1979;133(3):503–517 [PMID:111512].
9. Suh N, Ek ET, Wolfe SW. Carpal fractures. *J Hand Surg Am*. 2014;39(4):785–791. quiz 791. doi:10.1016/j.jhsa.2013.10.030 [PMID:24679911].
10. Welling RD, Jacobson JA, Jamadar DA, Chong S, Caoili EM, Jebson PJ. MDCT and radiography of wrist fractures: radiographic sensitivity and fracture patterns. *AJR Am J Roentgenol*. 2008;190(1):10–16 [PMID:18094287].
11. Scalcione LR, Gimber LH, Ho AM, Johnston SS, Sheppard JE, Taljanovic MS. Spectrum of carpal dislocations and fracture-dislocations: imaging and management. *AJR Am J Roentgenol*. 2014;203(3):541–550. doi:10.2214/AJR.13.11680 [PMID:25148156].
12. Gelberman RH, Cooney III WP, Szabo RM. Carpal instability. *Instr Course Lect*. 2001;50:123–134 [PMID:11372306].
13. Trumble TE, Culp RW, Hanel DP, Geissler WB, Berger RA. Intra-articular fractures of the distal aspect of the radius. *Instr Course Lect*. 1999;48:465–480 [PMID:10098077].
14. Ruchelsman DE, Christoforou D, Jupiter JB. Fractures of the radial head and neck. *J Bone Joint Surg Am*. 2013;95(5):469–478. doi:10.2106/JBJS.J.01989 [PMID:23467871].
15. Sandstrom CK, Kennedy SA, Gross JA. Acute shoulder trauma: what the surgeon wants to know. *Radiographics*. 2015;35(2):475–492. doi:10.1148/rg.352140113 [PMID:25763730].
16. Simovitch R, Sanders B, Ozbaydar M, Lavery K, Warner JJ. Acromioclavicular joint injuries: diagnosis and management. *J Am Acad Orthop Surg*. 2009;17(4):207–219 [PMID:19307670].

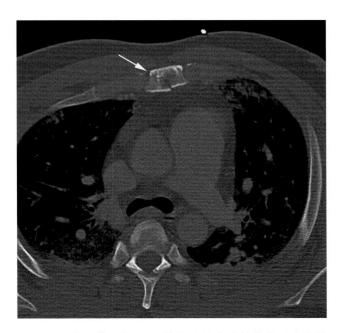

图 2.50　胸骨体骨折。CT 轴位示贯穿胸骨体的无移位骨折（箭头）

章节自测

1. 肩关节最常见的脱位方向为？
    A. 前方
    B. 后方
    C. 内侧
    D. 外侧

2. 在下述腕骨中，常发生骨折的是？
    A. 头状骨
    B. 钩骨
    C. 月骨
    D. 舟骨

3. 下列哪个词语与桡骨骨干远端骨折和下尺桡关节脱位意思相近?

    A. Essex-Lopresti

    B. Monteggia

    C. Maisonneuve

    D. Galeazzi

4. 手的哪个关节掌板骨折常见?

    A. 远侧指间关节骨折

    B. 近侧指间关节骨折

    C. 掌指关节

    D. 腕掌关节

章节自测答案

1. A　最常见的肩关节脱位为前脱位。

2. D　舟骨是最常见的腕骨骨折。

3. D　加氏骨折包括桡骨骨干远端骨折和尺桡远侧关节脱位。

4. B　手掌板骨折好发于近侧指间关节。

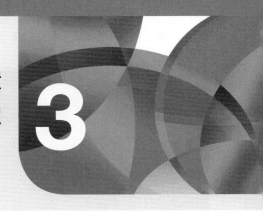

第三章
下肢骨折及脱位影像

Refky Nicola, Manickam Kumaravel, Stanislav Belchuk, Felix S. Chew

创伤是下肢摄片的最常见原因。X 线成像是首选检查,有时辅以 CT 或 MRI 检查。

学习目的

在本章学习后,对于下肢骨折及脱位,期望读者能够:

1. 讨论并选择合适的影像检查方法。
2. 描述影像学征象。
3. 总结以下解剖区域的相关概念和知识:骨盆环、髋臼和髋部、股骨近端、股骨干和股骨远端、膝关节、胫骨、踝关节和足。

骨盆环解剖

骨盆环由骶骨和两块髂骨组成。这 3 个骨性结构间为弹性关节:骶髂关节和耻骨联合,使得小幅度的活动成为可能。因此,骨盆环不是一个单一的骨性结构。生物力学上,骶骨被认为是股 - 骶弓的基石,支撑腿部以上的脊柱结构。骶髂关节的上部是一个纤维性关节,具有极强的骨间韧带;骶髂关节的下部是滑液,对关节的稳定性没有太大影响。前后两组骶韧带连接骶骨上部和髂骨,骶结节和骶棘韧带连接骶骨下部和坐骨。骨盆环的稳定性取决于这些韧带。耻骨支在前面起着稳定支撑物的作用,但如果后面结构保持完整,它们的作用就不是很重要。骨盆骨折可分为不破坏负重即不改变股 - 骶弓完整性的骨折(稳定骨折)和破坏负重即改变股 - 骶弓完整性的骨折(不稳定骨折)。

稳定型骨盆环骨折

稳定性骨折约占所有骨盆骨折的 2/3。这些损伤包括骶骨和耻骨支的孤立性骨折、骨盆周围的撕脱性骨折和单纯髋臼骨折。许多稳定的骨盆骨折,特别是闭孔周围的孤立性骨折,是由骨质疏松的老年人跌倒后所致。虽然闭孔的周缘形成一个骨性环,

但受力方式是这样的:即当环受力时,一部分可能受到剪切力,而另一部分可能受到挤压力。骨骼抵抗剪切力的能力不如抗挤压力,因此骨骼在剪切作用下形态改变,但在挤压力的作用下则不会,表现为骨盆环的孤立性断裂。最常见的骨盆骨折是坐骨支的孤立性骨折,常见于跌倒伤。髂骨翼的孤立性骨折被称为 Duverney 骨折。常见于钝挫伤,如机动车碰撞。

单纯的骶骨骨折是由直接外伤或跌倒引起的。这些骨折倾向于横向,低于骶髂关节水平,向前移位或向前成角(图 3.1、图 3.2)。最好在侧位片或矢状位 CT 上观察。骶骨骨折伴骨盆环骨折的典型特征是骨折走行垂直。

跑步者可能发生耻骨应力性骨折。临床表现为腹股沟疼痛,活动时疼痛加重。与其他部位的应力性骨折一样,放射性核素骨扫描有助于检出骨折部位。

不稳定型骨盆环骨折

骨盆环的不稳定损伤常见于严重创伤,通常见于涉及行人、司机或乘客的机动车碰撞[1]。由于这些损伤在多发伤中很常见,因此骨盆正位(AP)X 线片应作为所有多发伤患者初始评估的一部分。骨盆

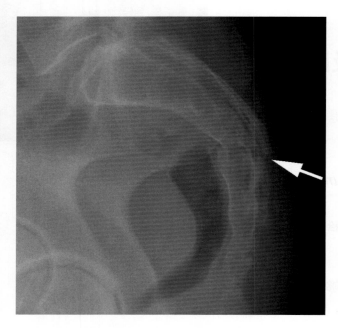

图 3.1　骶骨骨折。侧位片示 S_3 水平横行骨折（箭头）

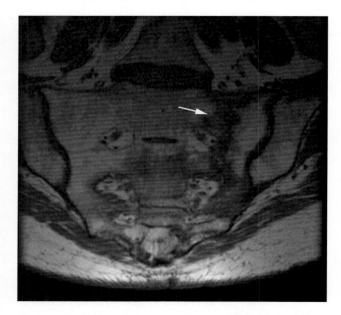

图 3.2　骶骨骨折。斜冠状 T_1WI 沿左侧骶骨垂直低信号（箭头），提示骨折线及邻近出血水肿

骨折患者可能有严重的血管损伤、失血甚至死亡[2]。由于骨盆骨折的复位和稳定通常可以减少出血，因此早期发现和评估这些损伤对骨科医生具有重要的实际意义。严重的骨盆骨折常伴有泌尿系统损伤。累及阴道或直肠的骨折均为开放性骨折，有导致严重脓毒血症的可能。不稳定型骨折有三种不同的类型（图 3.3）。

　　不稳定骨盆环损伤最常见的机制来自侧方压力。侧压发生在行人或驾驶员从侧面被撞。当撞击

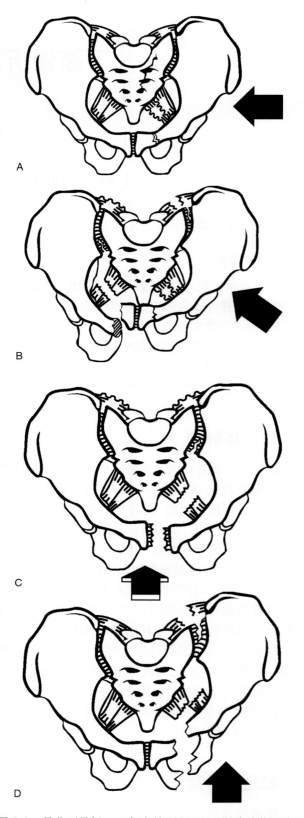

图 3.3　骨盆环骨折。A. 侧方挤压（Ⅰ型）。骶髂关节压缩骨折和耻骨骨折。撞击侧的盆骨向内旋转。B. 侧方挤压（Ⅱ型）。当骨盆继续向内旋转时，骶髂关节向后脱位。C. 前后挤压（Ⅱ型）。耻骨联合分离伴骶髂关节脱位。D. 一侧骨盆的垂直骨折伴骶髂关节脱位

侧的骨盆在撞击力的作用下向内旋转时,骨盆被压碎,造成耻骨的剪切骨折和同侧骶骨翼的压缩骨折,韧带的损伤较少见(图3.4)。随着力量的增大,骨盆持续向内旋转可导致骶髂关节韧带断裂或髂骨骨折。对侧骨盆可向外旋转,导致骶髂关节向前脱位。髋关节中心脱位可能与骨盆侧方压迫损伤有关(图3.5)。受伤的严重程度取决于受力的方向和力量的大小。

当力量从前方作用于骨盆时,骨盆扁平打开,前弓首先分离并损伤,通常是耻骨支垂直方向的拉伸断裂或者是耻骨联合的软组织损伤,后者情况比较少见。如果力足够大,半侧骨盆向外旋转,将骨盆像书一样打开(图3.6)。骶结节韧带和骶棘韧带依次

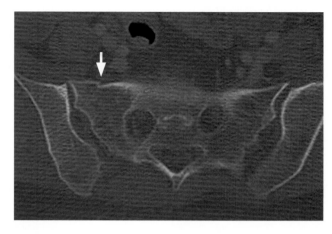

图3.4　侧方挤压骨折。CT显示右侧骶骨的斜行骨折(箭头)

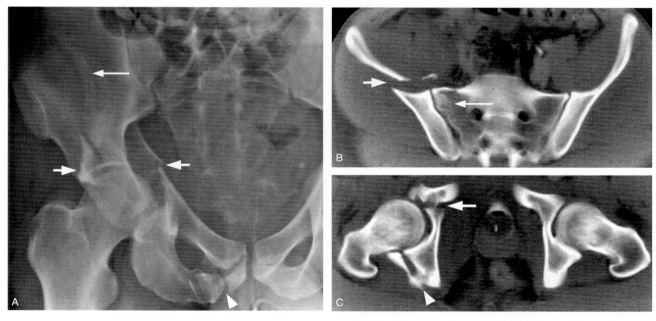

图3.5　伴有复杂髋臼骨折的侧方压力性骨折。A. 前后位X线片显示右侧耻骨下支骨折(箭头),髋臼复杂骨折(短箭头),髂骨翼骨折(长箭头),骶骨翼微骨折。B. 骶骨翼层面CT显示髂翼剪切骨折(短箭头),骶骨压缩骨折(长箭头)。C. 髋臼层面CT显示髋臼前柱(箭头)和后柱骨折(三角箭头)

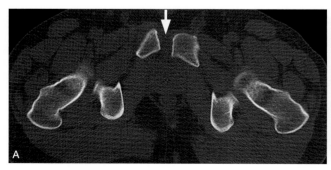

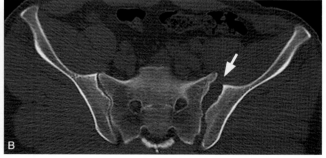

图3.6　前后压力性骨折。A. 耻骨联合分离(箭头);B. 左侧骶髂关节向前脱位(箭头)

损伤,然后是骶髂关节前韧带、骨间韧带和后韧带。更为严重的损伤是骶髂关节完全断裂,导致骨盆游离,没有支撑。前后方向的压缩骨折通常导致较大的血管损伤和较高的死亡率。可并发髋臼后部的骨折。

骑跨骨折是前方压力性骨折的一种变异,它指的不是损伤的机制而是骨折的形态,在这种情况下,可有双侧耻骨上支、下支的纵向骨折(图 3.7)。

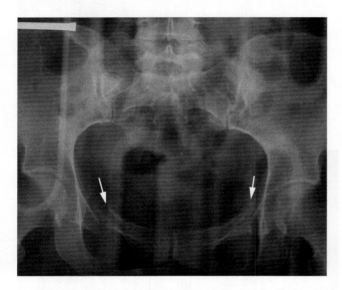

图 3.7　骨盆骑跨骨折,累及双侧耻骨上下支(箭头)

垂直剪力通常发生在腿绷直从高处跌落。常见的损伤形式为前环垂直骨折和同侧骶髂关节骨折伴垂直方向移位(Malgaign 骨折)(图 3.8)。前环的垂

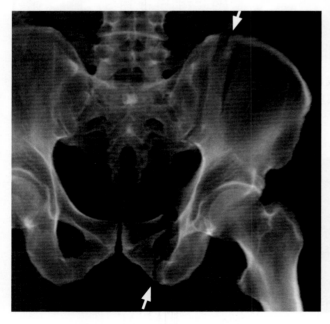

图 3.8　跌倒所致垂直剪切骨折,垂直骨折从左侧耻骨支穿过髂骨翼(箭头)

直骨折可能与骶髂关节病变同侧或对侧。由于后韧带完全断裂并伴有前环骨折,这种相对少见的损伤非常不稳定。偶尔,可见双侧骶髂关节从股 - 骶弓脱位。

骨盆环复杂形式的骨折通常在 2 个或 2 个以上方向力的作用下发生,两者可以同时作用于骨盆,亦可顺序发生。最常见的组合形式是来自侧方的压力和来自前后方的压力,此时损伤兼有两种损伤的特点。髋臼移位方向是骨盆环骨折的一个重要线索:在侧方受压损伤中,髋臼向内侧移动;在前后受压损伤中,髋臼向侧方移位;在垂直剪切力作用下,它向上方移位。耻骨支骨折的形态是另一个有用的线索:在侧方压力作用下,耻骨支沿着水平方向或冠状方向骨折;而在前后压力或垂直剪切作用下,耻骨支沿垂直方向骨折。

髋臼骨折

髋臼由髂骨、耻骨和坐骨共同组成,由髂耻柱(前柱)和髂坐柱(后柱)构成一个拱形结构。后柱是两柱中较宽大的部分,是构成髋臼顶的主要成分。髋臼顶又称髋臼穹窿,前后两柱均参与构成,是髋关节的主要承重面。

四边形板构成髋臼的内侧壁,不承受重量。在髋关节正位片上,前柱形成髂耻线;后柱形成髂坐线。每柱都有一个壁和一个边。髋臼骨折是由股骨头传递的间接力引起的,通常是发生在汽车碰撞或跌倒时。成人约 20% 的骨盆环骨折累及髋臼。骨折的形态取决于股骨被撞击时的位置、力量大小和方向以及骨骼的强度。髋臼骨折可以是简单的,也可以是复杂的[3]。复杂骨折可累及髋臼前后柱、前后缘、髋臼顶。横行骨折将髂骨分离为上、下两部分,T 形骨折将横行骨折与前后柱的垂直骨折结合在一起。最常见的髋臼骨折是髋臼后缘骨折(图 3.9),有时可伴有髋关节后脱位(在下一节中讨论)。其他常见的骨折有简单的横向骨折和复杂的累及后柱的骨折。对于复杂的骨折,骨科医生通常最关注前柱和后柱都涉及还是仅累及单柱、髋臼顶是否受累,以及是否同时存在骨盆环损伤,尤其是同侧髂骨翼骨折或骶髂关节脱位。CT 可全面评估骨折部位和形态。髋臼骨折也可以通过骨盆的三维重建或骨盆倾斜45° X 线摄片(髂骨斜位)来显示前后柱状况(图 3.10)。CT 通常有助于观察髋臼骨折脱位复位后,关节内的碎骨片情况(图 3.11)。

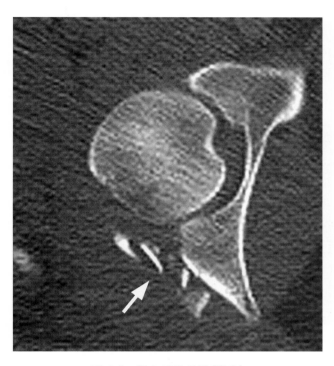

图 3.9 髋臼后壁骨折(箭头)

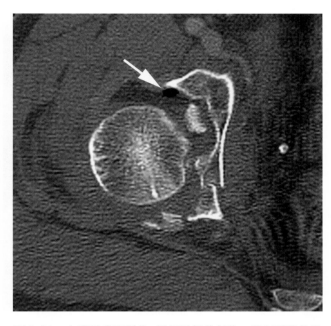

图 3.11 右髋关节后脱位、骨折后部分复位。髋臼后柱的边缘、壁均有骨折。由于关节内的碎片,骨折断端不能完全复位。可见脂 - 液层和气体(箭头)

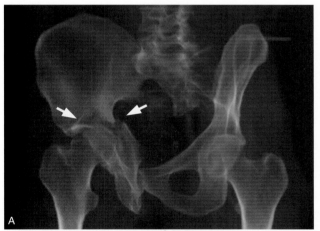

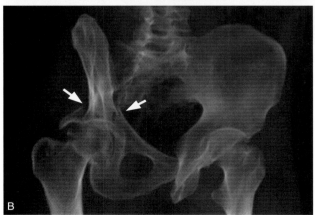

图 3.10 右髋臼双柱复杂骨折(箭头)。A 和 B. CT 重建的骨盆斜位

髋关节脱位

髋关节脱位是由严重的创伤(如汽车碰撞)引起的。髋关节后脱位占 85%~90%,可伴或不伴髋臼骨折(图 3.12)。后脱位的机制是髋关节屈曲时,股骨轴向受到撞击(如在汽车碰撞中膝盖撞到仪表板时),髋臼的后壁或后柱经常骨折,并且股骨干或膝盖也可能受伤。约有 10% 的病例会出现坐骨神经损伤,这种损伤有时是短暂的。前脱节可能是髋关节外展时,发生汽车碰撞或从高处掉落(图 3.13)。CT 可以观察关节内碎片并确认髋关节是否脱位[4]。髋关节囊内有气体说明之前出现过脱位。髋关节脱位的并发症包括股骨头缺血性坏死,短暂性或永久性坐骨神经麻痹,骨化性肌炎和创伤后退行性骨关节病。髋关节脱位时,股骨头可发生撕脱骨折(图 3.14)。

股骨近端

股骨近端骨折在老年人中很常见[5]。95% 以上发生在年龄 >50 岁的患者中,而且发生率随着年龄的增加而增加。与髋部骨折相关的最终死亡率接近 20%,许多幸存者失去了自主行动能力。99% 的股骨近端骨折是由单纯跌倒引起的。即使是骨质疏松

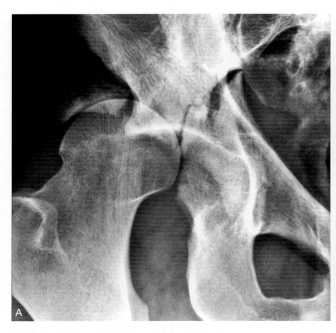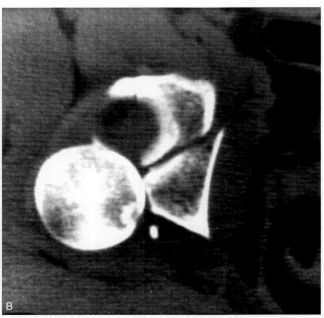

图 3.12 右髋关节后脱位伴骨折。A. X 线片示股骨头向后侧方脱位，股骨干内收；B. CT 示股骨头前方髋臼空虚

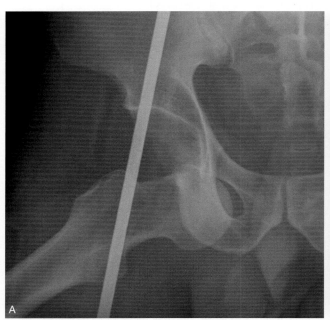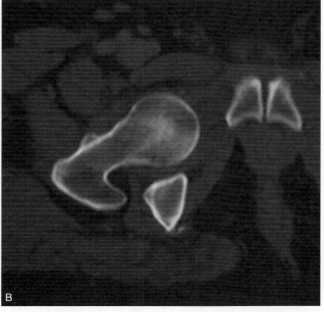

图 3.13 髋关节前脱位（不同患者）。A. X 线片显示股骨头位于髋臼的前方，股骨干外展；B. CT 显示股骨头位于闭孔前方

的股骨也能承受住正常负重过程中产生的压力和拉力，但在扭转或剪切应力下也会表现出很大的脆性。先前存在的骨质疏松性微骨折和肌张力下降与股骨近端骨折的关系尚不清楚。患者表现为患肢疼痛、缩短、外旋，无法承受重量。40 岁以下患者，股骨骨折多是由创伤造成。股骨近端骨折可分为囊内骨折（37%）、转子间骨折（49%）和转子下骨折（14%）。女性囊内骨折的发生率是男性的 3~6 倍，但转子间骨折的发生率在性别间无明显差异。疑似骨折的初步评估应该从 X 线片开始。如果没有发现骨折，且临床上对骨折有很高的怀疑，应进行 MRI 检查。如果没有 MRI，应该使用 CT 或放射性核素骨扫描，尽管它们在准确性上稍微逊色于磁共振扫描。在老年人中，骨折可能直到受伤后几天才会出现放射性核素摄取。跌倒前可以走动但跌倒后不能负重的患者应被怀疑有骨折，直到进一步证实。

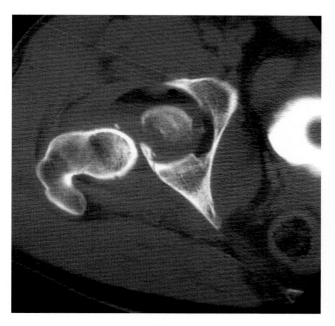

图3.14 股骨头后脱位，髋臼内可见撕脱骨片。关节腔内可见脂-液平面及气体

囊内骨折

髋关节囊包绕股骨头和大部分股骨颈，从髋臼向前延伸至转子间，再向后延伸至股骨颈中后方。大多数股骨颈骨折是囊内骨折，因此比转子间和转子下骨折愈合慢（滑膜液溶解血凝块）。此外，股骨

头的血供也被严重影响。股骨头下骨折在股骨头下方，累及整个股骨颈。囊内骨折可分为无移位（图3.15）和移位两种（图3.16）。股骨颈基底部的骨折在机制和治疗方面类似于转子间骨折（在下一节中讨论）。骨折断端移位越大，随后发生股骨头坏死的可能性越大。若伴有移位骨折，骨坏死和骨折不愈合的发生率大约是25%。嵌插骨折患者通常可以行走，多跛行、无力，伴有来自腹股沟或膝内侧的疼痛。无移位骨折稳定性差，在连续活动情况下可能发生移位。无移位股骨颈骨折通过形成骨痂而愈合，平行放置多枚内固定钉固定；有移位骨折可以用多种方法复位和固定，包括多枚内固定钉、可伸缩螺钉或其他组合。当股骨头坏死的风险较高或骨小梁无法进行内固定时，可采用股骨头假体或全髋关节置换术作为主要治疗方法。

转子间骨折

股骨转子间骨折的骨折线从外上（大转子）斜向内下（小转子）走行。大多数股骨转子间骨折是粉碎性的，大小转子可撕脱成单独的碎片（图3.17）。在描述这些骨折时，应详细描述转子、股骨颈、股骨干的骨折线和撕脱骨片。股骨粗隆下骨折的移位和粉碎程度以及是否存在沿着转子向股骨干延伸将影响骨科治疗计划和预后。一般采取切开复位和螺钉内

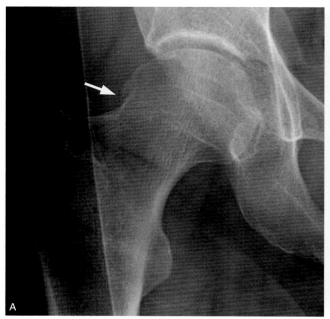

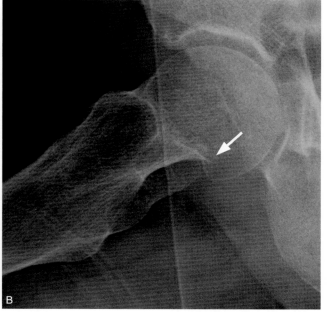

图3.15 老年女性，股骨颈嵌插骨折1例。A. 前后位X线片显示头颈交界处（箭头）骨皮质轮廓欠规整，可见股骨颈部横行高密度影；B. 蛙式位显示后缘骨皮质皱褶（箭头）

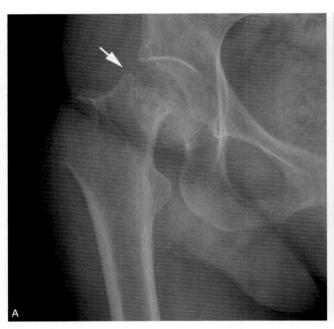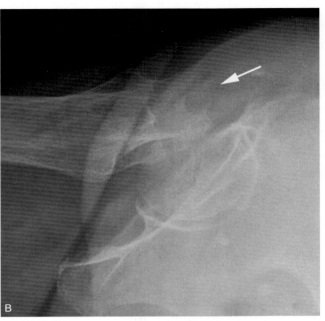

图 3.16 移位的股骨颈骨折（箭头）。A. 前后位 X 线片；B. 侧位 X 线片

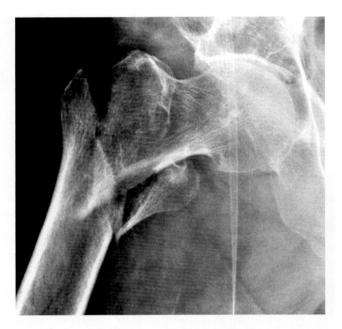

图 3.17 转子间骨折，大小转子撕脱为独立碎片

固定治疗。与囊内股骨颈骨折不同，这些损伤多可较快愈合且无并发症。股骨头缺血性坏死的发生率约为 1%。老年人跌倒可能引发不完全的转子间骨折。这种情况下的 X 线片可能是正常的，但 MRI 可显示出骨折。老年人的大转子的单纯性骨折，其原因常是由于跌倒受到创伤。而发生于成人的小转子的单纯性骨折通常是病理的，可能潜在骨转移（见第十二章）。

转子下骨折

老年人的转子下骨折可能是转子间骨折向股骨干延伸。在其他年龄组，转子下骨折常发生在高能量创伤中，如机动车碰撞（图 3.18）。臀大肌、髂腰肌和大腿内收肌的反向牵拉力使主要的骨折碎片移位、成角。股骨干和股骨颈的悬臂式结构对股骨内侧皮质产生了很大的应力，使骨科手术复杂化。在

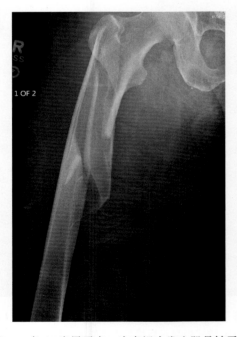

图 3.18 一名 66 岁男子在一次车祸中发生股骨转子下骨折

无明显外伤的情况下发生的转子下骨折,必须考虑存在病理性或不完全骨折的可能性。

股骨干和远端骨折

股骨干骨折通常发生在年轻人,主要是由于严重的钝力创伤所致,如车祸。因为股骨是人体中最大、最结实的骨头,并受到最大、最强壮的肌肉群保护,因此需要相当大的力量才能使其断裂。急性股骨干骨折通常伴有 2 个或 2 个以上单位的失血。若成年人在轻微外力下即发生骨折,应寻找潜在的病理性病变。当存在骨质疏松或其他代谢性骨疾病时,也可能发生股骨骨折(图 3.19)。

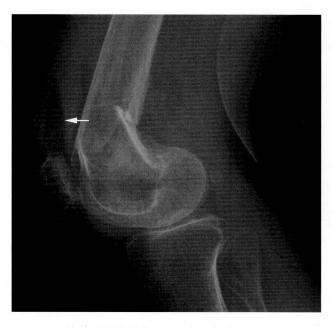

图 3.19 骨质疏松性股骨髁上骨折。侧位片显示脂 - 液平面(箭头)

股骨髁间骨折通常是由于如机动车碰撞等类似的高能创伤引发。髁间骨折可能是 T 形的,也可能伴随严重的股骨远端粉碎性骨折(图 3.20)。

膝关节

通常使用 X 线片对膝关节损伤进行初步评估。X 线片可以显示骨折,关节积液,脱位或半脱位。小的撕脱性骨折可能提示韧带损伤。大多数膝关节损伤涉及韧带和周围软组织结构(见第五章)。

膝关节撕脱性骨折通常提示明显的韧带损伤[6]。股骨内上髁内侧缘的撕脱骨折是由内侧副

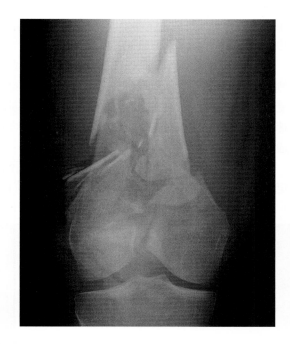

图 3.20 股骨髁间骨折。前后位片示股骨远端粉碎性骨折,延伸至髁间窝,股骨髁分离

韧带撕脱所致,称为 Stieda 骨折。胫骨嵴撕脱也称髁间或正中隆起撕脱骨折,与前交叉韧带损伤相关。胫骨近端外侧缘撕脱骨折称为 Segond 骨折(图 3.21)。与外侧副韧带撕裂相对应,Segond 骨折与前交叉韧带撕裂高度相关。腓骨头撕脱骨折,有时也称为弓状骨折(图 3.22),与膝关节后交叉韧带和外侧半月板后角损伤密切相关(见第五章)。内侧髌骨撕脱骨折提示既往有髌骨外侧脱位。当损伤机制或

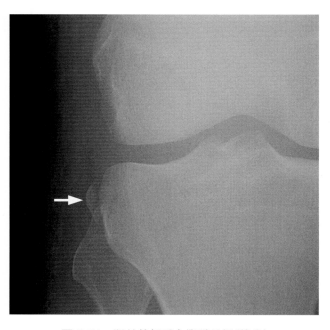

图 3.21 胫骨外侧平台撕脱骨折(箭头)

临床检查提示韧带、软骨等软组织损伤时，MRI 是进一步评估的首选影像学方法。

累及股骨的膝关节脱位可以向前、后（图 3.23）、内侧、外侧和旋转方向。典型者有两根或更多的韧带受伤。膝关节脱位可造成血管和神经损伤，因此快速复位和血管评估非常重要。在华盛顿大学，我们通常进行 CT 血管造影。

典型的髌骨脱位是向外侧脱位，可发生于胫骨固定时，股骨屈曲和内旋。当膝关节伸展时，它们可能会自发地复位。髌骨外侧移位通常伴有髌骨内侧和股骨外侧髁撞击伤及髌股内侧韧带撕裂。髌骨内、下、上侧和囊内脱位很少见。

伸肌结构的损伤可能是由于股四头肌强力收缩时的被动屈曲所致。随着伸肌机制的完全破坏，膝盖无法自主伸展；部分破坏会导致伸展功能减低。在成年人中，伸肌腱是最薄弱的地方。肌腱撕裂加上拉伸负荷所致的髌骨骨折导致髌骨骨折的骨折线呈横行，并被股四头肌分离（图 3.24）。髌骨

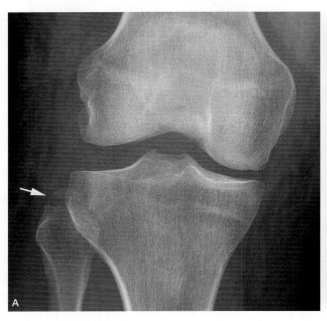
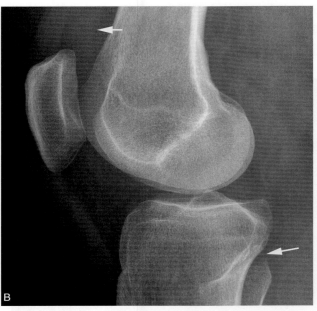

图 3.22　腓骨头撕脱骨折。A. 前后位 X 线片示腓骨头撕脱骨折（箭头）。B. 侧位片显示关节积液（短箭头）。腓骨骨折在侧位片显示欠清（长箭头）

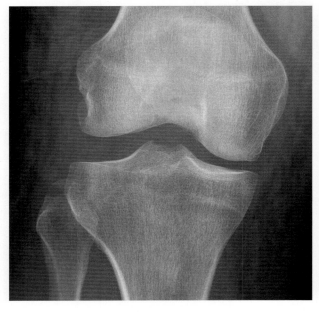

图 3.23　车祸所致膝关节后脱位

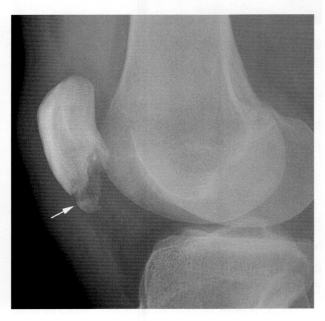

图 3.24　髌骨下极撕脱骨折（箭头）

高位指髌骨位置较高(图 3.25),可能发生在髌下肌腱断裂后,此时股四头肌的无阻抗拉力将髌骨抬高。髌骨低位指的是髌骨的位置低,发生在四头肌腱断裂后。髌骨低位也可能伴有缩短的股骨干骨折,骨折碎片相互重叠。髌骨星状骨折可由直接撞击引起。伸肌结构保持完整,而碎片不会分离(图 3.26)。

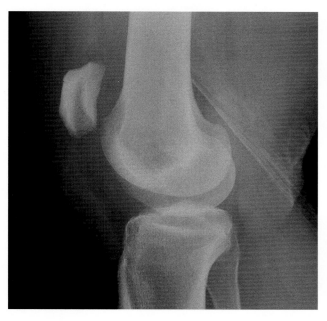

图 3.25　髌腱损伤(Ⅲ级):股四头肌近端牵拉髌骨。注意髌骨位置较高(高位髌骨)

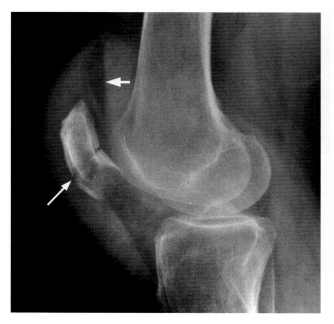

图 3.26　外伤引起的髌骨粉碎性骨折(长箭头)。侧位 X 线片显示脂 - 液平面(短箭头),提示关节内骨折

胫骨平台骨折

大部分胫骨平台骨折发生在机动车碰撞中,但是老年人在转弯摔倒时也可能发生胫骨平台骨折(图 3.27~图 3.29)。单纯胫骨平台骨折以外侧最常见(55%~70%);其余的可累及内侧平台或双侧平台。这些损伤包括软骨下松质骨受压形成的关节面凹陷性骨折、关节缘纵行骨折(剪切骨折)或凹陷与纵行骨折并存。膝关节积液是不可避免的。CT 可以确定凹陷的深度和凹陷碎片的数量和位置。相关损伤包括外侧半月板撕裂(50%)、股骨髁外侧骨折、交叉韧带撕裂、腓骨头骨折。这些损伤可以通过手术治疗,具体取决于凹陷和移位的程度。20% 的病例会发生创伤后退行性关节疾病。Schatzker 分类常用来描述胫骨平台的凹陷骨折[7]。

胫骨干骨折

胫骨干横行多发骨折(图 3.30)通常发生在机动车高能碰撞中,尤其是行人和摩托车[8]。因为胫骨前面覆盖的软组织很薄,所以很多骨折都是开放性的。感染和大的骨碎片坏死是常见的。即使不复杂,这些高能创伤所致的骨折愈合缓慢,可能需要 2 年才能完全愈合。股骨和胫骨横行骨折合并膝关节脱位,称为浮动膝关节。扭转损伤可导致胫骨螺旋形骨折,而弯曲损伤可导致横断骨折及蝶形碎片。

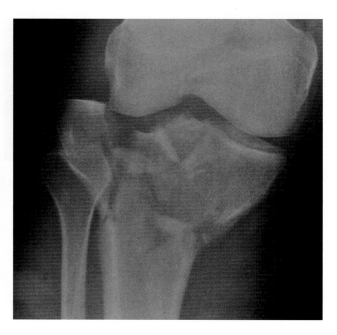

图 3.27　胫骨外侧平台粉碎性骨折

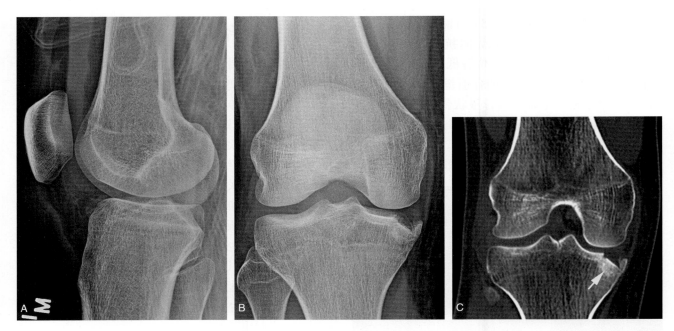

图 3.28 一名 20 岁的行人被汽车撞到，导致胫骨内侧平台骨折。A. 侧位片显示髌上囊脂 - 液平面；B. 前后位 X 线显示胫骨内侧平台骨折；C. 冠状位 CT 显示骨折累及内侧平台（箭头）

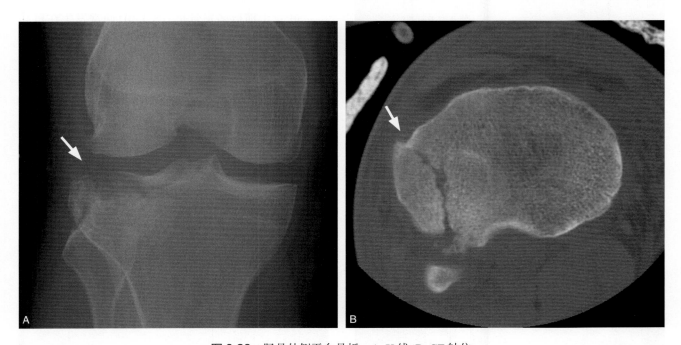

图 3.29 胫骨外侧平台骨折。A. X 线；B. CT 轴位

踝关节

距骨是一块坚硬、光滑的骨头，其大部分表面覆盖着关节软骨，连接着腿和足。距骨不受肌肉直接控制，它的运动是随着邻近的骨骼和韧带的屈伸活动进行。距骨通过与胫骨形成榫卯结构和周围韧带维持其在踝关节（踝穴）的稳定性。踝关节的上关节面由胫骨构成踝穴顶，两侧为内踝（胫骨）和外踝（腓骨）。踝穴的前部比后部宽大。胫骨的后缘被称为后踝。在下胫腓联合处，胫腓前后韧带将胫骨和腓骨相连接。胫腓骨的骨干也通过骨间膜相连接。外踝通过距腓前后韧带、跟腓韧带与足部相连。内踝通过三角韧带与距骨、舟骨、跟骨相连接。踝穴、韧带和跟骨在冠状面上形成一个环形结构，距骨位于

中心（图 3.31）。大多数踝关节损伤是由腿环绕脱位或静止的脚旋转而造成的间接受力所致。距骨的被迫运动导致踝穴打开。大多数踝关节损伤在放射成像时已经减轻或部分减轻，因此受力的大小及方向必须从损伤形态中推断出来。脚踝受伤最有效的分类是 AO-Weber 分类（表 3.1）。Lauge-Hansen 分类

表 3.1　踝部骨折的 AO-WEBER 分级

类型	分类特征
A	胫腓联合下方的外踝骨折
B	通过胫腓联合的外踝斜行骨折
C	胫腓联合上方的外踝骨折

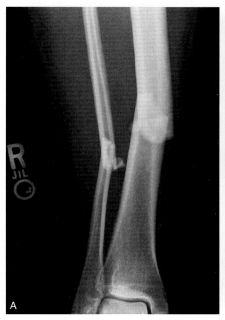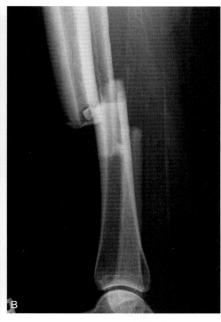

图 3.30　胫腓骨骨干横行骨折，伴有远端向后移位和侧方角度。A. 正位 X 线片；B. 侧位 X 线片

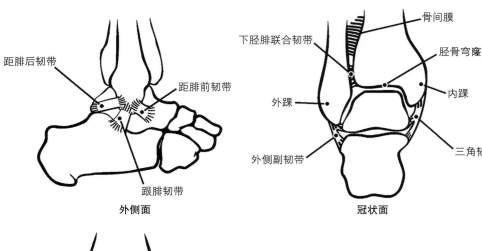

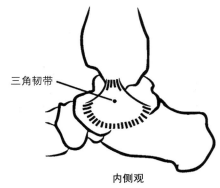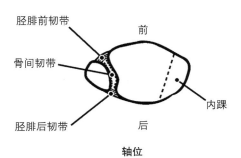

图 3.31　脚踝的韧带。外侧面显示外侧副韧带。内侧是三角韧带。冠状面显示了踝关节的结构如何形成一个以距骨为中心的环。轴位显示远端胫腓骨是如何连接的

法是基于对尸体的生物力学研究,可能也很有用[9]。
脚踝受伤也可以通过骨折的位置和形态来描述。一
个实用的踝关节间接损伤的机制分类有四种:内收、
外旋、外展和轴向压缩。

足的内收或反转是沿着足的长轴向内旋转。用
力翻转时,外踝及其韧带受到负荷。首先是距腓前
韧带扭伤,随后可能是跟腓前韧带扭伤。影像学表
现为外侧软组织肿胀;距骨可能倾斜,但不会移位。
这种外侧踝关节扭伤是成人最常见的踝关节损伤
(图 3.32)。较少发生的是外踝的应力骨折,而不是韧
带扭伤。随着负荷增加,距骨撞击内踝并向内侧移
动,导致内踝斜行或垂直剪切骨折、距骨半脱位。

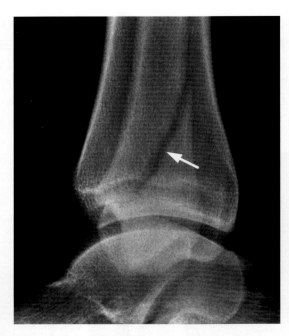

图 3.33 侧位片示踝关节外旋损伤伴腓骨斜行骨折(箭头)

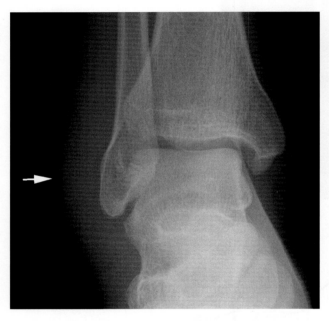

图 3.32 踝关节扭伤后表现为外侧软组织肿胀(箭),前后位
X 线片未见骨折

当距骨像杠杆一样在踝穴内移动时,足的外旋
力作用于外踝的前部和内踝的后部。第一个损伤是
胫腓前联合韧带。然后负荷转移到外踝,导致从前
下到后上的短斜行骨折(图 3.33)。随着力量增加,
距骨外侧缘撕脱,导致后踝被强大的胫腓后韧带撕
裂;外踝和后踝仍然与距骨保持正常对位。最后,
随着踝关节外侧和后部支撑的丧失,内踝受到负荷
导致距骨向后外侧脱位、内踝骨折或三角韧带撕裂
(图 3.34)。在孤立的外踝外旋损伤中,距骨半脱位;
在三踝损伤中,它可能完全脱位。如果后踝骨碎片
达到关节面的 25%,可以推断出损伤机制为轴向压
缩。有时,需要 CT 来确定关节面受累的比例。成
人最常见的踝关节骨折是由外旋引起的孤立性外踝

骨折。

相对于踝关节而言,足部外展或外翻导致内踝
的应力性骨折比三角韧带的撕裂更常见。随着外展
的负荷增加,距骨撞击外踝并向外侧移位,损伤外侧
韧带复合体或撕裂其骨附着物。由于距骨向外侧移
位,导致距腓骨间韧带撕裂,直至腓骨干断裂。腓骨
骨折可以发生在骨干的任何位置,通常由中下部向
外上方。腓骨近端骨折可能在踝关节常规 X 线片
上被漏诊。

在临床会诊中可能会遇到 3 个与骨折有关的名
词。Maisonneuve 骨折是一种外展损伤,伴有腓骨近
端骨折和联合损伤(图 3.35)。Tillaux 骨折是一种外
展损伤,伴有胫腓前韧带损伤导致的胫骨前缘撕脱
骨折(图 3.36)。Wagstaffe.Le Fort 骨折是指胫腓前
韧带损伤所致的腓骨远端前内侧撕脱性骨折。

脚踝受伤通常需要踝穴的解剖修复。否则,过
度运动和不稳定会导致早期退行性关节疾病。单纯
踝关节扭伤可保守外固定处理,大多数会在几周内
痊愈,但也有少数会出现慢性疼痛和反复不稳。如
果不能通过保守方法达到满意的踝关节复位,可能
需要切开复位和内固定。内踝骨折常采用拉力螺钉
固定。外踝骨折可以通过各种方法进行固定,如钢
板、螺钉、销钉或这些器械的组合。

轴压(垂直负荷)骨折(也称 pilon 骨折)是从高
处坠落或汽车碰撞中距骨嵌插入胫骨时发生的。这
些损伤的特征是严重的胫骨远端粉碎性骨折、通过

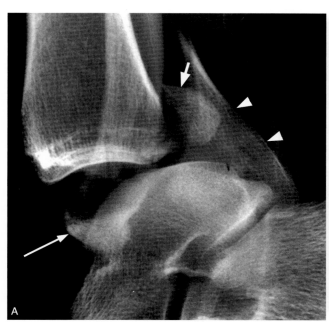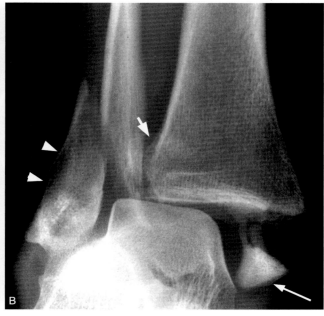

图 3.34　踝关节外旋骨折脱位。A 和 B. 侧位和前后位 X 线片显示内踝（长箭头）、外踝（三角箭头）和后踝（短箭头）移位骨折，伴有距骨侧后方半脱位

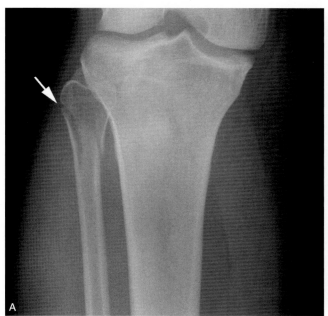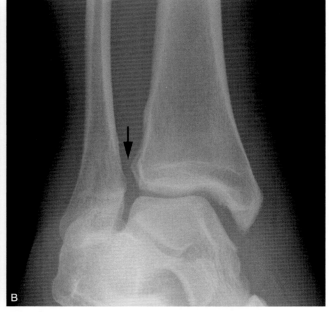

图 3.35　A. 腓骨近端 Maisonneuve 骨折（箭头）；B. 伴有外踝外展和下胫腓联合韧带撕裂（箭头）

胫骨平台的关节内骨折和距骨骨折。典型的轴压骨折有胫骨内、前、中、后方向的骨碎片（图 3.37），常伴有严重的粉碎性骨折。

距骨

距骨外侧骨软骨骨折可能发生在距骨外侧穹窿

在对抗腓骨反向剪切力时[10]（图 3.38）。不常见的内侧骨软骨骨折可能是距骨撞击胫骨所致。临床表现为非特异性踝关节疼痛。剥脱性骨软骨炎和骨软骨缺损常见于距骨穹窿的骨软骨骨折。骨软骨缺损可能需要 CT 或 MRI 才能显示。可能伴发腓骨或胫骨软骨损伤。

距骨下脱位，即距舟关节与距跟关节同时脱位，

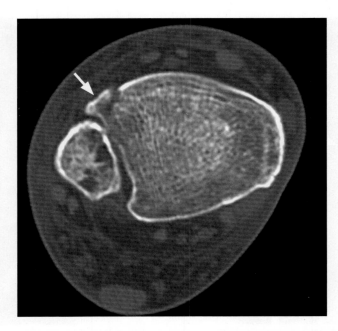

图 3.36 轴位 CT 显示 Tillaux 骨折（箭头）

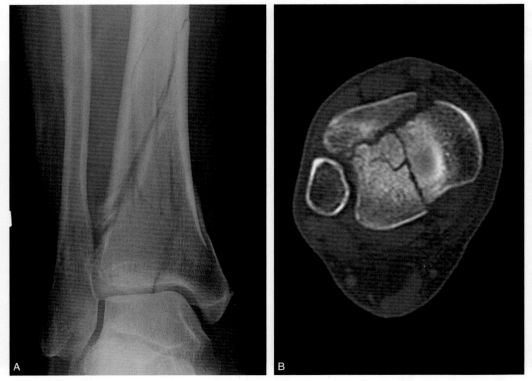

图 3.37 A. 胫骨远端关节内轴压骨折（pilon 骨折）；B. 轴位 CT 示胫骨远端 Pilon 骨折

距骨仍在踝关节内，可发生在高空坠落和高能创伤中（图 3.39）。大多数距下脱位是向内侧的，当脚跖屈内翻落地时（篮球足），就会发生这种情况。在创伤前提下，跟骨相对距骨的任何错位均应引起距下损伤的怀疑。高能创伤，如摩托车事故，相对少见。创伤会导致距骨整个或部分被压成碎片，而其他骨骼完好无损（图 3.40）。

距骨体或颈部的骨折是通过各种少为人知的机制发生的。在更严重的病例中，骨折移位，距下关节半脱位或脱位（图 3.41）。由于距骨的血供从远端向近端走行，损伤可能导致近端骨坏死，急性骨质疏松提示伴有骨折的愈合。距骨的应力骨折不常见，但其典型位置是垂直穿过距骨颈。

距骨后突外侧骨折称为牧羊人骨折。

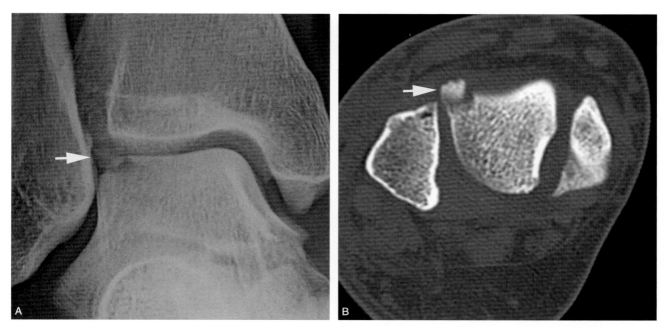

图 3.38 一次汽车撞击导致距骨穹窿骨软骨骨折。A. 前后位 X 线片示距骨穹窿外侧缘骨折(箭头);B. 轴位 CT 示骨软骨碎片向前外侧移位(箭头)

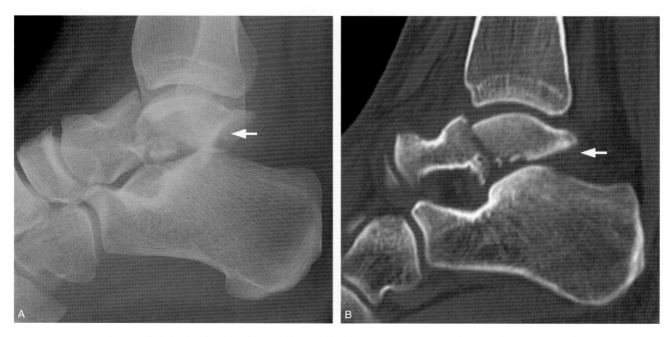

图 3.39 距骨体粉碎性骨折脱位。距骨向跟骨后方脱位(箭头)。A. 侧位 X 线片;B. CT 矢状位

跟骨骨折

跟骨关节内骨折是由轴向负荷引起的,可发生于跟骨受到冲击摔倒或迎头相撞的车祸中。10% 的病例是双侧跟骨骨折,由于共同的损伤机制,跟骨骨折可能与胸腰椎压缩骨折或爆裂骨折以及其他下肢骨折伴发。在这些损伤中,骨骼承受的负荷可能是快速和巨大的,导致骨质碎裂,损伤机制是相同的。跟骨、骰骨和第五跖骨,在足的外侧形成一个承重的弓形结构,支撑距骨和上方的结构。当轴向负荷过大时,足弓在跗骨窦的中心断裂,距骨的侧突像斧头一样下陷,载距突断裂,拱形结构塌陷。随着力量增大,距骨可能压迫跟骨后突并嵌入跟骨体,而后者又可能发生粉碎骨折(关节凹陷型)(图 3.42)。或者,

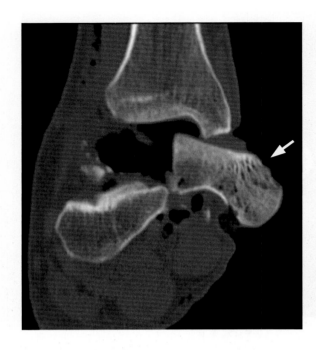

图 3.40　冠状位 CT 显示距骨部分突出于皮肤之外（箭头）

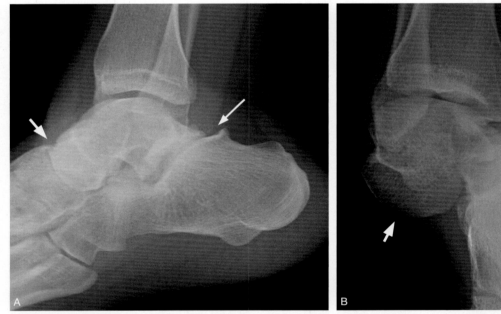

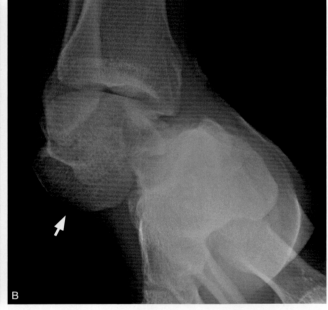

图 3.41　距下关节脱位。A. 侧位片显示距舟关节（短箭头）和距下关节（长箭头）关节对位异常。B. 前后位 X 线片显示距骨仍在踝关节内，但足部其余部分作为一个整体脱位。距骨远端关节面（箭头）脱出

当距骨受到向下的作用力时，距骨体的上方及后方关节面会受到水平剪切力（舌型）[11]（图 3.43）。关节内跟骨骨折通常在 X 线片上很明显，因为正常的骨弓变平，局部较多碎骨片，但手术方案所需要的细节信息仍需借助于 CT 检查。跟骨骨折常累及软组织。偶尔，如果骨折是嵌入型、没有移位，Böhler 角的下降是一个有用的影像学征象。远期

预后差：残留足跟增宽、距下关节创伤后退行性关节病等后遗症多见。跟骨关节外骨折最常见的是前缘撕脱骨折，不包括距下关节。这种骨折发生在跟骨与骰骨、舟骨的韧带连接处。这些损伤可能发生在脚底，在检查脚踝时很容易被忽略。跟骨应力性骨折通常发生在跟骨粗隆。骨折线垂直于骨小梁的承重面。

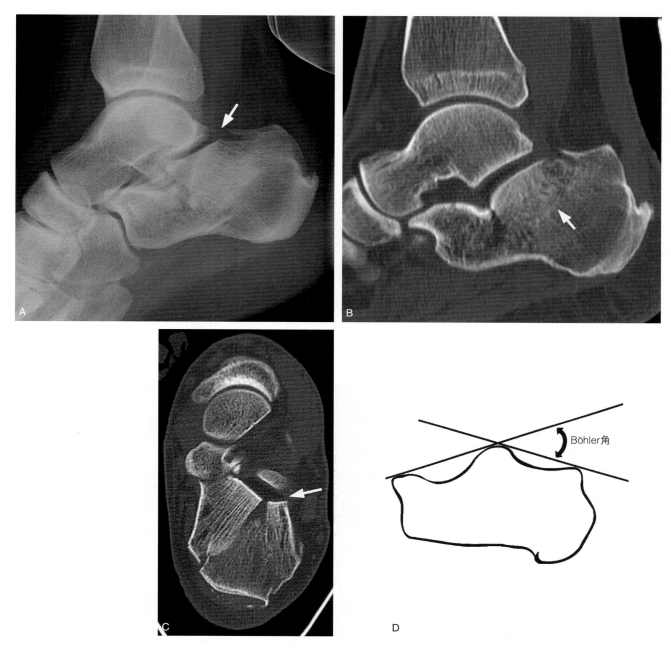

图 3.42 跟骨骨折(关节凹陷)。A. 侧位片示跟骨扁平(箭头);B. 矢状位 CT 显示跟骨后突(箭头)嵌插入跟骨体内;C. 轴位 CT 显示跟骨后突粉碎性骨折(箭头);D. Böhler 角通常为 29°~40°

中足

足舟骨是应力性骨折的常见部位,MR 诊断效果佳。舟骨骨折常因较大创伤所致,可累及关节面及关节(图 3.44)。撕脱性骨折可能与中足部的韧带损伤有关。在诸如摩托车碰撞等事故中,中足部骨折脱位(Chopart 骨折脱位),多指距舟关节和跟距关节脱位(图 3.45)。

前足

前足脱位(Lisfranc 骨折脱位)可发生在多种创伤后,包括跌倒、屈曲过度导致的纵向压缩和旋转负荷。多数情况下,多个跖骨在同一方向脱位(同向脱位),一般向外侧和背侧脱位(图 3.46);偶尔,第二至第五跖骨外侧脱位,第一跖骨内侧脱位(图 3.47),或仅第一跖骨受累(多向脱位)。Lisfranc 损伤常伴有

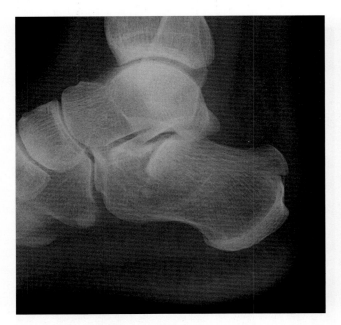

图 3.43　跟骨粉碎性骨折(舌型)

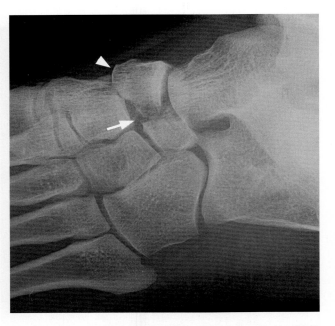

图 3.44　舟骨体关节内骨折(箭头),舟骨与第一楔骨间关节半脱位(三角箭头)

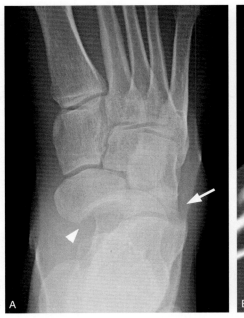

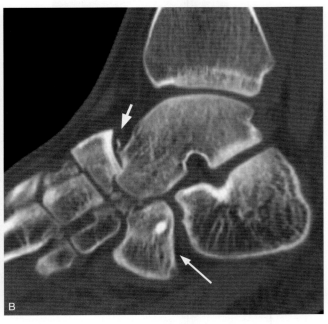

图 3.45　Chopart 骨折脱位。A. 前后位 X 线片显示距骨(三角箭头)和跟骨(箭头)向内侧脱位。B. 矢状位 CT 显示距骨脱位(短箭头),距骨头粉碎性、嵌插性骨折。骰骨关节面(长箭头)与跟骨在该层图像上失去正常对位关系

第二跖骨基底部的横行骨折和跖骨近端、跗骨远端的撕脱骨折。

第五跖骨基底部的撕脱性骨折位于跖骨的近端,常累及骰骨关节面,是由足部突然旋转时通过足底腱膜外侧传递的拉伸负荷引起的。作为一种张力性损伤,骨折线与受力方向呈横行关系(图 3.48)。通常发生在踝关节创伤中,保守治疗可痊愈。如果骨折累及第四和第五跖骨之间的关节,被称为 Jones 骨折,愈合可能会有问题。跖骨干的关节外横向骨折(图 3.49)通常是应力性骨折,愈合常常有问题。

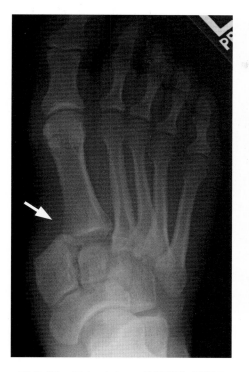

图 3.46　同向 Lisfranc 骨折脱位（箭头）

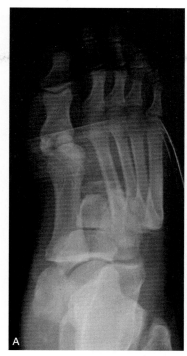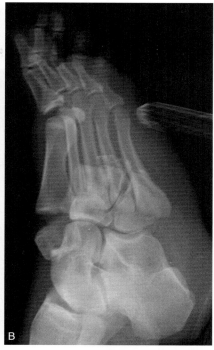

图 3.47　多向 Lisfranc 骨折脱位。A. 前后位 X 线片。B. 斜位 X 线片。第二至第五跖骨作为一个整体向外上方脱位，而第一跖骨和内侧楔形骨向内侧移位。脱位的骨质有较多重叠，在跗跖关节处可见撕脱骨片

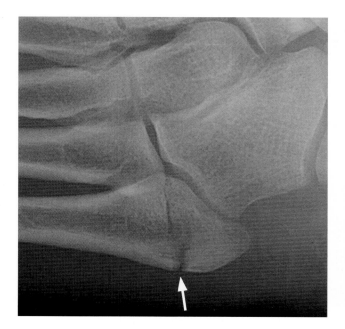

图 3.48　第五跖骨基底部撕脱骨折（箭头）

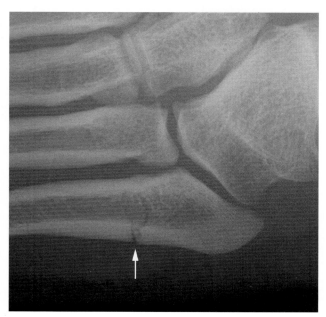

图 3.49　第五跖骨近端关节外骨折（箭头）

　　第二和第三跖骨远端是应力性骨折的常见部位，尤其与跑步和行军有关。跖骨应力性骨折在 X 线片中可能比较隐匿，需要核素骨扫描或 MRI 来证实。随着骨折愈合，骨折线因骨痂形成而变得明显。

　　除了跖趾关节脱位外，脚趾脱位相对少见（图 3.50）。脚趾踢伤通常使受影响的脚趾承受轴向负荷，导致趾骨或跖骨干斜行骨折（图 3.51）。另外，在趾骨近端可能发生粉碎性 T 形或 Y 形骨折。轮式或机动交通工具所致意外事故或坠落物对脚趾造成的

直接损伤是常见的,并可能导致趾骨的横行或粉碎性骨折(图 3.52)。

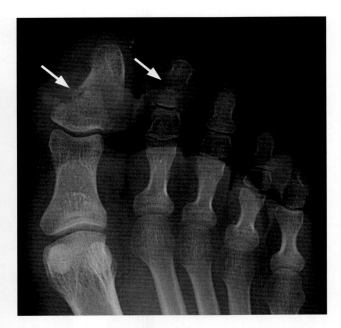

图 3.52 第 1、2 趾挤压伤致远节趾骨横行骨折(箭头)

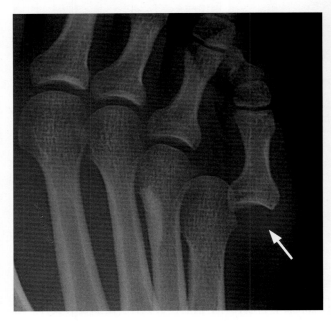

图 3.50 第五跖趾关节背侧脱位(箭头)

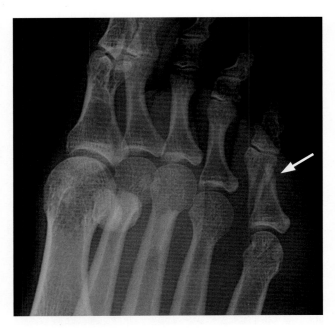

图 3.51 第五趾踢伤近节趾骨斜行骨折(箭头)

参考文献

1. Olson SA, Burgess A. Classification and initial management of patients with unstable pelvic ring injuries. *Instr Course Lect.* 2005;54:383–393 [PMID:15948467].
2. Poole GV, Ward EF, Muakkassa FF, Hsu HS, Griswold JA, Rhodes RS. Pelvic fracture from major blunt trauma. Outcome is determined by associated injuries. *Ann Surg.* 1991;213(6):532–538 [discussion 538–539. PMID:2039283; PMCID:PMC1358569].
3. Lawrence DA, Menn K, Baumgaertner M, et al. Acetabular fractures: anatomic and clinical considerations. *AJR Am J Roentgenol.* 2013;201:W425–W436.
4. Stephenson JW, Davis KW. Imaging of traumatic injuries to the hip. *Semin Musculoskelet Radiol.* 2013;17(3):306–315. doi:10.1055/s-0033-1348097 [Epub June 20, 2013. PMID:23787985].
5. Haleem S, Lutchman L, Mayahi R, Grice JE, Parker MJ. Mortality following hip fracture: trends and geographical variations over the last 40 years. *Injury.* 2008;39(10):1157–1163 [Epub July 24, 2008. PMID:18653186].
6. Gottsegen CJ, Eyer BA, White EA, Learch TJ, Forrester D. Avulsion fractures of the knee: imaging findings and clinical significance. *RadioGraphics.* 2008;28(6):1755–1770 [PMID:18936034].
7. Markhardt BK, Gross JM, Monu JU. Schatzker classification of tibial plateau fractures: use of CT and MR imaging improves assessment. *RadioGraphics.* 2009;29(2):585–597 [PMID:19325067].
8. French B, Tornetta III P. High-energy tibial shaft fractures. *Orthop Clin North Am.* 2002;33(1):211–230. ix [PMID:11832322].
9. Okanobo H, Khurana B, Sheehan S, Duran-Menducti A, Arianjam A, Ledbetter S. Simplified diagnostic algorithm for Lauge-Hansen classification of ankle injuries. *RadioGraphics.* 2012;32(2):E71–E84. doi:10.1148/rg.322115017 [PMID:22411951].
10. Dale JD, Ha AS, Chew FS. Update on talar fracture patterns: a large level I trauma center study. *AJR Am J Roentgenol.* 2013;201(5):1087–1092. doi:10.2214/AJR.12.9918 [PMID:24147480].
11. Badillo K, Pacheco JA, Padua SO, Gomez AA, Colon E, Vidal JA. Multidetector CT evaluation of calcaneal fractures. *RadioGraphics.* 2011;31(1):81–92. doi:10.1148/rg.311105036 [PMID:21257934].

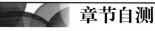

章节自测

1. 最常见的踝关节骨折是什么？
   A. 内踝斜行骨折
   B. 外踝斜行骨折
   C. 内踝横行骨折
   D. 外踝横行骨折

2. 骨坏死是哪种损伤的并发症？
   A. 髌骨横行骨折
   B. 胫骨平台骨折
   C. 股骨转子间骨折
   D. 距骨颈骨折

3. 哪一种损伤与骨盆环侧方压迫损伤机制关系最密切？
   A. 骶骨翼骨折
   B. 耻骨联合分离
   C. 骶髂关节"翻书样"脱位
   D. 髋关节后脱位

4. 跟骨关节内骨折常累及哪个关键结构？
   A. 载距突
   B. 跟骨前突
   C. 后距下关节
   D. 跟骰关节

章节自测答案

1. B　最常见的踝关节骨折是外踝的斜行骨折。
2. D　距骨穹窿的骨坏死可能是在距骨颈骨折移位后发生的，因为血液从远端流向近端。
3. A　骨盆侧压常导致负重一侧骶骨翼的骨折。
4. C　根据定义，跟骨关节内骨折涉及后距下关节。

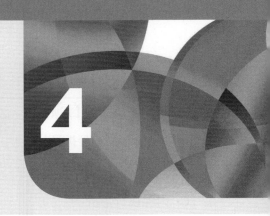

第四章
骨折的治疗和愈合影像学

4

Felix S. Chew

本章介绍骨折的治疗和愈合相关的放射学。

学习目标

通过本章的学习,骨折的治疗和愈合影像学,期望读者能够:

1. 讨论和推荐合适的影像检查方法。
2. 描述影像特征。
3. 总结以下疾病知识点的相关概念和主要内容:骨折的愈合、骨折的非手术治疗、切开复位内固定、髓内固定、外固定、软组织的愈合和修复、骨移植和植入物、骨折愈合的并发症、骨折治疗后影像学。

骨折的愈合

简单的长骨骨折的自然病程是通过骨痂的形成而愈合。而继发性骨折的愈合分为三个阶段:炎症反应阶段、修复阶段和塑形阶段(图 4.1)。炎症反应阶段发生在骨折后数天至数周,血肿、骨折片和坏死软组织可引起急性、强烈的炎症反应,在 X 线上,可见锐利的骨折线和周围软组织肿胀,外伤后 10~14 天,由于骨折周围的骨吸收,骨折线可能会变得更清晰。充血伴炎症反应常引起受累肢体局部的急性骨质疏松(图 4.2)。当血肿转变为能够成骨的肉芽组织时,修复阶段开始了。骨折部位的骨膜下区域外

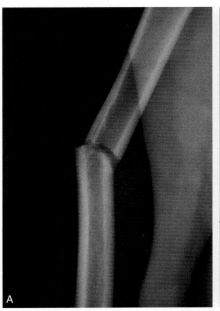 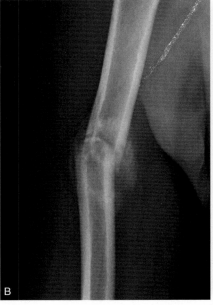 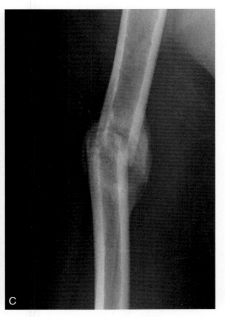

图 4.1 未固定的成年人皮质骨骨折愈合情况。A. 急性肱骨干骨折;B. 第 6 周,可见钙化骨痂,骨折线变得模糊;C. 第 12 周,骨折几乎完全愈合

骨痂形成,骨折周围的肉芽组织内纤维组织、软骨和未成熟骨形成,称为原始骨痂或软组织骨痂,呈梭形,桥接于骨折间隙。原始骨痂在充足的血液供应、限制活动和负重下开始成骨。成人受伤后 2 周就可在 X 线片上看到骨化的原始骨痂。由于外骨痂的形成,骨折愈合部位的直径通常会增大 2~3 倍,一般在 6~12 周内达到生物力学稳定(临床愈合)。X 线显示大量边界清楚的骨痂桥接于骨折部位,骨折线开始变得模糊。随着髓内(IM)骨痂和编织骨的形成,骨修复继续进行。骨折重塑阶段可能需要几个月到几年的时间,因为编织骨是沿着应力线方向重塑的(图 4.3)。随着时间的推移,放射学上可能很少有先前骨折的影像征象。相反,松质骨骨折,尤其愈合时如果受到影响,往往是形成内骨痂,而不是外骨痂。完全局限于松质骨骨小梁的骨折愈合可能仅在放射学上表现为骨折部位密度的先增加然后减低(图 4.4)。

　　软组织损伤的愈合是一个局部坏死、炎症反应和修复的过程。韧带和肌腱损伤如果断端分离不太远则形成桥接瘢痕,瘢痕最终可能会沿着应力线重塑。由于缺乏血管,软骨通过不同的过程愈合:软骨发生局限性坏死,但没有炎症反应,没有累及到骨髓的浅表损伤通过滑液或软骨其他部位的细胞迁移而愈合;累及到骨髓的损伤,原始的血凝块被肉芽组织所代替,由此产生的纤维瘢痕经过逐渐的玻璃样变性和软骨化成为纤维软骨。

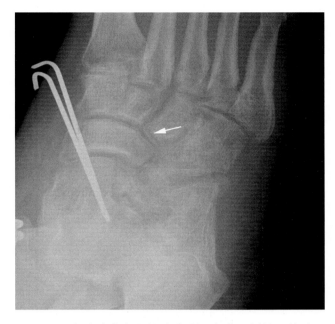

图 4.2　骨折愈合伴有急性骨质疏松,损伤 6 周后 X 线片显示软骨下骨吸收(箭头)

闭合性骨折的治疗

　　许多骨折可以采用闭合性治疗,也就是无须开放手术。此法适用于骨折和软组织已复位的稳定性骨折。肌肉活动、关节运动和负荷传递可促进外骨痂的形成。常见的闭合骨折治疗方法包括石膏(图 4.5)或玻璃纤维铸件(图 4.6)和外支架,如步行靴。稳定的骨折能够在常规应力下保持复位。骨牵引通

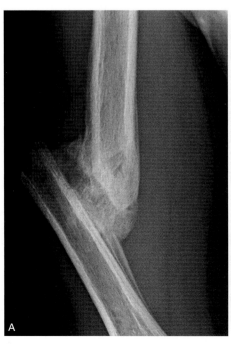

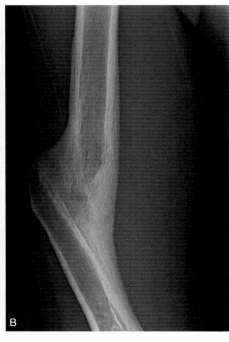

图 4.3　肱骨干骨折的重建。A. 伤后 3 个月,骨折桥接牢固;B. 伤后 9 个月,骨折重塑,骨干远端突出部分几乎消失

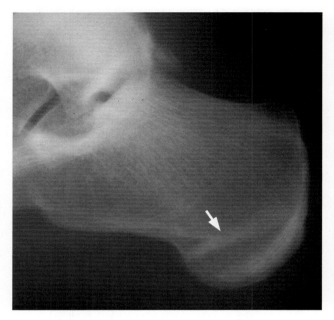

图 4.4 硬化带（箭头）表示跟骨松质骨骨折愈合

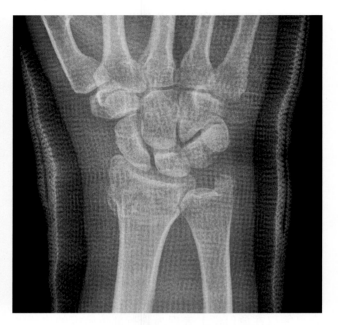

图 4.6 玻璃纤维固定应用于桡骨远端骨折

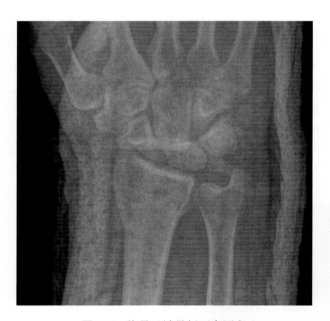

图 4.5 桡骨远端骨折石膏固定

常用于骨盆和股骨骨折的术前治疗。牵引的方法是在骨折远端（图 4.7）放置一颗钢针，并连接滑轮和重物。对于锁骨和肱骨近端骨折，可分别用 8 字形绷带和塑性的长臂石膏。

切开复位内固定

切开复位内固定（接骨术）需要手术暴露骨折部位。骨折复位、修复软组织、内固定骨碎片。骨折内

固定装置在愈合过程中提供暂时的生物力学稳定。内固定带来的稳定性对于快速恢复活动能力和功能至关重要。固定装置包括螺钉、钢板、棒、针、钉和钢丝[1-5]。许多固定装置可以在透视引导下经皮植入或通过小切口植入。骨折愈合后，需要进行第二次手术来移除内固定物。

内固定将骨碎片固定在一起能直接促进骨折愈合（骨折一期愈合）。皮质内新的哈弗斯系统贯穿于骨折部位，并在新生骨上留下孔道。由于骨细胞在骨折处重构，因此很少或没有骨痂（图 4.8）。在 X 线上，骨折线的逐渐消失被视为一期骨折的愈合。骨折断端之间的间隙或骨折部位的过度运动阻碍了骨细胞在骨折平面上的迁移，骨折通过骨外膜和骨内膜骨痂的形成而愈合。骨折内固定二期骨折愈合较慢，因为运动受限会干扰骨痂的形成。内固定装置是根据静态或动态折块间加压、桥接或夹板固定的生物力学原理设计的[1-5]。在静态加压中，金属植入物加压将骨折碎片聚集在一起。在动态加压中，移植物将生理负荷转化为骨折部位的压力。两种压力均直接促进骨愈合。当内固定在骨折两端正常的骨上时，内固定物作为骨折部位的桥梁，生理负荷从骨折的一端传递到另一端。如果碎片没有直接附着，并且它们之间有运动，骨外膜和骨内膜骨痂就会填补之间的空隙。当骨愈合时，长度和对位将保持不变。内固定装置如内夹板在保持其复位的同时允许骨折部位运动，以促进骨膜骨痂的形成。

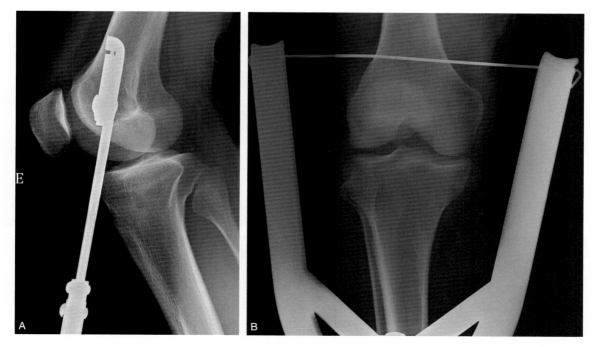

图 4.7　骨骼牵引。股骨远端牵引装置用于骨盆环骨折的早期治疗。A. 侧位 X 线片；B. 前后位 X 线片

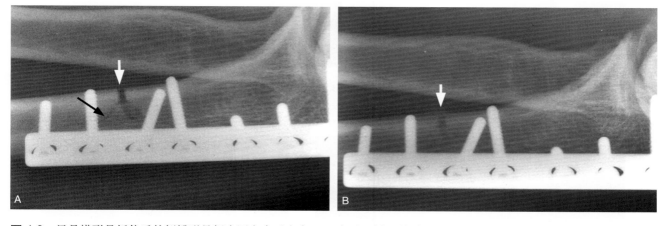

图 4.8　尺骨横形骨折伴后外侧蝶形骨折内固定术后愈合。A. 术后即刻 X 线片示皮质板固定横形骨折，断端分离 1~2mm（短箭头），斜形骨折片受压（黑色箭头）；B. 7 周后，骨内骨痂桥接横形骨折（箭头）斜形骨折已重塑，骨折线消失

螺钉

　　骨科螺钉有各种尺寸和形状，通常用于特定情况（图 4.9）。螺钉由头、体、螺纹和尖端组成。大多数类型的螺钉都有一个嵌套的头部，以匹配六角轴起子和螺纹杆。头部有一个半球形的底面，即使螺钉倾斜也可以接触。松质骨螺钉的螺纹直径较钻柄直径大，螺距较皮质骨螺钉深（螺纹间距更大）。大多数螺钉被插入孔内，这些孔有螺丝攻或螺纹以匹配螺钉，或者螺钉可以自身攻丝和在钻入孔时切割出自己的螺纹。空心螺钉的中间是空心的（图 4.10），

这使得螺钉可以放置在导丝上，从而提高骨科医生精确放置螺钉的能力。螺钉由金属制成，通常为不锈钢或钛合金（图 4.11）。用于骨折固定的生物可吸收螺钉和其他非金属骨科植入物在 X 线片上可能难以显影，但能明显减少 MRI 检查的伪影（图 4.12）。用来固定骨碎片的螺钉，称为碎片间螺钉。碎片间螺钉通过将施加在螺钉上的扭矩转化为骨碎片之间的轴向张力，从而发挥生物力学作用。用于将皮质板或其他装置固定到骨头上的螺钉，称为定位螺钉或中和螺钉。

　　无头螺钉的顶端可能会干扰运动或刺激软组

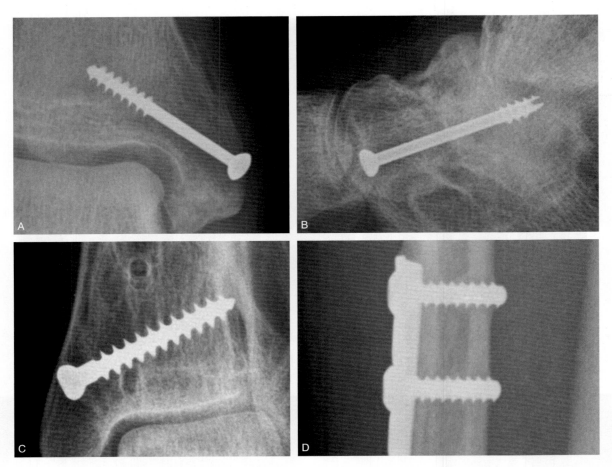

图 4.9 常见骨科螺钉类型。A. 加压螺钉或拉力螺钉;B. 空心加压螺钉;C. 全螺纹松质骨螺钉;D. 全螺纹皮质骨螺钉

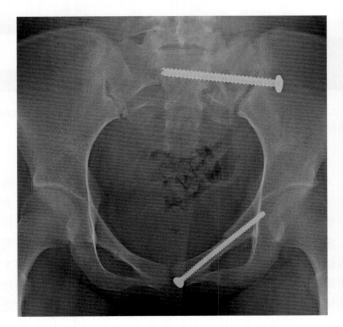

图 4.10 闭合复位经皮螺钉内固定治疗骨盆环损伤,包括左侧骶骨翼和双侧闭孔环骨折。螺钉在透视引导下通过小切口置入

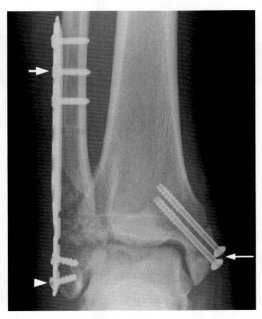

图 4.11 踝部骨折内固定。两根松质骨螺纹的中空拉力螺钉(长箭头)固定内踝。皮质板用 3 枚皮质螺纹螺钉(短箭头)固定在腓骨干,用 2 枚松质骨螺钉(三角箭头)固定在外踝上

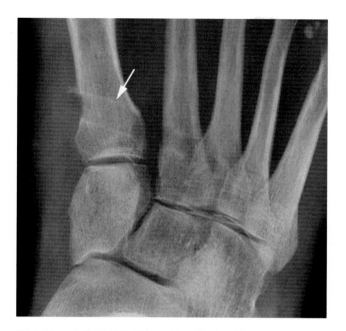

图 4.12　生物可吸收螺钉。足 X 线片示第一、二跖骨透亮影为生物可吸收螺钉的钻孔

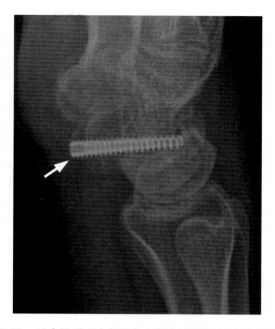

图 4.13　无头锥形可变螺距加压螺钉（箭头）固定舟状骨腰部骨折

织。它可插入骨表面以下，因此可用于软骨骨折和关节内骨折。通过钻一个更大的孔使螺钉头部插入其中，带头螺钉也可以与骨表面平齐插入。

加压螺钉，也称为拉力螺钉，仅在螺钉体部的远端有螺纹。这种螺钉能将两个物体加压固定在一起（骨对骨或骨对另一种固定装置），螺杆所穿入的物体被拉向螺杆所通过的物体。当螺钉垂直于骨折面时，可获得最大的拉力。全螺纹螺钉将对象固定在一起而不施加压力，因为螺纹迫使它们保持相对固定的位置。如果将头部附近的钻孔（滑动孔）钻到螺纹可以自由通过的尺寸，全螺纹的普通螺钉也可以作为加压螺钉使用。如果是全螺纹的螺钉，后续的螺钉取出会更容易。Acutrak 螺钉是一种无头全螺纹空心螺钉，外形呈锥形，螺距不固定（图 4.13），螺距在螺杆的一端较宽，由于螺距的不同，螺杆的每一圈都能将碎片压缩在一起。这些螺钉通常用于一些小的骨（如舟状骨）关节内骨折的内固定。如果不是因为成本问题，它们在家具制作中可能会非常有用。动态髋螺钉（如伸缩式髋螺钉和滑动髋螺钉）（图 4.14）和带侧板的动力髁螺钉分别用于股骨近端和远端骨折的动态加压。它的螺丝安装在侧板的套筒中，可以滑动或伸缩。例如，在髋关节转子间骨折中，螺钉穿过股骨颈部进入头部，侧板固定在近端骨的外侧皮质上。通过负重，螺钉无螺纹体部滑进侧板末端的套筒中，将断裂碎片加压固定在一起。在大直径

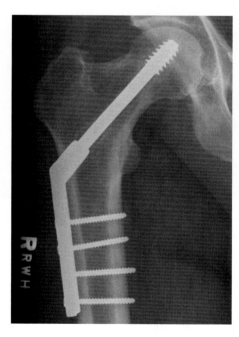

图 4.14　固定股骨转子间骨折的伸缩式（动态）髋关节螺钉

滑动螺钉的附近插入较小的固定螺钉，可在手术时对骨折部位施加静态压力。

钢丝和钛缆

克氏线（K-线）用于固定松质骨，同时，螺钉也可能适用。它们经皮引入，在骨中完全通过摩擦力

进行固定(图 4.15),这使得它们比螺钉更容易拔出。通常情况下,金属丝的末端暴露于皮肤外,以便在骨折愈合后将金属丝取出。张力带将拉伸应力转化为骨折片之间的压力(图 4.16)。张力带通常用于当肌肉张力不对称易致骨折片分离时的骨折。张力带通常是沿着张力方向放置在骨折部位的环形或 8 字形钢丝,当肌肉收缩时,就像铰链一样将骨折碎片加压固定在一起。例如,尺骨鹰嘴的横形骨折可以沿着肱三头肌的背侧用张力带固定,随着三头肌的收缩,张力带起铰链的作用,将沿鹰嘴后部分散的牵张力转换为断端另一侧的压力(图 4.17)。张力带也常用来固定髌骨的横形骨折,钢丝环扎可以将碎片固定

在骨干上,通常与 IM 棒或皮质板一起使用。钢丝由不锈钢和钴铬合金制成,可采用单丝线或用多丝金属编织钛缆的形式,多丝用卷边连接(图 4.18)。

弹性固定可用于固定承受张力的结构,这些部位如果使用螺钉或其他类型的刚性固定物,其正常生理运动将受阻[6,7]。常见的弹性固定部位包括喙锁韧带(图 4.19)和踝关节联合韧带损伤(图 4.20)。

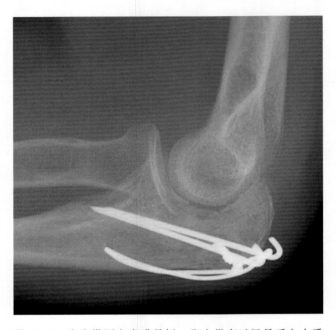

图 4.17　张力带固定鹰嘴骨折。张力带穿过尺骨后方皮质钻出的洞并挂在克氏针的头端

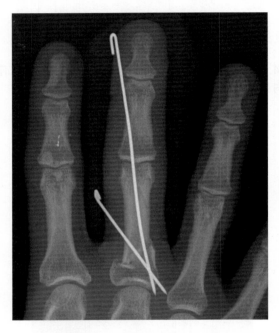

图 4.15　克氏针固定。手 X 线片显示 2 根克氏针固定中指近节指骨骨折

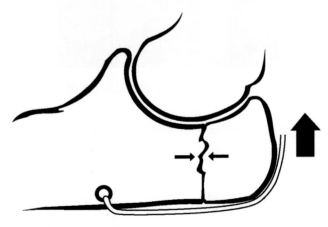

图 4.16　张力带固定的生物力学模式图。这条带子将鹰嘴顶部的张力转化为骨折碎片间的压缩力

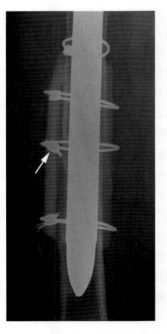

图 4.18　用于股骨干环扎的金属编织钛缆。由于材料不容易打结,钛缆的两端用一个压合连接器(箭头)固定

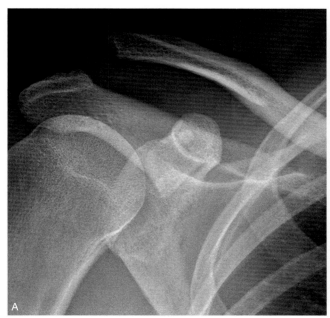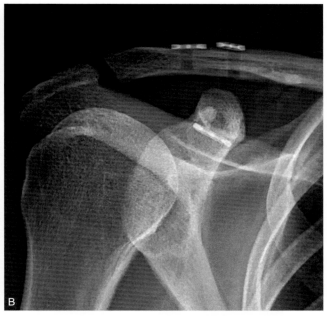

图 4.19　用于肩锁关节（AC）分离的弹性固定（Ⅲ型）。A. 肩锁关节已复位，锁骨远端固定在喙突上；B. 非金属钛缆穿过隧道，并通过底座固定

复位后，在受累骨钻隧道，用非金属缆线连接，两端用金属底座固定，底座应该直接放置在隧道上方。目前可用的非金属缆在 X 线片上不能显影，因此它们的完整性是通过底座位置间接评估。

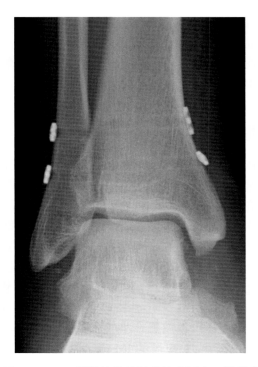

图 4.20　Weber C 形踝关节骨折弹性内固定。踝关节和胫腓骨远端关节复位后，用 2 根非金属钛缆将腓骨固定于胫骨上

板

　　皮质板通过定位螺钉固定在骨膜表面，是用来固定结构性骨质缺损的内部夹板，而不是承重构件。应力通过骨折面传导是内固定物不发生断裂的关键。板可以在生物力学原理下发挥静态加压、动态加压、支持和中和作用（图 4.21）。当骨折部位已通过手术进行固定时，静态加压可以通过板来维持。加压也可以通过特殊设计的螺孔和偏心放置的螺钉实现。锁定板是皮质板，其中的一些螺钉孔被设计用来限制安装在钢板上的螺钉的位置，以防止螺钉之间发生套管效应和保持固定钢板与骨折碎片的相对位置（图 4.22）。小板可以用来固定小碎片。当放置在具有不对称肌肉拉力的骨上时（如股骨等），初始放置的静态加压钢板，恢复负重后可通过张力带原理起到动态加压的作用。在制造或手术时，钢板的外形也可以根据它们所应用的特定骨骼形状进行调整，以相匹配。支撑板的一端宽一端窄，可用于固定桡骨远端或胫骨近端等长骨干骺端的骨折（图 4.23）。支撑板可将沿骨长轴方向的剪切力动态转换为沿骨折面的压力。中和钢板可以抵消内固定骨折端的压力，但不能提供骨折间的压缩力。当使用中和板来保持长度和位置时，也可以使用 1 个或多个骨折片间的螺钉将骨折片固定在一起。为了获得最大的压缩力，骨折片间螺钉一般垂直于断裂面，也可

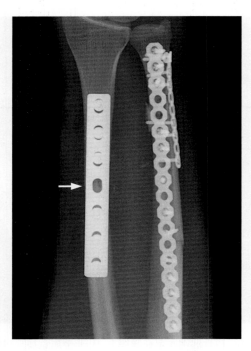

图 4.21　动态加压钢板（箭头）固定桡骨远端骨折。注意偏心螺钉放置在板的椭圆孔内。可塑钢板被用来固定尺骨骨干骨折

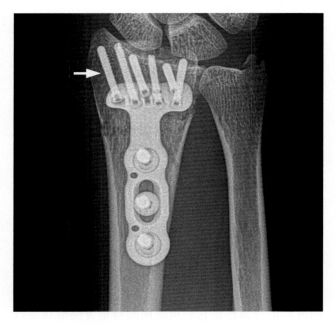

图 4.22　T 形钢板固定桡骨远端骨折，桡骨远端用锁定螺钉（箭头），近端用非锁定螺钉

以穿过中和钢板上的一个孔。

　　钢板技术的最新发展强调了针对特定解剖部位和特定骨折类型的小型板设计[5-7]。例如桡骨远端骨折，这是骨折的好发部位，此部位用的皮质钢板较小，不同亚型的骨折都有特定的钢板可用（图 4.24）。

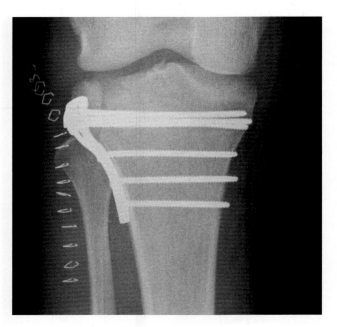

图 4.23　支持钢板固定胫骨平台外侧骨折

皮质钢板可用于桡骨远端粉碎性骨折的桥接（图4.25）。此时，桥接从桡骨干跨过骨折部位和腕关节延伸到第二或第三掌骨干。

　　刀片钢板是一种皮质钢板，它的一端是一个带角度的刀片斜插在骨端，同时有一个主轴板用位置螺钉固定在骨干皮质。刀片钢板用于股骨近端、股骨远端和肱骨近端（图 4.26）等位置，在这些位置，正常的肌肉牵拉往往会破坏普通钢板的稳定性。在许多情况下，刀片钢板已被带有侧板的可伸缩螺钉和专用 IM 棒所取代。

髓内棒

　　IM 棒或钉用于治疗长骨骨折。在闭合置钉中，将棒插入骨折的一端，并在透视引导下穿过骨折部位。在开放置钉中，棒在手术直视下穿过骨折部位。通常需要扩大髓腔，以便容纳骨棒，此时骨内膜的血供会被破坏，而骨外膜血供存在，但在骨折部位会沉积细小的颗粒状骨和骨髓成分，这种自体骨移植可以促进骨折愈合，骨内膜血供大约在 3 周后恢复。IM 棒通常作为载荷分担装置或内部夹板。小的、灵活的 IM 棒可以放置在小的非负重骨骼中。更大的骨头需要更大、更硬的 IM 棒来固定和增加强度。如果棒的两端被十字交叉螺钉锁住（图 4.27），它就不再分担载荷作用，而是成为一个负载装置。当肢体受力时，压力通过交叉螺钉从骨转移到棒的一端，

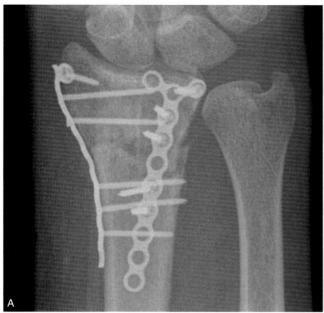
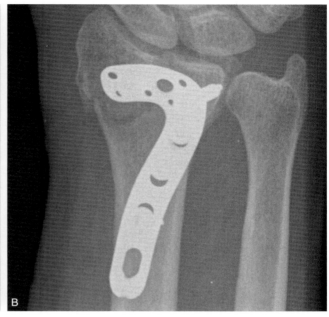

图 4.24　桡骨远端固定专用皮质板。A. 小的皮质板和螺钉固定关节内粉碎性骨折。B. 小尺寸皮质钢板固定关节内粉碎性骨折。远端未使用的小孔是为锁定螺钉设计

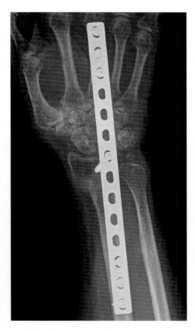

图 4.25　皮质板桥接于桡骨和尺骨远端的关节内粉碎性骨折

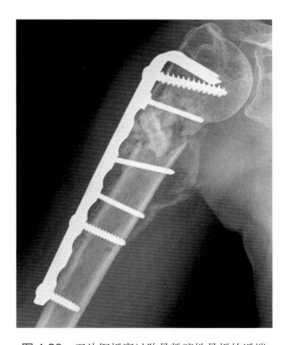

图 4.26　刀片钢板穿过肱骨粉碎性骨折的近端

沿棒的长轴传递到骨折部位,最后通过另一端的交叉螺钉分散,防止了骨折部位受力。锁定螺钉还可以控制和减少旋转位移。当骨痂形成,骨折开始稳定时,一组锁定螺钉可能被取下,让愈合的骨分担负荷。这种从较长骨折片上卸下锁定螺钉的技术称为动力化。髓内棒可以以顺行或逆行的方式插入骨折

部位。通过钝形端和锥形端的位置可在 X 线片上识别插入方向,锥形端指向插入方向,钝端位于插入位置。IM 棒的新设计产生了用于治疗特定骨骼骨折的棒,包括锁骨、肱骨、桡骨、尺骨、股骨和胫骨。这些髓内棒考虑到了每个部位的生物力学要求以及独特的解剖和外科问题。例如,伽玛钉是专为股骨

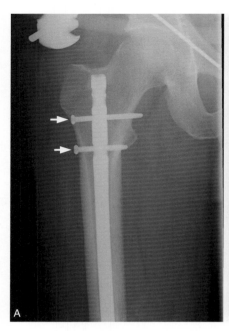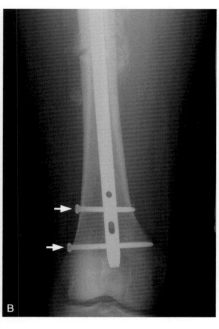

图 4.27 顺行髓内钉固定股骨干骨折。A. 近端锁定螺钉(箭头);B. 远端锁定螺钉(箭头)

转子下骨折设计的(图 4.28)。

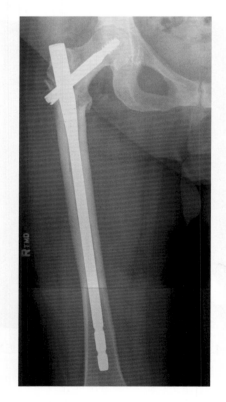

图 4.28 伽玛钉固定股骨粗隆下骨折

外固定

外固定通过操纵固定在骨折两侧的针或钢丝的外突部位来复位或稳定骨折的肢体,避免手术损伤骨折部位。与封闭方法相比,固定更牢靠,且能更早地活动。骨折通过二期骨愈合。对于Ⅱ型和Ⅲ型开放性骨折宜采用外固架固定,在这类骨折中,适当的肢体牵引和快速手术稳定是必要的。两种主要类型的外固定是针直接连接到棒上(针式固定器)和钢丝延伸到环上并附着到棒上(环式固定器)。针式固定是通过手术或经皮引入把针固定在骨上(图 4.29)。

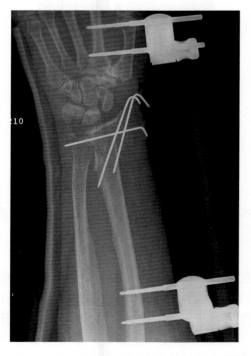

图 4.29 桡骨和尺骨远端关节内粉碎性骨折。桡骨远端碎片用克氏针固定。整个手腕已由销杆外固定器稳定

不同的固定装置可根据具体的骨折部位和形态进行调整。许多骨折需要 2 个平面以上的外固定来保持稳定。针式固定器可在紧急情况下迅速应用,常用于骨盆骨折的早期复位和固定,可修复软组织和避免危及生命的出血。环式固定器(Ilizarov 固定器)是通过一对交叉的、无螺纹的贯穿线固定在骨骼并拉伸到圆环上[8],圆环又附着于纵向连杆,通过调整环的相对位置可以复位骨碎片。骨不连可以通过加压来促进愈合,然后通过牵引来恢复长度(图 4.30),通过沿杆的长轴连续调整环,让骨折片能轴向运输,速度为 1mm/d(图 4.31)。模块化的外固定系统使得外科医生可以同时使用针和环来为复杂的、复合的骨折安装混合支架。

软组织的愈合和修复

肌腱和韧带的愈合是分阶段进行的。最初伤口充满血液、炎性物质和纤维蛋白。然后增生的肉芽组织填补缺口,经过几周到几个月的时间,成纤维细胞和胶原纤维开始将两端连接起来,愈合的组织随后进行重塑并成熟——成纤维细胞和胶原纤维沿着应力线定向生长,这一过程可能会持续数月。肌腱和韧带的直接修复通常是通过缝合受伤的两端来完成的。当软组织从骨性附着结构上撕脱后,可以使用各种设备重新连接,包括缝合线、钢丝、螺钉、针和软组织锚钉。使用螺钉时,通常在螺钉头与软组织之间放置垫圈,以增加与骨的接触面积,减少螺钉本

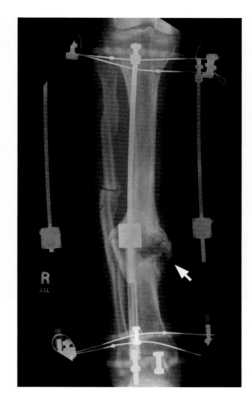

图 4.30　Ilizarov 外固定支架治疗骨不连(箭头)

身造成的损伤。软组织锚钉是一种嵌入骨头中的小型装置,其有可供缝合线穿过的环(图 4.32)。软组织锚钉有各种大小、形状和材料,包括塑料、金属和生物可吸收材料。随着愈合,软组织的生物力学完整性得到恢复。

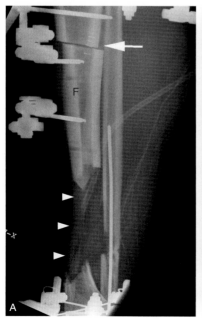
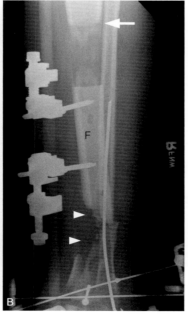

图 4.31　胫骨开放性骨折骨质缺损后用混合式针棒和环状外固定器行骨运输术。A. 创伤后 1 个月的侧位 X 线片显示胫骨干远端存在巨大的间隙(箭头),胫骨近端截骨术(箭头),骨块(F)附着于针杆式矫治器上;B. 6 个月侧位片示胫骨远端骨运输(F),胫骨干远端间隙缩小(箭头),胫骨干近端截骨间隙(箭头)扩大并骨痂填充

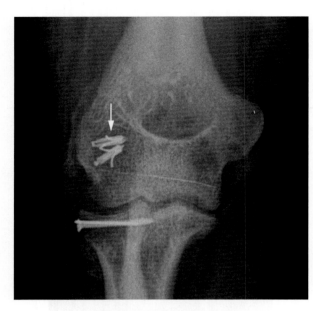

图 4.32 肱骨远端软组织锚钉(箭头)

骨移植和植入物

软组织和骨的移植通常用于严重的开放性骨折的重建,尤其是在外伤时有大量骨碎片从肢体中脱出或在治疗初期进行清创的情况下(图 4.33)。用于创伤重建的移植骨通常是小的骨瓣,而不是大块同种异体骨。皮质骨大的缺损通常是通过骨内移位而非骨移植重建。结构性生物材料作为骨的替代物是骨科研究的一个热点。在美国得到广泛应用的材料

包括基因工程骨生长因子、生物可吸收的内固定以及具有骨样力学和物理特性的金属植入物[9]。

骨不愈合

患者年老或营养不良、局部血液供应不足、骨折碎片移位,骨折的愈合就会受损或缓慢。囊内骨折(关节囊内)愈合缓慢,因为囊内骨折不会形成骨膜骨痂,且滑液会溶解血凝块,在血运重建之前,坏死的骨折片不能参与愈合过程。大范围的骨折愈合比小范围骨折要慢。皮质骨骨折比松质骨骨折愈合慢。有明显软组织损伤的骨折愈合比软组织损伤小的骨折慢。合并感染的骨折不能愈合。

骨折片分离或彼此之间存在过度运动可能导致骨不连。骨不连是骨折愈合前愈合过程的停止,骨折端发生骨质疏松、萎缩或增生硬化(图 4.34 和图 4.30)。骨折片之间的间隙通常为致密的纤维组织,有时临床上可能是稳定的。或者,未愈合骨折间隙可形成以滑膜内衬并充满滑膜液的假关节,这种情况通常发生在骨折部位有过度运动时。当骨折片愈合的位置对位不佳并导致功能或外观受影响时,称为畸形愈合。畸形愈合是临床诊断,而不是影像学诊断。延迟愈合是指愈合过程比平均时间长,而缓慢愈合是指愈合过程较长但仍在愈合。内固定骨折不愈合通常是由于骨折片之间存在间隙或骨折部位的过度运动造成的。其结果是固定装置失效或松动。

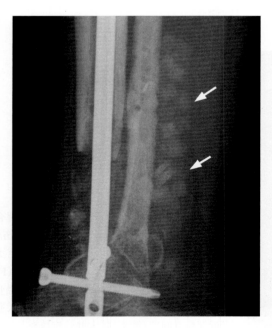

图 4.33 骨移植治疗踝关节开放性骨折(箭头)

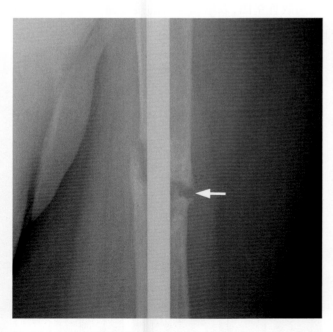

图 4.34 肱骨干骨折伴萎缩性骨不连(箭头)和髓内棒置入。断端骨皮质形成

松动在 X 线上表现为内固定装置周围出现透光区域,透光区对应于骨的吸收,表明固定装置不再稳定(图 4.35)。通常在金属 - 骨界面有一个薄的硬化区(图 4.36)。固定装置在两次检查中位置改变表示松动(图 4.37)。当重建部分受到过大的生物力学应力,并出现渐进性的成角或位移时,可能会发生灾难性的固定装置移位和断裂(图 4.38)。

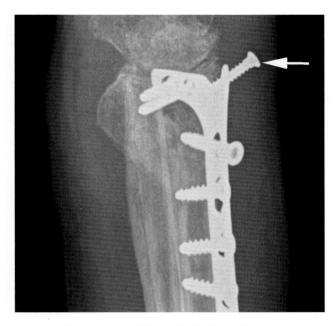

图 4.37　松动的螺钉(箭头)伸入软组织内

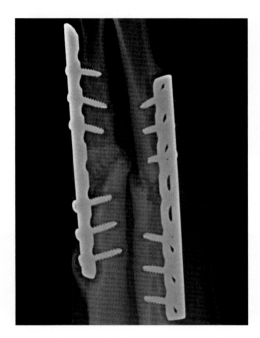

图 4.35　桡骨和尺骨骨折不愈合,钢板和螺钉松动

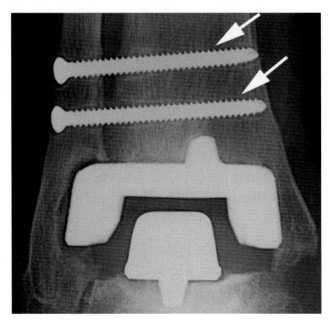

图 4.36　全踝关节置换术联合固定的螺钉松动。薄的硬化区(箭头)表明植入物周围的骨吸收

并发症

骨折的并发症可能是即发的,也可能是迟发的(表 4.1)。

表 4.1　骨折并发症

早期并发症
休克
出血
血栓栓塞
弥散性血管内凝血
脂肪栓塞
气性坏疽
破伤风
骨坏死
创伤后反射性交感神经营养不良
骨 - 筋膜室综合征
骨髓炎
晚期并发症
创伤后退行性骨关节病
创伤后软骨溶解
远端应力性损伤
再骨折
慢性疼痛和不稳
骨化性肌炎
植入物失败或移位
骨性融合

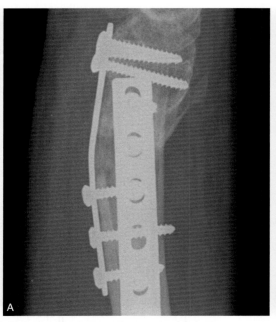
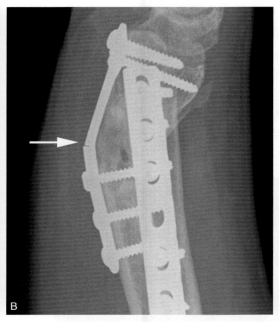

图 4.38 桡骨远端粉碎性骨折钢板断裂。A. 内固定 6 周后的侧位片显示掌侧皮质板轻度背侧成角和弯曲;B. 内固定后 12 周的侧位片示成角加大伴钢板断裂(箭头)

脂肪栓塞是一种可能发生的急性并发症。当骨折时髓内脂肪进入静脉系统。骨髓脂肪在正常体温下是液态的,可从骨折处流出,进入软组织,然后进入静脉,经血液循环入肺。脂肪栓子入肺可能会引发化学性肺炎,而不是引起肺梗死。

当血液供应受损或受到固定装置的影响时,可能发生骨缺血性坏死。正常情况下,骨折愈合时会发生骨质疏松,而缺血性坏死的骨骼不会发生骨质疏松,因此骨缺血性坏死可在 X 线片上被识别(图4.39)。骨折后常出现的缺血坏死部位包括股骨头、舟状骨和距骨的近端。MRI 可在 X 线出现异常前显示骨坏死。

感染可以是损伤初期的并发症,也可能继发于治疗过程中。感染在放射学上表现为骨折的不愈合和进行性的骨质丢失,但放射学表现远晚于其病理变化(图 4.40)。外固定的钢丝或针在通过皮肤进入骨头的插入位置易发生感染(图 4.41),针的感染可以通过植入部位的骨质溶解来识别。骨折的感染或潜在感染治疗包括清创(去除感染或坏死组织)和抗生素治疗,可以将浸透抗生素的链珠直接放入感染部位(图 4.42),待感染消除后取出。

未经治疗或漏诊的软组织损伤可能导致患处不稳定、慢性疼痛和严重残疾,特别是在手腕、肩部、膝关节和脚踝。MRI 有助于这些区域韧带、肌腱和软骨损伤的检出。

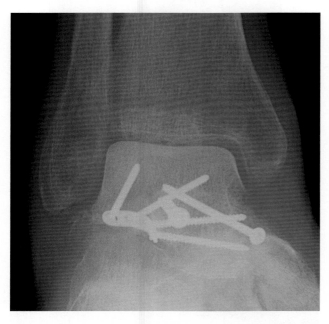

图 4.39 距骨颈骨折伴骨坏死。距骨穹隆骨质较周围骨折愈合相关骨质疏松区密度增高

创伤后复杂区域疼痛综合征(如反射性交感神经营养不良和 Sudeck 萎缩)是一种在受伤后迅速出现的四肢肿痛[10],这种损伤可能是由于骨折,但通常影响轻微。肿胀和疼痛的部位通常位于患肢同侧,但距外伤部位较远。原因被认为是神经血管的损伤。局部软组织肿胀和急性骨质疏松在发病

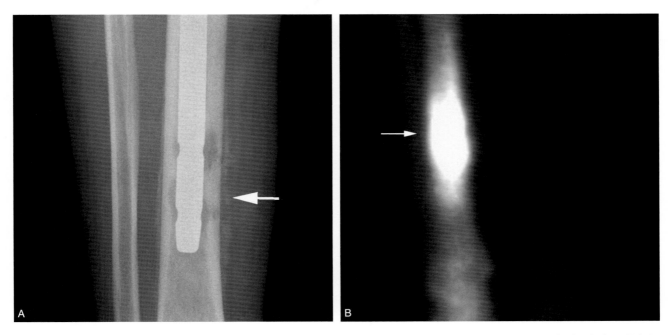

图 4.40　髓内棒感染。A. 胫骨 X 线片显示髓内棒远端周围透亮影（箭头）；B. 白细胞扫描显示髓内棒远端周围有大量的白细胞积聚（箭头）

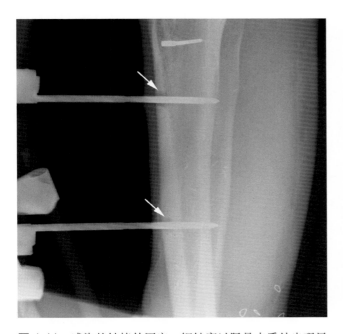

图 4.41　感染的针棒外固定。钢针穿过胫骨皮质处出现局灶性骨溶解（箭头）

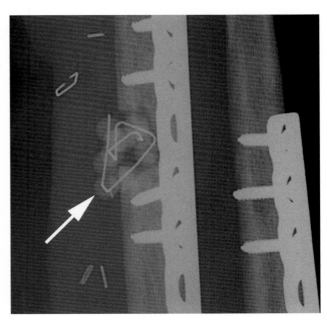

图 4.42　开放性骨折内固定处的抗生素链珠（箭头）

时明显（图 4.43），随后软组织萎缩，但骨质疏松会一直存在。

取出内固定装置后骨内可能会残留瘢痕。螺丝或针取出后骨皮质上会留下未被骨质填充的小孔，其重建是通过边缘皮质的重塑（图 4.44）。在修复过程中，应力往往集中在骨骼不规则部位或钢板处。

再发骨折往往发生于这样的应力集中处（图 4.45）。

与骨折相关应力和生物力学改变可能会导致远期的并发症，如对侧肢体的应力性损伤。机械固定的骨折可能无法重塑，因为机械固定有时破坏了骨折重塑的能力。固定装置拆除后可能会发生不全性骨折。

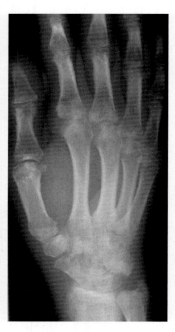

图 4.43 创伤后反射性交感神经营养不良。同侧肩胛骨骨折后 3 个月出现手部的急性骨质疏松和疼痛并软组织肿胀

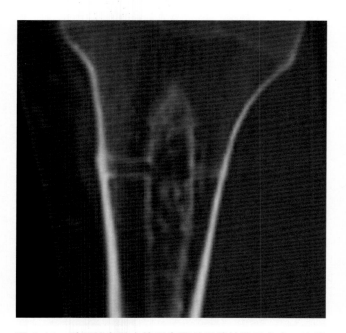

图 4.44 采用锁定髓内棒固定胫骨近端钻孔已愈合。边缘骨皮质覆盖

　　创伤后退行性骨关节病可能是由于关节表面或软骨下骨的直接损伤造成的。畸形和邻近骨折部位的关节应力变化也可能导致退行性改变，特别是承重关节。创伤后软骨溶解是一种关节并发症，为外伤后快速、广泛的关节软骨溶解，其过程尚不清楚。

　　骨化性肌炎是软组织的异位骨化。创伤后异位

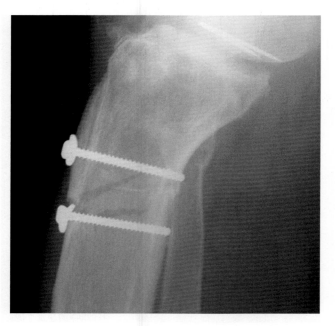

图 4.45 胫骨骨折线从截骨术螺钉间穿过

骨化可能是由于软组织损伤导致该部位成熟骨形成（图 4.46）。虽然可能会出现机械力学问题，但异位骨通常会进行重建，最终可能会被吸收。有时，骨化性肌炎在 MRI 或其他检查中可能被误认为肉瘤，根据临床和随访可将两者区分。

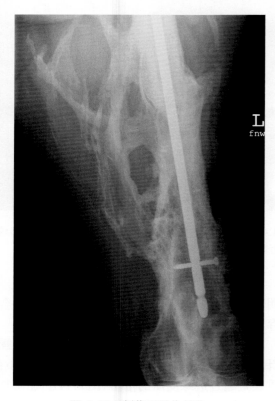

图 4.46 创伤后异位骨化

治疗后影像学

　　X 线是评估骨折愈合的常用检查方法。早期的 X 线片可以用来查看复位的准确性和固定装置的放置是否正确。随后的检查可观察其愈合过程有无并发症。固定装置植入后通常需要拍摄非常规的体位，以便骨折部位不会被遮挡。有时，在透视下可有助于将金属与骨骼错开，显示骨折部位。应力位 X 线片可以识别骨折部位的运动，提示骨不连（图 4.47）。骨科的设备可能会限制 X 线的投照位置。

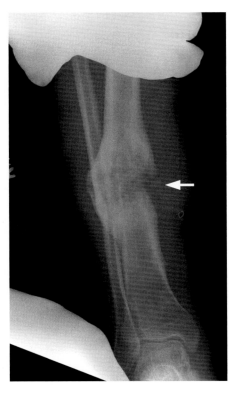

图 4.47　应力前后位 X 线片示骨折不愈合处移动（箭头）

　　CT 是显示复杂骨折或识别小的骨碎片的最佳检查方法；然而，金属植入物的伪影可能会降低图像质量。骨折内固定和小型植入物，如金属缝合线或血管夹，可能会在 MRI 上产生伪影，限制其在骨折后的应用。即使没有任何植入物，钻头和其他仪器的微小金属碎片仍可能产生伪影，降低图像质量。但是，用于骨折固定的骨科材料在 MRI 的磁场中不会发生弯曲，可以对患者进行安全扫描。放射性核素骨扫描有时有助于显示骨折部位是否存在生理活动。核素扫描标记的白细胞或镓以及 FDG-PET/CT 有时可能有助于发现感染。

参考文献

1. Chew FS, Pappas CN. Fracture fixation hardware in the extremities. *Radiol Clin North Am*. 1995;33:375–390.
2. Siegel J, Tornetta III P, Borrelli Jr J, Kregor P, Ricci WM. Locked and minimally invasive plating. *Instr Course Lect*. 2007;56:353–368.
3. Taljanovic MS, Hunter TB, Miller MD, et al. Gallery of medical devices: part 1: orthopedic devices for the extremities and pelvis. *RadioGraphics*. 2005;25:859–870.
4. Taljanovic MS, Jones MD, Ruth JT, et al. Fracture fixation. *RadioGraphics*. 2003;23:1569–1590.
5. Tejwani NC, Wolinsky P. The changing face of orthopaedic trauma: locked plating and minimally invasive techniques. *Instr Course Lect*. 2008;57:3–9.
6. Petscavage JM, Ha AS, Khorashadi L, Perrich K, Chew FS. New and improved orthopedic hardware for the 21st century: part 1, upper extremity. *AJR Am J Roentgenol*. 2011;197(3):W423–W433. doi:10.2214/AJR.10.5347 [PMID:21862769].
7. Petscavage JM, Ha AS, Khorashadi L, Perrich K, Chew FS. New and improved orthopedic hardware for the 21st century: part 2, lower extremity and axial skeleton. *AJR Am J Roentgenol*. 2011;197(3):W434–W444. doi:10.2214/AJR.10.5354 [PMID:21862770].
8. Watson MA, Mathias KJ, Maffulli N. External ring fixators: an overview. *Proc Inst Mech Eng*. 2000;214:459–470.
9. Tsiridis E, Upadhyay N, Giannoudis P. Molecular aspects of fracture healing: which are the important molecules? *Injury*. 2007;38 (suppl 1):S11–S25.
10. Koman LA, Smith BP, Ekman EF, Smith TL. Complex regional pain syndrome. *Instr Course Lect*. 2005;54:11–20.

章节自测

1. 与二期骨折愈合密切相关的治疗方式是什么？
   - A. 皮质骨板和螺钉
   - B. 碎片间加压螺钉
   - C. 支撑板和螺钉
   - D. 石膏铸件

2. 创伤后 6~12 周骨折部位的骨性骨痂与哪种情况密切相关？
   - A. 感染
   - B. 骨折不愈合
   - C. 愈合
   - D. 骨坏死

3. 一期骨折愈合与哪种治疗方式关系最密切？
   - A. 钢板与螺丝
   - B. 锁定的 IM 棒
   - C. 外固定架
   - D. 玻璃纤维石膏

4. 哪种情况下通常需要手术干预才能使骨折愈合?

    A. 畸形愈合

    B. 不愈合

    C. 缓慢愈合

    D. 延迟愈合

章节自测答案

1. D   二期骨折的骨痂愈合发生在骨折断端没有完全稳定时。

2. C   骨性骨痂通常出现在 6~12 周的单纯二期骨折愈合中。

3. A   刚性固定发生在骨折的一期愈合。

4. B   骨不愈合需要手术治疗才能恢复。

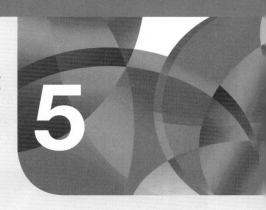

第五章
膝关节损伤的 MRI

5

Felix S. Chew, Kimia Khalatbari Kani

膝关节疼痛是各年龄段的运动员和非运动员常见的症状。大多数膝关节损伤涉及软骨、韧带或肌腱，这些损伤都是 MRI 检查的适应证。膝关节 X 线片可以识别骨折和其他骨骼异常，是首选影像学检查方法。

学习目的

通过对本章的学习，关于膝关节损伤的 MRI 认识，期望读者能够：

1. 讨论并推荐合适的 MRI 扫描方案。
2. 了解相关的影像解剖。
3. 描述影像征象。
4. 总结以下疾病知识点的相关概念和主要内容：半月板撕裂、韧带损伤的生物力学机制、前交叉韧带（anterior cruciate ligament, ACL）损伤、后交叉韧带（posterior cruciate ligament, PCL）损伤、内侧副韧带（medial collateral ligament, MCL）损伤、后外侧角损伤、后内侧角损伤、多韧带损伤、伸肌结构损伤、髌骨外侧脱位、骨挫伤模式、关节软骨损伤、肌腱损伤、其他膝关节综合征。

MRI 扫描方案

我们科有各种 1.5T 和 3.0 T 磁共振扫描仪，由不同和不断变化的技术人员扫描，因此我们尽量保持我们的扫描方案相对通用和简单。常规膝关节 MRI 成像包括矢状面、冠状面和轴位，并结合液体敏感的脂肪抑制和非脂肪抑制脉冲序列。确切的扫描平面和脉冲序列的组合并不重要。有时我们会为了达到特定的目的而添加额外的平面或脉冲序列。常规膝关节 MRI 不需要静脉或关节内注入钆对比剂。扫描范围近端包括髌骨上隐窝、远端包括胫腓骨近端关节。

阅片观察列表

膝关节 MRI 阅片观察列表包括内侧和外侧半月板、ACL 和 PCL、MCL 和外侧复合体［髂胫束（iliotibial, IT）、外侧副韧带（lateral collateral ligament, LCL）、股二头肌肌腱］、伸肌结构、后外侧和后内侧角、滑膜和关节囊、骨髓、肌肉、关节软骨、局灶性病变、囊肿、肿块和皮下组织。识别每一个解剖结构，并评估其形态学和信号特征。液体敏感序列上的任何高信号区域都应该引起更多的关注。临床征象应具体阐述。

解剖

膝关节由股骨远端、髌骨、胫骨近端、腓骨近端及其支撑的软组织结构组成（图 5.1~图 5.4）。MRI 矢状位上股骨外侧髁后部应与胫骨外侧平台后部对齐，股骨内侧髁后部也应与胫骨内侧平台后部平齐。为了保持整个运动范围内的稳定性，膝关节有许多的静态和动态稳定结构。静态稳定结构，如韧带，只在某些位置起作用，并能对抗拉力；动态稳定结构，如肌腱，可主动调整到不同应力位置和方向。

MCL 从股骨干远端内侧延伸至胫骨近端（图 5.1A）。LCL 复合体由髂胫束、腓侧副韧带（fibular collateral ligament, LCL）和股二头肌腱组成。髂胫束止于胫骨外侧髁前外侧面，LCL 从股骨外侧髁的外侧下行到腓骨头外侧面，股二头肌肌腱止于腓骨和胫骨近端(图 5.1B)。

十字韧带位于股骨髁间窝,前交叉韧带位于后交叉韧带外侧。前交叉韧带起源于股骨外侧髁的内侧面,前内侧束和后外侧束向前延伸,止于胫骨髁间棘前方。后交叉韧带起源于股骨内侧髁外侧面,后内侧束和前外侧束向后延伸至胫骨后方。在 MRI 上当膝关节伸直时 ACL 应呈直线(图 5.2A),PCL 应该是松弛和平滑弯曲的(图 5.2B)。十字韧带在膝关

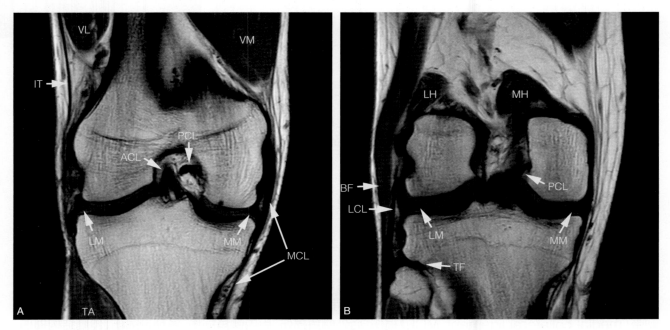

图 5.1 正常膝关节 MRI 冠状位 T₁WI。A. 膝关节中部冠状位 T₁WI 显示:内侧半月板(MM)、外侧半月板(LM)、前交叉韧带(ACL)和后交叉韧带(PCL)、内侧副韧带(MCL)、髂胫束(IT)、股内侧肌(VM)、股外侧肌(VL)、胫骨前肌(TA)、胫骨及股骨关节软骨;B. 膝关节冠状位后份 T₁WI 显示:股二头肌(BF)、外侧副韧带(LCL)、胫腓骨近端关节(TF)、腓肠肌外侧头(LH)和内侧头(MH),LM 和 MM,PCL

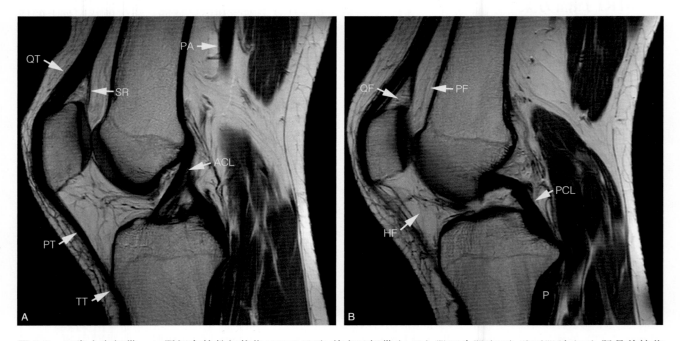

图 5.2 正常十字韧带。A. 髁间窝外份矢状位 PDWI 显示:前交叉韧带(ACL)、股四头肌(QT)、髌下肌腱(PT)、胫骨前结节(TT)、无积液的髌上隐窝(SR)、腘动脉(PA)、髌骨滑车关节软骨;B. 髁间窝内份矢状位 PDWI 显示:后交叉韧带(PCL)、腘肌肌腹(P)、髌下脂肪垫(HF)、股四头肌脂肪垫(QF)、股前脂肪垫(PF)

节囊内,但在滑膜外,因此关节液不与十字韧带直接接触。

内侧半月板和外侧半月板为两个新月形结构,位于胫骨平台上方,加深股骨髁关节面(图 5.3)。半月板由纤维软骨构成,截面呈三角形,外形与胫骨平台和股骨髁的形状相匹配。每个半月板有三个部分:前角、体部和后角,但这些区域之间没有明确的解剖学分界。外侧半月板较小,前角、体部和后角横截面大致相等。内侧半月板(medial meniscus,MM)较大,前角和体部小,后角较大。

半月板的微观结构为胶原束,胶原束中含有蛋白多糖基质和细胞。外周部分含有丰富的纤维,胶原束呈环形排列,在股骨和胫骨之间的压力负荷下维持半月板的形状,并将压缩应力转化为环向应变(周向伸长)。垂直于环形胶原束的更细径向纤维将它们捆绑在一起形成结构晶格。半月板的内侧部纤维较少,更像关节软骨。

半月板通过前、后中央根韧带连接到胫骨近端的中心,末端几毫米向下延伸至髁间窝附着(图5.5)。半月板通过板胫韧带(冠状韧带)与关节囊和

胫骨外周相连。MM 的体部连接到 MCL 上。腘肌腱的裂孔位于外侧半月板的后部。有 2 个变异的板股后韧带可能起源于外侧半月板,并斜行附着于股骨内侧髁。Wrisberg 韧带位于 PCL 后方(图 5.6),Humphrey 韧带位于 PCL 前方。半月板随着膝关节的屈伸而移动,外侧半月板活动度比内侧半月板大。正常半月板在所有 MRI 序列上都是低信号的(图5.3),年轻患者半月板外周可能呈高或中等信号。

连接内侧半月板和外侧半月板的半月板间韧带存在差异(图 5.7)。前半月板间韧带(也称为膝横韧带)连接半月板前角(图 5.8),有时可能会被误认为是前角撕裂。后半月板间韧带连接半月板后角。斜半月板韧带穿过十字韧带之间的髁间窝连接前角和后角。大约 90% 的膝关节存在半月板膝横韧带,而其他变异不到 5%。

伸肌结构包括股四头肌和肌腱、髌骨和髌下肌腱以及内、外侧髌股韧带和支持带(图 5.2)。髌股韧带和支持带从髌骨和肌腱向后延伸,与关节囊融合(图 5.4)。髌股内侧韧带和外侧韧带是髌骨的主要静态稳定结构,使髌骨位置保持稳定和限制其向外侧

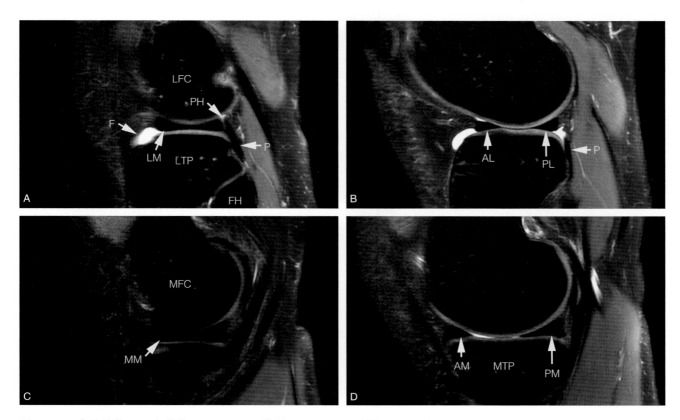

图 5.3 正常膝关节 MRI 矢状位 FSPDWI。A. 靠外层面显示如下结构:股骨外侧髁(LFC)、胫骨外侧平台(LTP)、腓骨头(FH)、呈领结状的外侧半月板(LM),腘肌腱(P)穿过腘窝裂孔(PH),关节囊外侧隐窝内有关节液(F);B. 靠外侧半月板中部层面显示外侧半月板前角(AL)、后角(PL)和腘肌腱(P);C. 靠内侧层面显示股骨内侧髁(MFC)、呈领结状的内侧半月板(MM);D. 靠内侧半月板中部层面图像显示 MM 前角(AM)和后角(PM)以及胫骨内侧平台(MTP)

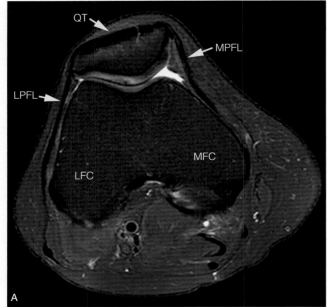

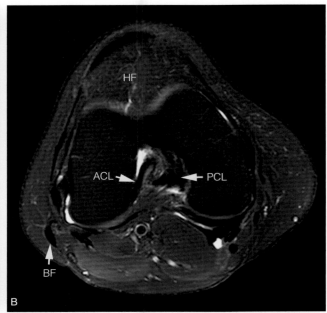

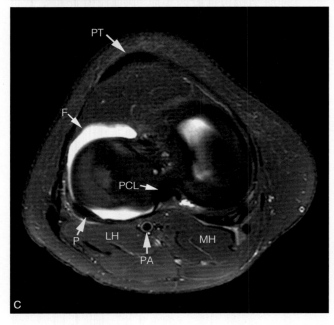

图 5.4　正常膝关节 MRI 轴位 FS T$_2$WI。A. 髌骨水平,股四头肌腱(QT)穿过髌骨前方。髌骨内侧支持带(MPFL)和外侧支持带(LPFL)清晰可见。股骨外侧髁(LFC);股骨内侧髁(MFC)。B. 经股骨髁的轴位 MRI 示髁间窝内的后交叉韧带(PCL)和前交叉韧带(ACL)。股二头肌肌腱(BF);髌下脂肪垫(HF)。C. 经半月板的轴位 MRI 示髌腱(PT)、腘肌腱(P)、腓肠肌内侧头(MH)、腓肠肌外侧头(LH)。腘动脉(PA)和其他神经血管束穿过腓肠肌头之间。PCL 在此平面附着于胫骨后方。关节囊外侧隐窝内存在液体(F)

或内侧半脱位。髌骨是一块籽骨,股四头肌腱在其上方走行并向下延伸为髌下肌腱,止于胫骨前结节。

后内侧角和后外侧角有助于维持股骨和胫骨在整个膝关节运动范围内多方向和旋转稳定性。后内侧角由 MCL 和 PCL 之间的结构组成,最重要的是半膜肌肌腱及其多个止点扩展加强了后内侧关节囊的稳定性。后外侧角由腘肌肌腱、腓侧副韧带(LCL)、弓状韧带、后囊(我们常规不能识别的其他关节囊结构)以及腘肌、股二头肌、腓肠肌外侧头的肌肉和髂胫束(IT)支撑。腘肌起源于胫骨近端后侧,肌腱经过外侧半月板后方(通过腘肌间隙)止于股骨外侧髁外侧。

滑膜腔包绕内侧、外侧和髌股间隙,交叉韧带被环绕但不位于腔内,向上延伸即髌上隐窝。正常情况下,在 MRI 上可以看到少量关节液,通常位于沿着关节轮廓的许多隐窝中的一个。关节隐窝的存在和大小是可变的,但最恒定的是髌上隐窝和外侧隐窝(图 5.4C)。

位于髌骨下方及髌骨支持带后方的巨大脂肪垫是髌下脂肪垫。股四头肌脂肪垫很小,呈三角形,位于髌骨上方、股四头肌肌腱后方和髌上隐窝前方。髌上隐窝与股骨之间的大脂肪垫为股前脂肪垫(图 5.2B)。

膝关节有内侧、外侧和髌股关节间隙。由于

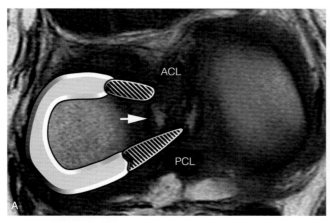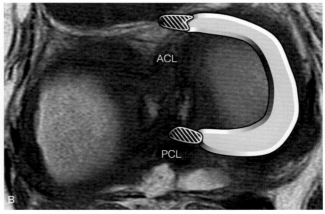

图 5.5　轴位 MRI 显示正常的半月板根部。A. 外侧半月板（LM）的前角和后角分别附着于胫骨外侧结节前方和后方的髁间窝（箭头）。LM 的前根与前交叉韧带（ACL）远端纤维交错。B. 内侧半月板（MM）前根通常止于胫骨平台髁间前方平坦的区域。MM 的后根恰好附着于后交叉韧带（PCL）止点的前面

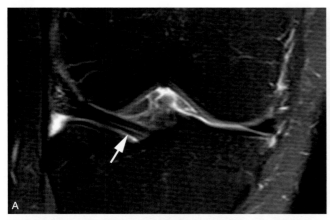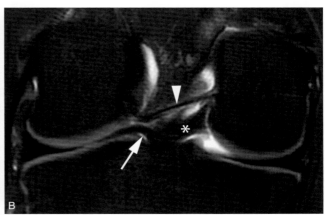

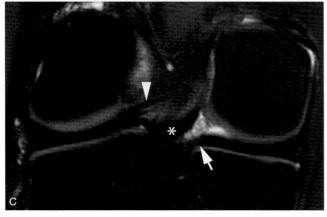

图 5.6　冠状位 FS PDWI 正常半月板根部。A. 外侧半月板前根（箭头），具有正常的条纹状外观。B 和 C. 外侧半月板后根（长箭头）、内侧半月板后根（短箭头）靠近后交叉韧带（*）。Wrisberg 韧带（三角箭头）

MCL 的存在和与外侧间隙相比更厚的皮下脂肪厚度，可以在冠状位 MRI 上辨认出内侧间隙。矢状位 MRI 上胫骨平台内侧向上凹，MM 后角较前角宽。在轴位 MRI 上，内侧髁和内侧胫骨平台由前向后拉长。在冠状位 MRI 上，外侧间隙可以通过 IT 束、LCL、肱二头肌肌腱和腓骨的存在来识别。矢状位 MRI 上胫骨平台外侧向上凸起，外侧半月板前后角

宽度大致相同。轴位 MRI 上外侧髁和胫骨外侧平台呈圆形。髌股间隙有内侧和外侧两个关节面。在轴位 MRI 上，髌骨内侧关节面较外侧关节面短，但存在一定的解剖变异。

关节透明软骨在 MRI 上一般呈中等信号，软骨下骨因含水较少，信号较低。关节软骨的最深一层是钙化，毗邻软骨下骨。

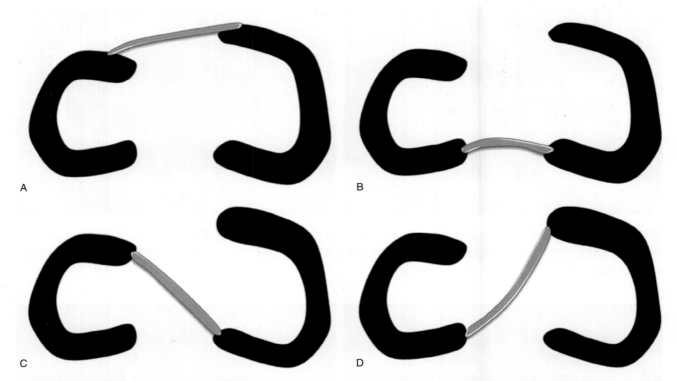

图 5.7 半月板间韧带示意图。A. 膝横韧带(前);B. 后半月板间韧带;C. 外侧斜半月板间韧带(从外侧半月板前角延伸至内侧半月板后角);D. 内侧斜半月板间韧带(从内侧半月板前角延伸至外侧半月板后角)

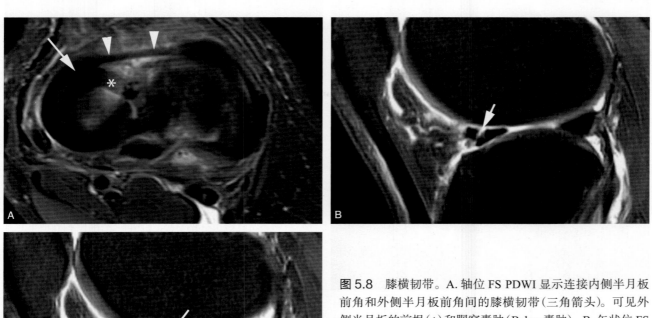

图 5.8 膝横韧带。A. 轴位 FS PDWI 显示连接内侧半月板前角和外侧半月板前角间的膝横韧带(三角箭头)。可见外侧半月板的前根(*)和腘窝囊肿(Baker 囊肿)。B. 矢状位 FS PDWI 示膝横韧带与外侧半月板前角之间有一裂隙(箭头),可能会被误认为是半月板撕裂。C. 更靠内侧的矢状位 FS PDWI 显示膝横韧带(三角箭头)与外侧半月板前角(箭头)进一步分离

半月板撕裂

半月板撕裂的主要 MRI 表现为：①正常低信号的半月板内延伸到关节表面的高信号；②各种形态学异常。如果在 2 张相邻的图像或 2 个不同的解剖断面图像上看到，应诊断为撕裂；如果仅在一张图像上出现，则应报告为可能存在撕裂[1-3]。有过半月板手术的患者可能形态上会存在半月板撕裂的假象，所以手术史很重要。半月板撕裂应按位置、程度和形态来描述。目前还没有公认的临床相关的影像分级系统。

水平撕裂平行于半月板的下表面或上表面(图5.9)。水平撕裂通常是退行性的，常见于老年骨关节炎患者。当关节液通过半月板撕裂渗出时，可在半月板周围形成半月板囊肿(图 5.10)。水平撕裂往往不会移位或引起力学症状，除非撕裂的半月板碎片移位到股骨一侧(图 5.11)。

纵向撕裂沿半月板呈环形撕裂，累及上、下关节面。纵向撕裂也可以称为环形撕裂或垂直撕裂(图5.12、图 5.13)。MRI 上的表现取决于成像平面相对于撕裂的方向和位置。由于撕裂面呈环形沿着胶原

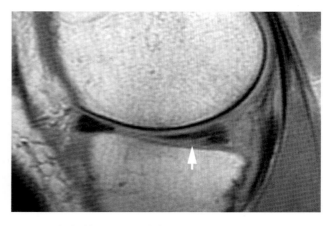

图 5.9 矢状位 PDWI 示内侧半月板后角水平撕裂(箭头)延伸至下关节面

束，环的强度可能保持不变，但放射状纤维的丧失可能导致半月板内部碎片向中心移位。伴这种移位的纵向撕裂称为桶柄撕裂。内侧半月板桶柄撕裂倾向于向中央移位，出现双 PCL 征(图 5.14)。外侧半月板桶柄撕裂倾向于向中央偏前移位，出现双前角征(图 5.15)。外侧桶柄状半月板碎片也可能向中央移位，导致双 ACL 征(图 5.16)。

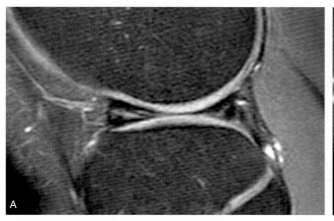

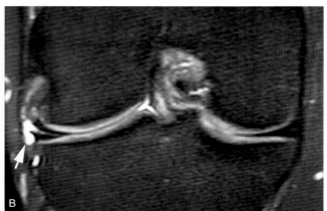

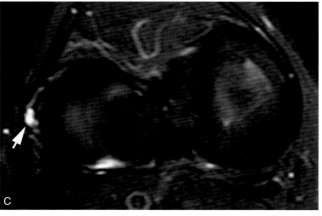

图 5.10 半月板水平撕裂。FS PDWI A 矢状位和 B 冠状位显示整个外侧半月板水平撕裂伴半月板囊肿形成(箭头)。C. 轴位 FS T$_2$WI 显示半月板囊肿(箭头)

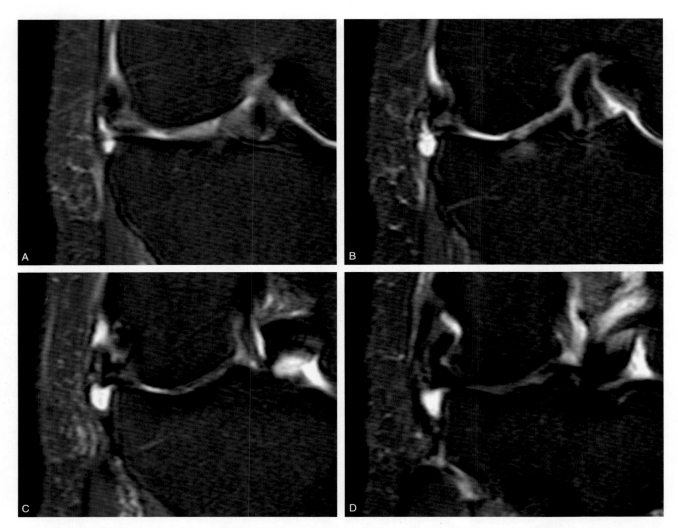

图 5.11　外侧半月板瓣状撕裂。A~D. 冠状面 FS PDWI 由前至后,显示外侧半月板体部水平撕裂,撕裂的半月板叉状分离并向股骨外侧髁外移位

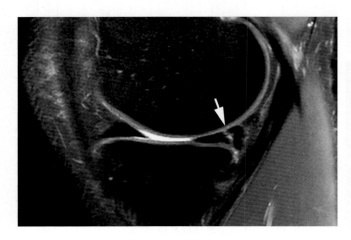

图 5.12　矢状位 FS PDWI 内侧半月板后角垂直撕裂(箭头)

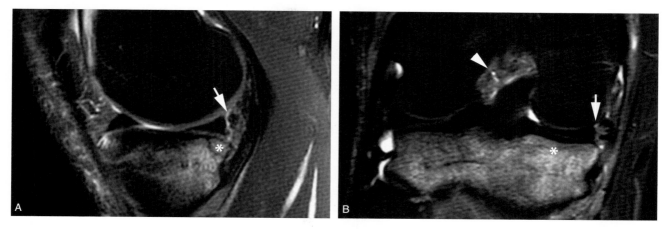

图 5.13 内侧半月板外周垂直撕裂。FS PDWI A 矢状面和 B 冠状面示内侧半月板体部和后角外周纵向撕裂（箭头）。由于轴移机制造成的前交叉韧带撕裂（三角箭头）和胫骨撞击性骨折（*）

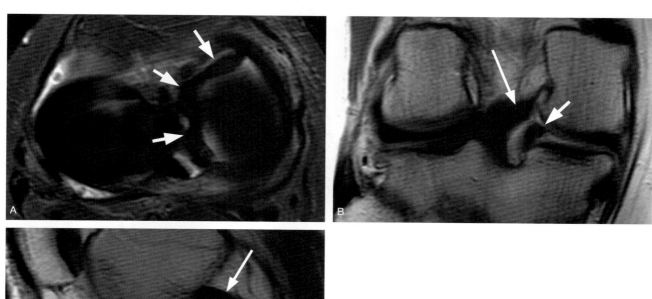

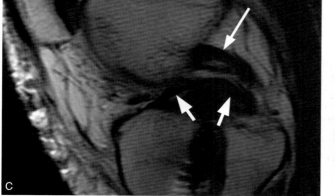

图 5.14 半月板桶柄状撕裂。A. 轴位 FS T_2WI 示内侧半月板体部及后角垂直撕裂,游离缘向中央移位（箭头）。B. 冠状位 T_1WI 示移位的半月板碎片（短箭头）位于后交叉韧带（PCL）（长箭头）旁。C. 矢状位 PDWI 示双后交叉韧带征,移位的半月板碎片（短箭头）与 PCL（长箭头）的走行方向一致。胫骨近端的异常信号为前交叉韧带重建术后的伪影

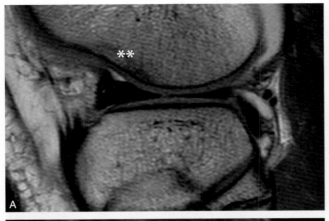

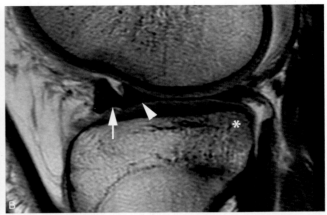

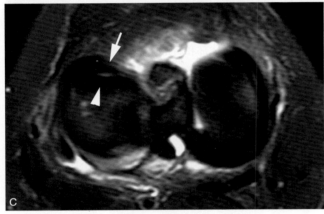

图 5.15 急性膝关节损伤伴疼痛及绞锁。A. 经过外侧半月板矢状位 PDWI 示前角明显增大,后角变小。股骨外侧髁也有撞击性骨折(**)。B. 膝关节矢状位更中心的图像显示双前角征,撕裂的碎片(三角箭头)取代了前角(箭头)的正常位置。胫骨后方撞击性损伤(*)。C. 轴位 FS T$_2$WI 示与前角(箭头)相关的撕裂的碎片(三角箭头)

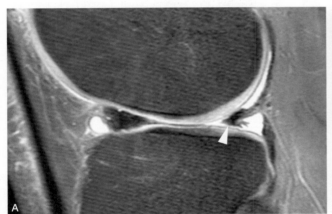

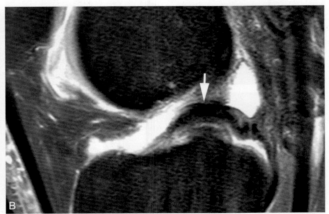

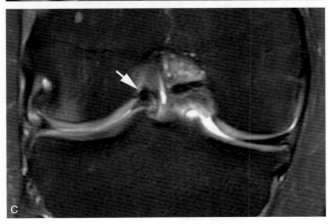

图 5.16 外侧半月板桶柄状撕裂。A. 外侧部矢状位 FS PDWI 示后角一小块未移位的半月板碎片(三角箭头);B. 经髁间窝矢状位 FS PDWI 示移位的半月板碎片(箭头);C. 冠状面 FS PDWI 示前交叉韧带附近移位的半月板碎片(箭头)

外侧半月板的外周纵向撕裂发生在 Wrisberg 韧带与外侧半月板后角的交界处，称为 Wrisberg 撕裂。典型的 Wrisberg 撕裂通常伴随着 ACL 撕裂，但可能与正常的 Wrisberg 韧带远端外侧止点混淆（图5.17）。

放射状撕裂始于半月板的游离缘，并向外周扩散，因此完全的放射状撕裂贯穿整个半月板的宽度（图5.18）。可发生在半月板的任何位置。由于放射状撕裂破坏了环形胶原束，导致半月板功能性环形张力的丧失。股骨对胫骨的轴向负荷将导致半月板向外挤压而不是环向应变。放射状撕裂在 MRI 上的表现取决于撕裂的位置和成像的方位，其与纵向撕裂的主要鉴别点在于游离缘的受累[4]。因为膝关节 MRI 通常不进行负重检查，因此半月板挤压可能不明显。

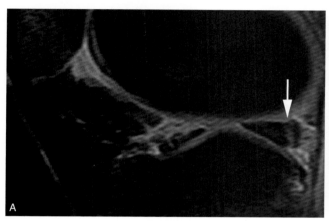
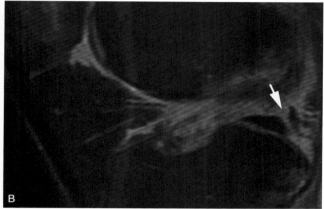

图 5.17 Wrisberg 撕裂。A 和 B. 连续矢状位 FS PDWI 显示外侧半月板（箭头）后角周围纵向撕裂，毗邻 Wrisberg 韧带。撕裂半月板轮廓不规则，并在矢状位，超过后交叉韧带四层的图像上清楚显示外侧半月板后角 Wrisberg 韧带的附着处（未显示）

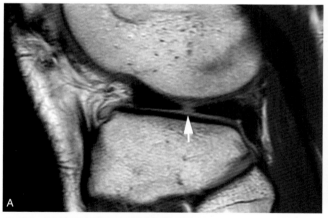
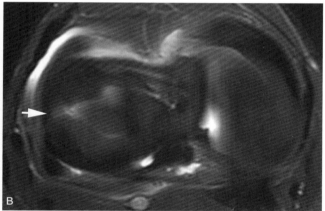

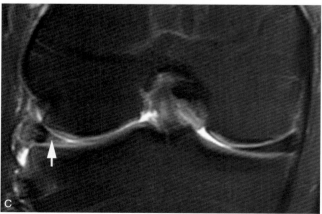

图 5.18 外侧半月板放射状撕裂。A. 矢状面 PDWI；B. 轴位 FS T_2WI；C. 冠状面 FS PDWI 示外侧半月板体部放射状撕裂（箭头）

半月板根部的损伤导致半月板环形张力的丧失,其结果与放射状撕裂相似。半月板根部的损伤多发生在后根,尤其是 MM 的后根[5]。MM 后根的撕裂通常是由退行性变引起的,而外侧半月板后根的撕裂多为急性和创伤性引起(图 5.19)。半月板后根的损伤是典型的放射状撕裂。半月板后根直接从胫骨平台撕脱较少见,半月板前根撕裂也较少见。半月板根部损伤可以保守治疗,也可以行部分半月板切除或半月板修复术。

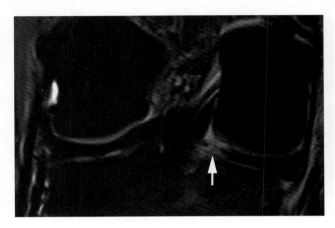

图 5.19 内侧半月板根部撕裂。冠状位 FS T₂WI 显示内侧半月板后根完全放射状撕裂(箭头)

板囊分离可能发生在旋转损伤时,并与交叉韧带撕裂有关[6]。除了直接看到半月板关节囊韧带撕裂外,半月板周围积液和边缘不规则也提示板囊分离(图 5.20)。半月板相对于胫骨的移位和半月板角

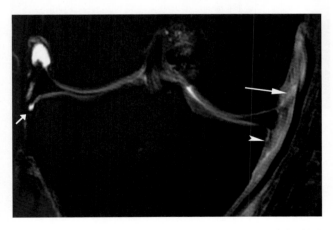

图 5.20 半月板关节囊分离。冠状位 FS T₂WI。内侧半月板与关节囊分离,可视为半月板关节囊韧带的全层撕裂(长箭头)。内侧半月板(冠状)韧带的部分撕裂(燕尾箭头)和内侧副韧带(MCL)浅层的大部分撕裂(在此水平,半月板股骨韧带和半月板胫韧带构成 MCL 的深层)。观察胫股外侧间室内完整的冠状韧带(短箭头)

的撕裂可能是另外的征象。在 MM 后角与关节囊交界处,沿着半月板周围的局限性小而光滑的凹陷是正常的,不应被误认为是撕裂[6]。

半月板从胫骨平台撕脱,伴有半月板 - 胫骨(冠状)韧带断裂,导致半月板漂浮[7]。MRI 上可见漂浮半月板与胫骨平台之间有积液(图 5.21)。漂浮半月板的主要治疗方法是手术复位。

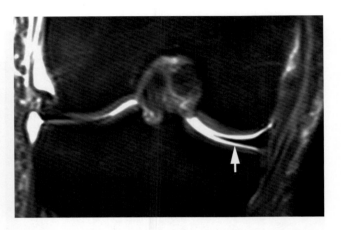

图 5.21 内侧半月板(MM)漂浮。65 岁男性冠状位 FS T₂WI 示液体(箭头)深入 MM(与外侧半月板相比)

盘状半月板是指半月板呈圆盘状而不是 C 形(图 5.22)。外侧盘状半月板的 MRI 诊断标准包括:①冠状面上半月板宽度 >15mm;或②4~5mm 厚的矢状面图像上领结征(前后角连续≥2 层[8]。如果领结的中心部分过厚,在矢状面图像上也可能呈矩形。盘状半月板会导致功能受损从而出现临床症状或发生半月板撕裂(图 5.23)。部分盘状半月板介于盘状和 C 形之间,有时多余的组织只是一层薄膜。盘状半月板通常只发生于外侧半月板。

半月板的愈合和再生能力有限。年轻患者的急性、外伤、单纯性、外周半月板撕裂自愈的机会最大。手术选择包括直接修复、修剪不稳定的边缘和碎片,以及半月板切除术,但关节镜下半月板手术的作用仍存在争议。老年患者的慢性、退行性、复杂性和中央撕裂几乎没有自愈的可能。半月板损伤通常会导致骨性关节炎。

韧带损伤的生物力学

就像脊柱一样,膝关节可以认为是由周围软组织结构稳定的关节柱。关节囊和许多小的韧带包裹整个膝关节,并从四周支撑着它。内侧由 MCL 和内侧支持带支撑;外侧由 LCL 复合体(IT 束、LCL、股

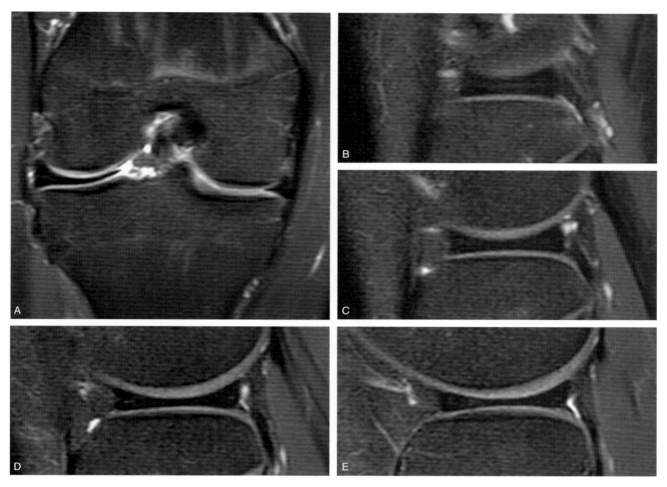

图 5.22　外侧盘状半月板。A. 冠状位 FS PDWI 显示外侧半月板体部延伸至髁间窝。B~E. 矢状位 FS PDWI，从外侧至内侧，显示外侧盘状半月板，前角和后角之间没有分离（过多的领结征）

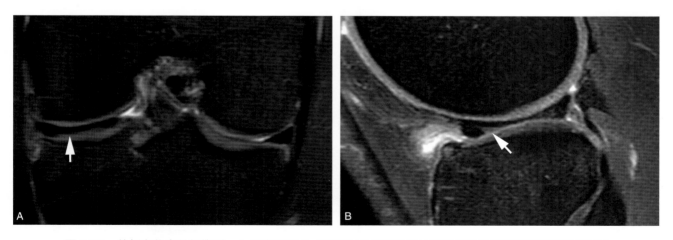

图 5.23　外侧盘状半月板撕裂。A. 冠状面和 B. 矢状面 FS PDWI 示外侧盘状半月板伴下表面撕裂（箭头）

二头肌肌腱）和外侧支持带支撑；前方由股四头肌支撑，后方由腓肠肌支撑。后外侧角有腘肌腱和弓状韧带，后内侧角有半膜肌肌腱和后斜韧带。ACL 和 PCL 位于膝关节中央，ACL 位于 PCL 外侧。

当伸直的膝关节受到弯曲力作用时，弯曲的凹侧结构受到压缩力，凸侧结构受到牵张力（图 5.24）。压缩性损伤包括骨挫伤和撞击性骨折；牵张性损伤包括韧带、肌腱、肌肉撕裂、关节囊或骨附着处撕裂。

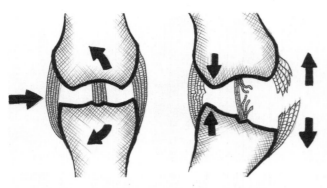

图 5.24 关节柱生物力学。当膝盖受侧面撞击时，较近的一侧承受压力，较远的一侧承受张力。如果创伤严重，十字韧带也承受着张力。Tal Delman 博士提供

外翻负荷下，MCL 损伤合并外侧部骨挫伤或撞击性骨折。如果负荷足够大，ACL 和 PCL 也会在张力下撕裂。内翻负荷下，LCL 复合体在张力作用下撕裂，内侧部遭受压缩性损伤；在严重的负荷下，ACL 和 PCL 也会撕裂。过伸时，压缩性损伤累及股骨、胫骨接触的前部，张力性损伤累及后关节囊及腓肠肌；如果伴有胫骨前移或后移，相应的 ACL 或 PCL 可能会撕裂。过伸——外翻负荷下，压缩性损伤位于前外侧，牵张性损伤累及后内侧角、MCL 和 PCL。过伸——内翻负荷下，压缩性损伤位于前内侧，牵张性损伤累及后外侧角和 ACL。

当屈曲和外旋的膝关节遭受外翻应力时，ACL 和 MCL 在张力作用下加压。如果前交叉韧带撕裂，胫骨能够在股骨下方向前平移，并撞击外侧髁，导致与前交叉韧带撕裂高度相关的轴移骨挫伤模式。内侧半月板和外侧半月板起着抵抗膝关节平移的作用，可能也会被撕裂。在负重或轴向受压下，半月板撕裂的可能性更大。ACL、MCL 和半月板（通常为外侧）的撕裂组合称为恐怖三联征；如果两个半月板都撕裂了，就是恐怖四联症。更少见的是，内旋和屈曲膝关节的内翻应力可能导致 ACL 和外侧及后外侧结构的撕裂；Segond 骨折可能是这种复合损伤的一部分。

前交叉韧带损伤

MRI 上 ACL 撕裂的直接征象是正常 ACL 消失。在急性情况下，会出现水肿（T_2 高信号），并可见撕裂的 ACL 碎片（图 5.25）。在慢性情况下，可能只是 ACL 缺失，代之以脂肪和瘢痕组织。ACL 不完全撕裂可表现为部分不连续或局灶性 T_2 高信号。运动相关的轴移模式 ACL 损伤中，骨挫伤较为常见，骨挫伤位于胫骨后部和股骨内侧髁前份。ACL 撕裂的间接征象包括 PCL 屈曲和胫骨向前移位。Segond 骨折在 X 线片上很明显（见图 3.21），但在 MRI 上很难看到。软骨和骨软骨缺损很常见，特别是沿胫骨后部的缺损。

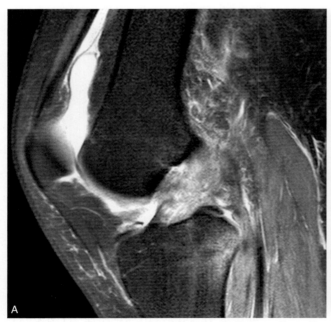
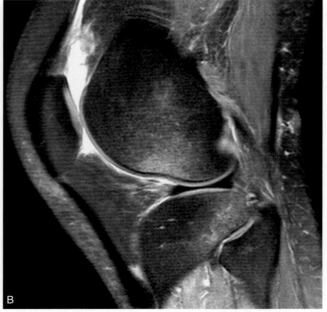

图 5.25 前交叉韧带撕裂。A. 经髁间窝矢状位 FS PDWI 示 ACL 股骨附着处完全撕裂，关节腔大量积液。B. 外侧部矢状位 MRI 示典型的轴移骨挫伤，累及股骨外侧髁及胫骨后外侧平台

ACL 重建在各级运动员中普遍存在。自体骨 - 肌腱 - 骨移植,移植物取自髌腱中段 1/3 处或半腱肌 - 股薄肌的 4 束肌腱,对折后穿过股骨外侧髁和胫骨前内侧的隧道,沿原 ACL 路径走行(图 5.26)[9]。其末端用各种方法固定在股骨和胫骨上,包括金属和非金属植入物。合成材料或同种异体移植也可以代替自体肌腱移植。

ACL 黏液样变性可能类似于低级别 ACL 撕裂,实质内有 T_2 高信号(图 5.27)。这种情况在老年群体中更为常见。异常信号往往位于韧带的中心部分,并沿整个韧带延伸[10]。部分 ACL 撕裂倾向于累及外围且更局限。

后交叉韧带损伤

PCL 撕裂在 MRI 上通常表现为局限性不连续或 T_2 高信号[11]。中间部撕裂最常见。胫骨附着处损伤可能是软组织撕脱或骨撕脱。在运动中的损伤,PCL 可能会因过伸、内侧或外侧弯曲或严重旋转而断裂(图 5.28)。在车祸中,PCL 通常是在膝关节屈曲时胫骨受到向后撞击而受伤,即仪表盘损伤(图 5.29)。屈膝跌倒,撞击胫骨近端,胫骨相对于股骨向后平移,可能导致与撞击仪表盘相同的损伤。胫骨前部并发的骨挫伤表明了这一损伤机制。

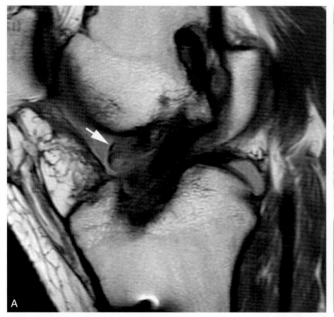

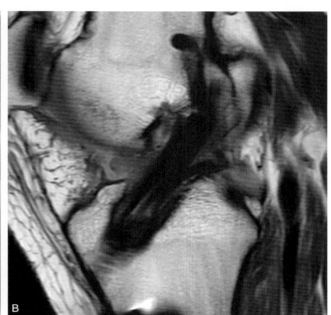

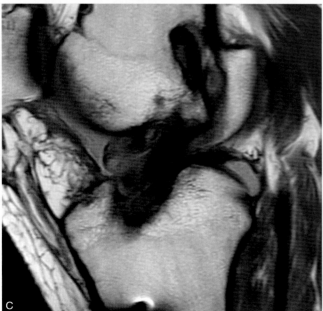

图 5.26　自体腘绳肌腱移植重建前交叉韧带(ACL)。A-C. 矢状位 PDWI(外侧至内侧)显示前交叉韧带重建,肌腱移植物完整、牢固。在图像最外侧(A)可见关节纤维化(箭头)位于移植物前方。

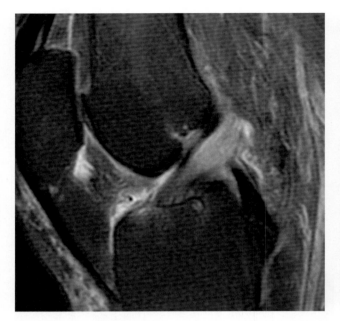

图 5.27 矢状位 FS T$_2$WI 示前交叉韧带黏液样变性。前交叉韧带内高信号被完整的纤维包绕

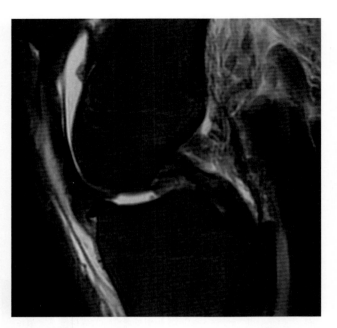

图 5.28 后交叉韧带损伤。矢状位 FS T$_2$WI 显示轻度 PCL 扭伤,后交叉韧带内信号增高,但无中断

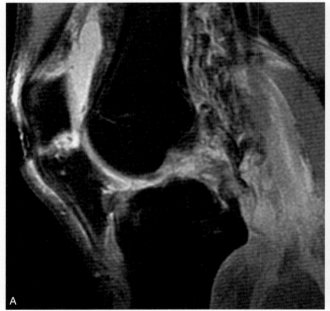

A

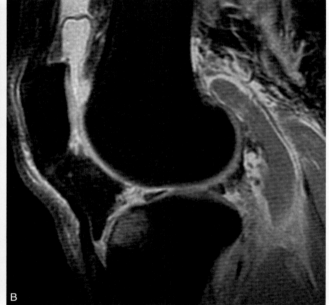

B

图 5.29 后交叉韧带(PCL)仪表盘损伤。A. 经髁间窝矢状位 FS PDWI 示 PCL 完全撕裂,仅遗留少量胫骨附着残端;B. 经外侧部 MRI 显示车祸中胫骨前部撞击仪表盘造成的挫伤

PCL 损伤可以单独发生,但也是包括脱位在内的膝关节多韧带损伤的常见组成部分。PCL 损伤通常不会修复或重建,除非作为膝关节多韧带重建的一部分。黏液样变性可能类似 PCL 撕裂(图 5.30)[12],具有与 ACL 相同的影像学特征。

内侧副韧带损伤

近端 MCL 撕裂较远端撕裂更为常见,可单独发生或作为复杂损伤的一部分。低级别 MCL 撕裂在 MRI 上表现为韧带周围水肿。较高级别的撕裂表现

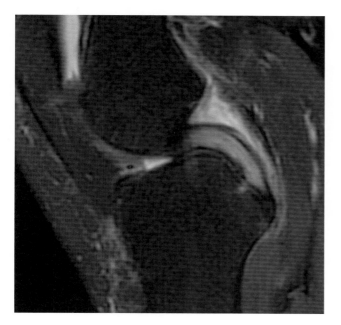

图 5.30 后交叉韧带（PCL）黏液样变性。矢状位 FS T₂WI 显示 PCL 内高信号,周围纤维完整

为水肿、韧带增厚并信号增高、不连续 (图 5.31)。远端 MCL 损伤可表现为胫骨近端波浪状或褶皱的组织。

大多数 MCL 损伤通过保守治疗。创伤后 MCL 骨化常发生在近端,被称为 Pellegrini-Stieda 综合征。Stieda 骨折是指股骨内侧髁 MCL 起始处的撕脱性骨折。

后外侧角损伤

后外侧角的 3 个重要的稳定结构分别是腘肌腱、LCL 和腘腓韧带。腘 - 腓韧带连接腘肌 - 腱移行处和腓骨小头,在常规膝关节 MRI 上不易辨认。后外侧角抵抗膝关节内翻和胫骨外旋。后外侧角损伤通常发生在涉及多个结构的严重膝关节损伤中 (图 5.32);后外侧角结构的单独损伤并不常见。在 MRI 上,可以观察到周围水肿、增厚并伴有高信号、后外侧角不连续或结构缺失[13、14]。通过追踪腘肌腱全程来评估其连续性、评估 LCL 复合体、识别腓骨头撕脱骨折非常重要。在重建其他膝关节损伤时,可以进行后外侧角损伤的外科修复。

后内侧角损伤

在 MRI 上后内侧角识别的主要结构是半膜肌腱止点,它有几个附着臂[15]。有几个可变的韧带,有时可与后内侧关节囊区分开。后内侧部结构的损伤与其他韧带和肌腱损伤具有相同的非特异性影像表现。后内侧角的损伤通常与其他损伤同时发生,且这些损伤可能更明显,尤其是 ACL、MCL 或 PCL 损伤 (图 5.33)。后内侧角损伤与前内侧旋转不稳有关,即胫骨内侧平台过度前移,外旋时内侧关节间隙增宽。当重建其他膝关节损伤,特别是 ACL 和 PCL

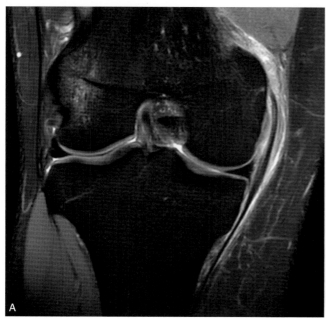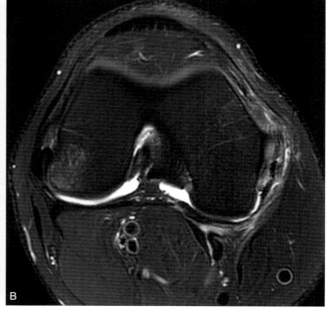

图 5.31 内侧副韧带扭伤。A. 冠状位 FS PDWI 示 MCL 股骨附着处高度撕裂,周围有水肿出血;B. 轴位 FS T₂WI 示少量残留的 MCL 纤维被液体包裹

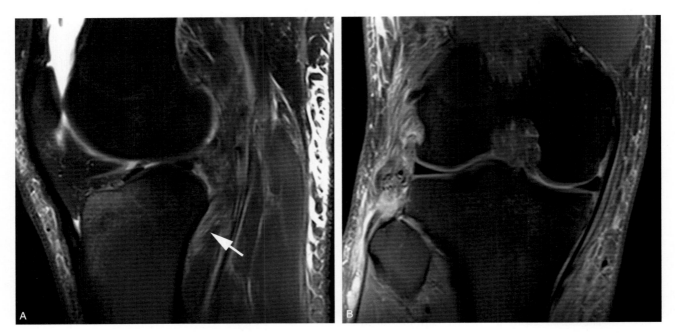

图 5.32　一名 26 岁男子后外侧角受伤，因跳下围栏落地而造成过伸损伤。A. 矢状位 FS PDWI 示胫骨前份挫伤和腘肌肌腹水肿（箭头）。腘肌腱显示不清。后关节囊及其相关结构难以显示。B. 冠状位 FS PDWI 示外侧副韧带、腘肌腱、股二头肌肌腱完全撕裂。前交叉韧带和后交叉韧带也完全撕裂。膝关节外侧关节囊撕裂，内侧副韧带完整

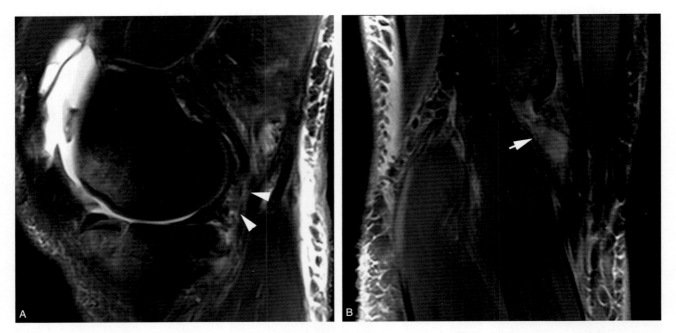

图 5.33　后内侧角损伤。A. 矢状位 FS PDWI 示股骨内侧髁和胫骨内侧平台前部因过伸而造成撞击性骨折。后囊在关节线以下无法辨认，推测已撕裂（三角箭头）。腓肠肌内侧头和半膜肌撕裂。B. 冠状位 PDWI 示远端半膜肌撕裂（箭头）

撕裂时，可以进行后内侧角的外科修复。

多韧带损伤

　　ACL 和 PCL 均撕裂的重型多韧带损伤通常是高能量损伤的结果，如机动车碰撞或从高处坠落造成的损伤[16]。膝关节一侧可能有拉伸损伤，另一侧可能为压缩损伤。被汽车撞倒的行人可能会受这类伤（图 5.34、图 5.35）。如果膝关节一侧牵拉分离而另一侧没有压迫，单纯的拉伸损伤也有可能发生。单纯的压迫性损伤，如胫骨平台或股骨远端骨折，往往不会损伤主要的韧带。

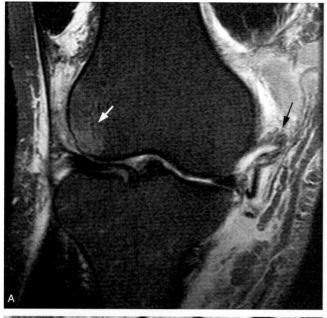

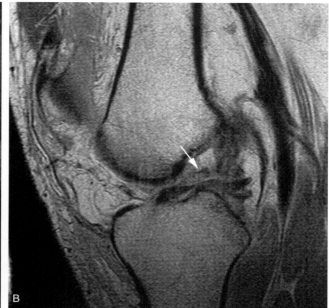

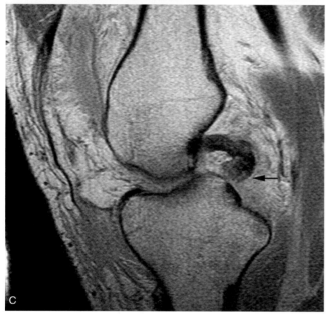

图 5.34　膝关节严重损伤：行人被汽车从外侧撞倒，造成膝关节严重外翻。A. 冠状位 FS PDWI 示内侧副韧带完全撕裂（黑色箭头），股骨外侧髁骨挫伤（白色箭头）；B. 矢状位 PDWI 示前交叉韧带撕裂（白色箭头）；C. 矢状位 PDWI 示后交叉韧带撕裂（黑色箭头）

伸肌损伤机制

跳跃膝是一种影响髌下肌腱及其附件的过度运动综合征。任何带有跳跃的活动都可能导致或加重这种疾病。在成人中，跳跃膝被认为是由于髌骨下极的慢性反复应力所致的髌下肌腱病；另一种观点认为是髌骨下极在膝关节屈曲时撞击肌腱，导致肌腱变性。MRI 上肌腱增厚，T_1、T_2 信号增高，轴位上像发梳（图 5.36）[17]。最常受累的区域是髌骨下极的髌腱后部。肌腱和胫骨之间滑囊可能存在积液。

髌下肌腱断裂是在田径三级跳等跳跃运动中发生的运动损伤（图 5.37）。膝关节不能伸展。在 X 线片上可见高位髌骨。在 MRI 上，可以评估撕裂的位置和程度；通常都存在腱鞘炎。治疗方法是外科手术。

在老年人中，股四头肌肌腱撕裂比髌下肌腱损伤更容易发生。股四头肌肌腱撕裂通常发生在髌骨附近，通常发生在之前存在肌腱病变的区域（图 5.38）。完全撕裂后，膝关节无法伸直，在 X 线上可出现低位髌骨。当部分撕裂时，会出现膝关节伸展无力和疼痛。

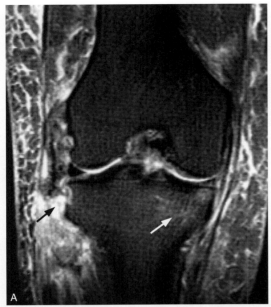

图 5.35 膝关节严重损伤：行人被汽车从内侧撞击，造成膝关节严重内翻。A. 冠状位 FS T₂WI 示外侧副韧带复合体完全撕裂（黑色箭头），伴有胫骨内侧骨挫伤（白色箭头）；B. 矢状位 FS PDWI 示前交叉韧带撕裂（白色箭头）；C. 矢状位 FS PDWI 示后交叉韧带撕裂（白色箭头）

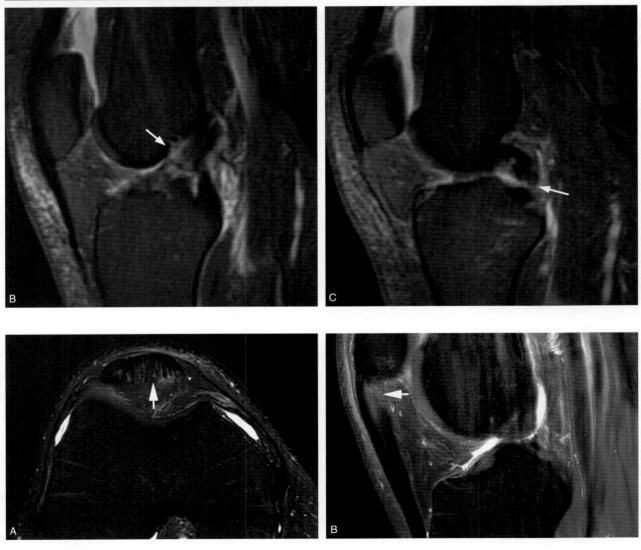

图 5.36 跳跃膝。A. 轴位 FS T₂WI 显示髌下肌腱近端增厚，呈梳状高信号影（箭头）。B. 矢状位 FS PDWI 示髌下肌腱部分撕裂（箭头）。近端 1/2 的肌腱增厚

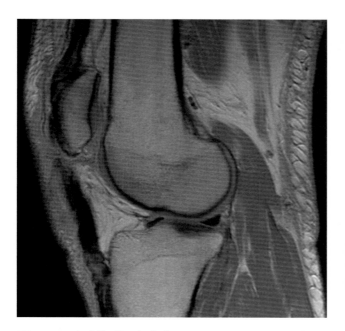

图 5.37 髌腱撕裂。矢状位 T₁WI 示髌下肌腱完全撕裂。髌下肌腱和股四头肌肌腱均有肌腱病

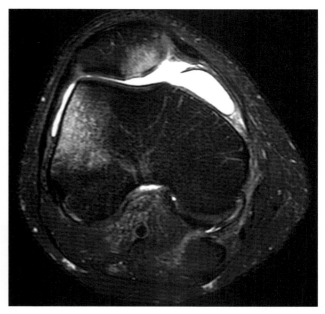

图 5.39 髌骨外侧脱位复位。轴位 FS T₂WI 显示髌骨内侧关节面及股骨外侧髁外侧面特征性的骨挫伤

生。MRI 上髌骨内侧和股骨外侧髁撞击性损伤具有特征性表现（图 5.39），可发现内侧髌股韧带、内侧支持带、MCL、ACL 等相关韧带的撕裂[18]。内侧髌股韧带附着处撕脱骨折，多发生在髌骨内侧缘。软骨或骨软骨骨折可能累及髌骨或股骨滑车，有时伴有移位的碎片。

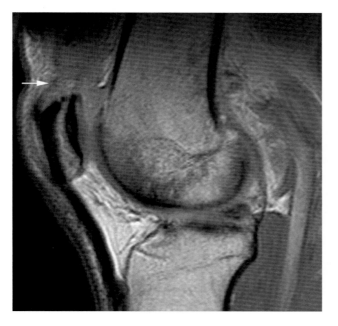

图 5.38 股四头肌肌腱撕裂。矢状位 PDWI 显示髌骨上极肌腱不连续（箭头）

髌骨外侧脱位

髌骨脱位通常发生在外侧，可发生在股骨屈曲和内旋而胫骨固定时。脱位后，股四头肌可能会延伸至膝关节，将髌骨拉回滑车沟，当损伤事件结束时，脱位已经复位，患者可能没有意识到脱位的发

骨挫伤模式

在 MRI 上特殊的骨挫伤模式可能提示损伤机制[19]及相关损伤，股骨髁和胫骨平台的对吻性骨挫伤（相邻挫伤或撞击性骨折）提示伸膝后屈曲损伤；对侧通常会受到牵张性损伤。屈曲损伤包括内翻、外翻和过伸。轴移模式（股骨外侧髁及胫骨后外侧挫伤或撞击骨折）与 ACL 撕裂一起发生；MCL 撕裂和内侧半月板撕裂通常是并发的。胫骨前部孤立的骨挫伤可能提示仪表盘损伤伴 PCL 撕裂。髌骨内侧关节面和股骨外侧髁的挫伤可能提示既往的髌骨外侧脱位。

关节软骨损伤

关节软骨的损伤很常见。关节软骨的自愈能力有限。X 线片和 CT 不能显示早期关节软骨损伤，直到创伤性骨关节炎发生，但这通常是数年后。有些关节软骨损伤在出现形态学异常时即可在 MRI 上表现出来（图 5.40、图 5.41）。骨软骨损伤有时可以通过受损骨骼中的异常信号表现出来，即使覆盖的软骨可能看起来是正常的（图 5.42）。移位的软骨或骨软骨碎片可能成为游离体（图 5.43）。

关节软骨损伤的外科治疗包括关节镜下清创和平整关节面、微骨折（促进愈合）、自体骨软骨镶嵌移植术（多个小的骨软骨自体移植）、自体软骨细胞移植、同种异体骨软骨移植、无细胞植入疗法，最后是全关节置换术[20]。

肌腱的损伤

膝关节周围肌腱损伤（拉伤）是严重性创伤的常见并发症。单独的肌肉损伤可能发生在大腿或小腿，通常是运动或跌倒所致。轻度的拉伤在 MRI 表现为肌肉水肿，通常在肌肉 - 肌腱连接周围。重度的损伤可能显示肌腱群的不连续、血肿或回缩（图 5.44）。膝关节周围肌肉拉伤最常发生于腓肠肌内侧头和比目鱼肌。血肿在小腿受伤中很常见。慢性损伤可能与失用性萎缩、骨化性肌炎和钙化性肌坏死相关。

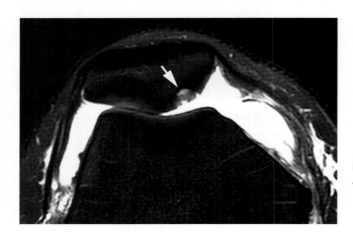

图 5.40　外伤性软骨全层损伤。轴位 FS T$_2$WI 显示髌骨内侧关节面的局限性骨软骨损伤（箭头）

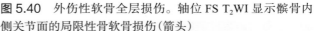

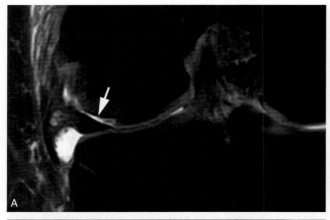

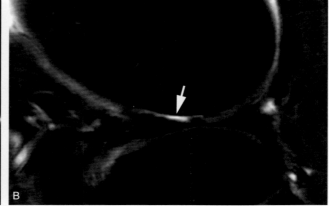

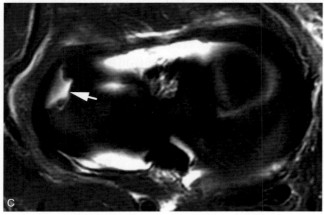

图 5.41　外伤性软骨全层缺损。A～C. 冠状面、矢状面和轴位 FS PDWI 显示股骨外侧髁局灶性软骨缺损（箭头）并积液

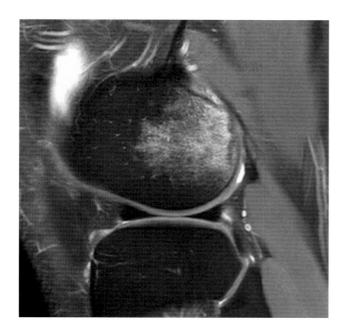

图 5.42　矢状位 FS PDWI 示股骨外侧髁后方骨创伤性骨软骨损伤

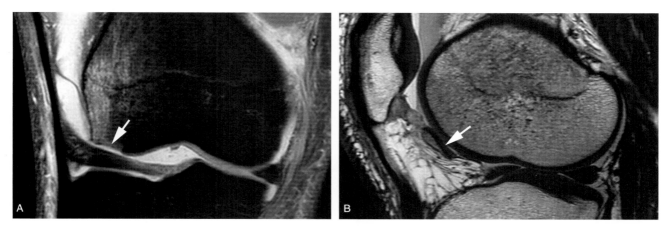

图 5.43　骨软骨游离体。A. 冠状位 FS T₂WI 示股骨外侧髁骨软骨骨折(箭头);B. 矢状位 T₁WI 示骨软骨碎片(箭头)移位至股骨髁前方

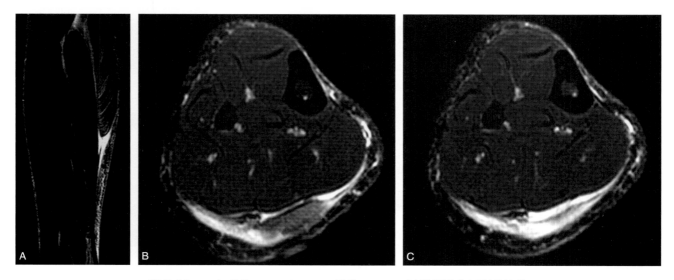

图 5.44　A. 矢状位 FS PDWI;B、C. 轴位 FS T₂WI 示腓肠肌高级别的拉伤

其他的膝关节综合征

滑膜皱襞综合征

皱襞是关节里表面内衬的内折或隆起,被认为是关节在胚胎发育过程中的胚胎残留组织[21]。皱襞最常见于关节内侧,可能会影响髌股关节,扰乱髌骨的正常轨迹,或束缚股四头肌,导致皱襞综合征。MRI 表现通常正常,但也可能出现皱襞增厚或炎症反应(图 5.45),甚至可能出现假瘤或慢性损伤部位邻近的骨软骨异常。滑膜皱襞综合征可保守治疗或关节镜下切除。

髂胫束综合征

它是由阔筋膜张肌缩聚而成,在股骨和胫骨上分别有一个肌腱和韧带止点。IT 束在任何结构上旋转而不是真正地滑动。MRI 表现为 IT 束穿过股骨外侧髁远端时深部水肿,且很少出现 IT 束增厚(图 5.46)[22]。髂胫束综合征常发生于长跑和自行

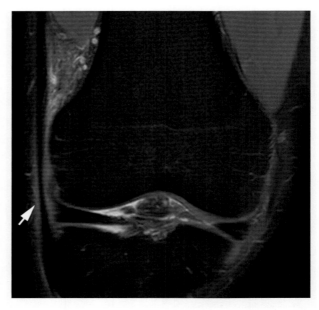

图 5.46 髂胫束综合征。冠状位 FS PDWI 显示沿髂胫束浅(箭头)和深表面的水肿

车运动员,当然其他运动参与者也时有发生。

脂肪垫水肿

累及髌下脂肪垫上外侧部的水肿与髌股关节对位不良和髌腱 - 股骨外侧髁撞击综合征有关。髌骨下方与股骨外侧髁间的髌下脂肪垫撞击导致膝关节前方疼痛。影像学上除脂肪垫水肿外,还可发现高位髌骨及髌骨外侧半脱位(图 5.47)。软骨软化症和骨关节炎都可能发生。目前还不清楚髌下脂肪垫撞

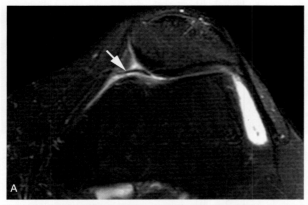

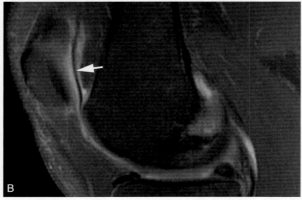

图 5.45 滑膜皱襞综合征。A. 髌骨中部层面轴位 FS T₂WI 示滑车和髌骨内侧面之间的内侧皱襞(箭头),被周围的关节积液勾勒出来。B. 矢状位 FS PDWI 显示髌骨后方皱襞的范围(箭头)

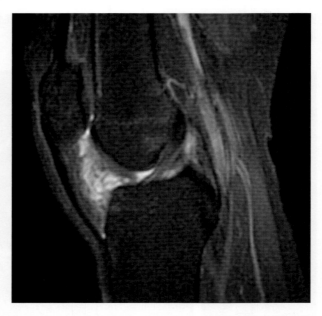

图 5.47 脂肪垫综合征。矢状位 FS T₂WI 显示髌下脂肪垫广泛水肿,髌下肌腱因占位效应而弯曲

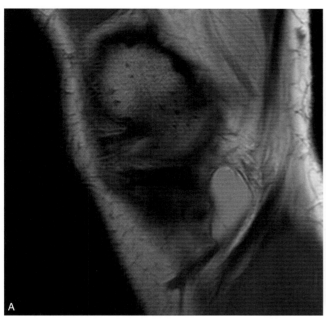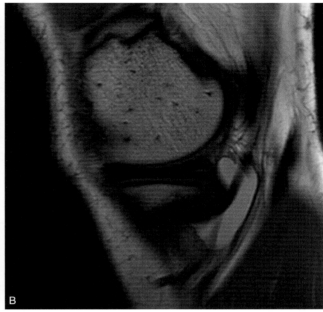

图 5.48　鹅足滑囊炎。A 和 B. 膝关节内侧矢状面 PDWI 显示鹅足肌腱穿过一个扩大的液性囊腔

击综合征即 Hoffa 病（或 hoffitis）[23] 是否存在同样的情况。

　　MRI 上常见股四头肌（也称为髌上）脂肪垫水肿，但与膝关节前方疼痛或可引起膝关节前方疼痛的情况（包括髌股关节对位不良或髌股关节炎）无关[24]。

鹅足滑囊炎

　　鹅足（鹅的脚掌）是一个解剖学术语，指缝匠肌、股薄肌和半腱肌的联合肌腱，从前到后，止于胫骨近端内侧和 MCL 远端的表面。连合的远端肌腱是鹅的后足，而 3 条分叉肌腱对应于鹅的脚趾。鹅足滑囊炎是多变的，但通常见于这些肌腱与胫骨之间或肌腱与远端 MCL 之间。鹅足滑囊炎被认为是由于运动中半腱肌和股薄肌肌腱撞击胫骨引起摩擦和滑囊刺激所致。患者表现为膝关节内侧疼痛，常合并有其他内部紊乱。在 MRI 上，在特定的位置可见一个扩大充满液体的滑囊（图 5.48）[25]。

参考文献

1. Rosas HG. Magnetic resonance imaging of the meniscus. *Magn Reson Imaging Clin N Am.* 2014;22(4):493–516.
2. Nguyen JC, De Smet AA, Graf BK, Rosas HG. MR imaging-based diagnosis and classification of meniscal tears. *RadioGraphics.* 2014;34(4):981–999.
3. De Smet AA. How I diagnose meniscal tears on knee MRI. *AJR Am J Roentgenol.* 2012;199(3):481–499. doi:10.2214/AJR.12.8663 [PMID:22915388].
4. Harper KW, Helms CA, Lambert III HS, Higgins LD. Radial meniscal tears: significance, incidence, and MR appearance. *AJR Am J Roentgenol.* 2005;185(6):1429–1434 [PMID:

16303993].
5. Bhatia S, LaPrade CM, Ellman MB, LaPrade RF. Meniscal root tears: significance, diagnosis, and treatment. *Am J Sports Med.* 2014;42(12):3016–3030.
6. Mohankumar R, White LM, Naraghi A. Pitfalls and pearls in MRI of the knee. *AJR Am J Roentgenol.* 2014;203(3):516–530.
7. Bikkina RS, Tujo CA, Schraner AB, Major NM. The "floating" meniscus: MRI in knee trauma and implications for surgery. *AJR Am J Roentgenol.* 2005;184(1):200–204.
8. Kim JG, Han SW, Lee DH. Diagnosis and treatment of discoid meniscus. *Knee Surg Relat Res.* 2016;28(4):255–262. doi:10.5792/ksrr.16.050 [PMID:27894171; PMCID:PMC5134787].
9. Zappia M, Capasso R, Berritto D, et al. Anterior cruciate ligament reconstruction: MR imaging findings. *Musculoskelet Surg.* 2017;101(suppl 1):23–35. doi: 10.1007/s12306-017-0460-5 [Epub Feburary 14, 2017. PMID:28197894].
10. Bergin D, Morrison WB, Carrino JA, Nallamshetty SN, Bartolozzi AR. Anterior cruciate ligament ganglia and mucoid degeneration: coexistence and clinical correlation. *AJR Am J Roentgenol.* 2004;182(5):1283–1287 [PMID:15100133].
11. Parkar AP, Alcalá-Galiano A. Rupture of the posterior cruciate ligament: preoperative and postoperative assessment. *Semin Musculoskelet Radiol.* 2016;20(1):43–51. doi:10.1055/s-0036-1579711 [Epub April 4, 2016. PMID:27077586].
12. McMonagle JS, Helms CA, Garrett Jr WE, Vinson EN. Tram-track appearance of the posterior cruciate ligament (PCL): correlations with mucoid degeneration, ligamentous stability, and differentiation from PCL tears. *AJR Am J Roentgenol.* 2013;201(2):394–399. doi:10.2214/AJR.11.7400 [PMID:23883220].
13. Rosas HG. Unraveling the posterolateral corner of the knee. *RadioGraphics.* 2016;36(6):1776–1791 [PMID:27726747].
14. Vasilevska Nikodinovska V, Gimber LH, Hardy JC, Taljanovic MS. The collateral ligaments and posterolateral corner: what radiologists should know. *Semin Musculoskelet Radiol.* 2016;20(1):52–64. doi:10.1055/s-0036-1579677 [Epub April 14, 2016. PMID:27077587].
15. Lundquist RB, Matcuk Jr GR, Schein AJ, et al. Posteromedial corner of the knee: the neglected corner. *RadioGraphics.* 2015;35(4):1123–1137. doi:10.1148/rg.2015140166 [PMID:26172356].
16. Hansford BG, Yablon CM. Multiligamentous injury of the knee: MRI diagnosis and injury patterns. *Semin Musculoskelet Radiol.* 2017;21(2):63–74. doi:10.1055/s-0037-1599208 [Epub March 29, 2017. PMID:28355671].

17. Yablon CM, Pai D, Dong Q, Jacobson JA. Magnetic resonance imaging of the extensor mechanism. *Magn Reson Imaging Clin N Am*. 2014;22(4):601–620. doi:10.1016/j.mric.2014.07.004 [Epub November 1, 2014. PMID:25442025].

18. Diederichs G, Issever AS, Scheffler S. MR imaging of patellar instability: injury patterns and assessment of risk factors. *RadioGraphics*. 2010;30(4):961–981. doi:10.1148/rg.304095755 [Erratum in: Radiographics. March–April 2011;31(2):624. PMID:20631363].

19. Sanders TG, Medynski MA, Feller JF, Lawhorn KW. Bone contusion patterns of the knee at MR imaging: footprint of the mechanism of injury. *RadioGraphics*. 2000;20 [Spec No:S135–51. PMID:11046168].

20. Moyad TF. Cartilage injuries in the adult knee: evaluation and management. *Cartilage*. 2011;2(3):226–236.

21. García-Valtuille R, Abascal F, Cerezal L, et al. Anatomy and MR imaging appearances of synovial plicae of the knee. *RadioGraphics*. 2002;22(4):775–784 [Erratum in: Radiographics. November–December 2002;22(6):1516. PMID:12110709].

22. Strauss EJ, Kim S, Calcei JG, Park D. Iliotibial band syndrome: evaluation and management. *J Am Acad Orthop Surg*. 2011;19(12):728–736 [PMID:22134205].

23. Saddik D, McNally EG, Richardson M. MRI of Hoffa's fat pad. *Skeletal Radiol*. 2004;33(8):433–444 [Epub June 19, 2004. PMID:15221217].

24. Tsavalas N, Karantanas AH. Suprapatellar fat-pad mass effect: MRI findings and correlation with anterior knee pain. *AJR Am J Roentgenol*. 2013;200(3):W291–W296. doi:10.2214/AJR.12.8821 [PMID:23436874].

25. Rennie WJ, Saifuddin A. Pes anserine bursitis: incidence in symptomatic knees and clinical presentation. *Skeletal Radiol*. 2005;34(7):395–398 [Epub June 7, 2005. PMID:15940489].

章节自测

1. 哪个结构是组成膝关节后内侧部的一部分？
   A. 弓状韧带
   B. 股二头肌肌腱
   C. 外侧副韧带
   D. 半膜肌肌腱

2. 膝关节 MRI 上哪种骨髓水肿模式与 ACL 撕裂关系最密切？
   A. 髌骨外侧，股骨内侧髁
   B. 髌骨内侧，股骨外侧髁
   C. 胫骨平台后部，股骨外侧髁
   D. 胫骨平台前部，股骨内侧髁

3. 哪一种半月板撕裂最容易导致半月板环形张力丧失和半月板挤压？
   A. 水平撕裂
   B. 纵向撕裂
   C. 放射状撕裂
   D. 半月板关节囊

4. 一名行人在过马路时被一辆低速行驶的汽车从侧面撞倒，右腿膝盖受伤。随后进行右膝关节 MRI 检查。哪一种伤最能说明汽车是从行人的左边开过来的？
   A. MCL 撕裂
   B. LCL 撕裂
   C. ACL 撕裂
   D. PCL 撕裂

章节自测答案

1. D　半膜肌是稳定后内侧部的主要结构。其他选项是稳定后外侧部的结构。

2. C　ACL 损伤时，胫骨可向前平移，胫骨平台后部撞击一侧或双侧股骨髁。

3. C　放射状撕裂破坏了环形胶原束。

4. B　题目描述为内翻负荷，导致膝关节外侧拉伤。

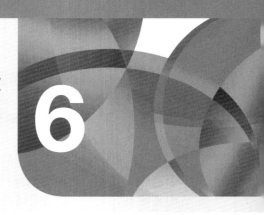

第六章
肩关节损伤的MRI

Luis S. Beltran

熟悉肩关节MRI正常解剖和病理表现,对有效诊断和治疗创伤性、运动相关性肩关节损伤非常重要。本章介绍各种MRI技术以评估肩关节功能和常见的损伤类型,这也是进一步研究这一有趣且重要的解剖区域的良好起点。

学习目标

通过本章的学习,关于肩关节损伤的MRI,期望读者能够:

1. 讨论并推荐合适的MRI检查方案。
2. 了解相关的影像解剖。
3. 描述影像特征。
4. 总结以下疾病相关概念和主要内容:盂肱关节不稳、肩关节盂唇撕裂、肩袖撕裂和肌腱病、肩峰下 - 三角肌下滑囊炎、肱二头肌肌腱病和肩锁关节(acromioclavicular joint,ACJ)损伤。

MRI 扫描方案

在常规的肩关节MR检查中,患者仰卧在MR扫描台上,掌侧朝上,拇指朝外。如果患者能耐受,可在手上放一个沙袋以保持体位。为了获得最佳信号,需将表面线圈紧贴肩关节放置。如果患者体型过大不适于肩关节线圈时,可使用体部相控阵线圈代替。不同医院扫描序列存在差异,一般常规行斜冠状位质子密度加权(proton density,PD)、斜冠状位脂肪饱和法 T_2 压脂(FS T_2)、矢状位 T_1 加权、矢状位 FS T_2、轴位脂肪饱和 PD 压脂序列。如果患者体内存在金属物质,则应修改扫描方案以减少金属伪影,包括提高加速因子和带宽、增加激励次数和减少层厚。此外,不应使用化学位移脂肪饱和法压脂,而应使用短时反转恢复(short tau inversion recovery,STIR)序列来获得脂肪抑制,因为与脂肪饱和法相比,STIR不容易受金属物质影响。

磁共振关节造影通常用于评估盂唇,但同时也有助于评估关节囊和肩袖。在患者盂肱关节内注射钆对比剂,然后进行MRI检查(见第二十九章)。在纽约大学通常行MRI斜冠状位 T_1 压脂、斜冠状位 T_2 压脂、矢状位 T_1,以及手臂外展外旋位(abduction and external rotation,ABER)的轴位 T_1 压脂和斜轴位 T_1 压脂扫描。ABER 位指的是患者(患侧)将手放在头部或颈部后方,肘部弯曲,该体位可以伸展出前 - 下盂肱关节囊和盂唇,有助于对比剂进入,增加盂唇细微撕裂的检出率[1]。

阅片观察列表

肩关节 MR 检查内容包括关节组成诸骨质及骨髓、关节对位、关节软骨、肩袖、肱二头肌长头腱(long head of the biceps tendon,LHBT)、盂唇、盂肱韧带、关节液和滑膜囊、肌肉、肩锁关节(ACJ)、喙锁韧带、喙肩韧带、血管和神经、局灶性病变、囊肿和肿块、皮下软组织。识别并评估以上结构的形态学和信号特征,重视任何 T_2 高信号区域。临床征象应具体阐述。

盂肱关节解剖

盂肱关节是一个多轴滑膜球窝关节,由代表球的肱骨头关节面和代表窝的关节窝组成，类似于高尔夫球在球座上。盂肱关节是人体活动度最大且最灵活的关节[2]，可做内收、外展、前屈、后伸、内旋、外旋及 360° 环转（图 6.1）。

　　然而，这种大范围的运动使肩关节成为一个相对不稳定的关节[2]。这种不稳定性可以通过加固周围结构来弥补，当进行极限运动或重体力劳动等活动时，通过静态和动态稳定结构共同作用的方式，从而保持肩关节的稳定。静态稳定结构包括盂肱关节囊、韧带和盂唇。动态稳定结构包括肩袖肌肉和肌腱以及肱二头肌长头和肌腱。

　　关节盂的关节面由透明软骨构成，状似梨形，MRI 上以侧位或矢状位显示最佳。关节盂通常轻度后倾或朝向后方，平均角度为 7°[3]，这种形态对于保持肩关节的稳定至关重要。肱骨头关节面同样也被透明软骨覆盖。肱骨头的形态特别是肱骨上后侧的形态对盂肱关节的稳定性尤为重要。

盂唇和盂肱韧带

　　盂唇是附着在关节边缘骨表面的纤维软骨环，围绕在关节盂透明软骨的周围（图 6.2）。由于 T_2 弛豫时间较短，盂唇在所有 MR 脉冲序列上呈均匀的低信号，这归因于纤维软骨的均质性。然而，由于纤维软骨成分的变化，在中等权重的 PD 序列和老年人群中，正常情况下也会出现球状和线状高信号[4,5]。盂唇通常呈三角形，此外还可出现圆形、扁平、劈裂、缺损或缺失[6]。常规 3.0T MRI 因其较高的信噪比，即使未做关节造影依然可以进行盂唇撕裂的评估。当然，MR 关节造影依旧是评估盂唇撕裂的首选检查方法[7]，因为对比剂可以扩张关节间隙，增加了对盂唇撕裂的检出率。

　　盂唇使关节窝的深度增加了 50%，从而有助于关节的稳定，同时它也是盂肱韧带、关节囊和肱二头肌长头腱（long head of the biceps tendon，LHBT）的

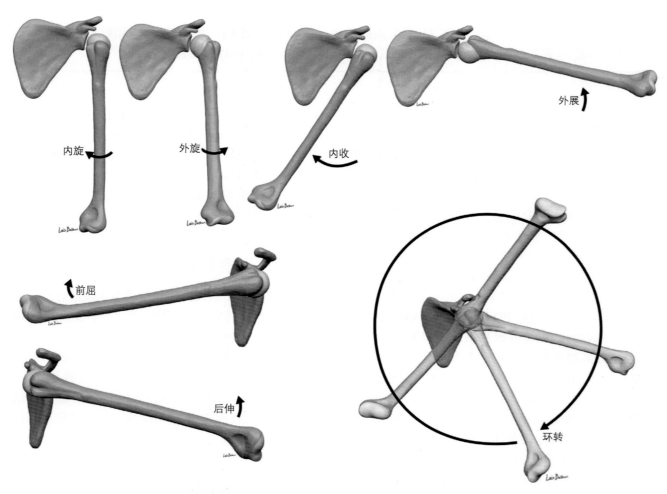

图 6.1　盂肱关节动力学。前面观（上排）和侧面观（下排）显示盂肱关节的运动范围大，包括内旋、外旋、内收、外展、前屈、后伸和 360° 环转

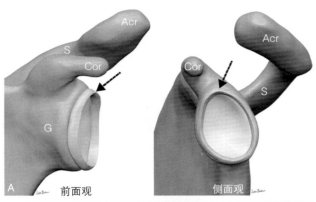

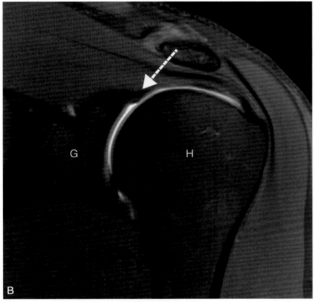

图 6.2　正常盂唇。A. 图示正常盂唇（虚线箭头），由纤维软骨环组成，附着在关节盂缘的骨表面（G），并围绕着关节盂透明软骨关节面的外缘。喙突（Cor）位于前方，肩胛冈（S）和肩峰（Acr）位于后方。B. 冠状位 FS T_1WI 显示正常的上盂唇，在横断面上呈均匀低信号和平滑的三角形（虚线箭头）。H，肱骨

附着点（图 6.3）。盂肱上韧带（superior glenohumeral ligament，SGHL）和 LHBT 附着于上盂唇。肱二头肌肌腱 - 盂唇复合体指的是 LHBT 与上盂唇的附着处。盂肱中韧带附着于前上盂唇。盂肱下韧带（inferior glenohumeral ligament，IGHL）复合体包括附着于前下盂唇的前束、附着于后下盂唇的后束以及中间的腋囊，后者包绕在盂肱关节囊的下份。盂唇在关节盂边缘的后部和下部附着比较牢固，而在上部和前上部附着疏松，并且存在很多解剖变异，可能会被误认为是盂唇撕裂，因为它在 MRI 上往往会充满液体或对比剂而与盂唇撕裂相似。盂唇的解剖变异包括：①盂唇下隐窝或盂唇下沟；②盂唇下孔或盂唇下洞；③Buford 复合体。

　　盂唇下隐窝（图 6.4），又称盂唇下沟，是肱二头肌 - 盂唇复合体与关节窝上方间的间隙。这个间隙是关节盂上缘肱二头肌长头腱插入盂上结节的内侧滑膜反折的结果，体现了上盂唇与上关节软骨间的疏松连接[8]。通常从侧视图将钟面投影到关节盂来描述盂唇的各部分，其中 12 点钟方向为肱二头肌 - 盂唇复合体，3 点钟方向位于前方，6 点钟方向位于下方，9 点钟位于后方。采用这种钟面法，盂唇下隐窝主要位于沿着二头肌 - 盂唇复合体下方的上关节盂 11~1 点钟位之间。在磁共振冠状位上，盂唇下隐窝位于关节盂缘的上方，指向关节盂的内侧。这与此区域盂唇撕裂即上盂唇由前向后撕裂（SLAP）有明显的区别，SLAP 损伤指向盂唇外上方[9]。

　　盂唇下孔（图 6.5），也称为唇下洞，是关节盂缘下方盂唇正常的局部分离，在约 10% 的无症状受试者中可见[10]。它位于关节盂 1~3 点之间，在肱二头肌 - 盂唇复合体的前面。不应将盂唇下孔与前唇或上唇的撕裂相混淆，尽管两者具有类似的外观。位置和形态的细微差别是作出正确诊断的关键。正常盂唇下孔局限于前上盂唇，其移位范围不超过 1~2mm，且边缘光滑[6]。相反，这个区域的盂唇撕裂通常更为突出，边缘不规则，可能会或不会延伸到盂唇的其他部分。

　　Buford 复合体（图 6.6）指的是突出的、索状增厚的盂肱中韧带直接附着在肱二头肌前方的上盂唇，并伴有上盂唇的缺失。正常健康人群中出现率在 1.5%~2% 之间[11]。

肩袖

　　肩袖的肌肉和肌腱包括冈上肌、冈下肌、肩胛下肌和小圆肌（图 6.7）。冈上肌起源于肩胛骨的冈上窝。冈下肌起源于冈下窝和肩胛冈下表面。小圆肌起源于肩胛骨的外侧缘。肩胛下肌起自肩胛下窝。肩袖的肌肉和肌腱在肱骨头的附着处相接近。肩胛下肌肌腱大部分止于肱骨小结节处，冈上肌、冈下肌和小圆肌肌腱止于大结节。肱骨大结节有上、中、下三部分，冈上肌肌腱大部分止于上部，冈下肌肌腱大部分止于中部，这两根肌腱在肱骨大结节的中上方边缘相互交错、融合、接触[9]。小圆肌止于下部。肩胛下肌肌腱和冈上肌肌腱还有一部分肌腱纤维相互融合覆盖在大小结节间的结节间沟上，这有助于维持 LHBT 在结节间沟内的正常位置[12]。

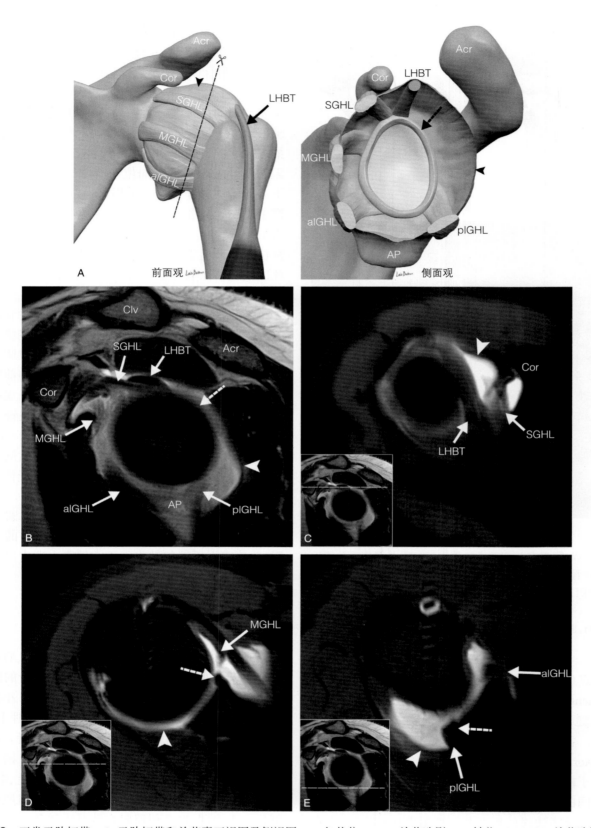

图 6.3   正常盂肱韧带。A. 盂肱韧带和关节囊正视图及侧视图。B. 矢状位 T$_1$ MR 关节造影。C. 轴位 FS T$_1$ MR 关节造影（关节上份）。D. 轴位 FS T$_1$ MR 关节造影（关节中份）。E. 轴位 FS T$_1$ MR 关节造影（关节下份）。盂肱韧带与关节盂（虚线箭头）内侧、肱骨头外侧相连，延续至关节囊（燕尾箭头）。盂肱上韧带（SGHL）和肱二头肌长头腱（LHBT）附着在上盂唇。盂肱中韧带（MGHL）附着在前上盂唇。盂肱下韧带（IGHL）复合体由附着于前下盂唇的前束（aIGHL）、附着于后下盂唇的后束（pIGHL）以及中间的腋囊（AP）组成，这是关节囊的下部。喙突（Cor）位于前方，肩峰（Acr）位于后方。Clv，锁骨

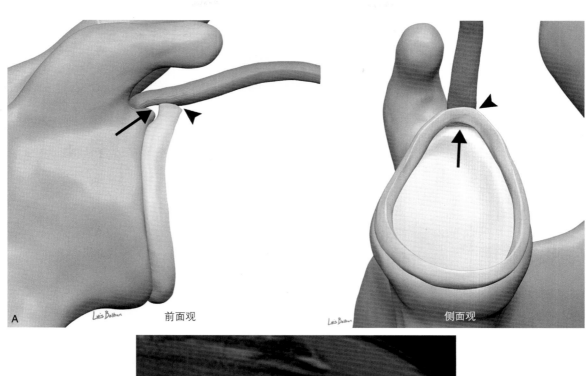

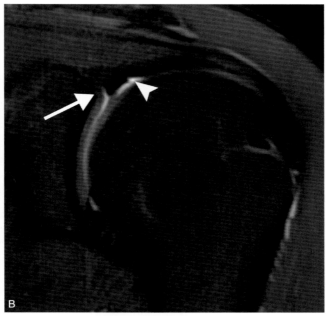

图 6.4　盂唇下隐窝。A. 图示正常变异的盂唇下隐窝或盂唇下沟(箭头)常位于肱二头肌 - 盂唇复合体(燕尾箭头)下方的上关节盂 11~1 点钟之间。B. 冠状位 FS T$_2$WI 示正常的盂唇下隐窝(箭头)，为关节盂缘上方的液体高信号，位于盂唇和关节软骨之间，指向关节盂的内侧。正常情况下，在肱二头肌 - 盂唇复合体(燕尾箭头)的盂唇外上缘和肱二头肌肌腱下方间也存在液体高信号，因为这两个结构之间存在一个小的间隙

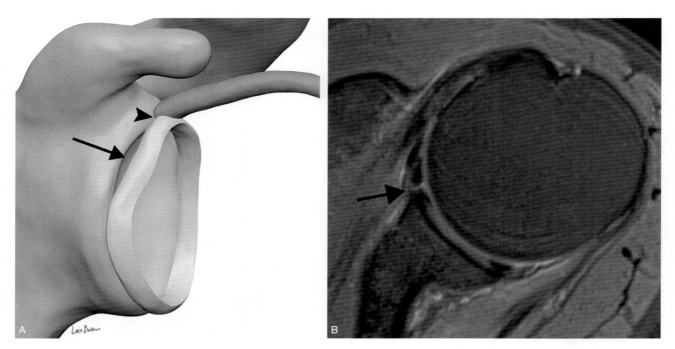

图 6.5　盂唇下孔。A. 正面观。B. 轴位 FS PDWI 示盂唇下孔或盂唇下洞(箭头),在肱二头肌 - 盂唇复合体(燕尾箭头)前方,由于骨性关节盂和盂唇之间沿关节盂 1~3 点钟方向有一个液体填充的小间隙,MR 显示小范围的高信号

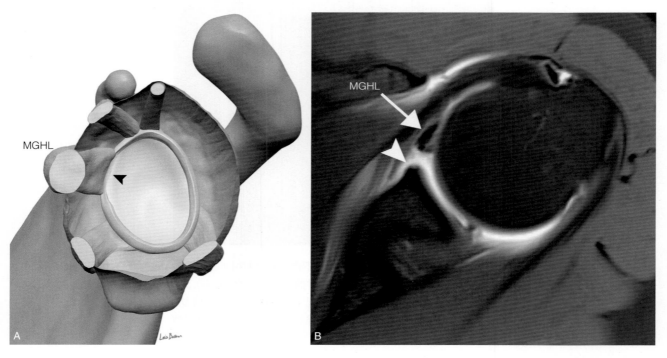

图 6.6　Buford 复合体。示意图(A)和轴位 FS T$_1$ MR 关节造影(B)Buford 复合体是指索条状增厚的盂肱中韧带(MGHL)(箭头)直接附着在肱二头肌前方的上盂唇,伴有前上盂唇的缺失(燕尾箭头)

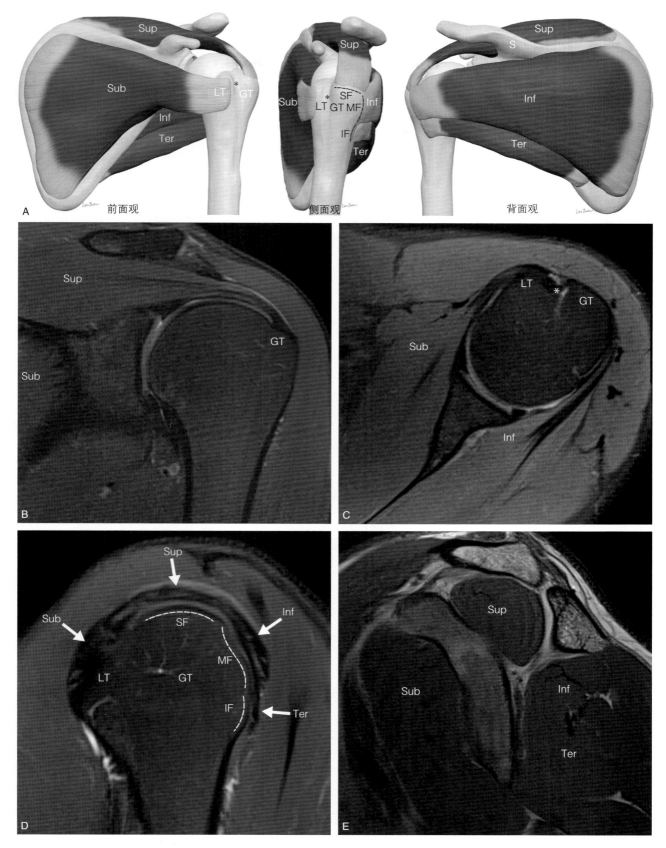

图 6.7　正常肩袖。示意图（A），冠状位 FS T_2（B），轴位 FS PD（C），矢状位 FS T_2（D），矢状位 T_1（E），显示肩袖肌肉和肌腱组成。肩胛下肌肌腱（Sub）止于小结节（LT）。大结节（GT）有上、中、下三个关节面。冈上肌腱（Sup）主要止于上关节面（SF），冈下肌腱（Inf）主要止于中关节面（MF），小圆肌肌腱（Ter）止于下关节面（IF）。在肱骨大、小结节间为肱二头肌结节间沟（*）。S，肩胛冈

肩袖肌群是肩部重要的动态稳定结构。冈上肌协同三角肌辅助肩关节外展。在冈上肌功能受损的情况下，需要大量增加三角肌的力量来辅助手臂外展[13]。冈下肌和小圆肌外旋肩部。肩胛下肌内旋肩部和手臂。

肩袖肌肉和肌腱在冠状面和横断面上的耦合作用对于维持肩关节的稳定非常重要。当手臂外展和上举过头顶时，三角肌和冈上肌的耦合力指向关节盂，使肱骨头紧贴关节盂，提高关节的稳定性[14]。这是抵抗肱骨头向上方移位的主要机制。前方的肩胛下肌和后方的冈下肌之间的外力耦合也有助于维持关节在整个运动范围内保持居中[14]。

肩袖肌肌腱在所有 MR 脉冲序列上均呈低信号；然而，在冠状位 MR 序列冈上肌远端肌腱止点处，肌腱斜向走行，包绕在肱骨大结节上，由于魔角效应的存在，常常会出现局部信号增高。如果读者不熟悉这个现象，可能与肌腱病混淆。魔角效应只出现在短 - 中等回波时间（time to echo，TE）的 MR 脉冲序列中，如 T_1 和 PD 序列，而不应在长的 TE 的序列上看到，比如 FS T_2 图像。如果怀疑信号增高是由于短 TE 序列的魔角效应引起，则可通过 FS T_2 上高信号消失来辨别。

肱二头肌长头腱

肱二头肌由 2 个头组成：短头起自肩胛骨喙突，长头起自关节盂上结节和上盂唇（图 6.8），两者都止于肘部桡骨近端的桡骨粗隆。LHBT 在盂肱关节前上方关节腔内斜行走行，经肩袖间隙穿出，沿着肱骨头的前部旋转 30°~45°，然后走行于大小结节间的结节间沟内[15-17]。LHBT 起源的上盂唇，被称为肱二头肌 - 盂唇复合体或肱二头肌锚。此处有一正常的解剖变异称之为盂唇下隐窝或沟，可能被误认为盂唇撕裂和 / 或肌腱撕裂，因此，应熟悉此解剖。这一部分将在本章的盂唇部分详细描述。

LHBT 的功能及维持其在结节间沟内的正常解剖位置依赖于周围各种稳定结构的完整性。静态稳定结构包括盂肱关节囊前上份（也称为肩袖间隔）、SGHL、喙肱韧带（CHL）和肱横韧带。动态稳定结构包括冈上肌腱和肩胛下肌腱。这些稳定结构形成一个复合体，沿结节间沟上的大结节和小结节插入，维持二头肌肌腱的解剖位置，称为肱二头肌滑车[16-18]（图 6.9）。当手臂外展外旋时，肱二头肌滑车限制 LHBT 向内侧半脱位。任何这些部件的损伤都

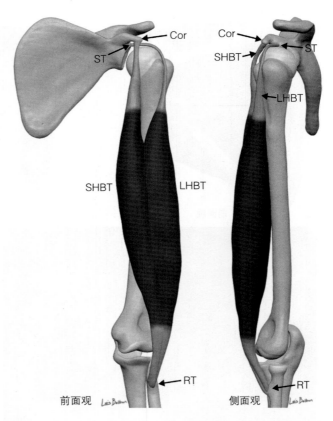

图 6.8　正常肱二头肌和肌腱。图示肱二头肌长头肌腱（LHBT）起自关节盂上结节（ST），肱二头肌短头肌腱（SHBT）起自喙突（Cor）。两条肌腱一起止于肘部的桡骨粗隆（RT）处

称为"滑车损伤"[19,20]。

肩锁关节

ACJ 是由锁骨外侧面和肩峰内侧面构成的有透明软骨覆盖的平面滑膜关节，中间有一个半月形的小纤维软骨盘，以供关节滑动。关节的稳定性取决于关节周围的静态稳定结构如关节囊和韧带，以及动态稳定结构如围绕关节的肌肉。关节囊环绕关节，牢固地附着在锁骨和肩峰骨质上（图 6.10）。肩锁上、下韧带沿关节上、下方向分别加固关节囊，可认为是 ACJ 关节囊的局限性增厚。喙锁韧带由锥状韧带和斜方韧带组成。锥状韧带呈三角形，起自肩胛骨喙突后内侧，向上延伸，广泛附着于锁骨下表面，呈倒锥形。斜方韧带呈四边形，起源于喙突前外侧，沿外侧水平走行，止于锁骨下缘。喙肩韧带起自喙突外侧，止于肩峰前部。三角肌附着在锁骨远端前方以及肩峰和肩胛冈的前外侧。斜方肌附着在锁骨远端、肩峰和肩胛冈的上、后表面。这两块肌肉一起保持了 ACJ 的动态稳定。

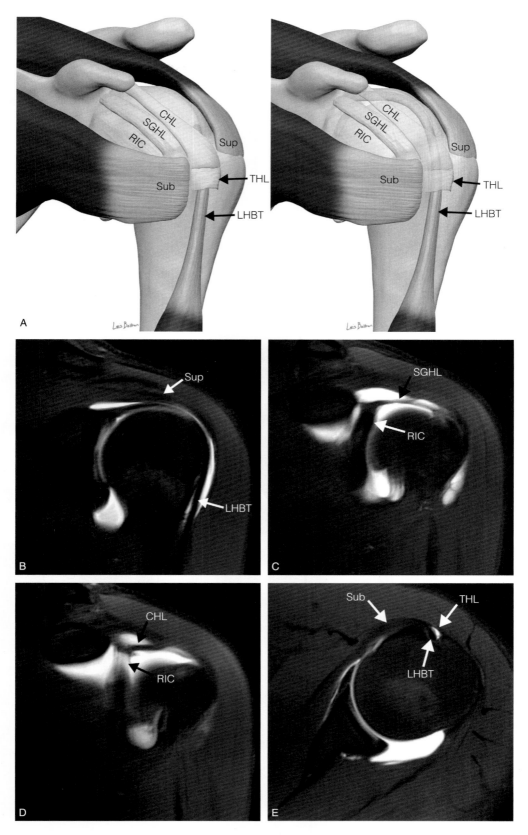

图 6.9　正常肱二头肌滑轮系统。A. 图示不透明（左）和透明（右）的肱二头肌滑轮系统的包膜和韧带，以显示下方结构。B~D. 冠状 FS T₁ 图像。E. 轴位 FS T₁ MR 关节造影图像。肱二头肌长头腱（LHBT）主要位于结节间沟内，是包括肩袖囊（RIC）、盂肱上韧带（SGHL）、喙肱韧带（CHL）、横肱韧带（THL）在内的静态稳定结构，和冈上肌腱（Sup）、肩胛下肌腱（Sub）在内的动态稳定结构组成的复合体，这些结构统称为肱二头肌滑轮系统

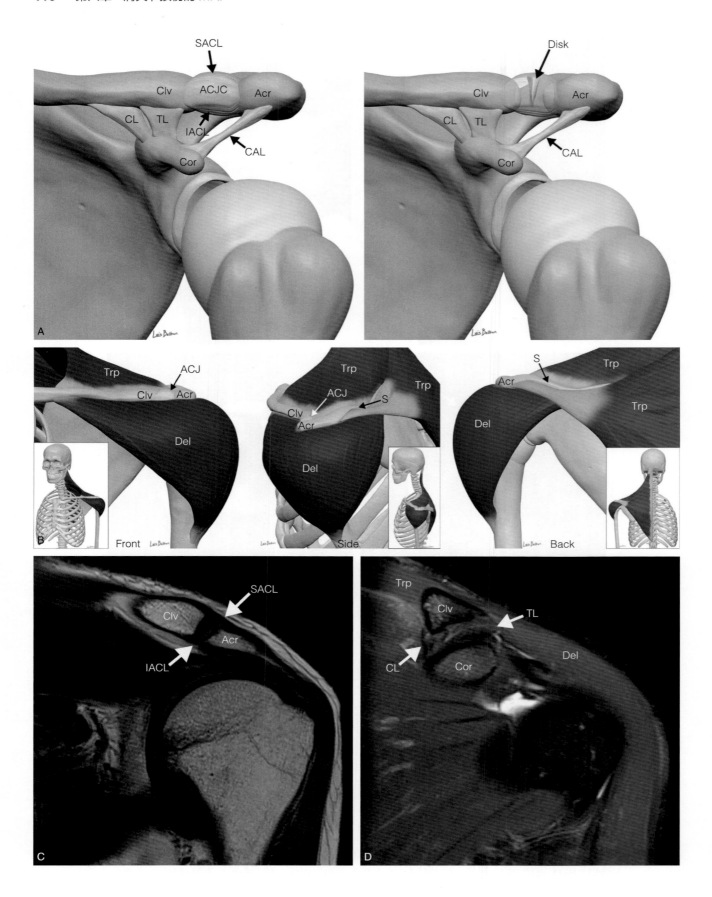

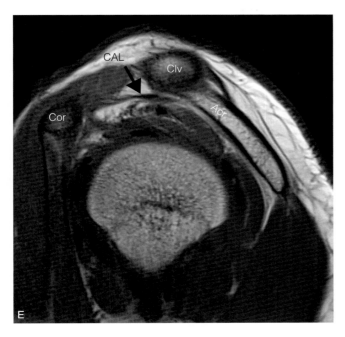

图 6.10 正常肩锁关节(ACJ)。A. 用不透明(左)和透明(右)关节囊显示 ACJ 下方静态稳定结构。B. ACJ 动态稳定结构。C.冠状位 PD 图像。D. MR 冠状 FS T_2 图像。E.矢状位 T_1 图像。展示了以下结构:肩锁关节囊(ACJC)、锁骨(Clv)、肩峰(Acr)、肩锁上韧带(SACL)、肩锁下韧带(IACL)、纤维软骨盘(Disk)、由锥状韧带(CL)和斜方韧带(TL)组成的喙锁韧带、喙肩韧带(CAL),三角肌(Del),肩胛冈(S),斜方肌(Trp)。喙突(Cor)

肩峰下 - 三角肌下滑囊

滑囊是内衬滑膜的充满液体的封闭性囊腔,通常含有一层薄的滑液,其目的是通过在两个彼此相对运动的紧密并置的结构之间创建一个充满液体的空间来减轻摩擦。肩关节周围有多个滑囊,包括肩峰下 - 三角肌下(SA-SD)滑囊、喙突下滑囊、喙锁滑囊和肩峰上滑囊。液体也经常聚集在肩胛下肌肌腱的上缘及其周围,通常被称为肩胛下肌滑囊;然而,这些滑囊几乎均与盂肱关节相沟通,因此大多数观点认为这些是正常的关节隐窝,而不是真正的滑囊[21]。MRI 上关节滑囊轻度扩张伴少量关节液是正常的表现,并不代表滑囊炎。

SA-SD 滑囊(图 6.11)是肩部最大的滑囊,常与

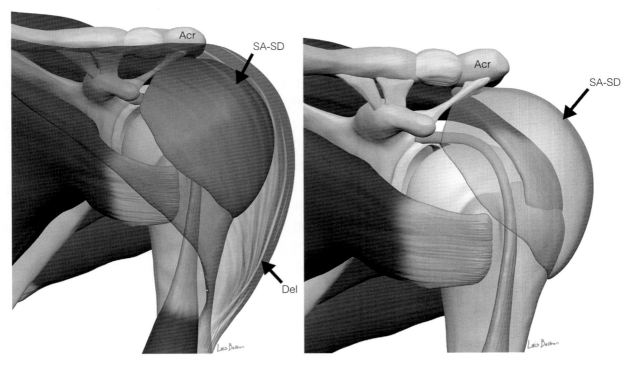

图 6.11 正常肩峰下 - 三角肌下(SA-SD)滑囊。图示 SA-SD 滑囊,透明三角肌(左)显示其下方结构,透明滑囊(右)显示其底层结构。滑囊位于肩峰(Acr)和三角肌(Del)的深处,肩袖肌肉和肌腱的表面

病理相关。它实际上由 2 个滑囊组成：肩峰下滑囊和三角肌下滑囊，然而，它们通常被认为是一个结构，因为在约 95% 的患者中是相沟通的[22]。SA-SD 滑囊广泛覆盖在盂肱关节表面，有利于肩袖肌腱与喙肩弓之间、肩袖肌腱与三角肌之间的运动。SA-SD 滑囊位于肩峰和三角肌的深面，而在肩袖肌肉和肌腱的表面，内缘延伸至喙突，外下缘延伸至三角肌下方的肱骨大结节以下 3cm[23]，前缘延伸至并覆盖结节间沟。

盂肱关节不稳

盂肱关节活动范围广，因此其稳定性差，是所有外周关节中最常发生脱位和半脱位的关节[24]。肩关节脱位可继发于外伤或非创伤情况下，由于潜在的关节静态和动态稳定结构形态异常，如盂唇或肩袖肌腱异常[25]。外伤时突然的负荷可能会导致急性肩关节脱位，如跌倒时伸展手臂，重复类似事件会加剧这种情况。复发性肩关节脱位的患者也常发生重复性微创伤，而这种重复性微损伤又可导致复发性肩关节脱位，同时也可导致软组织稳定结构的损伤[24,25]。肩关节前脱位是外伤性肩关节脱位最常见的类型，占所有脱位事件的 90%[26]。

在临床怀疑有肩关节脱位后，首选的影像学检查仍是 X 线。CT 和 MRI 的横断面成像常被用作后续的影像学检查，以进一步确定损伤程度和制订手术计划[27]。CT 能更好地显示与肩关节脱位相关的骨损伤[28,29]，而 MRI 和 MR 关节造影是评估相关软组织损伤的最佳方法，如盂唇和肩袖[30]。

在肩关节前脱位中，损伤机制为肱骨头相对于关节盂的前下运动。前脱位通常是由于直接冲击或跌倒时手臂伸直造成的。脱位后，患者手臂通常保持在外旋外展位（ABER）。脱位时，盂肱下韧带（IGHL）复合体牵拉关节盂前下缘骨质，常常会导致前下盂唇撕裂，称为 Bankart 损伤（图 6.12），指盂唇和 IGHL 前束与关节盂发生创伤性分离。更严重的损伤可导致关节盂骨折，骨折碎片移位，肩胛盂边缘骨质缺损，称为 Bankart 骨折（图 6.13）。这种创伤性关节盂缺损或关节盂骨质缺失是导致关节盂呈倒梨形的原因。根据骨碎片的存在与否，将 Bankart 损伤分为"软组织性"或"骨性"Bankart。在软组织 Bankart 损伤中，其损伤的机制可能导致盂唇撕裂和肩胛盂附着处的中断，累及到肩胛骨骨膜。在 MR 关节造影时，将对比剂注入关节腔内，可观察到盂唇和肩胛骨骨膜间的间隙扩大，从而有助于诊断。软

组织 Bankart 损伤的盂唇撕裂有可能被误认为是正常变异的盂唇下孔；然而，Bankart 盂唇撕裂主要发生在前 - 下盂唇，虽然它经常向上延伸至前上盂唇。相反，正常变异的盂唇下孔只出现在前上唇。此外，盂唇下孔不与 Hill-Sachs 骨折相关联，而 Bankart 盂唇撕裂则常伴有 Hill-Sachs 骨折。对于 Bankart 骨折，评估盂缘骨质缺损的形态和大小十分重要，因为缺损范围与手术成功与否相关[6]。肩关节前脱位也常导致肱骨头后上方的嵌入性骨折，称为 Hill-Sachs 骨折。评估 Hill-Sachs 骨折的大小和形态也很重要，因为它们与术后脱位复发的风险增加有关[31,32]。

盂肱关节后脱位损伤的发生率远低于前脱位，通常与癫痫发作有关，是后脱位的潜在原因。由于反方向力的作用，反 Hill-Sachs 损伤是指肱骨头前部的嵌入性骨折，而反 Bankart 损伤是指后关节盂和盂唇的骨折和 / 或撕裂。

盂唇的撕裂

不稳定的盂唇撕裂时，撕裂物移位导致临床上患者出现疼痛和撞击症状。体格检查很难确定撕裂的盂唇是否稳定。关节镜检查时，探查到撕裂的盂唇异常运动则提示为不稳定撕裂[33,34]，这种撕裂可能需要手术修复。前盂唇撕裂常发生于年轻患者的创伤性肩关节前脱位，而且通常是需要手术修复的不稳定撕裂。

稳定的盂唇撕裂较少发生移位并引起临床症状，因此通常不需要手术修复，若无症状，通常无需手术干预。上盂唇撕裂被称为 SLAP 撕裂，其与后盂唇撕裂通常是非创伤性或退行性，可发生在任何年龄段。这些类型的撕裂在关节镜检查中通常是稳定的，有时可以保守处理；然而，对这些类型的撕裂的处理因具体情况而异，也可以通过手术修复来治疗[35]。

在 MRI 冠状位上，SLAP 撕裂位于上盂唇上方，并指向关节盂外侧（图 6.14）。相反，盂唇下隐窝是指向关节盂内侧。MR 关节造影是诊断盂唇撕裂的最佳手段，在盂肱关节间隙内注入对比剂，如存在盂唇撕裂，则可观察到对比剂进入到盂唇内的裂口，其他表现包括盂唇磨损或碎裂等形态异常，盂唇信号增高，撕裂移位的盂唇组织。一项研究对比常规 MR 图像和 MR 关节造影图像，发现当盂唇移位 4mm 或更多时，可以非常准确地判断不稳定性盂唇撕裂[36]。Modi 等[37]的研究还表明，MR 关节造影 ABER 位能提高盂唇撕裂诊断的准确性。

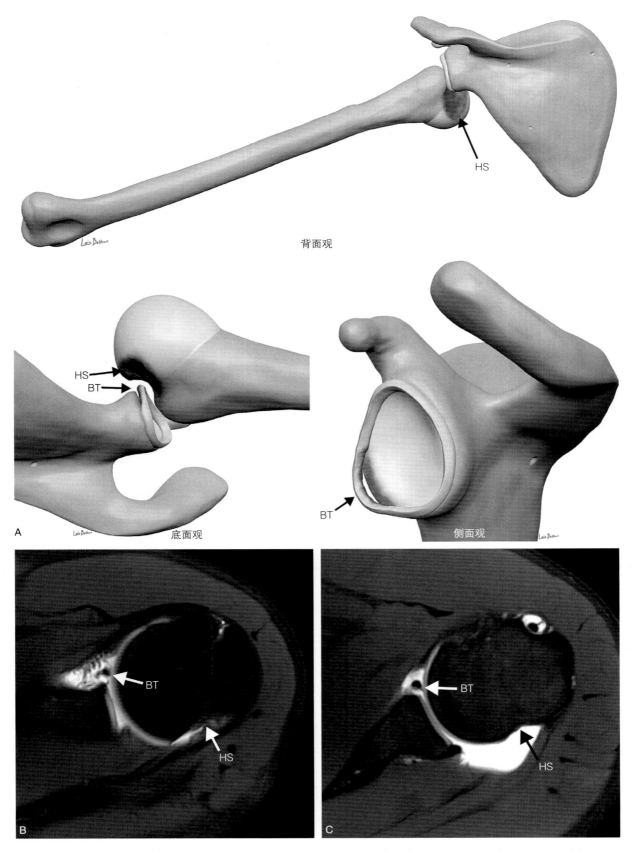

图 6.12　Bankart 盂唇撕裂（BT）和 Hill-Sachs（HS）骨折。A. 肩关节前脱位伴肱骨外展外旋，关节盂前下脱位伴 BT 和 HS 骨折。B. 和 C. 肩关节前脱位复位后轴位 FS T_1 MR 关节造影图像。这种损伤与前下盂唇撕脱撕裂（BT）和肩胛盂分离以及肱骨头后上方 HS 骨折有关

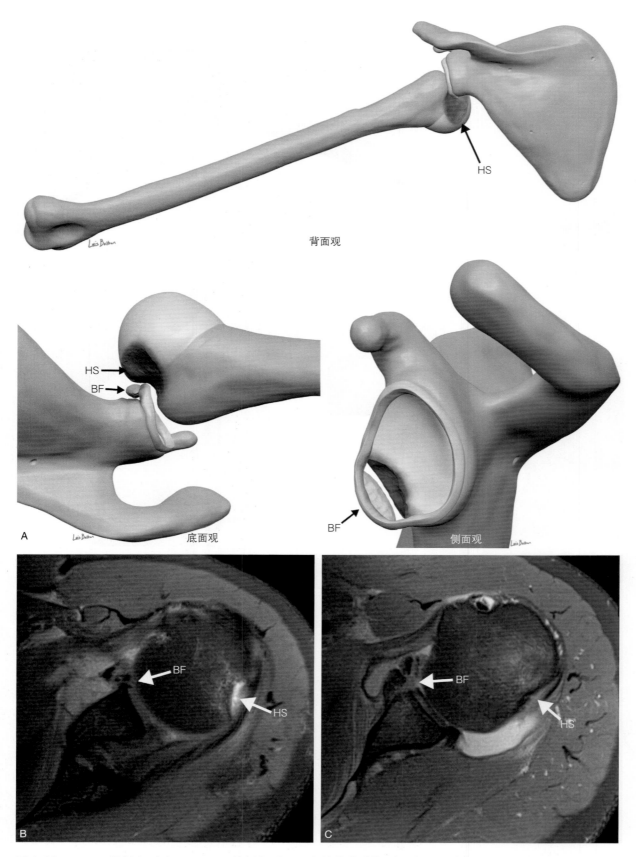

图 6.13 Bankart 骨折（BF）和 Hill-Sachs 骨折（HS）。A. 肩关节前脱位，肱骨外展外旋，关节盂向前下脱位，伴 BF 和 HS 骨折。B 和 C. 肩关节前脱位后复位轴位 FS PDWI。这种损伤与前下关节盂的 BF 有关，即前下盂唇撕脱移位、关节盂骨折并骨碎片覆盖在盂唇上，以及肱骨头后上方 HS 骨折

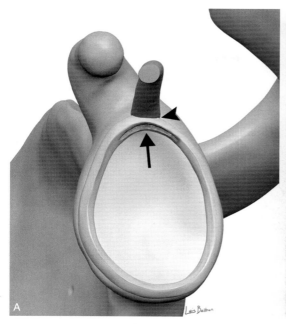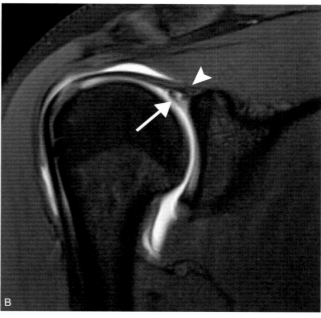

图 6.14　上盂唇前向后撕裂（SLAP）。示意图（A）和冠状 FS T₁ MR 关节造影（B），SLAP 撕裂（箭头）主要位于 11 点和 1 点之间，在上盂唇的肱二头肌 - 盂唇复合体（箭头）下方。在冠状位 MRI 上，SLAP 撕裂存在于上盂唇的上方，并向外侧指向盂唇

肩袖病变

肩袖结构使手臂能够活动和上举，它是常见的损伤部位和疼痛原因，特别是在老年人群中。肩袖肌在盂肱关节的动态稳定中起着至关重要的作用。一些研究表明肩袖撕裂对肩部的动态稳定性有显著的负面影响。具体地说，相较于小的部分撕裂而言，冈上肌腱完全撕裂并延伸至冈下肌腱的患者可能会出现明显的无力和肩关节运动学的改变[38,39]。

肩袖病变图示，包括肌腱病、部分和全层撕裂（图 6.15）。肩袖撕裂包括多种因素，内因包括年龄、缺血或磨损引起的退变，外因包括创伤和撞击。肩袖撞击是肩袖纤维被周围软组织或骨性结构压迫的结果，通常与喙肩弓的肩峰下骨刺和 / 或邻近 ACJ 退变性骨赘形成有关，称为肩峰下撞击。后上内侧撞击发生在肩关节外旋外展时，肱骨头后上部与后关节盂接触，这在普通人群中比肩峰下撞击少见，但在投掷运动员中尤为常见[40]。

肌腱病，通常也被称为肌腱变性或肌腱炎，在 MRI 上表现为肌腱呈局限性或弥漫边界不清的中等信号，肌腱滑囊面或关节面的纤维无中断（图 6.16）。这可能与弥漫性或局灶性肌腱增厚有关。

肌腱撕裂只累及关节面或滑囊面，称为部分撕裂（图 6.17），也可从关节面延伸至滑囊面，被称为全层撕裂（图 6.18）。撕裂也可以局限于肌腱内，没有向关节面或滑囊面延伸，称为肌腱中间或内部撕裂。MRI 上，肩袖肌腱的撕裂表现为肌腱纤维断裂部位在液体敏感图像上呈高信号，与液体信号类似，通常在 T₂ 加权脂肪抑制序列显示最佳。撕裂最常发生在肌腱止点处 1cm 内（称为临界区）或肱骨头止点处。肌腱撕裂常与邻近的肌腱病变有关。

全层撕裂通常根据其撕裂范围分为小（<1cm）、中等（1~3cm）、大（3~5cm）和巨大撕裂（>5cm）[13]，不同类型的撕裂会影响手术修补的方式，因此应常规行 MRI 评估肩袖损伤的程度。撕裂处肌腱边缘的形态也应注意，因为弥漫性撕裂肌腱周围的纤维形态较差，可能不适合修复。全层撕裂和大范围部分撕裂的肌腱常常会回缩，这会影响手术方案，应在报告上进行描述。冈上肌腱通常附着于肱骨头正上方，在手臂保持中立位的冠状位 MR 图像上位于 12 点方向[13]。肌腱的回缩程度可在冠状位 MR 图像上通过测量肱骨大结节与肌腱回缩处的距离得出。

钙化性肌腱炎或肩袖变性是一种自限性疾病，因为羟基磷灰石钙沉积在肩袖肌腱内，通常与上方的 SA-SD 滑囊的钙化性滑囊炎有关（图 6.19）。这是羟基磷灰石晶体沉积病的常见表现。患者常表现为急性疼痛、触诊压痛和肿胀，或可能完全无症状。

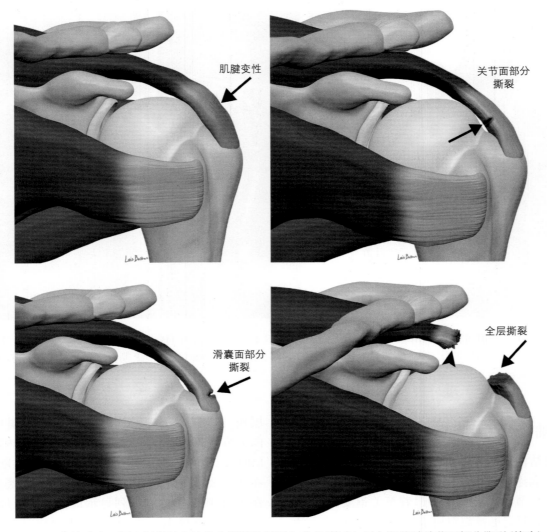

图 6.15 肩袖病变。冈上肌肌腱变性伴有肌腱的增厚和炎症(箭头);冈上肌肌腱关节面部分撕裂(箭头);冈上肌肌腱滑囊面部分撕裂(箭头);冈上肌肌腱全层撕裂(箭头)撕裂肌腱的残端向内侧回缩(燕尾箭头)

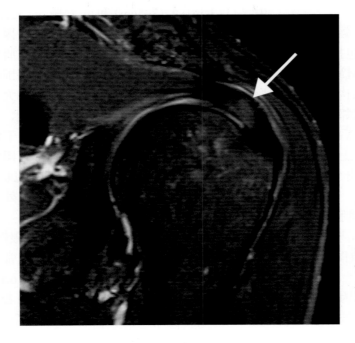

图 6.16 肩 袖 肌 腱 变 性。冠状 FS T₂WI 显示冈上肌肌腱变性,肌腱增厚,信号增高(箭头)

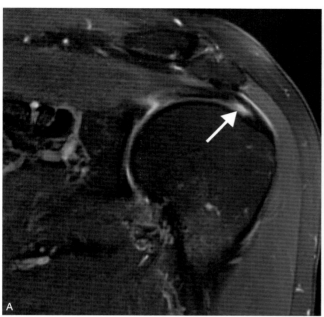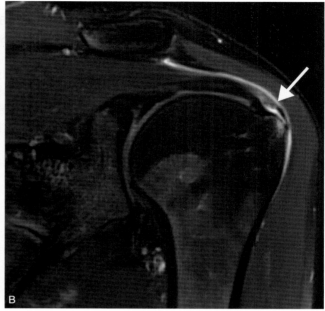

图 6.17　肩袖部分撕裂。A. 冠状位 FS T_2WI 示,冈上肌肌腱关节面部分撕裂(箭头);B. 冠状面 FS T_2WI 示,冈上肌肌腱滑囊面部分撕裂(箭头)

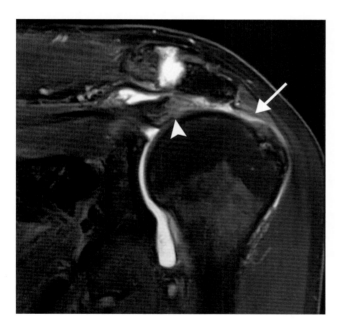

图 6.18　肩袖全层撕裂。冠状面 FS T_2WI:冈上肌肌腱全层撕裂(箭头),撕裂肌腱向内侧回缩(燕尾箭头)

X 线片是显示软组织内钙化沉积最好的诊断方法,表现为泪滴状或结节状钙化密度。MRI 通常用于评估周围肩袖肌腱和 SA-SD 滑囊是否存在的相关炎症。在 MRI 上,钙化沉积表现为关节囊和 / 或肩袖肌腱内的泪滴状或结节状病变,由于是钙化,因此在 T_1 和液体敏感(T_2FS、PDFS 或 STIR)图像上均呈低信号。如果存在与钙化沉积相关的活动性炎症,则

常常伴有滑膜积液增多和水肿,受累肌腱增厚、信号增高。

肩峰下 - 三角肌下滑囊病变

　　SA-SD 滑囊内液体增多可能与肩袖撕裂、炎症、晶体沉积症和感染有关。脓毒性滑囊炎并不常见,但在静脉注射吸毒者中例外。SA-SD 滑囊内的晶体沉积病称为钙化性滑囊炎,通常与肩袖钙化性肌腱炎有关,常继发于上文所述的羟基磷灰石晶体沉积[21]。SA-SD 滑囊内的大而不规则类肿瘤样钙化沉积可能与慢性肾脏疾病有关,钙化性滑囊炎应与之鉴别。

肱二头肌长头肌腱病变

　　肱二头肌长头肌腱近端损伤的临床表现通常为肩关节前方疼痛,并伴有前臂屈曲功能丧失。LHBT 的病理可分为撞击性肌腱病、与半脱位相关的肌腱病和磨损性肌腱病三种类型[41]。撞击性肌腱病通常与肩袖肌腱病有关,是由于手臂抬高和外旋时肱骨头、肩峰和 CHL 之间的撞击引起[42,43]。与半脱位相关的肌腱病是由于肱二头肌滑轮稳定结构损伤引起的[43]。磨损性肌腱病,也可称为原发性肌腱炎[41,44],是由于肱骨结节间沟边缘的大、小结节局部骨赘形

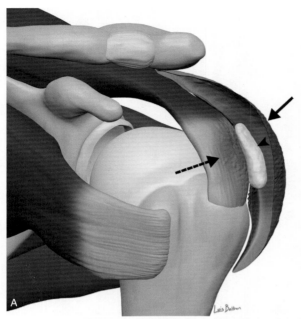

图 6.19　肩袖钙化性肌腱炎和肩峰下 - 三角肌下滑囊炎。A. 肩袖与 SA-SD 滑囊示意图。B 和 C. 冠状面 FS T₂WI，肩袖钙化性肌腱炎和滑囊炎，与对应的 X 线片（左下插图 B）。钙化沉积物（燕尾箭头）呈泪滴状或结节状，X 线片上表现为致密影，MRI 上呈低信号，位于 SA-SD 滑囊和 / 或邻近的肩袖肌腱内。如果存在与钙化沉积相关的活动性炎症，MRI 将显示受累肌腱的增厚、信号增高（虚箭）和继发滑囊积液的增多、水肿（实箭）

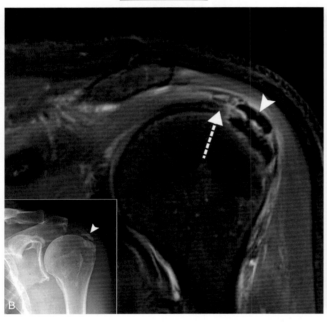

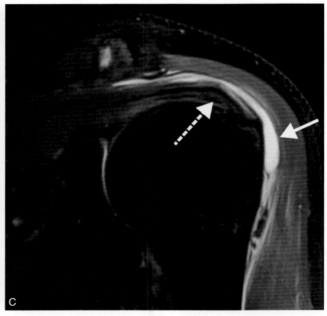

成和粘连导致结间沟狭窄的结果。

　　肱二头肌滑轮损伤可由创伤或非创伤引起。创伤性损伤通常是由于跌倒时手臂伸直，同时伴有完全的外展或内旋，或向后摔倒时手部或肘部着地[45]。非创伤性损伤通常是由于长期重复的手臂上举运动引起，通常见于投掷运动，如棒球、网球和排球[46]。肱二头肌滑轮损伤也可能与肩袖撕裂有关。冈上肌肌腱远端前方的止点和肩胛下肌的止点在肱骨结间沟处的撕裂（称为前上肩袖撕裂），可能会累及包括 CHL 和 SGHL 在内的肱二头肌滑轮静态稳定结构[16]，这一区域的肩袖损伤可使肱二头肌长头肌腱不稳定，从而导致位于结间沟内的肱

二头肌长头肌腱半脱位或脱位[46,47]。肱二头肌肌腱的半脱位或脱位可以发生在朝向盂肱关节的关节内侧，也可以发生在关节前外侧，这取决于肱二头肌滑轮的损伤部位。

　　孤立性肱二头肌长头腱近端损伤通常采用非甾体抗炎药物、物理治疗和 / 或在肱二头肌长头肌腱结节间沟内注射类固醇激素保守治疗。如果症状持续超过 3 个月或有肩袖或盂唇的损伤，则应手术治疗[18]。对于撞击性肱二头肌长头腱病患者，常采行肩峰下减压术。肱二头肌肌腱病的直接外科治疗包括对轻度或早期肌腱病变剃除，较严重的病变行肱二头肌肌腱切除术或固定术[44]。肱二头肌肌腱切

除术是指手术切除二头肌肌腱关节内的部分。肱二头肌肌腱固定术是指手术切除肱二头肌肌腱关节内部分，并将切除的肌腱远端残端与近端肱骨干重新连接，通常用螺钉、锚或缝线等固定装置固定。

在 MRI 上，肱二头肌肌腱病理表现包括直径改变、形态不规则、信号异常，部分或完全撕裂和移位[43、49、50]（图 6.20）。LHBT 关节内部分在矢状位和冠状位 MR 图像上显示最佳，关节外的结节间沟部

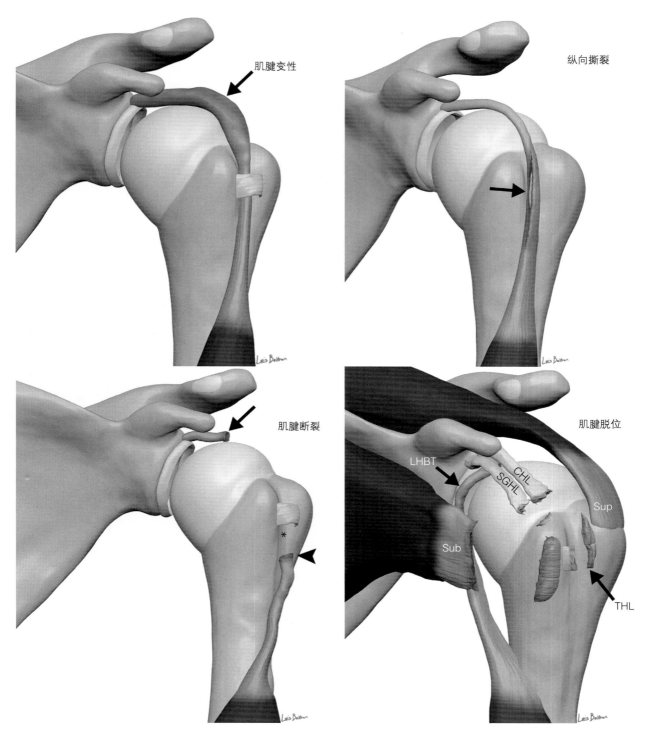

图 6.20 肱二头肌长头肌腱病，肱二头肌长头肌腱（LHBT）增厚和炎症（箭头）；LHBT 纵向部分撕裂，结节间沟及肱骨近端关节外部分肌腱纤维部分断裂（箭头）；LHBT 完全断裂，近端关节内肌腱残端位于肱二头肌-盂唇复合体附近（箭头），远端肌腱残端回缩至肱骨干近端水平（燕尾箭头），结节间沟内的肌腱缺失（*）；LHBT 内脱位，从结节间沟移至盂肱关节前方，与肱二头肌滑车结构撕裂有关，包括盂肱上韧带（SGHL）、喙肱韧带（CHL）、肱横韧带（THL）和肩胛下肌腱撕裂

分在轴位 MR 图像上显示最佳[43]。MRI 上正常肱二头肌长头肌腱直径约 2~5mm，呈圆形或卵圆形，横断面呈均匀低信号[43]。肌腱扁平，特别是在结节间沟的入口处是正常的表现，这是因为肌腱在这个水平上承受更大的力。MRI 上肌腱增厚、信号增高提示肌腱病，也称为肌腱变性[43、49、50]（图 6.21）。

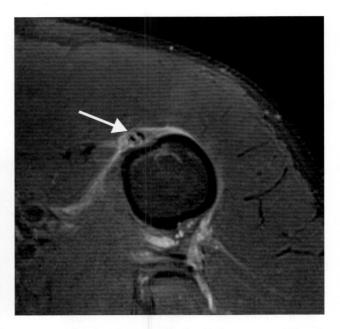

图 6.22　肱二头肌长头肌腱撕裂。轴位 FS T$_2$WI 示肱二头肌长头肌腱纵向部分撕裂，肱骨近端关节外肌腱纤维断裂，肌腱变薄，肌腱纤维分裂成 2 束或更多束（箭头）

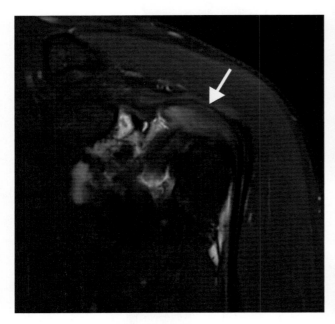

图 6.21　肱二头肌长头肌腱病。冠状位 FS T$_2$WI 显示肱二头肌长头肌腱增厚，肌腱内信号增高（箭头）

部分撕裂表现为肌腱变薄，肌腱纤维的部分断裂，通常表现为纵向撕裂，肌腱纤维分裂成 2 条或更多束[17]（图 6.22）。当肌腱完全断裂远端缩回时，可导致结节间沟内空虚[43]（图 6.23）。当发生肌腱脱出于结节间沟外时，通常与肱二头肌滑轮结构撕裂有关（图 6.24）。肱二头肌肌腱切除术后，MRI 显示关节内肱二头肌长头肌腱缺失，常伴有盂上结节肌腱起始处的骨质改变。肱二头肌肌腱固定术后，MRI 除了显示与切除术相同表现外，还可以看到术后固定在肱骨头或胸大肌下肱骨干近端的肱二头肌长头肌腱残端，以及附着处的固定装置（螺钉、锚或缝合线）出现的磁敏感伪影。

肩锁关节损伤

ACJ 的损伤约占所有肩部损伤的 10%，多发生在运动和创伤中。ACJ 损伤的诊断和分类是基于临床和放射学[52-55]相结合的基础上，根据公认的 Rockwood 分类系统进行分型[56,57]（图 6.25），这对

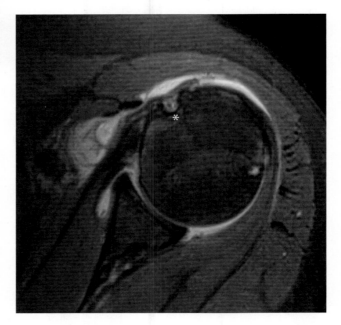

图 6.23　肱二头肌长头肌腱断裂。轴位 FS T$_2$WI 显示肱二头肌长头肌腱完全断裂，结节间沟内未见肱二头肌肌腱（*）

临床制订治疗方案至关重要的。研究表明，MRI 在评估韧带完整性方面有独特的优势，而韧带的完整性会影响治疗，在相当多的患者中，MRI 的发现可能会改变 X 线所确定的 Rockwood 分型。ACJ 的治疗方案很大程度上是基于准确的 Rockwood 分型[51,52,59]，这对于临床和放射学可能是困难的。放射学的评估存在挑战性，因为 ACJ 不仅在创伤情

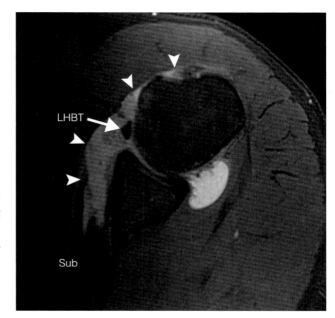

图 6.24 肱二头肌长头肌腱脱位。轴位 FS T₂WI 显示肱二头肌长头腱（LHBT）内侧脱位，脱出结节间沟并位于盂肱关节前方。包括肩胛下肌腱（Sub）在内的肱二头肌滑车结构完全撕裂，在结节间沟周围未看到肌腱附着，取而代之的是沿着关节前方和结节间沟周围的弥漫液体渗出（燕尾箭头）

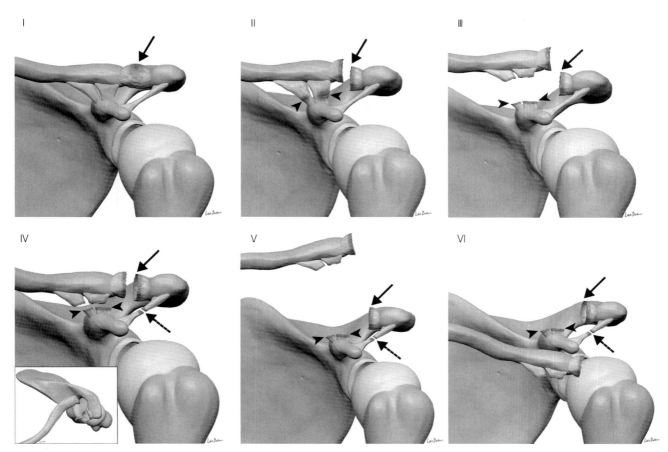

图 6.25 肩锁关节（ACJ）脱位的 Rockwood 分型。Ⅰ型：肩锁韧带扭伤 / 部分撕裂（箭头），ACJ 保持稳定；Ⅱ型：肩锁韧带完全撕裂（箭头）和喙锁韧带扭伤 / 部分撕裂（燕尾箭头），ACJ 间隙增宽，喙锁间隙正常或略增宽，锁骨上移 50%；Ⅲ型：肩锁韧带完全撕裂（箭头）和喙锁韧带完全撕裂（燕尾箭头），ACJ 间隙增宽（25%~100%），喙锁间隙增大（25%~100%），锁骨上移 100%；Ⅳ型：肩锁韧带完全撕裂（实箭）、喙锁韧带完全撕裂（燕尾箭头）、喙肩韧带完全撕裂（虚箭），伴有锁骨远端向后移位；Ⅴ型：肩锁韧带完全撕裂（实箭），喙锁韧带完全撕裂（燕尾箭头），喙肩韧带完全撕裂（虚箭），锁骨远端明显向上移位；Ⅵ型：肩锁韧带完全撕裂（实箭）、喙锁韧带完全撕裂（燕尾箭头）、喙肩韧带完全撕裂（虚箭），伴有锁骨远端向喙突下移位。Ⅲ~Ⅵ型损伤还包括斜方肌和三角肌脱离锁骨远端

况下增宽[60]，而且在正常情况下随着年龄的增长以及导致韧带松弛的关节炎如风湿性关节炎也会增宽[61]。此外，Ⅱ型损伤与Ⅲ型损伤在常规 X 线中很难鉴别[62,63]。由于标准 ACJ 损伤的放射学检查和临床评估存在局限性，促使人们采用 MRI 来评估 ACJ 损伤[58,62,64,65]。普通放射学仅依赖关节距离的测量，而 MRI 还可以直接评估关节支撑结构，特别是维持静态稳定的韧带和动态稳定的肌肉。Nemec 等[58]提出了一种适用于 MRI 的 Rockwood 分类，在 MRI 上看到的韧带（肩锁韧带、喙锁韧带和喙肩韧带）和肌肉（斜方肌和三角肌）的损伤被纳入 Rockwood 系统（表 6.1）。

Rockwood Ⅰ型（图 6.26）损伤：X 线片显示关节无异常，MRI 可见肩锁韧带轻度扭伤/部分撕裂和/或喙锁韧带轻度扭伤/部分撕裂。

Rockwood Ⅱ型（图 6.27）损伤：X 线片显示 ACJ 间隙增宽，喙锁间隙正常或轻度增宽，锁骨上移 50%。MRI 显示肩锁韧带完全撕裂和/或喙锁韧带、喙肩韧带部分撕裂。

Rockwood Ⅲ型（图 6.28）损伤：X 线片显示 ACJ 间隙增宽，喙锁间隙较正常增宽 25%~100%、锁骨上移 100%。MRI 显示肩锁韧带和喙锁韧带完全撕裂，斜方肌和三角肌从锁骨远端脱离，和/或喙肩韧带部分撕裂。

Rockwood Ⅳ型（图 6.29）损伤：在 X 线片上表现为锁骨远端向后移位，最佳观察体位为腋位，显示锁骨远端的前缘与肩峰前缘不在一条线上；肩锁关节和喙锁关节间隙可能是正常的，这种损伤是因为肩峰受力将肩胛骨向后推的结果。MRI 显示 3 条韧

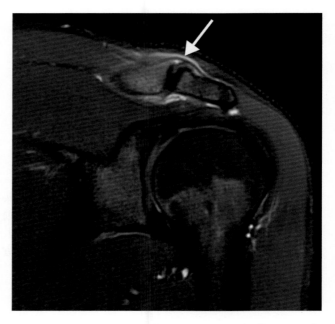

图 6.26 Rockwood Ⅰ型肩锁关节（ACJ）损伤。冠状位 FS T$_2$WI 显示肩锁韧带扭伤/部分撕裂，表现为高信号的上、下肩锁韧带磨损并水肿，关节囊水肿以及关节周围骨髓水肿（箭头）。ACJ 无移位

带（肩锁韧带、喙锁韧带和喙肩韧带）全部断裂，斜方肌和三角肌脱离锁骨远端。当锁骨后移穿入斜方肌内时会发生所谓的"纽孔征"[62]。

Rockwood Ⅴ型损伤：可视为严重的Ⅲ型损伤。X 线片或 MRI 显示皮下锁骨远端明显上移，体格检查可见畸形，MRI 显示 3 条韧带（肩锁韧带、喙锁韧带、喙肩韧带）全部断裂，斜方肌和三角肌从锁骨远端脱离。胸锁乳突肌失去拉力导致喙锁间距增加 100%~300%[62]。

表 6.1 适用于 MRI 的韧带损伤 ROCKWOOD 分型

损伤分型	肩锁韧带	喙锁韧带	喙肩韧带	斜方肌和三角肌
Ⅰ	部分撕裂	无撕裂	无撕裂	无撕裂
Ⅰ+	部分撕裂	部分撕裂	无撕裂	无撕裂
Ⅱ−	完全撕裂	无撕裂	无撕裂	无撕裂
Ⅱ	完全撕裂	部分撕裂	无撕裂	无撕裂
Ⅱ+	完全撕裂	部分撕裂	部分撕裂	无撕裂
Ⅲ	完全撕裂	完全撕裂	无撕裂	从锁骨远端脱离
Ⅲ+	完全撕裂	完全撕裂	部分撕裂	从锁骨远端脱离
Ⅳ	完全撕裂	完全撕裂	完全撕裂	从锁骨远端脱离
Ⅴ	完全撕裂	完全撕裂	完全撕裂	从锁骨远端脱离
Ⅵ	完全撕裂	完全撕裂	完全撕裂	从锁骨远端脱离

修改自：*Nemec U，Oberleitner G，Nemec SF，Gruber M，Weber M，Czerny C，et al. MRI versus radiography of acromioclavicular joint dislocation. AJR Am J Roentgenol. 2011；197（4）：968-973.*

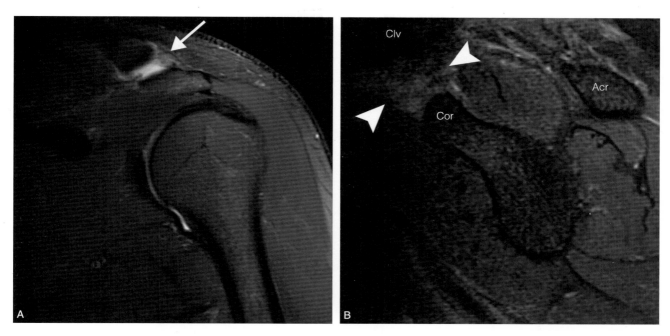

图 6.27 Rockwood Ⅱ型肩锁关节（ACJ）损伤。A. 冠状 FS T₂WI 和 B. 矢状 FS T₂WI 显示肩锁韧带完全撕裂,韧带未见显示(箭头),伴 ACJ 间隙扩大和关节积液,喙锁韧带扭伤 / 部分撕裂伴韧带水肿和磨损(燕尾箭头),锁骨轻度向上位移。Acr,肩峰; Clv,锁骨;Cor,喙突

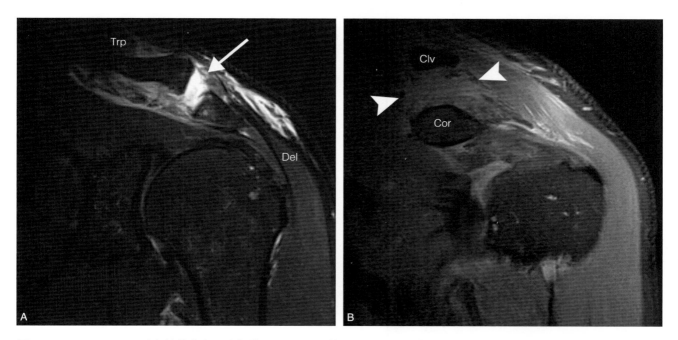

图 6.28 Rockwood Ⅲ型肩锁关节（ACJ）损伤。A 和 B. 冠状 FS T₂WI 显示肩锁韧带完全撕裂(箭头),韧带未见显示、周围水肿,ACJ 间隙增宽并积液,喙锁韧带完全撕裂,韧带未见显示(燕尾箭头),斜方肌(Trp)和三角肌(Del)从锁骨(Clv)远端脱离,锁骨肌肉附着处周围广泛水肿,以及锁骨远端向上移位。Acr,肩峰;Cor,喙突

　　Rockwood Ⅵ型损伤罕见,在 X 线片或 MRI 上显示锁骨远端移位至肩峰或喙突下,这是由于锁骨上方的重击所致。MRI 也显示 3 条韧带(肩锁韧带、喙锁韧带和喙肩韧带)全部断裂,斜方肌和三角肌从

锁骨远端脱离。

　　在 MRI 上,斜冠状位 PD 加权图像是评价 ACJ 的最佳成像方式,可准确显示急性韧带损伤[58,62,64,65]。由于患者在 MRI 检查时处于仰卧位,减少了 ACJ 损

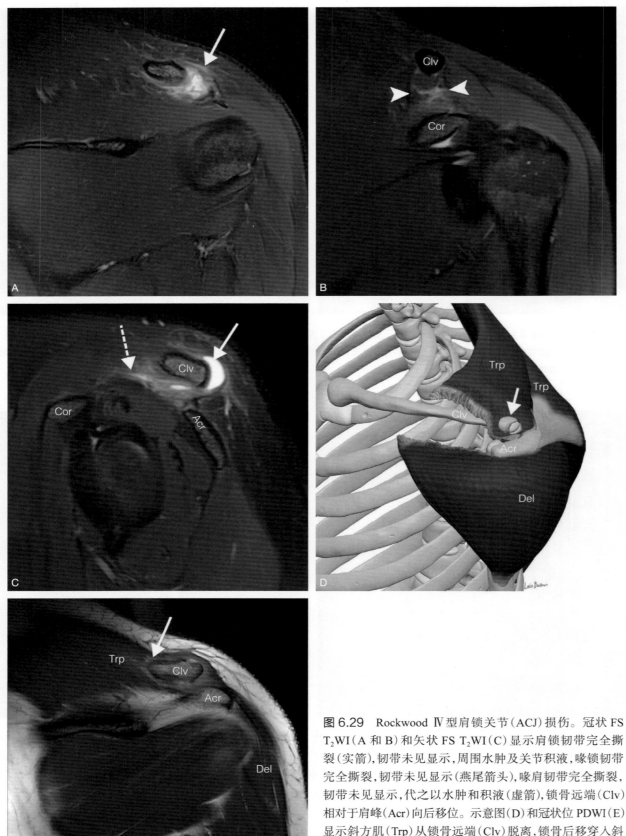

图 6.29 Rockwood Ⅳ 型肩锁关节（ACJ）损伤。冠状 FS T₂WI（A 和 B）和矢状 FS T₂WI（C）显示肩锁韧带完全撕裂（实箭），韧带未见显示，周围水肿及关节积液，喙锁韧带完全撕裂，韧带未见显示（燕尾箭头），喙肩韧带完全撕裂，韧带未见显示，代之以水肿和积液（虚箭），锁骨远端（Clv）相对于肩峰（Acr）向后移位。示意图（D）和冠状位 PDWI（E）显示斜方肌（Trp）从锁骨远端（Clv）脱离，锁骨后移穿入斜方肌（箭头）呈"纽孔征"。Cor，喙突；Del，三角肌

伤中重力因素引起的肩锁关节移位,导致 X 线片与 MRI 上肩锁关节间隙的测量值之间存在明显差异[58]。

ACJ 损伤的治疗主要取决于 Rockwood 分型。Rockwood Ⅰ型和Ⅱ型损伤采用保守治疗(即非手术治疗)[66],Ⅳ~Ⅵ型损伤需要手术治疗[59,67]。Ⅲ型损伤的治疗争议相对较大,选择保守治疗还是手术治疗,通常由骨科医生根据具体情况决定[68,69]。

参考文献

1. Beltran LS, Adler R, Stone T, Surace J, Beltran J, Bencardino JT. MRI and ultrasound imaging of the shoulder using positional maneuvers. *AJR Am J Roentgenol*. 2015;205(3):W244–W254.
2. Quillen DM, Wuchner M, Hatch RL. Acute shoulder injuries. *Am Fam Physician*. 2004;70(10):1947–1954.
3. Di Giacomo G, Itoi E, Burkhart SS. Evolving concept of bipolar bone loss and the Hill-Sachs lesion: from "engaging/non-engaging" lesion to "on-track/off-track" lesion. *Arthroscopy*. 2014;30(1):90–98.
4. Arai R, Kobayashi M, Toda Y, Nakamura S, Miura T, Nakamura T. Fiber components of the shoulder superior labrum. *Surg Radiol Anat*. 2012;34(1):49–56.
5. Gustas CN, Tuite MJ. Imaging update on the glenoid labrum: variants versus tears. *Semin Musculoskelet Radiol*. 2014;18(4):365–373.
6. Llopis E, Montesinos P, Guedez MT, Aguilella L, Cerezal L. Normal shoulder MRI and MR arthrography: anatomy and technique. *Semin Musculoskelet Radiol*. 2015;19(3):212–230.
7. Major NM, Browne J, Domzalski T, Cothran RL, Helms CA. Evaluation of the glenoid labrum with 3-T MRI: is intraarticular contrast necessary? *AJR Am J Roentgenol*. 2011;196(5):1139–1144.
8. Kwak SM, Brown RR, Resnick D, Trudell D, Applegate GR, Haghighi P. Anatomy, anatomic variations, and pathology of the 11- to 3-o'clock position of the glenoid labrum: findings on MR arthrography and anatomic sections. *AJR Am J Roentgenol*. 1998;171(1):235–238.
9. Rudez J, Zanetti M. Normal anatomy, variants and pitfalls on shoulder MRI. *Eur J Radiol*. 2008;68(1):25–35.
10. Stoller DW. MR arthrography of the glenohumeral joint. *Radiol Clin N Am*. 1997;35(1):97–116.
11. Williams MM, Snyder SJ, Buford Jr D. The Buford complex—the "cord-like" middle glenohumeral ligament and absent anterosuperior labrum complex: a normal anatomic capsulolabral variant. *Arthroscopy*. 1994;10(3):241–247.
12. Boon JM, de Beer MA, Botha D, Maritz NG, Fouche AA. The anatomy of the subscapularis tendon insertion as applied to rotator cuff repair. *J Shoulder Elbow Surg*. 2004;13(2):165–169.
13. Opsha O, Malik A, Baltazar R, et al. MRI of the rotator cuff and internal derangement. *Eur J Radiol*. 2008;68(1):36–56.
14. Parsons IM, Apreleva M, Fu FH, Woo SL. The effect of rotator cuff tears on reaction forces at the glenohumeral joint. *J Orthop Res*. 2002;20(3):439–446.
15. De Maeseneer M, Van Roy F, Lenchik L, et al. CT and MR arthrography of the normal and pathologic anterosuperior labrum and labral-bicipital complex. *RadioGraphics*. 2000;20 [Spec No:S67–S81].
16. Petchprapa CN, Beltran LS, Jazrawi LM, Kwon YW, Babb JS, Recht MP. The rotator interval: a review of anatomy, function, and normal and abnormal MRI appearance. *AJR Am J Roentgenol*. 2010;195(3):567–576.
17. Beltran LS, Beltran J. Biceps and rotator interval: imaging update. *Semin Musculoskelet Radiol*. 2014;18(4):425–435.
18. Habermeyer P, Magosch P, Pritsch M, Scheibel MT, Lichtenberg S. Anterosuperior impingement of the shoulder as a result of pulley lesions: a prospective arthroscopic study. *J Shoulder Elbow Surg*. 2004;13(1):5–12.
19. Edelson JG, Taitz C, Grishkan A. The coracohumeral ligament. Anatomy of a substantial but neglected structure. *J Bone Joint Surg Br*. 1991;73(1):150–153.
20. Morag Y, Jacobson JA, Shields G, et al. MR arthrography of rotator interval, long head of the biceps brachii, and biceps pulley of the shoulder. *Radiology*. 2005;235(1):21–30.
21. Bureau NJ, Dussault RG, Keats TE. Imaging of bursae around the shoulder joint. *Skeletal Radiol*. 1996;25(6):513–517.
22. van Holsbeeck M, Strouse PJ. Sonography of the shoulder: evaluation of the subacromial-subdeltoid bursa. *AJR Am J Roentgenol*. 1993;160(3):561–564.
23. Petersilge CA, Witte DH, Sewell BO, Bosch E, Resnick D. Normal regional anatomy of the shoulder. *Magn Reson Imaging Clin N Am*. 1993;1(1):1–18.
24. Demehri S, Hafezi-Nejad N, Fishman EK. Advanced imaging of glenohumeral instability: the role of MRI and MDCT in providing what clinicians need to know. *Emerg Radiol*. 2016;24(1):95–103.
25. Murray IR, Goudie EB, Petrigliano FA, Robinson CM. Functional anatomy and biomechanics of shoulder stability in the athlete. *Clin Sports Med*. 2013;32(4):607–624.
26. Shah AS, Karadsheh MS, Sekiya JK. Failure of operative treatment for glenohumeral instability: etiology and management. *Arthroscopy*. 2011;27(5):681–694.
27. Acid S, Le Corroller T, Aswad R, Pauly V, Champsaur P. Preoperative imaging of anterior shoulder instability: diagnostic effectiveness of MDCT arthrography and comparison with MR arthrography and arthroscopy. *AJR Am J Roentgenol*. 2012;198(3):661–667.
28. Fritz J, Fishman EK, Fayad LM. MDCT arthrography of the shoulder. *Semin Musculoskelet Radiol*. 2014;18(4):343–351.
29. Fritz J, Fishman EK, Small KM, et al. MDCT arthrography of the shoulder with datasets of isotropic resolution: indications, technique, and applications. *AJR Am J Roentgenol*. 2012;198(3):635–646.
30. Magee T. 3-T MRI of the shoulder: is MR arthrography necessary? *AJR Am J Roentgenol*. 2009;192(1):86–92.
31. Mascarenhas R, Rusen J, Saltzman BM, et al. Management of humeral and glenoid bone loss in recurrent glenohumeral instability. *Adv Orthop*. 2014;2014:640952.
32. Ozaki R, Nakagawa S, Mizuno N, Mae T, Yoneda M. Hill-sachs lesions in shoulders with traumatic anterior instability: evaluation using computed tomography with 3-dimensional reconstruction. *Am J Sports Med*. 2014;42(11):2597–2605.
33. Glasgow SG, Bruce RA, Yacobucci GN, Torg JS. Arthroscopic resection of glenoid labral tears in the athlete: a report of 29 cases. *Arthroscopy*. 1992;8(1):48–54.
34. Hurley JA, Anderson TE. Shoulder arthroscopy: its role in evaluating shoulder disorders in the athlete. *Am J Sports Med*. 1990;18(5):480–483.
35. Magee T. How often do surgeons intervene on shoulder labral lesions detected at MR examination? A retrospective review of MR examinations correlated with arthroscopy. *Br J Radiol*. 2014;87(1038):20130736.
36. Magee T. Usefulness of unenhanced MRI and MR arthrography of the shoulder in detection of unstable labral tears. *AJR Am J Roentgenol*. 2015;205(5):1056–1060.
37. Modi CS, Karthikeyan S, Marks A, et al. Accuracy of abduction-external rotation MRA versus standard MRA in the diagnosis of intra-articular shoulder pathology. *Orthopedics*. 2013;36(3):e337–e342.
38. Oh JH, Jun BJ, McGarry MH, Lee TQ. Does a critical rotator cuff tear stage exist?: a biomechanical study of rotator cuff tear progression in human cadaver shoulders. *J Bone Joint Surg Am*. 2011;93(22):2100–2109.
39. Lansdown DA, Feeley BT. Evaluation and treatment of rotator cuff tears. *Phys Sportsmed*. 2012;40(2):73–86.
40. Beltran LS, Nikac V, Beltran J. Internal impingement syndromes. *Magn Reson Imaging Clin N Am*. 2012;20(2):201–211, ix–x.
41. Burkhead W. The biceps tendon. In: Rockwood C, Matson F, eds. *The Shoulder*. Philadelphia, PA: WB Saunders; 1990:791–836.
42. Chen CH, Hsu KY, Chen WJ, Shih CH. Incidence and severity of biceps long head tendon lesion in patients with complete rotator cuff tears. *J Trauma*. 2005;58(6):1189–1193.
43. Zanetti M, Weishaupt D, Gerber C, Hodler J. Tendinopathy and rupture of the tendon of the long head of the biceps brachii muscle: evaluation with MR arthrography. *AJR Am J Roentgenol*. 1998;170(6):1557–1561.
44. Curtis AS, Snyder SJ. Evaluation and treatment of biceps tendon pathology. *Orthop Clin N Am*. 1993;24(1):33–43.

45. Walch G, Nove-Josserand L, Boileau P, Levigne C. Subluxations and dislocations of the tendon of the long head of the biceps. *J Shoulder Elbow Surg.* 1998;7(2):100–108.

46. Gerber C, Sebesta A. Impingement of the deep surface of the subscapularis tendon and the reflection pulley on the anterosuperior glenoid rim: a preliminary report. *J Shoulder Elbow Surg.* 2000;9(6):483–490.

47. Habermeyer P, Krieter C, Tang KL, Lichtenberg S, Magosch P. A new arthroscopic classification of articular-sided supraspinatus footprint lesions: a prospective comparison with Snyder's and Ellman's classification. *J Shoulder Elbow Surg.* 2008;17(6):909–913.

48. Hsu AR, Ghodadra NS, Provencher MT, Lewis PB, Bach BR. Biceps tenotomy versus tenodesis: a review of clinical outcomes and biomechanical results. *J Shoulder Elbow Surg.* 2011;20(2):326–332.

49. Buck FM, Grehn H, Hilbe M, Pfirrmann CW, Manzanell S, Hodler J. Degeneration of the long biceps tendon: comparison of MRI with gross anatomy and histology. *AJR Am J Roentgenol.* 2009;193(5):1367–1375.

50. De Maeseneer M, Boulet C, Pouliart N, et al. Assessment of the long head of the biceps tendon of the shoulder with 3T magnetic resonance arthrography and CT arthrography. *Eur J Radiol.* 2012;81(5):934–939.

51. Melenevsky Y, Yablon CM, Ramappa A, Hochman MG. Clavicle and acromioclavicular joint injuries: a review of imaging, treatment, and complications. *Skeletal Radiol.* 2011;40(7):831–842.

52. Simovitch R, Sanders B, Ozbaydar M, Lavery K, Warner JJ. Acromioclavicular joint injuries: diagnosis and management. *J Am Acad Orthop Surg.* 2009;17(4):207–219.

53. Ernberg LA, Potter HG. Radiographic evaluation of the acromioclavicular and sternoclavicular joints. *Clin Sports Med.* 2003;22(2):255–275.

54. Hegedus EJ, Goode A, Campbell S, et al. Physical examination tests of the shoulder: a systematic review with meta-analysis of individual tests. *Br J Sports Med.* 2008;42(2):80–92 [Discussion].

55. Walton J, Mahajan S, Paxinos A, et al. Diagnostic values of tests for acromioclavicular joint pain. *J Bone Joint Surg Am.* 2004;86-A(4):807–812.

56. Rockwood C, Williams G, Young D. Disorders of the acromioclavicular joint. In: Rockwood C, Matsen FI, eds. *The Shoulder.* 2nd ed. Philadelphia: Saunders; 1998:483–553.

57. Rockwood CJ. Subluxation of the shoulder: the classification, diagnosis, and treatment. *Orthop Trans.* 1979;4(306).

58. Nemec U, Oberleitner G, Nemec SF, et al. MRI versus radiography of acromioclavicular joint dislocation. *AJR Am J Roentgenol.* 2011;197(4):968–973.

59. Mazzocca AD, Arciero RA, Bicos J. Evaluation and treatment of acromioclavicular joint injuries. *Am J Sports Med.* 2007;35(2):316–329.

60. Nehme A, Tricoire JL, Giordano G, Rouge D, Chiron P, Puget J. Coracoclavicular joints. Reflections upon incidence, pathophysiology and etiology of the different forms. *Surg Radiol Anat.* 2004;26(1):33–38.

61. Lehtinen JT, Lehto MU, Kaarela K, Kautiainen HJ, Belt EA, Kauppi MJ. Radiographic joint space in rheumatoid acromioclavicular joints: a 15 year prospective follow-up study in 74 patients. *Rheumatology (Oxford).* 1999;38(11):1104–1107.

62. Alyas F, Curtis M, Speed C, Saifuddin A, Connell D. MR imaging appearances of acromioclavicular joint dislocation. *RadioGraphics.* 2008;28(2):463–479 [quiz 619].

63. Bossart PJ, Joyce SM, Manaster BJ, Packer SM. Lack of efficacy of 'weighted' radiographs in diagnosing acute acromioclavicular separation. *Ann Emerg Med.* 1988;17(1):20–24.

64. Antonio GE, Cho JH, Chung CB, Trudell DJ, Resnick D. Pictorial essay. MR imaging appearance and classification of acromioclavicular joint injury. *AJR Am J Roentgenol.* 2003;180(4):1103–1110.

65. Schaefer FK, Schaefer PJ, Brossmann J, Hilgert RE, Heller M, Jahnke T. Experimental and clinical evaluation of acromioclavicular joint structures with new scan orientations in MRI. *Eur Radiol.* 2006;16(7):1488–1493.

66. Mikek M. Long-term shoulder function after type I and II acromioclavicular joint disruption. *Am J Sports Med.* 2008;36(11):2147–2150.

67. Tischer T, Salzmann GM, El-Azab H, Vogt S, Imhoff AB. Incidence of associated injuries with acute acromioclavicular joint dislocations types III through V. *Am J Sports Med.* 2009;37(1):136–139.

68. Gstettner C, Tauber M, Hitzl W, Resch H. Rockwood type III acromioclavicular dislocation: surgical versus conservative treatment. *J Shoulder Elbow Surg.* 2008;17(2):220–225.

69. Macdonald PB, Lapointe P. Acromioclavicular and sternoclavicular joint injuries. *Orthop Clin N Am.* 2008;39(4):535–545, viii.

章节自测

1. 下列哪个结构穿过肩袖间隙？
   A. 冈上肌肌腱
   B. 肩胛下肌肌腱
   C. 喙突
   D. 盂肱中韧带

2. 下列哪一种 MRI 表现与冈上肌肌腱变性关系最密切？
   A. SA-SD 滑囊积液
   B. 冈上肌肌腱肿胀
   C. 冈上肌萎缩
   D. 肌腱附着处不连续

3. 下列哪项 MRI 表现与冈下肌的慢性萎缩关系最密切？
   A. T_2 高信号
   B. T_2 低信号
   C. T_1 高信号
   D. T_1 低信号

4. 肱二头肌肌腱短头起自哪里？
   A. 盂上结节
   B. 喙突
   C. 盂唇
   D. 小结节

章节自测答案

1. C　喙突通过肩袖间隙突出。
2. B　肌腱变性与肿胀和 T_1、T_2 信号增高有关。
3. C　慢性萎缩导致肌肉脂肪变，T_1 呈高信号。
4. B　肱二头肌肌腱短头起自喙突，长头起自盂上结节。

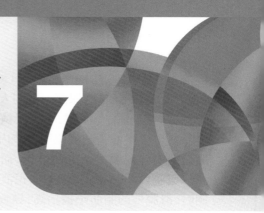

第七章
肘关节损伤的 MRI

Hyojeong Mulcahy

这一章包括 MRI 技术、解剖学和肘部损伤的 MRI 表现。

学习目的

通过本章的学习,关于肘部损伤的 MRI 认识,期望读者能够:

1. 讨论并推荐合适的 MRI 扫描方案。
2. 了解相关的影像解剖。
3. 描述影像特征。
4. 总结以下疾病知识点的相关概念和主要内容:解剖变异和判读误区,骨和软骨损伤,韧带损伤,肌腱损伤,神经卡压或损伤。

MRI 扫描方案

一般情况下,肘部扫描时患者仰卧位,手臂在一侧,肘部伸直,掌心向上[1,2]。使用肘部专用线圈。较大的相控阵线圈是更大范围检查的首选。或者,患者采取俯卧姿势,手臂上举过头,肘部伸直(超人姿势)。肘部扫描范围应从关节上方 10cm 处至桡骨粗隆远端。在我们机构,常规肘关节 MRI 扫描包括矢状位质子密度(PD)、轴位和冠状位 T_1 和 T_2 脂肪饱和(FS)序列。MR 关节造影时,向肘关节注射钆对比剂后,扫描轴位 T_1、轴位 T_2 压脂、冠状 T_1 压脂、冠状 T_2 压脂和矢状 T_2 压脂序列。屈曲外展旋后位用于肱二头肌肌腱远端成像,患者俯卧,肩外展 180°,手臂靠近头部。肘关节弯曲至 90°,前臂外旋,拇指向上,肘关节周围放置一个肩关节相控阵线圈[3]。

阅片观察列表

我们的肘关节 MRI 阅片观察列表包括骨和骨髓、关节对位、关节软骨、内侧和外侧副韧带、屈肌总腱和伸肌总腱、肱二头肌和肱肌腱,肱三头肌肌腱、肌肉、关节液和滑膜、滑囊、血管和神经、局灶性病变、囊肿和肿块以及皮下组织。识别每一个解剖结构,并评估其形态学和信号特征。任何 T_2 高信号的区域都应引起更多关注。临床征象应具体阐述。

骨和关节解剖学

肘关节是由肱骨、尺骨和桡骨构成的一个复合滑车关节[4]。肱尺关节是铰链(球窝)关节,而桡肱和桡尺关节是枢轴(滑车)关节。

肘关节的近端由 2 个中心髁和内外上髁构成,中心髁构成的肱骨关节面,内外上髁是软组织结构的附着点。肱骨远端关节面分为滑车和小头,分别与尺骨和桡骨形成关节。桡骨头也与邻近的尺骨桡切迹形成关节。这使得桡骨头可以旋转,提供前臂的旋后和内旋。肱骨小头和滑车表面光滑,内衬关节软骨,肱骨上髁为关节外结构,表面粗糙、不规则。鹰嘴的滑车切迹近 180° 环绕着滑车,使得肱尺关节成为肘部内翻应力下最重要的稳定结构。其余的稳定性由关节囊韧带提供。

肘关节前、后关节囊较薄。前方的肱肌和后方的肱三头肌提供额外的支撑。内侧和外侧,由关节囊和内外侧副韧带支持。肘部有 5 个主要的滑膜隐窝。鹰嘴隐窝是 5 个隐窝中最大的一个。肱骨前隐窝分为冠状窝和桡隐窝。环状隐窝包绕桡骨颈。尺侧副韧带（UCL）和桡侧副韧带（RCL）的隐窝分别位于 UCL 和 RCL 的深部。不同大小和形状的滑膜皱褶通常突入关节间隙，不应误认为关节内的游离体。三个主要的脂肪垫位于关节内滑膜外。两个前脂肪垫对应肱骨小头和滑车窝，而一个后脂肪垫隐藏在鹰嘴窝内。因此，当关节积液受到滑膜囊的限制时，滑膜外的脂肪垫被抬高，导致影像学上可见前后脂肪垫征（图 7.1）。

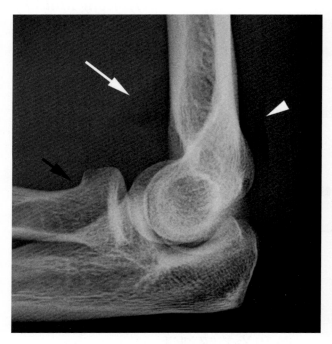

图 7.1　脂肪垫征。桡骨颈骨折患者肘关节侧位片（黑色箭头）显示前（白色箭头）和后（白色三角箭头）脂肪垫

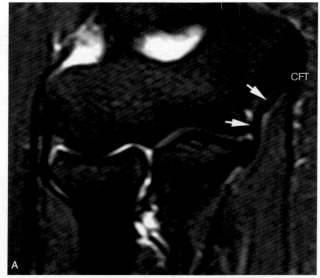

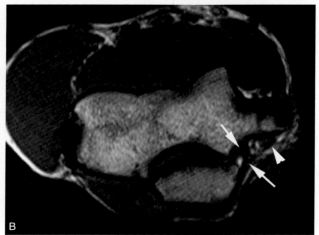

图 7.2　正常尺侧副韧带（UCL）（不同患者）。A. 冠状位 FS T_2WI 关节造影。B. 轴位 T_1WI。UCL 的前束（A 图中箭头）。后束形成肘管底（B 图中箭头）。CFT，屈肌腱。尺神经（三角箭头）在肘管内

韧带

侧副韧带复合体为肘关节内侧和外侧提供辅助支撑[5]。UCL 起源于内上髁下侧面，外侧副韧带复合体（LCL）起源于外上髁。这些副韧带复合体在冠状位上显示最佳。轴位和矢状位的影像有助于确认可疑病变。韧带在所有脉冲序列上通常都是均匀的低信号。

UCL 复合体比 LCL 复合体强韧得多。UCL 由三束相互连续的韧带组成：前束、后束和横束。前束是肘关节对抗外翻应力的主要结构，起源于内上髁的下缘，止于尺骨近端的高耸结节（图 7.2A）。后束较小，呈扇形，起源于内上髁下侧，止于滑车切迹的后内侧缘，形成肘管的底（图 7.2B）。横束几乎没有任何功能，在常规 MRI 上也不容易显示。

LCL 复合体由 RCL、外侧尺骨副韧带（lateral ulnar collateral ligament，LUCL）和环状韧带组成，

第四个组成部分是副外侧副韧带，该韧带通常从环状韧带延伸至旋后肌嵴，但常出现变异。LUCL 和 RCL 可能共同起源于外上髁。RCL 呈宽基底止于环状韧带，而 LUCL 沿着桡骨头后外侧缘与环状韧带纤维融合，继续向内侧止于尺骨旋后嵴（图 7.3）。LUCL 是对抗内翻应力的主要稳定结构，其断裂可导致肘关节后外侧旋转不稳定。环状韧带起源于桡骨切迹的前后缘，环绕桡骨头，是桡尺近侧关节的主要稳定结构（图 7.4）。

肌肉和肌腱

一般来说，肘部和前臂有 4 类基本运动。肘部

只能屈伸,内旋和外旋发生在桡骨和尺骨之间。肘部肌肉分为前、后、中、外侧肌群。

内侧肌群包括旋前圆肌和 4 个浅表常见屈肌:桡侧腕屈肌、掌长肌、尺侧腕屈肌和指浅屈肌。肘关节水平的屈肌总腱在关节后内侧汇合为一个肌腹。在冠状位 MRI 上,屈肌总腱表现为低信号,逐渐与起源于内上髁下缘的 UCL 近端纤维融合(图 7.2)[1-4]。

外侧肌群由浅表肌群、伸肌总腱和旋后肌 3 部分组成。常见伸肌群由 4 块肌肉组成:桡侧腕短伸肌(extensor carpi radialis brevis,ECRB)、指伸肌、小指伸肌和尺侧腕伸肌。冠状位 MRI 上可见低信号的伸肌总腱起源于外上髁,并沿肘关节后外侧走行,与较表浅的肌纤维相融合(图 7.3)。ECRB 与 LCL 复合体关系密切,在 MRI 上可能无法区分。

前侧肌群包括肘关节的 2 个主要屈肌:肱二头肌和肱肌。轴位图像是显示肱二头肌和肱三头肌的最佳方位,因为它们分别止于桡骨粗隆和冠突附近的尺骨近端。

后侧肌群包括肘关节的 2 个主要伸肌:肘肌和肱三头肌。三头肌止于鹰嘴突,于矢状位显示最佳。肘肌起源于后外上髁并止于尺骨外侧,轴位图像为最佳的显示方位。

滑囊

我们应该了解肘部几个表浅的和深部的滑囊,因为在 MRI 上可能会与囊肿或其他病变混淆,其中最重要的是鹰嘴和肘部滑囊。鹰嘴滑囊是最常见的表浅滑囊,位于鹰嘴背侧皮下(图 7.5)。另外两个表浅滑囊位于内上髁和外上髁,不应与内侧和外侧副韧带的断裂或撕裂相混淆。肘部滑囊包括肱二头肌桡骨囊和骨间滑囊。肱二头肌桡骨囊覆盖桡骨粗隆的前部,与肱二头肌的止点关系密切。由于肘关节前间室缺乏液体,滑囊炎可与单纯的积液相鉴别。这些滑囊通常不显示,发生炎性反应和积液时(由于直接的急性创伤、慢性反复损伤、感染和各种炎症性疾病,如痛风和类风湿关节炎),可以在 T_2 加权或 GRE 图像上显示(图 7.6)。

解剖变异和判读误区

肘部 MRI 的判读误区通常与正常的解剖变异、技术错误、患者的运动和各种成像伪影有关[4-6]。

一种常见的骨性变异是髁上突。这种钩状的骨性突起是一种退化不全的组织残留,在鸟类中也能看到,在 2.7% 的人类中存在(图 7.7)。这种结构几

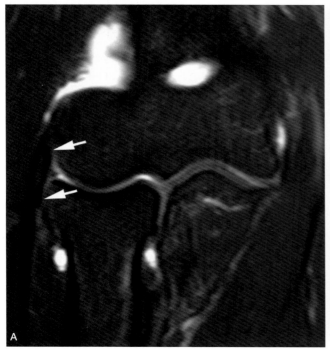
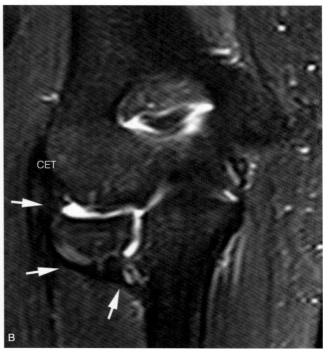

图 7.3　正常外侧副韧带复合体(不同患者)。A. 冠状位 FS T₂WI 关节造影。B. 更靠后层面的图像。外侧尺骨副韧带(LUCL)和桡侧副韧带(RCL)在外上髁的起点可能是相邻的。RCL 呈放射状止于环状韧带(A 图中箭头),LUCL 沿桡骨头后外侧缘止于尺骨旋后肌嵴(B 图中箭头)。CET,伸肌总腱

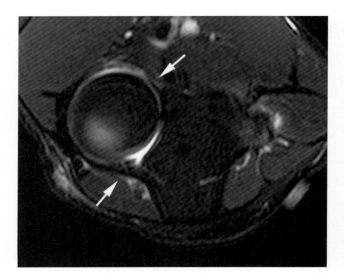

图 7.4 轴位 FS T₂WI 关节造影显示正常的环状韧带及隐窝（箭头）

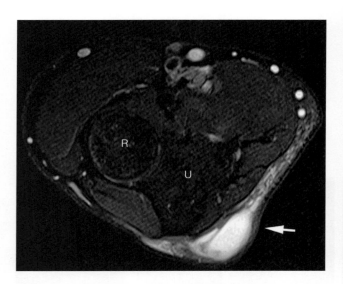

图 7.5 轴位 FS T₂WI 上的鹰嘴滑囊炎（箭头）。R，桡骨；U，尺骨

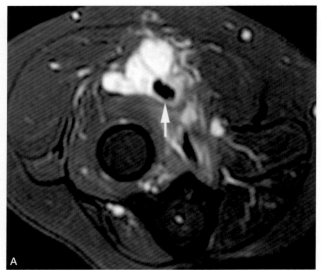

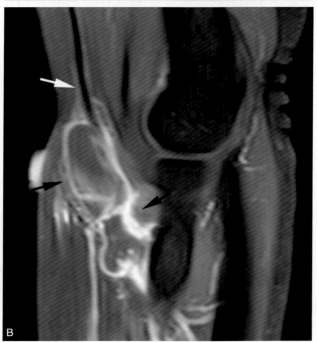

图 7.6 肱二头肌桡骨滑囊炎。A. 轴位 FS T₂WI。B. 矢状位 FS T₁WI 增强。囊内呈均匀的高信号，边界清楚（B 图中黑色箭头）。滑囊围绕着二头肌远端肌腱（白色箭头）

乎无症状。然而，有一条韧带（Struthers 韧带）可以从髁上突延伸到内上髁，越过正中神经上方形成骨纤维隧道，可能与压迫性神经病变有关。常规 X 线摄影很容易识别髁上突。而 Struthers 韧带与神经血管结构的关系需要通过冠状位和轴位 MRI 观察。

在肱骨小头和肱骨远端交界处的背侧，关节面的末端有一个凹陷，在矢状面 MRI 上可能表现为假性缺损（图 7.8），类似骨软骨损伤。骨软骨损伤，Panner 病，甚至关节炎的囊肿往往位于掌侧，而不是背侧。此外，骨软骨损伤通常伴有其他的损伤表现，如骨髓水肿。虽然肱骨小头背侧可能会发生撞击伤，但这种情况并不常见。

尺骨滑车切迹有一个形似轻微压缩的 8 字形结构位于冠状突和鹰嘴突之间，其内有一个轻微隆起的滑车嵴。它的宽度及高度均为 1~2mm，或者略高于相邻的透明软骨（图 7.9）。这种解剖结构易与中心骨赘或鹰嘴应力性骨折相混淆。滑车切迹外围稍变窄导致内侧和外侧边缘假性缺损，关节表面皮质中断，不应被误认为骨软骨损伤。

肘部有滑膜皱褶或滑膜皱襞，是胚胎时期的残留物。滑膜皱褶具有典型的滑膜组织学特征，偶有息肉样突起，在所有 MR 序列均呈低信号。滑膜皱

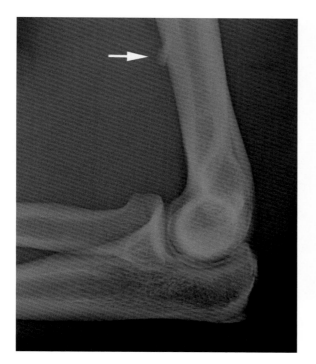

图 7.7　肘关节侧位 X 线片髁上突(箭头)。它从肱骨远端的前内侧皮质向外延伸,不应被误认为是骨软骨瘤

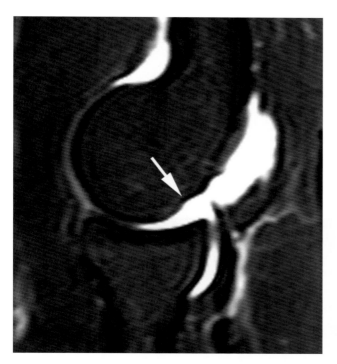

图 7.8　矢状位 FS T₂WI 关节造影示肱骨小头假性缺损(箭头)。是一个切迹,侧面较深,矢状面容易识别,但也可以在冠状面看到

褶或滑膜缘最常见于关节外侧,也可发生在外侧鹰嘴隐窝的上缘(图 7.10)。这些通常无临床症状,但反复的损伤可能引起炎症反应。皱襞引起的症状可

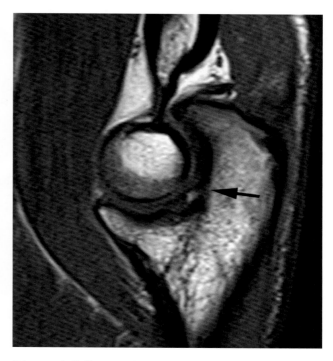

图 7.9　矢状位 T₁WI 关节造影上的尺骨滑车嵴(箭头)。显示为滑车关节面中央隆起与滑车切迹相对应

能包括疼痛、关节绞锁和弹响,类似于关节内游离体,即所谓的皱襞综合征。

滑车上肘后肌是一变异的肌肉,有时被认为是肱三头肌内侧头的附属肌,尸检时发生率为 3%～28%(图 7.11)。尽管是正常解剖变异,但与出现在足部附管的副肌类似,可能会导致尺神经病变。

软骨和骨损伤

青少年棒球肘,也称为肱骨内上髁骨骺炎,是指骨骼发育不成熟的棒球投手的内侧肘部损伤[7]。反复外翻应力可引起肱骨内上髁突的牵拉损伤。X 线片显示骺板增宽。MRI 上,液体敏感序列显示内上髁骨骺周围水肿(图 7.12)。

Panner 病(Panner disease)指的是一种肘关节外侧面的损伤,这种损伤可发生在骨骼发育不成熟的投掷运动员身上。反复的外翻应力会导致未融合的肱骨小头骨骺慢性压迫。X 线片显示肱骨小头透亮影。MRI 上,液体敏感序列显示肱骨小头骨骺周围骨髓水肿,无软骨缺损。青少年棒球肘和 Panner 病都最常见于 9～12 岁的儿童,患者出现疼痛,休息可缓解。一般来说,保守治疗效果很好。

骨软骨病(osteochondral disease,OCD)也是一种与慢性压迫相关的肘关节外侧损伤。这种疾病往

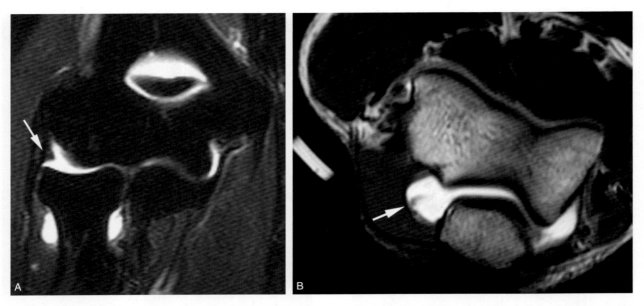

图 7.10　滑膜皱褶。A. 冠状 FS T₁WI 关节造影示外侧滑膜皱褶 / 边缘（箭头）；B. 轴位 T₁WI 关节造影示鹰嘴隐窝后上滑膜皱褶（箭头）

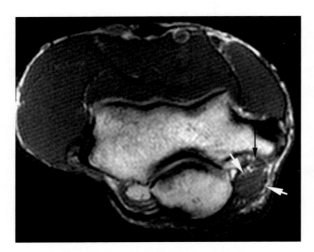

图 7.11　滑车上肘肌轴位 T₁WI 示正常尺神经（长黑箭头）附近的滑车上肘肌（短白箭头）。肱骨内侧髁上起源的滑车上肘肌，通过肘管的尺神经表面，止于鹰嘴

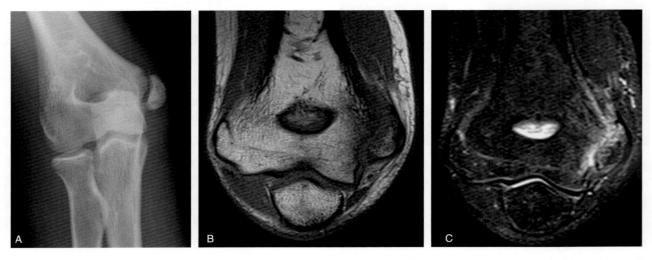

图 7.12　一名 13 岁棒球投手的肱骨内上髁骨骺炎。A. 前后位 X 线片。B. 冠状位 T₁WI。C. 冠状位 FS T₂WI。肘关节 X 线片显示内上髁骨骺增宽。冠状位 MR 显示内上髁周围水肿，骨骺增宽和不规则，骨骺轻度移位

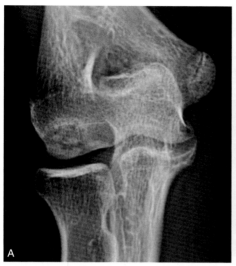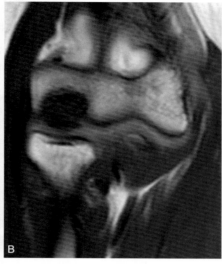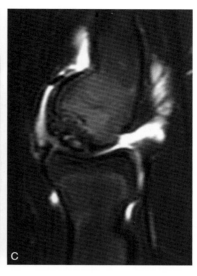

图 7.13 14 岁体操运动员肱骨小头骨软骨病（OCD）。A. 前后位 X 线片。B. 冠状位 T₁WI 关节造影。C. 矢状位 FS T₂WI 关节造影。肱骨小头 OCD 在 X 线上表现为软骨下透亮影。MR 关节造影显示软骨下扁平、水肿和囊肿。其内没有对比剂内陷提示其稳定性

往发生在年龄稍大的投掷者中，最常见的是 10~16 岁的男性棒球投手。患者可能出现弥漫性肘部疼痛和机械症状，如粘连和绞锁。MRI 液体敏感序列发现软骨下骨扁平、骨碎裂、软骨下缺损和软骨下骨髓水肿（图 7.13）。不稳定的迹象包括液体信号周围出现骨碎片或游离碎片，或 MR 关节造影时关节内的对比剂深入到碎片处提示不稳定的病变。病变不稳定的患者需要手术治疗。虽然 OCD 大多发生在肱骨小头，但也可能发生在其他关节表面，如肱骨滑车或桡骨头。

鹰嘴应力性损伤与以上肢为主的运动有关，如棒球、网球、举重和体操。在应力性反应的条件下，MRI 液体敏感序列显示骨髓水肿。应力性骨折线呈不规则 T₁ 低信号，周围可见骨髓异常信号（图 7.14）。

游离体的形成可使许多此类疾病复杂化，甚至可能由骨赘骨折引起。游离体会加速退行性变，一般需通过手术取出。GRE 序列或 MR 关节造影可以提高检出率。

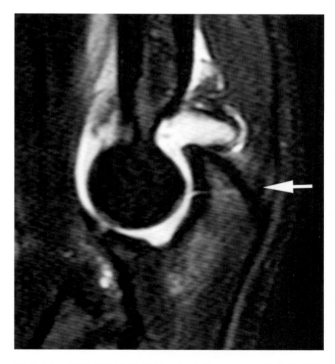

图 7.14 鹰嘴突应力性骨折。矢状位 FS T₂WI 关节造影显示一个线性横向应力性骨折，鹰嘴突处有液体信号（箭头）

韧带损伤

在肘关节内侧，UCL 是对抗外翻应力的主要稳定结构。这条韧带的断裂对运动员来说是灾难性的伤害。撕裂最常见的原因是慢性反复性创伤，如棒球投手和标枪投掷[8,9]。急性创伤性损伤通常发生在摔倒时手臂背伸着地。大部分 UCL 复合体撕裂累及前束，大部分完全撕裂累及韧带中部（图 7.15）。

在棒球投手中，UCL 复合体前束的部分撕裂最常发生在肱骨附着处。在 MRI 上，UCL 撕裂的诊断依据是韧带不连续，韧带松弛，不规则，边界模糊，以及在液体敏感序列上韧带内部和附近信号强度增高。与常规 MRI 相比，MR 关节造影对部分撕裂诊断的准确性更高。靠近高耸结节的 UCL 前束关节面部分撕裂可显示 T 征（图 7.16）。在慢性撕裂中，可能存

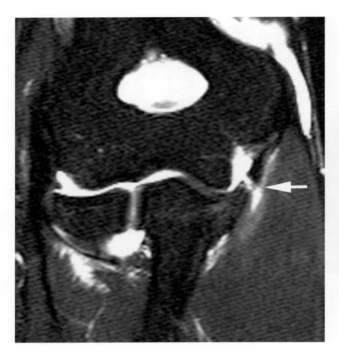

图 7.15 尺侧副韧带前束完全撕裂。冠状位 FS T₂WI 关节造影显示 UCL 完全撕裂伴关节内对比剂外溢(箭头)

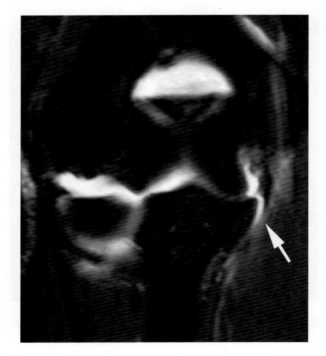

图 7.16 尺侧副韧带部分撕裂。冠状位 FS T₂WI 关节造影显示关节内对比剂沿着高耸结节(箭头)的皮质缘延伸至远端,称为"T 征"

在异位骨化,补充 X 线片可能有助于诊断。

LCL 复合体的损伤并不常见,通常是内翻应力损伤的结果。LCL 复合体损伤是导致肘关节后外侧旋转不稳定的重要原因。LUCL 最常发生近端撕裂。

因为 RCL 和 LUCL 有共同的起源,所以损伤常常累及这两个结构(图 7.17)。与 UCL 相同的 MRI 成像方法也可用于 LCL 复合体的评估。矢状面图像可显示桡骨头相对于肱骨小头的后半脱位。

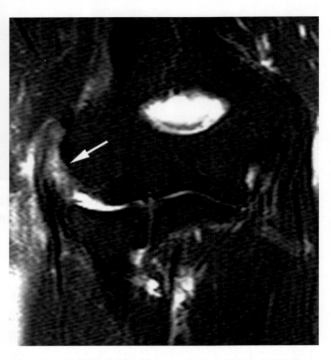

图 7.17 外侧尺骨副韧带(LUCL)完全撕裂。冠状位 FS T₂WI 关节造影显示,LUCL 复合体(箭头)近端共同起源处出现完全撕裂,并伴有部分伸肌总腱撕裂

肌肉和肌腱的损伤

肱骨外上髁炎(网球肘)是肘部最常见的肌腱病变[10]。这是一种伸肌总腱位于外上髁起点处的过度使用所致的慢性损伤,其原因为反复性的微创伤。主要涉及 ECRB(图 7.18)。内上髁炎(高尔夫肘)代表了屈肌 - 旋前肌肌群在它们的肱骨内上髁起点处的损伤(图 7.19)。它比外上髁炎少见得多。慢性过度使用主要影响桡侧腕屈肌和旋前圆肌。肌腱病MRI 显示肌腱增厚呈中等信号。部分撕裂将显示肌腱变薄或部分中断,在液体敏感序列信号增高。肌腱完全断裂将导致肌腱间隙液体信号和所累及的肌肉远端回缩。目前治疗外上和内上髁炎的方法包括限制运动和固定。注射自体血液或富含血小板的血浆等新方法也有较好的应用前景。

肱二头肌腱断裂多发生在肩部近端(90%~97%),肘部远端肌腱完全撕裂仅占肱二头肌腱损伤的 3%~5%。虽然在年轻运动员中相对少见,但足球运动员和举重运动员,由于手臂屈曲和旋后被迫过伸,桡骨粗隆的近端止点处可发生肱二头肌远端肌腱断裂。MRI 有助于区分部分撕裂和完全撕裂,评估肌腱回缩程度,肱二头肌腱膜(也称为"腱膜纤维")的完整性(图 7.20)。三头肌肌腱断裂在运动员中很少见。常见的损伤机制包括跌倒时手伸直,

直接撞击的损伤,以及在伸展时被动屈曲。撕裂最常发生在远端的鹰嘴止点处,并可伴有小的撕脱骨折。部分撕裂通常累及肌腱远端的中央 1/3(图 7.21)。正常的肱三头肌肌腱远端变宽和条纹状外观不应被误认为是病理性的表现。

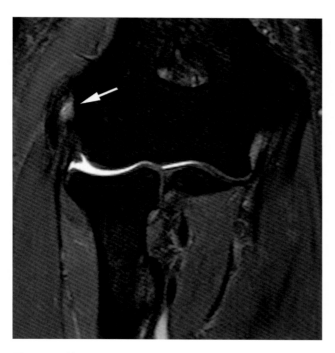

图 7.18　外上髁炎。冠状位 FS T₂WI 关节造影示外上髁伸肌总腱部分撕裂,主要累及桡侧腕短伸肌(箭头)

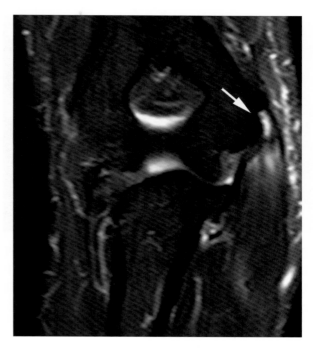

图 7.19　内上髁炎。冠状位 FS T₂WI 关节造影示内上髁屈肌总腱部分撕裂(箭头)

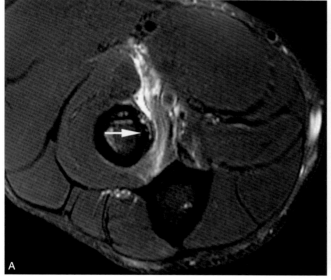

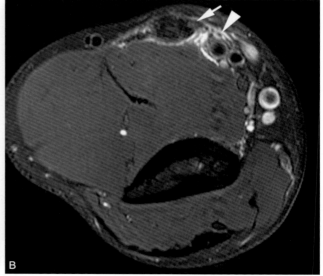

图 7.20　肱二头肌远端肌腱撕裂。A. 桡骨止点处轴位 FS T₂WI。B. 更靠近端的图像。肘前窝积液,桡骨粗隆处空虚并骨髓水肿(A 图中箭头),二头肌腱膜撕裂(B 图中箭头),近端回缩(B 图中三角箭头),部分撕裂可表现为肌腱实质内液体信号或腱鞘周围水肿

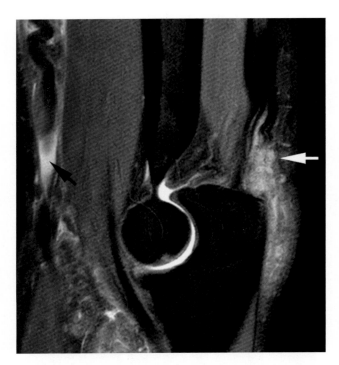

图 7.21 肱三头肌远端肌腱撕裂。矢状位 FS T₂WI 显示近鹰嘴止点的肱三头肌远端部分撕裂（白色箭头）。撕裂包括中央和后部纤维。肱二头肌肌腱远端在肱骨远端水平回缩，伴全层撕裂（黑色箭头）

神经卡压或损伤

尺神经在肘部穿过肘管时最常受损伤。肘管综合征临床上表现为尺神经受压症状,骨赘、支持带增厚、UCL 增厚、肌肉肥厚或异常的副肌(滑车上肘肌)均可引起肘管综合征。在一些患者中,肘管支持带缺失,导致尺神经在内上髁半脱位或脱位,可导致摩擦性神经炎。MRI 轴位常用于尺神经的评估[11]。在液体敏感的序列上,尺神经炎表现为尺神经增粗和信号增高(图 7.22)。多达 60% 的无症状患者有尺神经信号强度改变,当尺神经没有增粗时,应谨慎诊断尺神经炎。

骨间后神经综合征是一种与外部压迫相关的运动神经病变。桡神经分成骨间后神经和桡浅神经,骨间后神经在它插入肘部旋后肌肌腹近端的地方可能受压。造成压迫的原因包括桡骨头的纤维束、突出的桡血管、扩张的肱二头肌桡骨囊、突出的 ECRB 边缘和旋后肌的近侧缘(称为"旋后肌腱弓")。压迫部位可能无法通过影像检测到。MRI 表现为典型的旋后肌和伸肌群去神经水肿或萎缩(图 7.23)。肘正中神经和桡神经通常不能直接显示。

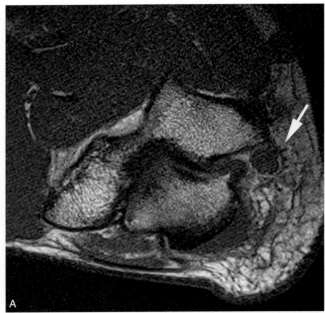
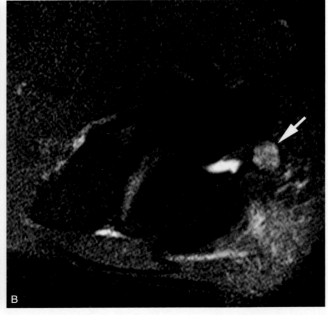

图 7.22 肘管尺神经炎。A. 轴位 T₁WI 示肘管神经肥大,周围脂肪消失(箭头);B. 轴位 FS T₂WI 示尺神经信号增高(箭头)

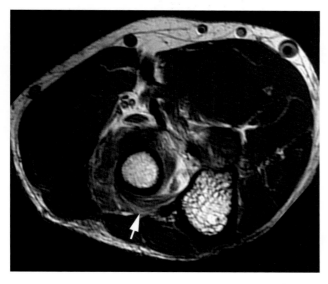

图 7.23　骨间后神经综合征。轴位 T_1WI 示旋后肌萎缩并脂肪变（箭头）

参考文献

1. Berquist TH. *MRI of the Musculoskeletal System*. 6th ed. Philadelphia: Lippincott Williams & Wilkins; 2012.
2. Chung CB, Steinbach LS, eds. *MRI of the Upper Extremity: Shoulder, Elbow, Wrist, and Hand*. Philadelphia: Wolters Kluwer Health; 2010.
3. Giuffrè BM, Moss MJ. Optimal positioning for MRI of the distal biceps brachii tendon: flexed abducted supinated view. *AJR Am J Roentgenol*. 2004;182(4):944–946 [PMID:15039168].
4. Fowler KA, Chung CB. Normal MR imaging anatomy of the elbow. *Radiol Clin North Am*. 2006;44:553–567, viii.
5. Husarik DB, Saupe N, Pfirrmann CW, et al. Ligaments and plicae of the elbow: normal MR imaging variability in 60 asymptomatic subjects. *Radiology*. 2010;257:185–194.
6. Sampaio ML, Schweitzer ME. Elbow magnetic resonance imaging variants and pitfalls. *Magn Reson Imaging Clin N Am*. 2010;18:633–642.
7. Iyer RS, Thapa MM, Khanna PC, Chew FS. Pediatric bone imaging: imaging elbow trauma in children—a review of acute and chronic injuries. *AJR Am J Roentgenol*. 2012;198(5):1053–1068. doi:10.2214/AJR.10.7314 [PMID:22528894].
8. Wong TT, Lin DJ, Ayyala RS, Kazam JK. Elbow injuries in adult overhead athletes. *AJR Am J Roentgenol*. 2017;208(3):W110–W120. doi:10.2214/AJR.16.16511 [Epub January 17, 2017. PMID:28095019].
9. Wenzke DR. MR imaging of the elbow in the injured athlete. *Radiol Clin North Am*. 2013;51:195–213.
10. Donaldson O, Vannet N, Gosens T, Kulkarni R. Tendinopathies around the elbow part 2: medial elbow, distal biceps and triceps tendinopathies. *Shoulder Elbow*. 2014;6(1):47–56. doi:10.1111/sae.12022 [Epub June 10, 2013. PMID:27582910; PMCID:PMC4986646].
11. Miller TT, Reinus WR. Nerve entrapment syndromes of the elbow, forearm, and wrist. *AJR Am J Roentgenol*. 2010;195(3):585–594. doi:10.2214/AJR.10.4817 [PMID:20729434].

章节自测

1. 外翻应力损伤时肘关节最常见的损伤结构是什么？
   A. 外侧尺骨副韧带
   B. 尺侧副韧带的前束
   C. 伸肌总腱
   D. 屈肌总腱

2. 伸肌腱炎的常见影像学特征是什么？
   A. MR 关节造影 T 征
   B. T_1 低信号
   C. PD 压脂高信号
   D. CT 高密度

3. MRI 上哪一肘部肌腱损伤最多？
   A. 肱二头肌
   B. 肱三头肌
   C. 总屈肌
   D. 总伸肌

4. 在解剖学上，尺神经与肘部的哪一结构关系最密切？
   A. 外上髁
   B. 肱肌肌腱
   C. 尺侧副韧带
   D. 伸肌总腱

章节自测答案

1. B　尺侧副韧带前束是外翻时肘关节应力稳定的主要结构。

2. C　伸肌总腱肌腱炎 T_1、T_2 信号增高；T_2 高信号在 PD 压脂更明显。

3. D　伸肌总腱损伤（网球肘）是肘关节 MRI 上最常见的肌腱损伤。

4. C　在肘部，尺神经穿过肘管。尺侧副韧带的后束形成肘管底。

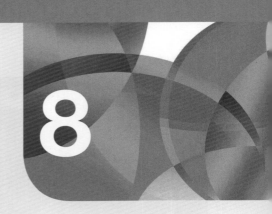

第八章
髋关节损伤的 MRI

8

Stacy E. Smith, Ryan Tai, Felix S. Chew

X 线和 CT 是急性创伤患者的主要影像学检查方法。骨盆正位 X 线片是我们外伤后标准检查方案的一部分，当这些患者需做 CT 检查时，应包括骨盆。对于持续低能量创伤或运动相关性慢性损伤的患者，如果 X 线不能提供诊断，MRI 可能比 CT 更合适。

学习目标

通过本章的学习，期望读者能够：

1. 讨论和推荐合适的 MRI 扫描方案。
2. 了解相关影像解剖。
3. 描述影像特征。
4. 总结以下疾病知识点的相关概念和主要内容：股骨近端损伤、骨坏死、一过性骨髓水肿综合征、肌腱损伤、运动性耻骨痛、髋臼盂唇损伤、股骨髋臼撞击综合征、髋关节成形术后疼痛和其他髋关节杂症。

MRI 扫描方案

髋关节和骨盆疼痛的临床评估可能无法确定症状的来源，最常见的非特异性临床主诉包括腹股沟疼痛、髋关节疼痛和骨盆疼痛等。在布里格姆妇女医院，我们目前常规骨盆 MRI 扫描方案包括全骨盆的冠状位 STIR、冠状位 T_1、轴位 PD、轴位 T_2 压脂和矢状位 T_2 压脂。如果存在髋关节异常，我们执行髋关节 MRI 方案，包括全骨盆的冠状位 STIR 和冠状位 T_1，然后对有症状的一侧髋关节行轴位 PD、轴位 T_2 压脂、冠状位 PD、冠状位 PD 压脂和矢状位 PD 压脂。如果 MRI 是为了评估可疑肿块或已知的肿瘤，我们会执行 MRI 骨盆肿瘤的扫描方案，包括平扫冠状 STIR、冠状 T_1、轴位 PD 和 3D 轴位 T_1 压脂及 3D 增强轴位 T_1 压脂和冠状 T_1 压脂。

对于怀疑髋臼盂唇撕裂的患者，在布里格姆妇女医院我们推荐行 MR 髋关节造影。为了提高盂唇和软骨的显示能力，我们在 3T 磁场强度的扫描仪上进行 MR 关节成像。方案包括轴位 T_2 压脂、轴位 T_1 压脂、冠状 T_1 压脂、冠状 PD 和矢状 T_1 压脂，此外还包括一个斜轴位 T_1 压脂序列来优化对盂唇和关节软骨的评估[1]。

老年患者可能会在跌倒或其他低能量创伤后出现髋关节疼痛而被送往急诊科。如果 X 线片阴性，而临床仍怀疑存在骨折，则建议行 MRI 进一步评估。在布里格姆妇女医院，我们针对隐匿性骨折的骨盆扫描方案，包括全骨盆的冠状位 T_1、冠状位 STIR 和轴位 T_2 压脂。

阅片观察列表

我们的骨盆 - 髋关节 MRI 阅片观察列表包括骨和骨髓、关节对位、关节软骨、髋臼盂唇、肌腱和腱鞘、肌肉、关节和滑囊液、坐骨神经、股神经血管束、局灶性病变、囊肿和肿块以及皮下组织。识别每一个解剖结构，并评估其形态学和信号特征。任何 T_2 高信号的区域都应引起更多的关注。通常应对骨折、骨坏死、髋关节和骶髂关节炎作出具体的描述。还应该观察盆腔内脏器是否有明显异常。临床征象应具体阐述。

解剖

骨性髋关节是一个球窝关节,由股骨近端和髋臼组成。髋臼由髂骨、耻骨和坐骨融合而成,在儿童时期由 Y 形软骨分隔。股骨近端由股骨头、股骨颈、大转子和小转子组成。转子是位于股骨颈和股骨干连接处的隆起,增加了股骨近端的体积和宽度。大转子位于股骨近端外侧,向上突出,是臀中肌、臀小肌、梨状肌和闭孔内肌的附着点。小转子从股骨近端后内侧向内侧突出,是髂腰肌肌腱的止点。

髋关节有多组肌肉群允许髋部做大范围的运动(图 8.1)。髋部内侧肌群包括大收肌、长收肌、短收肌、耻骨肌和股薄肌(主要使髋部内收),以及闭孔外肌

(使髋部外旋)。髋部的后侧肌群(腘绳肌)包括股二头肌、半膜肌和半腱肌,使髋部伸展和膝部屈曲。髋部的前侧肌群包括缝匠肌、股直肌和髂腰肌,这些肌肉使髋部屈曲。臀区肌肉包括臀大肌、臀中肌、臀小肌、阔筋膜张肌、梨状肌、闭孔内肌、上、下孖肌和股方肌。臀大肌使髋部伸展。臀小肌和臀中肌外展内旋髋部。梨状肌、闭孔内肌、孖肌和股方肌外旋髋部。

髋臼盂唇是位于髋臼边缘的纤维软骨状结构。与肩关节盂唇相似,它加深髋臼。盂唇覆盖髋臼前缘、上缘和后缘;下半部由横韧带连接。盂唇横断面呈三角形,在 T_1WI、PDWI、T_2WI 上呈均匀的低信号,与肩关节盂唇或膝关节半月板相似(图 8.2)。髋臼盂唇的位置可以用时钟位置来定位,其中 12 点位

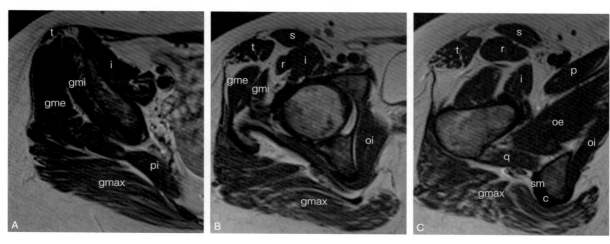

图 8.1 正常髋部 MRI。左髋轴位 PD 图像,A. 髋臼上髂骨;B. 股骨头;C. 坐骨结节水平显示髋部肌肉。c,股二头肌和半腱肌联合腱;gmax,臀大肌;gme,臀中肌;gmi,臀小肌;i,髂腰肌;oe,闭孔外肌;oi,闭孔内肌;p,耻骨肌;pi,梨状肌;q,股方肌;r,股直肌;s,缝匠肌;sm,半膜肌肌腱;t,阔筋膜张肌

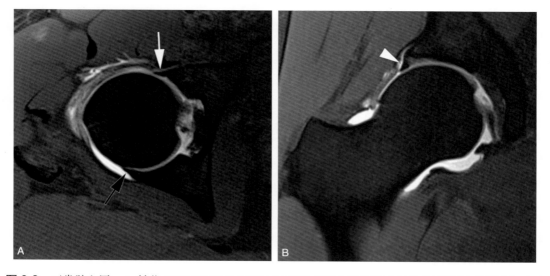

图 8.2 正常髋臼唇。A. 轴位 FS T_1WI 和 B. 冠状 FS T_1WI 左髋关节造影示正常前盂唇(白色箭头)、后盂唇(黑色箭头)、上盂唇(三角箭头)呈三角形低信号,未见关节内对比剂延伸至盂唇或盂唇软骨交界处

于上方,9 点位于前方。盂唇下隐窝是一种正常的解剖变异,盂唇底部与关节软骨相连,这类似于肩关节。盂唇下隐窝常位于盂唇后方和前方的 8 点钟位置(图 8.3)[2,3]。

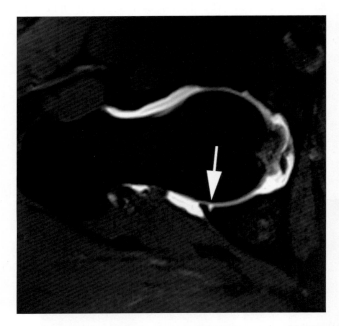

图 8.3　正常盂唇下隐窝。右髋关节斜轴位 FS T₁WI 造影显示后盂唇有少量对比剂(箭头)进入盂唇下,对比剂未向实质内或盂唇全层延伸,符合盂唇下隐窝表现

坐骨神经需要仔细观察,因为创伤或髋关节置换术后可能会损伤坐骨神经。坐骨神经走行区的肿块或邻近肿块或肌肉压迫坐骨神经可导致坐骨神经痛和足下垂等症状。坐骨神经由 L_4~S_3 骶丛神经根形成,在坐骨大切迹处出骨盆。坐骨神经的 2 个主干包括胫神经和腓总神经,它们被包裹在一个共同的神经鞘内。通常胫神经和腓总神经在大腿远端分离。在骨盆中坐骨神经与梨状肌关系密切,通常位于梨状肌的前方和下方走行(图 8.4)。坐骨神经也可穿过梨状肌或在梨状肌上方和后方,坐骨神经盆腔内分离可导致各种异常的走行,腓总神经可穿过梨状肌或在梨状肌后方走行,胫神经可穿过梨状肌或在梨状肌前方走行[4]。对坐骨神经走行的了解对于在影像介导下对臀部和大腿后部进行穿刺活检至关重要。

股神经和闭孔神经都是由腰大肌内的 L_2~L_4 腰丛神经根组成的。然后股神经沿着髂腰肌表面向前走行(图 8.5),随后在腹股沟韧带下方通过股三角离开骨盆。相反,闭孔神经位于腰大肌内侧(图 8.6),并通过闭孔管离开骨盆。

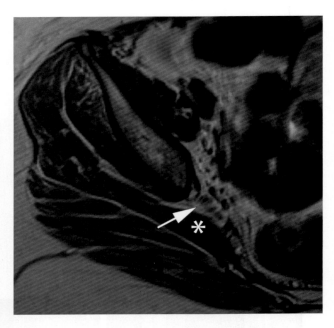

图 8.4　正常的坐骨神经。左侧髋关节轴位 PDWI 显示正常的坐骨神经(箭头),表现为边界清晰的神经束,位于梨状肌(星号)前方

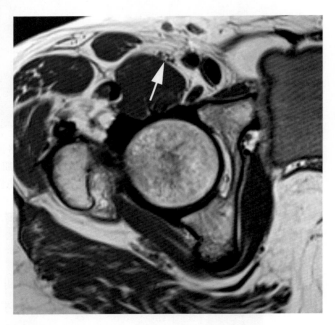

图 8.5　正常的股神经。左髋关节轴位 PDWI 显示沿髂腰肌前内侧表面走行的正常股神经(箭头)

骨折

股骨近端骨折可细分为囊内骨折和囊外骨折。囊内骨折包括股骨头和股骨颈骨折。股骨颈骨折进一步细分为股骨头下型骨折(股骨头颈交界处)、经颈型骨折(股骨颈中段)和基底部骨折(股骨颈基底

部）。股骨头的血供主要来自旋股外侧动脉和旋股内侧动脉的分支。移位的囊内骨折可能会破坏股骨头的血供，导致缺血性坏死[5]。囊外骨折包括转子间骨折和转子下骨折（图 8.7）。如果没得到及时的诊断，女性和老年男性摔倒后发生的隐匿性髋部骨折可能成为一个重要的发病（甚至死亡）因素。首先

应进行 X 线片检查，如果检查结果为阴性或可疑阳性，则应根据临床情况和当地医院的条件，行 MRI 或 CT 检查。

　　骨盆和髋部应力性和不全性骨折患者的症状可能是非特异性的。骨盆和髋关节的应力性和不全性骨折可能发生在不同的位置，包括骶骨、股骨头软骨

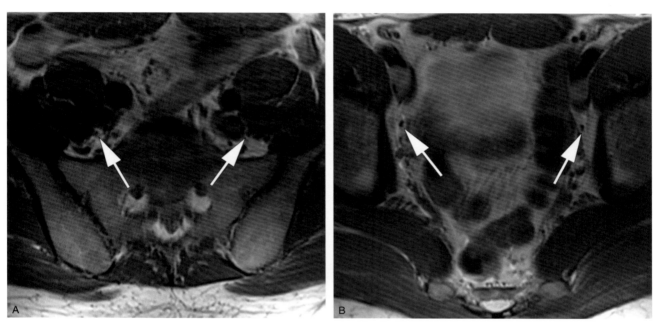

图 8.6　正常的闭孔神经。A. 左侧髋部骶髂关节水平的轴位 PDWI 显示闭孔神经（箭头）走行于腰大肌后内侧；B. 在髋臼上髂骨水平，闭孔神经（箭头）位于闭孔内肌的前方和内侧

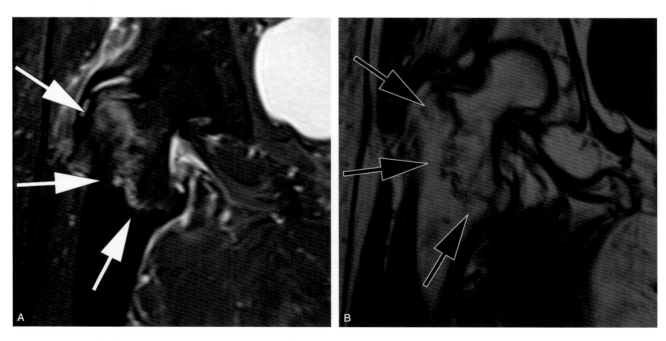

图 8.7　髋关节粗隆间骨折。A. 冠状位 STIR 和 B. 冠状位 T_1WI 示左髋转子间 STIR 混杂高信号（白色箭头），伴锯齿状 T_1 低信号骨折线（黑色箭头）。周围的肌肉内有高信号

下、股骨颈、耻骨支和上髋臼（图 8.8~ 图 8.11）。股骨颈应力性骨折可累及股骨颈内侧使骨小梁呈压缩性改变，也可累及股骨颈外侧使骨小梁呈张力性牵拉改变。由于张力的分散作用，股骨颈外侧应力性骨折易发生完全骨折[6]。影像学检查通常从 X 线片开始，然后是 MRI。根据临床情况，也可以选择放射性核素骨扫描和 CT。

股骨头坏死

股骨头坏死（也称缺血性坏死）是指骨骺至软骨下板内骨和骨髓细胞的死亡。骨坏死的原因包

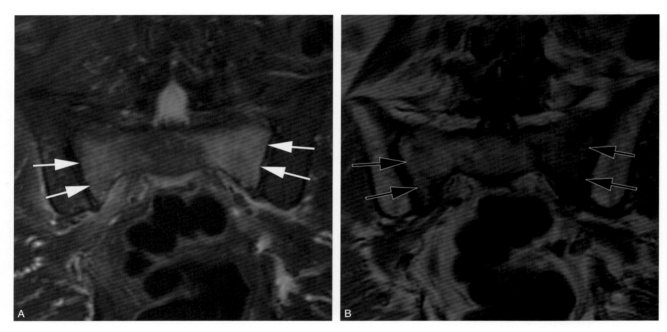

图 8.8 骶骨应力骨折。A. 冠状位 STIR 和 B. 冠状位 T₁WI 示骶骨双侧斑片状 STIR 高信号（白色箭头），伴锯齿状垂直方向走行的 T₁ 低信号骨折线（黑色箭头）

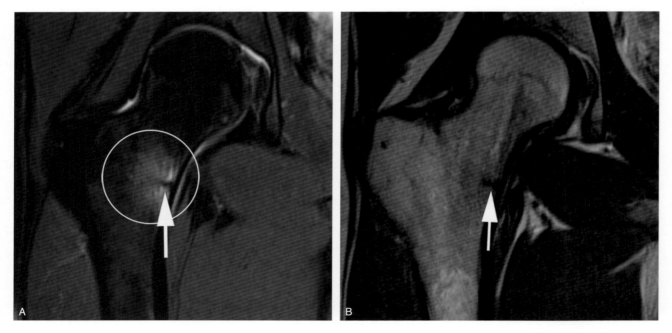

图 8.9 股骨颈应力性骨折。A. 冠状位 FS PDWI 和 B. 冠状位 PDWI 示右侧髋关节股骨颈内侧压力侧斑片状骨髓水肿（圆圈），伴低信号不全性骨损伤线（箭头）

括：创伤；糖皮质激素和酒精的使用病史；血液系统疾病，如镰状细胞性贫血和骨髓增生异常；戈谢病；辐射和慢性胰腺炎[7]。通常情况下，骨坏死的根本原因是无法确定的[8]。缺血性坏死的 MRI 表现为：T₁加权图像上软骨下骨由蛇形低信号带勾勒出的地图样区域（图 8.12）。在 T₂ 或 FS PD 图像上，可能存在双线征，即外侧低信号带与内侧高信号带。外侧低信号带代表骨硬化，内侧高信号带被认为是充血的血管肉芽组织[9]。其内的骨髓据其组织成分，可能表现为各种不同的信号。早期缺血性坏死中残留的骨髓脂肪表现为 T₁ 高信号、T₂ 中等信号。出血表现为 T₁、T₂ 高信号。液体或囊变表现为 T₁ 低信号、T₂ 高信号。晚期骨坏死由于骨髓的纤维化和硬化而在 T₁ 和 T₂ 上均呈低信号[10]。MRI 需要评估的其他重要因素包括股骨头受累的范围、是否存在股骨头塌陷以及继发的退行性改变的程度[11]。骨坏死的鉴别包括软骨下功能不全性骨折和一过性骨髓水肿。软骨下功能不全性骨折典型表现为与软骨下板平行的低信号骨折线。

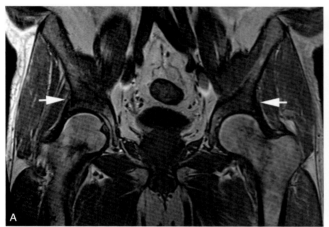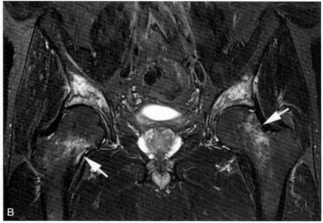

图 8.10　66 岁男性，有多种基础疾病，双侧髋部疼痛进行性加重，骨盆和髋部应力性骨折。A. 冠状位 T₁WI 显示双侧髋臼上区（箭头）和股骨颈正常骨髓脂肪信号内出现异常低信号；B. 冠状位 FS T₂WI 示双侧髋臼上、双侧股骨颈应力性骨折（箭头）

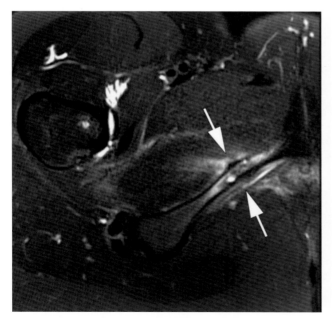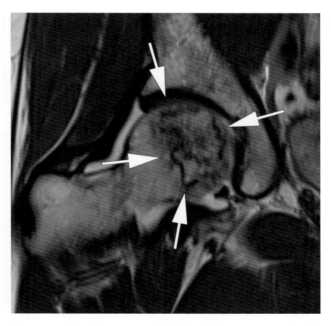

图 8.11　应力性骨折。马拉松运动员，左髋轴位 FS T₂WI 显示左侧耻骨下支（箭头）应力性骨折

图 8.12　缺血性坏死。左髋关节冠状位 PDWI 显示骨髓内蛇形低信号线（箭头）勾勒出地图样区域，与缺血性坏死相符

一过性骨髓水肿综合征

一过性骨髓水肿综合征是引起髋关节疼痛的潜在病因，X 线特征是短暂的自限性可逆性脱钙[12]，以及 MRI 上股骨头和颈部的骨髓水肿。一过性骨髓水肿综合征通常发生在妊娠晚期的妇女和中年男性，具体病因尚不明确。MRI 表现为股骨头和颈部 T_2 高信号、T_1 低信号，偶有髋臼受累（图 8.13）。可能伴有关节腔积液[13]。与缺血性坏死不同，一过性骨髓水肿综合征周围无低信号带。

肌肉和肌腱损伤

髋部肌肉拉伤和肌腱损伤是运动相关疼痛的常见原因，也是跌倒时常见的受损部位。部分肌腱撕裂在液体敏感序列上表现为肌腱局部的信号增高。一些部分撕裂可能表现不典型，只出现肌腱增粗或变细，伴或不伴信号增高，有时与肌腱变性难以区分。肌腱完全撕裂表现为全层断裂，伴有不同程度的肌腱回缩。有时，由于肌腱明显回缩，无法在视野内完全显示肌腱异常的全部范围，可能需要行股骨或腹部 MRI 扫描，以全面评估损伤。肌肉损伤可表现为肌肉拉伤，肌肉拉伤是肌肉的间接损伤和肌纤维的撕裂。肌肉拉伤的影像表现可从液体敏感序列上轻微的羽毛状信号增高到严重的肌纤维撕裂完全中断和回缩伴血肿形成[14,15]。

参与跑步和跳跃的运动员经常会损伤由股二头肌、半腱肌和半膜肌组成的腘绳肌。股二头肌和半腱肌形成联合腱附着于坐骨结节的后方。半膜肌肌腱直接附着在坐骨结节前方（图 8.14）。腘绳肌损伤可能表现为肌腱变性、部分肌腱撕裂、坐骨结节肌腱撕脱和肌肉拉伤（图 8.15）[16]。

大转子疼痛综合征是髋关节外侧疼痛的常见原因，常由大转子肌腱和滑囊的异常引起[17]。大转子由四个面构成：后上、后侧、外侧、前侧面。臀中肌附着于上外侧关节面，臀小肌附着于前关节面。大转子滑囊位于后侧面[18]。另外还可能形成臀小肌下囊和臀中肌下囊。大转子疼痛综合征的 MRI 表现可能包括臀中肌、臀小肌肌腱变性和肌腱撕裂，可能伴有滑囊积液（图 8.16、图 8.17）[19]。与肩袖相似，也可能发生钙化性肌腱炎，X 线可能对诊断有帮助。

股直肌是股四头肌群中最表浅的肌肉，因此容易受伤，尤其是在需要踢腿的运动中。股直肌起始处有两个组成部分：直接头附着于髂前下棘，间接头附着在髋臼上缘和关节囊。在股直肌远端，直接头和间接头连接形成联合肌腱（图 8.18）。股直肌源性损伤的可能表现为撕脱骨折、完全撕裂、部分撕裂和肌肉拉伤（图 8.19、图 8.20）[20]。

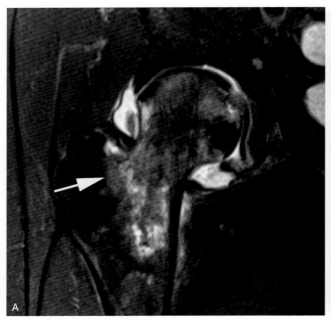
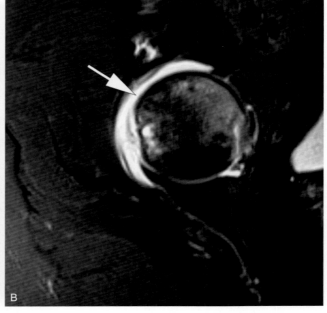

图 8.13　一过性骨髓水肿，40 岁女性，突然出现无外伤的左髋关节疼痛。A. 冠状位 FS T_2WI 和 B. 轴位 FS T_2WI 左髋关节造影示片状骨髓水肿（箭头），未见骨折线。保守治疗痊愈

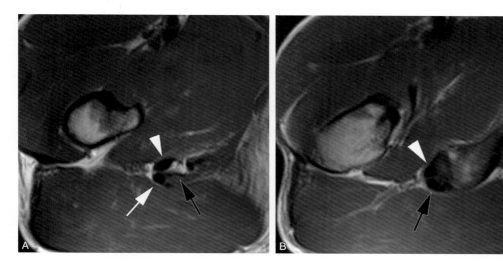

图 8.14　正常腘绳肌起点。A. 左侧髋关节坐骨结节远端轴位 PDWI 示前外侧半膜肌（三角箭头），后外侧股二头肌（白箭），后内侧半腱肌（黑箭）。B. 坐骨结节的以下图像显示股二头肌和半腱肌联合，形成后方的联合肌腱（黑箭）和前方的半膜肌（三角箭头）

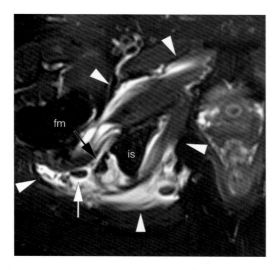

图 8.15　坐骨结节处腘绳肌腱撕脱。骨盆轴位 FS T₂WI 显示坐骨结节周围明显水肿（三角箭头），向前延伸至内收肌和闭孔内肌内侧。半膜肌腱断端轻度从坐骨结节（黑箭）处回缩。联合肌腱远端缩回更明显（未显示）。坐骨神经（白箭）周围有软组织水肿。fm，股骨；is，坐骨

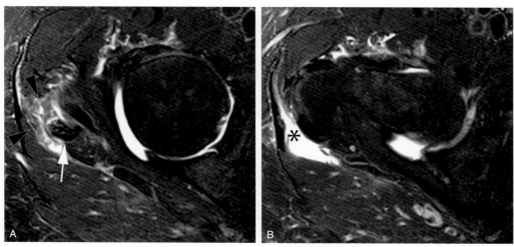

图 8.16　大转子疼痛综合征患者。A 和 B. 左侧髋关节轴位 FS T₂WI 关节造影显示臀中肌肌腱增厚（箭头），大转子远端组织间隙内呈高信号，符合部分撕裂。臀中肌周围水肿（黑色三角箭头）表示肌肉拉伤。邻近大转子（星号）的局灶性积液提示大转子滑囊炎

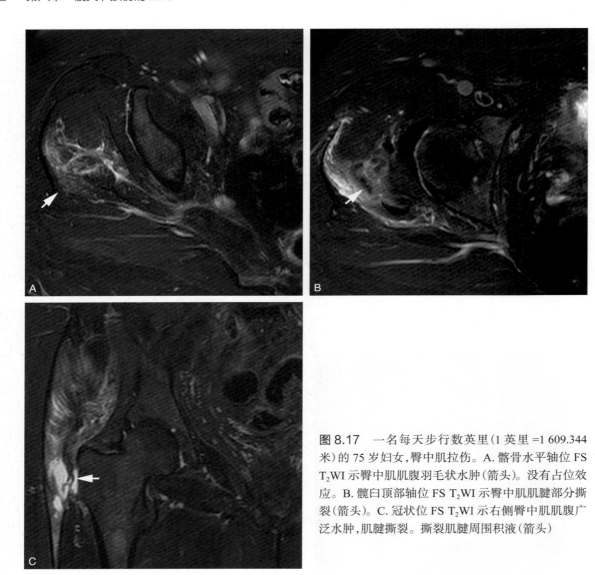

图 8.17　一名每天步行数英里（1 英里 =1 609.344 米）的 75 岁妇女，臀中肌拉伤。A. 髂骨水平轴位 FS T₂WI 示臀中肌肌腹羽毛状水肿（箭头）。没有占位效应。B. 髋臼顶部轴位 FS T₂WI 示臀中肌肌腱部分撕裂（箭头）。C. 冠状位 FS T₂WI 示右侧臀中肌肌腹广泛水肿，肌腱撕裂。撕裂肌腱周围积液（箭头）

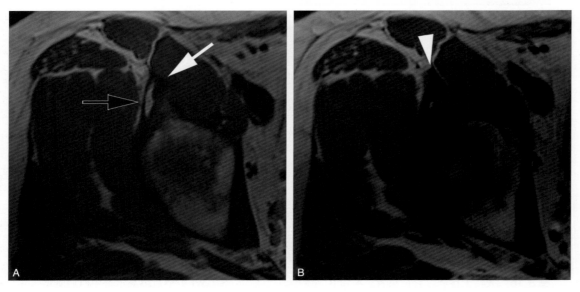

图 8.18　正常股直肌。A. 左侧髋关节轴位 PDWI 示股直肌直接头（白箭）与髂前下棘相连，股直肌间接头（黑箭）与髋臼上缘相连；B. 在末端，股直肌的直接和间接接头连接形成联合肌腱（三角箭头）

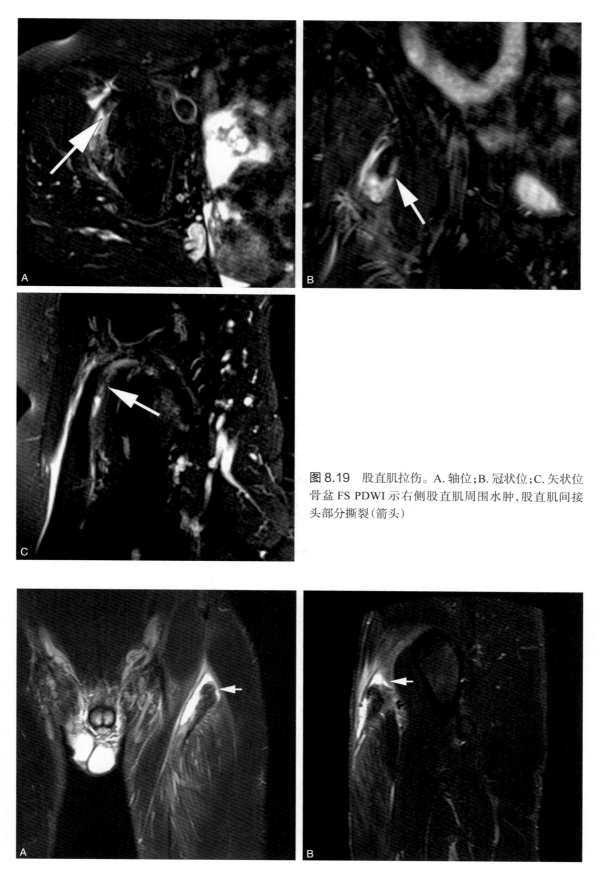

图 8.19　股直肌拉伤。A. 轴位；B. 冠状位；C. 矢状位骨盆 FS PDWI 示右侧股直肌周围水肿，股直肌间接头部分撕裂（箭头）

图 8.20　股直肌拉伤。20 岁的足球运动员，股四头肌拉伤。A~C. 冠状位、矢状位和轴位 FS PDWI 显示分离的股直肌反折头周围有积液（箭头）

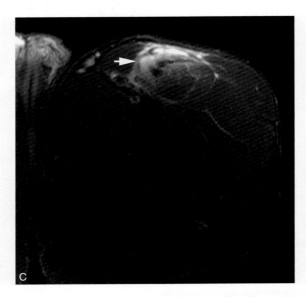

图 8.20（续）　A~C. 冠状位、矢状位和轴位 FS PDWI 显示分离的股直肌反折头周围有积液（箭头）

运动性耻骨痛

　　高水平运动员经常会出现各种原因引起的腹股沟疼痛，从腹股沟疝到肌肉损伤等。运动性耻骨痛最初定义为非腹股沟疝引起的腹股沟区疼痛，多见于运动员[21]。现在，运动性耻骨痛通常指耻骨联合区的肌肉肌腱损伤[22]。运动性耻骨痛常发生在高水平运动员，这些运动员运动时需要用力扭动腰部、踢腿和快速折返跑。MRI 是评价运动性耻骨痛最理想的影像学方法。

　　耻骨联合在解剖学上由耻骨和耻骨间关节盘组成。耻骨联合有多块肌肉附着，包括腹直肌、腹横肌、外斜肌、内斜肌、长收肌、短收肌、大收肌、耻骨肌和股薄肌。腹直肌和长收肌是最重要的稳定结构，并在耻骨结节共同形成总腱膜。运动性耻骨痛的 MRI 表现包括腹直肌 - 长收肌腱膜撕裂和腱膜与耻骨结节之间积液（图 8.21）。相关的影像表现包括耻骨骨髓水肿和前外侧腹肌和大腿内收肌的肌肉或肌腱异常[22]。耻骨应力性骨折是运动性耻骨痛的另一个原因（图 8.22）。

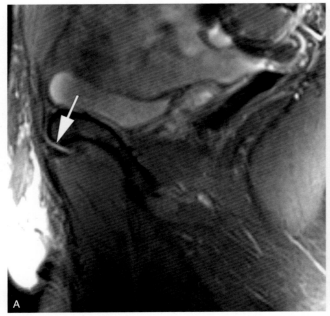

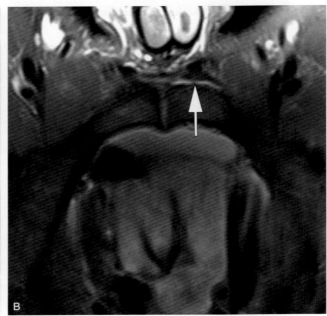

图 8.21　运动性耻骨痛。A. 矢状位和 B. 斜轴位 FS PDWI 显示左侧腹直肌—长收肌腱膜在耻骨附着处有一薄的线状撕裂（箭头）

髋臼盂唇的损伤

髋臼盂唇异常的患者可能出现顽固性机械性髋关节疼痛或髋关节弹响综合征。MRI 或 MR 关节造影可以无创性评估盂唇的异常。与肩关节盂唇一样，髋臼盂唇也存在多种变异，但是撕裂可以通过盂唇内高信号和盂唇的不连续并其内液体填充来诊断。盂唇周围的附属结构和骨性盂唇也可能发生损伤。盂唇旁囊肿的存在与盂唇撕裂高度相关（图 8.23）。髋臼盂唇撕裂最常发生在上外侧（90%）（图 8.24）[3]。

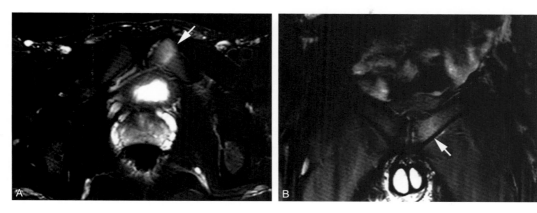

图 8.22　21 岁跑步者，耻骨联合应力性骨折。A、B. 轴位 FS T₂WI 和冠状位 STIR 显示左侧耻骨高信号（箭头）

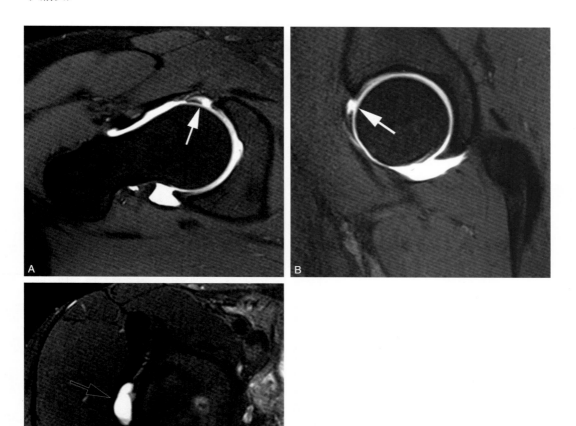

图 8.23　盂唇撕裂。A. 斜轴位；B. 矢状位 FS T₁WI 关节造影示前上盂唇一个巨大的撕裂（白色箭头），并延伸至上盂唇；C. 轴位 FS T₂WI 示上盂唇附近有盂唇旁囊肿（黑色箭头）

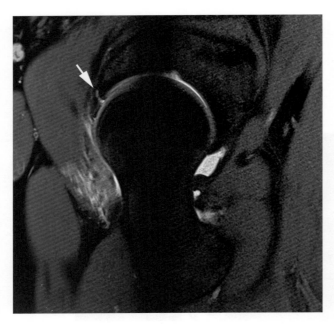

图 8.24　29 岁女性,髋关节疼痛,盂唇撕裂。髋关节斜轴位 FS PDWI 关节造影示前上盂唇撕裂(箭头)

髋关节撞击综合征

MRI 是评价股骨髋臼撞击(femoro-acetabular impingement,FAI)的首选影像学检查,这种疾病最近才引起重视,且仍存在争议。在 FAI 中,股骨头和髋臼的尺寸和几何形状不匹配,以至于在极

端的运动情况下出现有症状的撞击。凸轮型撞击表现为股骨头形态非球型,股骨头前外侧头颈交界处有明显的骨性突起。髋关节屈曲时,股骨头可撞击髋臼前上缘,导致前上盂唇、软骨及软骨下骨损伤(图 8.25)。测量股骨头的几何形状有多种方法。髋臼缘过度覆盖股骨近端导致钳夹型撞击。钳夹型 FAI 的常见原因包括髋臼后倾和髋臼突出。MRI 表现为后下软骨、后盂唇和后下盂唇的异常[23]。

髋关节成形术后

髋关节置换术后,患者可能会出现髋关节疼痛。X 线片作为一线影像学检查方法,可用于评价假体周围骨折、松动、骨溶解和异位骨形成。如果临床考虑有感染,应行髋关节抽吸术。放射性核素骨扫描可能也有助于感染的评估[24]。如果髋部疼痛的病因尚不清楚,MRI 可能有较高诊断价值。然而,髋关节置换术后髋关节 MRI 由于磁敏感伪影使图像质量下降而影响诊断。有助于减轻伪影的技术包括用低磁场强度的扫描仪检查,避免使用梯度回波序列,使用 STIR 压脂,使用更高的读出带宽以及薄层扫描。MRI 扫描仪也可以内置专利和非专利序列用于减少金属伪影[25]。

MRI 可用于评估局部组织不良反应(adverse

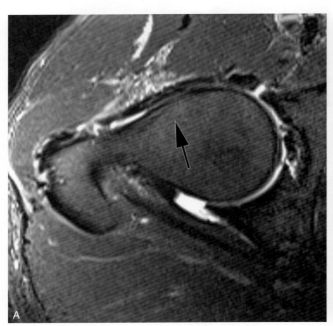
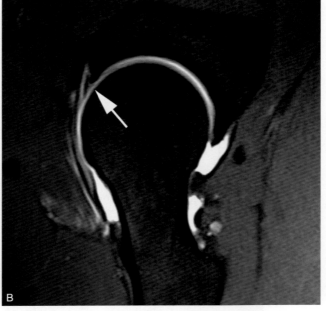

图 8.25　31 岁男性,右髋关节疼痛,凸轮型股骨髋臼撞击。A. 右侧髋关节轴位 FS T₁WI 关节造影示股骨头—颈交界处有局灶性骨性突起(黑色箭头);B. 矢状位 FS T₁WI 示前上盂唇小的撕裂(白色箭头)

local tissue reaction，ALTR)、放射学上隐匿的应力性反应和骨折、滑膜炎、神经损伤、髂腰肌撞击和肌腱病变、臀中肌和臀小肌肌腱病变[26]。ALTR代表了人体对关节置换术(经典的金属 - 金属关节成形术)磨损产生的金属碎屑和侵蚀产物的反应。然而，金属 - 聚乙烯关节成形术也可能发生 ALTR，特别是随着模块化关节成形术的出现，在模块化界面处会发生金属腐蚀，如果腐蚀发生在头颈交界部界面，这种现象称为锥部磨损[27]。ALTR 在 MRI 上可以表现为髋关节置换术后持续存在的肿块，称为假瘤。假瘤可能以薄壁液体信号为主，也可能以实性信号为主(图 8.26)。假囊破裂后压力减小，液体和碎片进入大转子后外侧囊或髂腰肌前囊[26]。组织病理学上，ALTR 可能表现为无菌性淋巴细胞主导的血管炎性病变，是一种对金属离子与天然蛋白络合物的迟发性Ⅳ型超敏反应[28]。

其他疾病

坐骨股骨撞击是一种关节外髋关节疼痛的临床综合征，与坐骨结节和股骨近端之间的间隙狭窄有关[29,30]。股方肌位于坐骨结节和股骨近端之间，运动时可能会受到撞击。支持坐骨股骨撞击临床诊断的 MRI 征象包括坐骨股骨间隙和股方肌股骨间隙狭窄，股方肌水肿、萎缩和脂肪浸润(图 8.27)。坐骨股骨间隙以坐骨结节外侧皮质缘和小转子内侧皮质缘为界。股方肌间隙以腘绳肌腱的上外侧缘和髂腰肌肌腱或小转子的后内侧面分界[29]。一项研究中，在没有临床证据表明坐骨股骨撞击的对照组中，坐骨股骨间隙和股方肌间隙的平均值分别约为 23mm和 12mm[29]。

梨状肌综合征是一个存在争议的疾病，但已被列为坐骨神经痛的一个潜在原因。在坐骨大切迹，坐骨神经可能会受到梨状肌压迫或刺激。梨状肌综合征的潜在病因包括梨状肌痉挛、肥厚、水肿、出血、肿块或坐骨神经肌肉内走行异常。临床怀疑梨状肌综合征的患者，MRI 上可能出现梨状肌大小不对称，坐骨神经信号异常，坐骨大孔正常脂肪消失[31,32]。

髂腰肌囊是人体最大的滑囊，它可能通过髂股韧带和耻股韧带之间的关节囊内缺损与髋关节相通。髂腰肌囊的刺激或炎症可导致髂腰肌囊炎，这可能是导致髋关节疼痛的原因之一。髂腰肌囊炎的潜在病因包括创伤、过劳损伤和炎症性关节炎。需要反复髋部弯曲和伸展运动，如跑步，可导致对髂腰肌囊的机械刺激。髂腰肌囊炎的 MRI 表现包括髂腰肌囊扩张伴积液(图 8.28)[33,34]。

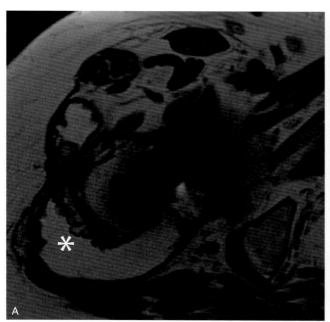
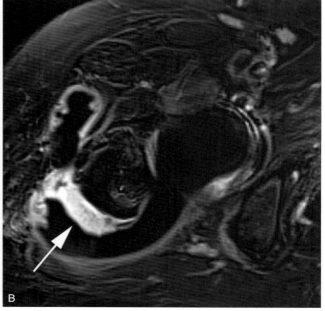

图 8.26　人工髋关节置换术后假瘤形成。A. 左髋关节轴位 T_2WI 显示髋关节置换术周围积液(星号)，从假性囊肿后方的缺损处延伸至大转子滑囊；B. 轴位 FS T_1WI 增强剪影显示大转子附近结节状增厚(箭头)强化

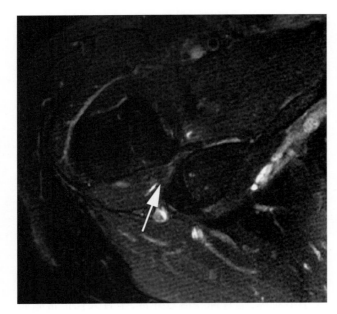

图 8.27 坐骨股骨撞击。右侧髋关节轴位 FS T$_2$WI 示坐骨股骨间隙狭窄,股方肌明显萎缩和水肿(箭头)

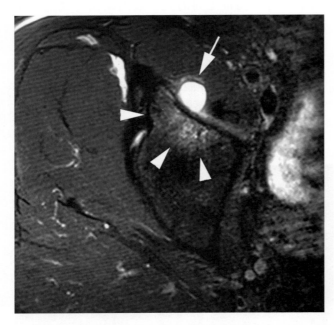

图 8.28 髂腰肌滑囊炎。右侧髋关节轴位 FS T$_2$WI 示髂腰肌滑囊扩张(箭头),并伴有髋臼反应性骨髓水肿(三角箭头)

参考文献

1. Petchprapa CN, Dunham KS, Lattanzi R, et al. Demystifying radial imaging of the hip. *RadioGraphics*. 2013;33:E97–E112.
2. Studler U, Kalberer F, Leunig M, et al. MR arthrography of the hip: differentiation between an anterior sublabral recess as a normal variant and a labral tear. *Radiology*. 2008;249:947–954.
3. Saddik D, Troupis J, Tirman P, et al. Prevalence and location of acetabular sublabral sulci at hip arthroscopy with retrospective MRI review. *AJR Am J Roentgenol*. 2006;187:W507–W511.
4. Smoll NR. Variations of the piriformis and sciatic nerve with clinical consequence: a review. *Clin Anat*. 2010;23:8–17.

5. Loizou CL, Parker MJ. Avascular necrosis after internal fixation of intracapsular hip fractures; a study of the outcome for 1023 patients. *Injury*. 2009;40:1143–1146.
6. Egol KA, Koval KJ, Kummer F, et al. Stress fractures of the femoral neck. *Clin Orthop*. 1998:72–78.
7. Mont MA, Hungerford DS. Non-traumatic avascular necrosis of the femoral head. *J Bone Joint Surg Am*. 1995;77:459–474.
8. Lavernia CJ, Sierra RJ, Grieco FR. Osteonecrosis of the femoral head. *J Am Acad Orthop Surg*. 1999;7:250–261.
9. Mitchell DG, Rao VM, Dalinka MK, et al. Femoral head avascular necrosis: correlation of MR imaging, radiographic staging, radionuclide imaging, and clinical findings. *Radiology*. 1987;162:709–715.
10. Saini A, Saifuddin A. MRI of osteonecrosis. *Clin Radiol*. 2004;59:1079–1093.
11. Steinberg ME, Hayken GD, Steinberg DR. A quantitative system for staging avascular necrosis. *J Bone Joint Surg Br*. 1995;77:34–41.
12. Rosen RA. Transitory demineralization of the femoral head. *Radiology*. 1970;94:509–512.
13. Hayes CW, Conway WF, Daniel WW. MR imaging of bone marrow edema pattern: transient osteoporosis, transient bone marrow edema syndrome, or osteonecrosis. *RadioGraphics*. 1993;13:1001–1011 [Discussion 1012].
14. De Smet AA, Fisher DR, Heiner JP, et al. Magnetic resonance imaging of muscle tears. *Skeletal Radiol*. 1990;19:283–286.
15. Palmer WE, Kuong SJ, Elmadbouh HM. MR imaging of myotendinous strain. *AJR Am J Roentgenol*. 1999;173:703–709.
16. Koulouris G, Connell D. Hamstring muscle complex: an imaging review. *RadioGraphics*. 2005;25:571–586.
17. Segal NA, Felson DT, Torner JC, et al. Greater trochanteric pain syndrome: epidemiology and associated factors. *Arch Phys Med Rehabil*. 2007;88:988–992.
18. Pfirrmann CW, Chung CB, Theumann NH, et al. Greater trochanter of the hip: attachment of the abductor mechanism and a complex of three bursae—MR imaging and MR bursography in cadavers and MR imaging in asymptomatic volunteers. *Radiology*. 2001;221:469–477.
19. Kingzett-Taylor A, Tirman PF, Feller J, et al. Tendinosis and tears of gluteus medius and minimus muscles as a cause of hip pain: MR imaging findings. *AJR Am J Roentgenol*. 1999;173:1123–1126.
20. Ouellette H, Thomas BJ, Nelson E, et al. MR imaging of rectus femoris origin injuries. *Skeletal Radiol*. 2006;35:665–672.
21. Ahumada LA, Ashruf S, Espinosa-de-los-Monteros A, et al. Athletic pubalgia: definition and surgical treatment. *Ann Plast Surg*. 2005;55:393–396.
22. Omar IM, Zoga AC, Kavanagh EC, et al. Athletic pubalgia and "sports hernia": optimal MR imaging technique and findings. *RadioGraphics*. 2008;28:1415–1438.
23. Pfirrmann CWA, Mengiardi B, Dora C, et al. Cam and pincer femoroacetabular impingement: characteristic MR arthrographic findings in 50 patients. *Radiology*. 2006;240:778–785.
24. Weissman BN, Palestro CJ, Appel M, et al. *ACR Appropriateness Criteria*® *Imaging after Total Hip Arthroplasty*. American College of Radiology. Date of origin: 1998. Date of review: 2015. https://acsearch.acr.org/docs/3094200/Narrative. Accessed January 24, 2018.
25. Talbot BS, Weinberg EP. MR imaging with metal-suppression sequences for evaluation of total joint arthroplasty. *RadioGraphics*. 2016;36:209–225.
26. Fritz J, Lurie B, Miller TT, et al. MR imaging of hip arthroplasty implants. *RadioGraphics*. 2014;34:E106–E132.
27. Shulman RM, Zywiel MG, Gandhi R, et al. Trunnionosis: the latest culprit in adverse reactions to metal debris following hip arthroplasty. *Skeletal Radiol*. 2015;44:433–440.
28. Watters TS, Cardona DM, Menon KS, et al. Aseptic lymphocyte-dominated vasculitis-associated lesion: a clinicopathologic review of an underrecognized cause of prosthetic failure. *Am J Clin Pathol*. 2010;134:886–893.
29. Torriani M, Souto SCL, Thomas BJ, et al. Ischiofemoral impingement syndrome: an entity with hip pain and abnormalities of the quadratus femoris muscle. *AJR Am J Roentgenol*. 2009;193:186–190.
30. Hernando MF, Cerezal L, Perez-Carro L, et al. Evaluation and management of ischiofemoral impingement: a pathophysiologic, radiologic, and therapeutic approach to a complex diagnosis. *Skeletal*

Radiol. 2016;45:771–787.

31. Petchprapa CN, Rosenberg ZS, Sconfienza LM, et al. MR imaging of entrapment neuropathies of the lower extremity. Part 1. The pelvis and hip. *RadioGraphics*. 2010;30:983–1000.

32. Lee EY, Margherita AJ, Gierada DS, et al. MRI of piriformis syn-drome. *AJR Am J Roentgenol*. 2004;183:63–64.

33. Kozlov DB, Sonin AH. Iliopsoas bursitis: diagnosis by MRI. *J Comput Assist Tomogr*. 1998;22:625–628.

34. Johnston CA, Wiley JP, Lindsay DM, et al. Iliopsoas bursitis and ten-dinitis. A review. *Sports Med*. 1998;25:271–283.

章节自测

1. 髋臼盂唇撕裂最常发生在 MRI 类似钟面的哪个位置?
   A. 3 点
   B. 6 点
   C. 9 点
   D. 12 点

2. 下列哪项是急性股骨颈应力性骨折的 MRI 表现?
   A. T_1 高信号
   B. 骨髓水肿
   C. 皮质变薄
   D. 增强明显强化

3. 髋臼盂唇撕裂与哪种疾病有关?
   A. 运动性耻骨痛
   B. 股骨头坏死
   C. 骶骨翼应力性骨折
   D. 股骨髋臼撞击症

4. 运动性耻骨痛与哪些肌肉密切相关?
   A. 臀中肌和臀小肌
   B. 半膜肌和半腱肌
   C. 腹直肌和长收肌
   D. 股直肌和股外侧肌

章节自测答案

1. A 髋臼盂唇撕裂通常发生于前盂唇。
2. B 急性应力性骨折典型表现为骨髓水肿。
3. D 与髋臼盂唇撕裂关系最为密切是股骨髋臼撞击症。
4. C 运动性耻骨痛可能是由腹直肌和长收肌腱膜损伤引起的。

第九章
腕关节和手损伤的 MRI

Hyojeong Mulcahy, Felix S. Chew

本章包括 MRI 技术、解剖学以及腕关节和手损伤的 MRI 表现。

学习目的

通过本章的学习,关于腕关节和手损伤的 MRI,期望读者能够:

1. 讨论并推荐合适的 MRI 扫描方案。
2. 了解相关的影像解剖学。
3. 描述影像特征。
4. 总结以下知识点的相关概念和主要内容:解剖变异和判读误区、骨损伤、尺骨撞击综合征、韧带和三角纤维软骨复合体(TFCC)损伤、肌腱损伤和神经卡压。

MR 扫描方案

新脉冲序列的出现和四肢线圈设计技术的进步使复杂的腕关节和手高分辨率成像成为可能[1,2]。腕关节和手的成像可在 1.5T 的设备上进行,但 3T 设备可提高信噪比,在不增加成像时间的前提下显著提高空间分辨率。成像时腕关节应处于中立位,扫描范围从桡骨远端到掌骨近端。拇指和手指的成像需要特别注意如何获得好的图像。腕关节轴位图像应平行于桡骨远端关节面,拇指轴位图像应垂直于近端指骨中轴。在我们的机构,常规腕关节 MRI 扫描包括矢状位质子密度(PD)、轴位 T_2 脂肪饱和(FS)、冠状位 T_1、冠状位 FS T_2 以及轴位和冠状位梯度回波(GRE)序列。腕关节 MR 磁共振造影,扫描序列包括轴位 FS T_2、冠状位 T_1、冠状位 FS T_2、冠状位 GRE、矢状位 FS T_2 序列。所使用的参数包括 10~12cm 的视野,层厚 3mm,层间距 0.3mm,矩阵 172~332×145~230。拇指的 MRI 关节造影,扫描序列包括轴位 FS T_1、FS T_2,矢状 T_1,冠状 FS T_1 和 STIR 序列,采用以下参数:视野 8cm,层厚 2.5~3mm,层间距 0mm,224~260×112~144 矩阵。

阅片观察列表

我们腕关节 MRI 阅片观察列表包括骨骼和骨髓、关节对位和尺骨变异、关节软骨、舟月和月三角固有韧带、腕关节外侧韧带、三角纤维软骨复合体(TFCC)、屈肌和伸肌肌腱和肌腱鞘、肌肉、关节液和滑膜、正中和尺神经、局灶性病变、囊肿和肿块,以及皮下组织。识别每一个解剖结构,并评估其形态学和信号特性。任何 T_2 高信号的区域都应引起进一步的关注。临床征象应具体阐述。

骨性解剖

腕关节由桡尺远端关节(distal radioulnar joint, DRUJ)、桡腕关节和腕中关节 3 个关节组成[1-3]。桡骨远端桡侧有桡骨茎突,和舟状骨和月骨的关节窝。在冠状面上桡骨远端关节面通常向尺侧 24° 成角,矢状面上向掌侧 12°~15° 成角。桡骨尺侧有一个切迹,称为桡骨乙状切迹,与尺骨远端形成关节。尺骨头与月骨和三角骨形成关节,远端由 TFCC 分隔。茎突从尺骨远端的后内侧突出,与尺骨头以尺侧腕伸肌(extensor carpi ulnaris, ECU)沟分界。8 块腕骨分为近端和远端两排。腕近端由舟骨、月骨、三角骨和豌豆骨组成,远端由大多角骨、小多角骨、头状骨和钩骨组成。腕骨的关节面通常排列成 3 条弧线(图 9.1)[4]。弧线Ⅰ代表近排腕骨的近端关节面(豌豆骨除外)。弧线Ⅱ和弧线Ⅲ代表腕中关节的平行关节面,弧线Ⅱ连接近排腕骨的远端边缘(豌豆骨除外),弧线Ⅲ连接头状骨和钩骨的近端边缘。这些弧的连续性中断表明存在骨折或脱位。手的骨性结构由掌骨和近节、中节、远节指骨组成。在腕掌关节层面,第二个到第五个掌骨大致成 M 形。手的关节包括掌指关节(metacarpophalangeal,MCP)、近端指间关节(proximal interphalangeal,PIP)和远端指间关节(distal interphalangeal,DIP)。拇指没有中节指骨。MCP 与指间关节结构上相似,它们在形态上都是髁状,近端关节呈圆头状,远端关节面呈凹形(铰链关节)。关节表面的形状使关节屈曲程度大于背伸程度。

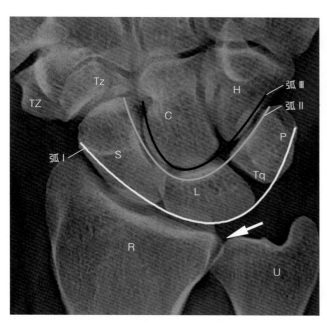

图 9.1　腕关节解剖。腕关节后前位 X 线片。显示骨性结构。C,头状骨;H,钩骨;L,月骨;P,豌豆骨;R,桡骨;S,舟状骨;Tq,三角骨;TZ,大多角骨;Tz,小多角骨;U,尺骨。桡骨乙状切迹(箭头)与尺骨头相关节

韧带和肌腱

　　TFCC 是 DRUJ 的主要稳定结构。此外,它在尺骨头部轴向负载时起缓冲作用,并将尺骨头固定到桡骨远端(图 9.2A)。它由 5 个结构组成:三角纤维软骨盘(triangular fibrocartilage,TFC)及其固有的掌侧和背侧桡尺韧带、半月板同系物、尺侧副韧带(UCL)、掌侧尺腕韧带(尺三角韧带和尺月韧带)、尺侧腕伸肌腱鞘。TFC 是一圆顶状的纤维软骨结构,在冠状位上最容易看到。尺侧厚度是掌侧的 2~3 倍。关节盘的中心呈双凹形,可以很薄,甚至有孔。关节盘掌侧和背侧缘增厚,称为桡尺韧带(图 9.2B)。半月板同系物是指茎突、UCL 和三角骨之间的三角形结缔组织。UCL 从茎突延伸到三角骨的内侧缘。尺月韧带和尺三角韧带起源于关节盘中间 1/3 的掌侧,并止于月骨和三角骨(图 9.2C)。ECU 肌腱位于尺骨内侧的凹槽中,并止于第五掌骨基底部。

　　腕骨固有韧带起源于腕骨并止于腕骨,起着限制腕骨之间运动的作用[5]。两条最重要的腕内韧带是舟月韧带和月三角韧带。这些韧带呈 C 形,背侧和掌侧较厚,中央膜部较薄。舟月韧带的背侧比掌侧厚,对稳定性最重要(图 9.3)。相反,月三角韧带的掌侧部分比背侧部分更厚、更强。腕外源性韧带起源于前臂,止于腕骨,按其位置分为掌侧或背侧。掌侧外源性韧带强于背侧韧带。桡腕韧带有 3 条,分别为桡舟头韧带、短桡月韧带和长桡月韧带;尺腕韧带有 2 条,分别为尺三角韧带和尺月韧带。两个重要的背侧外源性韧带是背侧桡三角韧带和背侧腕骨间韧带(图 9.5)。这些韧带在冠状位薄层梯度回波序列图像上显示最佳。MCP 韧带与指间关节韧带解剖相似;侧副韧带和掌侧韧带并入关节囊。侧副韧带是一种强韧的绳索状结构,近端附着于髁突头部的凹陷,远端止于指骨掌侧基底部(图 9.4)。掌侧韧带(也称为掌板)是一种纤维软骨组织,附着在指骨的近端边缘,并在两侧展开与侧副韧带合并(图 9.6)。侧副韧带在轴位和冠状位 MRI 上均可见。掌板在矢状位图像显示最佳。

　　手腕的肌腱分为屈肌和伸肌。伸肌腱在手腕背侧分为 6 个间室,从桡侧到尺侧依次编号(图 9.7)。这些肌腱位于腕骨和骨间韧带的浅层。屈肌腱位于腕部的掌侧腕管内或毗邻腕管。在每根手指上,屈肌腱通过纤维包膜紧贴指骨,纤维包膜在屈肌腱鞘的不同位置处增厚形成环状滑车和交叉滑车。手的伸肌腱共同起源于手腕背侧。在 PIP 关节的背侧,伸肌腱分为 3 个腱束。中心腱束较宽,止于中节指骨。这两侧腱束与蚓状肌和骨间肌的肌腱合并,然后止于远节指骨。伸肌腱在 MCP 关节处由伸肌腱帽固定。每个腱帽都由矢状束和横向纤维组成。矢状束起源于掌板,与掌骨深横韧带融合。横行纤维由背侧骨间肌和蚓状肌构成。

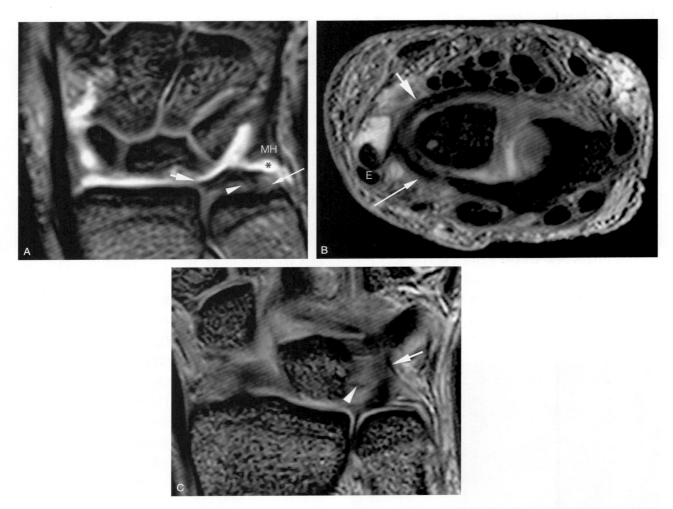

图 9.2 三角纤维软骨(TFC)复合体(不同患者)。A. 冠状梯度回波(GRE)序列。B. 轴位 GRE 序列。C. 冠状位 GRE 序列。磁共振图像显示 TFC 止于乙状切迹突起(A 图中箭头)、茎突(A 图中长箭头)和尺骨窝(A 图中三角箭头)。茎突前隐窝是半月板同系物与茎突之间充满液体的间隙,是桡腕关节(A 图中 *)的延伸。图示从桡骨远端内侧皮质延伸至茎突的背侧(B 图中箭头)和掌侧(B 图中长箭头)的桡尺韧带。图中显示了掌侧尺月韧带(C 图中三角箭头)和尺三角(C 图中箭头)韧带。E,尺侧腕伸肌;MH,半月板同系物

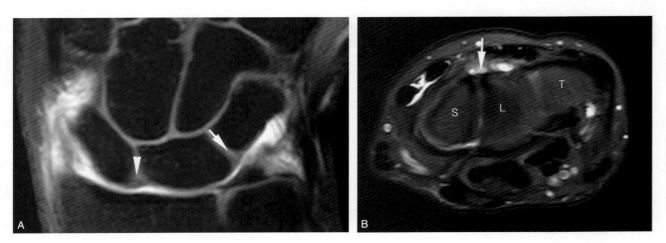

图 9.3 舟月(SL)和月三角(LT)韧带。A. 冠状 FS T₂WI。B. 轴位 FS T₂WI。图像显示了正常的 SL(A 图中三角箭头)和 LT(A 图中箭头)韧带。背侧 SL 韧带更厚(B 图中箭头)。L,月骨;S,舟状骨;T,三角骨

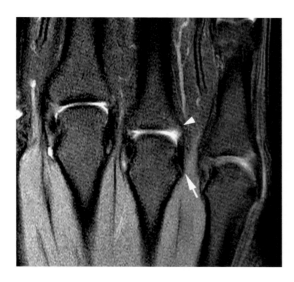

图 9.4 掌指关节侧副韧带。冠状位 FS PDWI 显示 MCP 关节的桡侧和尺侧侧副韧带与关节囊融合。侧副韧带在掌骨头桡侧和尺侧的凹陷处呈明显的低信号带(箭头),并向远端延伸至近节指骨的基底部(三角箭头)

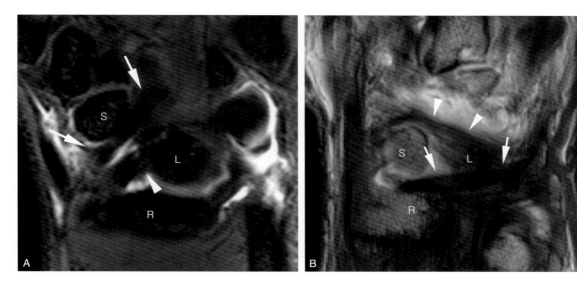

图 9.5 掌侧外在韧带。A 和 B.冠状位梯度回波 MRI。图像显示桡舟头(A 图中箭头)、长桡月(A 图中三角箭头)、桡三角背侧(B 图中箭头)和腕骨间背侧韧带(B 图中三角箭头)。L,月骨;R,桡骨;S,舟状骨

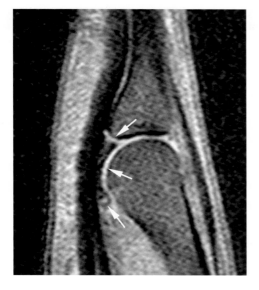

图 9.6 掌板。矢状位 FS PDWI 示正常掌板(箭头)

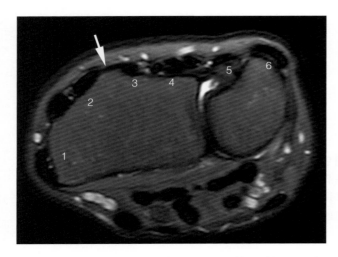

图 9.7　正常腕伸肌腱。轴位 FS T₂WI 示伸肌腱间室:1,拇长展肌、拇短伸肌;2,桡侧腕长伸肌、桡侧腕短伸肌;3,拇长伸肌;4,指伸肌及示指伸肌;5,小指伸肌;6,尺侧腕伸肌;箭头,Lister 结节

腕管和 GUYON 管

腕管是一个沿手掌掌面锥形空间(图 9.8)。由背侧的腕骨和掌侧的屈肌支持带(也称为腕横韧带)围成。管道的近缘从尺侧的豌豆骨延伸到桡侧的舟状结节。其远端边缘从尺侧的钩骨钩延伸至桡侧的大多角骨。腕管包括 8 条屈肌腱(表浅肌腱和深肌腱)、拇长屈肌腱和正中神经。轴位 MRI 是评价腕管内结构最理想的成像平面。

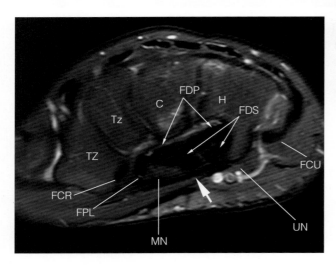

图 9.8　腕管及腕屈肌腱。轴位 FS T₂WI 显示屈肌腱和腕管。箭头,屈肌支持带;C,头状骨;FCR,桡侧腕屈肌;FCU,尺侧腕屈肌;FDP,指深屈肌;FDS,指浅屈肌;FPL,拇长屈肌;H,钩状骨;MN,正中神经;TZ,大多角骨;Tz,小多角骨;UN,尺神经

在腕管的尺侧,屈肌支持带分叉,形成了另一条腕管,称为 Guyon 管。它是一个纤维 - 骨性隧道,内含尺神经、尺动脉和尺静脉。

解剖变异和判读误区

腕关节和手部的 MRI 存在许多解剖变异和判读误区[6,7]。

月骨三角骨融合

先天性腕骨融合可以是纤维性、软骨性或骨性的。最常见的是月骨三角骨融合,其次是头状骨和钩骨。月三角骨融合在黑人群体中更为常见,女性好发,通常是双侧(约 60%)。月三角骨融合,常合并舟月关节间隙的增宽,这似乎是一个很常见的变异。月三角融合通常是偶然发现的(图 9.9)。

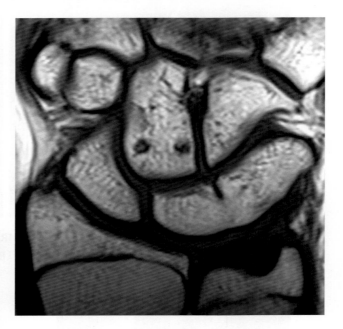

图 9.9　冠状位 T₁WI,月三角骨融合

2 型月骨

月骨有两种不同的类型。月骨可能有 1 个远端小关节面与头状骨形成关节(第 1 型)或 2 个小关节面与钩骨形成关节(第 2 型)。2 型月骨较为常见(50%~65%)(图 9.10)。2 型月骨常与钩骨近端软骨损伤有关,并可能是尺侧腕关节疼痛的原因。

腕凸症

腕凸症是第二和第三掌骨基底部背侧骨性突

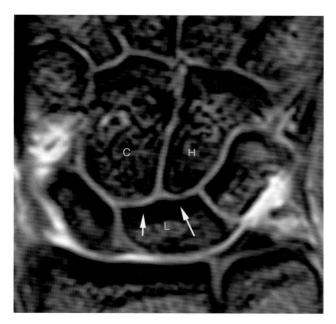

图 9.10　冠状位梯度回波 MRI，2 型月骨。月骨（L）有两个面（箭头）分别代表头状骨面（C）和钩骨面（H）

起。可能是由于退行性或创伤后骨赘或副骨（茎状骨）形成的骨性突起。茎状骨有时可能与掌骨基底部融合，在横断面图像上最容易识别（图 9.11）。患者可能因相关的骨关节炎、上方的腱鞘囊肿或滑囊炎而出现腕关节疼痛和活动受限。

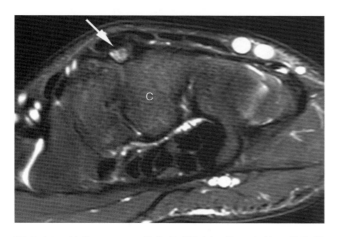

图 9.11　轴位 FS T₂WI 茎突骨（箭头）。第二和第三掌指关节之间有一个小骨块并骨髓水肿。C，头状骨

尺骨变异

尺骨变异是指尺骨远端关节面在纵向上相对于相邻的桡骨远端关节面的位置，如果表面是对齐的，则称中性尺骨变异（见图 9.1）。如果尺骨远端突出超出桡骨，则尺骨变异为阳性变异。如果尺骨比

桡骨短，则尺骨变异为阴性变异。尺骨变异测量没有公认的正常范围，尺骨和桡骨的相对长度随定位和影像学技术的不同而变化。测量标准体位为坐位，肩外展 90°，肘关节弯曲 90°，腕关节内旋放松，X 射线以 90° 射入腕关节中心。这一位置一般不能在 MRI 上获得，但是与尺骨变异相关的疾病常常可以在 MRI 上表现出来。

三角纤维软骨复合体

TFC 是一个纤维软骨性关节盘，MRI 上呈低信号。然而，TFC 的桡侧和尺侧附着处经常呈中 - 高信号，可能会被误认为撕裂。TFC 的尺侧附着处由两个不同的部分组成，这两个部分由纤维血管组织（皮下韧带）分隔，MRI 可以显示为中等信号和内部条纹。在桡骨附着处，透明软骨环绕桡骨，可能导致在液体敏感序列上呈曲线状高信号，可能被误认为撕裂。在老年患者中，通常可在舟月骨和月三角韧带内，TFC 的中心部分看到小的缺损。其中大部分缺损没有临床意义。

肌腱

正常腕部肌腱在 MRI 上表现为低信号。肌腱内的高信号通常是退变或撕裂的表现。然而，肌腱内的局灶性信号异常也可能是正常的变异。在 DRUJ 水平的 ECU 肌腱中央信号增高是一种常见的正常表现，可能与 2 个肌腱束的交错有关。同样，正常的拇长展肌（abductor pollicis longus，ABPL）肌腱可能呈条纹状外观，这可能与多个腱束交错和脂肪交织其内相关，会被误认为纵向撕裂。在 Lister 结节远端的拇长伸肌腱内信号增高通常是魔角效应导致。

肌肉

手部肌肉的解剖学变异包括副小指展肌、指短伸肌（手指短伸肌）以及蚓状肌、掌长肌和指浅屈肌的变异。副小指展肌是最常见的副肌，在 50% 的病例中可能是双侧的（图 9.12）。

神经

正中神经裂是一种解剖学变异，可能与腕管综合征有关。正中神经裂可能发生在进入腕管前或腕管内。一小部分人（2%~4%）在腕管内有永存正中动脉。虽然通常无症状，但永存正中动脉扩张可能会压迫正中神经导致腕管综合征（图 9.13）。

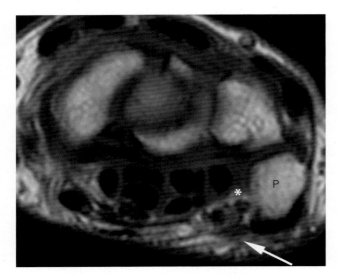

图 9.12 轴位 T₁WI 上的副小指展肌（箭头）。桡骨和掌侧豌豆骨（P）与小指展肌止于尺侧第五近节指骨基底部，突出于 Guyon 管浅层（*）

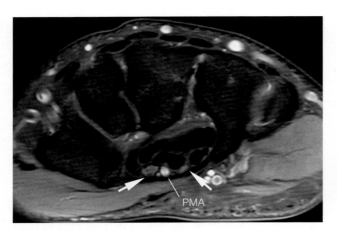

图 9.13 轴位 FS T₂WI 正中神经裂（箭头）和永存正中动脉（PMA）

腕关节及手部损伤

腕关节和手损伤在所有运动和日常生活中都很常见。主要分为 2 类：创伤性和过劳。创伤性损伤包括骨折、脱位以及接触/碰撞运动中常见的急性韧带和肌腱撕裂。运动造成的过劳损伤是很常见的，包括慢性的韧带和肌腱撕裂以及撞击和撞击综合征。这些经常出现在球拍运动、赛艇和体操中。MRI 在鉴别和排除腕部和手部损伤方面具有重要作用[8-10]。

骨损伤

舟状骨骨折是最常见和最棘手的腕骨骨折。舟

状骨骨折按骨折部位、稳定性和损伤时间进行分类。大多数运动员的急性骨折累及舟状骨腰部，移位轻微。在儿童患者中，舟状骨骨折通常发生在舟状骨远端而非腰部，这些损伤多为撕脱伤，很少伴有骨髓水肿。这些骨折常见于接触性运动（足球、橄榄球）和高速运动（滑冰、轮滑）。对于临床怀疑舟状骨骨折而 X 线阴性的运动员，MRI 有助于诊断隐匿性骨折，避免不必要的固定（图 9.14）。急性舟状骨骨折的治疗目标是骨折愈合。未治疗的舟状骨骨折自然病程可发生骨不连和进行性桡腕关节炎，称为舟状骨不连进行性骨塌陷。

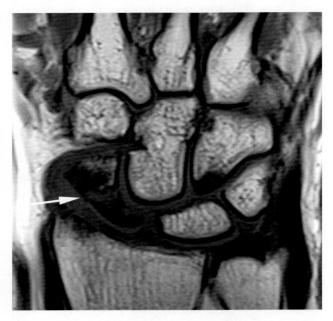

图 9.14 舟状骨腰部骨折。冠状位 T₁WI 示舟状骨腰部骨折（箭头）近端早期缺血性坏死伴部分塌陷

所有腕关节骨折中，钩骨骨折的发生率为 2%~4%。这种损伤通常发生在那些棒球、高尔夫球和用球拍的运动员身上，因为他们杆/拍作用在手上的位置导致（图 9.15A）。查体出现位于第二掌骨头和豌豆骨之间的钩骨钩有压痛。这在临床和常规 X 线检查中经常被遗漏。通常通过 CT 扫描来确诊（图 9.15B）。钩骨骨折的治疗方法多样，从石膏固定到切开复位、内固定。

应力性骨折在上肢并不常见。体操运动员腕在桡骨远端骨骺处反复损伤时可发生。高达 80% 的优秀体操运动员都出现过这种情况。患者在 12~14 岁左右出现症状。大多数患者为女孩，体操运动员腕 1/3 的病例是双侧的。影像学表现为桡骨远端骨骺增宽，不规则且边缘硬化。MRI 显示骨骺及干骺

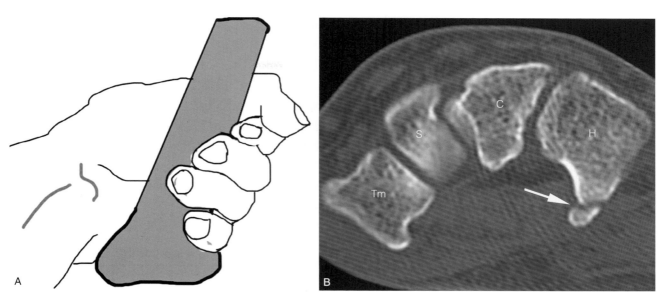

图 9.15 钩骨钩骨折。A. 示意图。B. 轴位 CT。图中显示了损伤机制,由于钩骨钩抵靠在物体上或小指和无名指的屈肌腱施加的剪切力造成的。CT 图像显示钩骨钩骨折(箭头)。C,头状骨;H,钩骨;S,舟状骨;Tm,小多角骨

端 T₂ 信号增高。如果体操运动员腕没有得到及时的治疗,随着时间推移,可能导致远端桡骨骨骺过早闭合,随后出现尺骨阳性变异相关的症状。

尺骨撞击综合征

尺骨撞击综合征是由尺侧腕骨与远端尺骨头之间撞击引起的[8,9,11]。可能导致尺侧腕关节疼痛、DRUJ 和尺腕间室退变。这种症状常见于体操运动员和球拍类运动员。X 线片通常显示尺骨阳性变异。其他表现包括在尺侧月骨近端、三角骨和尺骨头的硬化或囊性改变。MRI 可显示 TFCC 退行性撕裂、软骨软化、骨髓水肿、软骨下囊肿或月三角韧带撕裂(图 9.16)。

韧带损伤

舟月韧带损伤是最常见的腕关节韧带损伤类型,在碰撞、接触性运动或任何可能发生跌倒的活动中都很常见[8,9]。舟月韧带的损伤可能是部分的,也可能是完全性的。韧带断裂后,舟骨呈屈曲位,月骨和三角骨向背侧倾斜,造成近排腕骨背伸不稳定。随着时间的推移,会发生进行性骨关节炎,称为舟月骨进行性塌陷(图 9.17)。冠状位和轴位 MRI 是直接评价舟月韧带的最佳方法。局部撕裂表现为局部变薄、不规则或信号增高。最常累及韧带的掌侧,因为这是最薄弱的区域。完全撕裂的特征是韧带的不

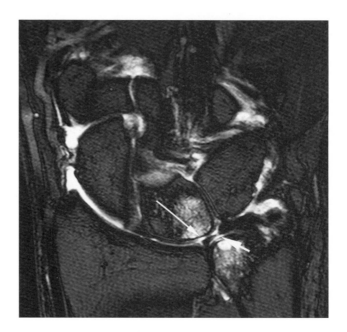

图 9.16 尺骨撞击综合征。冠状位 FS T₂WI 示三角纤维软骨撕裂(短箭头),月骨软骨软化(长箭头),骨髓水肿,尺骨头和月骨软骨下囊肿

连续或完全缺失。MR 关节造影上,舟月韧带完全撕裂导致桡腕关节和腕骨关节之间的连通(图 9.18)。其他间接征象包括掌侧外源性桡腕韧带撕裂、舟状骨或月骨软骨软化、骨髓水肿和继发性骨关节炎。

月三角韧带损伤远没有舟月韧带损伤常见。尽管舟月韧带完全断裂经常导致近排腕骨背伸不稳定,但月三角韧带撕裂很少发生,因为存在背侧和掌侧外源性韧带等二级稳定结构。因此,与舟月骨损

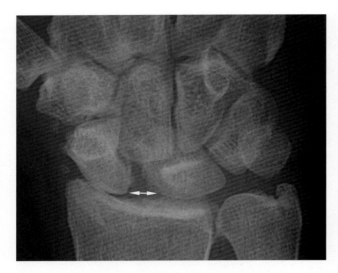

图 9.17 舟月骨进行性塌陷。腕关节前后位 X 线片显示舟月韧带损伤导致舟月骨间隙扩大（双头箭头），并发桡腕骨性关节炎

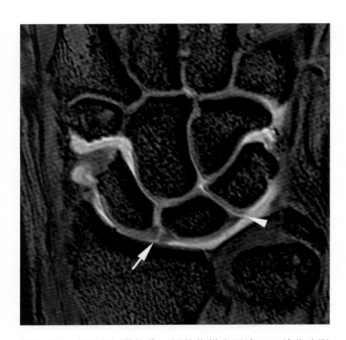

图 9.18 腕固有韧带损伤。冠状位梯度回波 MR 关节造影显示舟月（箭头）和月三角（三角箭头）韧带断裂。桡腕关节和腕中关节之间对比剂连通

伤相比，月三角骨损伤通常不会导致进行性关节炎。完全性或部分月三角韧带断裂在 MRI 上类似于舟月韧带撕裂。在急性月三角损伤中，固定是首选的初始治疗方法。

DRUJ 和 TFCC 损伤在运动员中很常见，可能是急性创伤或反复性创伤的结果。急性创伤包括轴向负荷加旋转应力，常见于摔倒时手伸直手掌着地。TFCC 损伤的另一损伤机制可能发生于反复的损伤中；一种施加于腕关节掌侧的牵引力，常见于球拍运动，TFCC 损伤和尺腕疼痛在体操运动员、球拍运动员、曲棍球运动员、高尔夫球手和拳击手中很常见。

Palmer[12]根据 TFCC 损伤的原因、位置和程度制定了 TFCC 损伤分类。这一分类系统已得到广泛接受，对制订治疗计划具有重要意义（表 9.1）。在 MRI 上，TFC 撕裂在 T_2WI 上表现为线性液体信号。与常规 MRI 相比，CT 或 MR 关节造影提高了中央凹撕裂的诊断准确性，并可评估相关小撕脱性骨折。在 MR 关节造影上，TFCC 的完全撕裂导致桡腕关节和 DRUJ 之间的连通（图 9.19）。

表 9.1 三角纤维软骨复合体损伤的 PALMER 分型

第 1 型：创伤性
A. 中央穿孔
B. 尺侧撕脱
  尺骨远端骨折
  无尺骨远端骨折
C. 远端撕脱
D. 桡侧撕脱
  伴有乙状切迹骨折
  无乙状切迹骨折

第 2 型：退行性（尺腕邻界综合征）
A. 三角纤维软骨复合体（TFCC）磨损
B. TFCC 磨损和月骨和 / 或尺骨软骨软化
C. TFCC 穿孔、月骨和 / 或尺骨软骨软化
D. TFCC 穿孔、月骨和 / 或尺骨软骨软化和月三角韧带断裂
E. TFCC 穿孔、月骨及 / 或尺骨软骨软化、月三角韧带穿孔及尺腕关节关节炎

基于 Palmer AK. Triangular fibrocartilage complex lesions: a classification. J Hand Surg Am. 1989; 14:594-606.

拇指 MCP 关节侧副韧带损伤在所有运动中都很常见[8-10]。损伤的主要机制是对 UCL 的突然外展应力。滑雪者用滑雪杆支撑着摔倒，可能会导致拇指在受伤时受到桡侧应力。UCL 损伤比桡侧副韧带损伤更为常见。这种滑雪指或猎场看守人拇指也经常出现在足球、篮球等接触碰撞运动中。大多数 UCL 损伤发生在近节指骨的附着处。部分 UCL 撕裂可以通过简单的固定治疗，而伴有 Stener 样病变的完全性 UCL 损伤需要手术治疗。Stener 样病变定义为：UCL 的远端从近节指骨的附着处撕脱，断端回缩并移位至内收肌腱膜下。MRI 表现为绳上溜溜球征，绳索代表内收肌腱膜，溜溜球代表近端回缩呈球状的尺侧副韧带（图 9.20）。

PIP 关节掌板损伤可以单独发生，也可以与副

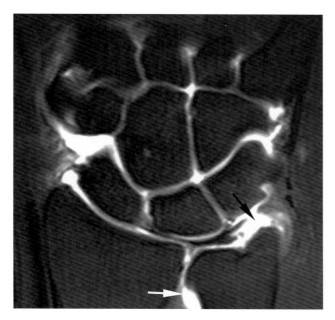

图 9.19　三角纤维软骨复合体（TFCC）撕裂。冠状位 FS T₁WI 关节造影显示尺侧附着部位 TFCC 撕裂（黑色箭头）导致桡腕关节与远端桡尺关节连通（白色箭头）

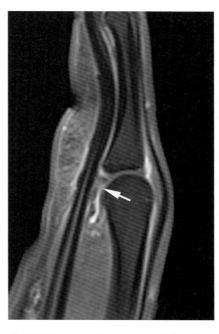

图 9.21　掌板损伤。矢状位 FS T₂WI 关节造影示掌指关节掌板不规则,信号增高（箭头）

伸肌腱腱帽装置包括从伸肌腱连接到掌板的矢状束和手固有肌肉连接的横向和斜向网状纤维。MCP 关节的直接打击和突然被迫屈曲可能会导致伸肌腱腱帽的损伤。"拳击手指关节"是指与矢状束反复损伤相关的伸肌腱脱位。这个词的产生是由于拳击运动员中这种伤害的发生率很高,通常发生在拳击运动员出拳击打时。中指损伤最常见,因为它的桡侧矢状束薄而长,掌骨头突出。在轴位 MRI 上,矢状束的不连续和信号异常通常与伸肌腱的半脱位或全脱位相伴发生（图 9.22）。

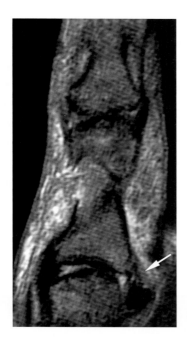

图 9.20　Stener 样病变。冠状位 STIR 关节造影示尺侧副韧带远端撕裂（箭头）,回缩入内收肌腱膜间,呈"绳上的溜溜球"样

韧带撕裂相伴发生。它可发生在 PIP 关节过度伸展或受旋转纵向压缩负荷时,这在控球运动中很常见。X 线片可显示中指基底部撕脱骨折。MRI 液体敏感序列对直接观察分离的掌板或掌板内的液体信号更为敏感（图 9.21）。

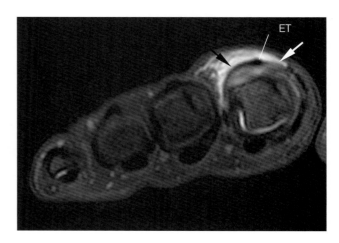

图 9.22　矢状束断裂。轴位 FS T₂WI 关节造影示桡侧矢状束撕裂（白色箭头）。尺侧矢状束（黑色箭头）完整。ET,伸肌肌腱

屈肌腱腱鞘的局部增厚构成了一系列滑车,这些滑车使屈肌腱紧贴于骨的下方。滑车系统由 5 个环状滑车和 3 个交叉滑车组成,屈肌腱通过这些滑车滑动(图 9.23A)。滑车损伤可以在对手指的支撑结构上施加压力的运动中看到,例如攀岩。在攀岩者中,受伤通常发生在已经处于悬空状态时伸展的手指突然用力。通常涉及 A2 滑车。在棒球投手中,可观察到单独的 A4 受伤。在轴位 MRI 上可以看到滑车的不连续、消失和水肿(图 9.23B)。矢状位 MRI 是观察屈肌腱弓弦形态的最佳方位。在 A2 滑车撕裂中,最大弓弦出现在近节指骨上方,而在 A4 滑车撕裂中,最大弓弦出现在中节指骨上方。

肌腱损伤

De Quervain 综合征是运动员最常见的腕部肌腱病[8,9]。这种引起疼痛的狭窄性腱鞘炎是由于 ABPL 和拇短伸肌腱在桡骨茎突上反复滑动造成的(图 9.24)。需要强力抓握,加上腕关节尺偏或重复使用拇指的运动,容易使运动员患上这种疾病。这些运动包括高尔夫球、飞蝇钓和球拍运动。MRI 可显示第一背侧间室支持带肥厚,腱鞘积液伴增厚,肌腱肥大、形态不均,以及周围软组织水肿。

交叉综合征是指腕关节第二伸肌室肌腱(桡侧腕长伸肌和桡侧腕短伸肌)在桡骨远端 Lister 结节近端 4~8cm 处的炎症反应过程。腱鞘炎发生在第一伸肌室肌腱(ABPL 和拇短伸肌)与第二个伸肌室肌腱交叉的地方,主要与慢性过度使用有关。这种综合征与需要重复伸展手腕的运动有关,如赛艇、球拍运动、骑马和滑雪。液体敏感 MR 序列对显示腱鞘炎的改变最佳,出现肌腱增厚和从交叉点向近端延伸的第二、第一伸肌间室周围的腱鞘积液。

ECU 在第六背侧间室的腱鞘炎较常见,仅次于 de Quervain 综合征[11]。ECU 由一个深部的支持带(称为 ECU 腱鞘分支)固定在尺骨头的肌腱沟内。ECU 腱鞘炎常见于需要重复手腕的运动,如赛艇和球拍运动,或在双手反手击球的网球运动员的非优势腕也很常见。MRI 表现为肌腱腱鞘增厚、腱鞘积液、腱鞘周围炎症改变。慢性狭窄性腱鞘炎表现为腱鞘周围低信号和瘢痕形成而边缘不规则。肌腱部分撕裂可由潜在的不稳定或慢性狭窄性腱鞘炎患者肌腱的慢性磨损所致(图 9.25)。

手部的闭合性肌腱损伤较为常见,包括钮扣指、锤状指和球衣指[10]。钮扣指是指伸肌腱在中指基底部止点处发生的中央腱束的创伤性损伤(图 9.26)。它是由绷直的 PIP 关节被迫屈曲引起的。这种情况在篮球运动员和武术运动员中很常见,因为他们在运动过程中都需要徒手阻挡。随着时间的推移,无论中指基底部撕脱与否,都会发生 PIP 关节的屈曲和 DIP 关节的伸直,从而导致钮扣指畸形。锤状指通常是由直接外伤引起伸直的 DIP 关节急性强力屈曲所致。伸肌腱止点损伤可伴或不伴有远节指骨基底部背侧骨撕脱(图 9.27)。锤状指临床表现为关节屈曲畸形,多见于棒球、篮球、排球等运动项目。球衣指是指指深屈肌腱从掌侧止点到远节指骨的撕脱(图 9.28)。这种损伤是由于屈曲的 DIP 关节的被迫伸展造成的,通常发生在球员抓住正在移动的球员的球衣时。X 线片是观察手指肌腱撕脱伤的重要初始影像手段。对于临床表现不明确的病例,MRI 可能有助于显示骨损伤,受损肌腱不连续和回缩程度。

神经卡压

腕管综合征可能是运动员屈肌腱腱鞘炎继发的

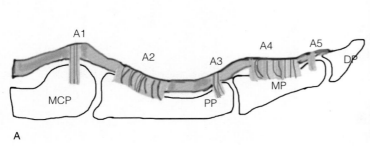
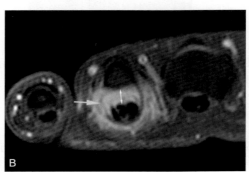

图 9.23 环状滑车撕裂。A. 图示正常纤维 - 骨性隧道由 5 个滑车(A1~A5)组成,并固定屈肌腱。B. 轴位 FS PDWI 示 A2 环状滑车近节指骨水平撕裂(箭头)。屈肌腱呈弓弦样(双头箭头)。DP,远节指骨;MCP,掌骨;MP,中节指骨;PP,近节指骨

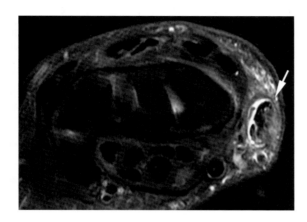

图 9.24　de Quervain 综合征。轴位 FS T₂WI 示拇长展肌和拇短伸肌肌腱变性,腱鞘内有积液(箭头)

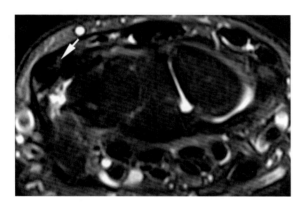

图 9.25　尺侧腕伸肌(ECU)撕裂,轴位 FS T₂WI 示 ECU 纵向撕裂(箭头)

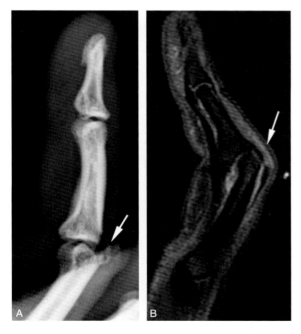

图 9.26　钮扣指(不同患者)。A. 侧位 X 线。B. 矢状位 STIR。图示中节指骨背侧撕脱的骨碎片(A 箭头),MRI 示伸肌腱中央腱束于中指基底部止点处损伤(B 箭头)

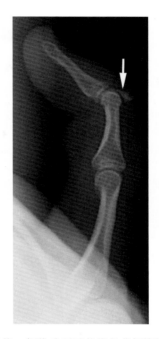

图 9.27　锤状指。侧位片示远节指骨背侧撕脱骨碎片(箭头)

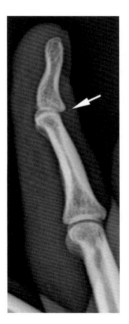

图 9.28　球衣指。侧位片示指深屈肌腱损伤导致远端指间关节过伸(箭头)

正中神经受压的结果[13]。MRI 可表现为正中神经水肿和增粗,也可显示屈肌腱鞘炎等致病因素(图 9.29)。Guyon 管综合征是指尺神经在 Guyon 管中受压。车把麻痹是指骑自行车者因手长时间压在车把上而引起的尺神经运动支的孤立性压迫性神经病。此外,钩骨钩骨折移位是尺神经病变的一个常见的原因。MRI 可显示管近端神经肿胀和水肿及管内神经扁平,轴位 MRI 显示最佳。

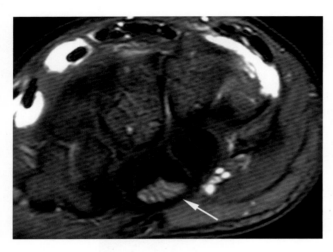

图 9.29　攀岩者正中神经病变。轴位 FS T₂WI 关节造影显示腕管正中神经增粗（箭头）

参考文献

1. Berquist TH. *MRI of the Musculoskeletal System*. 6th ed. Philadelphia: Lippincott Williams & Wilkins; 2012.
2. Chung CB, Steinbach LS, eds. *MRI of the Upper Extremity: Shoulder, Elbow, Wrist, and Hand*. Philadelphia: Wolters Kluwer Health; 2010.
3. Yu JS, Habib PA. Normal MR imaging anatomy of the wrist and hand. *Radiol Clin North Am*. 2006;44:569–581, viii.
4. Gilula LA. Carpal injuries: analytic approach and case exercises. *AJR Am J Roentgenol*. 1979;133(3):503–517 [PMID:111512].
5. Bateni CP, Bartolotta RJ, Richardson ML, Mulcahy H, Allan CH. Imaging key wrist ligaments: what the surgeon needs the radiologist to know. *AJR Am J Roentgenol*. 2013;200(5):1089–1095. doi:10.2214/AJR.12.9738 [PMID:23617494].
6. Stein JM, Cook TS, Simonson S, et al. Normal and variant anatomy of the wrist and hand on MR imaging. *Magn Reson Imaging Clin N Am*. 2011;19:595–608, ix.
7. Pfirrmann CW, Zanetti M. Variants, pitfalls and asymptomatic findings in wrist and hand imaging. *Eur J Radiol*. 2005;56: 286–295.
8. Cockenpot E, Lefebvre G, Demondion X, et al. Imaging of sports-related hand and wrist injuries: sports imaging series. *Radiology*. 2016;279:674–692.
9. Rosner JL, Zlatkin MB, Clifford P, et al. Imaging of athletic wrist and hand injuries. *Semin Musculoskelet Radiol*. 2004;8:57–79.
10. Scalcione LR, Pathria MN, Chung CB. The athlete's hand: ligament and tendon injury. *Semin Musculoskelet Radiol*. 2012;16:338–349.
11. Yamabe E, Nakamura T, Pham P, et al. The athlete's wrist: ulnar-sided pain. *Semin Musculoskelet Radiol*. 2012;16:331–337.
12. Palmer AK. Triangular fibrocartilage complex lesions: a classification. *J Hand Surg Am*. 1989;14:594–606.
13. Miller TT, Reinus WR. Nerve entrapment syndromes of the elbow, forearm, and wrist. *AJR Am J Roentgenol*. 2010;195(3):585–594. doi:10.2214/AJR.10.4817 [PMID:20729434].

章节自测

1. 腕关节 MR 造影的哪一项表现是正常的？
   A. 对比剂在腕骨间室
   B. 对比剂在桡尺远端关节
   C. 对比剂在腕掌关节
   D. 对比剂在豆 - 三角关节

2. 手腕背侧腱鞘炎的 MRI 表现与哪一种疾病最相关？
   A. de Quervain 综合征
   B. 交叉综合征
   C. 尺骨撞击综合征
   D. 腕管综合征

3. 头状骨通常与多少块骨头相连？
   A. 四块或更少
   B. 五块
   C. 六块
   D. 七块或更多

4. 哪个手指肌腱的损伤与创伤后钮扣指畸形关系最密切？
   A. 末端伸肌腱
   B. 伸肌腱中央腱束
   C. 指深屈肌腱
   D. 指浅屈肌

章节自测答案

1. D　桡腕间室通常和豆 - 三角关节相连接。
2. B　交叉综合征发生在手腕的背面腕伸肌肌腱交叉的地方。
3. D　头状骨通常与 3 个掌骨、钩骨、舟状骨、月骨和小多角骨相连。
4. B　伸肌腱中央腱束的撕裂导致 PIP 无阻力的屈曲。

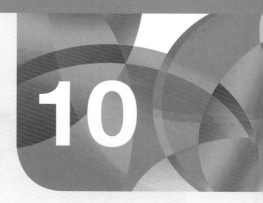

第十章
踝关节和足部损伤的 MRI

Stacy E. Smith, Ryan Tai, Felix S. Chew

　　X 线片是踝关节和足部创伤的首选影像学检查。如果 X 线片不能解决问题，则推荐使用 CT 检查。磁共振成像用于评估亚急性或慢性病变中的软组织结构，或 X 线片和 CT 阴性的持续性疼痛。

学习目的

通过对本章的学习，关于踝关节和足部损伤的 MRI 表现，期望读者能够：

1. 讨论和推荐合适的 MRI 扫描方案。
2. 了解相关的影像解剖学。
3. 描述影像特征。
4. 总结以下疾病知识点的相关概念和主要内容：肌腱损伤、韧带损伤、骨损伤、撞击综合征、应力损伤、Lisfranc 损伤和草皮趾。

MRI 扫描方案

　　布里格姆妇女医院的标准磁共振成像技术将脚踝和后足视为同一解剖区域。我们结合 T₁ 和液体敏感脉冲序列获得轴位、冠状位和矢状位的图像。目前的方案是矢状位 T_1 和 STIR，轴位 PD 和 FS T_2，以及冠状位 PD 和 FS T_2。我们也许可以每个方位只扫描一个序列，但是无法确定具体是哪个序列。扫描范围从胫骨远端到足跟，前方至足中段。我们还增加了斜轴位 PD 序列，以更好地观察韧带和腓骨肌腱。具体的技术参数因扫描设备而异。对于足中段和足前段，使用矢状位、横向（短轴）和纵向（长轴）成像平面。矢状面沿第二和第三跖骨轴之间的间隙，纵向平面近似于跖骨平面，横向平面垂直于纵向平面。对于第一跖趾关节（MTP）的损伤（草皮趾损伤），我们有一个特定的足前段扫描方案，该方案以第一 MTP 关节为中心，使用 T_1 或 PD 序列，再加一个 FS 或 STIR 序列进行三个方位的扫描，在所有方位均使用 10~14cm 的小视野和 3mm 的层厚。

阅片观察列表

　　踝关节和后足部磁共振成像的阅片观察列表包括骨骼和骨髓、关节对位、关节软骨、联合韧带、内侧和外侧副韧带、足底和跟舟韧带、足底腱膜、跗骨窦、屈伸肌肌腱和腱鞘、跟腱、肌肉、关节和囊液、血管和神经、局灶性病变、囊肿和肿块以及皮下组织。识别每一个解剖结构，并评估其形态和信号特征。任何在 T_2 高信号的区域都应引起进一步的关注。临床征象应具体阐述。

解剖

　　所有重要的踝关节和足部结构都可以在 MRI 上显示（图 10.1、图 10.2）。踝关节由胫腓骨远端的关节面与距骨滑车形成。胫腓远端关节是一种纤维性关节（称为韧带联合），腓骨远端干骺端位于胫骨的腓骨切迹内，并由前、后胫腓韧带支撑。腓骨的下端超过胫骨下端，形成外踝。胫骨远端的后唇被称为后踝，是胫腓后韧带附着处。胫骨远端的关节面，称为胫骨穹窿顶，与内踝和外踝的关节面连续。三角韧带将内踝与距骨（深部）、跟骨（浅表）相连。腓

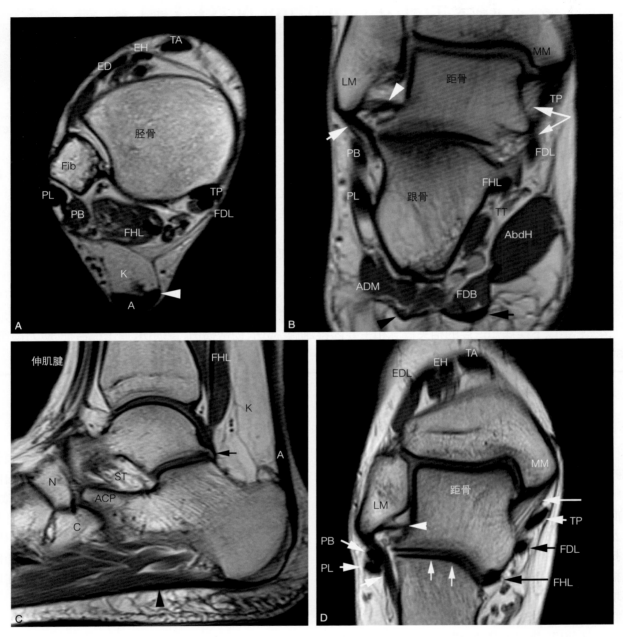

图 10.1　正常踝关节解剖。A. 韧带联合水平轴位 PDWI 显示踝关节肌腱。前肌腱：ED，趾长伸肌；EH，跗长伸肌；TA，胫骨前肌。后肌腱：A，跟腱；FDL，趾长屈肌；FHL，跗长屈肌；PB，腓骨短肌；PL，腓骨短肌；TP，胫骨后肌。距肌在跟腱的前内侧（三角箭头）。Fib，腓骨；K，Kagers 脂肪垫。B. 通过踝窝的冠状位 PDWI 显示部分踝关节肌腱和韧带。三角韧带的深（长箭头）和浅（小箭头）部分是可见的。可见跟腓韧带（短箭头）和距腓后韧带（PTFL）（三角箭头）。AbdH，跗趾展肌；ADM，小趾展肌；FDB，趾屈肌；LM，外踝；MM，内踝；TT，踝管。可见足底腱膜的中央（黑色箭头）和侧面（黑色箭头）索。C. 经关节中部矢状位 T1WI 显示跗骨窦（ST）。ACP，跟骨前突；C，骰骨；N，舟状骨。可见足底腱膜的中间部（三角箭头）。距骨有一个小的距骨后突（小箭头）。D. 经关节外侧斜轴位 PDWI。可见三肌韧带深部（白色长箭头）、PTFL（三角箭头）和跟距下后关节（白色小箭头）。跟腓韧带位于 PB 和 PL 肌腱的深处

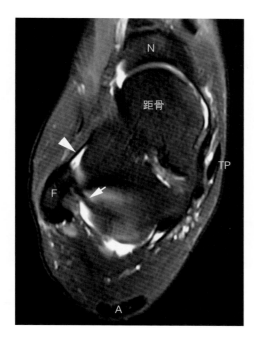

图 10.2　距腓前韧带和距腓后韧带（PTFL）。轴位 PDWI 显示距腓前韧带（三角箭头）和 PTFL（小箭头）。A，跟腱；N，足舟骨；TP，胫骨后肌腱；F，腓骨

侧副韧带有 3 部分：距腓前韧带（ATFL）、跟腓韧带和距腓后韧带（PTFL）。距跟关节分为距下（距下后小关节）和距跟舟骨（距下前小关节和距中下小关节）两个关节，两个关节间有两个间隙，即跗骨窦和踝管。跗骨窦是位于距骨和跟骨之间外侧的间隙，内含脂肪、血管、神经和韧带，用于稳定距下关节。踝管是位于载距突下外侧、趾长屈肌腱和𧿹长屈肌腱（FHL）之间的纤维管道结构，内含胫后神经和胫后血管。

跟腱从小腿中部延伸至跟骨后结节；跖肌腱在其前内侧方走行。腓骨长、短肌腱在外踝后方及下方走行，并转向前方至止点附着。腓骨短肌止于第五跖骨底茎突外侧面；腓骨长肌止于内侧楔骨的足底后外侧和第一跖骨基底外侧。腓骨肌腱由上支持带（SPR）和跟腱腱膜固定在外踝后方，腓上支持带是从腓骨后外侧远端延伸到跟骨外侧的纤维带。FHL 在胫骨和距骨后方走行，在距骨下方转向前，然后止于𧿹趾的远节趾骨。FHL 腱鞘内通常可见液体，但在其他踝腱鞘内则没有。胫骨后肌和趾长屈肌在内踝的后方继而在内踝下方走行。胫骨后肌分为多个细腱止于舟骨粗隆及跖骨及楔骨的基底面。趾长屈肌分出 4 条肌腱，止于 2~5 趾远节趾骨底。后踝的解剖变异包括副比目鱼肌、腓骨第三肌和腓骨第四肌以及肌腱连接处的变异。踝关节前肌腱有 3 条：胫骨前肌位于内侧，趾长伸肌位于中央，𧿹长伸肌位于外侧。

踝关节有几个发育小骨，不应误认为是骨折碎片。三个常见的小骨包括三角骨（距骨后的一个独立的小骨），或与距骨融合变异称为距骨后突；腓籽骨（位于骰骨外侧层面的腓长肌腱内）；和舟骨（也称为副舟状骨，通常位于舟状骨的近端和内侧）。

踝关节肌腱损伤

肌腱损伤分为 6 种类型：肌腱炎、肌腱周围炎、腱鞘炎、卡压、脱位和断裂[1,2]。跟腱撕裂和肌腱炎通常发生于中年男性运动期间[3]。易导致肌腱损伤的疾病包括类风湿性关节炎、系统性红斑狼疮、糖尿病和痛风。正常的跟腱是锥形结构，在所有序列上均呈均匀的低信号。在横断面上，通常呈向胫骨凹陷的 C 形，但是由于肌腱病或撕裂会变得向胫骨凸出和增厚。部分撕裂表现为肌腱增厚，并出现纵向 T_1 和 T_2 高信号带（图 10.3）。完全肌腱撕裂在 MRI 上表现为连续性中断并出现 T_2WI 高信号区（图 10.4）。由于跟腱没有腱鞘，不会发生腱鞘炎和腱鞘积液。但是，急性撕裂后肌腱周围软组织会出现水肿。

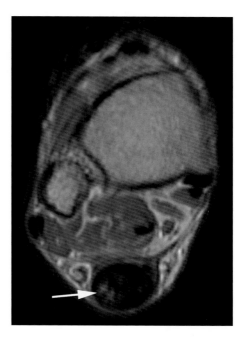

图 10.3　跟腱病和部分撕裂。轴位 T_2WI 显示远端跟腱呈圆形，在 T_2WI 上呈不均匀的高信号（箭头）

胫骨后肌腱的损伤通常是慢性的，典型的发生在成年女性，表现为单侧扁平足畸形。正常胫骨后肌穿过踝后部和内踝下方，经脚底向前止于舟骨粗隆，在舟骨和内侧楔骨的足底面有多个纤维细腱。

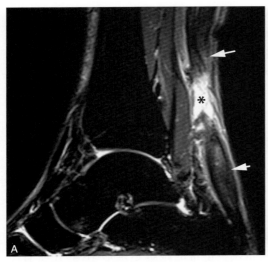
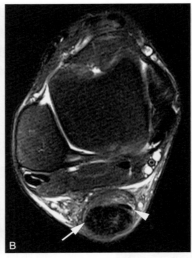
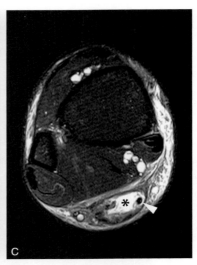

图 10.4 经肌腱病变区域的跟腱撕裂。A. 矢状位 FS PDWI 显示跟腱完全撕裂,回缩区充满液体(*)。肌腱的近端(长箭头)和远端(短箭头)部分肿胀并有异常的高信号。B. 轴位 FS PDWI 显示:远端肌腱水平跟腱异常前凸和明显的卵圆形信号不均(箭头)。跖肌腱(三角箭头)位于跟腱的前内侧。C. 轴位 FS PDWI 显示:撕裂水平处跟腱回缩留下的间隙内充满液体(*)。前内侧可见完整的跖肌腱(三角箭头)

胫骨后肌为足内侧纵弓提供动态支撑,因此其断裂与后天性单侧扁平足畸形有关,通常没有外伤史。在负重侧位片上,有明显的足弓塌陷。MRI 上胫骨后肌腱撕裂最常见于内踝远端舟骨附着处或其几厘米内。肌腱增厚,T_1WI 和 T_2WI 信号增高,连续性中断,周围水肿,腱鞘积液(图 10.5)。如出现类似的 MRI 表现但无连续性中断,则可能提示胫骨后腱病。

胫骨前肌损伤最常见于涉及被迫跖屈和踝外翻的运动患者;因为肌腱的位置浅表,因此容易撕裂(图 10.6)。

腓骨肌腱易发生急性损伤。如果存在腓籽骨可能会因肌腱的收缩而断裂或向近端移位,特别是腓长肌腱撕裂时,在液体敏感序列上可见籽骨骨髓信号增高。腓骨短肌的撕裂通常发生在外踝水平,因为它从外踝后面向前转折。纵向撕裂比横向撕裂更常见(图 10.7),这是由于腓骨长肌反复撞击腓骨短肌的中央后部,导致横向图像上腓骨短肌出现典型的三角形"人字形征"变形。腓骨长肌腱撕裂可伴有腓骨短肌腱损伤,但不常见,一般不孤立发生。罕见的孤立性长肌腱撕裂往往发生在腓骨结节和骰骨隧道水平。损伤的表现包括跟骨外侧或增生的腓骨结节内骨髓水肿。SPR 损伤后可能会发生腓骨肌腱外侧半脱位,甚至在腓骨踝后方脱位。SPR 损伤或撕裂最常见的机制是足突然背屈,腓骨肌剧烈收缩(最常见于滑雪损伤),导致腓骨肌腱外侧半脱位或在腓骨踝后方脱位,导致脚不能外翻[4]。腓骨脱位的原因包括副腓骨第四肌、踝后腓骨沟浅或平坦、跟骨骨折伴肌腱撞击,或伴随着腓骨肌上支持带损伤[5]。

FHL 肌腱损伤很少见,且往往发生在持续进行跖屈过伸运动的人(如篮球运动员或芭蕾舞者)(图10.8)。在跟腱缺陷的患者中,FHL 充当跟腱,发生

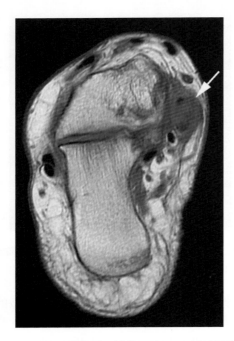

图 10.5 胫骨后肌腱撕裂。轴位 FS PDWI 显示胫骨后肌腱撕裂,肌腱周围水肿(箭头)

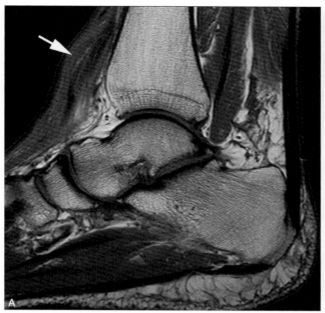
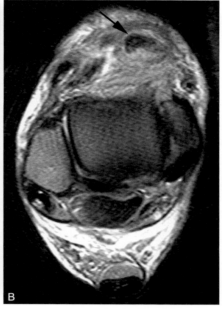

图 10.6　胫骨前肌腱病。A. 矢状位 T_1WI 显示胫骨前肌腱部分撕裂处异常增厚和信号不均(箭头);B. 轴位 FS T_2WI 胫骨前肌腱不均—增厚,与肌腱炎和部分撕裂相似(箭头)

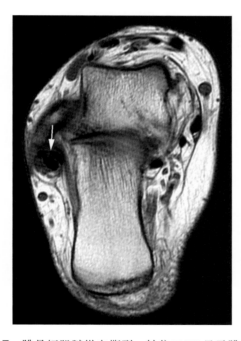

图 10.7　腓骨短肌腱纵向撕裂。轴位 T_1WI 显示腓骨短肌腱形态异常分叉(箭头),周围肌腱鞘内呈低信号

肌腱病变、部分或完全撕裂的风险增高。在完全撕裂的情况下,我们向上扩大轴位图像扫描范围以定位肌腱回缩的位置,用于制订手术计划。虽然踇长屈肌腱周围的液体被认为是正常的,但在有症状的患者中腱鞘内的液体多于胫距关节内的液体时,提示缩窄性腱鞘炎。

踝关节韧带损伤

踝关节外侧扭伤非常常见,占所有运动相关损伤的 1/5[6],最常见的机制是踝关节内翻。ATFL 是外侧副韧带的 3 个组成部分中最脆弱的,也是最易撕裂的。踝关节外侧扭伤通常遵循一种可预测的损伤模式:先是撕裂 ATFL,然后跟腓韧带撕裂,最后 PTFL 撕裂[7]。跟腓韧带防止内翻应力扩大,通常与 ATFL 一起损伤(图 10.9)。PTFL 损伤较少见,其后踝附着处的撕脱性骨折更为常见。踝关节外侧扭伤可根据所累及的韧带数量进行分级(1 级 = 1 条韧带,通常为 ATFL 韧带;2 级 = 2 条韧带,通常为 ATFL 韧带和跟腓韧带;3 级 = 所有 3 条韧带)。

踝关节内侧扭伤累及三角韧带,通常伴有旋前外翻或旋转损伤。深层三角韧带扭伤比浅层韧带扭伤更常见(图 10.10)[8]。三角韧带挫伤(1 级扭伤),特别是胫距部的挫伤,经常与内翻扭伤有关[9]。磁共振在踝关节骨折中评估三角韧带的完整性至关重要,因为它是踝关节的主要稳定结构。相关发现可能包括外侧和联合韧带损伤以及外踝骨折,尤其是 Weber B 型骨折[10]。三角韧带损伤可能与内侧撞击综合征和慢性内侧不稳定有关。慢性三角韧带损伤,在所有序列上都表现为韧带增厚,呈低信号,常见于胫骨后肌腱功能障碍的患者[11]。

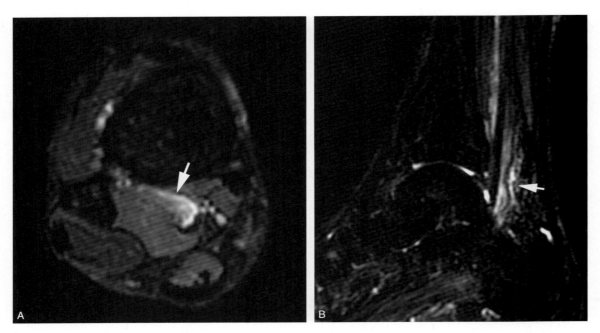

图 10.8 患者,女性,28 岁,跛长屈肌劳损,内踝上方持续疼痛。A. 轴位;B. 矢状位 FS PDWI 显示在肌肉与肌腱连接处水肿信号增高和积液,与后踝水平的部分撕裂相一致(白色箭头)

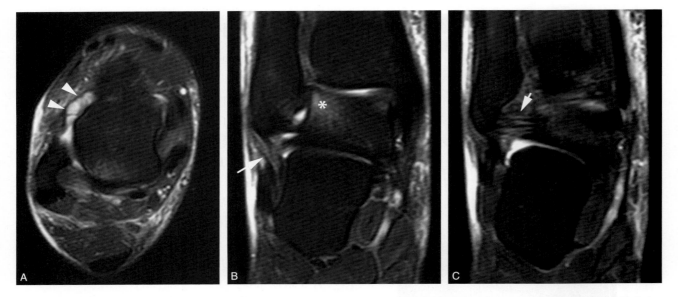

图 10.9 女性,22 岁,亚急性踝关节严重扭伤。A. 轴位 FS PDWI 显示距腓前韧带撕裂,表现为韧带缺失和踝关节囊扩张(三角箭头)。B. 冠状位 FS PDWI 显示跟腓韧带轻度扭伤,信号增高,纤维完整(长箭头)。距骨有骨挫伤(*)。C. 冠状位 FS PDWI 显示距腓后韧带轻度扭伤(短箭头)

踝关节联合韧带轻度扭伤比单纯撕裂更常见,在 MRI 上表现为不均匀高信号。完全撕裂表现为腓骨与胫骨分离,正常结构被液体取代,伴有胫腓骨关节间隙变宽;同时存在胫腓前、后韧带撕裂或其附着点骨折。冠状位 MRI 显示下胫腓关节内的异常液体信号 >12mm,提示联合韧带断裂。一项研究中发现联合韧带损伤的患者,其踝关节损伤的风险增加了 5 倍[12]。

跗骨窦韧带损伤可发生在内翻扭伤时,其损伤会导致非特异性外侧踝关节疼痛和后足不稳,在没有其他损伤的情况下,非特异性外侧踝关节疼痛的鉴别诊断中予以考虑。在急性 / 亚急性损伤时,MR显示跗骨窦内脂肪消失或由高信号水肿或积液替代(图 10.11)。

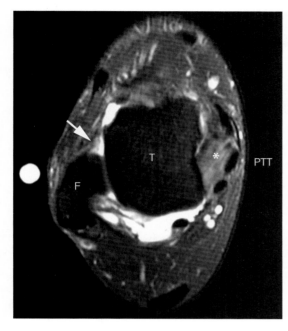

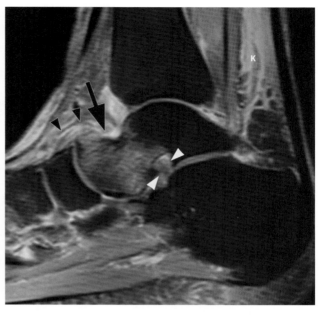

图 10.10　三角韧带扭伤。轴位 T$_2$WI 上三角韧带深层(＊)增厚,信号不均,正常条纹状外观消失。合并胫骨后肌腱纵向撕裂(PTT)。距腓前韧带也有撕裂(白色箭头)。F,腓骨;T,距骨

图 10.11　反复创伤的患者,足中段疼痛 3 个月,出现距骨应力反应。矢状位 FS T$_2$WI 显示距骨远端水肿,无骨折(黑色箭头),距骨穹窿保留。跗骨窦距舟背侧韧带(黑色三角箭头)和距跟骨间韧带(白色三角箭头)内明显异常水肿,与扭伤相符。注意关节积液、皮下水肿和 Kagers 脂肪垫水肿(K)。病例由 Jacob Mandell 博士提供

创伤性骨折

　　骨折在 T$_1$ 和 T$_2$ 上均呈异常线状低信号,伴或不伴骨髓水肿(图 10.12)。急性损伤的骨髓水肿往往比亚急性或慢性损伤更明显。

　　MRI 可显示踝关节损伤时 X 线遗漏或未移位的骨折,如跟骨前突或距骨内侧、外侧或后突。距骨后突的骨折碎片与 X 线片上的三角骨难以鉴别,但

在 MRI 上可通过是否存在骨髓水肿来加以区分[13]。距骨穹窿、胫骨穹窿顶或踝关节面的骨挫伤可能无相应的 X 线或 CT 异常。

　　距骨的急性、反复或慢性内翻或压缩损伤可导致距骨穹窿疼痛性软骨下骨损伤,最常见于外侧,伴或不伴有骨折碎片(图 10.13)。这些是内翻损伤中

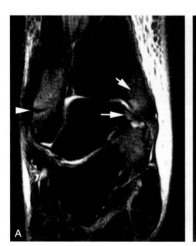

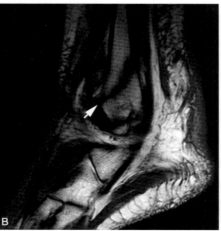

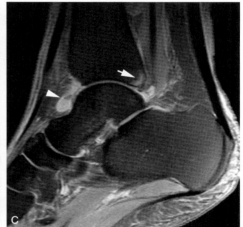

图 10.12　女性,52 岁,急性踝关节骨折和骨挫伤,伴有外侧踝关节疼痛,X 线片阴性。A. 冠状位 FS T$_2$WI 显示轻度移位的外踝骨折(三角箭头)。内踝骨挫伤(短箭头)和三角韧带深部扭伤(长箭头)。软组织广泛肿胀。B. 矢状位 PDWI 显示外踝斜形骨折(箭头)。C. 矢状位 FS T$_2$WI 显示踝关节大量积液(三角箭头)和后踝骨挫伤(箭头)

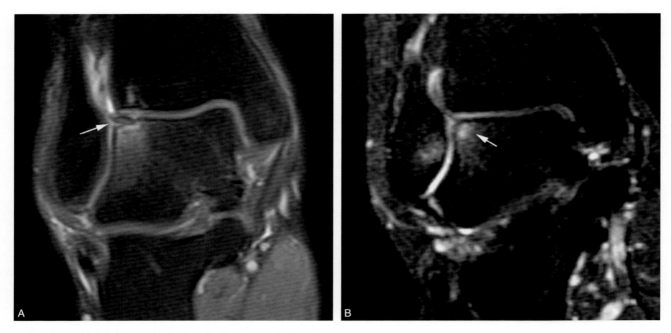

图 10.13　距骨穹窿骨软骨病变(不同患者)。A. 冠状位 FS PDWI 显示距骨穹窿外侧有一小块骨软骨缺损。中心碎片从距骨穹窿上脱落并部分移位(箭头),周围有积液。胫骨穹窿顶外侧软骨下骨髓水肿。B. 冠状位 FS T$_2$WI 显示距骨外侧穹窿(箭头)和外踝内侧的局灶性骨髓水肿

最容易漏诊的骨折。MRI 是能最早检出异常的方法,即使 X 线片正常,也可显示早期软骨下水肿,有助于确定治疗计划和评估愈合的情况。骨软骨缺损的严重程度包括软骨损伤(第 1 阶段),尚附着的骨软骨碎片(第 2 阶段),脱落但未移位的碎片(第 3 阶段),脱落且移位的碎片(第 4 阶段),继发性骨关节炎(第 5 阶段)。第 3 阶段和第 4 阶段是不稳定的[14]。

小骨或籽骨可发生损伤,包括挫伤(液体敏感序列上骨髓水肿)、骨折(线性骨折线)、从慢性损伤到缺血引起的硬化,肌腱损伤并半脱位或脱位。由于重复运动,小骨和原生骨之间可能会出现假关节 / 软骨联合,关节两侧可能存在骨质水肿,伴或不伴有软骨间积液,这些都会导致疼痛(图 10.14)。

撞击综合征

前、后和前外侧撞击综合征可导致踝关节运动障碍。前踝撞击综合征在反复被动背屈的年轻运动员中最为常见(如美式足球、英式足球、舞蹈、棒球)[15]。胫骨远端前部紧靠距骨颈背侧,常由于骨赘形成导致撞击,并出现前部疼痛。后踝撞击综合征是由于存在距后三角骨(距骨后方孤立的小骨)或距骨后凸过长(距骨后部的延伸),而引起后踝疼痛和跖屈受限,当过度重复的跖屈会导致后方软组织

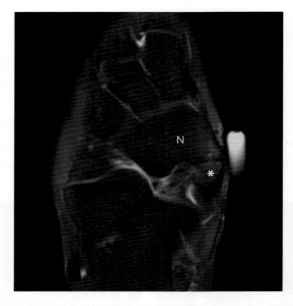

图 10.14　副舟骨综合征。继发于反复运动损伤的疼痛性舟状骨软骨联合。轴位 FS PDWI 显示Ⅱ型副舟骨(*),软骨联合两侧骨髓水肿。N,足舟骨

的胡桃夹式撞击。MRI 表现包括:三角骨或距骨后突、胫骨远端或跟骨后上部的骨水肿或骨折,以及相关的后部关节囊水肿 / 积液。副肌也可导致后部撞击症状(图 10.15)。前外踝撞击综合征少见。常发生在年轻人的外侧韧带损伤后(通常为 ATFL),表现为前外侧沟(胫骨、腓骨和距骨之间)内的低信号出

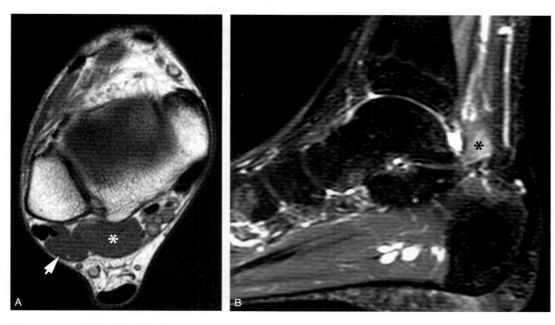

图 10.15 后踝撞击综合征,年轻患者,运动后踝关节疼痛。A. 轴位 T_1WI 后踝水平或低位跛长屈肌腹(*)和第四腓骨肌(箭头);B. 矢状位 FS PDWI 显示水肿(*),足底屈曲时肌肉在骨骼之间受到挤压

血/滑膜瘢痕组织,导致运动受限。最近,前内踝撞击综合征被认为是继发于旋后内翻损伤和反复微创伤后,导致前内侧囊撕裂、增厚和滑膜炎[15]。

应力反应和应力性骨折

应力性损伤在踝关节和足部很常见,X 线片可为阴性。进一步检查通常首选 MRI,而不是 CT、超声或核素显像。应力反应的特征是液体敏感序列上出现骨髓或骨膜水肿而 T_1 加权图像上无信号异常。发生真正的骨折时在 T_1WI 上显示信号异常,液体敏感序列显示完整的骨折线。最常见的低危(愈合效果较好)的踝关节应力性骨折发生在胫骨后内侧和跟骨(图 10.16),其次是腓骨远端。高危应力骨折(易延迟愈合/不愈合)发生在内踝、足舟骨、胫骨前皮质、距骨以及第二和第五跖骨基底部[16]。

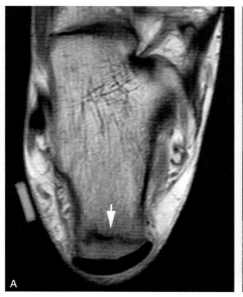
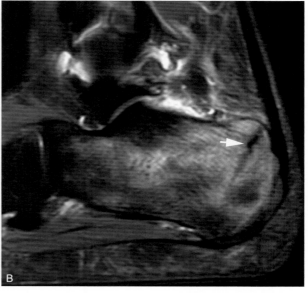

图 10.16 跟骨应力性骨折,一名跑步者足跟疼痛,治疗无效。A. 轴位 T_1WI 显示跟骨后部有低信号的不规则骨折线(箭头)。B. 矢状位 FS T_2WI 显示骨折(箭头),伴有广泛的跟骨骨髓水肿

足部最常见的应力性骨折包括第二和第三跖骨的中颈至远端颈部（图 10.17）和第二~四跖骨的骨干（称之为行军性骨折，是因为它们在行军新兵中很常见），第二和第五跖骨的基底部，足舟骨和踇趾籽骨

（图 10.18）[16]。足舟骨骨折往往发生在骨的中央无血管区，通常是垂直的，且常发生在高强度跑步运动员身上（图 10.19）[17]。楔骨和骰骨应力性骨折很少见，往往易于愈合且无并发症（图 10.20、图 10.21）。

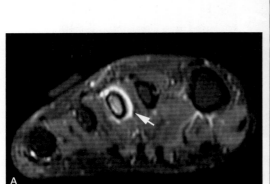
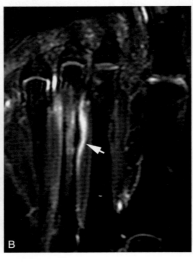
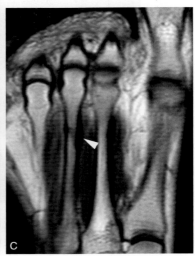

图 10.17　第三跖骨干应力性骨折。A. 短轴位 FS PDWI 显示第三跖骨干骨髓水肿伴周围软组织水肿（箭头）；B. 长轴位 FS PDWI 显示第三跖骨干远端广泛的骨髓和软组织水肿（箭头）；C. 长轴位 T₁WI 显示皮质增厚（三角箭头），骨折线无移位

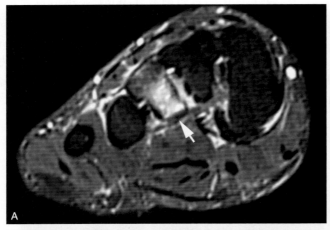
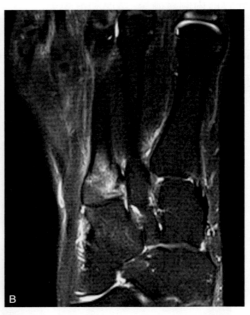
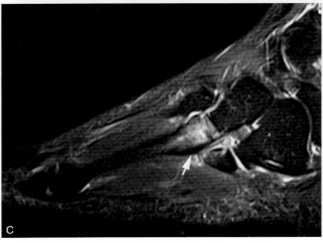

图 10.18　33 岁，女性马拉松运动员，第三跖骨基底部应力性骨折。A. 短轴位、B. 长轴位和 C. 矢状位 FS PDWI 显示水肿局限于第三跖骨基底部（箭头），邻近骨骼无损伤，周围软组织水肿

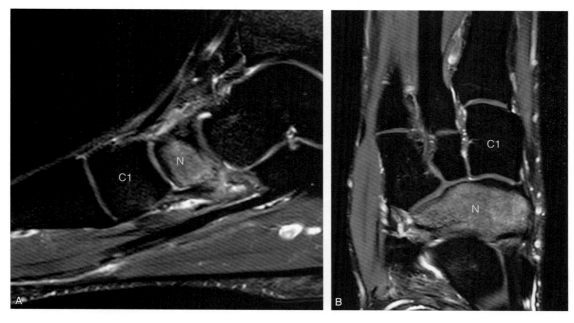

图 10.19　足舟骨的应力反应。A. 矢状位和 B. 长轴位 FS PDWI 显示舟骨内高信号。C1,内侧楔骨;N,足舟骨

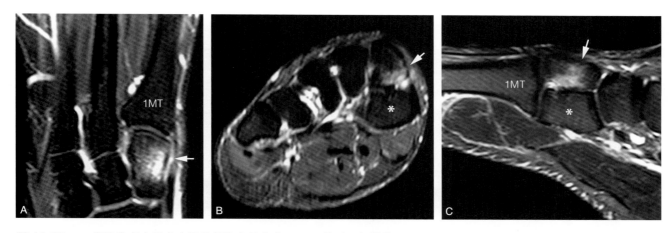

图 10.20　27 岁跑步者中足应力性骨折伴中足疼痛。A. 跖骨平面长轴位 FS PDWI 显示:内侧楔骨水肿(箭头),表明应力性骨折,合并 Lisfranc 韧带扭伤。B. 短轴位 FS PDWI 显示:内侧楔骨上部(箭头所示)应力性骨折,下部分正常(*)。C. 矢状位 FS PDWI 显示:二分内侧楔骨,一种解剖变异,上半部分(箭头)有骨髓水肿,下半部分没有。1MT,第一跖骨

第五跖骨的应力性骨折倾向于累及近侧干骺端,通常是横形骨折,与跖骨基底部的外伤性撕脱伤相比发生在更远端。由于该区域是血管分水岭区,近端骨干骨折愈合不良的风险增加[18]。经典的 Jones 骨折发生在近端干骺端。骨膜反应在隐匿性跖骨骨折中常见,但在跗骨中不常见。

跗跖关节损伤(Lisfranc 损伤)

Lisfranc 关节是指后足 - 中足关节,包括跗跖关节(TMT)、跖骨间关节和跗骨间小关节。Lisfranc 骨折脱位通常由高能量创伤(如车祸)导致(见第三章),而 Lisfranc 扭伤(也称为中足扭伤)通常是低能量创伤造成的。应先行 X 线和 CT 检查,MRI 的诊断作用有限。未被诊断的 Lisfranc 扭伤可导致慢性不稳定和早期骨关节炎。Lisfranc 关节的骨骼构成了横向和纵向足弓的骨性基础。Lisfranc 韧带连接于内侧楔骨和第二跖骨基底部,并具有相互分离的背侧、骨间和足底多个纤维束(图 10.22)[19-21]。连接第二~五跖骨基底和三个相邻楔骨的韧带排列变化很大。第一跖跗关节有背侧和足底侧韧带,但第一跖骨和第二跖骨之间没有韧带。在 MRI 上,低能量的 Lisfranc 损伤可能表现为 TMT 区的骨挫伤、韧带内信号增高、韧带延

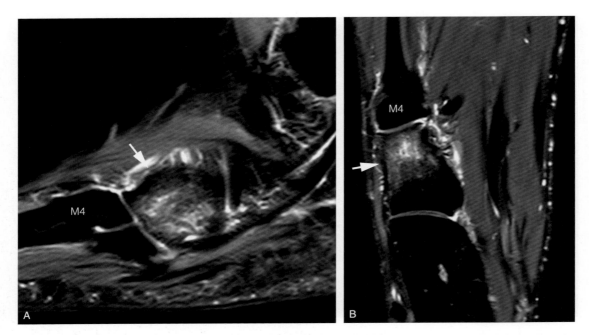

图 10.21 骰骨应力性骨折。A. 矢状位和 B. 长轴位 FS PDWI 显示骰骨内高信号(箭头),与应力性骨折相符。M4,第四跖骨基底

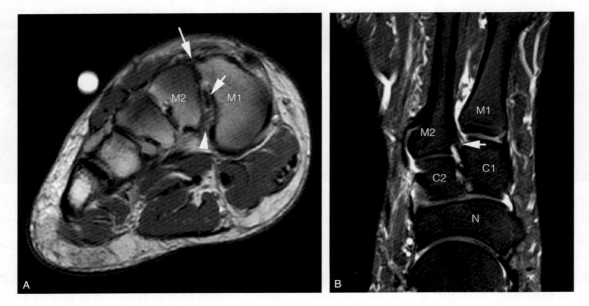

图 10.22 Lisfranc 韧带解剖。A. 短轴位 PDWI 显示 Lisfranc 韧带的三个组成部分:背侧韧带(长箭头)、骨间韧带(短箭头)和足底韧带(三角箭头)。M1,第一跖骨;M2,第二跖骨。B. 长轴位 FS T_2WI 显示骨间 Lisfranc 韧带(白色箭头)从内侧楔骨斜向延伸至第二跖骨。C1,内侧楔骨;C2,中间楔骨;N,足舟骨

长或韧带周围水肿(图 10.23)[22,23]。小的撕脱性骨折在 CT 上很明显而在 MRI 上很难看到。低能量 Lisfranc 扭伤分三度:Ⅰ度是韧带轻度扭伤,稳定性完好;Ⅱ度有 Lisfranc 韧带的延长或撕裂,足底韧带完好,可能伴有不稳定;Ⅲ度 Lisfranc 和足底韧带撕裂,伴不稳定[22]。

草皮趾

第一跖趾关节足底的关节囊韧带复合体包括 MTP 关节,以及内侧和外侧籽骨(也称为胫骨和腓骨籽骨)与跗趾跖面形成的关节。每个籽骨都有自己的关节面,彼此之间有称为嵴的骨性脊状突起相

互隔开。籽骨位于蹬短屈肌的内侧和外侧肌腱内，两者均附着于近节趾骨。籽骨通过侧副韧带稳定在距骨头和近节指骨上，并通过籽骨间韧带相互稳定。跖盘从籽骨间韧带延伸到近节趾骨。FHL 肌腱较籽骨间韧带表浅，在籽骨之间走行至远节趾骨。并非所有这些结构在常规 MRI 上都能被单独识别（图10.24、图 10.25）。

草皮趾，即第一 MTP 关节的过度背伸损伤，其名称用于描述足球运动员在人造草皮上产生的第一跖趾关节软组织损伤[24]。损伤机制是通过第一跖骨干的轴向应力向第一跖趾关节传导，使第一跖趾关节过度背伸。损伤包括跖趾关节囊韧带复合体的不同程度的软组织、软骨和骨性损伤[25]。跖趾关节囊韧带复合体连接第一跖骨头、近节趾骨和内外侧

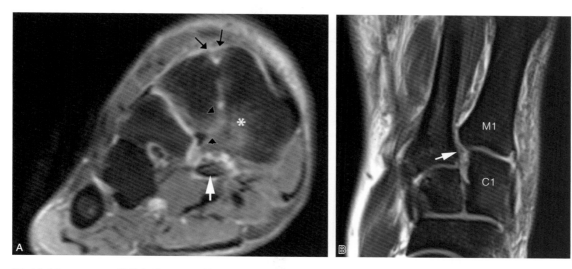

图 10.23 Lisfranc 关节扭伤。A. 短轴位 FS PDWI 显示背侧（黑色箭头）和足底（黑色三角箭头）信号不均匀增高，重度扭伤。内侧楔骨基底部有一处骨挫伤（*）。腓骨长肌肌腱的远端为纤维带（白色箭头）。B. 长轴位 FS PDWI 显示 Lisfranc 韧带（箭头）内软组织弥漫性信号异常增高。C1，内侧楔骨；M1，第一跖骨

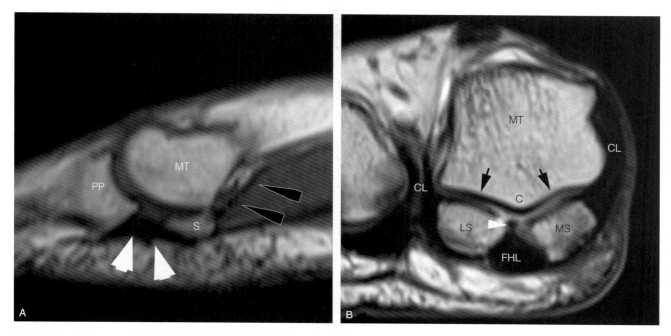

图 10.24 第一 MTP 关节足底关节囊韧带复合体的正常解剖。A. 矢状位和 B. 短轴位 PDWI。籽骨趾骨韧带（白色三角箭头），跖骨籽骨韧带（黑色三角箭头），籽骨间韧带，侧副韧带（CL），关节囊，肌腱附着处，蹬外展肌肌腱和蹬内收肌腱的足底部分，蹬长屈肌（FHL）［位于籽骨（S）之间，止于远节趾骨］和跖板。跖板起源于跖骨头（MT），止于近节趾骨基底部；骨性结构包括跖骨头掌侧峰（C）、近节趾骨掌侧基底部（PP）和相邻内侧（MS）和外侧籽骨（LS）嵌入蹬短屈肌肌腱头部

籽骨。损伤分三度：无撕裂的轻度扭伤；部分撕裂；完全撕裂伴不稳定（图 10.26）。损伤通常发生在籽骨和近节趾骨之间，可能包括跖板撕裂、籽骨骨折或二分籽骨的创伤性分离[26,27]。近节趾骨撕脱骨折可

伴有韧带损伤。创伤性跟外翻畸形、软骨损伤、关节内小体松动、籽骨回缩或分离，或保守治疗失败时需要手术治疗[28]。

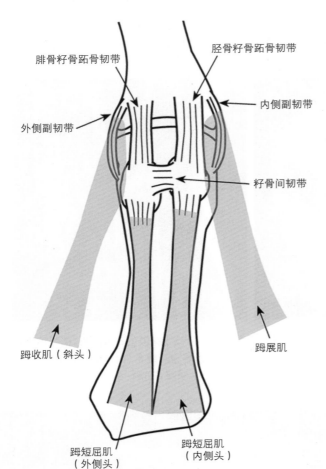

图 10.25 第一 MTP 关节囊韧带复合体的示意图。由医学博士 Michael Richardson 提供

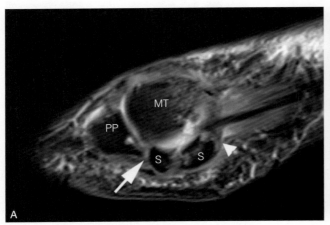

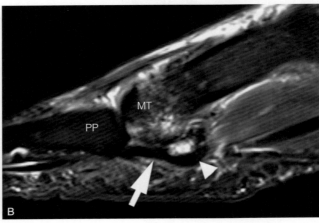

图 10.26 足球运动受伤导致的草皮趾。A. 第一跖趾（MTP）关节内侧矢状位 FS T₂WI 显示：籽骨附着处近节趾骨籽骨韧带撕裂，呈高信号（白色箭头）；跖骨头部（MT）、近节趾骨（PP）和二分籽骨（S）间跖板积液。籽骨底部的跖骨籽骨韧带扭伤（白色三角箭头），伴有邻近肌肉的拉伤（信号增高）。B. 第一 MTP 关节外侧矢状位 FS T₂WI 显示。完整的趾骨籽骨韧带（箭头）附着于水肿的外侧籽骨（三角箭头）。跖骨头部骨挫伤

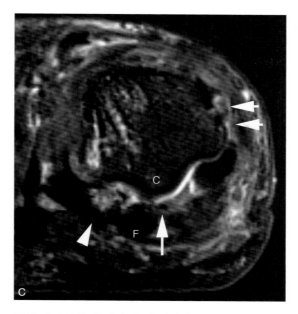

图 10.26（续）　C. 短轴位 FS PDWI 显示：籽骨间韧带完全撕裂（白色箭头），内侧籽骨与外侧移位的踇长屈肌腱（F）之间的间隙增宽，相邻的外侧籽骨水肿（三角箭头）。视野内可见内侧副韧带相应区域水肿（白色短箭头），与部分撕裂相符。C，第一跖骨头嵴

参考文献

1. Trevino S, Baumhauer JF. Tendon injuries of the foot and ankle. *Clin Sports Med.* 1992;11:727–739.
2. Teitz CC, Garret WE, Miniaci A, Lee MH, Mann RA. Tendon problems in athletic individuals. *J Bone Joint Surg Am.* 1997;79:138–152.
3. Prescott JW, Yu JS. The aging athlete: part 1: "Boomeritis" of the lower extremity. *AJR Am J Roentgenol.* 2012;199:W294–W306.
4. Rosenberg ZS, Bencardino J, Astion D, Schweitzer ME, Rokito A, Sheskier S. MRI features of chronic injuries of the superior peroneal retinaculum. *AJR Am J Roentgenol.* 2004;181:1551–1557.
5. Wong-Chung J, Marley WD, Tucket A. O'longain DS. Incidence and recognition of peroneal tendon dislocation associated with calcaneal fractures. *Foot Ankle Surg.* 2015;21(4):254–259.
6. Rosenberg ZS, Beltran J, Bencardino JT. MR imaging of the ankle and foot. *RadioGraphics.* 2000;20(Spec No):S153–S179.
7. Jibri A, Mukherjee K, Kamath S, Mansour R. Frequently missed findings in acute ankle injury. *Semin Musculoskelet Radiol.* 2013;17(4):416–428.
8. Mengiardi B, Pinto C, Zanetti M. Medial collateral ligament complex of the ankle: MR imaging anatomy and findings in medial instability. *Semin Musculoskelet Radiol.* 2016;20(1):91–103.
9. Klein MA. MR imaging of the ankle: normal and abnormal findings in the medial collateral ligament. *AJR Am J Roentgenol.* 1994;162:377–383.
10. Hintermann B, Knupp M, Pagenstert GI. Deltoid ligament injuries: diagnosis and management. *Foot Ankle Clin.* 2006;11(3):625–637.
11. Chhabra A, Subhawong TK, Carrino JA. MR imaging of deltoid ligament pathologic findings and associated impingement syndromes. *RadioGraphics.* 2010;30(3):751–761.
12. Schoennagel BP, Karul M, Avenesov M, et al. Isolated syndesmotic injury in acute ankle trauma: comparison of plain film radiography with 3T MRI. *Eur J Radiol.* 2014;83(10):1856–1861.
13. Bonvin F, Montet X, Copercin IM, Martinoli C, Bianchi S. Imaging of fractures of the lateral process of the talus, a frequently missed diagnosis. *Eur J Radiol.* 2003;47(1):64–70.
14. Hepple S, Winson IG, Glew D. Osteochondral lesions of the talus: a revised classification. *Foot Ankle Int.* 1999;20(12):789–793.
15. Robinson P, White L. Soft tissue and osseous impingement syndromes of the ankle: role of imaging in diagnosis and management. *RadioGraphics.* 2002;22:1457–1471.
16. Mandell JC, Khurana B, Smith SE. Stress fractures of the foot and ankle, part 2: site specific etiology, imaging, and treatment, and differential diagnosis. *Skeletal Radiol.* 2017;46(9):1165–1186.
17. Gross CR, Nunley JA. Navicular stress fractures. Sports Topical Review. *Foot Ankle Int.* 2015;36(9):1117–1122.
18. Smith JW, Arnoczky SP, Hersh A. The intraosseous blood supply of the fifth metatarsal: implications for proximal fracture healing. *Foot Ankle.* 1992;13(3):143–152.
19. Siddiqui NA, Galizia MS, Almusa E, Omar IM. Evaluation of the tarsometatarsal joint using conventional radiography, CT and MR imaging. *RadioGraphics.* 2014;34(2):514–531.
20. Llopis E, Carrascoso J, Iriarte I, De Prado Serrano M, Cerezal L. Lisfranc injury imaging and surgical management. *Semin Musculoskelet Radiol.* 2016;20(2):139–153.
21. Castro M, Melão L, Canella C, et al. Lisfranc joint ligamentous complex: MRI with anatomic correlation in cadavers. *AJR Am J Roentgenol.* 2010;195(6):W447–W455. doi:10.2214/AJR.10.4674 [PMID:21098178].
22. Nunley JA, Vertullo CJ. Classification, investigation, and management of midfoot sprains: Lisfranc injuries in the athlete. *Am J Sports Med.* 2002;30(6):871–878.
23. Tafur M, Rosenberg ZS, Bencardino JT. MR imaging of the midfoot including Chopart and Lisfranc joint complexes. *Magn Reson Imaging Clin N Am.* 2017;25(1):95–125. doi:10.1016/j.mric.2016.08.006.
24. Bowers Jr KD, Martin RB. Turf-toe: a shoe-surface related football injury. *Med Sci Sports.* 1976;8:81.
25. Crain JM, Phancao JP. Imaging of turf toe. *Radiol Clin North Am.* 2016;54(5):969–978.
26. Anderson RB. Turf toe injuries of the hallux metatarsophalangeal joint. *Tech Foot Ankle Surg.* 2002;1:102–111.
27. Nery C, Baumfeld D, Umans H, Yamada AF. MR imaging of the plantar plate: normal anatomy, turf toe, and other injuries. *Magn Reson Imaging Clin N Am.* 2017;25(1):127–144. doi:10.1016/j.mric.2016.08.007.
28. Mason LW, Molloy AP. Turf toe and disorders of the sesamoid complex. *Clin Sports Med.* 2015;34(4):725–739.

章节自测

1. 以下哪一踝关节韧带损伤最常见?
   A. 距腓前韧带
   B. 距腓后韧带
   C. 胫腓前韧带
   D. 胫腓后韧带

2. MRI 上最常见的腓骨肌腱撕裂类型是?
   A. 腓骨长肌腱远端撕裂
   B. 腓骨短肌腱部分撕裂
   C. 腓骨短肌腱劈裂
   D. 腓骨长肌和腓骨短肌联合撕裂

3. 以下哪种跟腱损伤最少见?
   A. 肌腱炎
   B. 腱鞘炎

   C. 部分撕裂
   D. 完全撕裂

4. 以下哪根肌腱最易发生脱位?
   A. 跟腱
   B. 胫骨前肌腱
   C. 腓骨短肌腱
   D. 踇长伸肌腱

章节自测答案

1. A 距腓前韧带是踝关节最常损伤的韧带。
2. C 腓骨短肌劈裂是最常见的腓骨肌腱损伤。
3. B 不存在跟腱腱鞘炎,因为跟腱没有腱鞘。
4. C 腓骨肌腱外踝后方的脱位与 SPR 损伤有关。

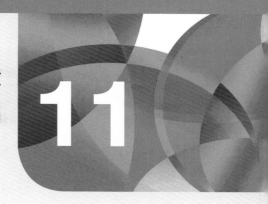

第十一章
骨肿瘤影像学基础

Felix S. Chew

骨肿瘤是肌肉骨骼放射学中的一个重要部分,有必要进行系统的学习。

学习目的

通过对本章的学习,关于骨肿瘤影像学基础,期望读者能够:

1. 讨论和推荐合适的影像检查方法。
2. 描述影像特征。
3. 提出鉴别诊断并缩小其范围。
4. 总结以下疾病知识点的相关概念和主要内容:骨肿瘤流行病学、诊断的基本原则、患者因素、病变部位、生长速度、组织特征、分期、治疗、骨转移和孤立性骨病变。

发病率

原发性恶性骨肿瘤很罕见,美国每年报告的新病例约 3 300 例[1]。平均每位放射科医生每 10 年不到 1 例新病例。在成人中,转移瘤或多发性骨髓瘤要比原发性肉瘤多见,放射科医生的首要任务是确定是否存在病变。明确存在病变后,下一步应该确定病变是侵袭性的还是非侵袭性的,最后才是推测它可能是哪种特定的病变。一旦为疑似或确诊病例,侵袭性原发性骨肿瘤的患者通常会被转诊到专科医疗中心,活检始终是评估必不可少的一部分。

基本原则

骨病变的放射学表现反映了病变潜在的病理学及其与宿主骨的相互作用[2]。标准放射学方法需解决 4 个问题:①患者因素,特别是年龄;②受累骨骼及在受累骨骼内的位置;③生长速度或侵袭性;④特定的组织特征(如矿化)[3,4]。有时可以作出特定的诊断,但通常不能。对于某些肌肉骨骼病变,需要结合病理和放射学才能提供明确的诊断。

患者因素

大多数骨病变常有特定的发病年龄,其发病率随年龄而变化(表 11.1)[1,5-7]。许多骨病变的发病年龄范围很广。大多数骨病变好发于男性。一些前驱病变会增加发生骨恶性肿瘤的风险,如骨软骨瘤病、内生软骨瘤病和 Paget 病。

病变部位

病变在骨骼的部位和受累骨骼内的位置对鉴别诊断具有重要意义(表 11.2、表 11.3)[5-7]。当 X 线片不能明确时 CT 或 MRI 有助于确定起源部位。

生长速度

病变的生长速度根据骨质破坏类型和反应性骨增生类型进行分类[8,9]。骨破坏是指正常的骨组织被病理组织所取代。当骨破坏局限于某一区域,在骨内形成单个孔(图 11.1)时被称为地图样骨质破坏。病变与正常骨之间的界限可以是锐利的,也可以是模糊的。当受累区域有多个随机分布、边缘不规则的中等大小孔洞时,称为虫蚀样骨破

表 11.1　各年龄段最常见的原发性恶性骨肿瘤类型

0~9 岁	10~19 岁	20~29 岁	30+ 岁
尤因肉瘤	骨肉瘤	骨肉瘤	骨髓瘤
骨肉瘤	尤因肉瘤	软骨肉瘤	软骨肉瘤
原发性淋巴瘤	原发性淋巴瘤	尤因肉瘤	骨肉瘤
		原发性淋巴瘤	原发性淋巴瘤
		MFH/ 纤维肉瘤	脊索瘤
			MFH/ 纤维肉瘤

引自 Unni KK，Inwards CY. Dahlin's Bone Tumors：General Aspects and Data on 10 165 Cases. 6th ed. Philadelphia：Lippincott Williams & Wilkins；2010.

每个年龄段的肿瘤类型按发病率顺序列出，这些骨肿瘤约占原发肿瘤的 90% 或更多。MFH，恶性纤维组织细胞瘤（现在称为未分化高级别多形性肉瘤）。

表 11.2　孤立性骨病变的典型纵向部位

骨骺	干骺端	骨干骺端	骨干
软骨母细胞瘤	骨软骨瘤	良性纤维性病变	尤因肉瘤
嗜酸性肉芽肿	骨肉瘤	恶性纤维病变	骨髓瘤
骨巨细胞瘤	内生软骨瘤	软骨黏液样纤维瘤	淋巴瘤
软骨下囊肿	软骨肉瘤	单纯性骨囊肿	
Brodie 脓肿		骨样骨瘤	
透明细胞软骨肉瘤		骨母细胞瘤	

表 11.3　孤立性骨病变的典型轴面位置

髓腔	皮质	皮质旁
普通型骨肉瘤	皮质骨样骨瘤	骨软骨瘤
骨髓软骨肉瘤	纤维骨皮质缺损	骨膜软骨瘤
尤因肉瘤	造釉细胞瘤	骨旁骨肉瘤
骨髓瘤		外生软骨肉瘤
淋巴瘤		
骨巨细胞瘤		
内生软骨瘤		
单纯性骨囊肿		
非骨化性纤维瘤		

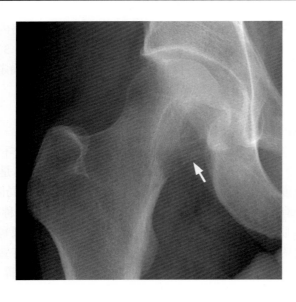

图 11.1　股骨近端的地图状骨破坏（箭头所示）（骨巨细胞瘤）

坏(图11.2)。骨质内有多个非常小的孔,在广泛破坏的情况下骨骼的整体轮廓仍保持完整时,称为穿透样骨破坏(图11.3)。在虫蚀样和穿透性骨破坏中,正常骨和异常骨之间的界限通常是模糊的。骨质增生是宿主骨对病变的反应,这种反应可以发生在骨内膜、骨内或骨外膜。硬化边是一层围绕病变并将其与邻近正常骨分开的致密的骨内反应性骨

(图11.4)。硬化边意味着病变的生长速度足够慢,以便在其周围形成新骨并限制其生长。膨胀的皮质壳是一层骨膜新生骨,它限制了已经破坏皮质并超出骨骼原始轮廓的病变(图11.5)。骨皮质内膜破坏时形成骨膜新生骨;皮质破坏和病变膨胀得越快,皮质壳就越薄。膨胀的皮质壳在骨内膜表面可能有嵴或小梁,反映了生长速度不均匀。肿瘤结节在骨

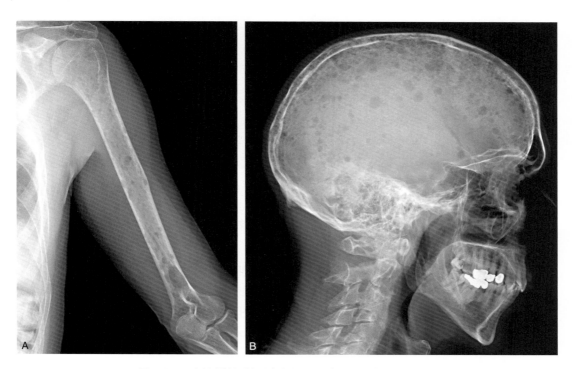

图11.2　虫蚀样骨破坏(多发性骨髓瘤)。A. 肱骨;B. 颅骨

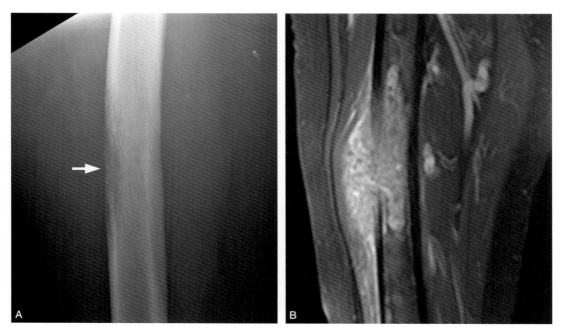

图11.3　股骨前皮质穿透性骨破坏(箭头),伴软组织肿块(转移)。A. 侧位 X 线片;B. 矢状位 FS T_1WI 增强

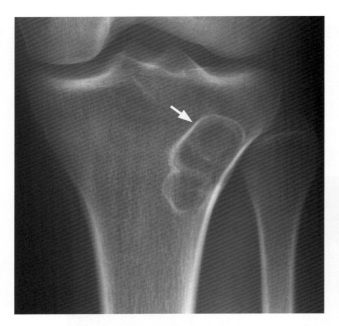

图 11.4　胫骨近端病变(非骨化性纤维瘤)周围的硬化边(箭头)

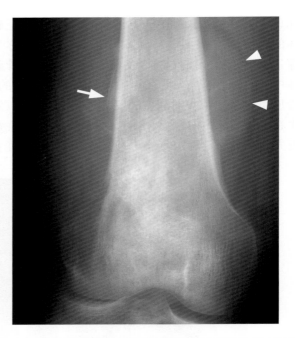

图 11.6　股骨远端(骨肉瘤)的地图状骨破坏和皮质穿透形成 Codman 三角(箭头)。内侧软组织肿块(箭头)伴有轻微的日光放射状骨膜反应

应(图 11.7)。日光放射状骨膜反应或骨膜新生骨条纹状改变表明,病灶已经侵犯骨膜,并导致其成骨活跃(图 11.8)。病变边缘的骨质中断扩展到骨膜之外,即 Codman 三角。破坏性病变边缘存在 Codman 三角,强烈提示具有侵袭性。

　　生长速率反映了病变的生物学侵袭性,并可

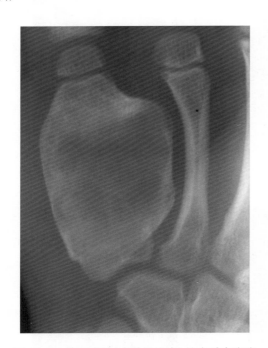

图 11.5　第五掌骨(成骨细胞瘤)的皮质壳膨胀

质较薄区域生长较快,骨小梁处生长较慢。将病变分成不同间室的真正的骨性间隔很少见。如果病变进展得太快以致骨膜骨反应跟不上,就看不到骨包壳。散布于病灶附近的松质骨的斑片状硬化,提示存在侵袭性、快速生长的病灶时,反应性骨形成紊乱。髓内病变穿透皮质提示侵袭性病变(图 11.6),典型表现为软组织肿块。骨膜反应可能也提示皮质穿透。病变穿透皮质到骨膜下区可引起多层骨膜反

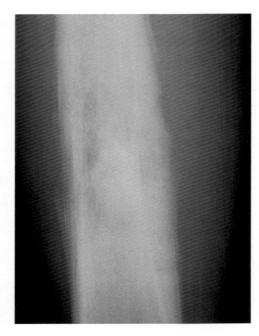

图 11.7　Codman 三角伴层状的骨膜反应(骨肉瘤)

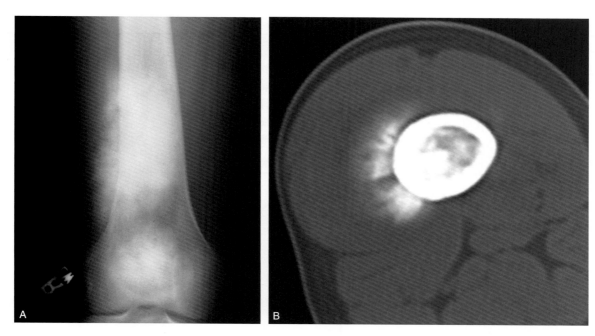

图11.8 日光放射状骨膜反应(骨肉瘤)。A. 正位 X 线片;B. 轴位 CT

根据生长速率进行放射学分级。美军病理学研究所(Armed Forces Institute of Pathology, AFIP)的 Lodwick 设计了可供专科住院医师使用的分级系统(表11.4)[8,9]。生长速度 I-A:地图状骨质破坏,有完整的硬化边,部分或无皮质破坏,皮质膨胀不超过1cm(见图11.4)。生长速度 I-B:地图状骨质破坏,无硬化边或皮质膨胀超过1cm(图11.9)。生长速度 I-C:完全穿透皮质的地图状骨质破坏。生长速度 II:地图状骨质破坏外加虫蚀样或穿透样骨质破坏,或两者兼有(见图11.6)。生长速度 III:虫蚀样破坏,伴或不伴穿透性破坏(见图11.2)。高等级生长率可具有低等级生长率的特征,反之则不然。生长速度为 I-A 的病变为低级别,无侵袭性,I-B 或 I-C 为中等级别,中度侵袭性,II 或 III 为高级别,高度侵袭性。放射学最重要的是鉴别生长速度 I-A(非侵袭性)的病变和其他生长速度(侵袭性)的病变。

组织特征

许多原发性肌肉骨骼肿瘤形成细胞外基质,具有特征性放射学表现,其特征取决于细胞和基质的相对比例以及基质的组成和矿化程度[2]。肿瘤基质类型包括骨样(骨)、软骨样(软骨)、黏液样(蛋白)和纤维样(胶原)基质。识别基质的类型常有助于得到特定的诊断(表11.5)。X线片上的矿化模式、CT上的密度和磁共振成像上的信号可能有助于识别肿瘤基质。均匀致密的矿化是骨样基质的典型特征,良恶性成骨病变均可形成(图11.10)。另外,骨样基质可呈毛玻璃样或基质矿化的中间形态。骨样基质并不总是矿化,因此,缺乏致密矿化的基质不排除成骨样病变的可能性。非矿化的骨样基质在 CT 上的密度与肌肉相似,在磁共振 T_1 和 T_2 上均呈低信号。

环状和弧形钙化、致密点状钙化和絮状钙化

表 11.4 骨破坏性病变的放射学分级

AFIP 系统	特征	分级
I-A	地图状破坏;边界清楚,低密度骨质破坏,边缘硬化;骨皮质膨胀不超过1cm	低级别;无侵袭性
I-B	地图状破坏;边界清楚,低密度骨质破坏,无边缘硬化或皮质膨胀 >1cm	中级别;中度侵袭性
I-C	地图状破坏;完全性皮质穿透,边缘模糊	
II	地图状破坏外加虫蚀样或穿透性破坏,中等大小骨质密度减低区,轮廓不规则且模糊	高级别;极具侵袭性
III	仅虫蚀样或穿透性破坏,许多与长轴平行的细长骨质破坏区	

引自 Hudson TM. Radiologic-Pathologic Correlation of Musculoskeletal Lesions. Baltimore:Williams & Wilkins;1987.AFIP, Armed Forces Institute of Pathology.

表 11.5 骨肿瘤基质矿化

	骨样基质	软骨样基质	中间基质
良性	骨样骨瘤 骨母细胞瘤 骨岛 骨瘤	内生性软骨瘤 骨软骨瘤 骨膜软骨瘤 软骨母细胞瘤 软骨黏液纤维瘤	纤维性结构不良 骨母细胞瘤
恶性	骨肉瘤	软骨肉瘤	骨肉瘤

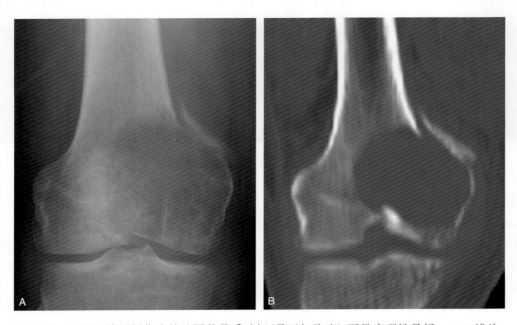

图 11.9 股骨远端无硬化边的地图状骨质破坏（骨巨细胞瘤）；可见病理性骨折。A. X 线片；B. CT 冠状位

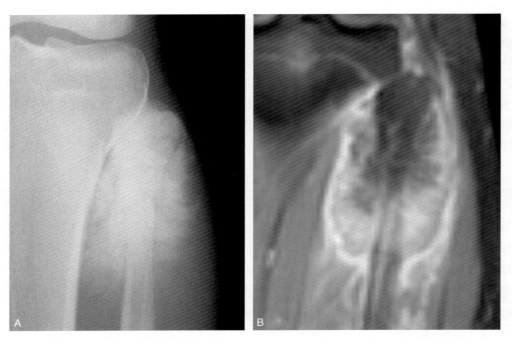

图 11.10 矿化的骨样基质（骨肉瘤）。A. 前后位 X 线片；B. 冠状位 FS T_1WI 增强

(小而松散聚集的肿块) 是软骨基质的矿化形式 (图 11.11~ 图 11.13), 可由良性和恶性软骨病变所致。矿化的环状和弧形结构对应于软骨小叶周围的钙化和骨化。未矿化的软骨基质在 CT 上的密度通常低于肌肉, 但高于水。软骨样基质在 MRI 上呈 T_1 低信号、T_2 高信号, 类似于透明软骨。肿瘤基质局部从矿化到非矿化转变可能提示高级别肿瘤性病灶。

黏液基质可由良恶性软骨肿瘤以及包括脊索瘤在内的其他良恶性间充质肿瘤形成。黏液基质一般不矿化, 在 CT 上的密度通常低于肌肉而高于水。

黏液基质在 MRI 上呈 T_2 高信号, 原因可能是其含水量较高, 而 T_1 信号是可变的, 可能是因为其蛋白质含量不同。

形成纤维基质的病变可以从细胞密集的纤维组织到黏液组织, 且通常可同时出现在同一病变内。纤维基质通常不矿化。在 CT 上, 纤维基质是可变的、非特异性密度, 这取决于其组成成分。在 MRI 上, 纤维基质同样具有可变的、非特异性的信号, 也取决于其组成成分。纤维异常增殖表现为矿化的中间形式 (毛玻璃样)。但是, 这种表现是由于存在发育不

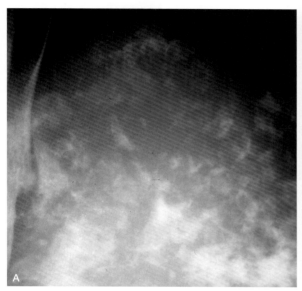
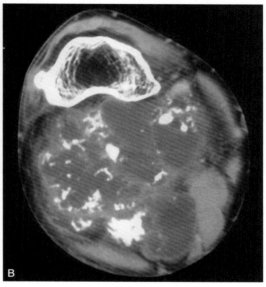

图 11.11　环状和弧形软骨基质矿化 (软骨肉瘤)。A. 侧位 X 线片; B. 轴位 CT 显示肿瘤分叶状和钙化

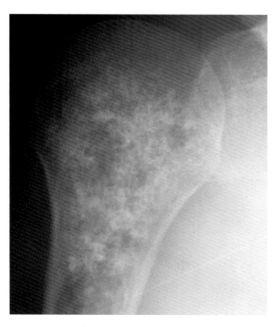
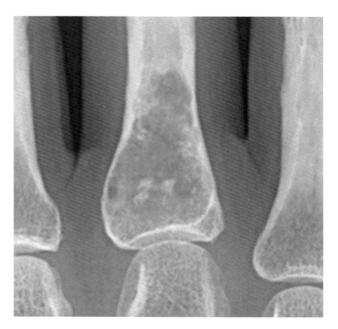

图 11.12　絮状软骨基质矿化 (内生性软骨瘤)　　图 11.13　点状软骨基质矿化 (内生性软骨瘤)

良的微小骨针,而不是纤维基质本身的矿化。在 X 线片上,毛玻璃样表现可能很难识别:病变密度高于骨髓腔,而低于骨皮质;CT 通常有助于识别这种基质(图 11.14)。

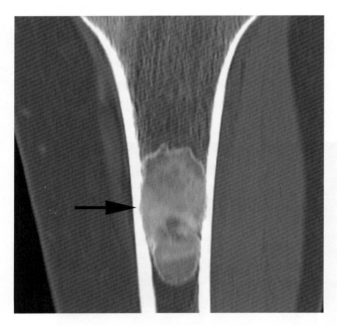

图 11.14 CT 冠状位显示胫骨近端基质中度(毛玻璃样变)矿化(骨纤维结构不良)(箭头)

没有矿化的病变要么其内有未矿化的基质或完全没有基质。无基质的病变可能细胞比较密集(如尤因肉瘤、淋巴瘤、骨髓瘤),也可能是没有细胞的(如骨囊肿)(见图 11.1)。当发现一个非侵袭性病变里面填充的是液体时,MRI 可作出囊肿的诊断。

肿瘤分期

肿瘤分期需要描述肿瘤的解剖学和周围组织的受累情况。平扫或增强 MRI 能明确病变与周围所有结构、解剖间室和神经血管束的关系。胸部 CT 是肺转移瘤的常规筛查手段;放射性核素骨扫描有助于确定病变的活动性(图 11.15)和检出其他骨骼的病变。PET 和 PET/CT 也可用于转移瘤的定性和鉴别。

肌肉骨骼肿瘤学会的原发性肌肉骨骼肿瘤外科分期系统(Enneking 分期系统)基于生物学分级、肿瘤的解剖定位和有无转移[10-12]。良性病变分为 3 个分期,用阿拉伯数字表示,与生物学和影像学分级相关。潜隐性病变(1 期)对应 AFIP 分级的 I-A 期(见表 11.4);活动性病变(2 期)对应 I-B 期;侵袭性病变(3 期)对应 I-C 期。恶性病变有 3 个分级,用罗马数

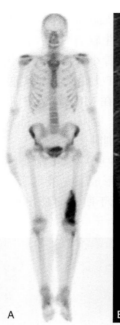
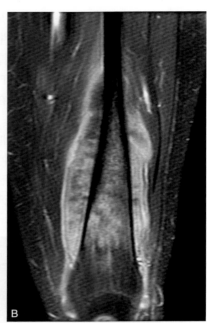

图 11.15 女性,44 岁,左股骨远端巨大肿块,骨肉瘤。A. 前位 Tc-99m 核素骨显像显示股骨远端肿块有较大范围的代谢增强;B. 冠状位 FS T_1WI 增强显示股骨远端病变较大并累及周围软组织

字表示。I 级为低度恶性,II 级为高度恶性,III 级有转移。恶性病变对应 X 线 II 期和 III 期。附加字母 A 或 B 表示解剖定位。I A 和 II A 期是间室内病变,肿瘤局限于天然解剖屏障内,如皮质骨、关节软骨、主要筋膜间隔或关节囊。I B 和 II B 期是间室外病变,病变已超出单个解剖间室的范围之外,例如穿透皮质并延伸到软组织中的骨骼病变。

目前的 AJCC 预后分期系统与肌肉骨骼肿瘤学会的分期系统不同,它仅适用于除外骨盆和脊柱起源的原发性骨肉瘤,并用肿瘤的大小、多灶性而不是腔内和腔外定位来定义 4 个分期(表 11.6)[13]。小肿瘤可能位于间室内,大肿瘤可能位于间室外,因此可能没有太大的实际区别。一些肿瘤外科医师仅使用两个阶段:局部期和转移期。

表 11.6 原发性骨肿瘤(不包括骨盆和脊柱)的 AJCC 预后分期

分期	分级	肿瘤大小	转移
I A	低级	直径≤8cm	无
I B		直径 >8cm 或多个原发灶	
II A	高级	直径≤8cm	
II B		直径 >8cm	
III		多个原发灶	

分期	分级	肿瘤大小	续表 转移
ⅣA	任何	任何	仅限于肺部
ⅣB			不仅限于肺部

引自 Amin MB，Edge S，Greene F，et al，eds. AJCC Cancer Staging Manual. 8th ed. New York：Springer；2017：471-486.

治疗

　　许多良性病变无需治疗，其中一些可行刮除或单纯切除。侵袭性或恶性病变通常需要局部和全身治疗。辅助和新辅助治疗（包括放射治疗、化疗和免疫治疗）旨在术前缩小肿瘤体积，术后清除残留肿瘤和亚临床转移。治疗开始后，可用影像学来监测治疗反应和筛查并发症或复发（图11.16~图11.18）。

　　对于行刮除植骨或骨水泥移植治疗的病变，通常用 MRI 评估术后局部的复发（图11.19）。使用减少金属伪影算法的 X 线片或 CT 可用于监测骨治疗区域的假体周围骨折、感染和移植物愈合情况。如果金属伪影较严重，多普勒超声可以评估周围软组织是否有肿瘤复发。PET 越来越多地被用于 CT 和 MRI 检查存在大量金属伪影的患者的肿瘤监测（图11.20）。

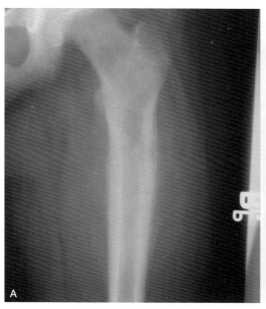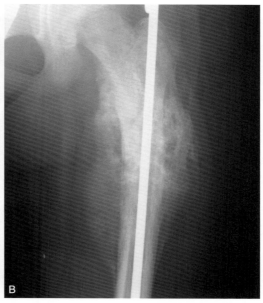

图11.16　股骨近端的尤因肉瘤。A.表现为穿透性骨质破坏、层状骨膜反应和较大的软组织肿块；B.经一年放射治疗，肿块缩小，出现反应性骨

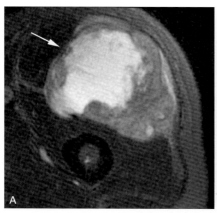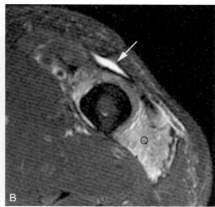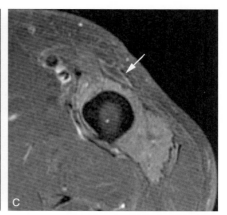

图11.17　软组织肉瘤与预期的治疗后改变。A. 术前轴位 FS T_2WI 显示前间室有一较大肿块（箭头），伴有高信号坏死区。B. 术后 3 个月轴位 FS T_2WI 显示肿瘤切除，术区少许积液（箭头）。残余的股四头肌（Q）由于失神经性萎缩而信号增加。C. 轴位 FS T_1WI 增强显示积液周围轻度强化（箭头）

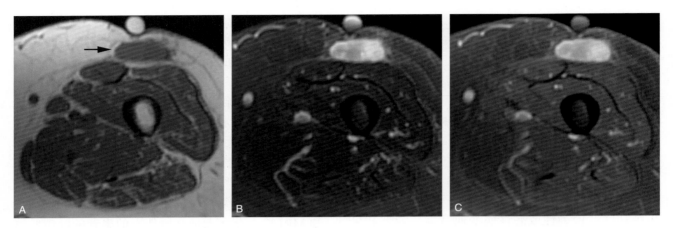

图 11.18 复发性软组织肉瘤。A. 轴位 T₁WI 显示大腿近端前皮下组织内有一中等信号强度的病变(箭头)。手术切口瘢痕处可见标记物。B. 轴位 FS T₂WI 显示病灶内不均匀高信号。C. 轴位 FS T₁WI 增强显示病灶呈不均匀强化

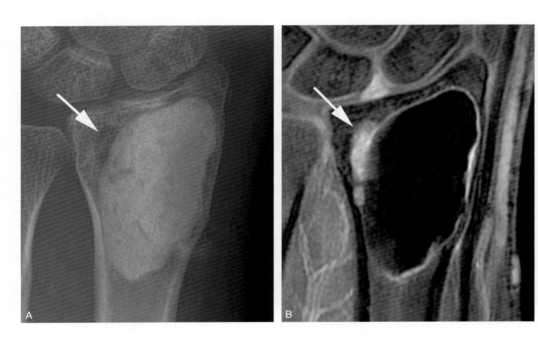

图 11.19 复发性骨巨细胞瘤。A. 正位片显示桡骨远端刮除床内填充的骨水泥,周围可见低密度区(箭头)。B. 冠状位 FS T₁WI 增强显示软组织肿块强化(箭头),与复发肿瘤一致

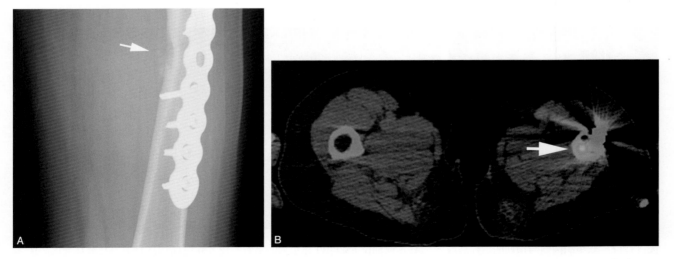

图 11.20 复发性骨旁骨肉瘤。A. 正位片显示在原发肿瘤切除并同种异体骨移植后,原部位小片状骨质破坏性病变,伴有少量软组织矿化(箭头)。B. 轴位 FDG PET/CT 融合图像显示病变内高的糖代谢(箭头)。受金属板的射线硬化伪影影响图像质量下降

转移

肌肉骨骼肉瘤患者常发生肺转移。肺部转移性病变形态常呈炮弹样。形成基质的骨肿瘤转移到肺部也可形成类似基质(图 11.21)。肌肉骨骼恶性肿瘤也可转移到其他骨骼和软组织。转移灶一般与原发灶类似(图 11.22)。

孤立性骨病变

孤立性骨病变的影像学分析是每位放射科医师都应具备的技能。最基本的任务是确定是否存在病变。非标准体位投照和软组织重叠可能会导致正常的解剖结构类似于病变,特别是肱骨和骨盆(图 11.23~ 图 11.26)。一旦确定有病变,患者因素,累及的骨骼以及病变在骨骼中的位置,通常会比病变本身外观更能缩小鉴别诊断的范围。确定生长速度可以区分侵袭性和非侵袭性病变,有时组织特征可以指向特定的诊断。一些病灶可能会出现典型的影像学表现,只需进行简单的形态识别。然而,更多情况下,可能需要进一步的影像检查或活检。

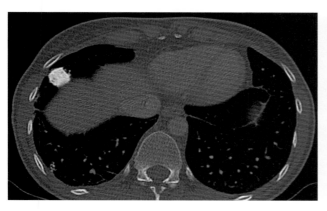

图 11.21 转移性骨肉瘤。CT 显示右肺中叶矿化病变,形态呈炮弹状

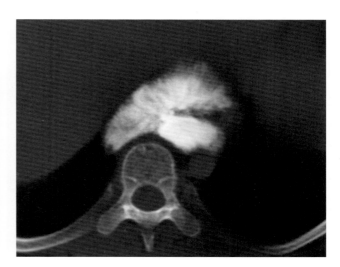

图 11.22 转移性骨肉瘤。CT 显示椎前软组织呈日光放射状矿化

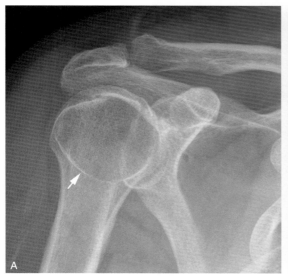

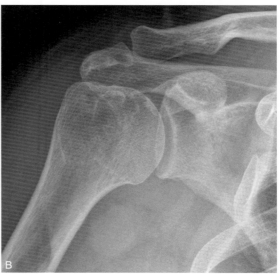

图 11.23 男性,61 岁,肩痛,肱骨头假病灶。A. 手臂内旋并轻微外展,解剖颈下部皮质在低密度的肱骨头周围形成明显的硬化边(箭头);B. 当手臂外旋时,假病灶消失

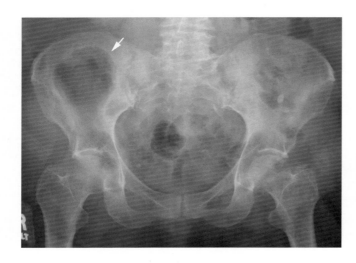

图 11.24 女性,58 岁,实验室检查提示骨髓瘤,X 线检查出现假阳性。右侧髂骨翼可疑低密度区(箭头)。随后的横断面成像为阴性,低密度区为肠气重叠所致

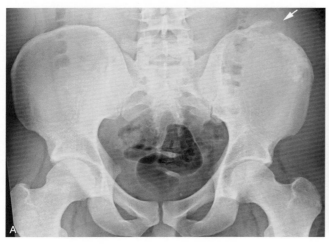

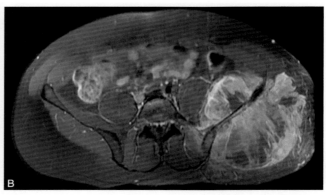

图 11.25 25 岁的年轻患者,几个月前发生车祸后背部疼痛逐渐加重,X 线检查出现假阴性。A. X 线片显示左侧髂嵴撕脱性骨折(箭头)和轻微硬化。B. 轴位 FS T_1WI 增强显示髂翼巨大的肿块,证实为尤因肉瘤

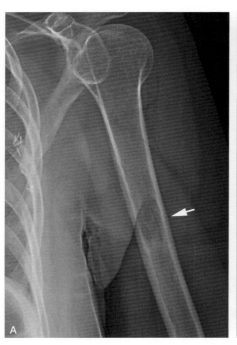

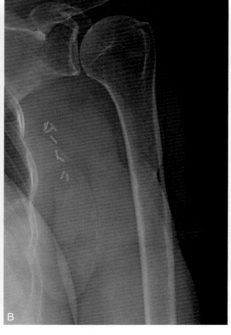

图 11.26 肱骨干假病灶,女性,52 岁,有乳腺癌病史,出现左肩疼痛。A. 肩部正位 X 线片显示肱骨中段溶骨性病变(箭头所指)。B. 斜位 X 线片上病灶消失。乳房切除术后软组织阴影重叠造成肱骨干假病灶

参考文献

1. Siegel RL, Miller KD, Jemal A. Cancer statistics, 2017. *CA Cancer J Clin*. 2017;67(1):7–30. doi:10.3322/caac.21387 [Epub January 5, 2017. PMID:28055103].
2. Hudson TM. *Radiologic-Pathologic Correlation of Musculoskeletal Lesions*. Baltimore: Williams & Wilkins; 1987.
3. Moser RP, Madewell JE. An approach to primary bone tumors. *Radiol Clin North Am*. 1987;25:1049–1093.
4. Miller TT. Bone tumors and tumorlike conditions: analysis with conventional radiography. *Radiology*. 2008;246(3):662–674.
5. Unni KK, Inwards CY. *Dahlin's Bone Tumors: General Aspects and Data on 10,165 Cases*. 6th ed. Philadelphia: Lippincott Williams & Wilkins; 2010.
6. Fechner RE, Mills SE. *Tumors of the Bones and Joints*. Washington, DC: Armed Forces Institute of Pathology; 1993.
7. Fletcher CDM, Bridge JA, Hogendoorn PCW, Mertens F. *WHO Classification of Tumours of Soft Tissue and Bone*. Lyon: International Agency for Research on Cancer; 2013.
8. Lodwick GS, Wilson AJ, Farrell C, et al. Determining growth rates of focal lesions of bone from radiographs. *Radiology*. 1980;134:577–583.
9. Lodwick GS, Wilson AJ, Farrell C, et al. Estimating rate of growth in bone lesions: observer performance and error. *Radiology*. 1980;134:585–590.
10. Stacy GS, Mahal RS, Peabody TD. Staging of bone tumors: a review with illustrative examples. *AJR Am J Roentgenol*. 2006;186(4):967–976 [PMID: 16554565].
11. Temple HT, Bashore CJ. Staging of bone neoplasms: an orthopedic oncologist's perspective. *Semin Musculoskelet Radiol*. 2000;4(1):17–23.
12. Enneking WF. A system of staging musculoskeletal neoplasms. *Clin Orthop Relat Res*. 1986;(204):9–24 [PMID:3456859].
13. Amin MB, Edge S, Greene F, et al, eds. *AJCC Cancer Staging Manual*. 8th ed. New York: Springer; 2017:471–486.

章节自测

1. 非侵袭性骨肿瘤的影像学特征是什么？
   A. 硬化边
   B. 基质矿化
   C. 皮质穿透
   D. 骨膜反应

2. 哪种骨膜反应是侵袭性骨肿瘤的主要特征？
   A. 实性
   B. 多发
   C. 层状
   D. 中断

3. 以下哪种原发性骨肉瘤在 40 岁以上的成年人中最常见？
   A. 尤因肉瘤
   B. 软骨肉瘤
   C. 脊索瘤
   D. 纤维肉瘤

4. 以下哪种原发性骨肉瘤在 30 岁以下的成年人中最常见？
   A. 尤因肉瘤
   B. 软骨肉瘤
   C. 骨肉瘤
   D. 纤维肉瘤

章节自测答案

1. A　硬化边，表明骨病变无侵袭性。
2. D　中断的骨膜反应表明生长速度快。
3. B　软骨肉瘤是 40 岁以上人群最常见的原发性骨肉瘤。
4. C　骨肉瘤是 10~30 岁年龄段最常见的原发性骨肉瘤。

第十二章
良性骨病变影像
12

Kimia Khalatbari Kani, Felix S. Chew

良性骨病变在放射科工作中每天都会遇到。许多常见的良性骨病变在影像学上有特征性表现,可以作出明确的诊断。

学习目的
通过对本章的学习,关于良性骨病变的影像学认识,期望读者能够:

1. 讨论和推荐合适的影像检查方法。
2. 描述影像特征。
3. 提出鉴别诊断并缩小其范围。
4. 总结以下疾病知识点的相关概念和主要内容:骨岛,骨样骨瘤,骨母细胞瘤,骨软骨瘤,骨软骨瘤样病变,软骨瘤,内生性软骨瘤,内生性软骨瘤与低度恶性软骨肉瘤,骨膜软骨瘤,软骨母细胞瘤,软骨黏液样纤维瘤,纤维骨皮质缺损(FCD)和非骨化性纤维瘤,骨纤维异常增殖,促结缔组织增生性纤维瘤,骨内脂肪瘤,动脉瘤样骨囊肿,单纯性骨囊肿,骨内腱鞘囊肿,表皮样囊肿,血管瘤、骨巨细胞瘤,朗格汉斯组织细胞增生症(Langerhans cell histiocytosis,LCH)。

骨岛

骨岛(内生骨瘤)是一种常见的偶发性病变,表现为皮质骨的髓内错构瘤灶。常见于老年人,无明显性别差异[1]。通常无痛,但较大骨岛(>2cm)可能会出现疼痛[2]。可发生于任何骨骼中,可单发或多发[3]。多发性骨岛可发生在骨质疏松的背景下[4]。虽然骨岛通常是稳定的,但也有可能增大或缩小[5]。

骨岛在X线片和CT上的典型表现为均匀致密、纵向、圆形或椭圆形的髓内病变(图 12.1)[3]。病灶周围常存在与骨小梁融合的放射状毛刺(图 12.2)[1]。骨岛在MRI的T_1和T_2上均呈低信号。在骨扫描中,骨岛通常不会出现摄取增加。因此,骨扫描可用于鉴别骨岛与其他类型的硬化性骨病变,特别是成骨细胞转移瘤。但是也有报道称骨岛(尤其是巨型骨岛)在骨扫描中存在摄取增加的情况[6]。骨岛有以下改变时需进行随访和/或活检:大病灶,病灶增大(6个月内增大 >25%),核素扫描活性增强的病灶,有症状或有恶性肿瘤病史的患者[6,7]。

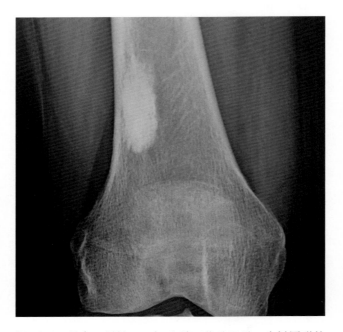

图 12.1 骨岛。男性,53 岁,左膝正位片显示一个椭圆形的纵向巨型骨岛(长轴长 30mm),偏心位于股骨干远端髓腔内。骨岛周围有特征性的多刺针状物,与周围骨小梁融合

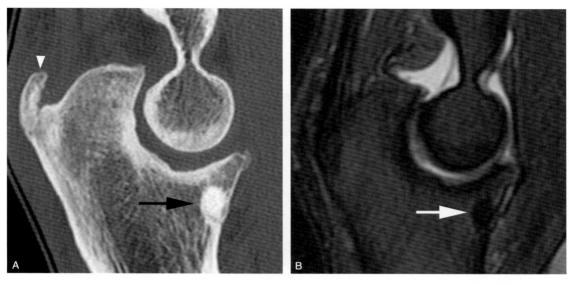

图 12.2　骨岛。A. 矢状位 CT 重组图像显示肘关节冠突松质骨内的骨岛（箭头）。病灶边缘呈毛刺状，病灶致密如骨皮质。鹰嘴骨刺（三角箭头）。B. 矢状位 FS T₂WI 显示骨岛呈低信号（箭头）

骨样骨瘤

骨样骨瘤占良性骨肿瘤的 11%[8]。常见于 7~25 岁的男性[9]。典型症状是夜间疼痛，口服非甾体抗炎药（NSAID）疼痛可缓解。发生在脊柱的骨样骨瘤可引起急性疼痛性脊柱侧弯和神经功能障碍[8]。

该肿瘤本身为瘤巢，是由不同成熟阶段的骨组织和富于血管的结缔组织基质组成[10]。瘤巢的中心伴有不同程度的矿化。瘤巢周围可见不同程度的反应性改变（反应性骨硬化、皮质增厚、骨膜反应、骨髓和软组织水肿、关节积液和滑膜炎）[8,10]。骨样骨瘤可发生于全身任何四肢骨中，脊柱的病变多位于后柱。面颅骨受累较少见[8]。超过 1/2 的骨样骨瘤发生在股骨和胫骨。瘤巢可能分布在骨皮质（最常见）、骨松质或骨膜下[11]。病灶通常单发、多位于骨干。骨样骨瘤很少会自发消退。

累及长骨干的皮质内骨样骨瘤通常有典型的临床表现。当骨样骨瘤的放射学和临床特征与经典型表现不同时，被称为非典型骨样骨瘤。对这类非典型病例的诊断必须要提高警惕性[8]。

骨样骨瘤的典型 X 线表现是长骨骨干皮质内边界清楚的圆形或椭圆形病灶。透亮的瘤巢直径<15~20mm，中央有不同程度的矿化[8]。瘤巢周围可存在不同程度的皮质梭形增厚、反应性硬化和骨膜反应（最常见于皮质内病变，髓质和骨膜下病变不明显或无）[10]。可因疼痛导致的失用而出现骨质疏松[10]。

骨样骨瘤在骨扫描上代谢明显增高。四肢骨的骨样骨瘤具有特征性表现，病灶中心有极高的放射性示踪剂摄取率，周围有较大的轻度摄取增加区（双密度征或雾中前灯征）[12]。SPECT 有助于骨样骨瘤的评估，特别是位于脊柱的病变[13]。在 ¹⁸F-FDG PET 上，瘤巢有 FDG 摄取，而周围反应性硬化区无摄取[14]。PET 对骨样骨瘤的早期诊断和治疗后评估具有一定的价值[14]。CT 是骨样骨瘤检查的首选方法（图 12.3），尤其是对那些解剖结构复杂而难以行 X 线检查的区域。对于髓内骨样骨瘤，高空间分辨率和增强 MRI 的诊断效能可能与 CT 相当，甚至优于 CT[15]。瘤巢在 T₁ 上呈低 - 中等信号，T₂ 上信号多变（取决于瘤巢中心的矿化量）（图 12.4）。MRI 还能很好地显示反应性骨髓水肿、软组织水肿、关节积液和滑膜炎。

关节内骨样骨瘤发生在关节囊内（最常见于髋关节），通常表现为非特异性关节炎。非甾体抗炎药通常不能缓解此类患者的夜间疼痛。当发生在非融合生长板附近时，有可能引起生长障碍（如腿长不一致和对线不良）。影像学表现也不典型：反应性骨硬化轻微或无硬化，疾病早期通常出现关节周围局部骨量减少[8,10]。CT 对瘤巢的显示最佳，而 MRI 能更好地显示关节积液和滑膜炎。骨扫描显示关节摄取增加，但没有典型的"双密度"征[8]。

骨样骨瘤患者初始接受内科治疗[16]。症状持续者可能需要进一步治疗，切除或消融病灶。目前，这些病变大多采用经皮穿刺治疗，其中射频消融

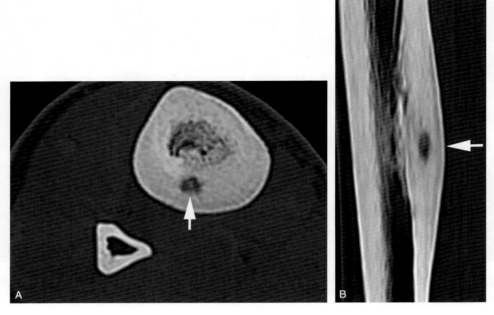

图 12.3　男性,16 岁,患有骨样骨瘤,出现左腿夜间疼痛,使用非甾体抗炎药后可缓解。小腿的轴位(A)和矢状位(B)CT 扫描显示胫骨骨干有低密度的皮质内瘤巢(箭头),中央有矿化。邻近皮质梭形增厚和骨膜下硬化

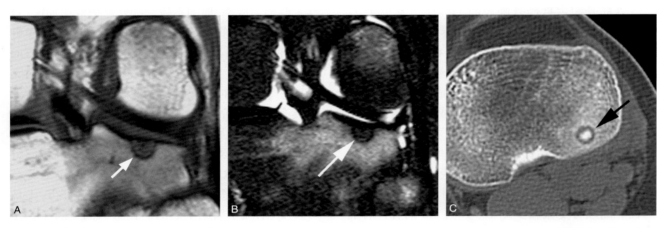

图 12.4　骨样骨瘤。A. 冠状位 T_1WI 显示胫骨平台外侧软骨下病变(箭头);B. 冠状位 FS T_2WI 显示病灶(箭头)周围水肿;C. 轴位 CT 显示病灶内中央性骨化(箭头)

(radio frequency, RF)是应用最广泛的技术。据报道使用射频消融,成功率高且可长期缓解症状[16]。如果不能完全切除或摧毁瘤巢,则可能会复发。

　　射频消融后,CT、MRI 或 PET 显像可用于病变的治疗后评估。在 CT 上,消融后 2 个月~2 年内硬化骨可能会完全替代瘤巢[16]。消融成功的病灶可在 MRI 上表现出特征性的演变过程[17]。消融后 1 周~2 个月,消融区 T_1、T_2 均呈低信号,并有 T_2 高信号的边缘。2 个月后,消融区逐渐缩小,向心性强化(几乎完全强化)。消融区和周围的骨髓水肿在几个月内逐渐消退。CT 上消融部位持续存在低密度区

或 MRI 动脉期强化或出现骨髓水肿,提示肿瘤残留或复发[16]。

骨母细胞瘤

　　骨母细胞瘤是一种不常见的、生长缓慢的成骨性肿瘤,一些学者认为它是巨大的骨样骨瘤[18]。此肿瘤多见于男性,平均发病年龄为 20 岁[19,20]。典型的表现是持续数月的隐痛。与骨样骨瘤相比,疼痛没那么剧烈,没有典型的夜间疼痛,服用 NSAIDs 无效[1]。病变位置表浅时可表现为肿胀和压痛。位

于脊柱的病变可出现疼痛性脊柱侧弯或神经功能障碍,视病变位置而定。

约 1/3 的骨母细胞瘤发生在脊柱,25%~30% 发生在长骨(最常见的是股骨和胫骨),12%~25% 发生在手足短骨[1]。位于脊柱的病变最常累及后柱。在长骨中,病变最常发生在骨干或干骺端的髓腔或皮质(很少发生在骨膜下)[19,21]。骨母细胞瘤是良性病变,局部侵袭性的情况少见[20]。骨母细胞瘤可继发动脉瘤样骨囊肿(aneurysmal bone cyst,ABC)。

骨母细胞瘤典型 X 线表现为边界清楚的地图样病变,>1.5~2cm,伴有不同程度的基质矿化(病变可以完全为低密度或表现出不同程度的毛玻璃样变或致密的矿化)[1],大部分有硬化边[19]。超过 60% 的脊柱和长骨骨母细胞瘤可见皮质膨胀[19]。25% 的长骨骨母细胞瘤和 60% 的脊柱骨母细胞瘤可见皮质骨质破坏[19]。约 1/2 病变存在非侵袭性的、致密或层状的骨膜反应[19]。与典型的骨样骨瘤相比,骨母细胞瘤周围的反应性骨要少得多。在骨扫描中,骨母细胞瘤通常表现为非特异性显著的放射性核素异常浓聚[1]。CT 和 MRI 可以进一步观察病变的特征(图 12.5)。骨母细胞瘤在 MRI T_1 上呈低 - 中等信号,T_2 上信号多变,并有不同程度的强化[1]。病灶周围可能有广泛的骨髓和软组织水肿("闪烁"现象),导致 MRI 高估肿瘤的大小[22]。

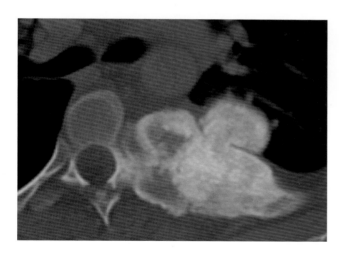

图 12.5 骨母细胞瘤,男性,25 岁,左胸壁肿块。轴位 CT 显示左侧第 5 后肋有分叶状、膨胀性、溶骨 - 硬化混合性肿块,边缘硬化

治疗方法通常是外科手术。初次刮除或切除的骨母细胞瘤复发率约 8%~19%[19,20]。近来 CT 引导下靶向射频消融治疗,取得了很好的疗效[23]。

骨软骨瘤

骨软骨瘤(外生骨疣)是一种常见的骨肿瘤,占所有良性骨肿瘤的 20%~50%[24]。病变可以是单发或多发,单发性骨软骨瘤发病率为 1%~2%,男性多于女性[25]。绝大多数无症状。有症状者通常出现在较年轻(<20 岁)的个体中,多表现为缓慢增大的无痛性肿块[25]。多发性骨软骨瘤病又称遗传性多发外生骨疣(骨干续连症或骨软骨瘤病)(图 12.6)或骨骺发育异常半肢畸形(以单发或多发骨骺骨软骨瘤为特征的非遗传性骨骼发育障碍)[24]。

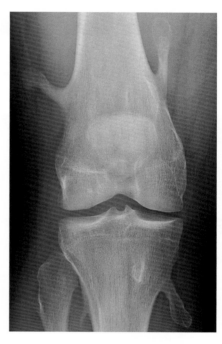

图 12.6 骨软骨瘤病(遗传性多发外生骨疣)。男性,23 岁,右膝正位 X 线片显示多发性骨软骨瘤。对于较大的病变,外生骨疣的皮质和髓质与母体骨明显相连。外生骨疣背离关节面生长

单发性骨软骨瘤与编码 EXT-1 的基因突变有关,这点支持了它是真正的肿瘤而不是发育异常的观点(也有一些发生在骨骺损伤部位的骨软骨瘤的病例报告)[26]。据推测,这些突变最终导致生长板软骨细胞极性组织的丧失。这些软骨细胞朝错误的方向生长,经历软骨内骨化,形成表面覆以软骨帽的疣状骨性隆起。年轻患者软骨帽的厚度通常为 1~3cm,随着年龄增长变薄,成年人通常只有几毫米厚或完全消失[24]。骨赘疣由骨皮质和骨髓质组成,与下方母骨的皮质和髓腔相连(图 12.7、图 12.8)。虽然骨软骨瘤可发生于任何有软骨化骨的骨骼,但

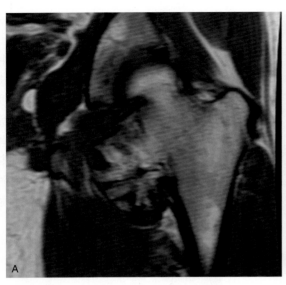
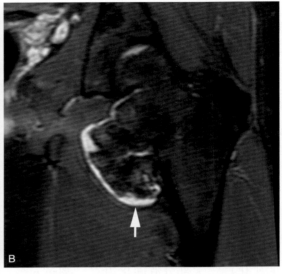

图 12.7　无蒂骨软骨瘤，男性，19 岁。A. 冠状位 FS T$_1$WI 显示股骨近端内侧延伸的骨性肿块，骨皮质和骨髓腔与下方骨相连；B. 冠状位 FS T$_2$WI 显示软骨帽仅有几毫米厚（箭头）

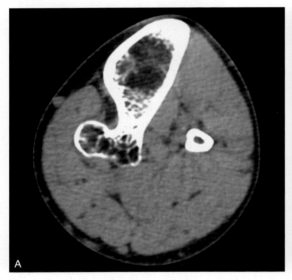
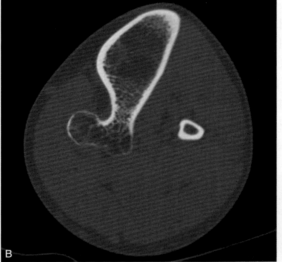

图 12.8　骨软骨瘤，男性，35 岁。A 和 B. 轴位 CT 软组织窗和骨窗显示了胫骨近端带蒂骨软骨瘤，其骨皮质和骨髓腔与母体骨相连。无软骨帽

股骨、胫骨和肱骨的病变占总病例的 2/3[27]。骨软骨瘤通常起源于干骺端，因基底形态不同可分为广基型和带蒂型两种。骨骼成熟后，骨软骨瘤也会停止生长。骨软骨瘤的并发症包括外观和骨畸形、机械撞击、滑膜囊肿形成和骨折。此病罕见恶变为低级别软骨肉瘤，如恶变主要发生在软骨帽内[24]。若成年后出现疼痛或继续生长，成年人软骨帽厚度>2cm（图 12.9），病灶边缘不规则或模糊，病变内出现低密度，邻近母体骨的侵蚀或破坏，以及软组织肿块，则提示恶变[24,28]。

在 X 线片上，骨软骨瘤（尤其是长骨的带蒂病变）病理形态学表现为：由皮质骨和髓质骨组成的骨性突起，与母体骨的皮质和髓腔相连[29]。但是，这种特征性的连续性有时在 X 线片上并不明显，特别是当病变为广基无蒂或发生于扁骨或脊柱时，可能需要进一步检查。CT 和 MRI 均能定性诊断和评估软骨帽的厚度。在 CT 上，软骨帽可能未矿化（因为软骨含水量高，因此未矿化软骨的密度低于肌肉），或者可能出现不同程度的矿化。在 MRI 上，软骨帽的矿化部分在所有脉冲序列上均显示为低信号。

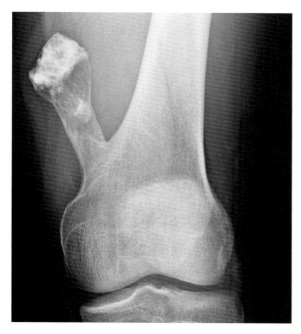

图 12.9　男性，39 岁，左膝肿块，骨软骨瘤伴有厚的软骨帽。左膝正位片显示股骨远端干骺端内侧突起的骨软骨瘤，软骨帽厚（29mm）。病变切除（病检未恶变）

软骨帽的未矿化部分 T_1 呈中低信号，T_2 呈明显高信号[30]。软骨帽被一条细的低信号线（软骨膜）包围，内部常有分隔。增强扫描软骨帽边缘和间隔强化[30,31]。骨扫描核素的摄取取决于软骨内骨的形成；成人病变即使有摄取也极少[32,33]。

骨软骨瘤样病变

　　甲下外生性骨疣、塔状骨疣和奇异性骨旁骨软骨瘤样增生（也称为 BPOP 和 Nora 病）是类似骨软骨瘤的良性骨病变。这些病变主要发生在手和脚的管状骨中，很可能是创伤相关的。通常为起源于骨皮质的肿块。与骨软骨瘤不同，病变与母骨之间无髓质相连[24]。甲下外生性骨疣是一种常见的病变，起源于远端指骨的背侧或背内侧，与甲床的关系可变（最常见的受累部位是大脚趾）[24]。高达 25% 的病例有外伤史[34]。塔状骨疣是一种罕见的骨疣，最初被描述为起源于手的近节或中节指骨背侧[35]。推测病变可能是由于手指的伸肌结构深度撕裂，骨膜下血肿形成，并发展和成熟有关[24]。BPOP 是一种异位骨化，最常累及掌骨和跖骨（76% 的病例）（图 12.10），长骨和颅骨较少见[36,37]。BPOP 是非肿瘤性病变，认为是反应性或者可能是创伤后的异位骨化。有症状的病变可局部切除，但复发率高达 53%[24]。

内生性软骨瘤

　　软骨瘤是由成熟的透明软骨构成的良性肿瘤。在骨骼中，软骨瘤通常发生在髓腔内（内生性软骨瘤），发生在皮质旁（骨膜软骨瘤）较少见。软骨瘤也可出现在软组织中。内生性软骨瘤是一种常见

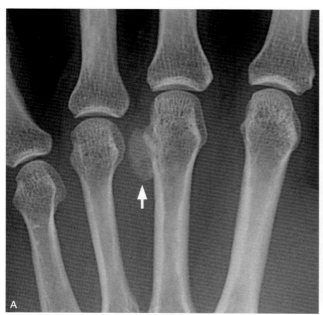

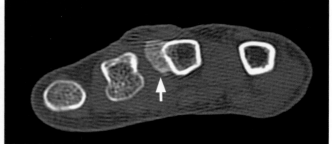

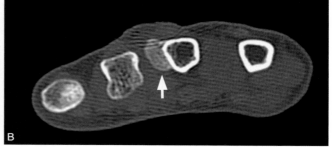

图 12.10　奇异性骨旁骨软骨瘤样增生。A. 手部 X 线片显示第二掌骨旁矿化的肿块（箭头）；B. 轴位 CT 显示病灶（箭头）与下层骨骼之间无髓质相连

的良性肿瘤,通常是偶然发现的。大多数患者年龄在 10~50 岁之间[27]。约 40%~65% 的内生性软骨瘤发生于手的短管状骨(最常见于近节指骨)[28]。病理性骨折是手内生性软骨瘤最常见的临床表现[38]。约 25% 的内生性软骨瘤累及长骨(最常见的是股骨、肱骨和胫骨),约 7% 的患者累及足部[38]。内生性软骨瘤常位于干骺端的髓腔内或长骨骨干,位于骨骺者少见[39]。多发性内生性软骨瘤病(Ollier 病)(图 12.11)是一种与多发性内生性软骨瘤相关的非遗传性弥漫性生长异常。当合并有相关的软组织血管瘤时,称为 Maffucci 综合征。孤立性内生性软骨瘤很少恶变为软骨肉瘤,但多发性内生性软骨瘤 30%~50% 可恶变为软骨肉瘤[27]。

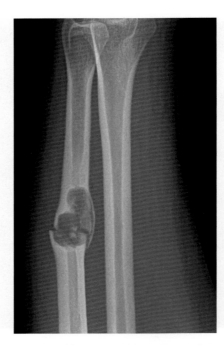

图 12.12　内生软骨瘤。女性,35 岁,右前臂斜位 X 线片。尺骨干髓管内有一分叶状地图样溶骨性骨质破坏,边缘有薄的硬化边。破坏区内点状基质钙化。骨内膜扇贝样改变,皮质变薄伴层状病理性骨折

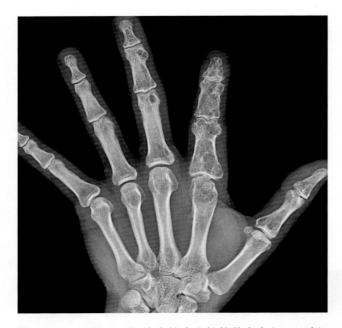

图 12.11　男性,42 岁,多发性内生性软骨瘤病(Ollier 病)。右手后前位片显示第二、三指骨及第二掌骨远端内生性软骨瘤

在 X 线片和 CT 上,内生性软骨瘤为分叶状的低密度髓内病变。在手部,病变通常集中在骨干,而在其他长骨,病变可能位于骨干或干骺端(图 12.12、图 12.13)[29,38]。内生性软骨瘤可出现不同程度的骨内膜贝壳样改变、皮质变薄和手部骨膨胀性破坏(这些表现在股骨、肱骨和胫骨的病变中表现轻微)[28]。除非发生病理性骨折,否则不会有皮质穿透和骨膜反应。病变内通常会有软骨基质的矿化。在 MRI 上,内生性软骨瘤呈分叶状,其软骨样基质在 T_1 呈中等 - 低信号,T_2 呈高信号,基质钙化在所有脉冲序列上都为低信号[29,38]。病灶内存在薄的

低信号纤维血管间隔,导致其呈分叶状,增强扫描间隔强化。骨扫描显示轻度 - 中度摄取(通常小于或等于髂前上棘)[38]。研究显示在 ^{18}F-FDG PET 上内生性软骨瘤代谢增高[40]。

如何鉴别内生性软骨瘤和低级别恶性软骨肉瘤？ 首先如肿瘤出现疼痛则提示软骨肉瘤。此外发生在四肢骨的长骨(不包括手和足的管状骨)中的软骨肉瘤具有以下影像学特征:自发性病理性骨折、穿透性或虫蚀样骨质破坏、深而广泛的骨内膜贝壳样受侵、髓质膨胀、皮质破坏或穿透、皮质增厚、骨膜反应、软组织肿块、周围水肿、随时间地推移软骨基质破坏、骨扫描显示明显摄取、动态增强 MRI 上早期呈指数级明显强化。如可疑恶变,可进行肿瘤活检或切除[27,38,41,42]。

骨膜软骨瘤

骨膜软骨瘤是一种罕见的肿瘤,起源于皮质表面,深入到骨膜。常见于 30~40 岁,临床症状为长骨(最常见的是肱骨)干骺端疼痛性肿胀[28]。在 X 线片上,典型病变表现为透亮的皮质旁病变,周围有薄的骨膜壳包绕和邻近骨皮质扇贝形凹陷(图 12.14)。可有软骨基质钙化和轮廓光滑的致密型骨膜反

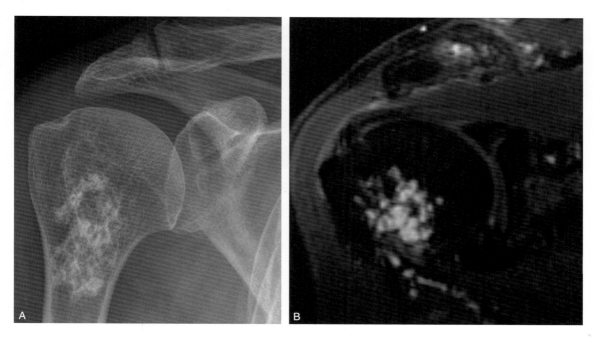

图 12.13　内生性软骨瘤,女性,71 岁,已知肱骨近端病变,进行随访。A.右肩前后位片显示肱骨近端干骺端髓内软骨样钙化;B.冠状位 FS T₂WI 显示高信号病灶,呈独特的分叶状改变

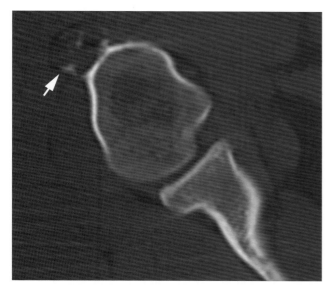

图 12.14　骨膜软骨瘤,男性,23 岁,右肩肿块。右肩轴位 CT 显示皮质旁低密度的病变(箭头)

应[27,28]。在 MRI 上,典型病变呈分叶状,T₂ 呈高信号。

软骨母细胞瘤

软骨母细胞瘤(Codman 肿瘤)是一种罕见的软骨母细胞来源的良性骨肿瘤。大多数患者年龄在 5~25 岁之间,好发于男性[27]。最常见的临床症状是疼痛[43]。很少发生局部侵袭或转移[44,45]。大约

75%~80% 的软骨母细胞瘤发生在长骨(最常见于膝关节附近),其次是跗骨(尤其是距骨)[46,47]。超过 90% 的长骨病例累及骨骺或骨突[46],生长板闭合后常向干骺端延伸。在 X 线片上,典型软骨母细胞瘤表现为骨骺(可能存在干骺端延伸)的分叶状、地图样透亮病变,具有薄的硬化边(图 12.15)。骨骺病变附近的干骺端可有基质钙化和致密型骨膜反应,出现概率分别约为 30% 和 60%[48,49]。15% 的病例可继发动脉瘤样骨囊肿(ABC)[48]。这种富血供肿瘤在骨扫描中通常表现出明显的摄取[50]。在 MRI 上,肿瘤典型表现为 T₁ 等信号,T₂ 常呈高信号(部分或全部)[51,52]。增强扫描可见强化(通常为小叶或外周/间隔)。肿瘤周围常伴反应性炎性改变,包括骨髓水肿(通常明显)、骨膜炎、软组织水肿、关节积液和滑膜炎[53]。软骨母细胞瘤通常采用刮除术治疗[28]。也可 CT 引导的射频消融[54,55]。

软骨黏液样纤维瘤

软骨黏液样纤维瘤是一种罕见的病变,由数量不等的软骨样、纤维样和黏液样成分组成[56]。患者通常伴有疼痛。平均发病年龄为 25.1 岁(3~70 岁)[28]。大多数软骨黏液样纤维瘤(约 65%)发生在下肢长骨的髓腔中(最常见于膝关节周围)[28]。病变多见于干骺端,骨干较少见[57,58]。在 X 线片上,软骨黏

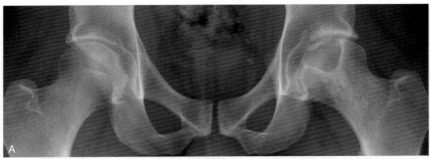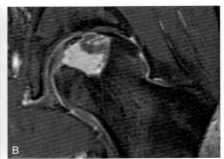

图 12.15　软骨母细胞瘤,男性,24 岁,左髋关节疼痛。A. 骨盆正位片示左侧股骨头软骨下轻度膨胀性地图状溶骨性骨质破坏病变,有薄的硬化边;B. 冠状位 FS T_1WI 增强显示病变部分强化

液样纤维瘤典型表现为位于干骺端的圆形、椭圆形或分叶状、膨胀性、地图样透亮病灶,伴有薄的硬化边(图 12.16)。可有皮质破坏,而基质矿化较少见[28]。2/3 的病变内部可见骨小梁[28]。治疗方法是刮除和植骨术。

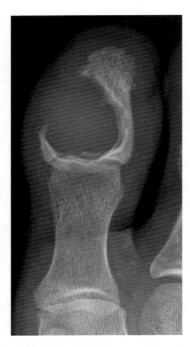

图 12.16　软骨黏液样纤维瘤,男性,18 岁,右趾疼痛。右趾正位片示第一趾骨远端膨胀性地图状溶骨性骨质破坏病变,内侧似见纤薄皮质壳

纤维性骨皮质缺损和非骨化性纤维瘤

　　FCD 和非骨化性纤维瘤(NOF,纤维性黄色瘤)是常见的非肿瘤性反应或发育性骨异常。可发生在多达 1/3 儿童身上[27]。关于这两种疾病的术语和病因存在争议[59]。FCD 和 NOF 具有相同的组织学特征,仅根据病变的大小、位置和自然病史进行区分。

FCDs 是相对较小的(通常 <3cm)干骺端皮质缺损,通常会自行消退。NOFs 是相对较大的(大小从 1~7cm 不等)骨内膜下、干骺端髓内或者是典型的自发性消退的干骺端偏骨端病变。但是,一些病变可能会持续存在,并间歇性生长,一直到成年[27,59]。病变通常是偶然发现的。较大的 NOFs 可能会有疼痛或并发病理性骨折。

　　FCD 通常发生在发育中的骨骼(4~15 岁之间),男性略多见[27,59]。FCDs 常见于股骨远端后内侧,可能与肌腱附着处的应力反应相关。类似的病变可见于肱骨的胸大肌和三角肌附着处。FCDs 常会在发现后 2 年内消退,尽管一些病变可能会持续到成年[27,59]。NOF 常见于发育中的骨骼(年龄范围 3~42 岁),略好发于男性[59]。病变常发生在膝关节(特别是股骨远端的后内侧面)或胫骨远端。多发性 NOFs 可发生在 I 型神经纤维瘤病或 Jaffe-Campanacci 综合征中(一种出现多发性 NOFs 和牛奶咖啡斑的多系统疾病)[59]。

　　FCD 和 NOF 常会有 X 线的异常。FCD 表现为位于皮质的小透亮区,最终会自愈硬化。骨扫描无摄取增加。尽管 NOF 也可通过 X 线片诊断,但其表现却是不断变化的。依据病变进展阶段不同,可从靠近骨骺的干骺端髓内偏心性、椭圆形透亮影,发展到远离骨骺的具有薄硬化边的扇形透亮影(图 12.17),最终硬化消失[60,61]。较大的病变可表现为内有小梁的膨胀性改变[59]。NOFs 在骨显像上可以有轻微到轻度的摄取增加。在 PET 上存在多变的 ^{18}F-FDG 摄取(有时增加)[62]。MRI 增强有明显的强化(图 12.18)[59]。

纤维结构不良

　　纤维结构不良是一种常见的非遗传性良性纤

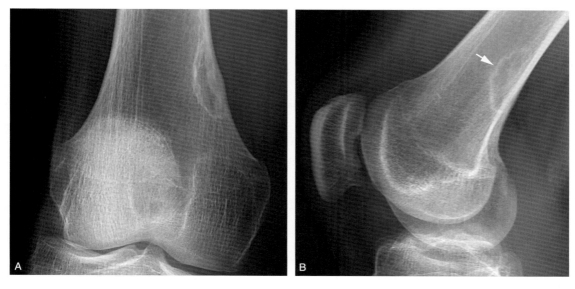

图 12.17　非骨化性纤维瘤,男性,19 岁,非特异性右膝疼痛。A 和 B. 右膝正位和侧位片显示股骨远端典型的非骨化性纤维瘤。注意病变薄的硬化边(箭头)

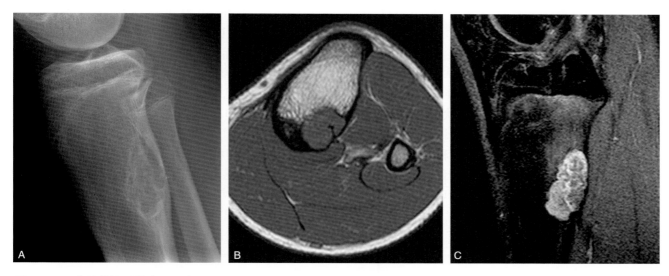

图 12.18　非骨化性纤维瘤。A. 侧位片显示胫骨近端后侧皮质的轻度膨胀性病变,边界清楚,有薄的硬化边;B. 轴位 T_1WI 显示病变偏心性和具有硬化边;C. 矢状位 STIR 显示病变呈不均匀高信号,周围无水肿

维骨病[63,64]。被认为是一种发育异常,松质骨被未成熟骨和发育不良纤维组织取代。病变可发生在任何年龄(多数在 30 岁前被发现),无明显性别差异[63]。病变可以为单骨型(约 80% 的病例)或多骨型[64]。多骨型纤维结构不良可单侧或双侧分布[65]。多骨型纤维结构不良合并性早熟和牛奶咖啡斑,称 McCune-Albright 综合征,多见于女性。纤维结构不良(通常为多骨型)合并肌内黏液瘤,称 Mazabraud 综合征,极少见。单骨型最常见于长骨、肋骨和颅面骨。骨盆和脊柱受累常见于多骨型,在单骨型中很少见。手部很少受累[65]。纤维结构不良可在骨骼

形成期间发展,并随着骨骼生长而增大。随着骨骼的成熟,单发性病变通常会静止,而多发性病变继续增大并出现进行性畸形[63]。单发型通常无症状而偶然发现。纤维结构不良可合并病理性骨折、继发 ABC、畸形,但很少恶变[63]。Mazabraud 综合征患者恶变风险较高[66]。

纤维结构不良的 X 线表现多种多样。病变位于髓腔内(常见延伸至皮质),可呈玻璃样(图 12.19),溶骨性、硬化或混合性。病变边界清楚,可有硬化边。膨胀性改变,可伴有内骨膜扇贝样改变和皮质变薄或增厚。一些病变内可能有小梁样结构,偶

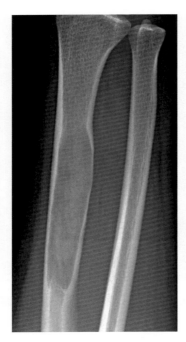

图 12.19　单骨型纤维结构不良。前臂前后位 X 线片显示桡骨骨干髓腔的地图样病变,呈磨玻璃样

见钙化[67]。随着骨骼生长停止,单骨型逐渐成熟,在 X 线片上出现基质密度增加和硬化边缘增厚[63]。对于有特征性影像学表现的无症状患者,通常不需要进一步检查。初步的研究显示,骨扫描有助于显示病变的范围。CT 可显示硬化边和内部弥漫性矿化。在 MRI 上,病灶表现出不同的信号强度和强化(图 12.20)(取决于病灶内的细胞密度、纤维组织、骨小梁、囊肿形成和出血程度)[63]。

促结缔组织增生性纤维瘤

促结缔组织增生性纤维瘤(骨硬纤维瘤)是一种罕见的肿瘤,现在被认为是软组织硬纤维瘤的骨内型[68]。病变无恶性潜能,但可具有局部侵袭性。常见于 30~40 岁,男性略多见。

在 X 线片上,病变可表现为良性或侵袭性外观。典型的表现为长骨的干骺端或干骺端的中央部合并狭窄移行带的溶骨性破坏病变(图 12.21)[68-70]。内部可能存在骨小梁或死骨,而无基质矿化[68-70]。皮质穿透和软组织肿块可能很明显,尤其是在横断面上。在液体敏感 MRI 序列中,T_2 时间明显缩短[68]。完整切除是首选的治疗方法。

骨内脂肪瘤

骨内脂肪瘤是由成熟脂肪细胞组成的良性骨肿瘤。最常见于 40~50 岁,男性略多见[71]。多数患者无症状,少数可主诉疼痛。可累及任何骨骼,但最常见于长骨的干骺端(主要是股骨转子间和转子下区域),其次是跟骨和髂骨[72]。病变通常位于髓内,皮质或骨旁不常见[73]。通常是单发的,多发性骨内脂肪瘤(脂肪瘤病)非常少见。罕见骨内脂肪瘤恶变的报道[71,72]。

骨内脂肪瘤可发生不同程度的脂肪坏死[72,74,75]。复杂病变可出现不同程度的脂肪、钙化、反应性骨形成、纤维组织和黏液瘤样囊变。脂肪瘤的影像学表现反映了其组织学特征[72]。在 X 线片上,仅由脂肪

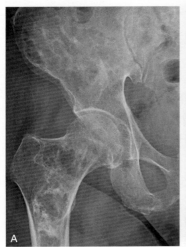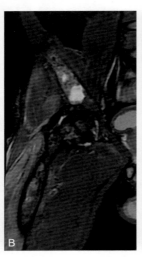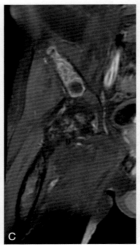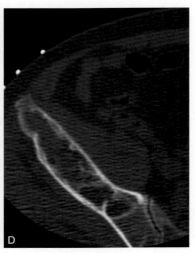

图 12.20　多骨型纤维结构不良。A. 男性,65 岁,右侧髋关节正位片显示右侧髂骨和右侧股骨近端大范围的溶骨性和硬化性病变,并有硬化边;B. 冠状位 FS T_2WI 显示髂骨和股骨病变呈不均一高 / 低信号;C. 冠状位 FS T_1WI 增强显示病变不均匀强化,髂骨圆形无强化区对应 T_2 图像上显示的液体信号;D. 穿刺活检前髂骨翼轴位 CT 显示病变密度不均匀

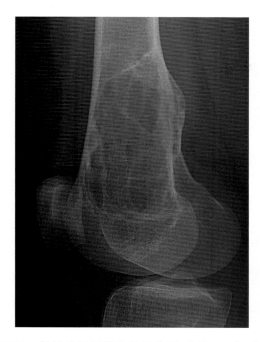

图 12.21　促结缔组织增生性纤维瘤,女性,20 岁,右膝疼痛。右膝侧位片显示位于股骨远端干骺端髓腔中央的地图样溶骨性病变,伴有薄的硬化边。病灶呈轻度膨胀性改变,内部可见骨小梁

组成的病变表现为边界清晰的透亮影,可轻度膨胀(图 12.22),可有硬化边或内部骨小梁。复杂的病变出现不同程度的中央或周边钙化或骨化。脂肪瘤在骨骼扫描中表现为无 - 中度摄取[71]。在 CT 和 MRI 上,仅由脂肪组成的病变密度和信号强度与皮下脂肪相似或接近。复杂的病变因为部分钙化、骨化或囊变,而变得不均匀。然而,只要在这些病变中发现脂肪成分就可以明确诊断骨内脂肪瘤[71,72]。无症状或偶然发现的病变不需要治疗。有症状的骨内脂肪瘤可行刮除植骨术[75]。

动脉瘤样骨囊肿

动脉瘤样骨囊肿是一种罕见的溶骨性、膨胀性、出血性骨病变,由结缔组织间隔的大小不等的充满血液的囊腔组成,结缔组织间隔由破骨细胞型巨细胞及多种反应性骨组成。发病年龄多在 20 岁以下,出现疼痛或肿胀少于 6 个月[27],女性多见。大部分病变是原发性的(原发性 ABCs),30% 为继发性的,在各种良性(最常见的是骨巨细胞瘤)或较少见的恶性肿瘤附近形成[76]。实性 ABC(巨细胞修复性肉芽肿)占 ABCs 的比例不到 10%[76]。骨表面或软组织内病变很少发生[76,77]。原发性 ABC 被认为是一种肿瘤性病变,与 *USP6* 癌基因(17 号染色体)的重排和上调有关[76]。

最易受累的部位是长骨(67% 的病例;最常见的是干骺端),脊柱(15%;最常见的是后弓)和骨盆(9%)[76]。在 X 线片上,典型的 ABC 表现为位于长骨干骺端(或较少见于骨干)髓腔的偏心性、溶骨性、膨胀性病变[76,78]。内部可有骨小梁。病变可能有窄(伴或不伴硬化边)或宽的过渡区。有时膨胀性病变会导致皮质中断,尽管在 X 线片上看不见,但骨膜保持完整[27]。极少的 ABCs 可延伸穿过生长板,导致腿长不一致或畸形[76]。在脊柱,病变可累及多个椎体。约 36% 的 ABC 会出现病理性骨折[79]。骨扫描通常显示周围摄取增加。MRI 对病变囊性成分的显示优于 CT。MRI 液体敏感序列上可见多个液平面(图 12.23、图 12.24)。MRI 增强扫描,典型的表现是囊壁和间隔强化。

虽然 ABCs 是良性病变,但也有一些表现出侵袭性的特征,如快速生长、皮质破坏和 Codman 三角骨膜反应[27,76,78]。也有病变自发消退的报道。最佳治疗方法存在争议,可选的治疗方案包括刮除术和

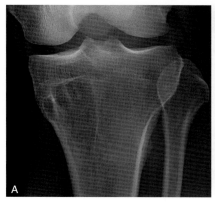
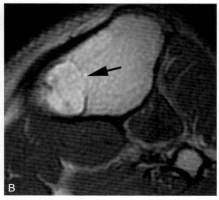
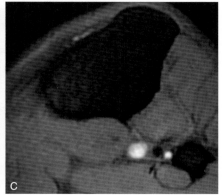

图 12.22　骨内脂肪瘤,女性,57 岁,左膝疼痛。A. 左膝关节正位片显示胫骨近端干骺端有一个偏心的、髓内、透亮的病变,有薄硬化边;B. 轴位 T_1WI 显示骨内膜下高信号病变(箭头);C. 轴位 FS T_1WI 显示脂肪瘤的脂肪信号完全被抑制

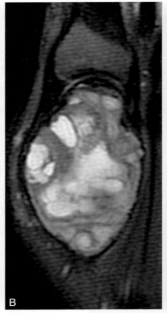
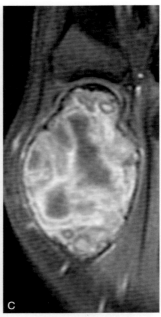

图 12.23　动脉瘤样骨囊肿。A. 后前位 X 线片显示第二掌骨有较大的膨胀性病变;B. 冠状位 FS T_2WI 显示病变内有多分隔状充满液体的腔隙;C. 冠状位 FS T_1WI 增强显示分隔强化

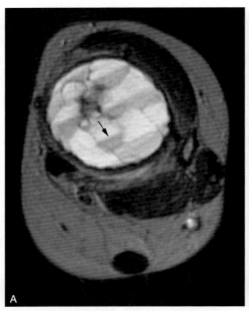
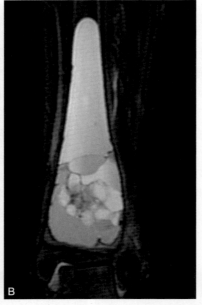

图 12.24　胫骨远端动脉瘤样骨囊肿。A. 轴位 FS T_2WI 显示髓内膨胀性病变,伴液 - 液平面(箭头);B. 冠状位 FS T_2WI 显示多个分隔腔

填塞、硬化治疗、栓塞、放疗或内科治疗[80,81]。报道的复发率从 0~50% 不等[81]。

单房性骨囊肿

　　单房性骨囊肿(unicameral bone cyst,UBC)(也称为单纯性骨囊肿)是一种常见的良性、非肿瘤性囊肿,病因不明[82]。UBC 是一种薄壁、通常为单房的囊肿,内含浆液性或血清性内容物。大多数病例发生在 25 岁以下,常见于男性[83]。病变通常是偶然发现或合并病理性骨折而被发现。最常见于肱骨近端,其次是股骨近端、跟骨和髂骨[84,85]。如囊肿发生于儿童的干骺端,则会出现骨干与骨骺分离。最近的文献表明囊肿的活动性与年龄有关:10 岁以下儿童的囊肿被认为是活跃的，而发生在 10 岁以上个体的囊肿则被认为是不活跃的[85]。随骨骼成熟囊肿大多消失。持续存在的囊肿在生长板闭合后很少增大[85]。在 X 线片上，典型的 UBC 是透亮的、膨胀性的(图 12.25、图 12.26)，位于肱骨或胫骨近端中心[82,85]。病变会导致皮质变薄，但不会穿透。有些囊肿可能是多房性的。如果沿着变薄囊壁

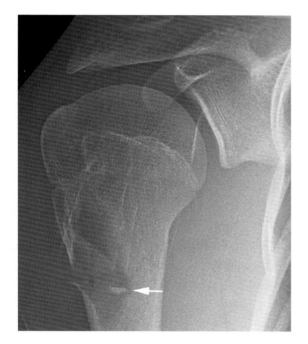

图 12.25　单房性骨囊肿，男性，16 岁，急性右肩痛。右肩正位片显示肱骨近端干骺端有一偏心性髓内透亮影。在该囊性病变远端存在病理性骨折以及相关的骨碎片(箭头)

的皮质出现骨膜反应，则很可能合并了病理性骨折。骨折碎片可能会掉入囊腔(坠落碎片征；图 12.25)，并随着患者活动而移位[86]。骨扫描的典型表现是外周轻度摄取[85]。CT 尤其是 MRI 可有助于确诊 UBC。在 CT 上，典型表现为密度均匀的囊性病变。在 MRI 上，UBC 呈 T_1 中低信号，T_2 高信号，不超过 1 个或 2 个液平面[83]。如果发生或即将发生病理性骨折，则有必要对 UBCs 进行治疗。有不同的治疗方案，主要治疗方案包括向囊肿内注射物质(如类固醇或骨髓)或囊肿的刮除和填塞[82,85]。治疗后的病例通常用 X 线片进行随访。治疗后并发症包括囊肿未完全愈合、病理性骨折、感染或邻近生长板过早闭合[83]。随访 X 线片显示，囊肿完全性密度增高并伴有皮质增厚则提示愈合。残留或复发的透光区或囊肿增大表明治疗不彻底或复发[83]。若骨强度良好，即使囊肿未完全闭塞也不重要[87]。

骨内腱鞘囊肿

　　骨内腱鞘囊肿是病因不明的非肿瘤性黏蛋白填充囊肿，缺乏上皮或滑膜内衬。骨内腱鞘囊肿通常位于骨骺。与软骨下囊肿不同，骨内腱鞘囊肿不与相邻关节间隙相通，也不与骨关节炎相关[88]。发病高峰在 40~50 岁之间。可为偶然发现或有症状[89]，多发生在膝关节和腕部周围。腕部可能出现多发性骨内腱鞘囊肿。较大或影像表现不典型的病变可能被误诊为肿瘤。在 X 线片上，骨内腱鞘囊肿表现为椭

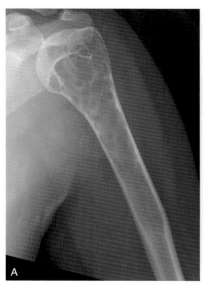
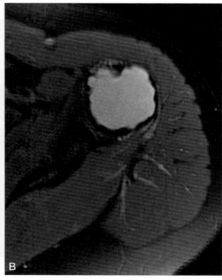
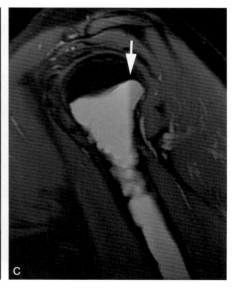

图 12.26　单纯性骨囊肿，女性，27 岁，左肩疼痛。A. X 线片显示肱骨近端有较大的透亮影。B. 轴位 FS T_2WI 显示肱骨近端髓腔内充满液体。C. 矢状位 FS T_2WI 显示病变从干骺端延伸到骨干。可见一液 - 液平面(箭头)

圆形或圆形透亮影,有薄的硬化边,偏心地位于骨骺或干骺端。大多数病变都很小(最大直径在 1~2cm 之间;>5cm 的病变很少见)[90]。病变可以是单房性或多房性。一些病变可呈膨胀性或向软组织延伸[90]。通常没有基质钙化和骨膜反应。骨扫描时,骨内腱鞘囊肿表现出均匀的活性增加[88]。在 MRI 上,骨内腱鞘囊肿典型性表现为 T_1 等低信号、T_2 高信号和边缘强化。病变的不均匀强化较少见,可能提示存在间隔。液平面不常见。病灶周围可能有骨髓水肿。有症状的病变可通过刮除和植骨来治疗。

表皮样囊肿

表皮样囊肿通常发生在远侧指骨(手指多于脚趾)和颅骨[91]。据推测,囊肿是由表皮样物质创伤性植入骨中所致。患者年龄通常在 25~50 岁之间,好发于男性[91]。病变可能是偶然发现,或者患者病变部位出现肿胀、疼痛和压痛[92]。在 X 线片上表现为伴有较薄硬化边的透亮影。较大的病变可见皮质变薄和膨胀。可存在软组织肿胀[92]。

血管性骨病变

骨的良性血管病变通常在成人中偶然发现[93,94]。血管瘤是一种良性的血管增生,很常见;淋巴管瘤是淋巴管的良性增生,很少见[95]。这些病变在 X 线片上的典型表现是局灶性的、边界清晰的透亮影,伴骨小梁不规则、粗糙、增厚(图 12.27)。异常的血窦浸润并取代骨,留下不规则的反应性增厚的骨小梁。可累及骨骼的任何部分,但大多病变发生在椎体中,

增厚的小梁呈垂直方向,X 线片上呈灯芯绒样外观。在 CT 上有特征性的表现,为局部增厚垂直的骨小梁夹杂着脂肪。MRI 显示脂肪(T_1 高信号)和血窦(T_2 高信号伴强化),并夹杂着低信号的骨小梁。血管瘤在放射性核素骨扫描和红细胞扫描中有不同的表现,从稍低到中度活性增加不等[96]。血管瘤在 ^{18}F-FDG PET 上通常是低代谢[97]。弥漫性骨骼血管瘤病,伴或不伴软组织血管瘤病,很罕见。血管瘤不会恶变,治疗仅限于有症状性病变。

骨巨细胞瘤

骨巨细胞瘤(破骨细胞瘤)是一种少见的含有破骨多核巨细胞的骨肿瘤[98]。巨细胞是此病变的主要组织学成分,但其他类型的肿瘤也可能含有巨细胞。骨巨细胞瘤可发生在任何年龄,无性别偏好,但典型的发病者是年轻女性[99]出现疼痛[100]。肿瘤几乎总是位于骨骺,延伸至软骨下皮质和干骺端。只有不到 2% 的人发生在开放生长板附近。骨巨细胞瘤可能出现在干骺端的骨量减少的区域,因为此区域破骨细胞丰富且活跃。大约 50% 的肿瘤发生在膝关节周围,但也常累及其他长骨和骶骨。骨巨细胞瘤很少是多中心的。典型的影像学表现是在长骨末端附近的地图状溶骨性肿瘤,延伸至或接近关节下皮质(图 12.28、图 12.29;另见图 11.9)。溶骨区相当于未矿化的肿瘤组织破坏和取代了松质骨。肿瘤呈分叶状生长,可在周围骨中留下骨嵴或骨小梁。骨巨细胞瘤通常是膨胀性的,可能有类似于 ABC 的囊状充血区域。从肿瘤到正常骨的过渡区通常是锐利和突然的,但没有硬化边。有些病变可经骨骺侵

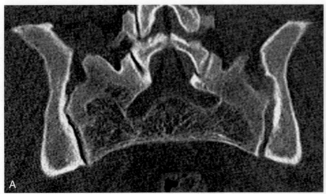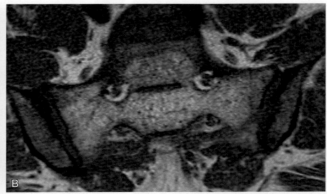

图 12.27　血管瘤,女性,53 岁,CT 偶然发现骶骨病变。A. 冠状位 CT 显示髓内地图样透亮病变,硬化边较薄,累及骶骨上部的骨小梁(病变透亮区检测到与脂肪相对应的负的密度衰减)。B. 冠状位 T_1WI 显示明显的含脂肪病变,中间伴有低信号的骨小梁

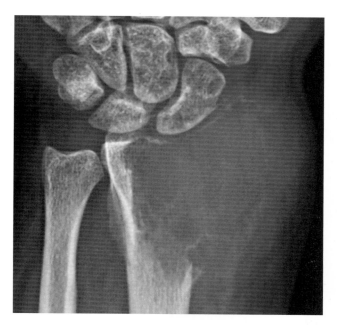

图 12.28 骨巨细胞瘤,男性,25 岁,左手腕疼痛。左腕后前位片显示桡骨远端有一偏心性、膨胀性、溶骨性病变。病变延伸至软骨下。沿病变的桡侧可见皮质破坏和软组织肿胀

骨界面处出现溶骨区提示肿瘤复发(见图 11.19)[98]。德尼单抗是一种抑制破骨细胞生长的单克隆抗体,可致肿瘤坏死、硬化和宿主骨的重建,用于不合适手术的患者[98]。有骨巨细胞瘤肺转移的病例报告。一些文献提示存在恶性骨巨细胞瘤,但实际上更可能是组织学上发现了含有巨细胞的其他原发性恶性病变。

朗格汉斯细胞组织细胞增生症(LCH)

LCH 代表一系列罕见疾病,其特征是组织细胞在各种组织中异常聚集。在约 70% 的病例中,LCH 局限于单块或几块骨头,在一些病例中仅局限于肺[102]。下面讨论的是局限性 LCH 的骨质表现。

LCH 病变可发生于任何年龄,但多出现在儿童期或青春期[103]。病变可能无症状,有时无需治疗即可消退。虽然病变可累及任何骨骼,但最常见于颅骨,其次是下颌骨、肋骨、骨盆和脊柱[102]。在影像学上,LCH 的表现从良性、无侵袭性到侵袭性不等[104]。病变的 X 线表现取决于受累部位和疾病阶段。在颅骨中,LCH 通常表现为边界清楚的穿凿样溶骨性病变。由于颅骨内外板的不对称破坏,病变可能表现出特征性的斜面样边缘。在一些溶骨性病变中,病灶中央可能残存完整骨质,导致出现钮扣状死骨。当多个病灶扩大并融合时,可能会出现地图样表现。发生在上下颌骨的病变,当牙槽骨严重受累破坏时,可能出现"悬浮牙"。在肋骨,病变通常是溶骨性的,也可能是膨胀性的,而在骨盆,病变可能是溶骨性或溶骨硬化性的。在脊柱中,病变主要累及椎体,在早期通常是溶骨性的,并可能导致椎体扁平。愈合

蚀到关节腔,引起滑膜炎。约 10% 的患者存在病理性骨折。一些骨巨细胞瘤表现出侵袭性特征,如宽的过渡区、皮质穿透和软组织肿块[100],但骨膜反应不多见。CT 或 MRI 可显示肿瘤的范围及其与邻近关节的关系。在 MRI 上,骨巨细胞瘤的表现不具特异性,T_1 呈等低信号,T_2 信号可变,注射钆后强化。骨巨细胞瘤在放射性核素骨扫描中由于边缘活性更强,有时呈环状"甜甜圈征"[101]。骨巨细胞瘤经典治疗方法是刮除术;刮出后辅以高速磨钻磨除、苯酚或冷冻治疗;并用甲基丙烯酸甲酯(骨水泥)填充。报道的总复发率可高达 25%。术后影像随访中骨水泥-

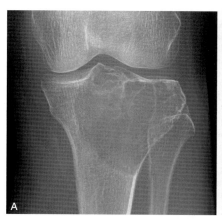
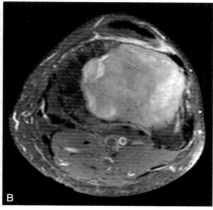
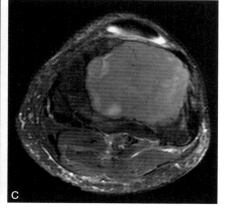

图 12.29 骨巨细胞瘤,女性,52 岁,进行性膝关节疼痛。A. 膝关节 X 线片显示胫骨近端有较大溶骨性病变,并延伸至关节面,周围无硬化边,无骨膜反应;B. 轴位 FS T_2WI 显示病灶内有等信号区;C. 轴位 FS T_1WI 增强显示弥漫性强化

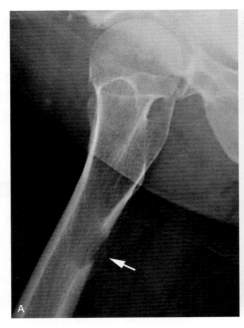
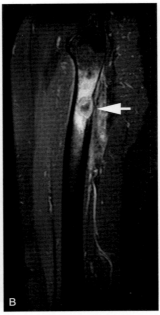

图 12.30 朗格汉斯细胞组织细胞增生症,女性,49 岁,右臀部疼痛。A. 右侧髋关节侧位片显示位于股骨骨干近端髓腔内的偏心性、地图状溶骨性病变(箭头),伴有后部皮质破坏;B. 矢状位 FS T_1WI 增强显示病灶不均匀强化(箭头),邻近骨髓强化,软组织水肿

后,受累椎体的高度可部分甚至几乎完全恢复。在长骨中,病变通常见于股骨、肱骨和胫骨的骨干或干骺端。早期病变表现为溶骨性、膨胀性和侵袭性(图 12.30),随后变得清晰,边缘硬化。在骨扫描中,LCH 病变显示出不同程度的摄取[27]。在 MRI 上,LCH 典型表现为 T_1 等信号,T_2 高信号,增强后强化,病变周围的骨髓、骨膜和软组织中可见广泛的反应性改变(T_1 低信号和 T_2 高信号)[105]。LCH 可采取保守治疗,也有一些尚存争议的治疗选择,包括病灶内注射或不注射类固醇的刮除术[103]。

参考文献

1. Trotta B, Fox MG. Benign osteoid-producing bone lesions: update on imaging and treatment. *Semin Musculoskelet Radiol.* 2013;17(2):116–122.
2. Park HS, Kim JR, Lee SY, Jang KY. Symptomatic giant (10-cm) bone island of the tibia. *Skeletal Radiol.* 2005;34(6):347–350.
3. Greenspan A. Bone island (enostosis): current concept—a review. *Skeletal Radiol.* 1995;24(2):111–115.
4. Ellanti P, Clarke B, Gray J. Osteopoikilosis. *Ir J Med Sci.* 2010;179(4):615–616.
5. Brien EW, Mirra JM, Latanza L, Fedenko A, Luck Jr J. Giant bone island of femur. Case report, literature review, and its distinction from low grade osteosarcoma. *Skeletal Radiol.* 1995;24(7):546–550.
6. Greenspan A, Stadalnik RC. Bone island: scintigraphic findings and their clinical application. *Can Assoc Radiol J.* 1995;46(5):368–379.
7. Gould CF, Ly JQ, Lattin Jr GE, Beall DP, Sutcliffe III JB. Bone tumor mimics: avoiding misdiagnosis. *Curr Probl Diagn Radiol.* 2007;36(3):124–141.
8. Ciftdemir M, Tuncel SA, Usta U. Atypical osteoid osteomas. *Eur J Orthop Surg Traumatol.* 2015;25(1):17–27.
9. Lee EH, Shafi M, Hui JH. Osteoid osteoma: a current review. *J Pediatr Orthop.* 2006;26(5):695–700.
10. Chai JW, Hong SH, Choi JY, et al. Radiologic diagnosis of osteoid osteoma: from simple to challenging findings. *RadioGraphics.* 2010;30(3):737–749.
11. Kransdorf MJ, Stull MA, Gilkey FW, Moser Jr RP. Osteoid osteoma. *RadioGraphics.* 1991;11(4):671–696.
12. Iyer RS, Chapman T, Chew FS. Pediatric bone imaging: diagnostic imaging of osteoid osteoma. *AJR Am J Roentgenol.* 2012;198(5):1039–1052.
13. Farid K, El-Deeb G, Caillat Vigneron N. SPECTCT improves scintigraphic accuracy of osteoid osteoma diagnosis. *Clin Nucl Med.* 2010;35:170–171.
14. Imperiale A, Moser T, Ben-Sellem D, Mertz L, Gangi A, Constantinesco A. Osteoblastoma and osteoid osteoma: morphofunctional characterization by MRI and dynamic F-18 FDG. *Clin Nucl Med.* 2009;34(3):184–188.
15. Liu PT, Chivers FS, Roberts CC, Schultz CJ, Beauchamp CP. Imaging of osteoid osteoma with dynamic gadolinium-enhanced MR imaging. *Radiology.* 2003;227(3):691–700.
16. Motamedi D, Learch TJ, Ishimitsu DN, et al. Thermal ablation of osteoid osteoma: overview and step-by-step guide. *RadioGraphics.* 2009;29(7):2127–2141.
17. Lee MH, Ahn JM, Chung HW, et al. Osteoid osteoma treated with percutaneous radiofrequency ablation: MR imaging follow-up. *Eur J Radiol.* 2007;64(2):309–314.
18. Schajowicz F, Lemos C. Osteoid osteoma and osteoblastoma. Closely related entities of osteoblastic derivation. *Acta Orthop Scand.* 1970;41(3):272–291.
19. Lucas DR, Unni KK, McLeod RA, O'Connor MI, Sim FH. Osteoblastoma: clinicopathologic study of 306 cases. *Hum Pathol.* 1994;25(2):117–134.
20. Kroon HM, Schurmans J. Osteoblastoma: clinical and radiologic findings in 98 new cases. *Radiology.* 1990;175(3):783–790.
21. Mortazavi SM, Wenger D, Asadollahi S, Shariat Torbaghan S, Unni KK, Saberi S. Periosteal osteoblastoma: report of a case with a rare histopathologic presentation and review of the literature. *Skeletal Radiol.* 2007;36(3):259–264.

22. Crim JR, Mirra JM, Eckardt JJ, Seeger LL. Widespread inflammatory response to osteoblastoma: the flare phenomenon. *Radiology.* 1990;177(3):835–836.

23. Rehnitz C, Sprengel SD, Lehner B, et al. CT-guided radiofrequency ablation of osteoid osteoma and osteoblastoma: clinical success and long-term follow up in 77 patients. *Eur J Radiol.* 2012;81(11):3426–3434.

24. Murphey MD, Choi JJ, Kransdorf MJ, Flemming DJ, Gannon FH. Imaging of osteochondroma: variants and complications with radiologic-pathologic correlation. *RadioGraphics.* 2000;20(5):1407–1434.

25. Giudici MA, Moser Jr RP, Kransdorf MJ. Cartilaginous bone tumors. *Radiol Clin North Am.* 1993;31:237–259.

26. Hameetman L, Szuhai K, Yavas A, et al. The role of EXT1 in nonhereditary osteochondroma: identification of homozygous deletions. *J Natl Cancer Inst.* 2007;99:396–406.

27. Chew FS. *Skeletal Radiology: The Bare Bones.* 3rd ed. Philadelphia: Lippincott Williams & Wilkins; 2010:158–180.

28. Douis H, Saifuddin A. The imaging of cartilaginous bone tumours. I. Benign lesions. *Skeletal Radiol.* 2012;41(10):1195–1212.

29. Brien EW, Mirra JM, Luck Jr JV. Benign and malignant cartilage tumors of bone and joint: their anatomic and theoretical basis with an emphasis on radiology, pathology and clinical biology. II. Juxtacortical cartilage tumors. *Skeletal Radiol.* 1999;28:1–20.

30. Aoki J, Sone S, Fujioka F. MR of enchondroma and chondrosarcoma rings and arcs of Gd-DTPA enhancement. *J Comput Assist Tomogr.* 1991;15(6):1011–1016.

31. De Beuckeleer LH, De Schepper AM, Ramon F. Magnetic resonance imaging of cartilaginous tumors: is it useful or necessary? *Skeletal Radiol.* 1996;25:137–141.

32. Scarborough MT, Moreau G. Benign cartilage tumors. *Orthop Clin North Am.* 1996;27:583–589.

33. Kobayashi H, Kotoura Y, Hosono M, et al. Diagnostic value of Tc-99m (V) DMSA for chondrogenic tumors with positive Tc-99m HMDP uptake on bone scintigraphy. *Clin Nucl Med.* 1995;20:361–364.

34. Letts M, Davidson D, Nizalik E. Subungual exostosis: diagnosis and treatment in children. *J Trauma.* 1998;44:346–349.

35. Wissinger HA, McClain EJ, Boyes JH. Turret exostosis: ossifying hematoma of the phalanges. *J Bone Joint Surg Am.* 1966;48:105–110.

36. Nora FE, Dahlin DC, Beabout JW. Bizarre parosteal osteochondromatous proliferations of the hands and feet. *Am J Surg Pathol.* 1983;7:245–250.

37. Bandiera S, Bacchini P, Bertoni F. Bizarre parosteal osteochondromatous proliferation of bone. *Skeletal Radiol.* 1998;27:154–156.

38. Flemming DJ, Murphey MD. Enchondroma and chondrosarcoma. *Semin Musculoskelet Radiol.* 2000;4(1):59–71.

39. Potter BK, Freedman BA, Lehman Jr RA, Shawen SB, Kuklo TR, Murphey MD. Solitary epiphyseal enchondromas. *J Bone Joint Surg Am.* 2005;87:1551–1560.

40. Dobert N, Menzel C, Ludwig R, et al. Enchondroma: a benign osseous lesion with high F-18 FDG uptake. *Clin Nucl Med.* 2002;27(10):695–697.

41. Parlier-Cuau C, Bousson V, Ogilvie CM, Lackman RD, Laredo JD. When should we biopsy a solitary central cartilaginous tumor of long bones? Literature review and management proposal. *Eur J Radiol.* 2011;77(1):6–12.

42. Bernard SA, Murphey MD, Flemming DJ, Kransdorf MJ. Improved differentiation of benign osteochondromas from secondary chondrosarcomas with standardized measurement of cartilage cap at CT and MR imaging. *Radiology.* 2010;255(3):857–865.

43. Suneja R, Grimer RJ, Belthur M, et al. Chondroblastoma of bone: long-term results and functional outcome after intralesional curettage. *J Bone Joint Surg Br.* 2005;87:974–978.

44. Ozkoc G, Gonlusen G, Ozalay M, Kayaselcuk F, Pourbagher A, Tandogan RN. Giant chondroblastoma of the scapula with pulmonary metastases. *Skeletal Radiol.* 2006;35:42–48.

45. Harish K, Janaki MG, Alva NK. "Primary" aggressive chondroblastoma of the humerus: a case report. *BMC Musculoskelet Disord.* 2004;37(4):783–787.

46. Davila JA, Amrami KK, Sundaram M, Adkins MC, Unni KK. Chondroblastoma of the hands and feet. *Skeletal Radiol.* 2004;33:582–587.

47. Fink BR, Temple HT, Chiricosta FM, Mizel MS, Murphey MD. Chondroblastoma of the foot. *Foot Ankle Int.* 1997;18:236–242.

48. Bloem JL, Mulder JD. Chondroblastoma: a clinical and radiological study of 104 cases. *Skeletal Radiol.* 1985;14:1–9.

49. Brower AC, Moser RP, Kransdorf MJ. The frequency and diagnostic significance of periostitis in chondroblastoma. *AJR Am J Roentgenol.* 1990;154:309–314.

50. Humphry A, Gilday DL, Brown RG. Bone scintigraphy in chondroblastoma. *Radiology.* 1980;137:497–499.

51. Jee WH, Park YK, McCauley TR, et al. Chondroblastoma: MR characteristics with pathologic correlation. *J Comput Assist Tomogr.* 1999;23:721–726.

52. Kaim AH, Hugli R, Bonel HM, Jundt G. Chondroblastoma and clear cell chondrosarcoma: radiological and MRI characteristics with histopathological correlation. *Skeletal Radiol.* 2002;31(2):88–95.

53. Yamamura S, Sato K, Sugiura H, Iwata H. Inflammatory reaction in chondroblastoma. *Skeletal Radiol.* 1996;25(4):371–376.

54. Rybak LD, Rosenthal DI, Wittig JC. Chondroblastoma: radiofrequency ablation—alternative to surgical resection in selected cases. *Radiology.* 2009;31(2):88–95.

55. Xie C, Jeys L, James SL. Radiofrequency ablation of chondroblastoma: long-term clinical and imaging outcomes. *Eur Radiol.* 2015;25(4):1127–1134.

56. Lersundi A, Mankin HJ, Mourikis A, Hornicek FJ. Chondromyxoid fibroma: a rarely encountered and puzzling tumor. *Clin Orthop Relat Res.* 2005;439:171–175.

57. Beggs IG, Stoker DJ. Chondromyxoid fibroma of bone. *Clin Radiol.* 1982;33:671–679.

58. Wilson AJ, Kyriakos M, Ackerman LV. Chondromyxoid fibroma: radiographic appearance in 38 cases and in a review of the literature. *Radiology.* 1991;179:513–518.

59. Smith SE, Kransdorf MJ. Primary musculoskeletal tumors of fibrous origin. *Semin Musculoskelet Radiol.* 2000;4(1):73–88.

60. Herget GW, Mauer D, Krauß T, et al. Non-ossifying fibroma: natural history with an emphasis on a stage-related growth, fracture risk and the need for follow-up. *BMC Musculoskelet Disord.* 2016;17:147.

61. Ritschl P, Karnel F, Hajek P. Fibrous metaphyseal defects–determination of their origin and natural history using a radiomorphological study. *Skeletal Radiol.* 1988;17(1):8–15.

62. Iagaru A, Henderson R. PET/CT follow-up in nonossifying fibroma. *AJR Am J Roentgenol.* 2006;187(3):830–832.

63. DiCaprio MR, Enneking WF. Fibrous dysplasia. Pathophysiology, evaluation, and treatment. *J Bone Joint Surg Am.* 2005;87(8):1848–1864.

64. Fitzpatrick KA, Taljanovic MS, Speer DP, et al. Imaging findings of fibrous dysplasia with histopathologic and intraoperative correlation. *AJR Am J Roentgenol.* 2004;182(6):1389–1398.

65. Sundaram M. Imaging of Paget's disease and fibrous dysplasia of bone. *J Bone Miner Res.* 2006;21(suppl 2):28–30.

66. Ruggieri P, Sim FH, Bond JR, Unni KK. Malignancies in fibrous dysplasia. *Cancer.* 1994;73:1411–1424.

67. Kransdorf MJ, Moser Jr RP, Gilkey FW. Fibrous dysplasia. *RadioGraphics.* 1990;10(3):519–537.

68. Frick MA, Sundaram M, Unni KK, et al. Imaging findings in desmoplastic fibroma of bone: distinctive T2 characteristics. *AJR Am J Roentgenol.* 2005;184(6):1762–1767.

69. Taconis WK, Schütte HE, van der Heul RO. Desmoplastic fibroma of bone: a report of 18 cases. *Skeletal Radiol.* 1994;23:283–288.

70. Crim JR, Gold RH, Mirra JM, Eckardt JJ, Bassett LW. Desmoplastic fibroma of bone: radiographic analysis. *Radiology.* 1989;172(3):827–832.

71. Murphey MD, Carroll JF, Flemming DJ, Pope TL, Gannon FH, Kransdorf MJ. From the archives of the AFIP: benign musculoskeletal lipomatous lesions. *RadioGraphics.* 2004;24(5):1433–1466.

72. Mannem RR, Mautz AP, Baynes KE, Zambrano EV, King DM. AIRP best cases in radiologic-pathologic correlation: intraosseous lipoma. *RadioGraphics.* 2012;32(5):1523–1528.

73. Greenspan A. *Orthopedic Imaging: A Practical Approach.* 4th ed. Philadelphia, PA: Lippincott Williams & Wilkins; 2004:677–679.

74. Milgram JW. Intraosseous lipomas: radiologic and pathologic manifestations. *Radiology.* 1988;167(1):155–160.

75. Milgram JW. Intraosseous lipomas: a clinicopathologic study of 66 cases. *Clin Orthop.* 1988;231:277–302.

76. Mascard E, Gomez-Brouchet A, Lambot K. Bone cysts: unicameral and aneurysmal bone cyst. *Orthop Traumatol Surg Res.* 2015;101

(1 suppl):S119–S127.

77. Yalcinkaya M, Lapcin O, Arikan Y, Aycan OE, Ozer D, Kabukcuoglu YS. Surface aneurysmal bone cyst: clinical and imaging features in 10 new cases. *Orthopedics*. 2016;39(5):e897–e903.

78. Mankin HJ, Hornicek FJ, Ortiz-Cruz E, Villafuerte J, Gebhardt MC. Aneurysmal bone cyst: a review of 150 patients. *J Clin Oncol*. 2005;23(27):6756–6762.

79. Dormans JP, Hanna BG, Johnston DR, Khurana JS. Surgical treatment and recurrence rate of aneurysmal bone cysts in children. *Clin Orthop Relat Res*. 2004;421:205–211.

80. Zileli M, Isik HS, Ogut FE, Is M, Cagli S, Calli C. Aneurysmal bone cysts of the spine. *Eur Spine J*. 2013;22(3):593–601.

81. Tsagozis P, Brosjö O. Current strategies for the treatment of aneurysmal bone cysts. *Orthop Rev (Pavia)*. 2015;7(4):6182.

82. Pretell-Mazzini J, Murphy RF, Kushare I, Dormans JP. Unicameral bone cysts: general characteristics and management controversies. *J Am Acad Orthop Surg*. 2014;22(5):295–303.

83. Weinman J, Servaes S, Anupindi SA. Treated unicameral bone cysts. *Clin Radiol*. 2013;68(6):636–642.

84. Campanacci M, Campanna R, Picci P. Unicameral and aneurysmal bone cysts. *Clin Orthop*. 1986;204:25–36.

85. Baig R, Eady JL. Unicameral (simple) bone cysts. *South Med J*. 2006;99(9):966–976.

86. Struhl A, Pritzker H, Seimon LP, et al. Solitary (unicameral) bone cyst. The fallen fragment sign revisited. *Skeletal Radiol*. 1989;18:261–265.

87. Neer CS, Francis KC, Marcove RC, et al. Treatment of unicameral bone cyst. A follow-up study of one hundred seventy-five cases. *J Bone Joint Surg (Am)*. 1966;48(4):731–745.

88. Williams HJ, Davies AM, Allen G, Evans N, Mangham DC. Imaging features of intraosseous ganglia: a report of 45 cases. *Eur Radiol*. 2004;14(10):1761–1769.

89. Bauer TW, Dorfman HD. Intraosseous ganglion: a clinicopathologic study of 11 cases. *Am J Surg Pathol*. 1982;6(3):207–213.

90. Sakamoto A, Oda Y, Iwamoto Y. Intraosseous Ganglia: a series of 17 treated cases. *Biomed Res Int*. 2013;2013:462730.

91. Wang BY, Eisler J, Springfield D, Klein MJ. Intraosseous epidermoid inclusion cyst in a great toe. A case report and review of the literature. *Arch Pathol Lab Med*. 2003;127(7):e298–e300.

92. Patel K, Bhuiya T, Chen S, Kenan S, Kahn L. Epidermal inclusion cyst of phalanx: a case report and review of the literature. *Skeletal Radiol*. 2006;35(11):861–863.

93. Méndez JA, Hochmuth A, Boetefuer IC, Schumacher M. Radiologic appearance of a rare primary vertebral lymphangioma. *AJNR Am J Neuroradiol*. 2002;23(10):1665–1668.

94. Leong S, Kok HK, Delaney H, et al. The radiologic diagnosis and treatment of typical and atypical bone hemangiomas: current status. *Can Assoc Radiol J*. 2016;67(1):2–11.

95. Murphey MD, Fairbairn KJ, Parman LM, Baxter KG, Parsa MB, Smith WS. From the archives of the AFIP. Musculoskeletal angiomatous lesions: radiologic-pathologic correlation. *RadioGraphics*. 1995;15(4):893–917.

96. Moreno AJ, Reeves TA, Turnbull GL. Hemangioma of bone. *Clin Nucl Med*. 1988;13(10):768–769.

97. Dominguez M, Rayo J, Serrano J, et al. Vertebral hemangioma: "cold" vertebrae on bone scintigraphy and fluordeoxy-glucose positron emission tomography-computed tomography. *Indian J Nucl Med*. 2011;26(1):49–51.

98. Chakarun CJ, Forrester DM, Gottsegen CJ, Patel DB, White EA, Matcuk Jr GR. Giant cell tumor of bone: review, mimics, and new developments in treatment. *RadioGraphics*. 2013;33(1):197–211.

99. Turcotte RE. Giant cell tumor of bone. *Orthop Clin North Am*. 2006;37(1):35–51.

100. Murphey MD, Nomikos GC, Flemming DJ, Gannon FH, Temple HT, Kransdorf MJ. From the archives of AFIP. Imaging of giant cell tumor and giant cell reparative granuloma of bone: radiologic-pathologic correlation. *RadioGraphics*. 2001;21(5):1283–1309.

101. Levine E, DeSmet AA, Neff JR, Martin NL. Scintigraphic evaluation of giant cell tumor of bone. *AJR Am J Roentgenol*. 1984;148:343–348.

102. Zaveri J, La Q, Yarmish G, Neuman J. More than just Langerhans cell histiocytosis: a radiologic review of histiocytic disorders. *RadioGraphics*. 2014;34(7):2008–2024.

103. Arkader A, Glotzbecker M, Hosalkar HS, Dormans JP. Primary musculoskeletal Langerhans cell histiocytosis in children: an analysis for a 3-decade period. *J Pediatr Orthop*. 2009;29(2):201–207.

104. Khung S, Budzik JF, Amzallag-Bellenger E, et al. Skeletal involvement in Langerhans cell histiocytosis. *Insights Imaging*. 2013;4(5):569–579.

105. Samet J, Weinstein J, Fayad LM. MRI and clinical features of Langerhans cell histiocytosis (LCH) in the pelvis and extremities: can LCH really look like anything? *Skeletal Radiol*. 2016;45(5):607–613.

章节自测

1. 哪种孤立性骨病变的直径通常 <1.5~2cm？
   A. 骨样骨瘤
   B. 骨母细胞瘤
   C. 骨软骨瘤
   D. 骨肉瘤

2. 创伤可导致哪种骨病变？
   A. 非骨化性纤维瘤
   B. 骨软骨瘤
   C. 软骨母细胞瘤
   D. 骨膜软骨瘤

3. 哪种骨病变通常位于骨骺或相当于骨骺的部位？
   A. 骨母细胞瘤
   B. Brodie 脓肿
   C. 软骨母细胞瘤

   D. 动脉瘤样骨囊肿

4. 哪种骨病变通常位于髓腔内？
   A. 骨软骨瘤
   B. 非骨化性纤维瘤
   C. 骨巨细胞瘤
   D. 骨样骨瘤

章节自测答案

1. A 骨样骨瘤的定义是 <1.5~2cm，而骨母细胞瘤 >1.5~2cm。

2. B 骨软骨瘤可能是由于生长板的创伤引起的。

3. C 软骨母细胞瘤的特征是位于骨骺或相当于骨骺的部位。

4. C 骨巨细胞瘤发生在髓腔；其他病变通常位于皮质。

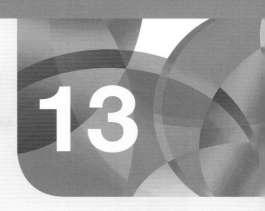

第十三章
恶性骨肿瘤影像

Felix S. Chew

本章介绍恶性和侵袭性骨肿瘤的影像学表现。

学习目的

通过对本章的学习,关于恶性骨肿瘤影像学认识,期望读者能够:

1. 讨论和推荐合适的影像检查方法。
2. 描述影像特征。
3. 提出鉴别诊断并缩小其范围。
4. 总结以下疾病知识点的相关概念和主要内容:骨肉瘤、骨肉瘤的亚型、软骨肉瘤、软骨肉瘤的亚型、骨髓瘤、尤因肉瘤、骨未分化高级别多形性肉瘤、脊索瘤和釉质上皮瘤。

骨肉瘤

骨肉瘤是恶性骨样肉瘤(表 13.1)。虽然骨肉瘤是骨最常见的原发性肉瘤,但在美国每年新增病例不到 1 000 例[1,2]。骨肉瘤可发生在任何年龄,但 85% 的病例发生在 30 岁以下。虽然大多数是原发的,但在 40 岁以上的患者中多达 15%~20% 的骨肉瘤与 Paget 病、放疗或骨梗死有关。

表 13.1　骨肉瘤的主要类型

髓内(中心型)
　成骨型(经典型)
　成软骨型
　成纤维型
　毛细血管扩张型
　小细胞型
　分化良好型
骨表面
　骨旁型
　骨膜型
　高级别表面型
骨皮质内
骨外

引自 Klein MJ,SiegalGP.Osteosarcoma:anatomic and histologic variants. Am J Clin Pathol. 2006;125(4):555-581.

经典型(髓内)骨肉瘤见于长骨或扁平骨的松质骨[3,4]。髓腔内的侵袭性生长导致早期出现皮质穿透和软组织浸润。典型纵向位置是干骺端;典型横向位置是髓腔内偏心位置。未闭合的生长板可以起到阻挡肿瘤扩散的作用,使未成熟骨骼的骨骺得以保留。好发部位依次为股骨远端(32%)、胫骨近端(15%)、股骨近端和股骨干(9%)、肱骨近端(8%)和髂骨(7%)。值得注意的是,近 50% 的骨肉瘤发生在膝关节周围。

典型临床表现为非特异性疼痛、肿胀和关节运动受限数周或数月。一些患者会出现病理性骨折,尤其是那些生长迅速或溶骨型肿瘤。当存在病理性骨折愈合的情况下骨肉瘤可能会被忽略,对骨破坏的认识有助于正确地诊断。骨痂和骨肉瘤在组织学上几乎无法区分。

大多数骨肉瘤有重度或中度骨化,致密硬化区对应肿瘤形成的矿化骨基质和反应性骨髓质(图 13.1、图 13.2)。溶骨区对应骨化程度低或无骨化的肿瘤组织破坏和取代正常骨组织的区域。皮质穿透并伴有大的软组织肿块很常见。软组织肿块内混合的骨质密度对应于矿化的基质。可有线性的、层状的或垂直的日光放射状骨膜反应,表面皮质穿透。约 50% 的骨肉瘤具有典型的放射学特征,对其有定

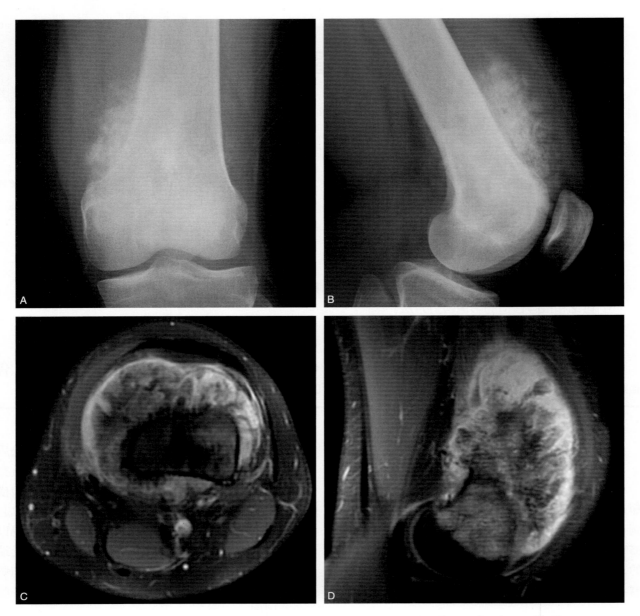

图 13.1　高度恶性髓内骨肉瘤，男性，24 岁。A 和 B. 正位和侧位片显示股骨远端干骺端有较大的矿化病变，伴有前部软组织肿块。C. 轴位 FS T_1WI 增强显示肿块占据整个髓腔的横截面，广泛穿透皮质进入软组织。基质矿化部分呈低信号，其余部分增强。部分骨膜呈日光放射状反应。D. 矢状位 FS T_1WI 增强显示股骨远端周围有软组织肿块，累及膝关节前方

性诊断价值。约 25% 的骨肉瘤是软骨母细胞型，有大量软骨样基质与类骨质混合，因此影像学表现类似于软骨样或黏液样病变。约 25% 的骨肉瘤是成纤维细胞型，有大量的纤维基质。复发性肿瘤与原发性肿瘤表现相似。即使在没有明显的骨质破坏和软组织侵犯的情况下，髓腔内任何云絮状、实性、致密的骨形成，都应该考虑到骨肉瘤的可能。

骨肉瘤转移到肺部时，病灶内可能形成致密的矿化类骨质，骨扫描时异常浓聚，还可出现空洞并导

致气胸。就诊时 10%~20% 的患者存在转移，通常是肺部。有时，宿主骨的髓腔会发生跳跃性转移，在原发肿瘤和转移之间保留一段正常的骨髓间隔（图 13.3）。转移甚至可以跳过关节。

骨肉瘤生长迅速，平均倍增时间为 34 天。治疗后常在一年内会出现局部复发。目前的治疗方法包括新辅助化疗使肿瘤缩小、积极切除肿瘤、辅助化疗和切除肺转移瘤[5]。节段性保肢切除术可以在不影响肿瘤局部控制的情况下改善功能。初诊时无转移的

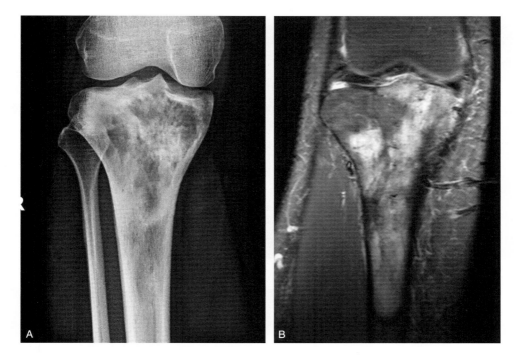

图 13.2 胫骨近端骨肉瘤。A. 正位 X 线片显示一个溶骨和成骨混合性病变；B. 冠状位 FS T₁WI 增强显示病变的完整范围

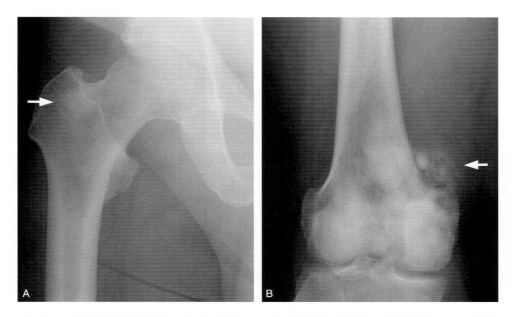

图 13.3 跳跃转移的高度恶性髓内骨肉瘤。A. 股骨近端出现硬化性转移（箭头）；B. 原发病灶位于股骨远端（箭头）

病例（直到Ⅱ-B 期）总体 5 年无瘤存活率接近 80%。

骨肉瘤的其他亚型

骨肉瘤有许多已被确认的亚型[2-4,6,7]。辐射诱发的骨肉瘤具有经典型高级别髓内骨肉瘤的放射学表现和生物学行为（图 13.4）。骨肉瘤是放疗后最常见的肌肉骨骼肉瘤，病因学上约有 5% 的骨肉瘤发生在放疗后。

毛细血管扩张型骨肉瘤约占所有骨肉瘤的 4%，具有独特的病理特征。病变出现广泛溶骨性骨质破坏，大的骨外肿块被不完全的薄骨壳包围（图 13.5）。

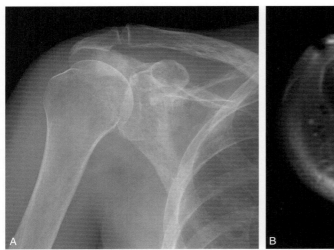
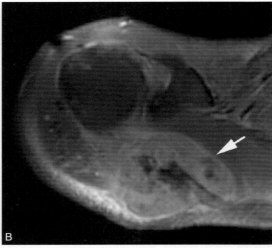

图 13.4 辐射诱发的肩胛骨骨肉瘤。A. 前后位 X 线片显示锁骨和肩胛骨的放疗后改变，骨小梁变粗糙。肱骨重叠区肩胛冈的骨质破坏。B. 轴位 FS T_2WI 显示肩胛骨较大的肿块，呈不均匀高信号，伴有软组织肿块（箭头）

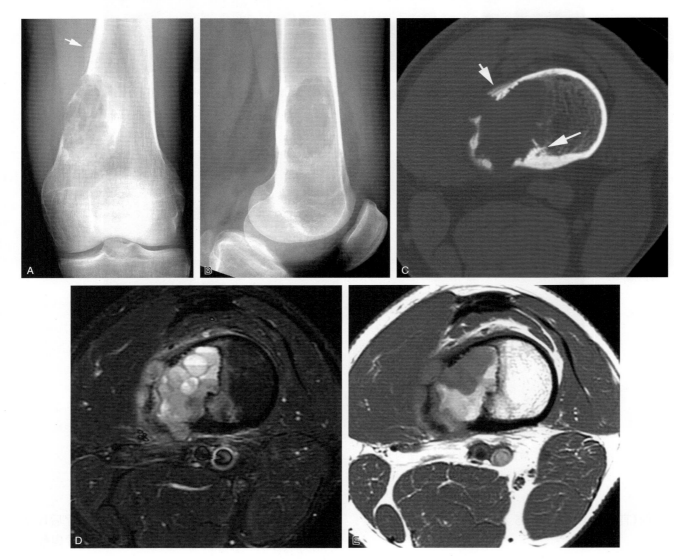

图 13.5 毛细血管扩张型骨肉瘤，男性，44 岁。A 和 B. X 线片显示左侧股骨远端干骺端内侧有溶骨性和硬化性骨质破坏，伴有皮质穿透和骨膜反应（箭头所示）。C. 轴位 CT 表现为偏心性受累并两处皮质穿透区。前部皮质缺损附近有层状骨膜反应和 Codman 三角（短箭头），另一处皮质缺损附近有基质矿化（长箭头）。D 和 E. 轴位 T_1WI 和 FS T_2WI 显示病变有实性和囊性成分，并有多个液 - 液平面。肿瘤通过骨皮质缺损向周围软组织生长

肿瘤生长迅速,引起骨质反应相对较少。病理上,毛细血管扩张型骨肉瘤多为囊性和血管性,几乎不含肿瘤基质或其他实性瘤组织。在 CT 或 MRI 上可以显示液 - 液平面。毛细血管扩张型骨肉瘤最初被认为具有更高的致死性,但随后证实新辅助化疗和广泛切除后与经典型的骨肉瘤的预后相当。

骨旁型骨肉瘤占骨肉瘤的 6%~9%。这种亚型起源于骨皮质表面,发生于年龄稍大的人群,大多数患者年龄超过 20 岁。几乎全部位于长骨干骺端,特别是股骨远端干骺端的后表面(66%)。临床表现无特异性,多为由肿块本身引起的钝痛或活动障碍。这种病变常被误诊为不典型骨软骨瘤而接受多年错误的治疗,总会不明原因局部复发。即使确诊较晚,预后通常也比经典型骨肉瘤好。放射学表现为皮质旁分叶状肿块,伴有致密的骨化肿瘤组织贴附于皮质上,经常有蒂附着;常有不同程度的非骨化组织透亮区存在,使病变比 X 线片上看到的明显要大(图 13.6)。CT 或 MRI 可观察到肿瘤穿过蒂直接侵犯髓腔。

骨膜型骨肉瘤最常见于沿股骨或胫骨干的骨膜部位。这些骨肉瘤通常是成软骨细胞型,因此骨化程度不高(图 13.7)。在 X 线片和 CT 上以低密度为主,形态呈分叶状。经常出现日光放射状的外观。在 MRI 上,大部分病变典型表现为不均匀的 T_1 低

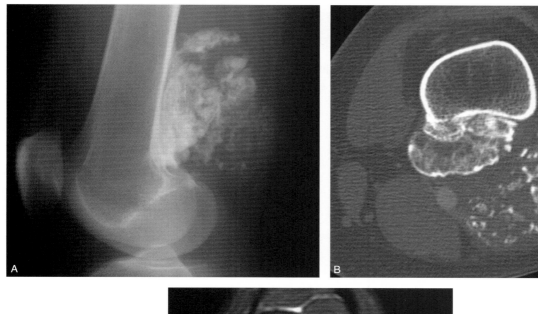

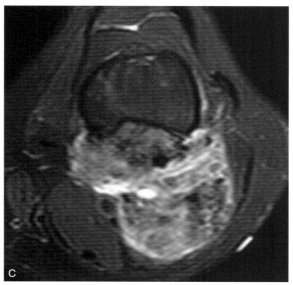

图 13.6 骨旁型骨肉瘤。A. 侧位片显示股骨远端后侧皮质长出较大的部分骨化性肿块。B. 轴位 CT 显示病变起源于股骨后方皮质的表面,矿化不均匀。病灶与髓腔没有连续性。C. 轴位 FS T_1WI 增强显示,病灶强化不均匀,髓腔无受累。腘神经血管束移位

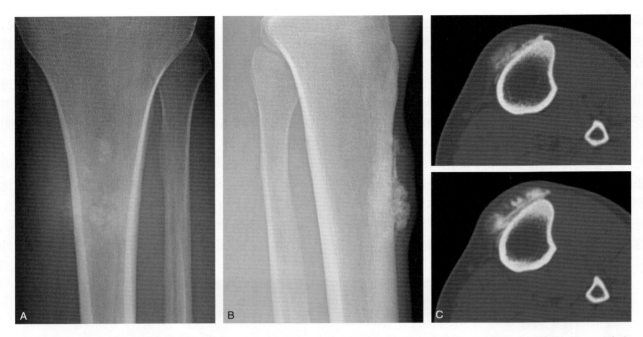

图 13.7　高级别表面骨肉瘤，男性，51 岁。A 和 B. 正位和侧位片显示胫骨前皮质出现矿化病变。C. 轴位 CT 显示病变起源于胫骨皮质，伴部分絮状骨化的软组织肿块。肿块无有组织的皮质或小梁结构。髓腔未受累

信号和 T$_2$ 高信号。发病年龄与经典型骨肉瘤相似，骨膜型骨肉瘤具有中度的组织学分级和生物学侵袭性。

其他具有独特的组织学或临床特征的骨肉瘤亚型约占所有骨肉瘤的 1%。包括多中心型骨肉瘤（同时和相继型）、小细胞性骨肉瘤、髓内高分化骨肉瘤、皮质内骨肉瘤和高级别表面骨肉瘤。

软骨肉瘤

软骨肉瘤是一种产生软骨基质的恶性肿瘤，原发或继发于原有的软骨病变或软骨残余病变[2-4]。不同类型的软骨肉瘤在形态和侵袭性上有很大的差异，低度恶性病变在形态学上几乎无法与含软骨的良性病变区分[8]，可能会在较大的良性病变中出现局部恶变。而高度恶性病变则通过局部扩散或转移而复发和扩散。软骨肉瘤进展缓慢，很少发生转移，即使转移往往也只发生于临床病程晚期[9]。

髓质型（中央型）软骨肉瘤是起源于松质骨或髓腔内的原发性病变。最常见的部位是骨盆（23%）、股骨（22%）、肋骨（11%）和肱骨（11%）。主要症状是持续数月或数年的深处疼痛。如果肿瘤突破皮质，则可能出现局部肿胀。发病年龄范围广，大多数患者年龄在 35~70 岁之间，好发于男性。治疗方法是外科手术。转移的发生率和预后与组织学分级有关，高度恶性病变 10 年生存率为 28%，低度恶性病变的 10 年生存率为 85%。影像学表现为骨质破坏，伴有特征性的软骨基质钙化。典型的病变是位于长骨中心的透亮区，伴有骨内膜的扇贝样改变，皮层增厚和地图样边缘。肿瘤内含有点状、絮状和环状钙化是软骨组织的特征（图 13.8~图 13.10）。透亮区是由于正常骨被未钙化软骨替代所致。在 CT 上，非矿化区域呈黏液状低密度，CT 值在 10~30HU 之间。在 MRI 上，这些区域呈 T$_2$ 高信号，T$_1$ 上信号可变。CT 或 MRI 上通常呈分叶状外观。骨扫描显示示踪剂积聚增加。

外生型（周围型）软骨肉瘤继发于良性的外生性骨疣（骨软骨瘤）的软骨帽恶变，或多发性遗传性外生骨疣宿主骨的骨表面。约占软骨肉瘤的 15%。男性发病率是女性的 2 倍。发病年龄范围很广，但好发于年轻人。肿瘤组织学分级往往较低，难以与软骨帽区分，但是 >1cm 的非矿化软组织应引起怀疑。如果病变复发，往往具有较高的组织学分级。影像学表现为外生骨疣，伴附着其上的软组织密度肿块，并有不同程度的软骨钙化（图 13.11）。CT 和 MRI 能很好地显示未钙化的软骨基质。动态摄片复查可记录外生骨软骨瘤骨化部分的破坏过程。这些病变在骨扫描中表现为示踪剂摄取增加，其放射性核素聚集的强度大致与软骨内骨化、成骨细胞的活性和

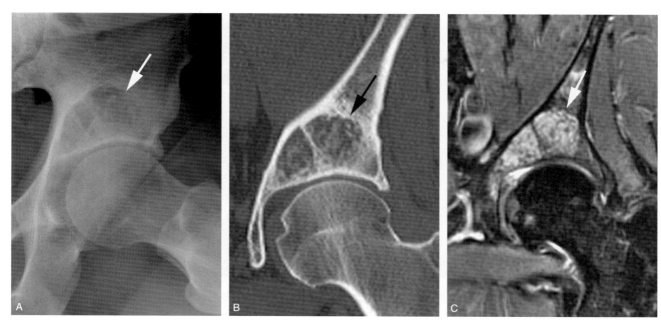

图 13.8　继发于内生性软骨瘤的骨盆中央型软骨肉瘤。A. X 线片显示髋臼的钙化性病变（箭头）；B. CT 冠状重建显示轻度膨胀、钙化的骨内病变（箭头）；C. 冠状位 FS T$_2$WI 显示病灶的非钙化部分呈高信号（箭头）

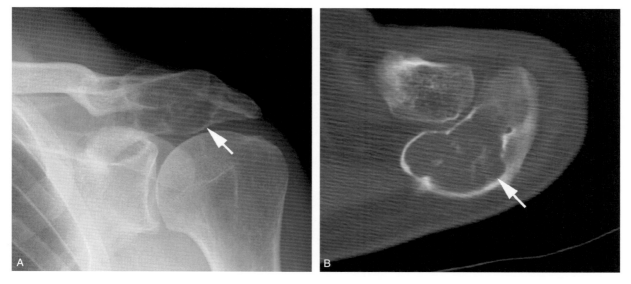

图 13.9　肩胛骨低度恶性软骨肉瘤。A. 前后位片显示肩峰突（箭头）边界清楚、轻度膨胀性病变，伴有软骨型钙化；B. 轴位 CT 显示骨内膜扇贝样和软骨样基质（箭头）

肿瘤充血程度成正比。摄取强度不能准确地鉴别病变的良恶性。

　　去分化型软骨肉瘤在较大的典型低度恶性软骨肉瘤中包含有限的未分化肉瘤病灶。临床病程为高度恶性肿瘤，预后较差。约占软骨肉瘤的 5%。其他具有独特的组织学或肉眼病理特征的软骨肉瘤亚型约占所有软骨肉瘤的 5%。包括透明细胞型软骨肉瘤，间叶型软骨肉瘤和皮质旁型（骨旁或骨膜）软骨肉瘤。

骨髓瘤

　　多发性骨髓瘤是一种浆细胞的恶性肿瘤，浆细胞是骨髓中制造免疫球蛋白的细胞[10]。骨髓瘤是最常见的骨原发恶性肿瘤，在美国每年的发病数约为 30 300 人[11]。发病年龄通常在 45~80 岁之间。虽然存在姑息疗法，但最终结局都是死亡和无法治愈[12]。骨髓瘤发生于骨髓，病变广泛。骨质异常通常发生在多个部位，其中椎体占 66%，肋骨占 45%，

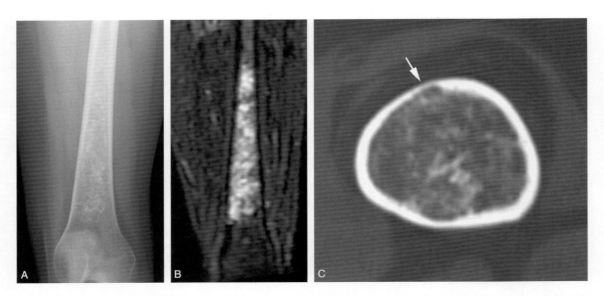

图 13.10 股骨低度恶性软骨肉瘤。A. 股骨正位片显示伴絮状钙化的髓内病变。B. 冠状位 STIR 显示分叶状高信号。C. 轴位 CT 显示骨内膜扇贝样改变(箭头)和基质钙化。无皮质穿透

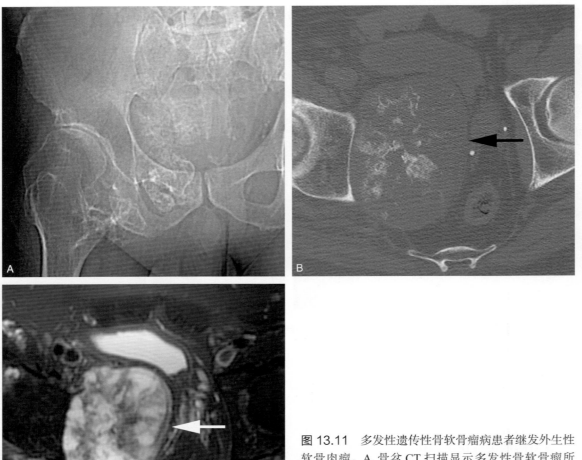

图 13.11 多发性遗传性骨软骨瘤病患者继发外生性软骨肉瘤。A. 骨盆 CT 扫描显示多发性骨软骨瘤所致的右半骨盆畸形;B. 轴位 CT 表现为低密度的软组织肿块(箭头),伴有高密度的钙化;C. 轴位 FS T$_2$WI 显示,肿块非钙化区以高信号为主(白色箭头)

颅骨占 40%,肩胛带占 40%,骨盆占 30%,长骨占 25%。骨髓瘤界限清晰、为单纯溶骨性骨质破坏区,无反应性骨形成。骨质破坏的形式可以是地图状、虫蚀样或穿透样;累及范围可能非常广泛,以至于骨骼只是呈骨质疏松表现,甚至在放射学上是正常的(图 13.12)。病理上,骨髓和骨骼被骨髓瘤组织所取代。受累骨骼的骨质破坏区内被不同成熟度紧密堆积的浆细胞填充。病变可以是膨胀性的,穿透皮质,形成巨大的骨外软组织肿块。病理性骨折很常见。放射性核素骨扫描通常是正常的,或可能显示摄取减少的区域("冷"区)。这些"冷"区代表骨髓瘤组织对骨的破坏和替代,没有引起成骨细胞性骨

反应。因此,X 线片骨骼检查是发现骨骼破坏部位的最佳方法。MRI 显示骨髓瘤组织取代了正常骨髓(图 13.13)。

在多发性骨质破坏性病变患者中,以下几点差异可能有助于鉴别多发性骨髓瘤和骨转移(表 13.2)。骨髓瘤组织会产生大量破骨细胞刺激因子,导致边缘清晰且单纯性溶骨性骨质破坏。尽管转移瘤也产生破骨细胞刺激因子,但它们往往也会引起反应性骨,经常导致外观更加多变和不规则。骨髓瘤可累及椎间盘和下颌骨,但转移瘤很少发生。转移瘤常累及椎弓根,而骨髓瘤很少累及椎弓根。骨髓瘤比转移瘤更容易出现大的软组织肿块。骨扫描在骨转移时通常是阳性的,在骨髓瘤中通常是阴性的。

表 13.2 多发性骨髓瘤与转移瘤的鉴别要点

	骨髓瘤	转移瘤
边界	边缘清晰	不规则,参差不齐
下颌骨受累	有	很少
椎弓根受累	很少	有
椎间隙受累	有	很少
软组织肿块	更多见	相对少见
骨扫描	阴性	阳性

孤立性骨髓瘤(浆细胞瘤)是单发的骨髓瘤。因此,骨髓穿刺结果可能为阴性,实验室检查也可能无异常。几乎所有的孤立性骨髓瘤都会发展成多发性骨髓瘤,但在疾病进展到很明显之前,可能需要 10 年或更长时间。孤立性骨髓瘤通常表现为脊柱、肋骨、骨盆或骶骨的膨胀性病变(图 13.14、图 13.15)。

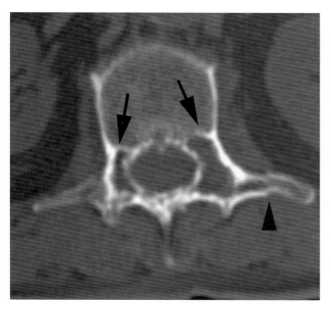

图 13.12 多发性骨髓瘤。轴位 CT 显示 L$_1$ 椎体膨胀性溶骨性骨质破坏(箭头),伴横突病理性骨折(三角箭头)

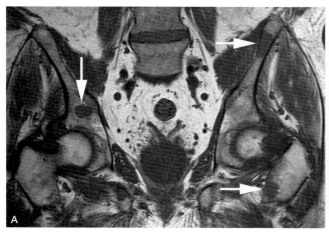
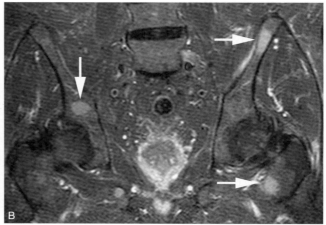

图 13.13 多发性骨髓瘤。A. 冠状位 T$_1$WI 显示骨髓多发病灶(箭头),信号强度与肌肉相似。B. 冠状位 FS T$_2$WI 显示病灶相对呈高信号(箭头)

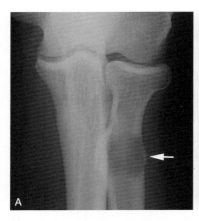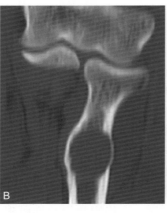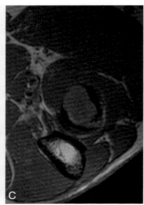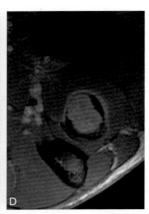

图 13.14 浆细胞瘤,男性,52 岁,骨髓瘤相关检查阴性。A. X 线片显示轻度膨胀性、溶骨性病变,累及桡骨近端的桡骨粗隆(箭头);B. 冠状位 CT 证实了病变的存在,皮质变薄,但无反应性骨形成;C 和 D. 轴位 T_1WI 和 FS T_2WI 显示病变取代了正常骨髓

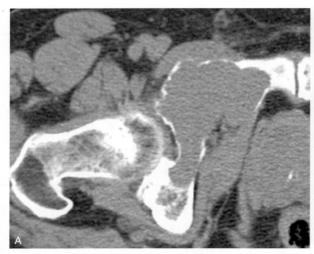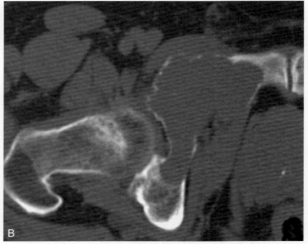

图 13.15 浆细胞瘤。A. 轴位 CT 软组织窗显示髋臼和耻骨上支膨胀性、溶骨性病变;B. 轴位 CT 骨窗显示了皮质破坏的区域

原发性淋巴瘤

原发性骨淋巴瘤,占所有结外(非霍奇金淋巴瘤)淋巴瘤的 5%[13],无区域淋巴结或内脏受累。大多数是起源于大 B 细胞的大细胞淋巴瘤,在组织学上与其他部位的结外淋巴瘤相似或相同。骨淋巴瘤可发生于任何年龄,但多见于成年人,男性多于女性。常见的临床表现为局部疼痛,通常伴有肿块,轻微或无全身症状。约 50% 的人出现一年或更长时间的症状后才确诊。大多数病变在长骨骨干,特别是股骨或肱骨,其他常见的受累部位包括锁骨、肋骨和骨盆。通常 X 线表现为界限不清、穿透样或虫蚀样骨质破坏,很轻或没有骨膜反应[14]。这种表现反映了肿瘤细胞沿骨髓间隙和通过皮质的哈弗氏系统隐匿性扩散,在哈弗氏系统内生长并使其扩大。病变范围很广,常累及超过 50% 的受累骨骼。当有广泛的皮质破坏时,可能会出现大的、无钙化的软组织肿块。约 45% 的病变可见轻度 - 中度的骨反应,包括松质骨内斑驳的硬化反应、新生的反应性骨膜下骨,或两者兼有(图 13.16)。11%的原发性骨淋巴瘤中可见死骨片。骨淋巴瘤在骨扫描中总是表现为放射性核素摄取增加。CT 和 MRI有助于显示肿瘤侵犯的范围,尤其是发生皮质穿透和存在骨外肿瘤时。霍奇金淋巴瘤也可累及骨骼(图13.17)。淋巴瘤的治疗包括放射治疗、辅助化疗,有时还包括手术治疗。预后与细胞类型、疾病模式和发病时的扩散程度有关。经最佳的治疗情况下,五年生存率 >75%。

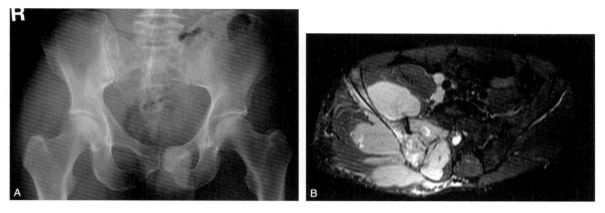

图 13.16 弥漫大 B 细胞淋巴瘤。A. 正位片显示右侧骨盆软组织轻度肿胀;B. 轴位 STIR 显示右半骨盆包括髂翼、骶骨及毗连软组织大范围受累

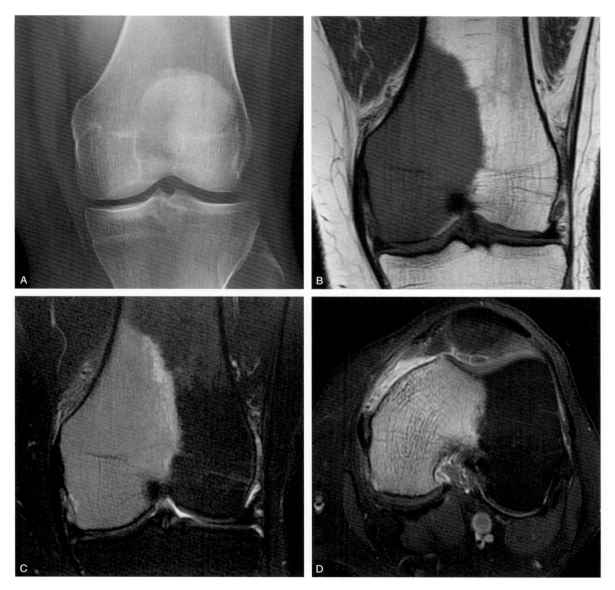

图 13.17 霍奇金淋巴瘤,男性,52 岁,膝关节疼痛。A. X 线片正常;B. 冠状位 T₁WI 显示股骨内侧髁病变取代了正常骨髓,并延伸至干骺端;C. 冠状位 FS T₂WI 显示病灶呈高信号,但低于关节液信号;D. 轴位 FS T₁WI 增强显示病灶弥漫性强化,邻近软组织异常,位于中间的皮质完整

尤因肉瘤家族肿瘤

尤因肉瘤家族肿瘤是一组包括尤因肉瘤、原始神经外胚层肿瘤和 Askin 瘤在内的恶性肿瘤。它们具有形态相似的小圆形细胞和相同的染色体易位，最重要的是有相同的生物学行为和对治疗的反应[2,15,16]。当原发于骨骼时，称为尤因肉瘤；当原发于软组织时，称为骨外尤因肉瘤。尤因肉瘤可发生在任何年龄，但 75% 的病例发生在 20 岁以下。是 10 岁以下最常见的原发性骨肿瘤，20 岁以下第二常见的肿瘤（仅次于骨肉瘤）[17]。患者表现为局部疼痛和肿胀、发热、贫血和红细胞沉降率升高；给人的临床印象是骨髓炎。高达 30% 的患者在就诊时便存在转移。尤因肉瘤几乎可发生在任何骨骼中，但大多数病例累及骶骨、髋骨和下肢长骨。仅 3% 的肿瘤发生在手部和足部。尤因肉瘤多见于长骨的骨干骺端，主要是股骨，也见于骨干和干骺端。约 1/4 发生在扁骨（骨盆和肩胛骨）。肿瘤始于髓腔，扩散到整个骨骼，通常只造成轻微的骨质破坏。肿瘤通过哈弗氏系统进入骨膜下腔，然后增大，使骨膜与骨分离，最终穿透骨膜形成骨外肿块[4]。随着皮质的进一步破坏，穿透性骨破坏变得明显。在长骨中，典型的 X 线表现为穿透性髓内骨质破坏伴骨膜反应（图 13.18~图 13.20）。骨内硬化性骨反应不常见，但在骨扫描上，有强烈的放射性核素活性增强。少数病例可发生病理性骨折。CT 和 MRI 扫描能准确显示肿瘤骨外和髓内累及的范围，有助于制定照射野和监测放化疗后的反应。周围常有水肿区。尤因肉

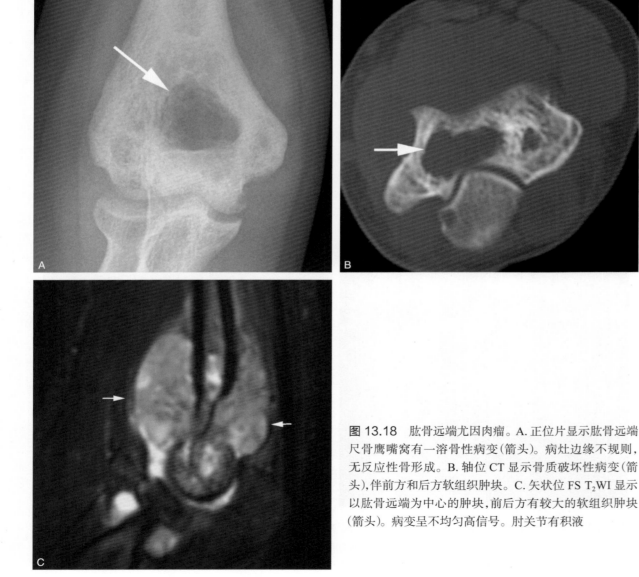

图 13.18　肱骨远端尤因肉瘤。A. 正位片显示肱骨远端尺骨鹰嘴窝有一溶骨性病变（箭头）。病灶边缘不规则，无反应性骨形成。B. 轴位 CT 显示骨质破坏性病变（箭头），伴前方和后方软组织肿块。C. 矢状位 FS T_2WI 显示以肱骨远端为中心的肿块，前后方有较大的软组织肿块（箭头）。病变呈不均匀高信号。肘关节有积液

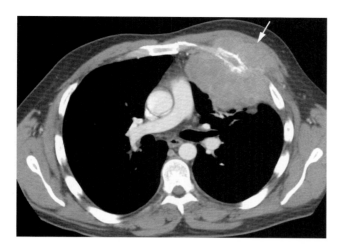

图 13.19 肋骨尤因肉瘤。增强 CT 显示肋骨破坏并周围大的软组织肿块(箭头)

瘤对放疗高度敏感。放疗和化疗可以单独使用,也可以与手术切除联合使用[18]。但是,肿瘤局部复发率在 12%~25% 之间。软组织侵犯是远处转移和局部复发的危险因素。局限于骨原发部位的无转移的患者五年生存率为 87%,但如有骨外蔓延,存活率降至 20%。存活数年的患者最终可发展为继发性放射诱发性骨肉瘤。

骨未分化高级别多形性肉瘤

骨未分化高级别多形性肉瘤是一种组织谱系不明的高度恶性骨的肉瘤。以前将其归类为骨恶性纤维组织细胞瘤(MFH),在世界卫生组织骨肿瘤分类第 4 版中归类于杂类肿瘤[2]。与骨恶性纤维组织细胞瘤相似,目前认为骨未分化高级别多形性肉瘤是一种发生在成人,无特异性症状和具有侵袭性影像学特征的罕见肿瘤[3]。

骨未分化高级别多形性肉瘤可以是原发的,但 10%~20% 与其他骨异常有关,如 Paget 病和骨梗死(图 13.21)或放射治疗后。最常见的部位与骨肉瘤相似:长骨末端(75%),主要以下肢多见。股骨(45%)、胫骨(20%)和肱骨(9%)是最常受累的骨骼。干骺端是骨内最常见的发病部位,常延伸至骨骺或骨干。病变具有侵袭性外观,表现为浸润性或虫蚀样骨质破坏,常单发且边界不清。除了扁骨和不规则骨(如肋骨、肩胛骨和胸骨)外,几乎总是存在皮质破坏和软组织肿块,皮质膨胀不常见。除非存在病理性骨折正在愈合,否则骨膜炎不常见。斑驳的内部钙化或硬化边很少出现。CT 上病灶呈中等密度(30~60HU),可有低密度坏死区。MRI 有助于评估骨内和骨外的侵袭范围。骨扫描显示摄取增加。治疗主要是外科手术,化疗或放疗的作用尚不明确。但是,由于局部复发率高,区域淋巴结和其他远处部位转移发生较早,预后很差。报告的 5 年存活率从 0 到 70% 不等,主要取决于病变的分期。

脊索瘤

脊索瘤是一种生长缓慢的恶性肿瘤,起源于脊

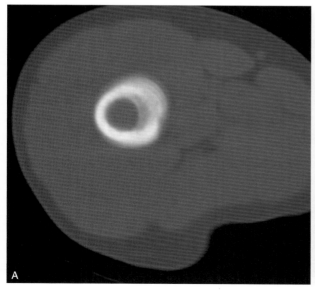

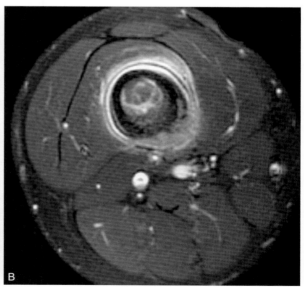

图 13.20 股骨干尤因肉瘤。A. 轴位 CT 显示股骨皮质的洋葱皮样骨膜反应,软组织密度取代了正常骨髓的脂肪密度;B. 轴位 FS T_2WI 显示洋葱皮样骨膜反应和周围水肿

索组织的残留物[2,3]。好发于中年男性，常见于脊柱末端（50% 位于骶骨或尾骨，35% 位于斜坡，15% 位于脊柱其他部位）。患者表现为隐匿性疼痛和由占位效应引起的症状，持续时间较长。大体上，肿瘤多为分叶状、质软、黏液样的、胶状肿块，局部浸润并最终转移。在骶尾部，放射学表现为地图状骨质破坏，代之以无钙化的肿瘤组织[4]。边界从硬化到模糊不等。经常穿透皮质，在脊柱前方形成较大的分叶状骨外肿块（图 13.22）。发现时肿瘤通常已较大。由于存在黏液样基质，CT 上的密度通常低于软组织，MRI 表现为 T_1 和 T_2 高信号。治疗主要是外科手术，但由于肿瘤的位置靠中线区，几乎不可能完全切除。

因此局部复发率高，复发后治疗逐渐变得困难，远期预后较差。多次治疗复发后可能继发类似于 MFH（去分化脊索瘤）的高度恶性肉瘤成分。

釉质上皮瘤

　　釉质上皮瘤是一种原发性低度恶性骨肿瘤[2,3]。起源于上皮，好发于胫骨。通常与骨纤维结构不良有关，一些专家认为它们是同一疾病的亚型。釉质上皮瘤不同于颌骨造釉细胞瘤（牙釉质瘤），尽管两者都是上皮起源，且在微观上具有相似性特点。釉质上皮瘤可发生在任何年龄，但是 50% 发生在

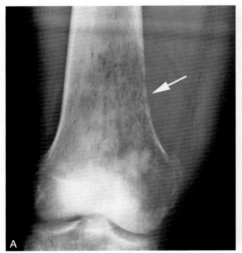
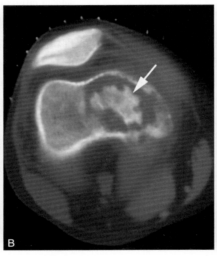
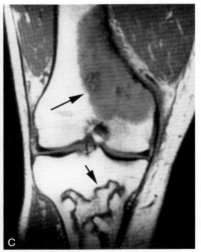

图 13.21　继发于骨髓梗死的骨未分化多形性肉瘤。A. 正位片显示股骨远端的穿透性骨质破坏（箭头）；B. 轴位 CT 显示不规则死骨周围（箭头）有骨质破坏；C. 冠状位 T_1WI 显示股骨远端的病变（长箭头）和胫骨近端的骨髓梗死（短箭头）

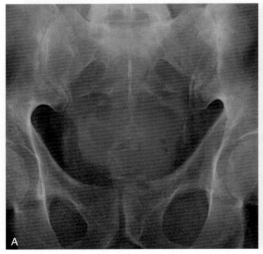
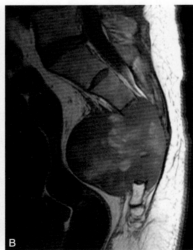
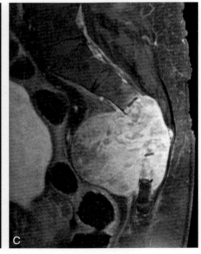

图 13.22　脊索瘤，男性，50 岁。A. 正位片显示骶骨下段的骨质破坏性病变，部分被肠内容物遮挡；B. 矢状位 T_1WI 显示 S_3 和 S_4 椎体的骨质破坏并软组织肿块向前突出到软组织内，直肠受推压移位；C. 矢状位 FS T_1WI 增强显示病变不均匀强化

10~30 岁之间。疼痛症状通常持续一年以上,90% 累及胫骨。少数患者伴有同侧腓骨肿瘤。X 线表现为偏心性的透亮影,皮质呈分叶状膨胀,边缘清晰(图 13.23)[4]。最常见的部位是胫骨骨干,累及前皮质。胫骨前弓畸形很常见。约 90% 累及皮质和髓腔,10% 局限于皮质,15% 穿透皮质并累及软组织。治疗方法是外科手术,刮除术后复发率高,广泛切除后复发率低。多年后可能会出现肺、淋巴结或骨转移。

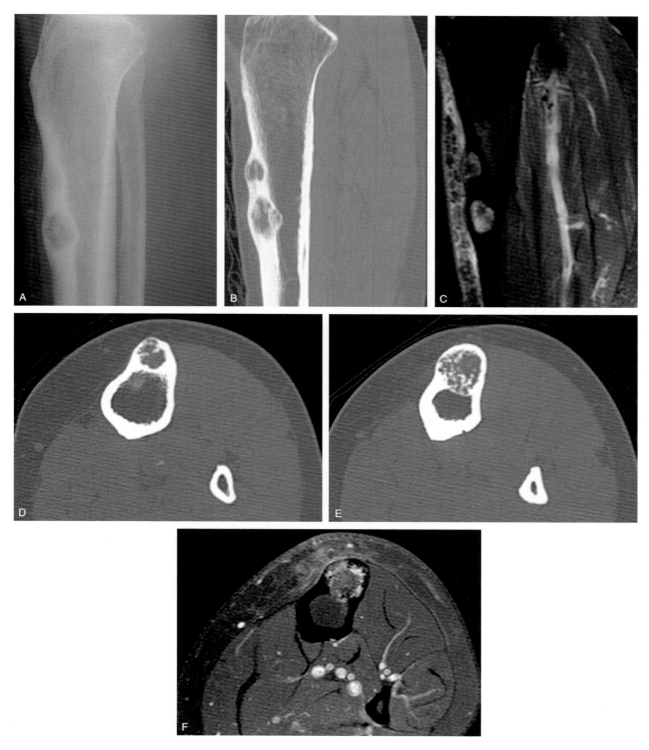

图 13.23 胫骨釉质上皮瘤。A. 侧位片显示胫骨前皮质有两处轻度膨胀、部分透亮性病灶,周围有硬化。B. 矢状位 CT 显示病变局限于皮质。C. 矢状位 STIR 显示病灶内呈高低混杂信号。皮下水肿。骨髓腔正常。D 和 E. 轴位 CT 近端和远端层面显示病变皮质和骨小梁重塑。F. 轴位 FS T₂WI 显示病灶和周围软组织水肿

参考文献

1. Ottaviani G, Jaffe N. The epidemiology of osteosarcoma. *Cancer Treat Res.* 2009;152:3–13. doi:10.1007/978-1-4419-0284-9_1 [PMID:20213383].
2. Fletcher CDM, Hogendoorn PCW, Fredrik Mertens F, Bridge J, eds. *WHO Classification of Tumours of Soft Tissue and Bone.* 4th ed. Lyon: World Health Organization; 2013.
3. Fechner RE, Mills SE. *Tumors of the Bones and Joints.* Washington, DC: Armed Forces Institute of Pathology; 1993.
4. Hudson TM. *Radiologic-Pathologic Correlation of Musculoskeletal Lesions.* Baltimore: Williams & Wilkins; 1987.
5. Ferrari S, Palmerini E. Adjuvant and neoadjuvant combination chemotherapy for osteogenic sarcoma. *Curr Opin Oncol.* 2007;19(4):341–346.
6. Murphey MD, Robbin MR, McRae GA, et al. The many faces of osteosarcoma. *RadioGraphics.* 1997;17:1205–1231.
7. Klein MJ, Siegal GP. Osteosarcoma: anatomic and histologic variants. *Am J Clin Pathol.* 2006;125(4):555–581.
8. Flemming DJ, Murphey MD. Enchondroma and chondrosarcoma. *Semin Musculoskelet Radiol.* 2000;4(1):59–71 [PMID:11061692].
9. Riedel RF, Larrier N, Dodd L, Kirsch D, Martinez S, Brigman BE. The clinical management of chondrosarcoma. *Curr Treat Options Oncol.* 2009;10(1–2):94–106. doi:10.1007/s11864-009-0088-2 [Epub Feburary 24, 2009. PMID:19238552].
10. Angtuaco EJ, Fassas AB, Walker R, Sethi R, Barlogie B. Multiple myeloma: clinical review and diagnostic imaging. *Radiology.* 2004;231(1):11–23.
11. Siegel RL, Miller KD, Jemal A. Cancer statistics, 2017. *CA Cancer J Clin.* 2017;67(1):7–30. doi:10.3322/caac.21387 [Epub January 5, 2017. PMID:28055103].
12. Ludwig H, Strasser-Weippl K, Schreder M, Zojer N. Advances in the treatment of hematological malignancies: current treatment approaches in multiple myeloma. *Ann Oncol.* 2007;18 (suppl 9):ix64–ix70.
13. Durr HR, Muller PE, Hiller E, et al. Malignant lymphoma of bone. *Arch Orthop Trauma Surg.* 2002;122:10–16.
14. Mulligan ME, McRae GA, Murphey MD. Imaging features of primary lymphoma of bone. *AJR Am J Roentgenol.* 1999;173:1691–1697.
15. Maheshwari AV, Cheng EY. Ewing sarcoma family of tumors. *J Am Acad Orthop Surg.* 2010;18(2):94–107 [PMID:20118326].
16. Biswas B, Rastogi S, Khan SA, et al. Outcomes and prognostic factors for Ewing-family tumors of the extremities. *J Bone Joint Surg Am.* 2014;96(10):841–849. doi:10.2106/JBJS.M.00411 [PMID:24875025].
17. Unni KK, Inwards CY. *Dahlin's Bone Tumors: General Aspects and Data on 10,165 Cases.* 6th ed. Philadelphia: Lippincott Williams & Wilkins; 2010.
18. Kridis WB, Toumi N, Chaari H, et al. A review of Ewing sarcoma treatment: is it still a subject of debate? *Rev Recent Clin Trials.* 2017;12(7):19–23 [Epub ahead of print. PMID:28117008].

章节自测

1. 哪种原发性骨恶性肿瘤仅见于中轴骨?
   - A. 骨肉瘤
   - B. 未分化多形性肉瘤
   - C. 脊索瘤
   - D. 尤因肉瘤

2. 59 岁骨肉瘤患者,初诊时最有可能出现哪种影像学特征?
   - A. 环形和弧形钙化
   - B. 皮质穿透
   - C. 病变周围硬化边
   - D. 病理性骨折

3. 在胫骨干中发现的特征性原发性骨恶性肿瘤是什么?
   - A. 软骨肉瘤
   - B. 骨旁骨肉瘤
   - C. 釉质上皮瘤
   - D. 未分化多形性肉瘤

4. 多发性骨髓瘤的影像学特征是什么?
   - A. 不规则钙化
   - B. 硬化边
   - C. 层状骨膜反应
   - D. 无反应性骨形成

章节自测答案

1. C 脊索瘤几乎只见于骶尾区或斜坡。
2. B 骨肉瘤典型表现为穿透皮质并侵犯软组织。
3. C 釉质上皮瘤几乎仅见于胫骨干。
4. D 多发性骨髓瘤的典型表现为无反应性骨形成。

Felix S. Chew

本章介绍肌肉骨骼系统转移瘤的影像。

学习目的

通过对本章的学习,关于肌肉骨骼转移瘤的影像学认识,期望读者能够:

1. 讨论和推荐合适的影像扫描方案。

2. 描述影像特征。

3. 提出鉴别诊断并缩小其范围。

4. 总结以下疾病知识点的相关概念和主要内容:转移发生率、肿瘤扩散、影像学表现、转移筛查、病理性骨折、软组织转移、治疗和放疗后改变。

发病率

超过 95% 的成人骨骼恶性病变是骨转移瘤,而不是骨髓瘤或原发性骨肉瘤[1,2]。在癌症患者尸检中,骨转移的发病率从 3% 到 85% 不等,这取决于病变的原发部位和尸检的彻底性。随着癌症治疗的进步和患者生存期的延长,越来越多的癌症患者在临床病程终末期会出现骨骼受累。大多数骨转移发生在中老年原发性前列腺癌、乳腺癌、肺癌或肾癌中。前列腺癌占男性骨转移患者的 60%;乳腺癌占女性骨转移的 70%(表 14.1)。将来原发性肿瘤的骨转移相对发病率可能会受到以下因素的影响:女性肺癌发病率的上升(由于吸烟)、晚期乳腺癌的比率下降(由于钼靶筛查)以及乳腺癌和前列腺癌总体发病率的上升(由于人口老龄化)。大多数骨转移是亚临床症状和无症状的。出现症状时,表现为骨痛或病理性骨折。骨痛的严重程度从轻微到难以忍受不等,但骨转移本身很少是导致死亡的直接原因。

转移性骨肿瘤的影像学评估重点不是单个病灶的完整解剖学描述,而更强调发现存在病变的部位,制订治疗计划和姑息治疗过程的随访。评估继发性病理性骨折的风险也具有重要的临床意义。

表 14.1 成人骨转移原发部位的发生率

	原发部位	发生率(%)
女性	乳腺	70
	肺	6
	肾脏	4
	子宫	4
	甲状腺	3
	其他 / 未知	13
	合计	100
男性	前列腺	60
	肺	14
	肾脏	6
	胃肠道	3
	其他 / 未知	17
	合计	100

有时骨转移是恶性肿瘤的首发表现,而原发部位无症状或症状轻微。骨转移的隐匿性肿瘤,原发性部位通常是肾、肺和胃肠道。只有在特定的病例中,定位原发肿瘤才能使患者获益,因为在大多数情况下,转移性扩散已经无法改变预后。在大多数情况下,即使尸检也无法定位原发肿瘤。在这种情况下,骨骼转移的活检常显示为无器官特异性的腺癌。

肿瘤播散

　　肿瘤细胞通过以下途径进入骨骼：①动脉循环中的血行播散；②静脉逆流；③直接蔓延。骨骼的红骨髓有丰富的血液供应，瘤栓经常滞留在血窦内。肿瘤通过静脉逆流播散发生在无静脉瓣的 Batson 椎静脉丛。此静脉丛连接脊柱、肋骨和骨盆，为它们提供进入中轴骨骼的通道。通过椎静脉丛的血流会因咳嗽等活动引起的腹内压增加而短暂逆流。直接蔓延比血行播散少；当发生直接蔓延时，通常是胸腔内肿瘤侵犯胸壁，盆腔内肿瘤侵犯骨盆壁，或腹膜后肿物蔓延至腰椎。肿瘤不会通过淋巴道扩散到骨骼。

　　中轴骨松质骨和股骨近端松质骨干骺端的转移占所有骨转移的 90% 左右，这种分布与血行播散有关。脊柱转移瘤通常累及椎体而不是后柱。腰椎受累最常见，胸椎次之，颈椎最少见。膝关节或肘关节以远的转移瘤不常见。约 90% 的骨转移是多发的。

　　骨转移常见于关节周围，尤其是髋关节、肩关节、膝关节和椎间盘。关节周围转移累及软骨下、关节内或滑膜时可能有类似炎性关节炎的临床表现。手部或足部的转移相对较少，通常来自原发性肺癌。椎间盘是肿瘤扩散的相对屏障，因此，椎体转移的表现是椎体破坏而椎间盘保留，即使多个相邻椎体受累也如此。肿瘤累及椎间盘罕见。肿瘤合并椎间盘退行性疾病很常见，而肿瘤的存在会引起或加重椎间盘退行性疾病。转移瘤累及椎体软骨下区时，可能会妨碍椎间盘的营养的供给或削弱终板，使椎间盘物质疝出。前者导致退行性椎间盘疾病，后者导致许莫氏结节。

影像学表现

　　X 线片上骨转移的出现反映了破骨和成骨的平衡。转移性肿瘤分泌破骨细胞刺激因子；破骨细胞破坏骨质致局部缺损，并在那里形成转移[3-5]。破骨细胞不是肿瘤的成分，但可以在周围发现，有时被纤维组织隔开。肿瘤生长之前有破骨细胞性骨吸收。当骨小梁被完全破坏后，肿瘤可以通过分解酶直接破坏骨骼。破骨细胞增殖和破骨细胞性骨吸收发生在所有骨转移瘤中，无论它们是否是成骨性的。骨形成可以基质成骨或反应性成骨。在与脱细胞纤维基质相关的肿瘤中，骨母细胞在肿瘤分泌的骨诱导体液因子的影响下成骨。前列腺癌的转移产生纤维基质，并以此方式成骨；乳腺癌和肺癌的转移则不

是。在反应性成骨过程中，骨破坏的同时形成未成熟的编织骨。已提出的反应性成骨机制包括：对不断生长的转移瘤导致的骨骼弱化的机械反应，骨骼试图抑制病变；或者是使正常控制骨形成和吸收的体液因子解偶联。

　　溶骨性转移对应于非矿化的肿瘤对骨的破坏和替代，通常没有明显的成骨[6]。破坏形式可以是地图样、穿透样或虫蚀样，虽然这大概与逐渐增加的生物侵袭性相对应，但当病变的范围很广时，所有的模式都可出现在同一患者身上（图 14.1、图 14.2）。因为需要超过 30%~50% 的骨矿化消失，才能在 X 线片上发现病变，所以在 X 线片上广泛的溶骨转移可能不容易发现。成骨性病变是肿瘤组织内或周围通过纤维基质中的反应性骨增殖或骨化性成骨[6]。新生骨在松质骨表面反应性附着生长导致致密、突起的外观。新生骨内膜增生表现为骨内膜增厚或髓腔内的不规则密度影。骨膜新生骨的沉积导致皮质增厚或层状骨膜新生骨。转移瘤通常不会刺激骨膜新生骨，如果有，所产生的骨膜骨往往也很稀少。反应性骨增殖的方式通常反映肿瘤的生长速度，高度间变性、生长迅速的肿瘤和骨髓恶性肿瘤（骨髓瘤和白血病）在放射学上没有明显的反应性成骨。成骨性转移瘤往往是均匀致密的，与正常骨分界不清（图 14.3、图 14.4）。混合性转移瘤包含溶骨区和成骨区，反映同一病变不同部位的骨破坏和骨形成（图 14.5）。事实上，这两个过程几乎同时发生在所有转移瘤中。

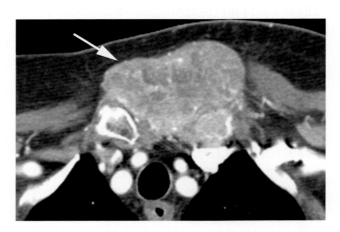

图 14.1　富血供肾细胞癌转移（箭头）轴位 CT 显示胸骨及左锁骨近端受侵并较大的软组织肿块形成

　　放射性核素骨扫描对转移瘤的诊断较 X 线片敏感，但特异性较低。放射性核素骨扫描显像剂，如锝 -99m- 亚甲基二磷酸盐，积聚在新的反应骨或基质骨中（图 14.6）。除非原发灶本身为成骨性或成软

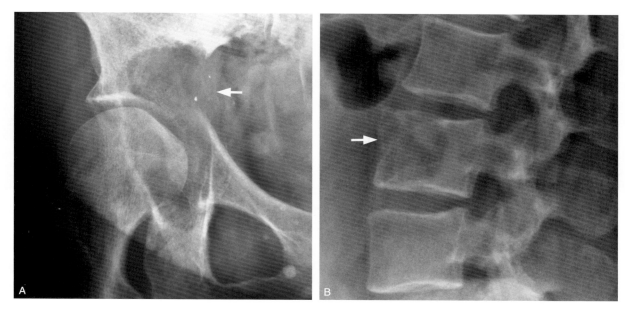

图 14.2 乳腺癌溶骨性转移。A. 髂骨较大的骨质破坏性病灶(箭头);B. L₃ 椎体前 2/3 的溶骨性病变(箭头)

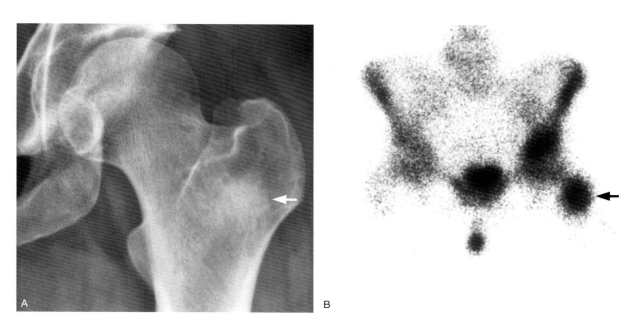

图 14.3 乳腺癌股骨转子间区的成骨性转移。A. 均匀致密的成骨性转移瘤(箭头),边界不清;B. 骨扫描显示病变(箭头)和同侧髋臼的放射性核素积聚增加

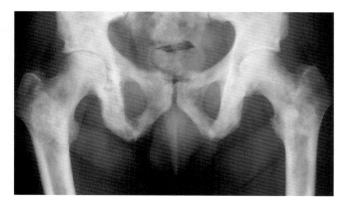

图 14.4 前列腺癌弥漫性骨盆和股骨近端成骨性转移

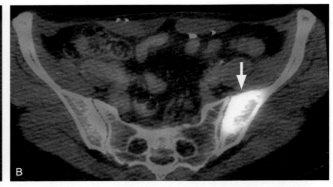

图 14.5 PET/CT 显示乳腺癌转移。A. 轴位 CT 显示邻近骶髂关节的左侧髂翼混合性溶骨 - 硬化性病变（箭头）。B. 融合的 FDG PET/CT 图像显示病灶内高代谢活性（箭头）。CT 引导下穿刺活检证实了诊断

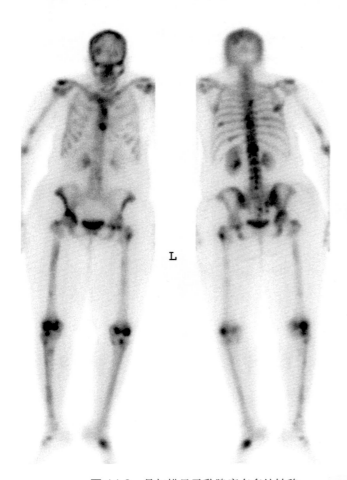

图 14.6 骨扫描显示乳腺癌有多处转移

未分化、单纯溶骨性转移摄取减少。"超级骨显像"，即在整个骨骼中弥漫性放射性核素聚集，提示弥漫性骨转移瘤。CT 可以比 X 线片更清楚地显示骨骼受累的范围（图 14.7）。当考虑预防性内固定时，确定皮质受累范围是很重要的。此外，CT 可显示无骨质破坏的髓腔内肿瘤。髓腔密度增加反映了脂肪骨髓被肿瘤、水肿或反应性间充质组织替代（图 14.8）。

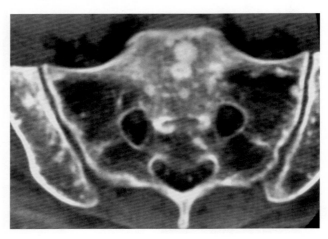

图 14.7 甲状腺癌多发成骨性转移的 CT 表现。X 线片和骨扫描均正常

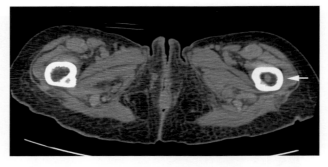

图 14.8 CT 显示肺癌左股骨骨髓腔转移（箭头）。病变区骨扫描为阴性

骨性病变，否则转移灶本身可能不会积聚示踪剂。大多数溶骨性转移，以及所有的成骨和混合性病变，都有足够的新骨形成，可在扫描中显示为高摄取区。如果反应性骨和基质骨的活性与正常骨相等，或者转移瘤位于骨髓腔内但不影响骨皮质，则扫描出现假阴性。如果骨被肿瘤破坏并取代而没有引起可检测到的反应性骨，则可能会出现摄取减少的区域。

在 MRI 上,转移灶表现为局灶性异常信号区取代正常的骨髓信号(图 14.9)。转移瘤通常可以与正常组织区分开来,除非转移范围太广,以致没有正常的骨髓信号。在 MRI 上,转移灶呈 T_1 低信号、T_2 高信号,并有强化。反相位 MR 序列可用于评估正常骨髓脂肪是否消失,这种情况在肿瘤中很常见。当脂肪和水存在于同一体素中,如红骨髓,则与同相位图像相比,反相位图像上会出现信号衰减。转移瘤会破坏骨髓脂肪,因此同相位和反相位图像的信号强度大致相等(图 14.10)。MRI 比骨扫描更敏感,并能更好地显示解剖细节。MRI 是已知转移瘤患者出现急性脊髓症状的最佳检查方法,也是在骨扫描阴性且存在严重骨量减少时对脊柱进行筛查的最佳检查方法(图 14.11、图 14.12)。当骨扫描筛查发现孤立性病变以及 X 线片正常时,MRI 有助于决定分期

和治疗。

转移瘤可出现在受累骨骼的任何横向或纵向位置,包括骨髓腔、皮质或表面,以及骨骺、干骺端或骨干。皮质内或骨膜下是转移瘤的常见部位(图 14.13、图 14.14),而在原发性骨肿瘤为罕见部位。

正电子发射计算机断层显像(PET)使用的 18-氟脱氧葡萄糖(18-FDG),是一种放射性标记的葡萄糖类似物,可以根据代谢率进行成像,在肿瘤学成像中有相当大的实用价值(图 14.15)。在骨转移筛查方面,与放射性核素骨扫描相比,18-FDG 的 PET 对溶骨性转移有较高的敏感性和特异性[7,8]。成骨性转移和骨肉瘤转移的代谢率低于溶骨性转移,在这种情况下,放射性核素骨扫描优于 PET。PET/CT 的优势是结合了 PET 的敏感性、特异性和 CT 的高空间分辨率的优点。

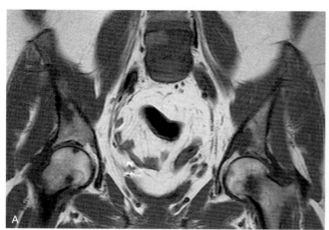
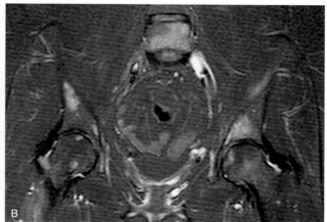

图 14.9　乳腺癌腰椎、骨盆和股骨转移。A 和 B. 冠状位 T_1WI 和 STIR 显示骨髓内散在的局灶性病变

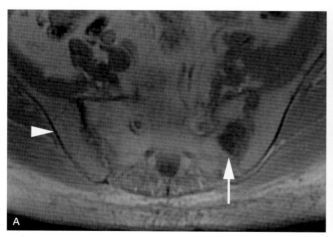
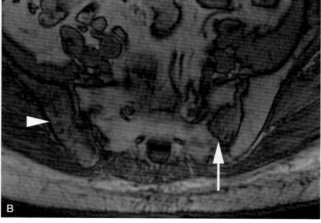

图 14.10　肺癌转移,GRE 序列轴位 T_1。A. 同相位图显示左侧骶骨(箭头)圆形病变,右侧髂骨(三角箭头)骨髓信号不均匀。B. 反相位图显示,转移瘤由于无残留的骨髓脂肪,信号无衰减(箭头),右侧髂骨的红骨髓正常信号衰减(三角箭头)。左半骨盆骨髓的单纯脂肪替代是由于前期放射治疗所致,因为骨髓内缺乏细胞成分,因此信号不会衰减

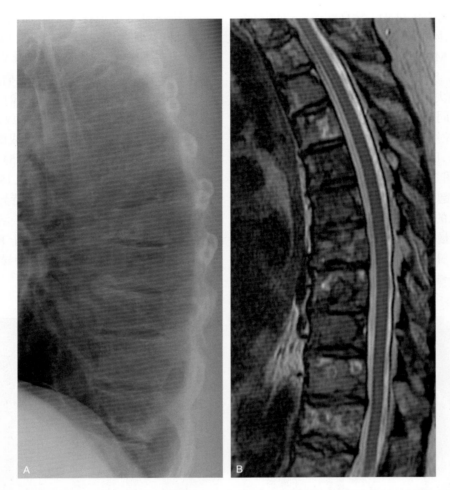

图 14.11　乳腺癌广泛的脊柱转移。A. 侧位片显示胸椎骨质疏松和压缩性骨折；B. 矢状位 T_2WI 显示正常骨髓信号被高信号病变取代

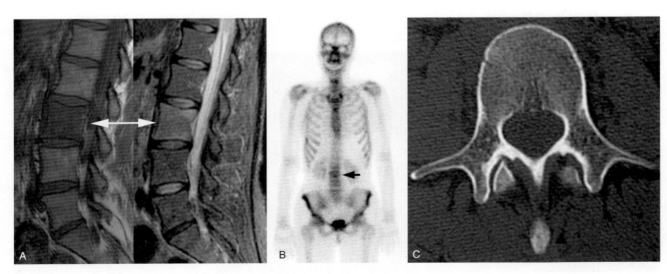

图 14.12　结肠癌的转移，X 线片上不明显。A. 矢状位 T_1 和 STIR 显示 L_3（双箭头）处骨髓 T_1 信号减低和 STIR 信号增加；B. 骨扫描显示 L_3 示踪剂摄取轻度增加（箭头）；C. 活检前 CT 显示椎体轻度硬化

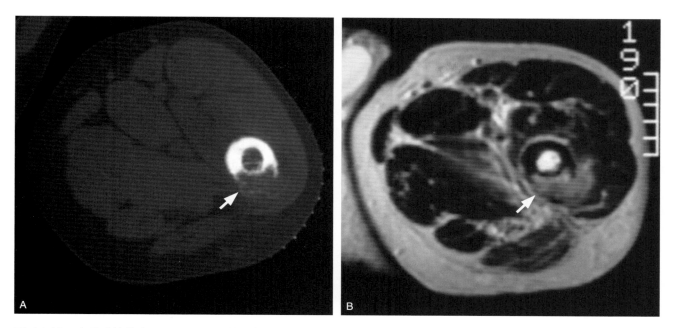

图 14.13 皮质型转移瘤。A.CT 显示股骨后方皮质破坏性病变,伴不规则骨膜反应(箭头);B. 轴位 T₂WI 显示病灶(箭头)周围水肿

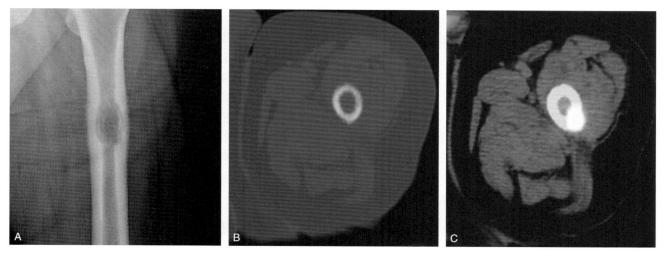

图 14.14 男性,75 岁,有肺癌病史,股骨干转移。A. 正位片显示股骨干病变,浸润性骨质破坏;B.CT 显示环周性受累;C. 轴位 FDG PET/CT 融合图像显示病灶内代谢性增高

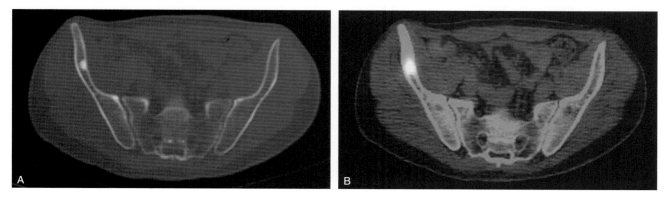

图 14.15 男性,26 岁,头颈部骨肉瘤治疗后常规复查,发现髂骨翼转移性骨肉瘤。A. 衰减校正 CT 显示成骨性病变。B. 融合 FDG PET/CT 轴位显示病变明显的糖代谢增高,为恶性肿瘤的特征。其他部位发现更多类似表现的骨转移(未显示)

常见的良性硬化性骨病变,如骨岛,在肿瘤分期时经常被发现,可能会与硬化性转移瘤相混淆。在这些病例中,核素显像、CT 值的测量[9]可能会有一定帮助(图 14.16),但有时需行 CT 引导下穿刺活检。

转移瘤筛查

在已知原发性恶性肿瘤患者中,通常使用骨扫描来筛查骨转移瘤;骨扫描发现的转移性病灶 30% 被 X 线片遗漏,X 线片发现的转移性病灶 2% 被骨扫描遗漏。由于大多数患者有多处病变,因此骨转移患者的骨扫描很少会完全正常。在宿主骨反应差的虚弱患者或接受过放疗的患者中,骨扫描可能存在假阴性或不能诊断。在已知原发性恶性肿瘤和有局部肌肉骨骼症状的患者中,使用 X 线片行转移瘤的初筛是可取的。尽管其他成像方式具有更高的敏感性和特异性,但一些治疗方案可能需要基于 X 线骨质检查所显示的肿瘤负荷来制定。全身 MRI、全身低剂量 CT 和全身 FDGPET/CT 或其他放射性药物的价值还在研究中,但也可作为额外的选择。

病理性骨折

骨转移瘤引起的病理性骨折很常见。病理性骨折最常见的部位是椎体、肋骨、骨盆、股骨近端和肱骨近端(图 14.17~图 14.19)。X 线表现为溶骨性、成骨性和混合性的转移瘤都会导致骨质强度减弱。

脊柱出现压缩性骨折并伴椎体塌陷,可能是由于承受压缩负荷的骨小梁逐渐破坏所致。累及椎体后部的骨折可导致部分椎体不稳定。硬膜外的肿块可导致椎管狭窄。MRI 或 CT 脊髓造影能显示硬膜外肿块、脊髓情况和椎体病变的范围。

在长骨中,穿透皮质全层的骨质破坏会导致病理性骨折。皮质的裂隙会导致载荷应力的不均匀和异常分布,阻碍正常的生物力学分散,从而削弱骨骼承载负荷的能力。随着皮质骨被浸润、侵蚀和破坏,软化逐渐发生。成骨性病变也会破坏皮质,成骨性病变的反应性骨和基质骨导致 X 线上密度的增高,但它们在结构上是不健全的。骨在正常活动的应力下,可能会断裂。皮质的破坏使骨骼最容易受到张力的影响。因此,在长骨中,病理性骨折通常是横向的。转移瘤受累部位出现疼痛可能提示皮质薄弱部位出现微骨折。成人骨盆的非创伤性撕脱骨折通常是病理性的[10]。

骨转移瘤的治疗目标是减轻疼痛和预防病理性骨折;根治性切除通常不现实。可考虑对转移受累的长骨进行预防性内固定。临床决策围绕患者的关注点和活动水平、骨骼受累的部位和受累范围、破坏程度和患者的预期寿命综合评估。如果溶骨性病变 >2.5cm 或累及骨环周的 1/2 以上时通常需要进行固定。当发生病理性骨折时,通常需行手术治疗。假体置换术可以移除肿瘤破坏的骨骼。骨水泥通常用于支撑部分受损的骨质和填补骨缺损。放疗会破坏软骨生成,干扰二期愈合。伴随内固定发生的新生骨对辐射的抵抗力更强,因此放疗通常不会干扰内固定骨折的愈合。如果患者的寿命足够长,病理性骨折总会愈合,但愈合过程会延长。结合所有原发肿瘤部位,发现骨转移伴病理性骨折后的中位生存期约为 18 个月。

软组织转移瘤

虽然人体的骨骼肌质量占总体重的比例很大,

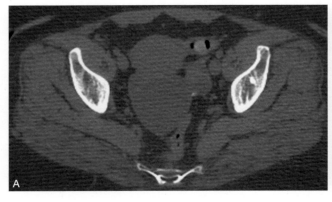
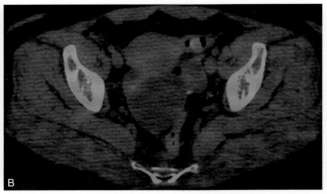

图 14.16　骨岛,女性,44 岁,有转移瘤病史。A. CT 显示左侧髂骨有一小的硬化性病变,具有骨岛的形态特征;B. 融合 FDG PET/CT 轴位显示病灶内糖代谢无增加,证实为骨岛

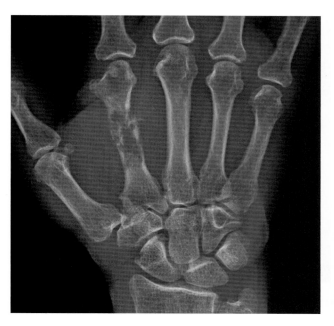

图 14.17　女性,64 岁,手部 X 线片显示因转移性乳癌导致第二掌骨体骨质破坏并病理性骨折

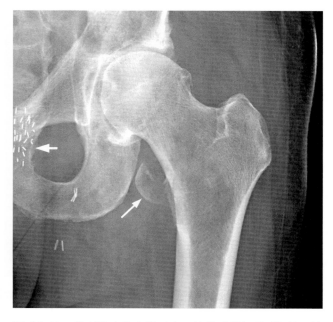

图 14.19　前列腺癌伴小转子病理性撕脱骨折(长箭头)。前列腺内见近距离放射治疗粒子(短箭头)

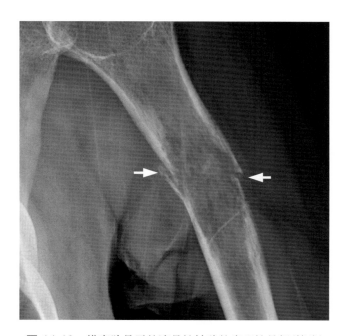

图 14.18　横穿肱骨干的溶骨性转移的病理性骨折(箭头)

接近 50%,但在临床中,骨骼肌的转移并不常见[11-13]。肌肉对原发和转移性肿瘤都有抵抗力。引起这种抵抗的因素包括收缩活动、局部 pH 值变化、氧合、乳酸和其他代谢物的累积、单位体重的血流量、肌内血压和局部温度。有发生于以前骨骼肌损伤部位的肌肉转移瘤的报道[14]。

　　两组患者的尸检结果显示,肌肉转移瘤发生率分别为 16.0% 和 17.5%。肌肉转移发生率最高的肿瘤是癌、白血病和淋巴瘤。最常受累的肌肉是膈肌、腹直肌、三角肌、腰大肌、肋间肌。肌肉转移患者年龄在 26~84 岁之间(平均年龄 62 岁)。大多数见于进展期肿瘤患者,表现为出现受累肌肉疼痛或临床可触及的肿块。

　　在 CT 平扫上,肌肉转移瘤可能表现为单纯的肌肉肥大。因为肿瘤与周围肌肉是等密度的,因此有时可能不易察觉,仅能依靠双侧不对称来作诊断。在增强 CT 上,骨骼肌转移瘤表现为边缘环形强化伴中央低密度的肌内病变(图 14.20)。在 MRI 上,

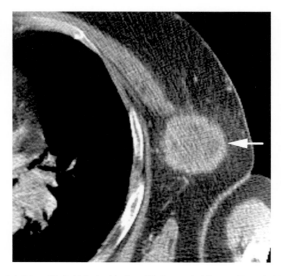

图 14.20　肺癌软组织转移。增强 CT 扫描显示软组织转移瘤边缘强化(箭头)

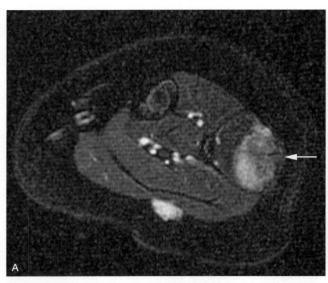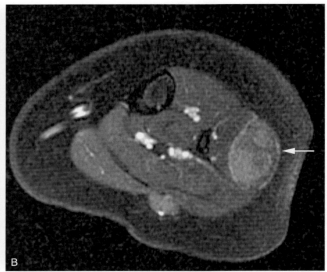

图 14.21　肺癌肌肉转移。A. 轴位 FS T_2WI 显示腿部外侧间隙肌肉内高信号（箭头）；B. 轴位 FS T_1WI 增强显示病变中度强化（箭头）

肌肉转移瘤表现为 T_2 高信号、分叶状、伴中央大面积坏死，有时还有广泛的瘤周水肿（图 14.21）。肌肉转移瘤的 MRI 表现没有特异性，鉴别诊断包括软组织肉瘤、血肿和脓肿。

　　皮肤、皮下组织和淋巴结的转移瘤表现为软组织肿块。在 CT 上，这类病变与肌肉密度相等，并可能强化（图 14.22）。在 MRI 上，软组织转移瘤通常表现为 T_1 低信号、T_2 高信号，增强强化。孤立性软组织转移非常少见[15]。

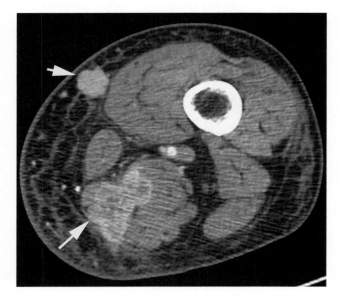

图 14.22　Merkel 细胞癌转移。轴位增强 CT 显示皮下（短箭头）和肌内（长箭头）转移瘤

治疗

　　无论有无病理性骨折，骨转移瘤的基本治疗方法都是放疗、化疗、影像引导下经皮消融和手术固定[16-20]。无病理性骨折的症状性病变姑息性放疗患者的疼痛缓解率约为 80%。如果有病理性骨折，疼痛缓解率约 60%；如果不行内固定术，病理性骨折可能进展为不愈合。

　　骨转移瘤治疗后的随访和治疗反应的监测可能存在问题，尤其是在乳腺癌患者中。对治疗有反应的骨转移瘤会表现为骨梗死和硬化。非硬化性病变可能会因对治疗有反应而变为硬化性病变，因此治疗反应良好的病变可能会出现影像上可见的病变数量增加（图 14.23）。因为骨硬化是一个代谢活跃的过程，因此在骨扫描和 PET/CT 上，病变可能会继续存在异常的摄取，而且骨梗死本身在 X 线片、CT 和 MRI 上也是非特异性的。因此，治疗反应良好的骨转移瘤在随访检查中可能与治疗无反应的转移瘤具有相同的表现。这种情况通常需要影像引导下经皮活检。

放疗后改变

　　治疗性放疗是治疗骨转移瘤的常用方法。经治疗性照射的骨转移瘤可通过硬化和填充溶骨区使其愈合。辐射效应与辐射源无关。

　　在成熟骨骼中，主要改变是放射性骨坏死。这

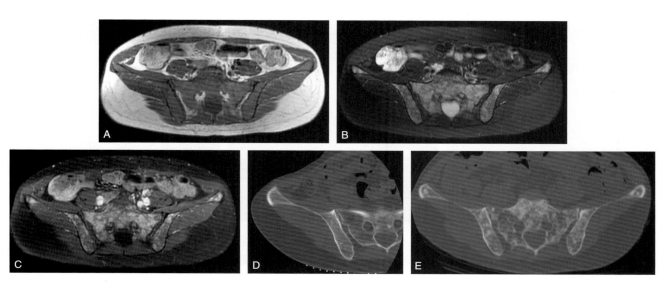

图 14.23 乳腺癌弥漫性骨转移。女性,32 岁,受体阳性浸润性导管癌。A~C. 轴位 FS T₁WI、T₂WI 和 FS T₁WI 增强显示骨盆和骶骨有多发小病灶。D. 针吸活检前 CT 未显示病变,但活检证实为转移瘤。E. 全身治疗后反应良好,随访 CT 显示骶骨和骨盆有多发小的硬化性骨病变。仅通过影像学检查,无法确定这些病变是否具有活动性

种骨坏死与剂量有关。X 线片和 CT 显示受照骨内有不规则硬化。功能不全性骨折是放射性骨坏死比较常见的并发症(图 14.24)。在骨扫描中,受照骨最初会因为充血和新骨形成,导致放射性核素积聚增加。几周或几个月后,骨扫描显示放射性核素积聚减少,因为骨形成和充血减少。在 MRI 上,受照骨的骨髓呈脂肪信号。这些改变的解剖位置和范围与照射野的大小和形状相一致(图 14.25)。

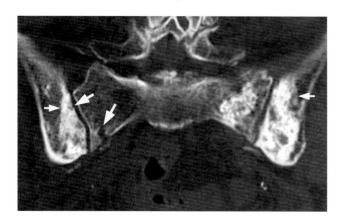

图 14.24 患者有宫颈癌盆腔放疗病史,冠状位 CT 重建显示右髂骨和右骶翼功能不全性骨折(箭头)。注意双侧髂骨两条垂直的硬化边(小箭头),是照射野边缘的标志

辐射诱发的恶性肿瘤可能会发生在接受过放疗的老年患者中。诊断辐射诱发肉瘤必须满足以下条件:①肉瘤发生在照射野内;②潜伏期至少为 4 年;③肉瘤在组织学上不同于之前的肿瘤,或者放射治

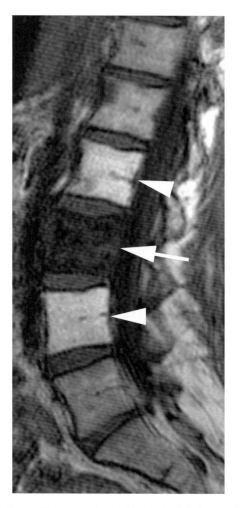

图 14.25 矢状位 T₁WI 显示骨髓放疗后改变。L₂ 和 L₄ 的正常骨髓被脂肪替代(三角箭头),指示 L₃ 肺癌转移(箭头)放疗的照射野。其余水平椎体骨髓信号正常

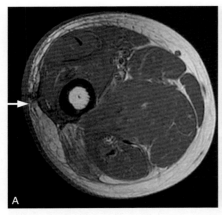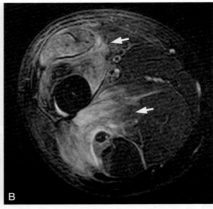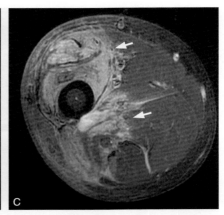

图 14.26 放疗 6 个月后肌肉的放射性变化。A. 轴位 T_1WI 显示以前从前间隔外侧切除过软组织肉瘤(箭头);B. 轴位 STIR 显示大腿外侧软组织(包括肌肉和皮下组织)呈高信号,线形分界(箭头)与照射野对应;C. 轴位 FS T_1WI 增强显示受累软组织强化(箭头)

疗时没有发现恶性肿瘤征象。平均潜伏期为 11 年。疼痛、软组织肿块和连续性影像检查病情进展应引起怀疑,并行活检。

放射性肌炎可发生在外照射后,在 MRI 上表现为肌肉水肿和炎症,在治疗数月后达到高峰(图 14.26)[21]。肌肉异常区的边缘与照射野相一致,并可能直接延伸到不同的肌群和其他软组织。放射性肌炎的后遗症是肌肉萎缩和体积缩小[22]。

参考文献

1. Galasko CSB. *Skeletal Metastases*. London: Butterworths; 1986.
2. Virk MS, Lieberman JR. Tumor metastasis to bone. *Arthritis Res Ther*. 2007;9(suppl 1):S5.
3. Mollabashy A, Scarborough M. The mechanism of metastasis. *Orthop Clin North Am*. 2000;31:529–535.
4. Roodman GD. Mechanisms of bone metastasis. *N Engl J Med*. 2004;350(16):1655–1664 [PMID:15084698].
5. Orr FW, Lee J, Duivenvoorden WC, et al. Pathophysiologic interactions in skeletal metastasis. *Cancer*. 2000;88(12 suppl):2912–2918.
6. Hudson TM. *Radiologic-Pathologic Correlation of Musculoskeletal Lesions*. Baltimore: Williams & Wilkins; 1987:421–440.
7. Fogelman I, Cook G, Israel O, Van der Wall H. Positron emission tomography and bone metastases. *Semin Nucl Med*. 2005;35(2):135–142.
8. Taira AV, Herfkens RJ, Gambhir SS, Quon A. Detection of bone metastases: assessment of integrated FDG PET/CT imaging. *Radiology*. 2007;243(1):204–211.
9. Ulano A, Bredella MA, Burke P, et al. Distinguishing untreated osteoblastic metastases from enostoses using CT attenuation measurements. *AJR Am J Roentgenol*. 2016;207(2):362–368. doi:10.2214/AJR.15.15559 [PMID:27101076].
10. Bui-Mansfield LT, Chew FS, Lenchik L, et al. Nontraumatic avulsions of the pelvis. *AJR Am J Roentgenol*. 2001;178:423–427.
11. Damron TA, Heiner J. Management of metastatic disease to soft tissue. *Orthop Clin North Am*. 2000;31:661–673.
12. Herring CL, Harrelson JM, Scully SP. Metastatic carcinoma to skeletal muscle—a report of 15 patients. *Clin Orthop*. 1998;355:272–281.
13. Plaza JA, Perez-Montiel D, Mayerson J, Morrison C, Suster S. Metastases to soft tissue: a review of 118 cases over a 30-year period. *Cancer*. 2008;112:193–203.
14. Magee T, Rosenthal H. Skeletal muscle metastases at sites of documented trauma. *AJR Am J Roentgenol*. 2002;178:985–988.
15. Glockner JF, White LM, Sundaram M, et al. Unsuspected metastases presenting as solitary soft tissue lesions: a fourteen-year review. *Skeletal Radiol*. 2000;29:270–274.
16. De Felice F, Piccioli A, Musio D, Tombolini V. The role of radiation therapy in bone metastases management. *Oncotarget*. 2017;8(15):25691–25699. doi:10.18632/oncotarget.14823 [PMID:28148890; PMCID:PMC5421962].
17. Kurup AN, Callstrom MR. Increasing role of image-guided ablation in the treatment of musculoskeletal tumors. *Cancer J*. 2016;22(6):401–410 [PMID:27870683].
18. Errani C, Mavrogenis AF, Cevolani L, et al. Treatment for long bone metastases based on a systematic literature review. *Eur J Orthop Surg Traumatol*. 2017;27(2):205–211. doi:10.1007/s00590-016-1857-9 [Epub September 20, 2016. PMID:27650452].
19. Berger FH, Verstraete KL, Gooding CA, et al. MR imaging of musculoskeletal neoplasm. *Magn Reson Imaging Clin North Am*. 2000;8:929–951.
20. Lipton A. Future treatment of bone metastases. *Clin Cancer Res*. 2006;12(20 Pt 2):6305s–6308s.
21. May DA, Disler DG, Jones EA, Balkissoon AA, Manaster BJ. Abnormal signal intensity in skeletal muscle at MR imaging: patterns, pearls, and pitfalls. *RadioGraphics*. 2000;20:S295–S315.
22. Welsh JS, Torre TG, DeWeese TL, O'Reilly S. Radiation myositis. *Ann Oncol*. 1999;10:1105–1108.

章节自测

1. 女性骨转移瘤最常见的原发恶性肿瘤是什么?
   A. 乳腺癌
   B. 甲状腺癌
   C. 肺癌
   D. 结肠癌

2. 男性骨转移瘤最常见的原发恶性肿瘤是什么?
   A. 肺癌

B. 甲状腺癌

C. 前列腺癌

D. 胃癌

3. 骨转移瘤最常累及哪个部位？

　A. 手部

　B. 髋部

　C. 踝部

　D. 足部

4. 骨转瘤最常见的转移途径是什么？

　A. 直接侵犯

B. 淋巴道转移

C. 血行转移

D. 医源性植入

章节自测答案

1. A　乳腺癌是女性骨转移瘤最常见的原发恶性肿瘤。

2. C　前列腺癌是男性骨转移瘤最常见的原发恶性肿瘤。

3. B　转移到近端肢体比转移到远端肢体更常见。

4. C　骨转移瘤通常是血源性播散所致。

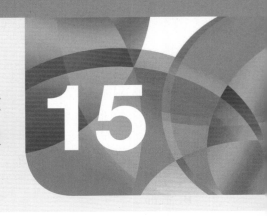

第十五章
软组织病变和钙化影像

Felix S. Chew

肿块和包块是肌肉骨骼系统中常见的临床主诉。当需要进一步评估时,影像学检查是一种合适的检查方法。

学习目标

通过本章对软组织病变和钙化影像的学习,望读者将能够:

1. 讨论并推荐合适的影像扫描方案。
2. 描述影像特征。
3. 提出鉴别诊断并缩小其范围。
4. 总结以下知识点的相关概念和主要内容:成像方法,肿瘤分类,软组织肉瘤,脂肪瘤,血管瘤,弹性纤维瘤,周围神经鞘瘤,腱鞘巨细胞瘤,侵袭性纤维瘤病,囊肿和囊样病变,骨化性肌炎,钙化性肌坏死,慢性肾脏疾病-矿物和骨骼疾病,原发性肿瘤样钙化,肌肉营养不良,炎性肌病,糖尿病性肌病,横纹肌溶解症和副肌。

成像方法

通常首先获取可疑软组织肿瘤的 X 线片,以确定是否存在潜在的骨骼病变。有时可在 X 线片上发现含脂肪或矿化的病变。根据临床特征和鉴别诊断,接下来可以通过 MRI、CT 或超声检查获得断层图像。在华盛顿大学,我们更喜欢常规运用 MRI 加 / 不加增强扫描来评估深部或实性病变。病变钙化时通常考虑 CT 扫描。超声检查可能有助于识别囊肿或血管性病变,和引导经皮穿刺活检。使用 FDG-PET/CT 进行核素成像可能有助于评估转移性或复发性疾病,但通常不用于初始检查,因为无论如何都需要进行活检。

软组织肉瘤

据估计,软组织肉瘤的年发病率为 50/100 万。其中约 2/3 位于四肢和肢带(表 15.1),在这些区域软组织肉瘤比原发性骨肉瘤更为常见。软组织肉瘤多

表 15.1　肢体和肢带软组织肉瘤的解剖分布[a]

位置	发生概率(%)
下肢	45
上肢	16
髋部和臀部	14
近端肢带	9
足和踝	9
手和腕	7

基于 Kransdorf MJ 研究的恶性软组织肿瘤大样本调查:诊断年龄、性别、部位的分布。AJR Am J Roentgenol.1995;164:129-134。

[a] 基于 6 796 例肢体和肢带的软组织肉瘤,包括所有年龄段和所有组织学类型。

见于成人。患者主诉有可触及的肿块并持续较长时间,隐匿性疼痛或压痛。患者可能会延迟就医,并将这长期慢性病程误以为是良性病变进程。大多数患者就诊时病变多超过 5cm。软组织肉瘤主要转移至肺、肝或骨。

基于分子遗传学有关各种肿瘤起源组织的新知

识[1,2]，世界卫生组织在 2013 年修订了软组织肿瘤分类。软组织肉瘤的生物学等级取决于其分化程度、有丝分裂计数和坏死程度。除了含有明显脂肪的肿瘤外，其他数十种肢体软组织肉瘤均无 X 线特征。确实，最常见的肢体软组织肉瘤是未分化 - 未分类肉瘤，这是一类组织来源不明的肉瘤。这些病变通常是多形性、未分化和高级别的，并且包括以前被分类为恶性纤维组织细胞瘤的病变。在已知起源的肉瘤中，大多数肉瘤为间叶来源，少数起源于神经外胚层。在成人，最常见的病变是未分化 - 未分类肉瘤、脂肪肉瘤、滑膜肉瘤、平滑肌肉瘤和恶性神经鞘瘤[3]。

　　软组织肉瘤影像学表现通常没有特异性，并且尚无可靠的标准可通过影像学对其加以区分（图 15.1~图 15.3）。提示肉瘤的因素包括患者年龄较大、肿块位于大腿部位、肿块尺寸较大、呈圆形或卵形并且邻近骨骼受累。较大的恶性软组织肿块通常在 MRI 上有信号不均匀区域，而在 CT 上的低密度对应着坏死和出血区域，但是较小的病变通常信号 / 密度均匀。经常出现钙化或骨化的肉瘤包括滑膜肉瘤（图 15.4）、骨外骨肉瘤和骨外软骨肉瘤，但实际上任何肉瘤都可能有或没有钙化。病变内存在脂肪提示为分化良好的脂肪肉瘤（图 15.5），但较高级别的脂肪肉瘤通常不含 X 线上可识别的脂肪。少量皮下或肌间脂肪可能随着侵袭性肉瘤的增大而被包埋，因此脂肪的存在并不一定提示脂肪肉瘤。在 MRI 上，软组织肉瘤通常具有中等 T_1 信号和较高 T_2 信号。在 CT 和 MRI 上均可以通过静脉注射对比剂行增强扫描。较大的病变倾向于不均匀性强化，而较小的病变倾向于均匀性强化。确认病变存在后，成像的目的是确定病变的大小、部位、范围以及病变与肌肉隔室、筋膜平面、神经血管束和骨骼的解剖关系。在影像引导下的经皮穿刺活检在诊断中具有重要作用。软组织肉瘤的最佳治疗是外科手术，有时采用新辅助或辅助放疗、化疗或两者兼有。新辅助治疗后对进行手术规划的软组织肉瘤患者行扫描成像可能会发现广泛区域的液化、出血和坏死（图 15.6）。据报道，肢体肉瘤的五年生存率为 25%~60%。

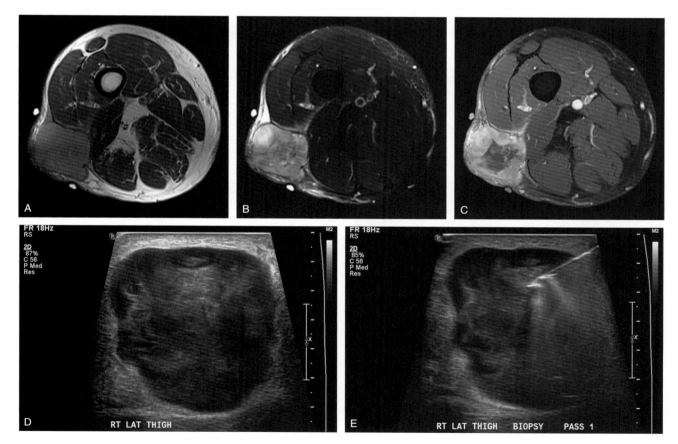

图 15.1　男性，58 岁，大腿内侧肿物，未分化多形性肉瘤。A. 轴位 T_1WI 显示皮下一个较大的中等信号肿块；B. 轴位 FS T_2WI 显示不均匀的高信号；C. 轴位 FS T_1WI 增强显示除中央区域外弥漫性增强；D. 超声显示不均一实性肿块；E. 进行肿块核心穿刺活检

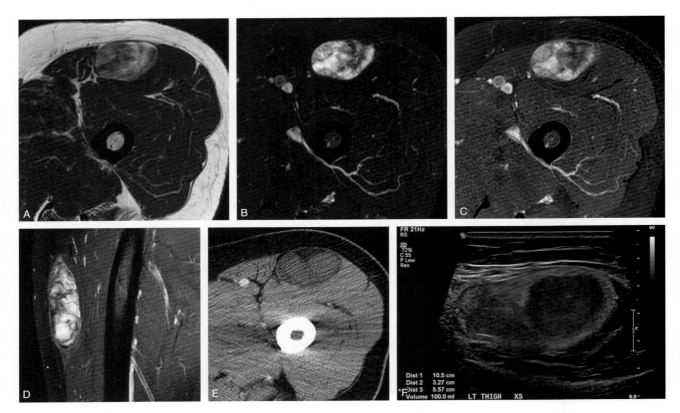

图 15.2　男性,50 岁,低级别黏液性脂肪肉瘤。A~C. 轴位 T_1、T_2 压脂和 T_1 压脂增强显示左大腿前间室肌肉组织中可见软组织病变;D. 矢状 T_2 压脂;E. 轴位 CT;F. 超声,长轴显示一实性不均质病变伴多区域低回声

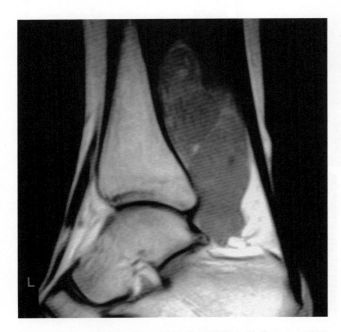

图 15.3　原发性神经外胚层肿瘤。踝部矢状位 T_1WI 显示踝后间室有一分叶状软组织肿块

表 15.2　原发性躯干及四肢软组织肉瘤
AJCC 预后分级

分期	分级	肿瘤大小	转移
ⅠA	低	≤5cm	无
ⅠB		>5cm	
Ⅱ	高	≤5cm	
ⅢA		>5cm,≤10cm	
ⅢB		>10cm	
Ⅳ	任何	任何	任何

基于 Amin MB,Greene FL,Edge SB,et al,eds. *AJCC Cancer Staging Manual*. 8th ed. New York:Springer;2017:507-515.

进行肿瘤大小的测量。低级别肿瘤为Ⅰ期;其亚级肿瘤的大小≤5cm(ⅠA 期)或 >5cm(ⅠB 期)。高级别肿瘤为Ⅱ期,其肿瘤大小≤5cm;若肿瘤大小 >5cm 且≤10cm 的为ⅢA 期,肿瘤大小 >10cm 为ⅢB 期。

如果存在区域性淋巴结转移或远处转移,则无论级别或大小,病变均视为Ⅳ期。肌肉骨骼肿瘤学会手术分期系统也可应用于软组织肉瘤(参见第十一章)。治疗决策主要取决于疾病是局部的还是有转移的。

四肢和躯干的原发性软组织肉瘤的 AJCC 预后阶段组取决于组织学肿瘤的分级、肿瘤的大小和转移情况(表 15.2)[4]。在任何平面中最大单个维度

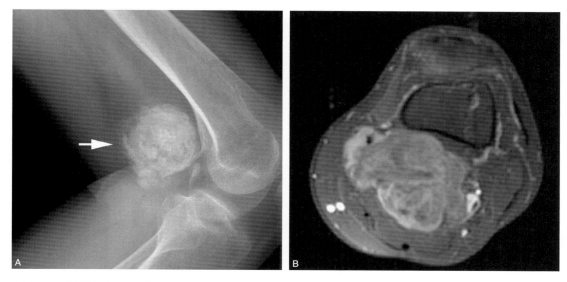

图 15.4 滑膜肉瘤。A. 膝关节侧位 X 线片显示膝关节后部可见一明显钙化的肿块(箭头)。B. 轴位 FS T₁WI 增强显示不均匀增强。低信号区域对应肿瘤的钙化

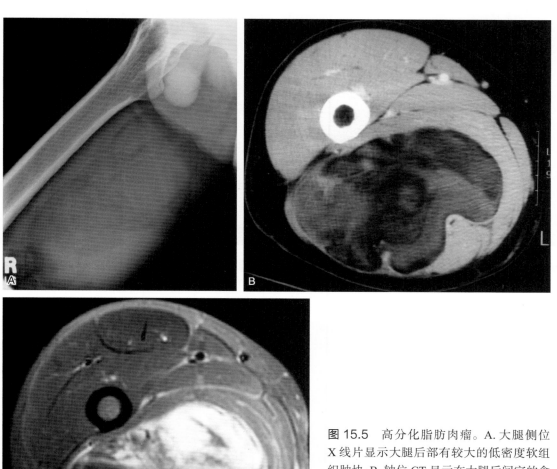

图 15.5 高分化脂肪肉瘤。A. 大腿侧位 X 线片显示大腿后部有较大的低密度软组织肿块;B. 轴位 CT 显示在大腿后间室的含脂肪的不均匀密度软组织肿块;C. 轴位 FS T₂WI 显示在病变的某些部分显示高信号,在病变的其他部位脂肪被抑制而呈低信号

肉瘤通常会顺着解剖平面生长,并随着其增大而取代相邻的结构,而淋巴瘤可能会扩散浸润整个肌肉,使之增大,并在整个解剖平面上扩散,但是不会取代解剖结构(图 15.7;也见图 9.25)[5]。在其他方面,淋巴瘤的影像学特征可能与其他恶性软组织病变相似,具有中等 T_1 信号和高 T_2 信号表现以及相似的增强表现。

良性病变

根据一个大规模肿瘤记录[6],最常见的良性间叶源性软组织病变为脂肪瘤和脂肪瘤变体(16%)、纤维组织细胞瘤(13%)、结节性筋膜炎(11%)、血管瘤(8%)、纤维瘤病(7%)、神经纤维瘤(5%)、神经鞘瘤(5%)和腱鞘巨细胞瘤(4%)。

脂肪瘤

脂肪瘤是由成熟脂肪组织组成的常见良性肿瘤。其临床表现为逐渐增大的柔软无痛性肿块。尽管大多数肿瘤位于皮下,但也可能发生于肌肉内。当病变具有脂肪的 X 线衰减特征时,CT 可作出明确的诊断(图 15.8、图 15.9)。脂肪在 MRI 上也具有独特的信号特征。软组织脂肪瘤的异常变体在影像学上不一定具有可检测到的脂肪,包括非典型脂肪

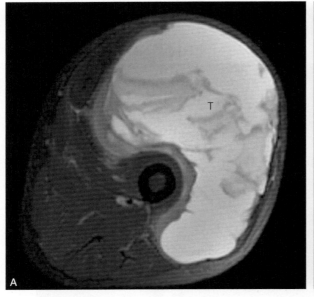
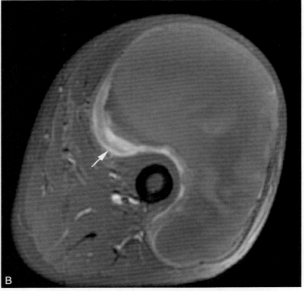

图 15.6　新辅助治疗后大腿前间室软组织肉瘤的术前分期。A. 轴位 T_2WI 显示肿瘤(T)占据了整个大腿前间室。病灶内存在分隔和条带影。B. 增强后的轴位 FS T_1WI 显示边缘强化(箭头),提示非强化区域广泛坏死

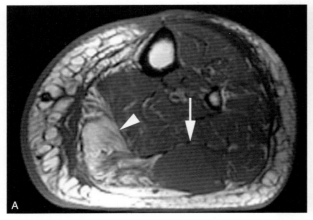
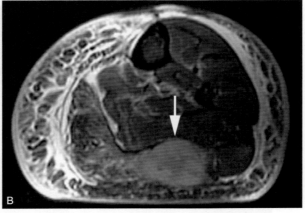

图 15.7　肌内淋巴瘤。A. 轴位 T_1WI 显示腓肠肌内侧头有一局灶性肿块(箭头)。腓肠肌的其余部分萎缩(三角箭头)。B. 轴位 FS T_2WI 显示肿块内高信号(箭头)

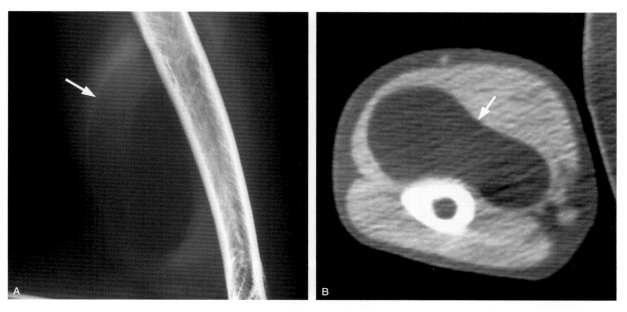

图 15.8　手臂屈肌部位的脂肪瘤。A. X 线片显示肱二头肌脂肪低密度（箭头）；B. CT 显示病灶内有脂肪（箭头）

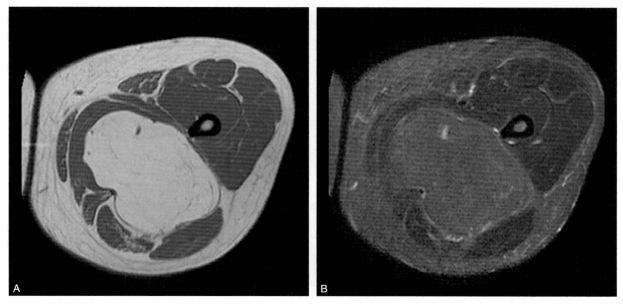

图 15.9　大腿后间室脂肪瘤。A. 轴位 T_1WI 显示大的脂肪肿块被肌肉包裹。原发部位很难确定。B. 轴位 FS T_2WI 显示肿块内信号被抑制，类似于皮下脂肪

瘤和梭形细胞脂肪瘤（图 15.10）。

血管瘤

　　血管瘤是一种良性血管病变，可能包含非血管成分，例如脂肪、纤维和黏液组织、平滑肌、血栓甚至骨骼。血管瘤在组织学上按血管的主要类型（例如毛细血管、海绵状、动静脉或静脉）进行分类。血管瘤可能存在于皮下组织、肌肉或关节中。在 X 线上，血管瘤表现为非特异性的软组织肿块。在 30% 的

血管瘤中可见静脉石，最常见于海绵状血管瘤。CT 显示软组织肿块伴有脂肪过度生长和迂曲血管成分，增强后可能会强化。超声检查显示具有血管、脂肪、静脉石和血流信号的复合肿块。MRI 被认为是评估血管瘤的最佳方法。MRI 的特征包括肿块呈分叶状，具有分隔，中央点状低信号以及使用钆对比剂后病变明显增强（图 15.11）。T_2WI 上呈有分隔的分叶状表现，与在衬有内皮的血管之间存在纤维（低信号）和脂肪间隔（高信号）相关。T_2WI 上的中央点状

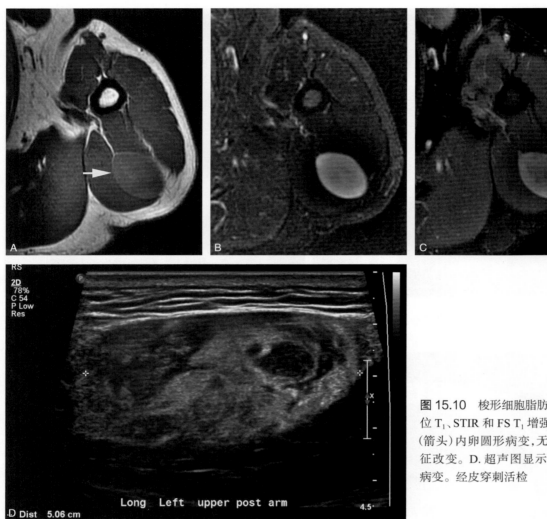

图 15.10 梭形细胞脂肪瘤。A~C.轴位 T_1、STIR 和 FS T_1 增强显示臂后肌（箭头）内卵圆形病变，无其他明显特征改变。D. 超声图显示不均匀实性病变。经皮穿刺活检

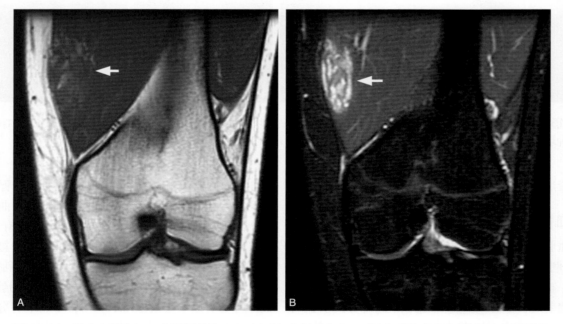

图 15.11 肌内血管瘤。A. 大腿冠状位 T_1WI 显示股内侧肌内有一不均匀的脂肪病变（箭头）。B. 冠状位翻转恢复序列 MRI 显示迂曲状高信号结构（箭头）

低信号可能代表横断面可见的纤维脂肪分隔、玻璃样变或血栓形成的血管、平滑肌成分、血管内血液快速流动、钙化或骨化。

弹性纤维瘤

　　弹性纤维瘤是一种良性反应性纤维病变，会产生异常的弹性纤维[7]。该假瘤被认为是由于肩胛骨尖端和胸壁之间的长期机械摩擦引起的结果。

　　通过胸部 CT 研究发现，在老年患者中偶然患病率为 2.0%，但一项尸检系列报告发现，男性患病率为 11.2%，女性患病率为 24.4%。特征性发病部位在胸壁和肩胛骨下极尖端之间，但也有 5% 发生在身体其他部位。大多数病变无症状，但患者可能出现肿块或疼痛。大的病变可能会出现溃疡或引起臂丛神经侵犯。双侧病变很常见，但通常不对称。在超声检查中，弹性纤维瘤表现为散布在高回声背景（包裹脂肪）下的线性或曲线性低回声线条（弹性纤维）的阵列。CT 显示软组织密度肿块伴条纹状脂肪密度（图 15.12）。在 MRI 上，弹性纤维瘤是边界不清晰、半月形的不均质软组织肿块，与骨骼肌信号相似，其内交织条纹状脂肪信号。增强后，弹性纤维瘤可能会明显强化。该肿瘤手术可以治愈；复发（7%）可能是由于切除不完全所致。

腱鞘巨细胞瘤

　　在组织学上与色素沉着绒毛结节性滑膜炎相同

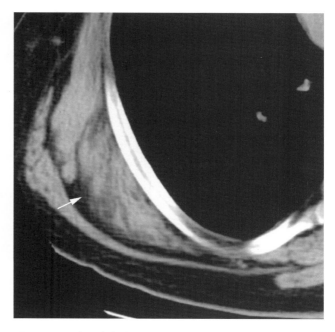

图 15.12　胸壁背部弹性纤维瘤。胸部轴位 CT 显示右侧肩胛下软组织肿块（箭头）附着于胸壁，可见由软组织密度和脂肪密度的交替引起的条纹外观

的关节外表现被称为腱鞘巨细胞瘤。这种病变常表现为手部的无痛性软组织肿块，沿腱鞘生长。在 X 线片上，可能会看到软组织肿胀。在 MRI 上，典型的表现为低 - 中等 T_1 信号和不均匀 T_2 高信号的软组织肿块（图 15.13）。在 T_1 压脂增强上可以看到强化。腱鞘巨细胞瘤与骨巨细胞瘤无关。

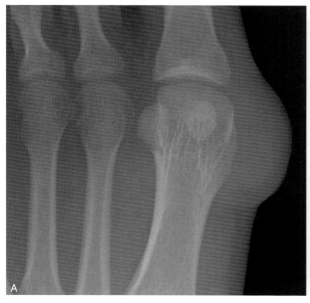
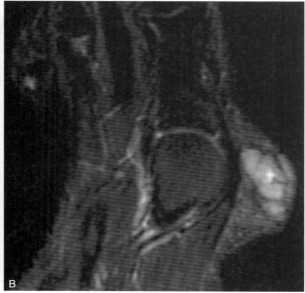

图 15.13　腱鞘巨细胞瘤。A. 前后位 X 线片显示第一跖骨头内侧一局灶性软组织肿块；B. 轴位 FS T_2WI 显示病灶呈分叶状高信号

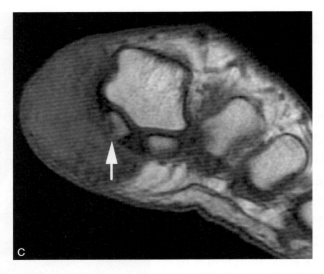

图 15.13(续) C. 冠状位 T_1WI 显示肿块内低信号。肿块侵蚀籽骨(箭头)

周围神经鞘瘤

良性周围神经鞘瘤(如神经鞘瘤和神经纤维瘤)可源自任何中枢或周围神经。常见于 30~50 岁的成年人。多数是偶然发现,但也有一些肿瘤较大,可出现疼痛、软组织肿块和神经系统症状。它们表现为梭形软组织肿块,与神经血管束相关(图 15.14、图 15.15)。可见到受累神经进出肿块。在神经纤维瘤中,神经位于中央或被肿块破坏。在神经鞘瘤中,神经相对于肿块是偏心的,但是很难在影像上区分出来。在 T_1WI 上,脂肪劈裂征表现为肿瘤周围脂肪环绕。在 T_2WI 上,束征或靶征表现为中央低信号和周围高信号的环状结构。对于病变的治疗通常是手术切除。

1 型神经纤维瘤病具有较多的肌肉骨骼表现,包括脊柱侧弯、中胚层发育异常和神经纤维瘤(图 15.16)。神经纤维瘤可侵蚀邻近的骨质并有软组织肿块存在。

侵袭性纤维瘤病

侵袭性纤维瘤病,也称为硬纤维瘤病,起源于筋膜和肌肉腱膜的真性软组织肿瘤,可发生在存在这些组织的任何部位。有时,侵袭性纤维瘤病发生在外伤或手术后的瘢痕处。侵袭性纤维瘤病无包膜,边界模糊,呈隐匿性、浸润性生长,可局部侵袭,但不

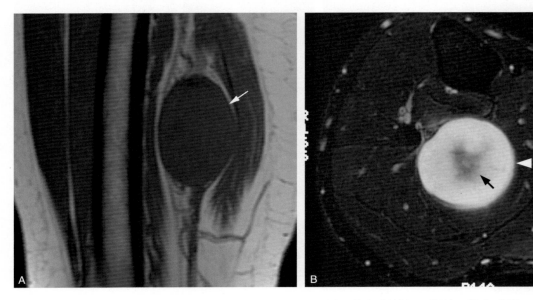

图 15.14 神经鞘瘤(不同患者)。A. 矢状位 T_1WI 显示坐骨神经鞘瘤(箭头);B. 胫神经鞘瘤,轴位 T_2WI 显示靶征,表现为低信号中心(三角箭头)周围高信号(箭头)

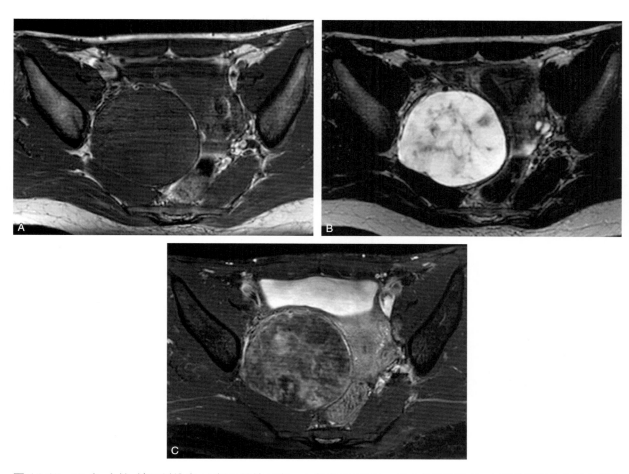

图 15.15　28 岁,女性,神经纤维瘤,左侧坐骨神经痛。A. 轴位 T_1WI 示一巨大软组织肿块,占据梨状肌前方的右侧坐骨神经切迹,并延伸至中线。脏器结构移位。B. 轴位 FS T_2WI 显示肿块内不均匀高信号。C. 轴位 FS T_1WI 增强表现为不均匀强化

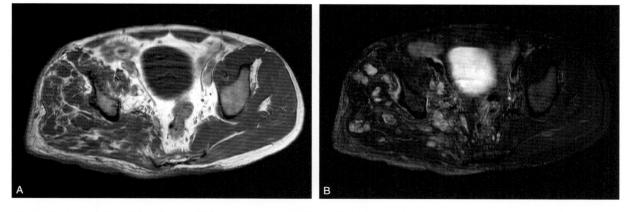

图 15.16　成人神经纤维瘤病。A. 轴位 T_1WI 显示右侧臀部及其周围多个分叶状软组织肿块,伴有下层骨发育不良和肌肉萎缩;B. 轴位 T_2WI 显示肿块内高信号

会发生远处转移。病变可能会长大并与邻近结构(例如神经血管束)分界不清。侵袭性纤维瘤病大致类似于瘢痕组织。它由分化良好的成纤维细胞包埋在丰富的胶原蛋白基质中并伴有周围细胞增多。X 线片可显示软组织肿块,局限性骨膜增厚,骨质明显破坏。由于细胞、基质含水量和浸润程度的不同,导致侵袭性纤维瘤病的诊断可以很容易,也可能很难,在 CT 上表现出多变的密度和强化方式,在 MRI 上表

现出多变的信号强度（图 15.17）。该肿瘤的治疗方法是广泛手术切除和化疗。死亡率较低，但局部复发率较高（18%~54%）。

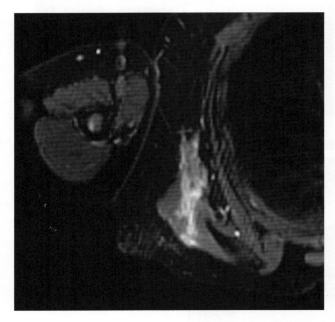

图 15.17 复发性侵袭性纤维瘤病。轴位 FS T₂WI 显示侵袭性纤维瘤病切除部位有不规则形状的肿块累及大圆肌和背阔肌

囊肿和囊样病变

滑膜和腱鞘囊肿

滑膜囊肿是充满液体的近关节肿块。与腱鞘不同，滑膜囊肿衬有滑膜，该滑膜可与相邻关节相通或不相通。最常见的症状性滑膜囊肿是位于腘窝内的 Baker 囊肿。Baker 囊肿是由于膝关节积液导致腓肠肌 - 半膜肌滑膜囊扩张。液体通过缝隙状的沟通区进入腓肠肌内侧头肌腱和半膜肌之间的膝关节后内侧区域（关节面上方）。Baker 囊肿可能与造成膝关节积液的任何病症有关，包括各种形式的关节炎和各种类型的内部紊乱。Baker 囊肿最常见的并发症是破裂或撕裂进入邻近的腓肠肌肌腹内，通常会导致假性血栓性静脉炎综合征，类似于小腿深静脉血栓形成。在 MRI 上，破裂的 Baker 囊肿可表现为从 Baker 囊肿内延伸出来的液体，或 Baker 囊肿进入到腓肠肌内侧头的肌腹，或邻近小腿或大腿肌肉内出现液体（图 15.18）。深静脉血栓可能与 Baker 囊肿并存。

腱鞘囊肿是囊性非肿瘤性肿瘤样病变，通常附着在肌腱鞘上，常见于手、腕和脚。其也可在关节附近出现，但是一些学者认为其缺乏与关节的联系而将它们与滑膜囊肿区分开。腱鞘囊肿可以是单室的或多室的。MRI 表现为囊性肿块，增强后边缘强化。超声检查表现为腱鞘区特征性的囊性灶（图 15.19）。较大的腱鞘囊肿可侵蚀邻近的骨骼，刺激骨膜新生骨形成，引起神经压迫症状，或囊肿出现破裂和渗漏。

滑囊炎

滑囊是由滑膜衬里和薄层滑液组成的封闭扁平状囊腔。在组织运动时起润滑作用。滑囊的炎症是由于外伤、重复性压力、感染或关节炎引起的，故体液聚集可能会导致滑囊增大。除正常的解剖部位外，外膜囊在邻近组织间有运动的部位也可出现。例如，滑膜囊可能在骨软骨瘤或其他骨性突起上产生。与其他地方的滑膜囊相似，外膜囊可能会发炎并引起症状。在影像上，滑膜囊表现为在典型的解剖位置的液体密度病变（图 15.20）。在 CT 和 MRI 上，它们

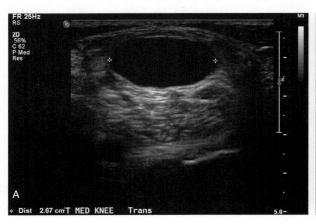
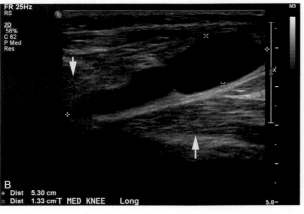

图 15.18 45 岁女性，Baker 囊肿，膝关节后肿胀。A. 横断面超声显示边界清楚的无回声、无血管的液性结构；B. 纵向声像图显示病变位于腓肠肌内侧头（长箭头）和半膜肌（短箭头）之间

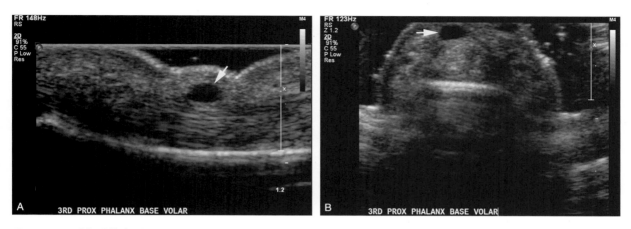

图 15.19　手指腱鞘囊肿。A 和 B. 中指掌侧近端的横向和纵向超声图显示屈肌腱表面有一个边界清楚的小的无回声无血管充液结构（箭头）

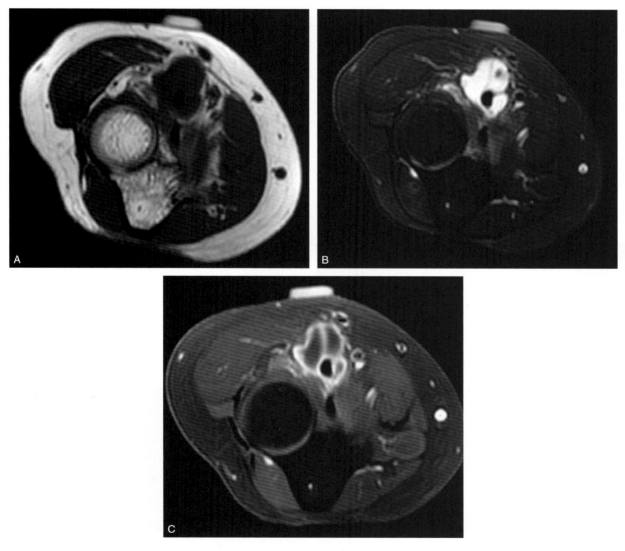

图 15.20　肘部滑囊炎导致肘前窝肿胀。A. 轴位 T_1WI 显示肱肌腱周围有中等信号肿块，请注意皮肤标记；B. 轴位 PD FSWI 显示肿块为充满液体的分隔囊；C. 轴位 FS T_1WI 增强显示周边及间隔强化

可以表现为周围或间隔的强化。因为钆对比剂能扩散到细胞外间隙,如果静脉注射和成像之间有足够的延迟时间,滑膜囊可能会广泛地增强。

黏液瘤

黏液瘤是一种结缔组织肿瘤,其特征是含有丰富的黏液样基质而基质细胞稀少。黏液瘤可发生在任何年龄。可发生于皮下组织、肌肉内或关节附近。肌内黏液瘤好发于50~70岁女性的大腿。肌内黏液瘤表现为边界清楚的囊性肿块,呈均匀的 T_1 低信号、T_2 高信号,钆增强后周边和间隔强化。肌内黏液瘤病变周围常可见脂肪环,组织学上这是由于周围肌肉萎缩所致。Mazabraud 综合征是一种罕见的纤维结构不良合并肌肉内黏液瘤。

创伤后包块

血肿与 Morel-Lavallée 病变

软组织血肿在创伤后很常见。在大多数情况下,通过临床方面的检查可明确诊断,但偶尔可能需要影像检查来明确情况。在临床上超声检查通常是可用的,很容易纳入临床检查(图15.21)。当血肿没有消退时,可能已经发生了内部脱套损伤,并形成了 Morel-Lavallée 病变。剪切力将皮下组织与下面的浅筋膜分开,导致潜在的空间充满浆液、血液或两者都有。有时,这些病变被包裹并持续存在(图15.22),需要手术干预。

骨化性肌炎

骨化性肌炎通常是指肌肉和其他软组织在钝性创伤和创伤出血后异位骨化。以股四头肌或肘部周围最常见,几周内可以从血肿到边界不清的钙化,再到组织分化良好的皮质骨和松质骨逐渐进展。这个过程类似于骨折骨痂的形成和成熟,最初可能与肉瘤相混淆(图15.23)。然而,骨化性肌炎会在数周内开始骨化,并演变成机化的、外围钙化的肿块。异位骨最终可能与下层骨融合,有时会导致机械性问题。骨化性肌炎可合并急性或慢性骨或软组织创伤,并可与瘫痪、昏迷等多种神经疾病相关。没有明显外伤史的局部骨化性肌炎称为局限性骨化性肌炎。其很少有治疗指征。

钙化性肌坏死

钙化性肌坏死通常表现为腿前间室偶然发现的大块无定形梭形钙化,可能是前间室综合征、肌肉坏死和营养不良性钙化的后遗症(图15.24)[8]。患者将有足下垂和相关的病史。病变出现在腿前间室这一位置具有特征性,但在其他部位(包括腿的其他间室、前臂和大腿)也有钙化性肌坏死的报道。

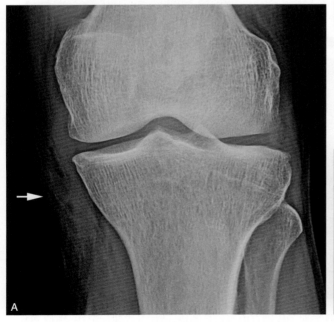

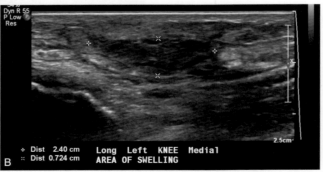

图15.21　创伤后皮下血肿。A.膝关节正位X线片显示内侧软组织轻度肿胀;B.超声图显示肿胀区域不均匀、混杂的液体聚集,无血管

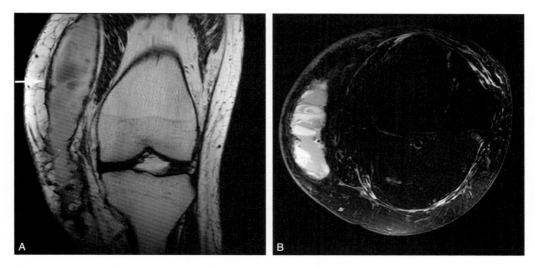

图 15.22　47 岁女性,Morel-Lavallée 损伤(内脱套损伤),4 周前膝关节车祸外伤史。A. 冠状位 T₁WI 显示内侧皮下组织广泛病变(箭头),呈高、低信号,与出血相一致;B. 轴位 STIR 显示病变内有多个液 - 液平面

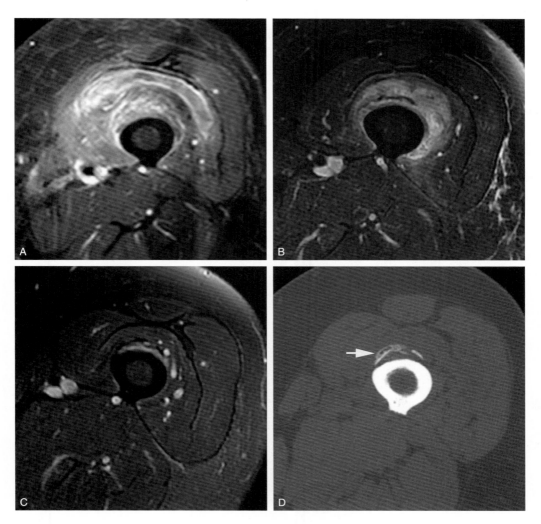

图 15.23　骨化性肌炎。男性,60 岁,大腿出现新的深部软组织肿块。A. 起始时,轴位 FS T₂WI 显示股前间室有大的肿块样病变,累及股中间肌。病变在股骨周围呈不均匀高信号,包绕在股骨周围。病变在头尾方向长 19cm(未显示)。B. 发病 5 个月后,轴位 FS T₂WI 显示病灶明显缩小。C. 发病 7 个月后,轴位 FS T₂WI 显示病灶进一步缩小。D. 轴位 CT 显示成熟的软组织骨化(箭头)

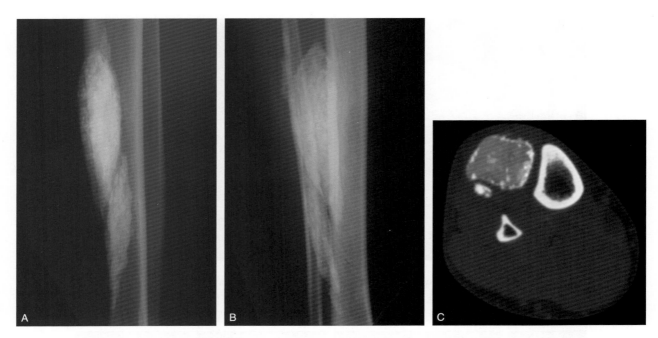

图 15.24 钙性肌坏死。A 和 B. 小腿侧位和正位 X 线片显示小腿前间室有大块斑片状钙化；C. 轴位 CT 显示病灶弥漫性钙化，病灶内钙化非常致密

软组织钙化

慢性肾脏疾病 - 矿物质和骨代谢异常

慢性肾脏疾病 - 矿物质和骨代谢异常是一个包括了肾衰竭的各种肌肉骨骼表现的术语。该病的骨骼方面表现——肾性骨营养不良，将在第二十四章描述。软组织钙化在慢性肾脏疾病中很常见（图 15.25），通常反映了高钙血症、钙磷代谢异常和局部组织效应。病变较为广泛时称为转移性钙化，常见于动脉、皮下软组织、腱鞘滑膜和关节周围软组织。当钙沉积较大时，可能会侵蚀邻近的骨骼。慢性肾衰竭透析患者可发现关节周围软组织内大量肿瘤样的羟基磷灰石沉积（透析相关性肿瘤样钙质沉着）

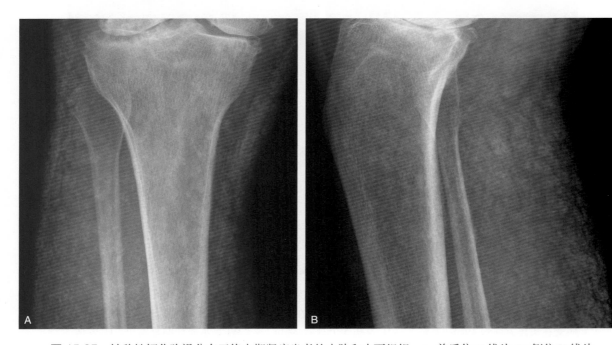

图 15.25 转移性钙化弥漫分布于终末期肾病患者的皮肤和皮下组织。A. 前后位 X 线片；B. 侧位 X 线片

(图 15.26)。因为晶体通常是水悬浮液(钙奶),CT 和直立 X 线片可以显示出液体 - 沉淀物平面。在 MRI 序列上可能很难发现钙化,因为钙化物呈低信号,相对于受累肌腱呈等信号。MRI 可能显示与钙化相关的肌肉和软组织水肿。透析后这些沉淀物可暂时消退。

原发性肿瘤样钙质沉着症

原发性肿瘤样钙质沉着症与透析相关性肿瘤样钙质沉着症不同,是一种罕见的疾病,其特征是羟基磷灰石钙晶体在关节周围软组织中积聚,并伴有肉芽肿性反应[9]。磷代谢的先天异常被认为是这种非肿瘤性病变的原因;大约 1/3 的报告病例是家族性的。肿块往往经过多年的缓慢增长,变得很大;出现的症状可能是肿块体积增大所致。大多数发病年龄为 10~20 岁。这些聚集物由多个钙化小结节组成,之间可见 X 线低密度带分隔。液平通常存在,但除了在 CT 上可能不明显(图 15.27)。病变多见于正

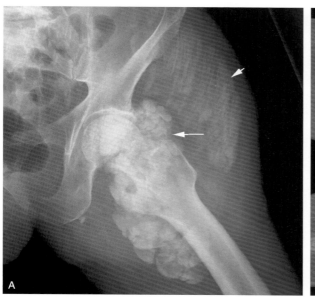
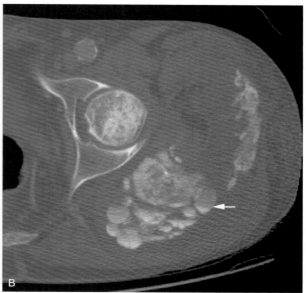

图 15.26 慢性肾衰竭血液透析患者关节周围钙质沉着症。A. X 线片显示髋关节(长箭头)和臀部肌肉(短箭头)周围有钙沉积;B. 轴位 CT 显示钙沉积内的液 - 液平面(箭头)

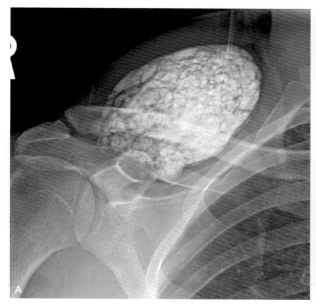
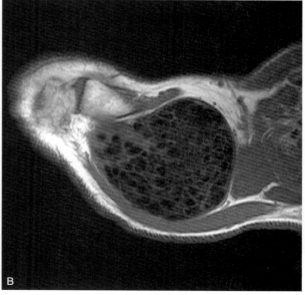

图 15.27 特发性肿瘤样钙质沉着症。A. 正位 X 线片显示无定形多发小叶钙化;B. 轴位 T₁WI 显示低信号钙化

常的滑囊部位。可外科手术治疗,但局部复发并不少见。

肌肉疾病

肌营养不良症

肌营养不良症是一组以骨骼肌进行性萎缩为特征的异质性遗传病。根据特定的遗传缺陷及其表达,不同类型的肌营养不良症的发病年龄、解剖部位、严重程度、进展速度和遗传模式不同,已有数十种类型的肌营养不良症被报道。肌肉骨骼系统中肌营养不良的放射学特征包括肌肉脂肪替代,通常是对称的和弥漫的(图 15.28),如果发病是在骨骼成熟期间,骨骼会出现发育不良。某些形式的肌营养不良也可能出现多系统表现。

炎性肌病

特发性炎症性肌病是一组原因不明的异质性肌肉疾病。这与自身免疫过程有关,但与许多其他自身免疫性疾病一样,诱发因素尚不清楚。一些炎症性肌病是遗传性的。包涵体肌病是一种炎症性肌病,活检发现肌纤维中有独特的包涵体。患者会出现渐进性肌无力,典型的部位是手腕、手指和大腿。老年人多见,男性比女性好发。MRI 可显示肌肉水肿和脂肪萎缩(图 15.29)[10]。

糖尿病性肌病

1 型和 2 型糖尿病患者都会发生糖尿病性肌病。它被认为是由微血管功能不全引起的,也可能与长期存在、控制不佳的糖尿病其他并发症一起发生。急性肌肉缺血、炎症和梗死可能会突然出现疼痛、压痛或肿胀,类似于感染。虽然糖尿病性肌病通常是

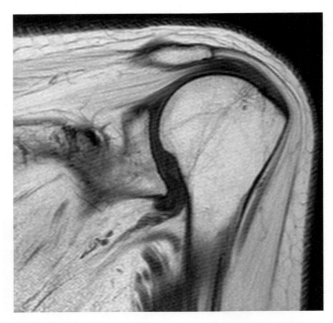

图 15.28 成人肢带肌营养不良症。斜冠状 T_1WI 显示所有肩部肌肉脂肪替代

一个自限性的过程,可以自发消退,但也可能导致肌坏死。大腿前间室和小腿后间室是最常见的受累部位。MRI 表现为受累区域弥漫性肌肉增大和 T_2 高信号,通常伴有皮下水肿和筋膜下积液(图 15.30)。T_1 高信号区可能提示出血,钆增强后边缘强化提示肌梗死和坏死[11]。

横纹肌溶解症

横纹肌溶解症是指受损的骨骼肌迅速分解,将肌红蛋白和肌酸激酶等肌肉分解产物释放到软组织和血液中。造成损伤的潜在原因多种多样,包括创伤、剧烈运动、缺血、药物和感染。间室综合征、弥散性血管内凝血病和肾衰竭是横纹肌溶解症的潜在并发症。在 MRI 上,可以看到肌肉水肿和肿胀(图 15.31)[12]。

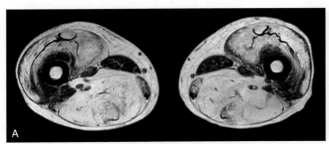
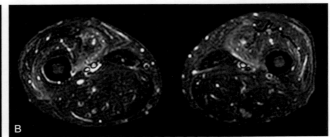

图 15.29 包涵体肌炎。男性,54 岁,进行性无力。A. 轴位 T_1WI 显示大部分大腿肌肉广泛、对称的脂肪替代;B.轴位 STIR 显示股四头肌前群局部区域信号增高

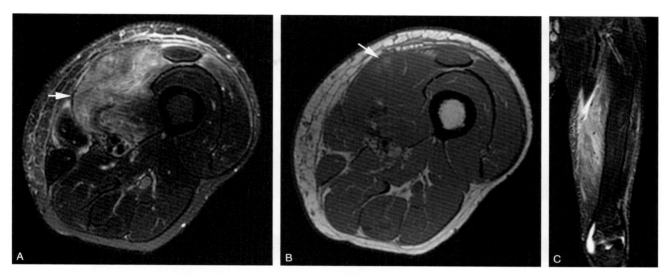

图 15.30　糖尿病肌病,41 岁男性,突然出现大腿肿胀,但无感染迹象。A. 轴位 FS T$_2$WI 显示前间室异常高信号,主要累及股内侧肌(箭头)。有皮下水肿和筋膜下积液。B. 轴位 FS T$_1$WI 显示股内侧肌异常高信号区(箭头)和轻度肿块效应。C. 冠状位 STIR 显示肌肉受累的头侧至足侧范围

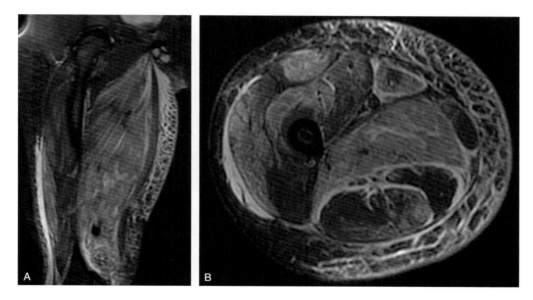

图 15.31　横纹肌溶解症。静脉吸毒者,不小心注射入股动脉而不是股静脉。A 和 B. 冠状位和轴位 STIR 显示急性栓塞性缺血导致横纹肌溶解,累及大腿前间室、内收肌和后间室,表现为明显的肌肉水肿

副肌

肌肉解剖学可有很多的正常变异。有时,副肌或其他异常表现可能与软组织肿瘤混淆。腓肠肌内侧和外侧头的起始点是多变的,在某些情况下,异常起始点可能会包裹腘动脉,表现为腘窝肿块(图 15.32)。踝部可能有多块副肌。这些肌肉中最常见和最大的是副比目鱼肌,它可能占据跟腱和胫后之间的 Kager 脂肪垫(图 15.33)。

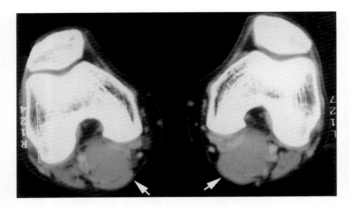

图 15.32 腘动脉卡压综合征。两侧对称的异常腓肠肌内侧头（箭头）填满了腘窝区，使腘窝神经血管结构向外侧移位。患者最初被诊断为腘窝肿块

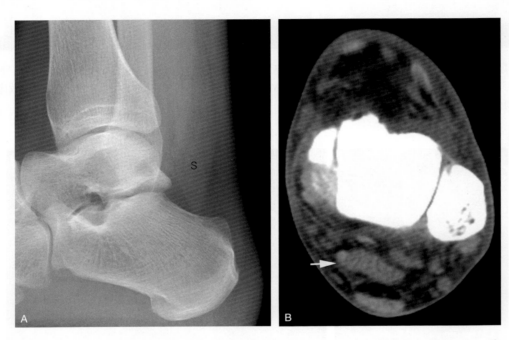

图 15.33 副比目鱼肌（不同患者）。A. 侧位 X 线片显示一个细长的结构（S），填充 Kager 脂肪垫，并在接近跟骨时逐渐变细；B. 轴位 CT 显示胫骨和跟腱之间的副肌（箭头）

参考文献

1. Baheti AD, O'Malley RB, Kim S, et al. Soft-tissue sarcomas: an update for radiologists based on the revised 2013 World Health Organization classification. *AJR Am J Roentgenol.* 2016;206(5):924–932. doi:10.2214/AJR.15.15498 [Epub March 21, 2016. PMID:26998884].

2. Fletcher C, Bridge J, Hogendoorn P, Mertens F, eds. *World Health Organization Classification of Tumours of Soft Tissue and Bone: Pathology and Genetics of Tumours of Soft Tissue and Bone.* 4th ed. Lyon: IARC Press; 2013.

3. Kransdorf MJ. Malignant soft-tissue tumors in a large referral population: distribution of diagnoses by age, sex, and location. *AJR Am J Roentgenol.* 1995;164(1):129–134 [PMID:7998525].

4. Amin MB, Greene FL, Edge SB, et al., eds. *AJCC Cancer Staging Manual.* 8th ed. New York: Springer; 2017:507–515.

5. Surov A. Imaging findings of skeletal muscle lymphoma. *Clin Imaging.* 2014;38(5):594–598. doi:10.1016/j.clinimag.2014.03.006 [Epub March 22, 2014. PMID:24735681].

6. Kransdorf MJ. Benign soft-tissue tumors in a large referral population: distribution of specific diagnoses by age, sex, and location. *AJR Am J Roentgenol.* 1995;164(2):395–402 [PMID:7839977].

7. Battaglia M, Vanel D, Pollastri P, et al. Imaging patterns in elastofibroma dorsi. *Eur J Radiol.* 2009;72(1):16–21. doi:10.1016/j.ejrad.2009.05.024 [Epub June 17, 2009. PMID:19539441].

8. O'Dwyer HM, Al-Nakshabandi NA, Al-Muzahmi K, Ryan A, O'Connell JX, Munk PL. Calcific myonecrosis: keys to recognition and management. *AJR Am J Roentgenol.* 2006;187(1):W67–W76 [PMID:16794141].

9. Olsen KM, Chew FS. Tumoral calcinosis: pearls, polemics, and alternative possibilities. *RadioGraphics.* 2006;26(3):871–885 [PMID:16702460].

10. Mulcahy H, Chew FS. MRI of nontumorous skeletal muscle disease: case-based review. *AJR Am J Roentgenol.* 2011;196(6 suppl):S77–S85. doi:10.2214/AJR.09.7186 [PMID:21606237].

11. Huang BK, Monu JUV, Doumanian J. Diabetic myopathy: MRI patterns and current trends. *AJR Am J Roentgenol.* 2010;195:198–204.

12. Wang EC, Chew FS. MR findings of alprazolam injection into the femoral artery with microembolization and rhabdomyolysis. *Radiol Case Rep.* 2015;1(3):99–102. doi:10.2484/rcr.v1i3.33 [eCollection 2006. PMID:27298694; PMCID:PMC4891562].

章节自测

1. 在 FS T_2WI 上,哪个软组织病变最有可能显示病灶周围水肿?
   A. 未分化多形性肉瘤
   B. 肌内脓肿
   C. 肿瘤样钙质沉着症
   D. 肌内脂肪瘤

2. 哪种软组织病变在 FS T_1WI 增强上最有可能显示不均匀强化?
   A. 未分化的多形性肉瘤
   B. 肌内脓肿
   C. 肿瘤样钙质沉着症
   D. 肌内脂肪瘤

3. 以下哪些软组织病变有典型的相对快速的病变大小变化?
   A. 腱鞘巨细胞瘤
   B. 肌肉内脂肪瘤
   C. 弹性纤维瘤
   D. 透析相关性肿瘤样钙质沉着症

4. 下列哪种情况与四肢间室综合征关系最密切?
   A. 慢性肾脏疾病 - 矿物质和骨骼代谢异常
   B. 侵袭性纤维瘤病
   C. 横纹肌溶解症
   D. 炎性肌病

章节自测答案

1. B　周围水肿是典型的炎性病变而不是肿瘤性病变。
2. A　软组织肉瘤呈典型的不均匀强化。
3. D　透析相关性肿瘤样钙质沉着症在透析后可迅速改变大小。
4. C　选项中,横纹肌溶解症与间室综合征关系最密切。

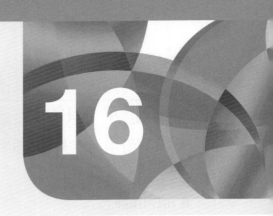

第十六章
关节炎影像学基础

16

Michael L. Richardson

在接下来的章节,我将介绍关节炎诊断的个人经验。

学习目的

通过对本章的学习,关于关节炎的影像学基础,期望读者能够:

1. 讨论和推荐合适的 MRI 扫描方案。
2. 描述影像特征。
3. 提出鉴别诊断并缩小其范围。
4. 总结以下疾病知识点的相关概念和主要内容:关节炎的诊断方法、萨顿定律、骨赘形成、软骨钙质沉着病、关节侵蚀、软组织肿胀、典型和非典型受累类型、关节炎的人口统计学、奥卡姆剃刀原理和希克姆格言在诊断中的应用。

诊断方法

关节炎的放射学,本质上是骨关节炎和其他形式的关节退行性改变的放射学。事实上,在我工作中所接触的骨关节图像,大约 95% 的病例的诊断都是骨关节炎。即使我在一个大型的三级医疗中心工作,那里会有任何已知的关节病,也是如此。由于骨关节炎的发病率如此之高,因此,放射科医生准备从事骨关节影像诊断时,他 / 她应该把大部分时间花在研究骨关节炎及其影像表现上。在关节疼痛诊疗过程中有一个很流行的观点:如果一个医师不看任何图像和病史,盲目地诊断"骨关节炎",并在诊断前加上一些修饰性术语(如"无""轻度""中度"或"重度"),那么他 95% 以上的概率可能是正确的。虽然我不认识任何以这种方式工作的放射学家,但是每次关节检查时,我都会想到"这可能是骨关节炎,但……",然后仔细寻找任何会引导我转向其他关节病的发现。我个人诊断关节炎的方法是考虑以下五个方面:萨顿定律,影像学特征,模板方法,人口统计学,简约原则与希克姆格言。最初,我把这个清单放在一起,是作为一个简单的工具来给住院医生讲授关节炎的知识。然而,在解读了几十年的骨关节图像后,我发现它们对我来说也很管用。

规则 1:萨顿定律

与早期时任何一种关节疾病都被简单地称为"风湿病"不同,现代医学已经取得了长足的进步。我们已认识到了 100 多种不同的关节炎病因[1],并在表 16.1 中总结了其中许多病因。正如我在引言中所提到的,95% 的关节炎病例是骨性关节炎或其他退行性关节疾病。如果我们再加两种疾病,我们可以创建一个简短的列表,将我们的诊断覆盖范围扩展至 99% 以上。这种简短的列表诊断方法可以被认为是萨顿定律的一种形式。这一定律是 20 世纪初著名的银行抢劫犯威利·萨顿(Willie Sutton)的"功劳"。当被问到为什么抢劫银行,他说:"因为钱在那里"[2]。对于放射科医生来说,"钱"代表了正确的诊断。在四肢骨骼中,"钱"通常在"三大常见疾病"当中(表 16.2)。同样的鉴别诊断可以用在中轴骨中。主要的区别在于我们还须考虑到一种新的关节类型——椎间盘关节和几种脊椎关节病(表 16.1)。

表 16.1　常见的关节炎

一些已知类型的关节炎
自身炎症性疾病
缺血性坏死
结晶相关的关节病
遗传性结缔组织病
感染相关的风湿综合征
炎性肌病和其他肌肉疾病
代谢性骨病
骨关节炎及相关疾病
创伤后关节炎
复发性多软骨炎
儿童风湿性疾病
系统性疾病的风湿性表现
类风湿性关节炎
干燥综合征
软组织风湿综合征
脊柱关节病
系统性红斑狼疮
系统性硬化症和相关疾病
肿瘤相关风湿综合征
血管炎

表 16.2　三大常见疾病

种类	四肢骨	中轴骨
退行性变	骨关节炎	椎小关节骨关节炎,椎间盘退行性变,弥漫性特发性骨质增生
沉积	多为假性痛风病,偶尔也有痛风	多为假性痛风病
炎症	类风湿性关节炎	脊椎关节病(强直性脊柱炎、银屑病关节炎、反应性关节炎和炎症性肠病)

规则 2:影像学特征

　　萨顿定律给了我们一个简练的鉴别诊断,包含了大约 99% 的实际诊断。现在开始来看图像。我们思考两个关键问题:①患者患有什么类型的关节病?②严重程度?许多类型的关节炎共有的影像学表现(表 16.3)。这些表现大多是非特异性的。例如,关节间隙变窄是 X 线片上的常见征象,是患者疾病严重程度的指标。但是它并不能诊断具体的疾病。几乎任何破坏软骨的关节病(而且是大多数关节病)都会导致关节间隙变窄。因此,为了提高诊断效率,寻找可以快速提示我们患者所患疾病的特征性表现是有意义的。事实证明,这份列表有 3 个非常有特征性的表现。这些“标志性”表现中的每一项都特定于我们根据萨顿定律考虑的三种关节炎中的一种(表 16.4)。

表 16.3　许多关节炎的共同表现

许多关节炎的共同表现
关节间隙变窄
骨赘形成
半脱位
脱位
关节强直
侵蚀
软组织肿胀
软骨钙质沉着病
软骨下硬化
软骨下囊肿

表 16.4　影像学特征

种类	四肢骨	中轴骨
退行性变	骨赘	骨赘,椎间隙狭窄
沉积	软骨钙质沉着病	软骨钙质沉着病
炎症	侵蚀	侵蚀,韧带骨赘

骨赘形成

　　骨赘是关节影像中最特异的表现之一。在活动关节边缘的骨赘(即“边缘”骨赘)实质上是骨关节炎的特征性表现(图 16.1)[3,4]。在脊柱中,由于椎间盘退化,骨赘常出现在椎体边缘[5]。然而,也有与骨关节炎无关的骨赘,如出现在韧带和肌腱末端附着于骨的部位的骨赘(图 16.2)[6],这种类型的骨赘出现在应力改变或增加的区域(即“牵引”骨赘)(图 16.3)。此外,骨赘的形成也可能是对炎症(韧带骨赘)以及内分泌、代谢或创伤性的反应。

软骨钙质沉着病

　　晶体沉积物(软骨钙质沉着症或痛风石)的存在表明这是一种结晶性关节病。在双水焦磷酸钙化合物(CPPD)沉积疾病中,影像上最常见的钙化部位是纤维软骨和关节透明软骨(软骨钙质沉着病)(图 16.4、图 16.5)[7-9]。钙化也可在关节囊或滑膜内看到。痛风石中偶尔可见钙化。

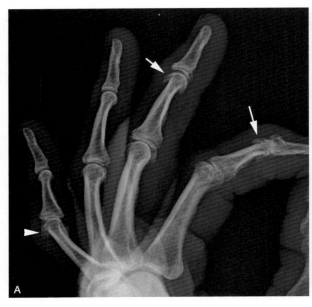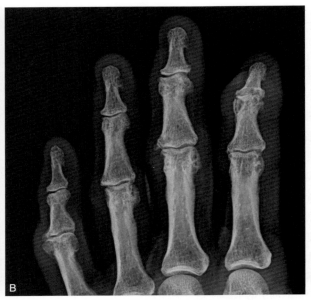

图 16.1　示指（长箭头）和中指（短箭头）的远侧指间关节以及小指（三角箭头）的近侧指间关节可见突出的骨赘，其余的指间关节有较小的骨赘。A. 侧位 X 线片；B. 正位片

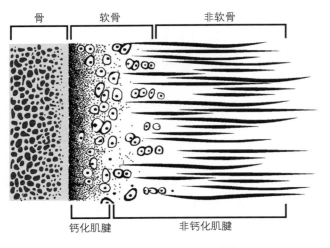

图 16.2　肌腱附着处解剖结构

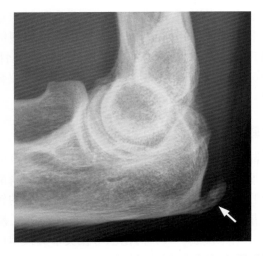

图 16.3　鹰嘴近端的牵引性骨刺（骨质增生）（箭头）

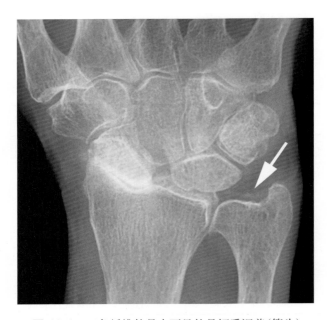

图 16.4　三角纤维软骨中可见软骨钙质沉着（箭头）

侵蚀

　　无论侵蚀是由于关节滑膜增生、结晶沉积还是感染，侵蚀的存在一般来说都预示着存在某种炎症性疾病。在类风湿性关节炎（RA）中，侵蚀伴随着滑膜的炎症性增生，称为血管翳。随着血管翳数量的增加，它开始侵蚀软骨表面和关节周围的"裸露"区域（图 16.6）[10,11]。裸露区域指滑膜腔内未被关节软骨覆盖的骨。关节软骨为其覆盖的骨提供相对的保护。边缘裸露区域无软骨覆盖，是类风湿性关节

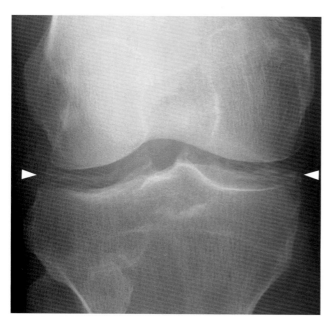

图 16.5 膝关节的半月板纤维软骨（三角箭头）和关节透明软骨中的软骨钙质沉着

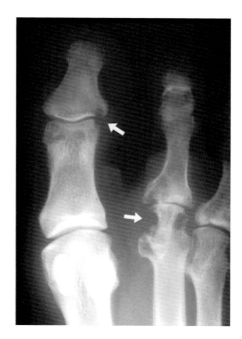

图 16.7 类风湿性关节炎患者跖趾关节和趾关节周围出现侵蚀（箭头）

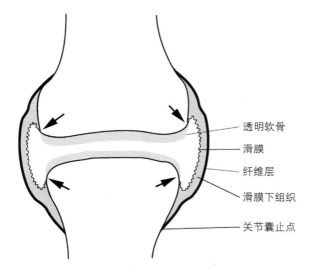

图 16.6 滑膜关节示意图，显示关节周围的裸露区域（箭头）

透明软骨
滑膜
纤维层
滑膜下组织
关节囊止点

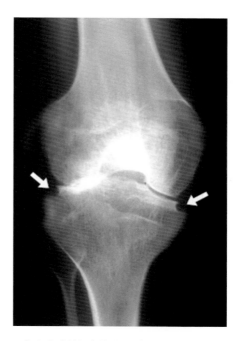

图 16.8 青少年慢性关节炎患者胫骨关节边缘出现侵蚀（箭头）

炎最早侵蚀的区域（图 16.7、图 16.8）。如果炎症没有得到控制，骨和软骨的侵蚀会很严重，最终可能发生关节纤维性强直。痛风的侵蚀是由痛风石引起的[12,13]。痛风石可位于关节内或关节外，与类风湿性关节炎相似（图 16.9）。但是，痛风早期侵蚀之间的关节软骨得以保留，而类风湿性关节炎中软骨变薄出现的更早。

软组织肿胀

关节软组织肿胀可能反映关节积液、滑膜肥厚、软组织水肿或肿块等引起的关节囊膨胀。对称性梭形肿胀提示炎症过程伴有积液、滑膜水肿、滑膜肥厚或几种病变的综合表现（图 16.10）。腱鞘的炎性膨胀也可能导致软组织肿胀，且肿胀超出关节范围。对手指来说，肿胀时整个手指没有确切的轮廓，外观类似香肠状（香肠指）。广泛软组织肿胀可由皮

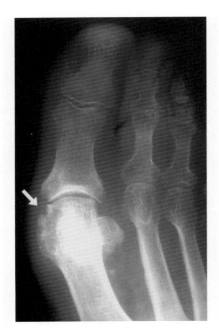

图 16.9　在痛风患者第一跖骨头的内侧边缘发现痛风侵蚀（箭头），关节软骨相对保留

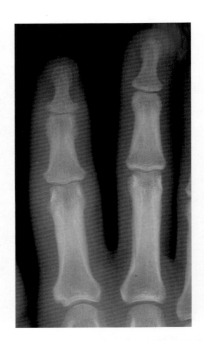

图 16.11　银屑病关节炎患者示指的软组织肿胀（香肠指），中指相对是正常的

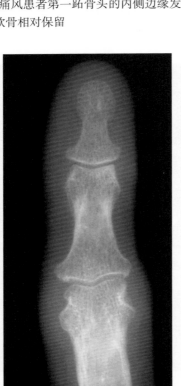

图 16.10　类风湿性关节炎患者手部近侧指间关节梭形软组织肿胀

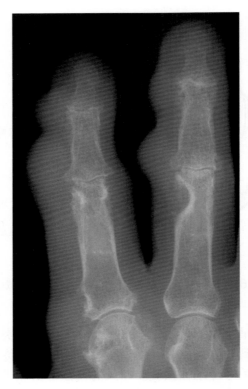

图 16.12　痛风患者手部痛风石导致凹凸不平的软组织肿胀，同时存在骨侵蚀

下水肿或充血引起，提示炎症（图 16.11）。不对称或靠近关节中心的凹凸不平的肿胀常提示肿块，可能是由代谢沉积性疾病引起的，代谢产物在关节周围软组织中呈肿块样沉积（图 16.12）。关节处的软组

织突起可反映骨或软骨肿大；例如，手部的希伯登氏（Heberden nodes）和布夏尔氏结节（Bouchard nodes）分别是由远侧指间关节和近侧指间关节（PIP）的骨赘形成。

其他表现

其他表现,如关节间隙狭窄、软骨下囊肿、硬化、强直或半脱位,不具特异性,可广泛地发生在四肢骨骼的退行性或炎症性疾病中。描述这些表现很重要,因为它们能反映疾病的严重程度。但是,它们并不能提示我们是某种特定的疾病所引起。

规则 3:模板方法

某些关节疾病常累及某些特定的关节,原因仍然不清楚。我们只需记住主要关节病变关节受累的经验模板。这些经验模板可被用于大部分四肢关节的诊断[4,10,14]。关节受累最具特征性的模板见于手和手腕(图 16.13、图 16.14)。原发性(特发性)骨性关节炎多见于手部远侧指间关节、第一腕掌关节和腕舟骨大多角骨关节,PIP 关节偶尔会受累。RA 易累及手的 PIP 和掌指关节及手腕的所有主要关节区(掌受累)。CPPD 沉积病最初通常影响手腕的桡腕关节,但也可能累及手掌指关节。髋关节和膝关节常见关节病变的模板不那么有特征性(图 16.15、图 16.16),但偶尔会有

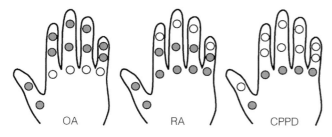

图 16.13　手部关节炎的典型分布。CPPD,二水焦磷酸钙化合物;OA,骨关节炎;RA,类风湿性关节炎

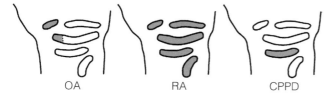

图 16.14　手腕关节炎的典型分布。CPPD,二水焦磷酸钙化合物;OA,骨关节炎;RA,类风湿性关节炎

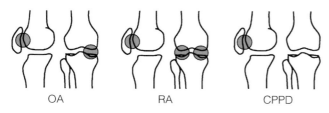

图 16.15　膝关节炎的典型分布。CPPD,二水焦磷酸钙化合物;OA,骨关节炎;RA,类风湿性关节炎

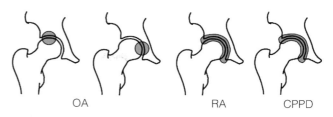

图 16.16　髋关节炎的典型分布。CPPD,二水焦磷酸钙化合物;OA,骨关节炎;RA,类风湿性关节炎

所帮助。即使在你已经记住了各种关节病的相关经典模板,但在这些常见部位之外的关节疾病还是很常见的。对此的解释是,身体中的任何关节都可能因创伤、感染或其他关节病变而发生继发性骨关节炎。

规则 4:人口统计学

上文我们根据萨顿定律列出的诊断列表包括退行性、沉积性和炎症性关节病。然而,这些鉴别是针对中老年患者。如果关节炎发生在年轻患者,或者成年初期关节炎就已经发展到晚期,那我们必须考虑一个截然不同的疾病列表(表 16.5)。性别也有助于提高关节病的鉴别诊断。CPPD 关节病的男女发病率相同。类风湿性关节炎好发于女性,老年骨关节炎也如此。痛风好发于男性。强直性脊柱炎和反应性关节炎男性患者占绝大部分。其他人口因素,如居住地、职业甚至种族亚型,有时都可能有助于诊断或鉴别诊断某些疾病。

表 16.5　年轻患者关节病

青少年关节病
幼年特发性关节炎
血友病性关节病
化脓性关节炎
继发性骨关节炎

规则 5:奥卡姆剃刀原理和希克姆格言

Frustra fit per plura quod potestfieri per pauciora (在能用少的资源能做的事情上投入更多资源是徒劳的)这种说法被称为奥卡姆剃刀原理或简约原则。另一种说法是"最简单的解释是最好的"。这句格言经常用于培训医学生,要求他们依据患者的病史、体格检查、实验室结果和影像学表现,给出一个解释一切的诊断。这条原则非常有用,直到他们开始

接触那些同时有多种疾病的患者。但对于那些在县级或退伍军人事务（VA）医院轮转过的人来说，很难想象一个问题清单上只列出一个医疗诊断。对实际患者来说，更实用的原则是希克姆格言，即：患者可以患他们喜欢的任何疾病。关于关节炎的诊断，我们进一步重申这一点：患者可以想要多少关节病就有多少关节病。在对待实际患者时，简约原则需经常让步于希卡姆格言。在关节炎的检查中，人们偶尔会遇到同时存在一些指向几个相互矛盾的诊断的征象。理论上讲，一个关节中几乎可以看到任何关节病的组合。例如，一张腕关节图像可能出现软骨钙质沉着、侵蚀、骨赘和骨性强直——这些征象指向4种潜在的不同关节疾病。存在这种明显自相矛盾的表现，强烈暗示我们简约原则不再适用。痛风和CPPD、痛风和类风湿性关节炎、类风湿性关节炎和弥漫性特发性骨质增生、类风湿性关节炎和红斑狼疮(重叠综合征)等多种关节病的奇异组合是存在的，但幸运的是，这些情况并不常见。到目前为止，最常见的组合是继发于其他关节病的骨性关节炎。任何导致软骨缺失的关节病都可导致继发性骨关节炎，并伴有骨关节炎的所有典型症状，包括骨赘。事实上，在某些患者中，原发的骨关节病可能会被继发性骨关节炎所掩盖，鉴别原发性骨关节炎和继发性骨关节炎可能非常具有挑战性。在这种情况下，我发现在现有的征象中寻找一致性是有帮助的。在原发性关节病中，各种征象通常是相协调的。因此，在原发性骨关节炎中，关节间隙明显狭窄通常伴有中度或明显的骨赘。这些征象之间的不一致是诊断是否存在继发性骨关节炎的重要线索。例如，在明显的关节间隙狭窄或软骨下硬化的情况下，只看到微小的骨赘。事实上，大关节类风湿关节炎（如膝关节或髋关节）的一个相当常见的表现是关节间隙狭窄和

软骨下硬化，没有明显的侵蚀，只有极小的骨赘。

结语

　　以上列出的 5 条规则旨在引导人们迅速而准确地对大多数关节炎作出诊断。它们既不是绝对的，也不是全面的，不应该教条地遵循。完全依靠他们来诊断关节炎就像完全基于"低买高售"的格言来经营一个人的全部事业。格言之所以成为格言，是因为格言通常包含相关情况的集中真理。然而，将真理集中到这一程度，必然会遗漏许多重要和实际的细节。

参考文献

1. Arthritis Foundation. Arthritis A to Z. http://www.arthritis.org/conditions-treatments/disease-center/.
2. Federal Bureau of Investigation. Willie Sutton. https://www.fbi.gov/history/famous-cases/willie-sutton. Accessed February 05, 2012.
3. Braun HJ, Gold GE. Diagnosis of osteoarthritis: imaging. *Bone*. 2012;51(2):278–288. doi:10.1016/j.bone.2011.11.019.
4. Jacobson JA, Girish G, Jiang Y, Sabb BJ. Radiographic evaluation of arthritis: degenerative joint disease and variations. *Radiology*. 2008;248(3):737–747. doi:10.1148/radiol.2483062112.
5. Resnick D. Osteophytes, syndesmophytes, and other "phytes". *Postgr Rad*. 1981;1:217–222.
6. Resnick D, Niwayama G. Entheses and enthesopathy. Anatomical, pathological, and radiological correlation. *Radiology*. 1983;146:1–9.
7. Resnick D, Niwayama G, Goergen TG, et al. Clinical, radiographic and pathologic abnormalities in calcium pyrophosphate dihydrate deposition disease (CPPD): pseudogout. *Radiology*. 1977;122(1):1–15.
8. Resnik CS, Resnick D. Crystal deposition disease. *Semin Arthritis Rheum*. 1983;12(4):390–403.
9. Steinbach LS, Resnick D. Calcium pyrophosphate dihydrate crystal deposition disease revisited. *Radiology*. 1996;200(1):1–9.
10. Jacobson JA, Girish G, Jiang Y, Resnick D. Radiographic evaluation of arthritis: inflammatory conditions. *Radiology*. 2008;248(2):378–389. doi:10.1148/radiol.2482062110.
11. Tan YK, Conaghan PG. Imaging in rheumatoid arthritis. *Best Pract Res Clin Rheumatol*. 2011;25(4):569–584. doi:10.1016/j.berh.2011.10.002.
12. Harris MD, Siegel LB, Alloway JA. Gout and hyperuricemia. *Am Fam Physician*. 1999;59(4):925–934.
13. Monu JUV, Pope TL. Gout: a clinical and radiologic review. *Radiol Clin N Am*. 2004;42(1):169–184. doi:10.1016/S0033-8389(03)00158-1.
14. Resnick D, Kransdorf MJ. *Bone and Joint Imaging*. 3rd ed. Saunders; 2004.

章节自测

1. 香肠指软组织肿胀与哪种关节炎密切相关？
   A. 类风湿性关节炎
   B. 骨性关节炎
   C. 银屑病性关节炎
   D. 痛风性关节炎

2. 软骨钙质沉着症与哪种类型的关节炎关系最密切？

   A. 痛风性关节炎
   B. 类风湿性关节炎
   C. 骨关节炎
   D. 焦磷酸盐关节病

3. 骨膜炎与哪种疾病关系最密切？
   A. 脊柱关节病
   B. 类风湿关节炎

C. 骨性关节炎

D. 痛风石

4. 哪种影像学特征与炎症性关节炎关系最密切?

　　A. 骨赘

　　B. 侵蚀

　　C. 关节间隙变窄

　　D. 半脱位

章节自测答案

1. C　银屑病关节炎与香肠指软组织肿胀有关。

2. D　软骨钙质沉着病与焦磷酸盐关节病有关,与其他选项无关。

3. A　骨膜炎与脊椎关节病相关,与其他选项无关。

4. B　侵蚀是炎症性关节炎的标志。

第十七章
骨关节炎影像

Michael L. Richardson, *Felix S. Chew*

本章讨论最常见的关节炎的影像学。

学习目的

通过对本章的学习,关于骨关节炎的影像,期望读者能够:

1. 讨论和推荐合适的影像扫描方案。
2. 描述影像特征。
3. 提出鉴别诊断并缩小其范围。
4. 总结以下疾病知识点的相关概念和主要内容:原发性骨关节炎;骨关节炎的软骨、骨和软组织异常;膝关节、髋关节、肩关节和脊柱的骨关节炎;继发性骨关节炎;炎症性骨关节炎;椎间盘退变;弥漫性特发性骨质增生症(diffuse idiopathic skeletal hyperostosis,DISH);Baastrup 病。

原发性骨关节炎

骨关节炎是一种以滑膜关节的骨和软骨退变为特征的关节疾病。骨关节炎可分为原发性和继发性,但这种分类是人为的:继发性骨关节炎的根本病因是很明确的,但原发性或特发性骨关节炎的病因却并不明确。这种差异在理解发病过程和制订临床诊疗计划方面具有一定的实用价值。

如前所述,骨关节炎是关节炎中最常见的类型。其患病率随着年龄的增长而增加,因此骨关节炎在65 岁以上的患者中几乎普遍存在。45 岁以前,男性的患病率更高;45~55 岁,患病率持平;55 岁以后,则女性的患病率更高。骨关节炎最常见的临床表现是关节疼痛和活动受限。骨关节炎没有特异性实验室检查指标;通常所做的任何实验室检查都是用于排除临床上可能发生的其他类型的关节炎。

关节软骨的解剖学和生理学

关节骨的末端(即关节面)被关节透明软骨覆盖。透明软骨由胶原纤维骨架和基质组成。一些排列紧密的胶原纤维平行排列于关节表面,形成一个表面有微小孔隙的表层,允许水和小分子电解质通过。中间层由一些排列稍疏松的胶原纤维呈拱形排列,将表层与软骨下骨连接起来(图 17.1)。

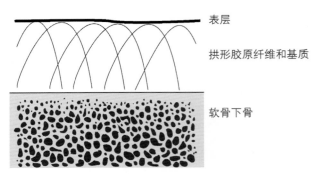

图 17.1 关节软骨的结构

基质是一种由水和大分子蛋白多糖组成的凝胶样物质,这些大分子松散地附着在胶原蛋白骨架上。蛋白多糖大分子太大而不能穿过表层的孔隙。这些大分子的理化性质使得它们能吸附和结合水,从而即使在承重条件下也能在表层下提供足够的膨胀力使关节软骨膨胀。在运动过程中,通过表层小孔析出的水分子形成一薄的水层,为保持长久运动提供一个无摩擦的表面。关节软骨能将传递的负荷分散到软骨下骨的更大面积上,从而达到减轻负荷的作用。在快速、瞬时负荷下,关节软骨具有弹性特性。在持续的负荷下,它会像海绵一样蠕动和变形。软骨与软骨下骨相邻的部分为钙化层。

钙化的软骨与软骨下骨之间的交错排列提供了很强的机械耦合。软骨细胞是指其代谢活动维持着关节软骨特殊结构的细胞。少于 1% 体积的关节软骨由细胞组成。由于软骨无血管和淋巴组织,所以软骨细胞只能通过从滑液中被动扩散获取营养。当负荷及非负荷时关节液被动进出软骨,所形成的主动抽吸作用会放大这种被动扩散。由于关节软骨没有血管,因此它的自我修复能力有限。深度损伤可以用密集纤维的软骨修复。

原发性骨关节炎的软骨异常

原发性骨关节炎早期形态异常为关节软骨纤维变性。表面形成纤维状突起,变得不规则。这种形态异常的基础是表层和胶原骨架的分子水平的破坏,导致基质中的蛋白多糖和骨架中的胶原逐渐丢失。结构成分的持续丢失可能会增加软骨细胞蛋白质的合成。关节软骨表面进行性侵蚀和裂隙的形成最终使软骨下骨暴露。刺激软骨表面纤维变性的根本因素尚不清楚;某些类型的原发性骨关节炎可能是由关节软骨的最初生理学改变所致。

软骨异常可以从关节骨间的 X 线透亮间隙间接来推断,这一间隙被称为关节间隙。关节软骨填充了这个空间的大部分,关节面之间还有一个小的潜在间隙。关节软骨的缺失导致关节间隙变窄。除此之外,骨关节炎 X 线不会有其他异常发现,直到关节软骨缺失导致骨继发性适应性改变。

原发性骨关节炎的骨异常

骨关节炎的骨表现包括不均匀的软骨下硬化、骨赘和软骨下囊肿;没有骨质疏松、关节强直和骨质破坏是其特征性表现。硬化,也称骨质象牙化,是一种与现有骨小梁相对的新骨,通常位于软骨下(紧邻关节软骨),但有时关节软骨消失后也位于表面(图17.2)。

软骨下囊肿(又称淋巴腔)是由于关节表面存在裂纹或裂缝导致滑液侵入软骨下松质骨时形成的(图 17.3)。然而,软骨下囊肿几乎可见于所有类型的关节炎,因此对鉴别诊断没有特别的意义。

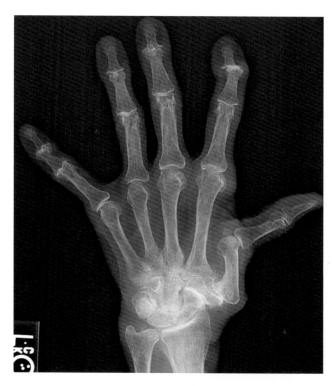

图 17.2　严重的手和腕关节炎,远侧指间关节、近侧指间关节、第一腕掌关节和舟大多角骨关节明显骨赘形成、关节间隙狭窄伴软骨下骨硬化。软骨下硬化在舟大多角骨关节特别明显。三角纤维软骨复合体中可发现少许的软骨钙质沉着

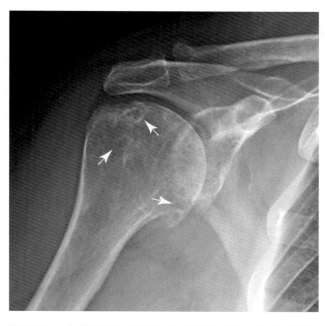

图 17.3　中度肩关节骨关节炎,肱骨头骨赘和数个软骨下囊肿(箭头)

骨赘在软骨缺失的情况下形成,代表软骨和骨的新的赘生物,使其关节面的边缘扩大。骨赘往往在运动方向上最明显;因此,远侧指间关节(DIP)和近侧指间关节(PIP)的骨赘在侧位上容易观察到。在手部和腕部,原发性骨关节炎通常影响 DIP 关节、PIP 关节以及拇指基底部的关节(图 17.4)。

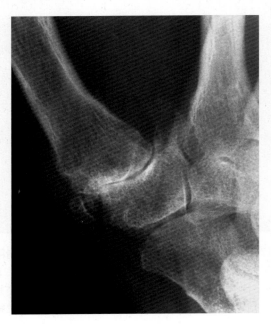

图 17.4　第一腕掌关节退行性关节病,关节间隙变窄,骨赘形成,软骨下硬化和半脱位

拇指基底部关节由第一腕掌关节和手舟骨 - 大多角骨 - 小多角骨关节组成。在这个特定部位的孤立性退行性病变基本可诊断原发性骨关节炎。第一跖趾关节、髋关节和膝关节以及颈椎和腰椎也是常见的受累部位。掌指关节、腕关节、肘关节、肩关节和踝关节相对较少。影像学严重程度与临床症状的严重程度不一定相关。

膝关节骨性关节炎

在膝关节,受累的特征性分布主要在内侧间室,髌股间室程度较轻。关节间隙变窄、软骨下硬化、骨赘和软骨下囊肿是典型的表现(图 17.5)。偶尔会出现外侧或髌股间室受累更严重(图 17.6)。

成角畸形和关节间隙狭窄在站立位片上观察最佳。由于股骨软骨的前部和后部受累严重程度通常是不均匀的,因此膝关节伸展和屈曲位 X 线片,关节间隙变窄的程度可能有所不同。早期骨关节炎在 T_2WI 上表现为关节软骨内异常高信号(图 17.7、

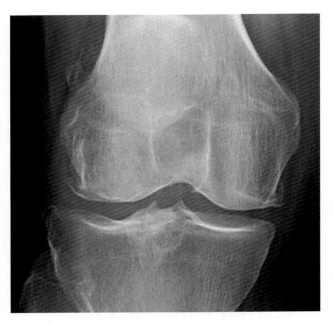

图 17.5　股胫关节中度骨关节炎伴边缘骨赘形成

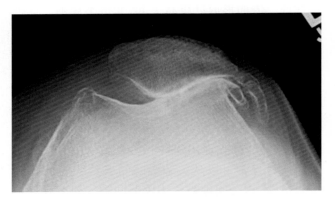

图 17.6　明显的髌股关节骨性关节炎,伴有不对称关节间隙狭窄,外侧面骨赘形成

图 17.8)。当髌骨单独受累时,称为髌骨软化症。在病情逐渐加重的情况下,可出现软骨表面的纤维变性、软骨变薄和直接的软骨缺失。已确诊的骨关节炎中可能会出现软骨缺失部位的软骨下骨水肿、骨赘形成、关节内游离体和关节积液(图 17.9、图 17.10)。

髋关节炎

在髋关节,关节间隙的消失通常发生在关节的上部,内侧关节间隙狭窄较少见(图 17.11、图 17.12)。股骨头骨赘形成通常在关节面边缘,可在股骨颈周围形成一圈"骨领",在蛙式侧位片上显示最佳。与膝关节类似,关节软骨的不均匀受累导致不同位置上关节间隙狭窄程度不一。用透视定位点片或 MRI

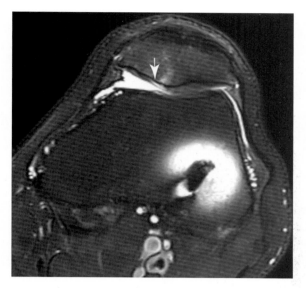

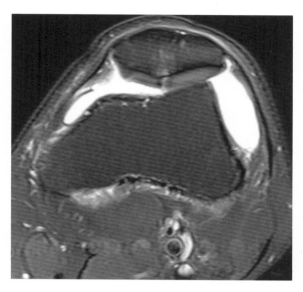

图 17.7　轴位 FS PDWI 显示膝关节髌骨软骨软化症。髌骨内侧软骨不对称变薄,剩余软骨信号增高(箭头所示),邻近骨髓局灶性水肿。前交叉韧带修复术后股骨远端有明显的磁敏感伪影

图 17.8　膝关节轴位 FS PDWI 显示髌骨软骨软化症,髌软骨存在裂隙。在较大的裂缝附近可见局灶性骨髓水肿

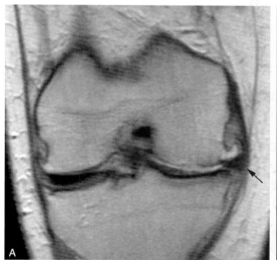

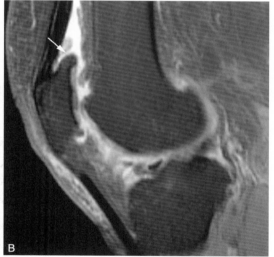

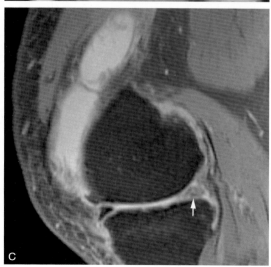

图 17.9　骨关节炎。A. 冠状位 T_1WI 显示内侧间室软骨缺失和半月板突出(箭头)。骨赘累及内侧和外侧间室。B. 矢状位 FS T_2WI 显示髌股间室骨赘(箭头)和软骨缺失。C. 矢状位 FS T_2WI 显示内侧间室积液、软骨缺失、骨赘和退行性内侧半月板后角撕裂(箭头)

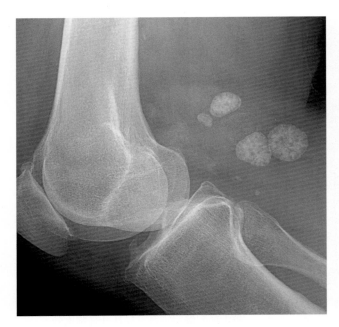

图 17.10 严重的髌股关节骨性关节炎,膝关节后部腘窝囊肿内可见几个较大钙化性关节游离体

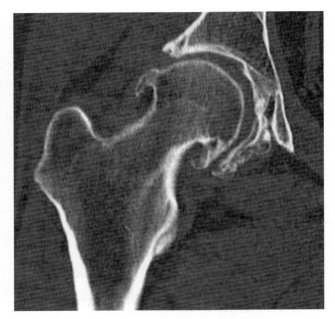

图 17.12 髋关节骨性关节,晚期关节间隙不对称狭窄,冠状位 CT 显示突出的骨赘

肩关节炎

肩锁关节和盂肱关节的骨关节炎是肩部影像学中常见的骨关节炎。在 X 线片上,可以看到骨赘(图 17.13)。在 MRI 上,这些关节可以看到典型的骨赘和增生,通常伴有软骨下骨水肿和关节积液(图 17.14)。

肩袖关节病是一种特殊类型的盂肱关节病,其

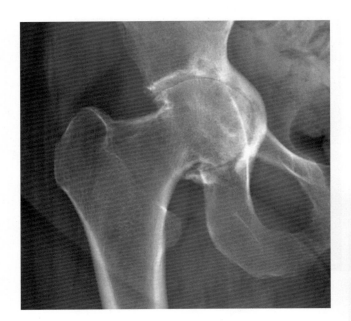

图 17.11 严重的髋关节骨性关节炎,伴有骨赘,关节间隙明显狭窄,髋臼突出,髋臼上部有一较大的软骨下囊肿。关节间隙在上方和内侧均有狭窄,导致股骨头轴向移位

上软骨特异性成像参数测量软骨厚度,有助于制订旋转截骨术治疗计划。

特发性快速破坏性髋关节骨性关节炎是一种严重的关节炎,好发于老年女性。X 线片表现为严重的关节间隙狭窄和一些典型骨关节炎的特征,但病情进展迅速,有时会在不到一年的时间内导致软骨下塌陷和关节完全破坏[1]。

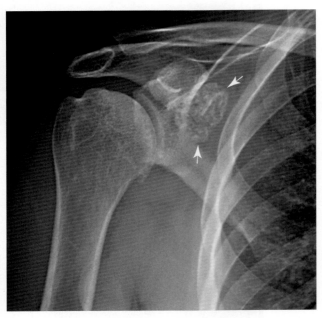

图 17.13 中度肩部盂肱关节骨关节炎,下方有骨赘形成,喙突下隐窝有数枚大的关节内游离体(箭头所示)

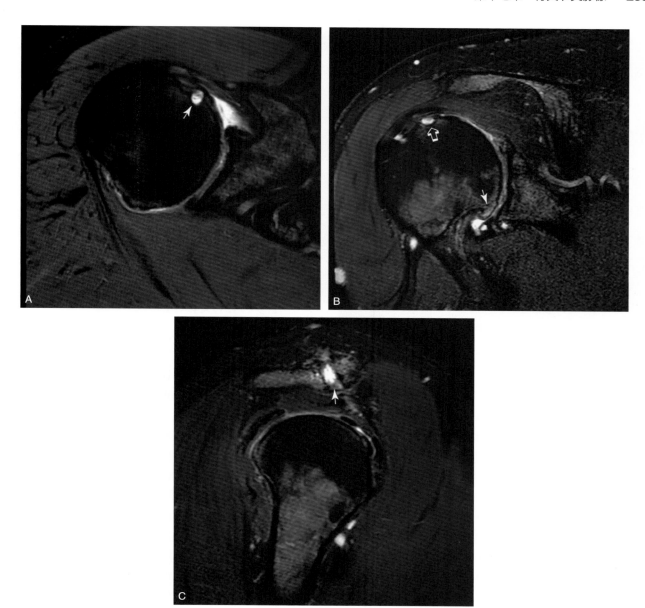

图 17.14 右肩中度盂肱关节骨关节炎。A. 轴位 FS PDWI 显示关节透明软骨变薄且不规则,肱骨头前部可见软骨下囊肿(箭头)。B. 冠状位 FS PDWI 显示关节透明软骨不规则且变薄,肱骨头下缘有骨赘(实心白色箭头)。肱骨头上部有软骨下囊肿(黑色空心箭头)。C. 矢状位 FS PDWI 显示肩锁(AC)关节高信号(箭头),符合肩锁关节骨关节炎

存在巨大的肩袖撕裂,导致肱骨头向上方半脱位,肩峰下重塑,肩关节功能异常。

脊柱骨关节炎

中轴骨中有许多滑膜关节,包括脊柱的小关节、寰枢关节($C_1 \sim C_2$)、颈椎的钩椎关节以及骶髂关节的下 2/3。脊柱滑膜关节的骨关节炎可能是退行性脊柱疾病的主要特征,也可能与退行性椎间盘疾病、既往创伤、脊柱侧弯、后凸或脊柱畸形等其他病变一起发生。滑膜关节骨关节炎的常见部位是下颈部和下腰部。寰枢关节也是滑膜关节,因此也可能会受累。病理过程与其他滑膜关节相同,导致关节间隙变窄、软骨下硬化和骨赘形成。关节软骨的缺失可导致半脱位或过度运动;骨增生可限制运动。骨赘和韧带增厚可能会导致神经根受累。这些改变在 CT 上可以很好地显示(图 17.15)。

继发性骨关节炎

关节继发性退行性改变主要由 3 个主要因素引起:关节软骨的异常,正常关节软骨下骨支撑的丧

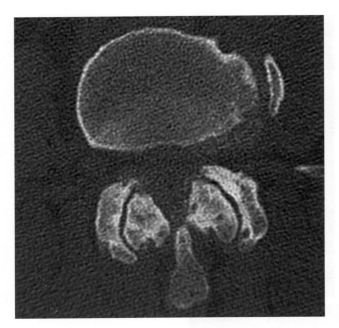

图 17.15 腰椎轴位 CT 显示明显的双侧椎小关节骨关节炎

失，以及关节对合和机械应力的异常。任何具有这些特征之一的情况都可能导致永久性、进行性骨关节炎。继发性骨关节炎可能会继发于炎症性关节炎，如果炎症已经造成永久性软骨损伤，并且静止足够长的时间使退行性改变发展。机械损伤可损伤关节软骨，其修复能力有限。纤维软骨瘢痕可以替代透明软骨的受损区域。关节碎片、关节内游离体或关节内移位的半月板碎片可能侵蚀关节软骨。骨软骨关节内的游离体从滑液中获取营养，并可能生长。健康的软骨在失去骨性支撑后会过早磨损。例如，股骨头坏死后软骨下骨塌陷会导致迅速地继发性退

变。反复的无临床症状的创伤，即使软骨下骨变化不明显也可能导致骨关节炎。关节对位不良或存在力学缺陷、不稳定或应力异常都可能会导致关节过早磨损。然而，即使采用了理想的骨折治疗方法，也可能发生创伤后骨关节炎[2]，产生原因可能是创伤时存在不可修复的软骨损伤（图 17.16）。

许多类型的发育性、获得性骨和关节发育不良会导致早期骨关节炎，包括发育性髋关节发育不良（图 17.17）、Legg-Calvé-Perthes 病（图 17.18）、多发性骨骺发育不良。关节几何形状异常会引起过早的磨损，并形成恶性循环，导致进一步对位不良、力学缺陷和应力异常而使磨损加剧。

手炎性（侵蚀性）关节炎

炎性（侵蚀性）骨关节炎是一种急性滑膜炎伴原发性骨关节炎的疾病[3]。虽然由于关节碎片和软骨破坏产物的存在，关节退行性变总是会有一些滑膜炎症的成分，但在侵蚀性骨关节炎的临床表现中炎症占主导地位。X 线片显示原发性骨关节炎的退变特征和分布，但急性滑膜炎可引起炎症性侵蚀、关节间隙均匀狭窄，有时还可出现关节强直。在手指指间关节的后前位 X 线片上可以看到特征性的"海鸥"征，表现为中央骨质破坏腐蚀和骨质增生（图 17.19）。典型的发病年龄在 50~60 岁，女性发病率远高于男性。炎症通常在几个月到几年内消退，留下退行性改变。在手部，侵蚀性骨关节炎的特点是累及近侧指间关节和远侧指间关节以及拇指的基底关节，非侵蚀性原发性骨关节炎也是如此。

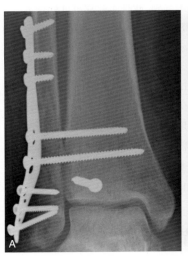
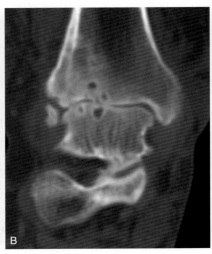
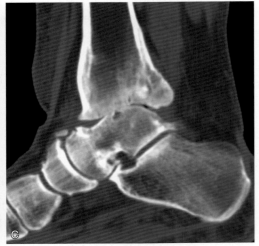

图 17.16 创伤后踝关节骨关节炎。A. 27 岁，三踝骨折切开复位内固定术后改变。注意胫距软骨间隙的正常宽度。B 和 C. 35 岁患者，冠状位和矢状位 CT 显示，胫距关节面明显的软骨缺失，伴有软骨下囊肿和软骨下硬化

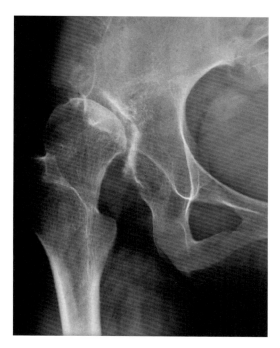

图 17.17 发育性髋关节发育不良伴慢性脱位、假性髋臼形成和继发性骨关节炎

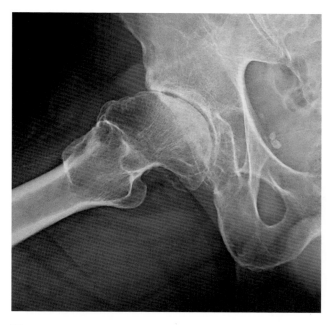

图 17.18 Legg-Calvé-Perthes 病的患儿,右髋关节明显的继发性骨关节炎

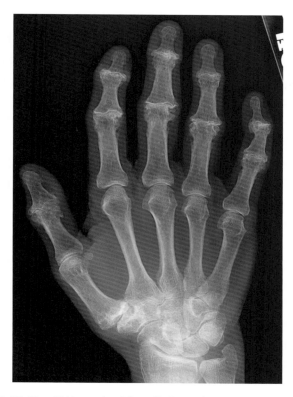

图 17.19 男性,69 岁,手部 X 线片显示侵蚀性骨关节炎,累及远侧指间关节(DIP)、近侧指间关节和第一腕掌关节。注意远侧指间关节处的鸥翼形态

的前部。椎间盘关节由覆盖相邻椎体关节面的软骨终板、中央髓核和纤维环组成(图 17.20)。

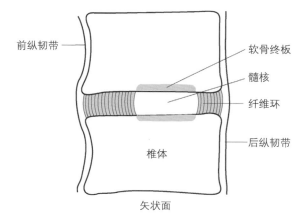

图 17.20 椎间盘关节的解剖

脊柱退行性疾病

椎间盘退变

除了滑膜小关节外,脊柱中还有许多非滑膜关节,如我们熟知的椎间盘关节。这些关节位于脊柱

儿童髓核呈胶状,而成人髓核转化为纤维软骨。纤维环的外层是胶原纤维,内部是纤维软骨。纤维环固定在软骨终板、椎体边缘和椎体的骨膜上。前纵韧带位于脊柱的前方,并牢固地附着在靠近椎体拐角的骨膜上。后纵韧带位于椎体的后方。在耻骨

联合处也有同样特征的生理结构。

　　椎间隙与椎体宽度成正比。它们在颈部相对较薄,在胸部和腰部逐渐变厚。退行性椎间盘疾病的特征是椎间隙变窄,椎间隙内的钙化或气体是病理性的。可能会存在髓核、纤维环或两者的退变[4,5]。虽然这些过程常常可以相互区分,但在许多情况下同一患者的椎间盘中会看到两种病变重叠存在(图 17.21~图 17.23)。这两种病变之间的关键区别点是椎间隙变窄。如果存在,则强烈提示髓核退行性病变,常伴有终板硬化和轻度 - 中度的骨赘形成。

　　纤维环退行性病变并不总是存在显著的椎间隙狭窄,这种病变中能看到边缘性骨赘,通常要比髓核退行性病变的边缘骨赘大得多,有时被称为变形性脊椎病。在临床工作中,人们经常看到纤维环和髓核都退变的迹象。通常对临床医生来说,椎间盘的哪一部分退变并没有太大区别。因此,我建议在描述中使用术语"椎间盘退变"来指代这两种病变。椎间盘退变可能导致排列异常,包括椎体半脱位、过度的后凸或前凸、生理曲度异常以及脊柱侧弯。可能需要用患者屈曲、伸展或侧弯的图像来诊断异常运动或运动功能丧失。

　　脊柱中看到的大多数骨赘都是由于椎间盘退变所致。炎症可导致椎间隙边缘形成骨赘。这可见于许多脊椎关节病,如强直性脊柱炎、反应性关节炎、银屑病关节炎和炎症性肠病相关的关节炎。这些疾

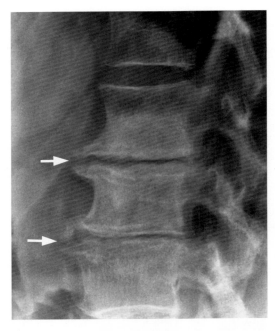

图 17.21　伴有椎间盘退变的变形性脊椎病的三角形骨赘(箭头)。椎间隙狭窄,软骨下骨硬化

病的骨赘倾向于垂直方向(图 17.24),与椎间盘退变时骨赘的水平方向或弯曲状的外观相反。然而,在临床实践中,有时很难将两者鉴别开来。

弥漫性特发性骨质增生症

　　弥漫性特发性骨质增生症(DISH)(脊柱强直性骨肥厚症,Forestier 病)是一种特发性疾病,其特

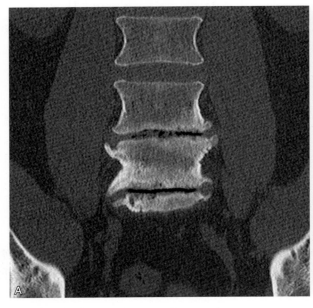

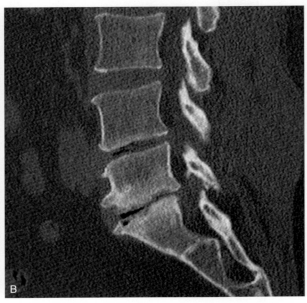

图 17.22　腰椎椎间盘退行性病变。A 和 B.冠状位和矢状位 CT 显示 L$_4$~L$_5$ 和 L$_5$~S$_1$ 椎间隙明显狭窄、椎间盘内见气体、终板硬化和骨赘形成

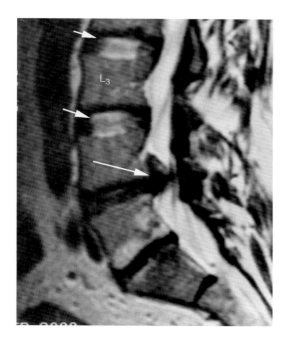

图 17.23 退行性腰椎间盘突出症。矢状位 T_2WI 显示 L_4~L_5 和 L_5~S_1 椎间盘退行性变(低信号)。L_4~L_5 椎间盘向后突出(长箭头)。注意 L_3~L_4 和 L_2~L_3 处正常高度的椎间盘和含水的正常髓核(高信号)(短箭头)

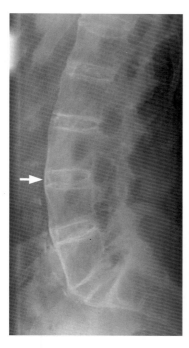

图 17.24 强直性脊柱炎患者的腰椎侧位 X 线片显示多发的垂直方向的骨赘(箭头)

征是肌肉、韧带和肌腱骨骼附着处的软组织骨化。DISH 是一种有骨化或成骨倾向的原因不明的疾病,发病率随年龄的增长而增加。DISH 好发于老年人,男性多见,常见的症状是背部僵硬和疼痛。在 DISH 中,可见沿前纵韧带的连续性骨化[6]。DISH 是一个排除性诊断,应与变形性脊椎病、椎间骨软骨病和强直性脊柱炎相鉴别[7]。DISH 的脊柱外表现在老年患者中非常常见。肌腱附着处的骨化可遍及四肢。在骨盆沿着肌肉和韧带附着处常见胡须状的骨质增生。关节旁的骨生长是由于关节囊附着处的骨化所致。关节外的骨性强直常见于胸椎,颈椎和腰椎相对少见(图 17.25、图 17.26)。脊柱关节外强直会使脊柱僵硬。尽管骨量增加,但脊柱在受到创伤时更脆弱。椎间盘和韧带运动受限和能量吸收功能的丧失,是导致其吸收负荷能力下降的原因之一。脊柱骨折和骨折脱位可能是灾难性的(图 17.27)。在临床工作中,如没有其他已知的引起此类骨化的疾病情况下,当有过多的附着处骨化时,可通过 X 线片作出 DISH 的诊断。

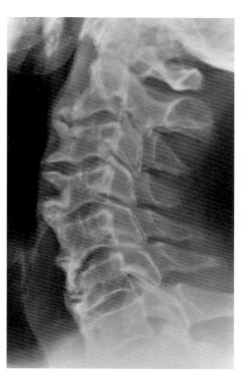

图 17.25 弥漫性特发性骨质增生症患者颈椎前缘可见明显的连续性骨化。由于食管位于颈椎的正前方,因此患者经常会存在吞咽困难

Baastrup 病

Baastrup 病(棘突间骨关节病)是一种腰椎退行性疾病,其棘突骨质增生导致相邻棘突之间的重塑和关节形成(图 17.28)。这种情况也被称为棘突对吻,指的是邻近棘突的重塑。Baastrup 病与慢性下腰痛的关系尚不明确,但两者都很常见[8]。

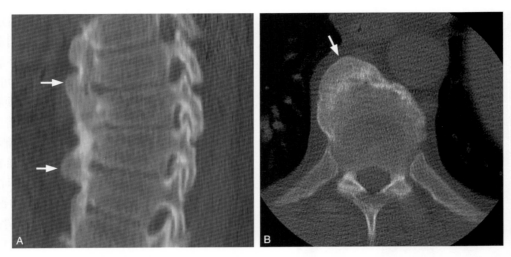

图 17.26 弥漫性特发性骨质增生症伴椎旁软组织弥漫性、连续性骨化(箭头)。A. 矢状位 CT 显示骨化(箭头)延伸到多个相邻节段;B. 轴位 CT 显示骨化(箭头)不对称

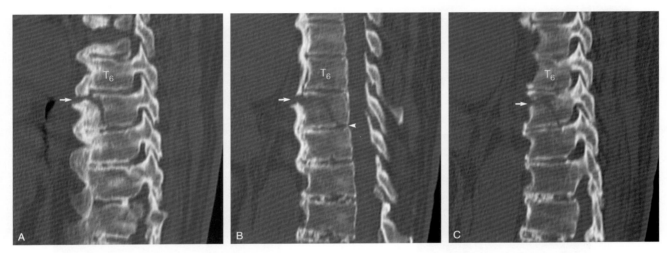

图 17.27 弥漫性特发性骨质增生症(DISH)骨折。男性,82 岁,患有弥漫性特发性骨质增生症,坠落地面受伤。中段胸椎矢状位 CT 右(A)、中线(B)、左(C),显示前纵韧带广泛连续性骨化,桥接多个椎间层面。偏右层面骨化处(箭头)有骨折,贯穿 T_7 椎体,并累及 $T_7\sim T_8$ 椎间盘(三角箭头)后部

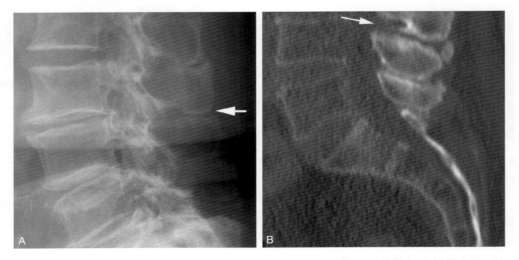

图 17.28 Baastrup 病(不同患者)。A. 侧位 X 线片显示棘突骨质增生,伴棘突对吻(箭头);B. 矢状位 CT 显示棘突对吻

参考文献

1. Porrino J, Carlson B, Kani KK, Mulcahy H, Wyatt A, Chew FS. Disappearing acts: the many causes of rapidly destructive arthritis. *Curr Probl Diagn Radiol*. 2017;46(1):63–73. doi:10.1067/j.cpradiol.2016.02.012 [Epub February 27, 2016. PMID:27020254].
2. Horisberger M, Valderrabano V, Hintermann B. Posttraumatic ankle osteoarthritis after ankle-related fractures. *J Orthop Trauma*. 2009;23(1):60–67. doi:10.1097/BOT.0b013e31818915d9 [PMID:19104305].
3. Punzi L, Frigato M, Frallonardo P, Ramonda R. Inflammatory osteoarthritis of the hand. *Best Pract Res Clin Rheumatol*. 2010;24(3):301–312. doi:10.1016/j.berh.2009.12.007 [PMID:20534365].
4. Resnick D. Degenerative diseases of the vertebral column. *Radiology*. 1985;156(1):3–14.
5. Resnick D. Osteophytes, syndesmophytes, and other "phytes." *Postgraduate Rad*. 1981;1:217–222.
6. Taljanovic MS, Hunter TB, Wisneski RJ, et al. Imaging characteristics of diffuse idiopathic skeletal hyperostosis with an emphasis on acute spinal fractures: self-assessment module. *AJR Am J Roentgenol*. 2009;193(3 suppl):20–24. doi:10.2214/AJR.09.7169.
7. Resnick D, Niwayama G. Radiographic and pathologic features of spinal involvement in diffuse idiopathic skeletal hyperostosis (DISH). *Radiology*. 1976;119(3):559–568.
8. Alonso F, Bryant E, Iwanaga J, Chapman JR, Oskouian RJ, Tubbs RS. Baastrup's disease: a comprehensive review of the extant literature. *World Neurosurg*. 2017;101:331–334. doi:10.1016/j.wneu.2017.02.004 [Epub February 10, 2017. PMID:28192272].

章节自测

1. 类风湿性关节炎的典型影像学表现是？
   A. 骨质疏松
   B. 软骨下囊肿
   C. 关节强直
   D. 骨质象牙化

2. 类风湿性关节炎通常没有以下哪种影像学特征？
   A. 软骨下囊肿
   B. 关节间隙狭窄
   C. 软组织肿胀
   D. 软骨钙质沉着病

3. 影像上下列哪个关节受累与类风湿性关节炎关系最密切？
   A. 远侧指间关节
   B. 第一腕掌关节
   C. 小跖趾关节
   D. 耻骨联合

4. 手部和腕部的哪项影像学表现能鉴别类风湿性关节炎与银屑病关节炎？
   A. 骨赘
   B. 骨膜炎
   C. 侵蚀
   D. 软骨下囊肿

章节自测答案

1. A　骨质疏松是类风湿性关节炎的特征。软骨下囊肿可发生，但非特异性，且更常见于骨关节炎。
2. D　软骨钙质沉着症不会发生在类风湿性关节炎中。
3. C　足部的小跖趾关节是所列选项中最常受累的部位。
4. B　骨膜炎见于银屑病性关节炎，但一般不见于类风湿性关节炎。两者通常都没有骨赘，两者都可能存在侵蚀和软骨下囊肿。

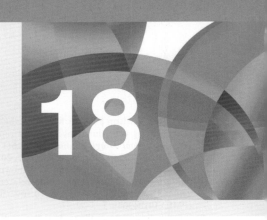

第十八章
炎性关节炎影像

Hyojeong Mulcahy, Felix S. Chew

本章节涵盖了各种临床类型的关节炎和在影像上以炎性改变为主的结缔组织疾病。化脓性关节炎将在肌肉骨骼感染一章中讲述。

学习目的

通过对本章的学习,关于炎性关节炎的影像学认识,期望读者能够:

1. 讨论并推荐合适的影像检查方法。
2. 描述影像特征。
3. 提出鉴别诊断并缩小其范围。
4. 总结以下疾病知识点的相关概念和主要内容:类风湿关节炎,包括病理－影像学特征和关节外表现;结缔组织疾病,包括系统性红斑狼疮(SLE)、硬皮病、皮肌炎、多发性肌炎;脊柱关节病,包括强直性脊柱炎、反应性关节炎、银屑病关节炎和肠源性脊柱关节病,以及发生于成人的幼年特发性关节炎。

类风湿关节炎

类风湿关节炎是一种累及肌肉骨骼系统的系统性自身免疫性疾病,表现为滑膜关节的多发性炎性改变[1]。发病机制尚不明确,没有发现确切的致病因素。疾病的易感性和表现受遗传因素的影响。类风湿关节炎常通过血清中类风湿因子(rheumatoid factor,RF)与其他关节炎相鉴别。类风湿关节炎在一般人群的发病率为1%,女性高于男性,男女比例为1:3。高滴度RF往往提示更严重的类风湿关节炎。典型的发病年龄范围是25~55岁。70%的患者是隐匿性起病,潜伏期为数周至数月;20%的患者潜伏期为数天至数周;10%的患者是急性起病,潜伏期为数小时至数天。急性起病者类似于化脓性关节炎的表现。70%的类风湿关节炎临床进程会进行性加重,最终导致关节功能丧失,预后较差。临床进展可快可慢。20%的患者间歇性缓解和发作,缓解时间通常长于发作时间,有10%的患者缓解持续数年。临床诊断的标准包括:晨僵;近端指间(proximal interphalangeal,PIP)关节、掌指(metacarpophalangeal,MCP)关节或腕关节对称性肿胀;类风湿结节;血清RF阳性以及特异性的影像学表现。

病理 - 影像学特征

类风湿关节炎的潜在病理改变是慢性滑膜炎症,伴有充血、水肿和积液[2]。慢性炎症过程导致滑膜肥厚和纤维化。肥厚的、慢性炎症的滑膜被称为血管翳。血管翳在酶的作用下,沿着它生长的边缘溶解软骨和骨。常见的早期X线表现包括关节周围梭形软组织肿胀(与滑膜肥厚和关节积液有关)以及关节边缘的急性侵蚀。关节软骨也可能被酶溶解后进入关节的间隙,在X线上表现为关节间隙均匀狭窄。滑膜充血导致关节旁骨质疏松。可出现典型的反应性骨形成缺乏。常见的晚期X线表现包括慢性广泛性骨质疏松、边缘侵蚀逐渐进展为累及软骨下骨的严重侵蚀、滑膜囊肿形成、半脱位及对合异常、继发性骨关节炎。在单个患者的一次检查中,不一定会出现所有的表现;观察、总结这些表现可以得出正确的诊断。慢性骨质疏松、边缘骨侵蚀、几乎没有反应性骨形成,这些特异性的X线表现是类风湿关节炎的特征。虽然类风湿关节炎广泛累及四肢骨骼,但是除上段颈椎外的中轴骨常不受累。双侧对称性受累在临床常见,但 X 线受累的严重程度不一定是对称的,尤其是临床早期的 X 线表现。如果炎症过程持续数年,可能会发生继发性退行性改变。类风湿关节炎和原发性骨关节炎都是常见病;当患者两种疾病都存在时,X 线表现可能不易区分。

在滑膜炎的诊断中,超声和 MRI 比 X 线更敏感[3,4],滑膜炎为类风湿关节炎的早期病变。软骨下骨髓水肿可与滑膜炎伴发,两者都是骨侵蚀的前兆。在没有滑膜炎的情况下不会发生骨侵蚀。类风湿关节炎 MRI 诊断标准包括双侧腕关节、掌指或指间关节周围强化、骨髓水肿、侵蚀、关节积液、滑膜鞘积液、软骨形态不规则和变薄。钆对比剂有助于区分无强化的关节积液和强化的滑膜增生及血管翳。抗风湿药物(disease-modifying antirheumatic drugs,DMARDs)通过抑制滑膜炎治疗早期类风湿关节炎,治疗成功时,在 MRI 上可以看到滑膜炎和骨髓水肿恢复正常。MRI 也有助于评估类风湿关节炎在上段颈椎和其他部位的并发症。

类风湿关节炎的治疗旨在控制滑膜炎和预防关节损伤[1]。20 世纪 80 年代开始使用氨甲蝶呤,在氨甲蝶呤广泛使用之前,类风湿性关节炎的发病率和早期死亡率较高,之后更多侵入性治疗用于疾病早期,90 年代后期开始使用靶向生物制剂。随着药物

治疗和治疗方法的改变,临床预后显著改善。指导治疗的共同原则是在疾病早期使用 DMARD 治疗,通过更快速、更持续地控制炎症,使疾病活动得到控制或达到缓解。DMARDs,包括非生物性(传统的小分子或合成的)和生物性 DMARDs,具有减少或防止关节损伤、保护关节的完整性和功能的潜力。非生物性 DMARDs 最常用,包括羟基氯喹、磺胺嘧啶、氨甲蝶呤和来氟米特。生物性 DMARDs,通过重组 DNA 技术生产,一般以细胞因子或它们的受体为靶细胞,或者直接作用于其他细胞表面分子。

手部和腕关节

类风湿关节炎的 X 线异常的分布有很大的变异性,并且 X 线表现可能与临床特征无关[2-5]。最早的 X 线改变是梭形软组织肿胀和关节旁骨质疏松(图 18.1)。在手部,类风湿关节炎常累及掌指和指间关节。最早的骨侵蚀常发生在掌指关节处(图 18.2、图 18.3),通常是第二和第三掌指关节桡侧。中指的近节指间关节是另一个常见的早期累及部位。斜位片可显示轻微的软骨下骨吸收。可以见到梭形软组织肿胀、关节旁骨质疏松、邻近软骨间隙消失及急性边缘侵蚀(图 18.4)。由肌肉张力引起的骨质疏松性骨塌陷可造成压缩性骨折和骨重塑,这在掌指关节尤其常见。手指失去正常的平衡张力会导致各种对

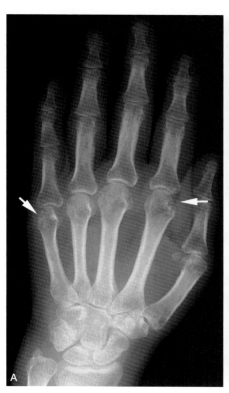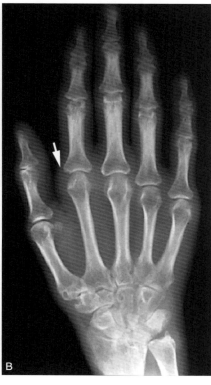

图 18.1 不同患者的类风湿关节炎手部改变。A. 掌指(metacarpophalangeal MCP)关节(箭头)和第一腕掌(carpometacarpal,CMC)关节可见关节旁骨质疏松、软组织肿胀及早期侵蚀性改变。B. 中指、无名指的近端指间关节和示指的 MCP 关节(箭头)可见关节旁骨质疏松、轻微骨侵蚀和梭形软组织肿胀。整个腕关节关节间隙均匀消失。双侧第一 CMC 关节都可见骨侵蚀

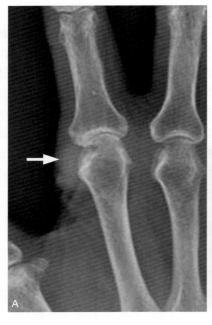
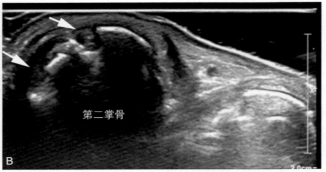

第二掌骨

图 18.2 类风湿关节炎掌指（MCP）关节侵蚀。A. 手部 X 线片示第二 MCP 关节软组织肿胀（箭头）及第二掌骨头侵蚀；B. 第二 MCP 关节超声图示侵蚀的掌骨头区域被血管翳填充（箭头）。感谢 Mitchell Kline，医学博士

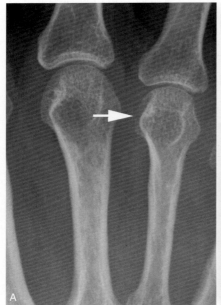
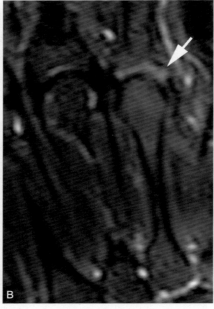
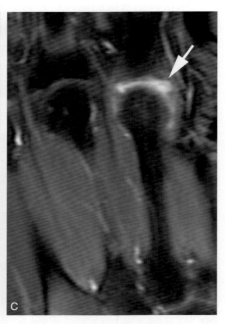

图 18.3 类风湿关节炎累及无名指的掌指关节。A. X 线片示早期软骨下骨侵蚀。侵蚀性改变表现为沿着第四掌骨头桡侧的白色皮质线消失（箭头）。B. 冠状位 FS T_2WI 示积液（箭头）。C. 冠状位 FS T_1WI 增强示滑膜强化（箭头）

位畸形，包括手指的天鹅颈、钮扣样畸形和拇指的 Z 形畸形（图 18.5）。骨皮质的表面侵蚀可能发生在发炎的腱鞘下，尤其是沿尺骨远端外侧面、第一掌骨背侧及第一近端指骨。

类风湿关节炎常常会累及整个腕关节（图 18.6）。最早期的骨质改变是发生在尺、桡骨茎突，头状骨及舟骨腰部的骨质侵蚀破坏。在 MRI 上，骨质侵蚀破坏表现为明显的局灶性骨质缺损，T_1 呈低 - 中等信号、T_2 高信号。侵蚀区内的血管翳可强化（图 18.7）。晚期疾病的关节对合紊乱是由于肌肉张力失衡和韧带受限。肌腱的受累在 MRI 上表现为滑膜鞘内积液和 T_2 高信号。炎性滑膜强化（图 18.8）。

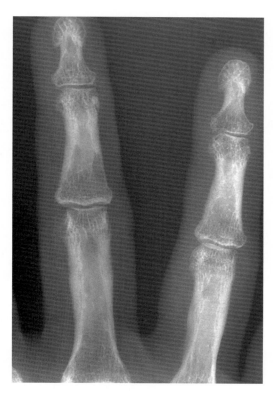

图 18.4　类风湿关节炎伴关节周围的骨质疏松

周围其他关节

在肘关节,滑膜肥厚和积液形成了脂肪垫征。与其他关节一样,均可见关节周围骨质疏松、关节间隙均匀变窄及骨质侵蚀破坏。

在盂肱关节,肱骨近端的骨侵蚀尤为明显,肩袖撕裂或萎缩导致肱骨头上部半脱位及与肱骨头相对应的肩峰下表面的适应性改变(图 18.9、图 18.10)。在类风湿关节炎中,常常可以看到锁骨远端骨质吸收和肩锁关节增宽。在膝关节,MRI 上可看到血管翳早期即可累及半月板。典型的炎性变化可能与继发性退行性改变相伴发生,但与关节间隙消失相比,反应性骨质增生的程度不成比例(图 18.11)。在膝关节 MRI 可见积液、骨侵蚀、弥漫性软骨缺失、骨髓水肿及血管翳(图 18.12)。相比膝关节,类风湿关节炎较少累及髋关节。如累及髋关节,则常见向心性关节间隙均匀狭窄伴轴向移位,但类似骨关节炎的向上移位也可能发生。髋臼的突出(髋臼前突)(图 18.13)、纤维性强直、软骨下囊肿、骨侵蚀、继发性修复性和退行性改变很常见。如果使用类固醇,有可能出现股骨头坏死这一潜在的并发症。在足部,

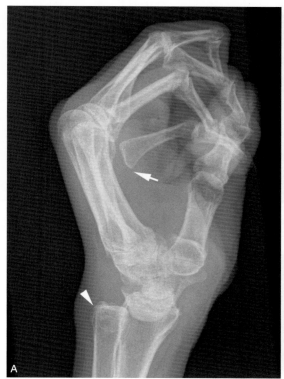
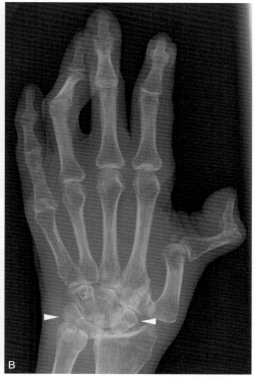

图 18.5　类风湿关节炎的手部畸形。A 和 B. 手侧位和后前位 X 线片示示指呈天鹅颈样畸形,无名指呈钮扣样畸形,拇指呈 Z 形畸形,第一掌腕关节脱位,小指的掌指关节向掌侧脱位(A 中箭头),尺骨向背侧半脱位(A 中三角箭头),腕骨向尺侧移位(B 中三角箭头)

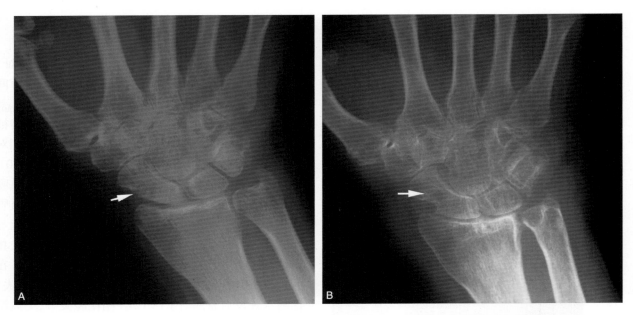

图 18.6 类风湿关节炎腕关节改变。A. 早期发现包括关节旁骨质疏松和累及舟状骨腰部的轻微骨侵蚀(箭头)。B. 同一患者 6 年后出现严重的骨侵蚀和半脱位。可看到尺骨移位、弥漫性骨质疏松不伴增生性改变。舟状骨腰部的侵蚀变大(箭头)

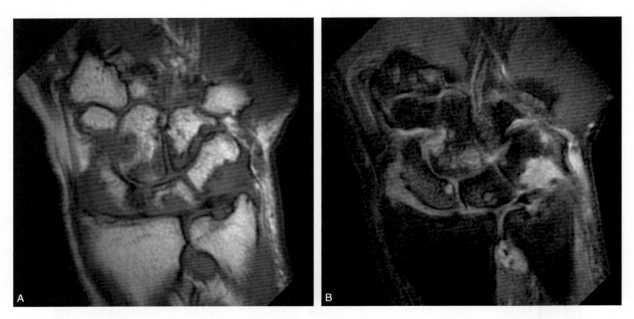

图 18.7 腕骨的类风湿关节炎。A. 冠状位 T_1WI 示骨侵蚀;B. 冠状位 FS T_1WI 增强示骨侵蚀强化,与炎性血管翳相对应

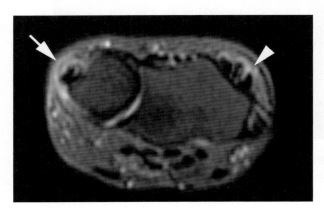

图 18.8 左侧腕关节类风湿关节炎伴腱鞘炎。轴位 FS T_1WI 增强示沿着尺侧腕伸肌腱(箭头)及桡侧腕长、短伸肌腱(三角箭头)的滑膜增厚强化

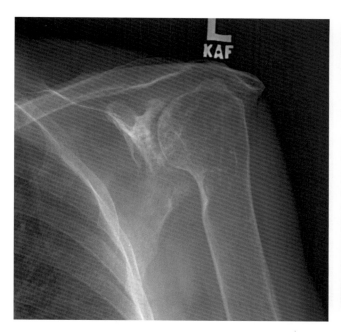

图 18.9　晚期肩关节类风湿关节炎。前后位 X 线片显示骨量减少、锁骨远端骨侵蚀、肩峰下表面和肱骨干内侧形态改变

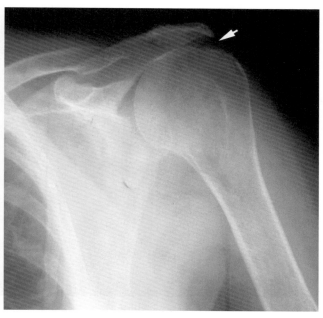

图 18.10　肩关节类风湿性关节炎伴骨质疏松和肱骨头上份半脱位,提示肩袖撕裂或萎缩(箭头)

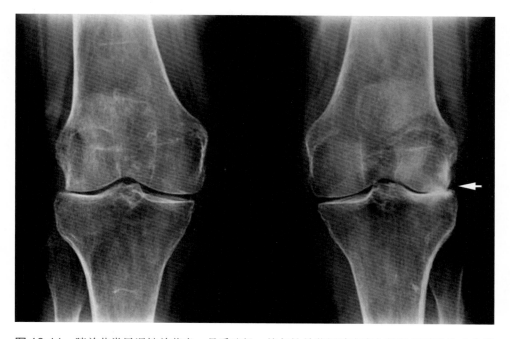

图 18.11　膝关节类风湿性关节炎。骨质疏松。均匀性关节间隙变窄与轻微骨质增生改变并存。在左侧膝关节外侧(箭头所示)可出现一些继发性骨关节炎改变

蹬趾的跖趾间和趾间关节的改变可能很早就能看到(图 18.14)。虽然发生于骨骼其他部位的类风湿关节炎常见的改变可能出现在足部,但是骨侵蚀往往很小,并且不常见。软组织受累可能会导致拇外翻和足外翻畸形。在足跟,跟骨后滑囊炎、跟腱炎和足底筋膜炎可引起水肿和跟骨侵蚀(图 18.15)。也可能会发生自发性跟腱断裂。

脊柱

在脊柱中,上段颈椎是最常见的累及部位。多达 70% 的类风湿关节炎患者有时会出现症状,多达 85% 的典型类风湿关节炎患者在上段颈椎有 X 线改变。寰枢关节($C_1 \sim C_2$)前方有一个滑膜关节,由齿状突与 C_1 前弓连接形成关节,后方由横韧带固

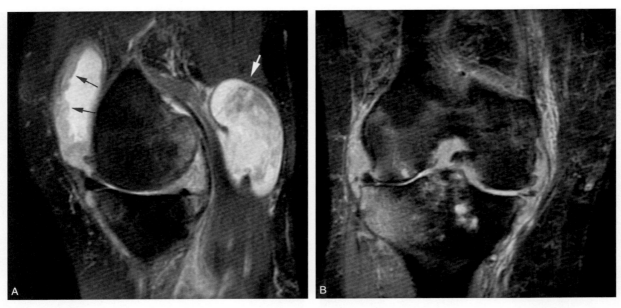

图 18.12　膝关节类风湿性关节炎。A. 矢状位 FS T$_2$WI 示大量积液伴滑膜增厚(黑色箭头)。同时可见弥漫性软骨丢失和软骨下水肿。还可见一个大的 Baker 囊肿(白色箭头)。B. 冠状位 FS T$_1$WI 增强示滑膜和软骨下强化

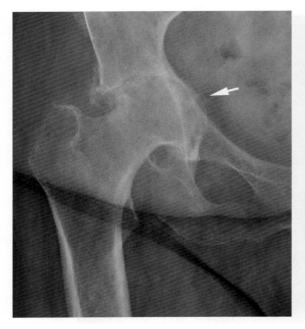

图 18.13　髋关节类风湿性关节炎。髋关节前后位 X 线片示向心性关节间隙均匀狭窄伴轴向移位(髋臼前突,箭头)

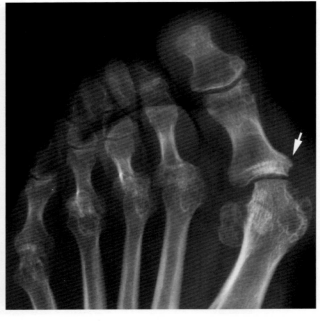

图 18.14　足部类风湿关节炎。跗趾向外侧移位,其余跖趾(MTP)关节半脱位。骨侵蚀存在于所有的 MTP 关节和跗趾的趾间关节;其他关节未见受累。一些骨侵蚀可出现硬化(箭头),提示临床静止期

定。在齿状突和横韧带之间可见一个囊腔。这些部位的滑膜炎可引起齿状突的侵蚀和横韧带的断裂(图 18.16、图 18.17),导致齿状突前间隙增宽。结果是寰枢椎不稳,有四肢瘫痪或死亡的危险。在 C$_2$ 水平以下,颈椎可能出现弥漫性关节间隙狭窄。在滑膜钩椎关节(Luschka 关节),炎性血管翳可侵及椎间盘。

　　胸椎和腰椎常不受累。骶髂(SI)关节受累不常见,在受累时表现轻微且不对称。

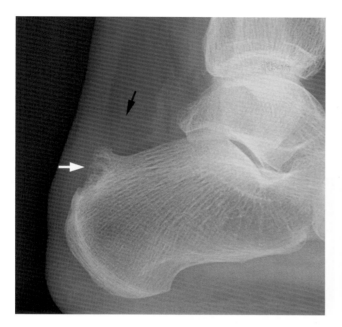

图 18.15 类风湿性关节炎。可见跟骨后囊肿胀(黑色箭头)。跟骨可见多处骨侵蚀(白色箭头)

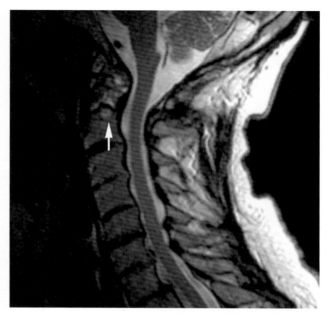

图 18.17 类风湿关节炎。矢状位 T_2WI 示血管翳(箭头)侵蚀齿状突,形成肿块对脊髓产生影响

节。病理上,这些病变是中心坏死的肉芽肿。类风湿结节的出现被认为是病变晚期的征象,通常见于 RF 阳性的患者。类风湿结节的 MRI 表现没有特异性。在 MRI 上,类风湿结节表现为皮下软组织肿块,边界不清,伴中心坏死(图 18.18)。

结缔组织病

系统性红斑狼疮

系统性红斑狼疮(systemic lupus erythematosus,SLE)是一种慢性全身性疾病,其发病机制与免疫复合物沉积有关。女性多见,女性与男性的比例为 8:1,并且有遗传易感性。在发病时,荧光抗核抗体试验几乎都呈阳性。在肌肉骨骼系统的表现很常见,并可能先于其他全身表现数月或数年[6]。在 75%~90% 的 SLE 患者中,会出现非侵蚀性对称性多发性关节炎,其分布类似于类风湿关节炎。早期的 X 线表现为梭形软组织肿胀和近关节的骨质疏松,但不会出现关节间隙狭窄或骨质侵蚀。在 SLE 中常常会导致关节变形的非侵蚀性关节病。手部典型的累及部位是 MCP 和指间关节(图 18.19 和图 18.20)。拇指、腕关节和足部受累比肩、膝关节受累更为常见,10% 的患者可能出现寰枢关节半脱位。这些病变最初是可逆的,X 线表现可能正常。不可逆畸形和继发性退行性改变可能随着时间的推移而

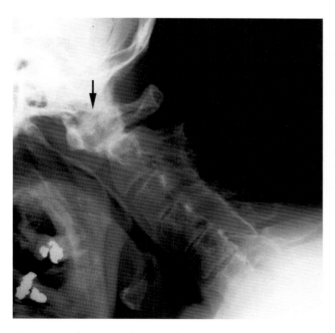

图 18.16 类风湿性关节炎。寰枢关节半脱位表现为在 C_1 的前弓和齿突之间间隙增宽(黑色箭头)

关节外表现

类风湿性关节炎的关节外表现包括类风湿结节、皮肤瘘管形成、感染、血液系统异常、血管炎、肾病、肺部疾病和心脏并发症。皮下类风湿结节是发生在类风湿关节炎患者身上的表浅病变。它们是这些患者中最常见的软组织病变之一,在已证实的类风湿关节炎病例中约 20%~30% 可出现类风湿结

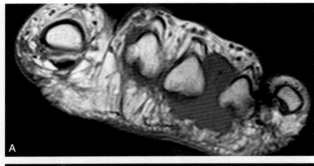

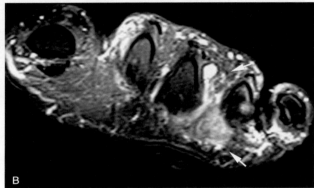

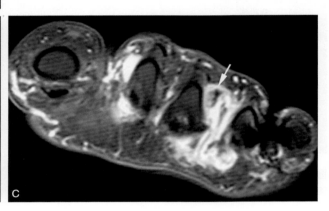

图 18.18　足部的类风湿结节。A. 足的跖趾关节水平冠状位 T$_1$WI 示第三和第四跖骨之间分叶状肿块。肿块相对肌肉呈等信号。B. 冠状位 FS T$_2$WI 呈不均匀高信号（箭头）。C. 冠状位 FS T$_2$WI 增强示肿块呈明显不均匀强化，其内可见未强化的坏死区域（箭头）

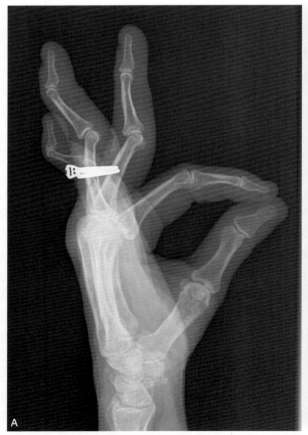

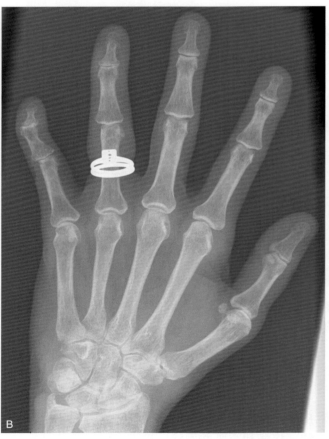

图 18.19　系统性红斑狼疮伴对合畸形。A 和 B. 侧位和后前位 X 线片示环指和小指天鹅颈样畸形伴中指近端指间关节过伸

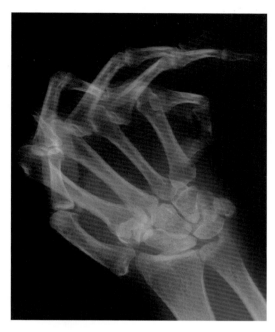

图 18.20　系统性红斑狼疮伴严重的掌指关节半脱位。但未见明显骨质侵蚀

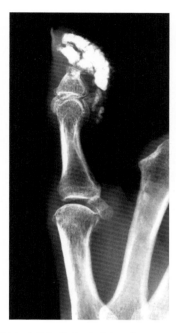

图 18.21　硬皮病伴拇指羟基磷灰石钙沉积和软组织萎缩

发展。骨坏死可累及股骨头、股骨髁、肱骨头和其他部位,一般呈对称性分布。其他肌肉骨骼系统表现包括肌炎、肌腱张力变弱和自发性断裂及软组织钙化。

硬皮病

硬皮病(进行性系统性硬化症)是一种多系统纤维化的自身免疫性结缔组织病,临床病程多变。典型的表现是皮肤纤维化、增厚和紧绷。胃肠道和肾脏受累明显。大多数患者存在肌肉骨骼系统受累的 X 线表现[6,7]。这些异常表现通常见于手部,包括软组织萎缩、软组织钙化、指骨粗隆骨质吸收和远端指间(DIP)关节侵蚀。骨破坏和骨侵蚀在指骨粗隆很常见(图 18.21)。软组织萎缩形成锥形指尖。皮下钙化通常出现在多个手指和四肢其他部位;钙沉积是营养不良性的,由局部组织损伤部位的羟基磷灰石钙沉积形成。钙化也可能发生在肌腱和腱鞘、关节囊甚至在关节腔内。无炎症的滑膜纤维化可引起屈曲挛缩。

皮肌炎和多发性肌炎

皮肌炎和多发性肌炎是一种病因不明的疾病,是累及横纹肌的弥漫性、非化脓性炎症和退变。发病机制是自身免疫机制。在皮肌炎中,皮肤会受累。

基于不同的特点,特别是进行性肌肉无力和皮疹,有多种临床分类。

年龄 >40 岁的皮肌炎患者有恶变的风险,尤其是男性。可通过血清酶学、肌电图和肌肉活检等方法进行诊断。皮肌炎和多发性肌炎的早期影像学表现可以在 MRI 上观察到[6]。T_2WI 示受累肌肉呈高信号(图 18.22)。通常为双侧对称性受累,并且疾病的病程可通过 MRI 随访。在 X 线片上,特征性的异常表现是广泛的软组织钙化,特别是在较大近端四肢肌肉之间的肌间筋膜平面(图 18.23、图 18.24)。也可能有类似硬皮病的皮下钙化(图 18.25)或呈网状的线样钙化。肌肉萎缩、挛缩和慢性骨质疏松是病程晚期的表现。

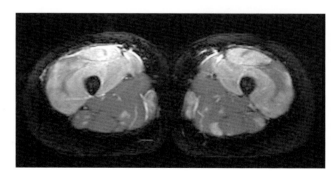

图 18.22　炎症性肌炎。轴位 FS T_2WI 显示大腿肌肉对称性分布的高信号

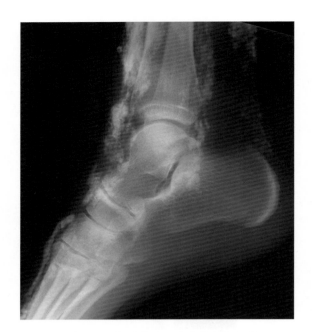

图 18.23 踝关节皮肌炎伴软组织钙化

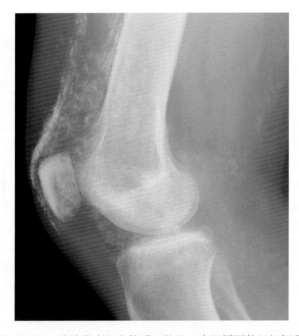

图 18.24 膝关节皮肌炎伴明显的股四头肌周围软组织钙化

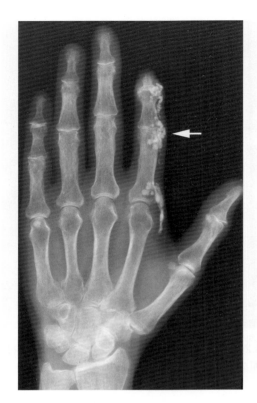

图 18.25 多发性肌炎伴示指软组织钙化(箭头)

脊柱关节炎(脊柱关节病)

脊柱关节炎(也称脊柱关节病)是一组多种疾病组成的、相互关联的疾病[8]。肌肉骨骼的改变在这些疾病很常见,包括脊柱受累(尤其是骶髂关节受累)、韧带附着部病变和下肢不对称性周围性关节炎。其他常见的特征是遗传易感性;发生在皮肤、肠道、泌尿生殖道或眼睛的关节外表现;血清 RF 阴性;与 HLA-B27 相关。在过去,这些疾病因血清 RF 阴性被称为类风湿变异,以区别于类风湿关节炎和血清阴性脊柱关节炎。

中轴脊柱关节炎和强直性脊柱炎

中轴脊柱关节炎是一种累及脊柱和骶髂关节的常见慢性炎症性疾病[8];强直性脊柱炎被认为是中轴脊柱关节炎中的一种特殊类型。病因尚不清楚,但存在遗传因素;90%~95% 强直性脊柱炎的白种人患者 HLA-B27 呈阳性(9% 强直性脊柱炎的白种人患者 HLA-B27 呈阴性)。中轴脊柱关节炎患者约占美国总成年人口的 1%;强直性脊柱炎的患病率约为 0.1%。典型的临床表现是青少年男性出现下背部隐痛和僵硬。在典型的严重病例中,可出现严重的脊柱强直和畸形;在较轻的病例中,可能只有偶尔的

重叠综合征

患者可能有风湿性疾病的临床特征,这些表现与一些定义更明确的类风湿疾病重叠,特别是在病程的早期或晚期。疾病的 X 线特征也可能重叠,因此单个患者可表现出类风湿关节炎、硬皮病、SLE 和皮肌炎的混合特征。这些重叠综合征也可称为混合性结缔组织病。

关节痛。在大多数病例中,中轴脊柱关节炎是一种良性、自限性疾病,因缺乏或仅有极轻微的 X 线改变而无法确诊。总体性别分布大概是相等的,但男性发病通常较严重,呈进行性发展,而女性发病较轻微,具有自限性。

该病累及脊柱时,通常始于胸腰椎或腰骶椎交界处。脊柱受累的第一个 X 线改变发生在纤维环外纤维附着于椎体处[5,9,10],表现为小的骨侵蚀伴邻近骨质硬化,这种侵蚀称为 Romanus 病灶(图18.26A)。然后,要么沿着椎体前方形成新骨,要么发生椎体角缘侵蚀,导致脊柱侧位 X 线片上出现桶形或方形椎体(图 18.26B)。随着病情的进展,纤维环周围及纤维环内骨化(图 18.26C);这些骨化称为韧带骨赘。关节突关节发炎,然后强直。韧带骨赘在多个邻近的椎体形成,使脊柱看起来像竹节(图 18.27)。

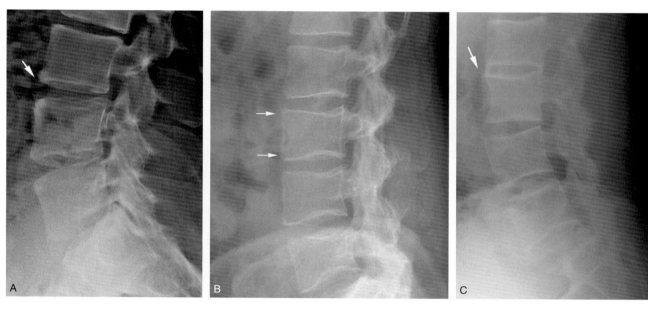

图 18.26　腰椎强直性脊柱炎(不同患者)。A~C. 腰椎侧位片示早期骨侵蚀伴硬化(A 中箭头),腰椎椎体前缘呈方形(B 中箭头),沿纤维环前缘形成韧带骨赘(C 中箭头)

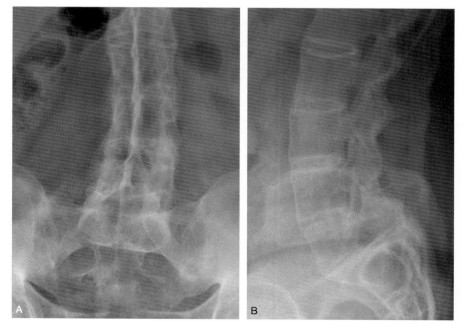

图 18.27　腰椎强直性脊柱炎。A 和 B. 前后位和侧位 X 线片示韧带骨赘形成和后纵韧带骨化,形成竹节椎。骶髂关节融合

当脊柱融合时,背部疼痛减轻或消失,但融合的脊柱骨质变得疏松、脆弱,并容易发生不完全性骨折。在骨盆,骶髂关节对称性模糊、硬化、融合(图18.28)。在这种疾病的早期,骶髂关节可见软骨下肉芽组织,并且关节软骨被纤维组织取代。在关节间隙形成新的软骨和骨之后可发生强直。

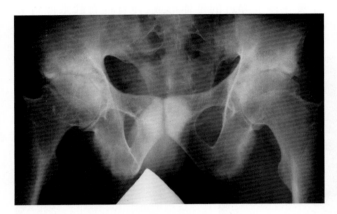

图18.28 强直性脊柱炎会出现髋关节对称性关节炎,骶髂关节强直,坐骨支骨肥厚

约20%的强直性脊柱炎患者最初表现为外周性多发性关节炎,最终,大约35%的强直性脊柱炎患者会出现外周性疾病。这种外周性多发性关节炎的临床表现、影像学表现和病理生理学表现与类风湿关节炎相似,但疾病的好发部位往往不同。足关节、踝关节、膝关节、髋关节和肩关节通常呈不对称性受累;手通常不受累。可能出现永久性僵硬或骨性强直。外周性多发性关节炎可能在脊柱表现之前、同时或之后发生。

在骶髂关节炎的早期诊断中,MRI比X线更为敏感。骶髂关节炎的MRI表现包括软骨异常信号、骨侵蚀、关节信号增高及软骨下骨髓水肿(图18.29)。

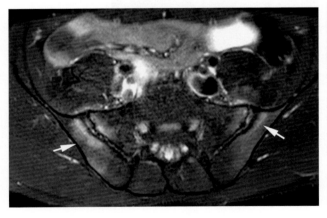

图18.29 强直性脊柱炎出现对称性骶髂关节炎。轴位FS T$_2$WI示双侧骶髂关节软骨下水肿(箭头)

MRI也能区分脊柱关节病引起的骶髂关节炎和骶髂关节的化脓性关节炎。

强直性脊柱炎的一种主要的骨骼并发症是脊柱生物力学脆性增加。桥接椎体的韧带骨赘和后方结构的强直导致脊柱僵硬,不能移动或分散创伤性外力。强直脊柱的骨重塑并不能提高其整体的生物力学强度。当强直性脊柱炎患者发生跌倒或其他事故时,容易发生脊柱的骨折和骨折 - 脱位(图18.30)。这些骨折可能发展为骨折不愈合。

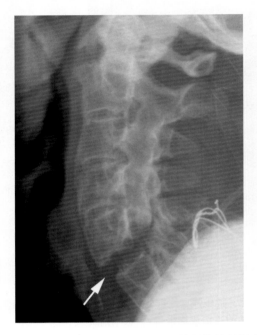

图18.30 强直性脊柱炎出现 C$_5$~C$_6$ 椎体创伤性骨折(箭头)

反应性关节炎

反应性关节炎是一种急性炎症性关节炎,是由身体其他部位的感染引发的[11],但感染的病原体不能从关节液或滑膜培养出来,这有助于区别感染性关节炎。该病的发病机制在本质上被认为是免疫性机制,具有遗传易感性;它被归类为脊椎关节病。胃肠道被志贺氏菌、沙门氏菌、耶尔森氏菌、弯曲杆菌感染后或衣原体泌尿生殖系统感染后,约1%~4%的患者发展为反应性关节炎。虽然这三联症——外周关节炎、结膜炎和尿道炎与反应性关节炎关系密切,但目前的定义通常指在性病感染或流行性痢疾发作后2个月内发生的关节炎。典型的三联症只出现在1/3的反应性关节炎病例中。由于没有确切的实验室检查,诊断可能比较困难,而且痢疾或性病发作可能会很轻微,起病隐匿。发病有一个明显的男性倾向,男女比率至少为5:1。典型的发病年龄

为 15~40 岁。70%~80% 的病例存在 HLA-B27 阳性，血清 RF 呈阴性。临床上，反应性关节炎是一种不对称性下肢少关节炎，表现为腊肠趾、足跟疼痛肿胀、腰背痛、骶髂关节压痛。早期临床征象包括积液、关节周围水肿、滑囊炎和肌腱炎。经常发生蓬松性骨膜炎、附丽病、椎旁逗号状骨化和不对称性骶髂关节炎。在慢性疾病中骨密度保持不变。

在 60%~80% 的病例中会出现 X 线异常，包括滑膜关节、骨性联合和肌腱附着处受累[10,11]。本病好发于足部，尤其是蹈趾、踝关节、膝关节、骶髂关节，在脐以上部位很少见到。骨侵蚀合并骨质增生是不对称性关节炎的特征。侵蚀首先出现在关节边缘，并可能进展到关节中央的软骨下骨。骨质增生可表现为骨膜炎（线状或绒毛状）、肌腱附着处钙化和骨化，以及关节内骨化伴骨强直。其他异常可能包括梭形软组织肿胀、渗出、局部或关节周围骨质疏松、对称性向心性关节间隙狭窄。

骶髂关节炎是最常见的表现。骶髂关节炎的发病率随着病程的进展不断增长，从发病时的 5%~10%，几年后可能上升到 75%。骶髂关节炎在 X 线上表现为邻近骶髂关节表面的侵蚀和硬化，最初在髂侧表现较重（图 18.31）。典型改变是双侧性的，可以对称或不对称受累。

与强直性脊柱炎或银屑病相比，反应性关节炎的脊柱受累要少得多。在反应性关节炎中，下 3 个胸椎和上 3 个腰椎的不对称椎旁骨化与银屑病性脊柱炎的相关改变不易区分。这些骨化被认为是椎旁结缔组织的炎症变化引起，这种炎性改变可导致钙化和骨化。与强直性脊柱炎不同，方椎形成、关节面侵蚀、硬化和骨融合在反应性关节炎中是不常见的。

银屑病关节炎

银屑病是一种常见的皮肤病，以干燥性、粉红色、鳞状、非瘙痒性病变为特征，具有遗传易感性。多达 30% 的银屑病患者发展为相关的关节炎[12]。皮损和关节炎的发病和临床过程通常是不同步和独立的，但 80%~85% 首先累及皮肤。银屑病关节炎似乎是遗传性疾病，但与多种基因有关，这种疾病是由遗传因素和环境因素之间的一些相互作用引发的。HLA-B27 在 60%~80% 的银屑病脊柱炎患者中呈阳性，但在银屑病周围性关节炎患者中仅有 20% 呈阳性。血清 RF 通常为阴性。银屑病关节炎有 5 种临床表现：①不对称性少关节炎，占 50% 以上；②以 DIP 关节受累为主的多发性关节炎，为典型表现，占 5%~19%；③与类风湿性关节炎相似的对称性血清反应阴性多关节炎，占 25%；④与强直性脊柱炎相似的骶髂关节炎和脊柱炎，占 20%~40%；⑤残毁性关节炎合并指（趾）骨吸收，占 5%。一个患者可能会从一种临床类型转变为另一种。2/3 的患者隐匿性起病，而 1/3 的患者急性起病，类似痛风或感染性关节炎。发病年龄为 35~45 岁，无性别倾向。重要的临床特征包括关节压痛和肿胀，脊柱疼痛和活动受限，肌腱附着点炎和指（趾）炎。

主要的 X 线异常表现为不对称性上肢受累，由滑膜炎引起，其病理生理学与类风湿关节炎相似。手部关节受累往往在远端，通常是指间关节，常伴有指甲受累。手指的软组织肿胀常呈香肠状，即整个手指肿胀，而不仅仅是关节；这个肿胀提示手指炎（图 18.32）。可能会出现明显的关节间隙消失，直至骨关节末端发生侵蚀和吸收。笔帽样侵蚀（图 18.33）和骨膜样骨赘生物（图 18.34）是其他典型的表现。关节炎是高度侵蚀性的，在手或足，可能导致残毁性关节炎，这是严重的吸收性指（趾）骨关节炎（图 18.35、图 18.36）。银屑病关节炎可见骨膜炎和肌腱附着处骨质增生。急性时，骨膜炎可能是绒毛状的、不规则的；愈合后，骨增粗膨大。脊柱出现不规则、不对称的椎旁骨赘；它们可能较大，并与椎体和椎间盘融合（图 18.37）。银屑病关节炎的脊柱和骶髂关节的变化往往比反应性关节炎更为明显，但往往难以区分。骶髂关节炎可发展为强直。

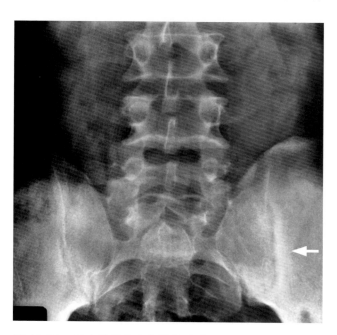

图 18.31 反应性关节炎合并骶髂关节炎，左侧病变较明显（箭头）

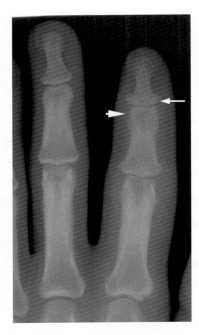

图 18.32　银屑病关节炎伴"香肠指"肿胀、侵蚀（长箭头）、示指骨膜炎（短箭头）

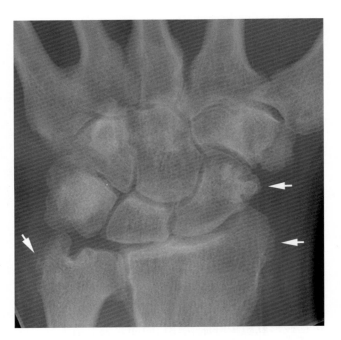

图 18.34　银屑病关节炎合并炎症性骨膜炎（箭头）

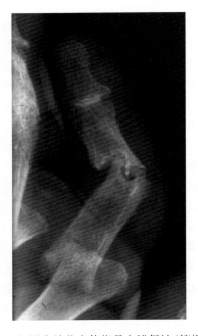

图 18.33　银屑病关节炎伴指骨交错侵蚀（笔帽样表现）

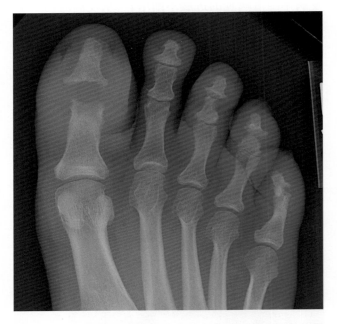

图 18.35　足部银屑病性关节炎。大多数远端趾间关节严重受累，半脱位

肠源性脊柱关节病

　　患有炎性肠病（克罗恩病、溃疡性结肠炎）和其他胃肠道疾病的患者可能存在与本病相关的脊柱关节病[13]。炎性肠病患者关节疾病的发生率可高达 20%，它可发生在胃肠道疾病发作之前、同时或之后。常见的关节表现包括外周关节疼痛、软组织肿胀、关节周围骨质疏松；较少见的表现包括类似于类风湿关节炎的侵蚀性改变。外周关节炎可随肠道疾病的加重和减轻而反复发作。类似或等同于强直性脊柱炎的骶髂关节炎和脊柱炎也可能发生在炎性肠病中，克罗恩病患者比溃疡性结肠炎患者更常见。骶髂关节炎和脊椎炎往往是进行性的，不一定与肠道疾病相关（图 18.38）。某些痢疾感染与反应性关

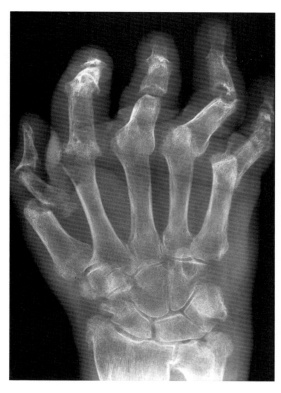

图 18.36 手部和腕关节的银屑病关节炎发展为残毁性关节炎。手指的远近端指间关节均严重受累。整个腕关节均受累,伴骨侵蚀和成熟的骨膜骨形成

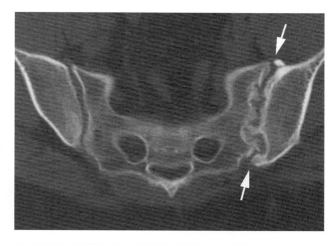

图 18.38 炎性肠病患者的单侧骶髂炎。轴位 CT 显示左侧骶髂关节侵蚀(箭头)

节炎有关,如本章前面所述。

鉴别诊断

虽然脊柱关节病有共同的特征,但在单个患者中常常有可能将它们区别开来(表 18.1)。强直性脊柱炎通常为脊柱和骶髂关节表现严重,外周关节表现较轻。银屑病关节炎的临床表现通常在小的外周关节较为严重,而在大的周围关节、脊柱或骶髂关节较为轻微。反应性关节炎的表现通常是轻微的,很少涉及上半身。当疾病的临床表现和影像学表现轻微,它可能很难明确是哪一类脊柱关节病。

表 18.1 脊柱关节病特征的鉴别

特征	强直性脊柱炎	反应性关节炎	银屑病关节炎
临床特征	下背部疼痛,青少年	痢疾或性病感染后	银屑癣(皮肤病)
性别优势	男性(典型疾病)	男性	无性别优势
关节破坏	骶髂关节、全脊柱	骶髂关节、腰椎、足	手、足、胸腰段脊柱
受累严重程度	严重的强直	轻微	严重骨侵蚀
骶髂关节受累	双侧、对称性骶髂关节炎,都会引起强直	双侧、非对称性骶髂关节炎	双侧、非对称性骶髂关节炎,可能进展为强直
骨化分型	纤弱的韧带骨赘	椎旁骨化	椎旁骨化

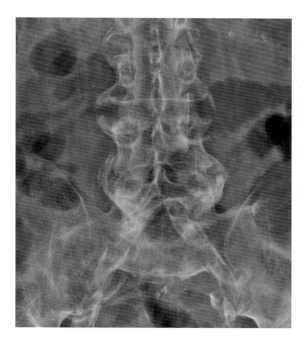

图 18.37 脊柱和骶髂关节的银屑病关节炎。腰椎前后位片示不对称性椎旁骨化和大骨桥形成。双侧骶髂关节均强直

幼年特发性关节炎

　　幼年特发性关节炎是一组多种类型的特发性炎性关节病,多在 16 岁前发病,包括以前称为幼年类风湿性关节炎和幼年慢性关节炎的疾病。在成人中,幼年特发性关节炎的 X 线后遗表现反映了慢性炎性关节炎对生长中的骨骼的影响。这些后遗症可能包括永久性肌肉萎缩;骨骺过度生长、软骨丢失及骺板早期闭合导致的骨组织发育不良;强直和关节挛缩导致的功能丧失;继发性骨关节炎(图 18.39~图 18.41)。发病越早,对生长的影响越严重。受累可能是对称的、不对称的或单关节的。尽管关节炎可能在成年后自行缓解,但骨骼并发症可能需要终生治疗[14]。

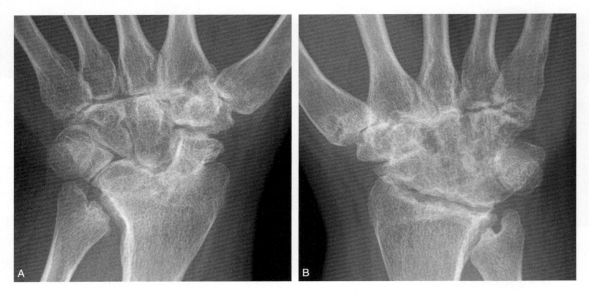

图 18.39　年轻人,幼年特发性关节炎的后遗症。A. 左手桡骨及舟状骨、月状骨强直。尺骨头畸形。B. 右手示全腕强直伴桡腕关节和腕掌关节继发性退行性改变

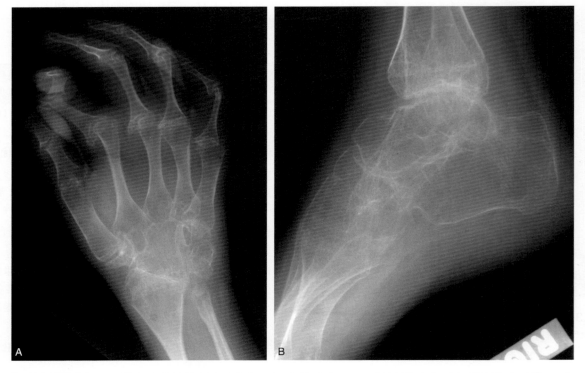

图 18.40　年轻人,幼年特发性关节炎的后遗症。严重的骨量减少。A. 手的骨骼发育不良,骺板闭合过早;B. 在足部,跗骨融合并发育不良

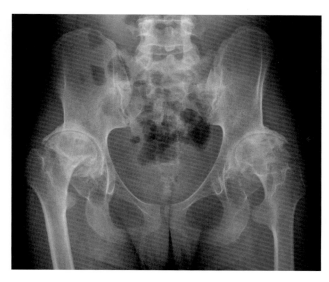

图 18.41　年轻人，累及髋部的幼年特发性关节炎的后遗症。X 线片示弥漫性关节间隙狭窄，继发性发育不良，伴退行性改变

参考文献

1. Scott DL, Wolfe F, Huizinga TW. Rheumatoid arthritis. *Lancet*. 2010;376(9746):1094–1108. doi:10.1016/S0140-6736(10)60826-4 [PMID:20870100].
2. Resnick D, ed. *Diagnosis of Bone and Joint Disorders*. 4th ed. Philadelphia: Saunders; 2002.
3. Sommer OJ, Kladosek A, Weiler V, Czembirek H, Boeck M, Stiskal M. Rheumatoid arthritis: a practical guide to state-of-the-art imaging, image interpretation, and clinical implications. *RadioGraphics*. 2005;25:381–398.
4. Burge AJ, Nwawka OK, Berkowitz JL, Potter HG. Imaging of inflammatory arthritis in adults: status and perspectives on the use of radiographs, ultrasound, and MRI. *Rheum Dis Clin North Am*. 2016;42(4):561–585. doi:10.1016/j.rdc.2016.07.001 [PMID:27742015].
5. Jacobson JA, Girish G, Jiang Y, Resnick D. Radiographic evaluation of arthritis: inflammatory conditions. *Radiology*. 2008;248(2):378–389. doi:10.1148/radiol.2482062110 [PMID:18641245].
6. Kolasinski SL, Chi AS, Lopez-Garib AJ. Current perspectives on imaging for systemic lupus erythematosus, systemic sclerosis, and dermatomyositis/polymyositis. *Rheum Dis Clin North Am*. 2016;42(4):711–732. doi:10.1016/j.rdc.2016.07.007 [Epub September 9, 2016. PMID:27742023].
7. Boutry N, Hachulla E, Zanetti-Musielak C, Morel M, Demondion X, Cotten A. Imaging features of musculoskeletal involvement in systemic sclerosis. *Eur Radiol*. 2007;17(5):1172–1180 [Epub September 23, 2006. PMID:17021702].
8. Taurog JD, Chhabra A, Colbert RA Ankylosing spondylitis and axial spondyloarthritis. *N Engl J Med*. 2016;374(26):2563–2574. doi:10.1056/NEJMra1406182 [PMID:27355535].
9. Resnick D. Radiology of seronegative spondyloarthropathies. *Clin Orthop Relat Res*. 1979(143):38–45 [PMID:509835].
10. Resnik CS, Resnick D. Radiology of disorders of the sacroiliac joints. *JAMA*. 1985;253(19):2863–2866 [PMID:3989961].
11. Schmitt SK. Reactive arthritis. *Infect Dis Clin North Am*. 2017;31(2):265–277. doi:10.1016/j.idc.2018.01.002 [Epub March 11, 2017. PMID:28292540].
12. Ritchlin CT, Colbert RA, Gladman DD. Psoriatic arthritis. *N Engl J Med*. 2017;376(10):957–970. doi:10.1056/NEJMra1505557. Erratum in: *N Engl J Med*. 2017;376(21):2097 [PMID:28273019].
13. Peluso R, Di Minno MN, Iervolino S, et al. Enteropathic spondyloarthritis: from diagnosis to treatment. *Clin Dev Immunol*. 2013;2013:631408. doi:10.1155/2013/631408 [Epub April 15, 2013. PMID:23690825; PMCID:PMC3649644].
14. Shoop-Worrall SJW, Kearsley-Fleet L, Thomson W, Verstappen SMM, Hyrich KL. How common is remission in juvenile idiopathic arthritis: a systematic review. *Semin Arthritis Rheum*. 2017. pii:S0049–0172(17)30123-3. doi:10.1016/j.semarthrit.2018.05.007 [Epub ahead of print. PMID:28625712].

章节自测

1. 下列哪项 X 线特征最容易在骨关节炎中发现？
   A. 关节僵硬
   B. 邻近关节的骨质疏松
   C. 边缘侵蚀
   D. 软骨下囊肿

2. 手部骨性关节炎最典型的 X 线特征是什么？
   A. 骨赘
   B. 半脱位
   C. 软骨钙质沉着病
   D. 骨侵蚀

3. 骨关节炎最容易累及下列哪个关节？
   A. 桡腕关节
   B. 第一腕掌关节
   C. 舟月关节
   D. 豆三角关节

4. 肌腱附着点骨赘与什么疾病关系最密切？
   A. 炎性骨关节炎
   B. Baastrup 病
   C. 椎间盘退变
   D. 弥漫性特发性骨质增生

章节自测答案

1. D　在骨关节炎中可发现软骨下囊肿，通常没有其他特征。

2. A　骨赘是骨关节炎的典型影像学特征。

3. B　在所有选项中，第一腕掌关节是骨关节炎最常受累的关节。

4. D　肌腱附着处骨赘与弥漫性特发性骨质增生关系最密切。

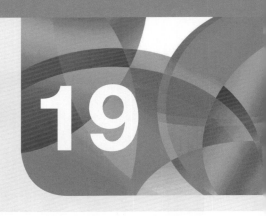

第十九章
非炎性关节病影像
19

Hyojeong Mulcahy, *Felix S. Chew*

本章涵盖了各种影像学上无明显炎性改变的关节病。骨性关节炎在第十五章中有所讲述。

学习目的

通过对本章的学习，关于非炎性关节炎的影像学认识，期望读者能够：

1. 讨论并推荐合适的影像检查方法。
2. 描述影像特征。
3. 提出鉴别诊断并缩小其范围。
4. 总结以下疾病知识点的相关概念和主要内容：神经性骨关节病、焦磷酸盐骨关节病、羟基磷灰石沉积病、痛风性关节炎及痛风石、多中心网状组织细胞增生症、淀粉样关节病、色素沉着绒毛结节性滑膜炎、滑膜软骨瘤病、创伤后锁骨远端骨质溶解、Baker 囊肿、股骨髋臼撞击综合征、肩关节撞击综合征、肩袖撕裂性关节病、树枝状脂肪瘤。

神经性骨关节病

神经性骨关节病（夏科氏关节）是由于本体感觉丧失和深部痛觉丧失而导致的关节功能退化性骨关节病。持续使用关节会导致关节软骨的快速侵蚀，反应性软骨下硬化、骨折和软骨下骨碎裂，最终导致严重的关节紊乱。关节碎片引起滑膜炎和慢性积液。损伤和紊乱可能发生在几天到几周内，症状相对较轻。神经性骨关节病由下运动神经元（外周）和上运动神经元（中央）病变引起。

糖尿病周围神经病变是最常见的下运动神经元病变；其他病因包括酒精中毒、结核病、淀粉样变、麻风病、外周神经损伤、使用类固醇药物和先天性疼痛迟钝。神经性骨关节病发生在 0.1% 的糖尿病患者和 5.0% 的糖尿病神经病患者中。最常见的累及部位是足（80%），尤其是跗跖、跗间和跖趾（MTP）关节；受累可为单侧或双侧。跗跖骨骨折-脱位可能是自发性的，也可能是在轻微创伤的情况下发生的。广泛硬化、骨赘增生、骨折、骨碎裂、半脱位、移位、骨碎片、积液和软骨下囊肿是常见的表现（图 19.1）。MRI 显示骨髓水肿和关节积液[1,2]。

脊髓空洞是引起神经性骨关节病最常见的上运动神经元病变；其他病因包括脊髓脊膜膨出、外伤、多发性硬化、脊髓痨（梅毒）和脊髓压迫。神经性骨

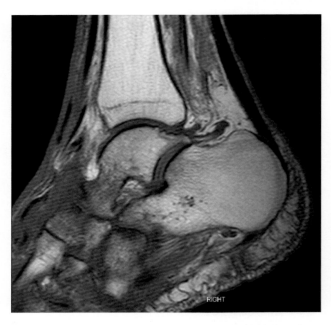

图 19.1　神经性骨关节病。足底矢状面 T_1WI 示足中部肿胀、结构紊乱、水肿

关节病在 25% 的脊髓空洞症患者中发生。关节的改变通常发生在上肢(80%)，可能是萎缩而不是增生。关节端骨的急性吸收是一种常见的现象，同时没有明显的修复、软组织肿胀或软组织内骨碎片形成。这个过程可能类似肿瘤或感染造成的破坏[2]。最常累及的关节是盂肱关节(图 19.2)。

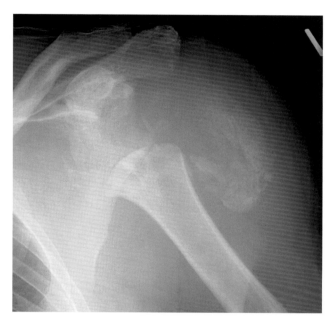

图 19.2　脊髓空洞患者的神经性肩关节病。左肩正位片示骨质碎裂、脱位、骨碎片及硬化

晶体相关性疾病

晶体相关性关节病是在有晶体存在的情况下发生的病理状态。晶体会造成组织损伤，但晶体与组织损伤之间的因果关系尚不清楚。晶体沉积在细胞外液间隙，并聚集在关节组织中。晶体沉积物可能偶尔会流入关节腔内。晶体很难从关节腔和关节软骨中清除，因为这些结构无血管及淋巴管，几乎没有巨噬细胞。微粒的存在改变了组织的机械性能，使它们的弹性降低。尤其是关节软骨易受损害，最终发生退行性改变。关节腔中较大的结晶颗粒会对关节表面造成直接的侵蚀损伤。小颗粒可通过与细胞膜和大分子的生物物理和生物化学相互作用造成损伤，也可引起急性滑膜炎。晶体诱导的炎症反应往往是一个突然发作和快速的、自限性的过程。这种突然发作可能与关节组织的沉积物突然脱落进入关节腔有关。

晶体沉积病有 3 种临床表现：①发现晶体但无症状；②炎性关节病；③慢性破坏性关节病。疾病类型由受累关节内的晶体特性所决定。急性炎症发作时关节液抽吸可发现一种与晶体相关的物质。通常与关节疾病相关的三种晶体是焦磷酸钙二水合物(CPPD)、羟基磷灰石钙和尿酸钠一水合物(表 19.1)。

表 19.1　晶体沉积性关节病

晶体	相关临床疾病
焦磷酸钙二水合物	软骨钙质沉着病 假性痛风 焦磷酸盐关节病
羟磷灰石钙	无症状的钙化 钙化性肌腱炎、滑囊炎和关节周围炎 慢性破坏性关节病
尿酸钠一水合物	高尿酸血征 痛风性关节炎 痛风石

焦磷酸钙二水合物结晶沉积病

焦磷酸钙二水合物(CPPD)结晶沉积病是 CPPD 结晶沉积在关节组织中的多发性关节炎[4]。然而，它最初可能累及单关节。最终的临床诊断需要在关节液中发现 CPPD 晶体，但影像学表现可以作出诊断。CPPD 沉积病与甲状旁腺功能亢进、血红蛋白沉着、衰老和骨关节炎有关。它与甲状腺功能减退、褐黄病、Paget 病、Wilson 病、肢端肥大症、糖尿病和痛风有微弱的相关性。CPPD 晶体沉积病有 3 种表现：软骨钙质沉着、晶体性滑膜炎和焦磷酸盐关节病(表 19.2)。

表 19.2　焦磷酸钙二水合物晶体沉积病的临床症状

无症状性软骨钙质沉着病
急性晶体性滑膜炎
急性、间歇性(假性痛风)
亚急性或慢性(类似类风湿性关节炎)
焦磷酸盐关节病(类似骨关节炎)
无症状性假性痛风
间歇性假性痛风
神经性(类似神经性骨关节病)

CPPD 晶体在局部的关节组织中产生，无症状的沉积物可积聚在软骨、关节囊、椎间盘、肌腱和韧带中。在软骨中，这些沉积物在影像学上表现为软骨钙质沉着症。软骨钙质沉着症最常见于膝、腕、肘

和髋关节,可在纤维软骨和透明软骨中看到。半月板软骨钙质沉着在 MRI 上类似半月板撕裂。透明软骨钙质沉着症表现为线状或点状的低信号区,由于晕状伪影,在 GRE 序列上表现更为明显。

晶体沉积物破碎脱落到关节腔可导致急性、自限性、晶体诱导性滑膜炎。急性滑膜炎在临床上与急性痛风性关节炎相似,被称为假性痛风。与痛风性关节炎相似,急性炎性滑膜病变也可能会间歇性复发。在急性期,通过关节穿刺可获得 CPPD 晶体,偏光显微镜可看到该晶体。在极少数情况下,该病可发展为亚急性或慢性晶体滑膜炎,类似于类风湿性关节炎,但往往累及肢体大关节而不是手和足。

焦磷酸盐关节病是结构性关节损伤的退行性结果,这种关节损伤可由慢性 CPPD 结晶沉积和关节软骨不可逆破坏引起。退行性改变与骨关节炎相同,但受累分布不同。手部典型的好发部位是掌指关节。腕部典型的好发部位是桡腕关节。在严重的病例中,可出现舟月骨分离,这种现象与桡腕关节退行性改变有关。舟状骨和月状骨分离,同时头状骨向近端移位进入分离产生的空隙内。这种综合征被称为腕关节舟月骨进行性塌陷(图 19.3、图 19.4)。腕关节舟月骨进行性塌陷通常包括整个腕关节间室的退行性改变。其他常见的受累部位包括肩关节(盂肱关节)、膝关节(尤其是髌股关节)、肘关节、踝关节和足(距舟关节)(图 19.5)。如果没有软骨残存,则不会

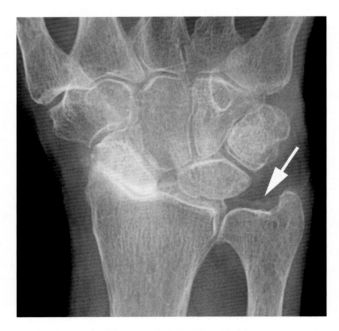

图 19.3 焦磷酸盐关节病伴腕关节舟月骨进行性塌陷。软骨钙质沉着病累及三角纤维软骨复合体(箭头)

发生软骨钙质沉着症。孤立性膝关节髌股间隙严重受累或选择性桡腕关节受累可诊断为焦磷酸盐关节病(图 19.6)。焦磷酸盐关节病通常(但不一定)合并晶体滑膜炎急性发作。非常严重的退行性改变可能会出现类似神经性骨关节病的外观。

羟基磷灰石沉积病

羟基磷灰石沉积病是一组由多种病因引起的疾病,其共同特点是软组织中存在异常的无定形羟基磷灰石(碱性磷酸钙)晶体[5]。其内可含离子污染物,如碳酸盐、镁、氟化物和氯化物。羟基磷灰石沉积病的病因和发病机制尚不清楚。沉积的原因和机制可能多种多样。羟基磷灰石沉积病的影像学表现与其他晶体相关性疾病相似:无症状沉积物、急性晶体诱导滑膜炎和慢性破坏性关节病。与 CPPD 沉积病不同,羟基磷灰石沉积病主要累及肌腱、韧带、关节囊和其他关节周围软组织(图 19.7~图 19.10),而非关节软骨和软骨下骨。

软组织中沉积的羟基磷灰石在 X 线片上表现为致密、均匀、边缘锐利的无定形钙化。钙化可能呈线形、多角形或圆形,与软骨钙质沉着不同,它们不符合软骨结构。沉积物有时可能类似矿化骨样肿瘤基质。少数羟基磷灰石沉积患者可有症状。免疫介导的结缔组织疾病的软组织钙化,如硬皮病、多肌炎、皮肌炎等,也以羟基磷灰石的形式出现,与慢性肾脏疾病相关的转移性软组织沉积(关节周围钙质沉积、肿瘤钙质沉积)也以羟基磷灰石的形式出现。肌腱内钙化可能很难在常规 MRI 序列中观察到,因为它们可能相对肌腱呈等信号。在 GRE 序列中可能出现晕征,同时可能观察到肌肉和软组织水肿。

羟基磷灰石沉积常引起钙化性肌腱炎或钙化性滑囊炎复发。大多数患者在 40~50 岁之间,表现为急性疼痛、肿胀和压痛。非甾体抗炎药可使症状迅速缓解。常见的受累部位是肩关节,尤其是冈上肌腱。肌腱可能萎缩和断裂,但尚不清楚是沉积物导致局部组织损伤还是原先的组织损伤使沉积物聚集。肩关节周围的沉积约有 1/2 是双侧发生的,沉积物可能会移位到相邻的结构中。临床治疗后,沉积物可能消失。这种疾病通常累及单个关节,但多个关节可能同时或相继受累。其他常见的累及部位包括肱二头肌长头肌腱、腕伸肌、股骨粗线肌腱附着点(大腿内收肌)和胫骨近端内侧(鹅足)、鹰嘴囊、转子囊和坐骨囊。

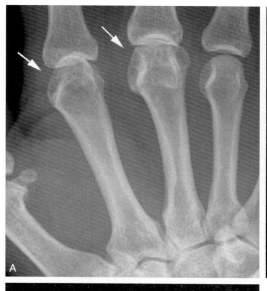
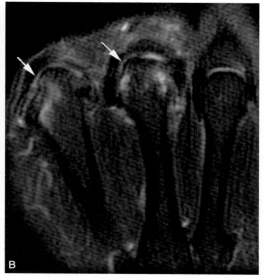
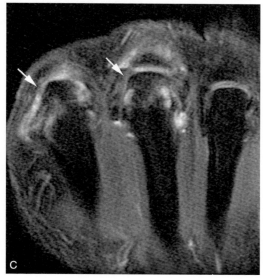

图 19.4 手部的焦磷酸钙二水合物晶体沉积。A. 后前位 X 线片示示指和中指的掌指（MCP）关节间隙狭窄（箭头）；B. 冠状位 FS T_2WI 示中指和示指的 MCP 关节处呈高信号（箭头）；C. 冠状面 FS T_1WI 增强示 MCP 关节强化（箭头）

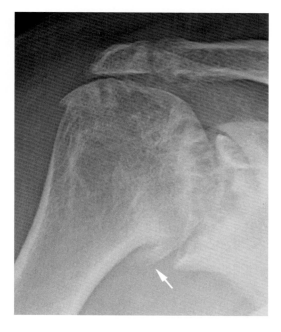

图 19.5 肩关节焦磷酸盐关节病伴明显的骨赘形成（箭头），关节间隙消失，软骨下囊肿，肱骨头向上半脱位

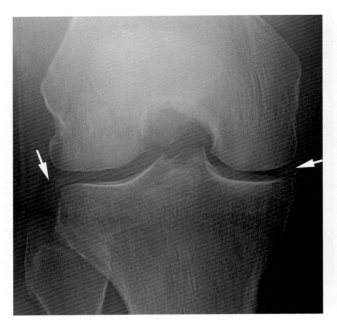

图 19.6 膝关节焦磷酸盐关节病。后前位 X 线片示内侧和外侧半月板软骨钙质沉着（箭头）

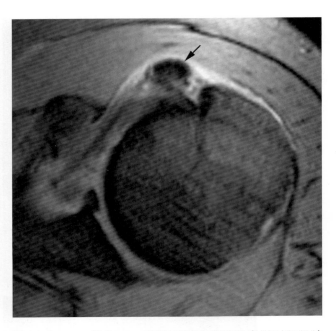

图 19.8 MRI 轴位 GRE 序列显示在肩袖的肩胛下肌肌腱中可见羟基磷灰石沉积物（箭头）

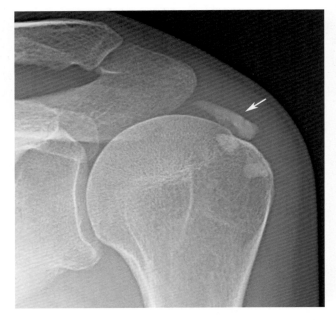

图 19.7 羟基磷灰石钙沉积在肩袖的冈上肌肌腱中（箭头）

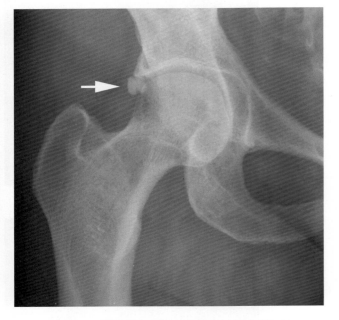

图 19.9 羟基磷灰石沉积于髋臼盂唇中（箭头）

羟基磷灰石晶体与慢性破坏性关节炎有关，这种关节炎与骨关节炎或 CPPD 沉积病相似。这种疾病相对少见，最常见于肾衰竭和甲状旁腺功能亢进（图 19.11）。包括 CPPD 和羟基磷灰石在内的晶体混合物可从这类关节中发现。

痛风

痛风是指高尿酸血症（血尿酸水平升高）[6]。

高尿酸血症可能是特发性或继发性的，包括过量摄入（蛋白质）、体内生产过剩或肾脏排泄减少。痛风是一种由多个基因控制的家族性疾病。在少数病例中发现了嘌呤代谢生化缺陷的特异性突变，该突变可导致高尿酸血症。痛风与肥胖、糖尿病、高脂血症、高血压、动脉粥样硬化、饮酒、急性疾病和怀孕有关。与类风湿性关节炎呈负相关。痛风、痛风性关节炎和痛风石等症状型痛风的发病率随着控制高尿酸血

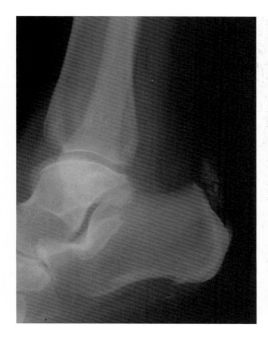

图 19.10　钙化性跟骨后滑囊炎

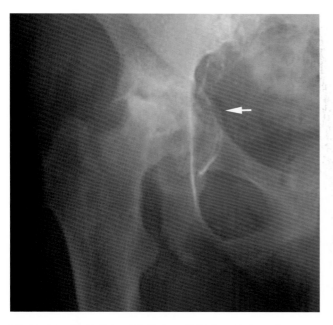

图 19.11　羟基磷灰石关节炎。髋关节股骨头和髋臼可见骨质破坏。同时可见内侧髋臼突起（髋臼前突，箭头）

症药物的增加而下降。痛风性关节炎与其他晶体相关性关节病相似，然而痛风石具有代谢性沉积病的影像学表现（在"代谢性沉积病"部分有介绍）。

痛风性关节炎是与尿酸钠一水合物有关的关节疾病，尿酸一钠从溶液中以晶体形式析出，沉淀到软组织中。痛风性关节炎的发病高峰年龄为 50 岁，并且仅在数十年持续性高尿酸血症的患者中发生。大约 90% 的病例发生于男性。痛风性关节炎通常表

现为急性晶体诱发的滑膜炎，容易复发，且持续时间短，除非同时发生痛风石，否则 X 线片仅能显示梭形软组织肿胀。落入滑液或滑膜组织的尿酸盐晶体可诱发急性滑膜炎。慢性破坏性关节炎也可能发展为痛风性关节炎。痛风性关节炎通常发生在手或足外周关节。痛风性关节炎好发于下肢关节，尤其是第一跖趾关节（足痛风）、跗骨间关节、踝关节和膝关节。第一跖趾关节是最常见的早期受累部位；70%的患者均会累及踇趾。在临床晚期可能会累及手、腕和肘。四肢长骨和中轴骨通常不会受累。在急性发作期，秋水仙碱或非甾体抗炎药（如吲哚美辛）可迅速而显著地缓解症状。

代谢性沉积病

代谢性沉积病是指机体中积聚其无法排泄或代谢的物质而引起的病理性改变，累及关节的代谢性沉积病包括痛风石、多中心网状组织细胞增生症和淀粉样变性。除了痛风石以外，其他类型的关节疾病相对罕见。如果在肌肉骨骼系统中出现局灶性肿块样沉积物，临床上可表现为无痛性疾病，其沉积物随机分布、缓慢增大、具有占位效应。

痛风石

与其他晶体引起的关节疾病不同，痛风可表现为代谢性沉积病的影像学特征[3]。尿酸一钠晶体的沉积物称为痛风石。痛风石的发展需要持续数十年的高尿酸血症，并且与高尿酸血症的程度和持续时间有关。通过药物控制高尿酸血症已使痛风患者的痛风石发病率从 19 世纪 50 年代的 50% 以上下降到目前的约 3%。关节和肌腱周围的沉积物可导致凹凸不平的结节状外观。这些局部肿胀的区域可能会导致邻近骨质受压出现慢性侵蚀性改变。这种侵蚀性改变边界清楚，有硬化边。新生的骨包壳可能会包绕沉积物，留下翘起的边缘（图 19.12~图 19.15）。直到疾病晚期，关节间隙依然存在。痛风石可能与痛风性关节炎合并发作。

双能 CT（DECT）的原理是组织在不同的 kVp（峰值千伏特）下具有不同的 CT 值。因此，每种物质或组织可产生特定的双能梯度，可用于识别生物组织或晶体沉积（图 19.16）。2015 年美国风湿病学院和欧洲风湿病联盟将 DECT 作为一项诊断标准纳入痛风的诊断。研究发现 DECT 检查结果有助于区分痛风和其他炎性关节炎，如银屑病和类风湿关节炎，可

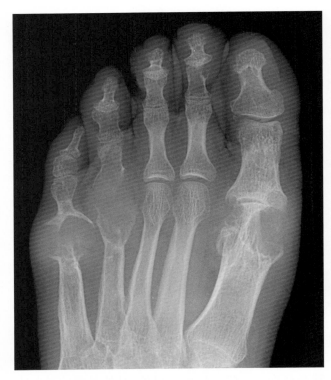

图 19.12 第一、第四和第五跖趾关节痛风石伴边缘翘起和慢性侵蚀性改变。第一跖趾关节相邻关节间隙存在

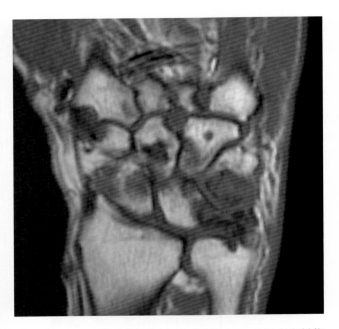

图 19.14 累及腕关节的痛风石。冠状 T_1WI 显示多个低信号肿块侵蚀腕骨

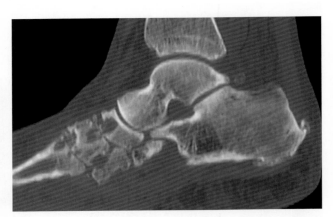

图 19.15 累及足中部的痛风石。矢状 CT 示多发侵蚀伴骨碎片

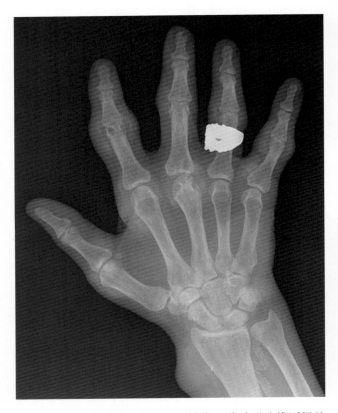

图 19.13 累及手的痛风石。后前位 X 线片示边缘不规整的软组织肿胀和慢性局灶性骨侵蚀

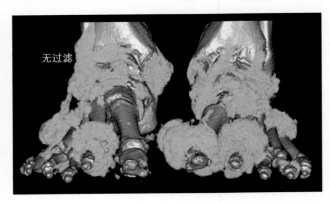

图 19.16 痛风石。双足的双能 CT 3D 容积再现图像显示大量的绿色痛风石沉积

用于指导痛风患者的治疗和改善预后[7-9]。

多中心网状组织细胞增生症

多中心网状组织细胞增生症是一种罕见病,表现为含脂质的巨噬细胞以随机分布的方式沉积在关节和肌腱周围的软组织中。皮肤结节很常见。与痛风和其他代谢沉积病一样,正常的骨密度和关节间隙受骨内和关节周围沉积影响。典型的影像学表现是具有硬化边和突出边缘的骨侵蚀(图19.17),但有

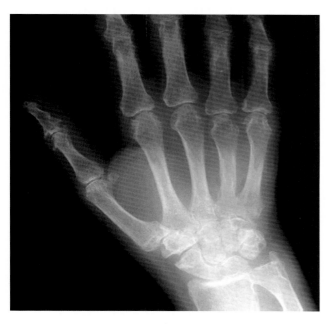

图19.17 多中心网状组织细胞增生症。软组织增厚,慢性骨侵蚀伴边缘突出

时发展为破坏性关节炎(毁损性关节炎)。异常脂质的起源尚不清楚。在大约28%的病例中,多中心网状组织细胞增生似乎是由与潜在恶性肿瘤相关的副肿瘤性疾病引起的。

淀粉样关节病

淀粉样变性是由多种不同的基础疾病引起的,表现为特征性的蛋白质物质在体内积累[10]的临床综合征。慢性肾脏透析与淀粉样变性有密切的关系。血液透析很难从血液中清除 β- 免疫球蛋白。随着这些蛋白质在体内的积累,它们聚合成 β- 折叠片层,并沉积在皮下组织、关节周围,偶尔在实质器官中。除关节周围的肿块外,还可能导致慢性对称性关节炎,其临床特征类似于类风湿关节炎。正中神经受压可能是由于淀粉样蛋白沉积在腕管中引起的。挛缩和软组织肿胀很常见,可能会出现严重的全身症状。淀粉样变性有各种各样的 MRI 表现:T_1 和 T_2 低信号(含纤维组织、淀粉样蛋白沉积物,或两者兼有),T_1 低信号和 T_2 高信号(含液体)以及 T_1 和 T_2 高信号(含脂肪成分)(图19.18)。

色素沉着绒毛结节性滑膜炎

色素沉着绒毛结节性滑膜炎(pigmented villo-nodular synovitis,PVNS)是滑膜的良性肿瘤(而非炎性疾病),通常表现为成人反复出现的单关节出血性积液[11]。关节可能局灶性或弥漫性受累。局灶性

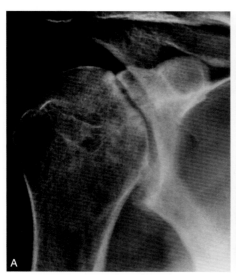
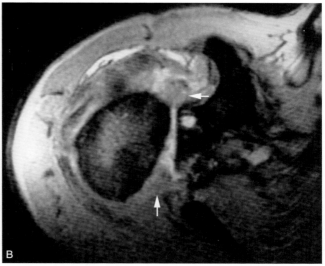

图19.18 淀粉样关节病。A. 肩关节 X 线片示软骨间隙消失和盂肱关节重塑;B. MRI 轴位 GRE 序列示滑膜肿块(箭头)和退行性改变

病变通常表现为突出到关节的局灶性结节状肿块。常见部位包括膝关节或髋关节,但任何滑膜组织都可能受累。X线片上可见结节状滑膜增生引起的慢性侵蚀性变化。局部骨质疏松很常见。通常不存在关节炎的改变,例如关节间隙变窄和骨赘。关节造影显示多个结节状充盈缺损(图19.19)。MRI可见积液和多个低信号滑膜肿块(图19.20、图19.21)。由于反复出血引起的含铁血黄素沉积,在肉眼检查中病变会着色。在GRE序列上,由于含铁血黄素的沉积,病变常出现晕征。静脉注射钆对比剂后,FS T₁WI上可以看到病灶强化。

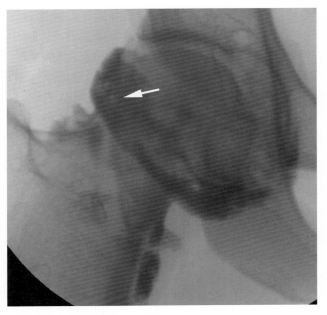

图 19.19　髋关节弥漫性色素沉着绒毛结节性滑膜炎。右髋关节内关节造影显示多个结节状充盈缺损(箭头)

滑膜软骨瘤病

滑膜软骨瘤病(滑膜骨软骨瘤病、滑膜性软骨化生)是以滑膜中多发良性软骨结节为特征的疾病。它们可能游离在关节内或附着在滑膜上。它们可能发生钙化、骨化或都不会发生。当滑膜软骨瘤病未钙化时,MRI显示关节内融合的T₂高信号软组织肿块。当发生钙化时,肿块内可出现T₁和T₂均为低信号的病灶(图19.22、图19.23)。滑膜软骨瘤病似乎是一种反应性过程,而不是肿瘤性或退变性过程,可以从组织学上与继发性滑膜性软骨化生区分开,在继发性滑膜软骨化生中,创伤或骨关节炎产生的骨或软骨碎片嵌入滑膜中并刺激继发性软骨化生。但是,滑膜软骨瘤病可能会导致机械性毁损性骨关节炎,并与继发性滑膜软骨化生并存。男性发病率高于女性,男女比例为2∶1,发病高峰年龄在40岁。

锁骨远端骨溶解

锁骨远端骨溶解是一种疼痛性疾病,可能是由于反复的微创伤或既往肩锁关节损伤所致[12]。在X线片上,创伤后骨溶解表现为明显的锁骨远端皮质不规则,伴有软骨下骨的囊状侵蚀性改变、骨质减少和软组织肿胀(图19.24A)。有时,可能会看到整个锁骨远端出现进行性骨溶解。MRI的特征性表现为锁骨远端骨髓水肿而肩峰无骨髓水肿(图19.24B)。也可能存在软组织肿胀、关节周围侵蚀和骨膜炎。

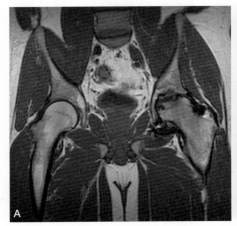
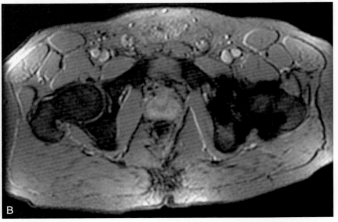

图 19.20　髋关节弥漫性色素沉着绒毛结节性滑膜炎。A.冠状位T₁WI示左髋关节周围较大的低信号滑膜肿块,并伴有股骨头侵蚀;B.轴位GRE序列示左髋周围晕状低信号

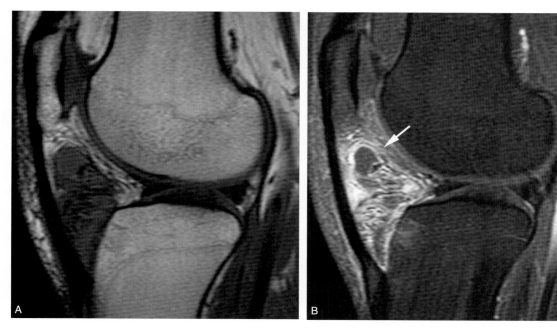

图 19.21　膝关节局限性色素沉着绒毛结节性滑膜炎。A. 矢状位 T_1WI 示 Hoffa 脂肪垫中可见较大的低信号肿块；B. 矢状位 FS T_1WI 增强示病灶明显不均匀强化（箭头）

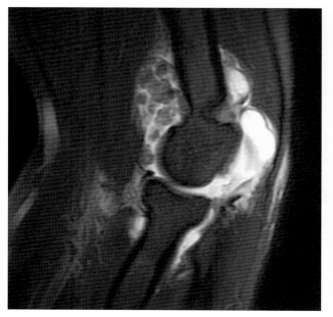

图 19.22　肘关节滑膜软骨瘤病。矢状位 FS T_1WI 关节造影示滑膜软骨瘤

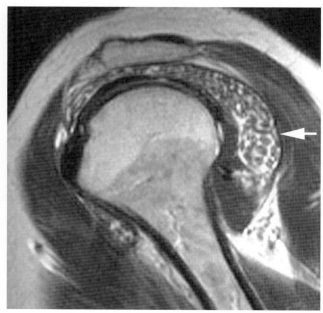

图 19.23　肩关节滑膜软骨瘤病。斜矢状位 T_2WI 示肩峰下三角肌滑囊内充满了多个小滑膜软骨瘤（箭头）

滑膜囊肿

关节的小滑膜囊肿是很常见的。Baker 囊肿表现为腘窝内的软组织肿块（见第十三章）。半月板囊肿是另一种膝关节常见的滑膜囊肿。半月板囊肿通常与慢性半月板撕裂有关。外侧半月板囊肿最常发生于前角（图 19.25），而内侧半月板囊肿通常位于后角。与半月板囊肿相似，唇旁囊肿可能发生在肩关节唇或髋关节唇撕裂处。

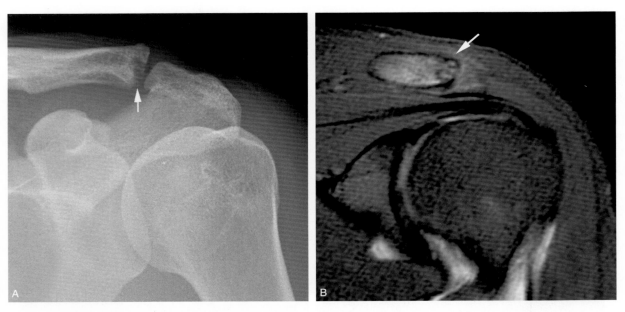

图 19.24 锁骨远端骨溶解（不同的患者）。A. X 线片示软骨下骨侵蚀（箭头）；B. 斜冠状位 FS T₂WI 示骨侵蚀和骨髓水肿（箭头）

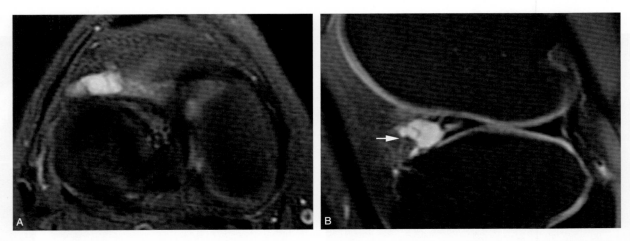

图 19.25 外侧半月板撕裂伴半月板囊肿。A. 轴位 FS T₂WI 示外侧半月板近前角处可见一类圆形充满液体的结构；B. 矢状位 FS T₂WI 示与半月板囊肿相关的外侧半月板前角水平撕裂（箭头）

股骨髋臼撞击综合征

股骨髋臼撞击综合征（femoroacetabular impingement，FAI）是髋关节的一组以发育异常或后天病变为病因的疾病，在股骨颈剧烈活动时，髋关节股骨头与髋臼之间的形态失衡可能导致髋臼缘受到机械性撞击[13-15]。这可能导致活动范围受限、疼痛、髋臼盂唇病理性和退行性改变。尽管 FAI 通常分为 2 种不同的类型，根据最先累及的部位是髋臼侧（夹钳型）还是股骨侧（凸轮型）分为两种不同的类型，但是这种分类是人为的，因为据报道许多病例两种类型均有（混合型）。但是，单独探讨这两种类型有助于更

好地了解凸轮型和夹钳型 FAI 的病理生理以及影像学表现。在凸轮型 FAI 中，由于既往创伤、股骨头骨骺滑脱症或 Legg-Perthes 病，导致股骨头和股骨颈的形态失常。凸轮型撞击最常见于年轻男性运动员。在髋关节 X 线片上，股骨头 - 颈交界处外侧面的正常凹陷变得扁平或略微凸出（图 19.26）。这种现象通常被称为手枪柄畸形。在 CT 和 MRI 上可以看到相同的形态异常。

在夹钳型 FAI 中，髋臼形态异常，常常是由诸如髋臼后倾或髋臼前突之类的情况引起的。如果解剖学上怀疑 FAI 的患者不进行如芭蕾舞或瑜伽此类运动幅度大的活动，则可能没有症状。在标准的骨盆

前后位片上,髋臼前缘的投影应始终位于髋臼后缘的内侧。在后倾患者中,髋臼前缘的投影位于髋臼后缘的外侧。后倾通常累及髋臼的上半部分。因此,在骨盆的前后位片上,髋臼前缘和后缘交叉,即所谓的交叉征(图 19.27)。在横断面成像(CT 或 MRI)上,

如果在出现股骨头的第一幅轴位图像上,髋臼前缘位于后缘的外侧,则可以诊断为髋臼后倾。与 FAI 相关的其他影像学特征包括股骨颈的滑膜疝窝(图 19.28)和髋臼小骨(图 19.29)。MRI 可以显示与 FAI 相关的骨质改变,并可以发现相关的骨髓水肿,这可

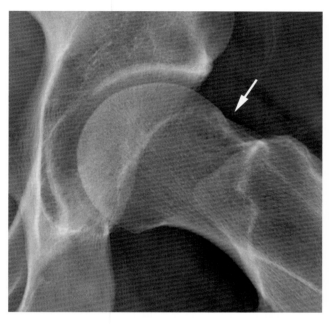

图 19.26　股骨髋臼撞击综合征。左髋关节的蛙式侧位 X 线片示股骨头和股骨颈交界处凹陷消失并出现小骨性突起(箭头)

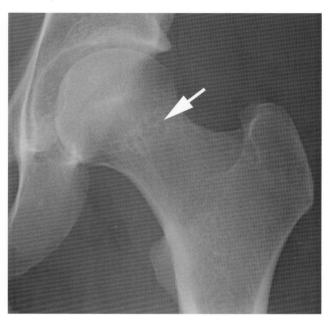

图 19.28　滑膜疝窝。左髋关节前后位片示左股骨颈处可见一较大的滑膜疝窝(箭头)

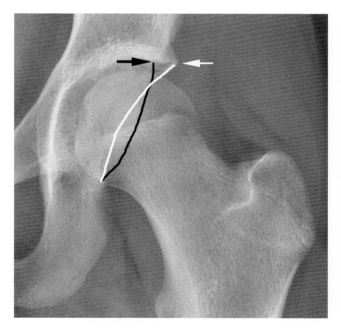

图 19.27　股骨髋臼撞击综合征的交叉征。左髋关节前后位片示髋臼前缘(白色箭头)突出到髋臼后缘(黑色箭头)外侧。因此,髋臼前缘(白线)和后缘(黑线)在骨盆的前后位图像上交叉,即所谓的交叉征

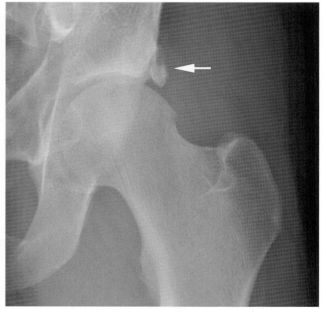

图 19.29　髋臼小骨。左髋关节前后位片示髂前下棘附近可见一巨大的髋臼小骨(箭头)

能提示症状性疾病。MRI 还可以发现类似 FAI 症状的关节周围病变,包括滑囊炎、肌腱损伤、坐骨股骨撞击、股骨颈应力性骨折和股骨头坏死。直接 MR 关节造影对于显示盂唇损伤和关节软骨病变具有优势(图 19.30)。

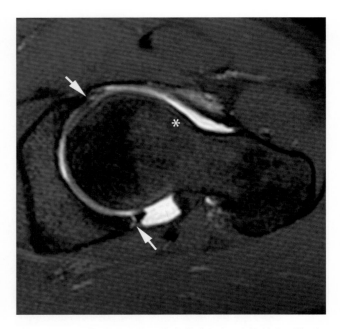

图 19.30 凸轮型股骨髋臼撞击综合征(FAI)伴关节唇撕裂。轴位 FS T_1WI 关节造影示凸轮型 FAI(*)患者的关节唇撕裂(箭头)

肩关节撞击综合征

肩关节撞击综合征是一种以肩关节疼痛并功能受限为表现的临床综合征[16]。它目前可以分为外部撞击和内部撞击。外部原因主要是由于喙肩弓的异常使肩峰下囊和肩袖受到外部压迫,导致肩袖撕裂和回缩,包括肩峰下和喙突下撞击。它最常见于缺乏运动的中年人。

早期的病因学理论侧重于喙肩弓的解剖异常。但是,越来越多的证据表明,肩胛骨功能障碍可能更有意义,特别是在 40 岁以下的患者中。肩峰下撞击综合征的 X 线和 MRI 表现为向下突出的肩峰骨性赘生物、肩锁关节退行性肥大、肩峰三角肌下滑囊炎以及冈上肌肌腱变性或撕裂(图 19.31)。

撞击的内部原因是继发于肩袖和关节囊功能障碍,并按撞击的位置和潜在的撞击病理生理或机械原因进行分类。包括后上撞击(posterosuperior impingement,PSI)、前上撞击、前撞击和二头肌腱长头卡压。PSI 是指当手臂外展并向外旋转时,肩袖后上部下表面与后上唇接触,此时肩袖可能会卡在关节盂唇和大结节之间。PSI 最好发于专业投掷运动员,是由于他们反复在头顶上方做投掷运动。PSI 的 MR 表现包括:①冈上肌肌腱后下表面纤维和冈下肌肌腱前下表面纤维的撕裂;②后上关节盂唇的

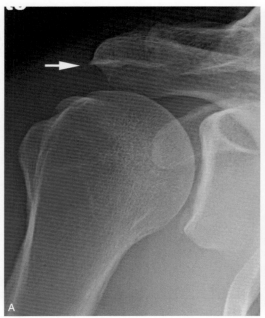

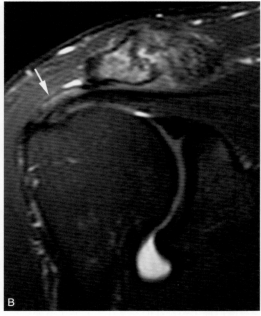

图 19.31 肩峰下撞击综合征。A. 右肩关节的前后位 X 线片示肩峰下骨刺(箭头)。B. 冠状位 FS T_2WI 关节造影示肥大性关节炎,肩锁关节受累水肿。冈上肌肌腱有轻微的肌腱变性(箭头)

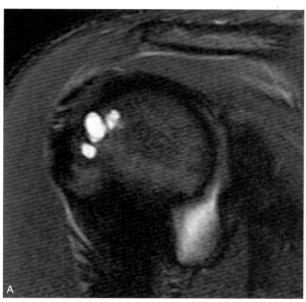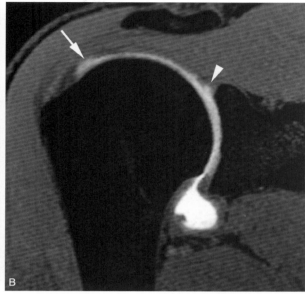

图 19.32 肩关节后上方撞击。A. 冠状位 STIR 示多个肱骨头皮质下囊肿;B. 冠状位 GRE 序列关节造影示在冈上肌肌腱后束(箭头)关节侧撕裂,部分增宽、增厚,伴后上关节唇撕裂(箭头)

撕裂;③肱骨头撞击或肱骨头皮质下囊肿;④前方关节囊松弛;⑤后方关节囊增厚(图 19.32)。

肩袖撕裂性关节病

肩袖撕裂性关节病是由于肩袖的慢性撕裂导致的肩关节退行性关节病。尽管确切的发病机制仍不明确,但肩袖撕裂性关节病的 3 个影像学特征是肩袖撕裂、盂肱骨关节病和肱骨头向上半脱位[17]。典型的肩袖撕裂是很严重的,常累及冈上肌和冈下肌肌腱,导致盂肱关节动态稳定机制失稳。肱骨关节炎具有典型的影像学特征,包括不对称性软骨缺失、软骨下硬化、软骨下囊肿和骨赘。肱骨头慢性向上半脱位通常与肱骨头上份和肩锁关节下缘的侵蚀和重塑有关,并在原来肩袖的位置内形成球窝式关节。尽管 X 线片可以诊断肩袖撕裂性关节炎(图 19.33),但 MRI 通常适用于指导治疗(图 19.34)。肩袖肌肉萎缩的存在和程度是病情的严重性和长期性的一个指标,但是一些较大而没有相应肌肉萎缩的肩袖撕裂是可以修复的。肩袖撕裂性关节炎是逆置型全肩关节置换术的常见指征(见第十九章)。

树枝状脂肪瘤

树枝状脂肪瘤是慢性滑膜炎的一种类型,主要

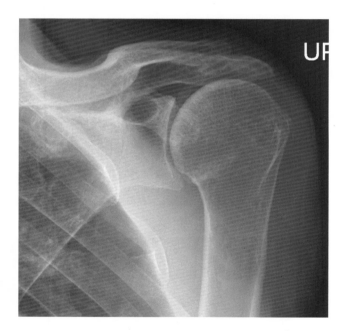

图 19.33 肩袖撕裂性关节炎。该患者有长期的肩关节症状。前后位片示肱骨头相对关节盂呈半脱位状态,并关节间隙消失

见于膝关节骨关节炎,在滑膜和滑膜下组织内可见脂肪呈分叶状增生。分叉状外观让人联想到树上的树叶,因此得名。在 MRI 上,通常会有大量关节积液,可以清楚地观察到绒毛的轮廓,绒毛的信号特点与脂肪相似(图 19.35)。这种病变没有特殊的临床意义。可以通过滑膜切除术进行治疗。

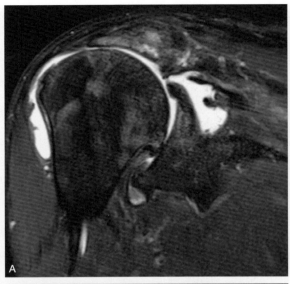

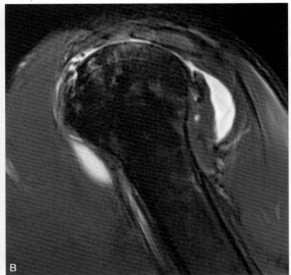

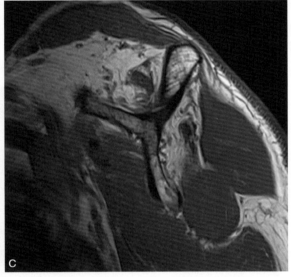

图 19.34　肩袖撕裂性关节炎。A. 冠状位 FS PDWI 示肱骨头向上半脱位伴盂肱关节严重的软骨缺失,肩峰下表面不规整。冈上肌和冈下肌肌腱未见显示,可能发生了撕裂。大量的关节积液延伸至肩峰三角肌下囊。B. 矢状位 FS PDWI 示冈上肌和冈下肌肌腱未见显示,并肩峰下表面不规整。C. 过肩胛骨的矢状位 T₁WI 示冈上肌和冈下肌明显萎缩并脂肪化

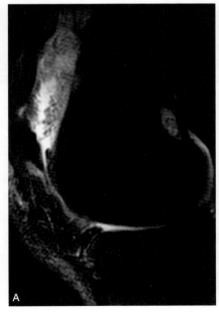

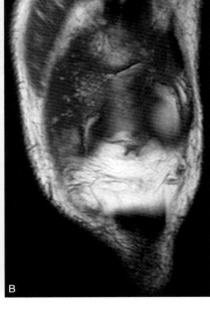

图 19.35　树枝状脂肪瘤。患者出现慢性膝关节肿胀和疼痛。A. 矢状位 FS PDWI 示大量关节积液,滑膜呈绒毛状增生,并突入关节腔,在关节积液的衬托下显示清楚。增生的滑膜类似脂肪呈低信号。B. 冠状位 T₁WI 显示低信号积液勾勒出增生的脂肪样滑膜的轮廓

参考文献

1. Leone A, Cassar-Pullicino VN, Semprini A, Tonetti L, Magarelli N, Colosimo C. Neuropathic osteoarthropathy with and without superimposed osteomyelitis in patients with a diabetic foot. *Skeletal Radiol.* 2016;45(6):735–754. doi:10.1007/s00256-016-2339-1 [Epub February 17, 2016. PMID:26883537].

2. Jones EA, Manaster BJ, May DA, Disler DG. Neuropathic osteoarthropathy: diagnostic dilemmas and differential diagnosis. *RadioGraphics.* 2000;20:S279–S293 [PMID:11046179].

3. Omoumi P, Zufferey P, Malghem J, So A. Imaging in gout and other crystal-related arthropathies. *Rheum Dis Clin North Am.* 2016;42(4):621–644. doi:10.1016/j.rdc.2016.07.005 [Epub September 9, 2016. PMID:27742018].

4. Rosenthal AK, Ryan LM. Calcium pyrophosphate deposition disease. *N Engl J Med.* 2016;374(26):2575–2584. doi:10.1056/NEJMra1511117 [PMID:27355536].

5. Garcia GM, McCord GC, Kumar R. Hydroxyapatite crystal deposition disease. *Semin Musculoskelet Radiol.* 2003;7(3):187–193 [PMID:14593560].

6. Neogi T. Clinical practice. Gout N Engl J Med. 2011;364(5):443–452. doi:10.1056/NEJMcp1001124 [PMID:21288096].

7. Omoumi P, Becce F, Racine D, et al. Basic principles, technical approaches, and applications in musculoskeletal imaging (Part 1). *Semin Musculoskelet Radiol.* 2015;19(5):431–437. doi:10.1055/s-0035-1569253 [Epub December 22, 2015. PMID:26696081].

8. Omoumi P, Verdun FR, Guggenberger R, Andreisek G, Becce F. Dual-Energy CT: Basic principles, technical approaches, and applications in musculoskeletal imaging (Part 2). *Semin Musculoskelet Radiol.* 2015;19(5):438–445. doi:10.1055/s-0035-1569252 [Epub December 22, 2015. PMID:26696082].

9. Fritz J, Henes JC, Fuld MK, Fishman EK, Horger MS. Dual-energy computed tomography of the knee, ankle, and foot: non-invasive diagnosis of gout and quantification of monosodium urate in tendons and ligaments. *Semin Musculoskelet Radiol.* 2016;20(1):130–136. doi:10.1055/s-0036-1579709 [Epub April 14, 2016. PMID:27077593].

10. Takahashi N, Glockner J, Howe BM, Hartman RP, Kawashima A. Taxonomy and imaging manifestations of systemic amyloidosis. *Radiol Clin North Am.* 2016;54(3):597–612. doi:10.1016/j.rcl.2015.12.012 [Epub March 12, 2016. PMID:27153791].

11. Murphey MD, Rhee JH, Lewis RB, Fanburg-Smith JC, Flemming DJ, Walker EA. Pigmented villonodular synovitis: radiologic-pathologic correlation. *RadioGraphics.* 2008;28(5):1493–1518. doi:10.1148/rg.285085134 [PMID:18794322].

12. DeFroda SF, Nacca C, Waryasz GR, Owens BD. Diagnosis and management of distal clavicle osteolysis. *Orthopedics.* 2017;40(2):119–124. doi:10.3928/01477447-20161128-03 [Epub December 7, 2016. PMID:27925640].

13. Jesse MK, Petersen B, Strickland C, Mei-Dan O. Normal anatomy and imaging of the hip: emphasis on impingement assessment. *Semin Musculoskelet Radiol.* 2013;17(3):229–247. doi:10.1055/s-0033-1348090 [Epub June 20, 2013. PMID:23787978].

14. Petchprapa CN, Recht MP. Imaging of chondral lesions including femoroacetabular impingement. *Semin Musculoskelet Radiol.* 2013;17(3):258–271. doi:10.1055/s-0033-1348092 [Epub June 20, 2013. PMID:23787980].

15. Li AE, Jawetz ST, Greditzer IV HG, Burge AJ, Nawabi DH, Potter HG. MRI for the preoperative evaluation of femoroacetabular impingement. *Insights Imaging.* 2016;7(2):187–198. doi:10.1007/s13244-015-0459-0 [Epub December 29, 2015 PMID:26715128; PMCID:PMC4805622].

16. Mulyadi E, Harish S, O'Neill J, Rebello R. MRI of impingement syndromes of the shoulder. *Clin Radiol.* 2009;64(3):307–318. doi:10.1016/j.crad.2008.08.013 [Epub October 31, 2008. PMID:19185661].

17. Eajazi A, Kussman S, LeBedis C, et al. Rotator cuff tear arthropathy: pathophysiology, imaging characteristics, and treatment options. *AJR Am J Roentgenol.* 2015;205(5):W502–W511. doi:10.2214/AJR.14.13815 [PMID:26496572].

章节自测

1. 对于 PVNS 的诊断,下列哪种影像学检查方法特异性最高?

    A. FS T_1WI 增强扫描

    B. MRI GRE 序列

    C. 双能量 CT

    D. 双能 X 射线吸收测定法

2. 非创伤性 Lisfranc(跗跖关节)骨折脱位在哪种疾病中比较常见?

    A. 骨关节炎

    B. 羟基磷灰石沉积病

    C. 系统性红斑狼疮

    D. 神经性骨关节病

3. 手和腕关节有哪些影像学表现可以鉴别焦磷酸盐关节病和骨关节炎?

    A. 骨赘

    B. 骨膜炎

    C. 侵蚀

    D. 软骨钙质沉着病

4. 下列哪一种疾病不会出现骨侵蚀?

    A. 痛风石

    B. 滑膜软骨瘤病

    C. Baker 囊肿

    D. 锁骨远端骨溶解

章节自测答案

1. B 在 MRI 上,晕征是 PVNS 的一个特征。

2. D 神经性骨关节病常累及 Lisfranc(跗跖关节)关节。

3. D 软骨钙质沉着病是 CPPD 沉积病的一种影像学表现,它的晚期可发展为焦磷酸盐关节病。骨赘在骨关节炎和焦磷酸盐关节病中很常见,但骨膜炎和骨质侵蚀在两者中均不常见。

4. C Baker 囊肿没有明显的骨侵蚀。

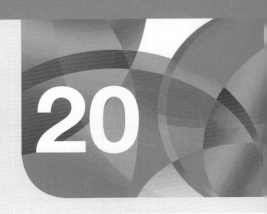

第二十章
足部非创伤性疾病影像

Felix S. Chew

本章介绍了许多足部特有的非创伤性疾病。

学习目的

通过对本章的学习，关于成人足部疾病的影像学认识，期望读者能够：

1. 讨论并推荐合适的影像检查方法。
2. 描述影像特征。
3. 提出鉴别诊断并缩小其范围。
4. 总结以下疾病知识点的相关概念和主要内容：后天性扁平足、糖尿病足、马蹄内翻足矫正术、跗骨联合、Haglund 畸形、足底筋膜炎、跗骨窦综合征、距骨穹窿骨软骨缺损、副舟状骨综合征、籽骨炎、跗外翻畸形、跗趾僵直、跖骨头骨软骨病、Morton 神经瘤、小趾畸形和冻伤。

足部解剖学和生物力学

足的骨骼通常分为：后足，由距骨和跟骨组成；中足，由舟状骨、骰骨以及内侧、中间、外侧楔形骨组成；前足，由跖骨和趾骨组成。后足和中足骨属于跗骨。后足和中足之间的关节是 Chopart 关节（距舟、跟骰关节），中足和前足之间的关节是 Lisfranc 关节（跗跖关节）。距骨和跟骨之间的关节是距下关节，由后、中和前侧关节面组成。后关节面较大，形状大致为矩形。中关节面位于载距突的上表面，最小的前关节面延伸至前突。距骨类圆形的头部类似股骨头，其相对应的凹陷被称为足臼。足臼是由舟状骨关节面和距下关节的前、中关节面构成，还包括各种支撑韧带，特别是跳跃韧带复合体。跳跃（跟舟足底）韧带复合体连接舟状骨的下缘和载距突的前缘。

足也可分为：内柱，由距骨、舟状骨、楔形骨和前 3 个跖骨、趾骨组成；外柱，由跟骨、骰骨以及第四和第五跖骨和趾骨组成。

足部有 3 个足弓，分别是外侧、内侧纵弓和横弓。外侧纵弓由足外侧的骨骼形成（跟骨、骰骨和第五跖骨）。内侧纵弓由足内侧的骨骼形成（跟骨、距骨、舟状骨、内侧楔形骨、第一跖骨）。足底腱膜以及长、短足底（跟骰下）韧带、跳跃韧带复合体构成了弓弦，有助于保持纵弓。胫骨后肌腱靠近跳跃韧带的内侧斜上方，在内侧弓主要起动态稳定作用。横弓贯穿中足和跖骨基底部。

足的运动和排列取决于位置和压力，并且在整个行走过程中都会变化。非应力位 X 线检查并不能准确判断足排列是否整齐。以下关于足排列的讨论都是基于足的应力前后位（AP）X 线片和侧位 X 线片。正常的 AP 和侧位 X 线片上，距骨的轴线应穿过舟状骨、内侧楔状骨和第一跖骨的轴线（图 20.1），并且舟状骨应对称地覆盖距骨头的关节面。在前后位 X 线片上，跟骨的轴线应从第四和第五跖骨之间通过。关于足部排列有很多测量方法，其中一些可用到日常工作中[1,2]（图 20.2）。

后天性扁平足

平足症（扁平足）通常是遗传性和无症状的。成人后天性扁平足是一种症状性疾病，在站立时内侧纵弓塌陷。约 7%~10% 的成人为扁平足，在 50 岁以上的女性中尤为常见。胫骨后肌在内侧足弓

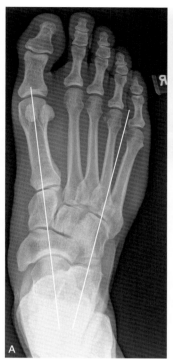

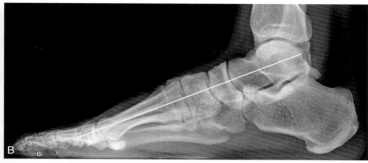

图 20.1　正常足部。正常的足部在前后位（AP）和侧位图像中，距骨、舟状骨、内侧楔状骨和第一跖骨的轴线在一条直线上（距骨 - 第一跖骨夹角 =0°），且舟骨对称地覆盖了距骨头。A. AP 图像；B. 侧位图像

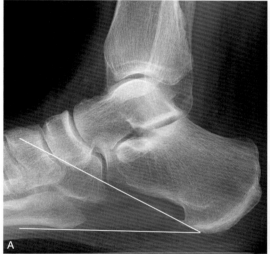

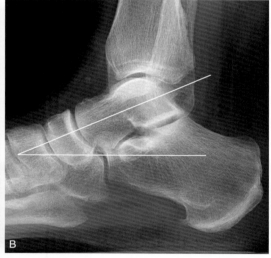

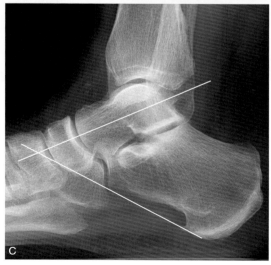

图 20.2　外侧足部排列。A. 跟骨倾斜角：在侧位片上，沿跟骨下表面作切线，再从跟骨结节下表面到第五跖骨基底部下表面作直线，两条直线的夹角即跟骨倾斜角（正常 20°~30°）；B. 距骨基底部（倾斜）夹角是距骨的轴线与地面水平线形成的夹角（正常 14°~36°）；C. 外侧跟距（kite）角：在侧位片，跟骨切线与距骨长轴线的夹角（正常 25°~45°）。后足外翻时增大

主要起动态稳定作用,并附着于内侧足弓主要骨骼(舟状骨、中间楔状骨以及距骨)的内侧面。由于长期的磨损和撕裂引起的胫骨后肌腱功能障碍及跳跃韧带复合体的退化性磨损,是成人后天性扁平足最常见原因[3-5]。当肌腱受损时,内侧足弓逐渐变扁平,导致一系列继发性异常,包括后足外翻、前足后旋和前足外展(扁平外翻足)。在早期阶段,随着腱鞘炎和肌腱病的发作,进展为可复性扁平足。在晚期阶段,胫骨后肌腱完全断裂,出现僵硬性扁平足,随后出现外侧半脱位、后足外翻以及 3 个足弓塌陷。

在应力位 X 线片上,距骨、舟状骨、第一楔形和第一跖骨应在一条直线上(图 20.1B)。如果中足在背侧凸出,则表现为弓形足(图 20.3A)。扁平足的特征是中足下降至舟距关节或舟楔关节假想线以下(图 20.3B),提示内侧足弓消失。扁平足的其他特征包括第一跖跗(TMT)关节和跟骰关节之间的足底间隙增大;正常情况下,这些关节面在侧位片上是平行的。外侧半脱位是后天性扁平足的另一个常见表现,可见扁平外翻畸形,并且在前后位 X 线片上可见足舟骨对距骨头不对称覆盖(图 20.4;对比图 20.1)。在侧位片上可见后足外翻,表现为外侧跟骨角增大。扁平足的另一个影像学特征是跖骨基底部重叠,提示足横弓消失。在应力前后位 X 线片上,表现为跖骨扇形展开,跟距角变宽。

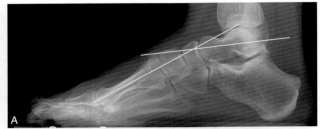

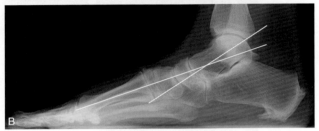

图 20.3 应力侧位 X 线片上的足排列。A. 内翻足表现为中足背凸;B. 扁平足表现为足舟骨和内侧楔骨之间的足弓下降,导致中足背凹

后天性扁平足的外科手术治疗包括稳定内侧柱、延长外侧柱和内移足跟(跟骨内翻截骨术)(图 20.5)。

糖尿病足

在足部 X 线片上,我们通常通过趾间动脉的钙化来识别糖尿病,这一征象在糖尿病患者中很常见,但在其他疾病中并不常见(图 20.6)。

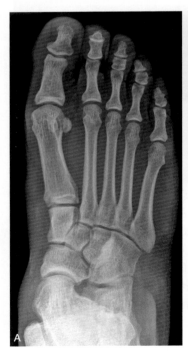

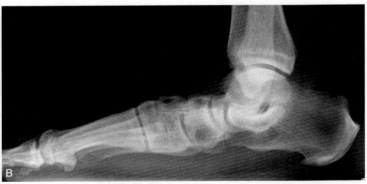

图 20.4 严重的扁平足。A. 应力前后位 X 线片示外侧距周半脱位。B. 应力侧位X线片示跟骨倾斜角减小,表明外侧纵弓变平。中足背凹,提示内侧纵弓变平。跖骨重叠,提示横弓变平

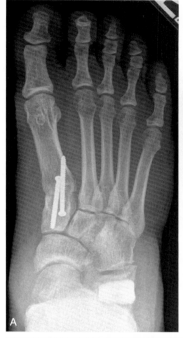

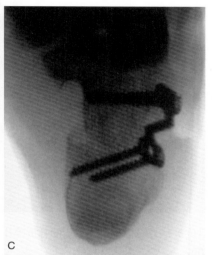

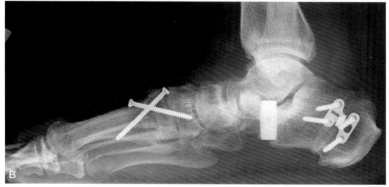

图20.5　后天性扁平足术后。A和B.前后位和侧位X线片示通过插入金属泡沫楔状物来延长外侧柱,通过第一跖跗关节融合稳定内侧柱,并在内侧行跟骨截骨及内固定;C.跟骨的术中轴位X线片示内侧移位截骨已通过专用器件固定

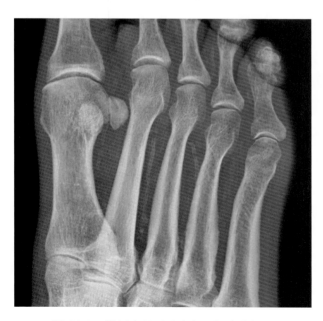

图20.6　糖尿病足可见多条趾间动脉钙化

糖尿病足是糖尿病累及足部的一种不良结局[6-8]。慢性溃疡和感染是外周神经病变和血管功能不全的结果。感觉丧失会导致无法感知创伤,通常较轻微,但多为慢性和反复性的。运动缺陷会导致足部畸形,从而导致压力点和异常的负重区域出现皮肤破坏和慢性溃疡。正常足部渐进性结构紊乱导致进行性畸形,这是一个恶性循环的过程(图20.7、图20.8)。

自主神经缺陷和血管疾病导致宿主抵抗感染的防御能力下降。Pedal 骨髓炎几乎完全是由持续性感染引起,且最常发生在第五和第一跖趾(MTP)关节附近[9]。骨髓炎通常发生在皮肤溃疡或手术缺损附近。然后骨髓炎可能向邻近骨骼蔓延。影像学检查在感染的诊断中具有特殊作用。在华盛顿大学,我们一开始进行X线检查,然后迅速进行 MRI 检查(图20.9)。虽然我们在观察感染性病变时更喜欢采

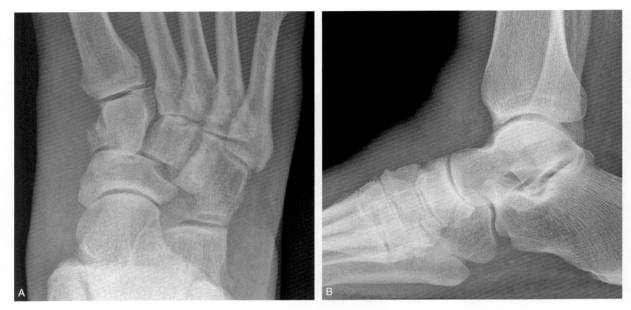

图 20.7 糖尿病早期神经性骨关节炎。A. 前后位 X 线片示内侧楔骨移位的骨折碎片。3 个楔骨相对足舟状骨向外半脱位。B. 侧位 X 线片示软组织肿胀,但足弓存在

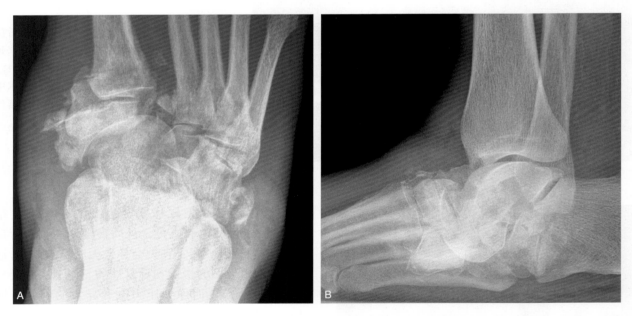

图 20.8 糖尿病晚期神经性骨关节炎。A. 前后位 X 线片示楔骨、足舟骨和骰骨严重碎裂。舟楔关节和 Chopart 关节排列紊乱,伴跗跖关节外侧半脱位。B. 侧位片示中足完全塌陷,距骨覆盖距骨和中足骨碎片。足弓呈"摇椅样"改变

用 MRI 钆对比剂增强检查,但我们当前的指南:如果糖尿病患者的肾小球滤过率低于 30,则一般不应进行增强检查。在糖尿病足中可能看不到典型的骨髓炎影像学表现,因为血液供应通常不足以形成反应性骨和骨质疏松。鉴别感染性骨关节炎与神经性骨关节炎是一个很大的挑战,可能需要进行细针穿刺或骨组织活检才能确诊。但是,我们的经验表明,

感染性骨关节炎通常会累及前足和后足,而神经性骨关节炎通常会累及中足和 Lisfranc 关节。

糖尿病足的外科重建术通常需要后足,中足甚至有时是 TMT 关节的广泛融合(图 20.10)。重新排列骨骼以消除压力点可能会使慢性溃疡愈合。足够的血液供应对于康复必不可少,存在感染是手术禁忌证。

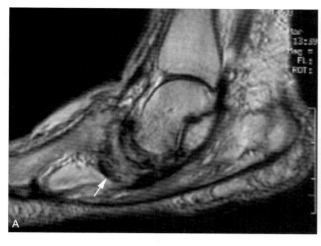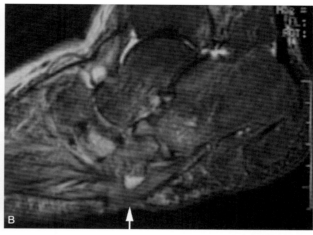

图 20.9　糖尿病性神经性骨关节炎。A. 矢状位 T_1WI 示中足向背侧半脱位伴跗骨骨碎片(箭头)。B. 矢状 FS T_2WI 示神经性关节病累及的骨骼以及邻近的软组织中出现水肿。同时可见一足底溃疡,周围伴炎症改变(箭头)

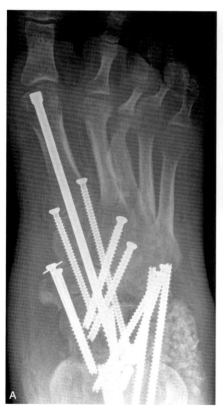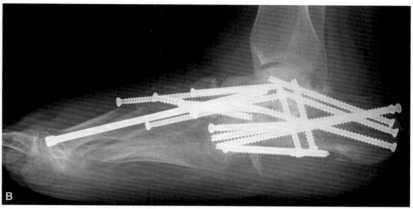

图 20.10　A 和 B. Charcot 足重建术后的前后位和侧位 X 线片示后足、中足和第一跗跖关节融合

马蹄内翻足矫正术

马蹄内翻足(talipes equinovarus)是一种出生前即可诊断的先天性疾病,通常在婴儿期通过石膏矫正治疗。有时,需要进行一次或多次手术。马蹄内翻足矫正术后的成年人可能会出现后遗畸形、继发性退行性关节炎、肌腱病、应力性骨折及步态不稳等问题[10]。在 X 线片上,成年人的马蹄内翻矫正术通常表现为单侧内翻足改变。

跗骨联合

跗骨联合是跗骨之间的异常关节,多由跗骨骨性连接而引起,而不是由骨性强直所致。大多数联合位于跟舟骨或距骨下,双侧发病约占 20%。联合限制了足的活动性,通常在青春期骨骼成熟时出现

疼痛性扁平足。成人可能会以继发性骨关节炎引起的疼痛为主诉[11]。首先应拍摄 X 线片,但是 CT 和 MRI 是诊断跗骨联合和评估继发性退行性改变的最佳方法。跟骨和距骨之间的联合的间接征象是距骨喙,是指距骨前上方的骨刺,由异常的距舟运动引起。当内侧关节面出现联合时,在侧位片上可以明显地观察到"C 字"征。距骨的顶部形成"C"形穹窿,联合形成中部,载距突形成底部(图 20.11)。在 CT 或 MRI 上,在跗间关节间隙出现骨皮质和骨髓质的连续,则提示骨性联合(图 20.12)。

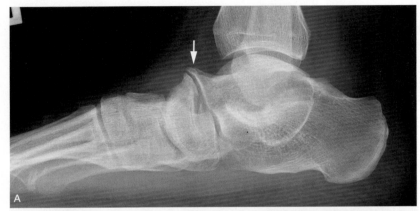

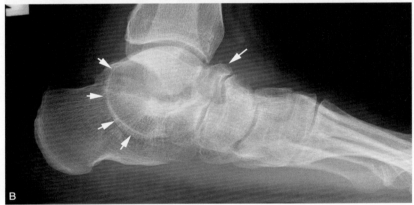

图 20.11 成人的跗骨联合。A 和 B. 左右足的侧位 X 线片示双侧的距骨喙(箭头)和 C 字征(短箭头)。伴有双侧扁平足并跟骨倾斜角减小

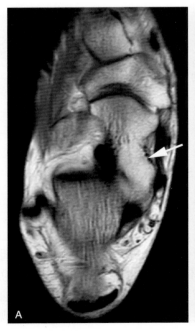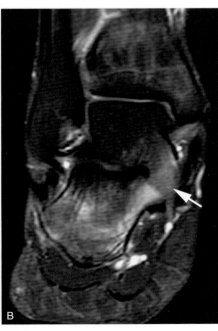

图 20.12 成人因跑步引起跟骨应力性骨折而偶然发现的跗骨联合。A. 轴位 T₁WI 示在距下中关节面原本的位置可见骨桥(箭头)。B. 冠状位 FS PDWI 示骨桥(箭头)。骨髓水肿是应力性骨折的结果(未显示)

Haglund 畸形

Haglund 畸形是跟骨后上缘的突起,由于穿不适合的鞋子发生摩擦碰撞出现症状。骨畸形可能在力学上引起浅表性滑囊炎、跟腱炎和跟骨后滑囊炎[12]。这些骨畸形的症状性炎症改变通常在 X 线和 MRI 上可见,被称为 Haglund 综合征(图 20.13)。手术治疗包括切除骨性突起和跟腱清创术(图 20.14)。

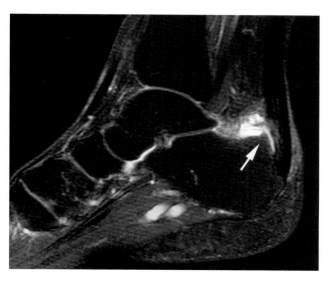

图 20.13 Haglund 综合征。矢状位 STIR 显示明显的跟骨后突(箭头),与跟腱附着点炎和跟骨后滑囊炎相关

足底筋膜炎和足跟脂肪垫综合征

足底筋膜炎是足底腱膜的一种常见的慢性过度劳损,通常最先发生于跟骨内侧结节的中央带,表现为跟骨下足跟痛。它与负重活动、肥胖、鞋子不合适和足部畸形有关,通常具有自限性。在 MRI 上,足底腱膜可能在其起源处增厚,T_2 信号增高[13]。周围软组织中可能出现水肿,偶尔在邻近的跟骨结节处也可见水肿(图 20.15)。有无跟骨足底骨赘与该疾病无明显关系。足底腱膜的撕裂很少见。

足跟脂肪垫综合征可表现出类似于足底筋膜炎的症状,但其与跟骨结节和足底筋膜表面的足跟脂肪垫有关。过度使用、创伤、超重或脂肪垫弹性丧失可能会导致疼痛。X 线片表现通常是正常的,但 MRI 可见足跟脂肪垫水肿(图 20.16)[13]。

跗骨窦综合征

跗骨窦是距骨颈部和跟骨之间的间隙,其内含跟距骨间韧带和脂肪。跗骨窦综合征是一种由慢性或运动性韧带损伤引起的疼痛和距下关节不稳的临床状态。MRI 可见瘢痕和炎症表现(图 20.17),可以通过将类固醇药物注入跗骨窦或通过手术减少不稳定来缓解症状。

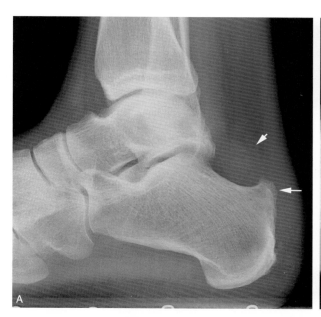
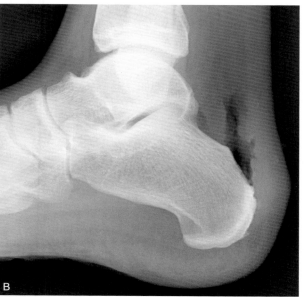

图 20.14 Haglund 综合征。A. 术前侧位 X 线片示跟骨背侧骨性突起(箭头)和 Kager 脂肪垫中的软组织水肿(短箭头);B. 术后 X 线片示骨性突起切除和跟腱清创术后

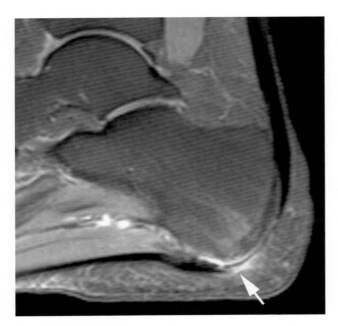

图 20.15 足底筋膜炎。矢状位 FS T₂WI 在足底腱膜中央带的跟骨起始处呈高信号（箭头）

骨碎片的骨坏死很常见。如果骨碎片移位，就会变成关节囊内的游离体。该疾病有多种外科手术治疗方法，包括清创术、切除术、刮除术、钻孔术、骨髓刺激术、植骨术（图 20.18）和假体置换术[14]。

副舟骨综合征

副舟骨是一种常见的副骨，位于舟骨近端内侧面。副舟骨有 3 种公认的类型：1 型是胫后肌腱内的小卵圆形小骨；2 型是较大的未融合的二次骨化中心，通过软骨联合与舟状骨相连。而 3 型是内侧突起的角状舟状骨，可能是 2 型融合后的表现。1 型副舟骨通常无症状。2 型副舟骨可能附着有一部分胫后肌，长期性反复应力作用于软骨联合而出现症状（副舟骨综合征）。在这种情况下，MRI 可表现为副舟骨（图 20.19）或软骨联合两侧软骨下骨的骨髓水肿[15]。3 型副舟骨可能由于骨性突起引起症状，但通常不会有胫后肌腱附着。

距骨穹窿骨软骨缺损

术语"骨软骨缺损"和"剥脱性骨软骨炎"（也称为 OCD）通常用于距骨穹窿的创伤性骨软骨骨折。可能发生腓骨或胫骨邻近关节面相关的骨软骨损伤。患者通常表现为踝关节疼痛，可通过 X 线片以及 MRI 或 CT 进行评估（见图 10.16）。附着和分离

籽骨炎

籽骨炎是指踇趾的籽骨及其周围组织的疼痛，通常是由于长期反复性创伤或过度使用所致。因此，它可能并不是真正的炎症过程，而是表现为应力反应或应力性骨折。因为它们的血液供应通常来自单支近端血管，所以籽骨还容易发生骨坏死。患者以

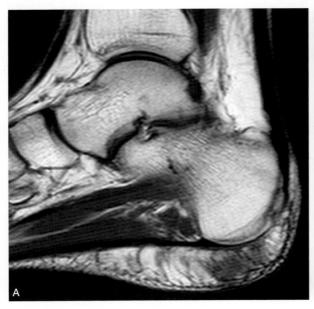

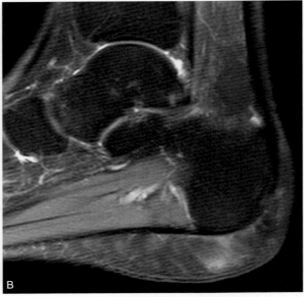

图 20.16 足跟脂肪垫综合征。运动员换鞋后足跟疼痛。A. 矢状位 T₁WI 在覆盖于正常足底筋膜表面的足跟垫中可见模糊的低信号；B. 矢状位 FS PDWI 示足跟垫水肿

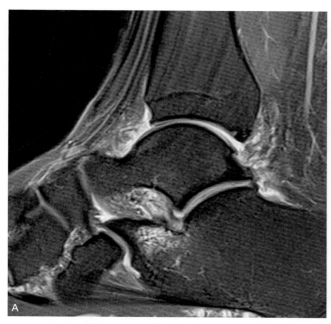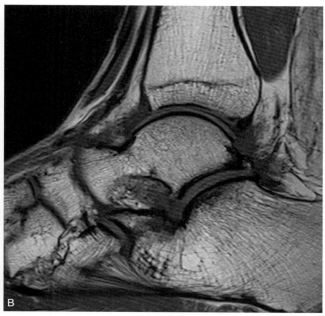

图 20.17　跗骨窦综合征。打篮球损伤导致慢性和反复疼痛。A. 矢状位 FS PDWI 显示距骨窦和跟骨前方水肿。正常的骨间距跟韧带未见显示;B. 矢状位 T₁WI 示在跗骨窦中正常的脂肪高信号消失

跖骨球下疼痛为主诉,X 线片可能正常,或显示受累籽骨的骨折或硬化。MRI 可能表现为籽骨 T_2 高信号的水肿和周围软组织的增厚(图 20.20)[16]。放射性核素骨扫描可显示出籽骨的异常活性增高。有时,在影像上可见确切的骨折。通常采用保守治疗,类似于身体其他部位的应力性骨折或肌腱炎的治疗。极少数引起疼痛的籽骨需要手术切除(籽骨切除术)。一个重要的鉴别诊断是籽骨和第一跖骨头之间的骨关节炎。

姆外翻畸形

姆外翻(姆趾外翻,第一跖骨内翻)是畸形的症状性综合征,其特征是在第一 MTP 关节的内侧出现骨性突起。它由姆趾的外侧偏斜(姆趾外翻)、第一跖骨的内侧偏斜(第一跖骨内翻)、姆趾屈肌的软组织挛缩和第一 MTP 关节的继发性退行性改变形成[17]。进行性软组织挛缩牵拉像弓弦一样,导致畸形加重。在足的应力前后位 X 线片上可以发现姆外翻,表现为第一跖骨的内翻和姆趾的外翻(图 20.21)。姆趾近节趾骨未覆盖第一跖骨头关节表面的程度取决于姆外翻的严重程度。这些畸形合并在一起,导致了籽骨相对第一跖骨头的外侧半脱位。第二 MTP 和趾畸形通常合并姆外翻。在严重的情况下,第二脚趾可能会覆盖偏斜的姆趾。已经有许多手术方式可以用来治疗姆外翻。经改良的 Lapidus 手术是矫正潜在的第一跖骨内翻畸形并融合第一 TMT 关节(图 20.22)。该手术可以减小第一跖骨的突出,并且矫正姆趾的对齐方式。其他手术可能通过缩短第一跖骨和向外侧移动跖骨头以改善弓弦效应(图 20.23)。

姆趾僵直

姆趾僵直是一种常见的累及姆趾的退行性疾病,形成骨赘的骨关节炎会导致疼痛和第一 MTP 关节背屈功能消失。通常,在侧位 X 线片上可观察到第一跖骨头的背侧骨赘(图 20.24)。第一 MTP 背屈功能的消失会影响步态周期中的支撑末期和摆动前期,并且对于使脚趾保持背屈的高跟鞋,可能很难穿进去。外科手术治疗包括唇切除术(切除背侧骨赘)、关节固定术和关节置换术[18,19]。

Freiberg 病

Freiberg 病(Freiberg 不全性骨折)是跖骨关节面的症状性塌陷,常见于第二跖骨,这可能是生物力学改变、血管受损和遗传易感性的结果[20]。发病最

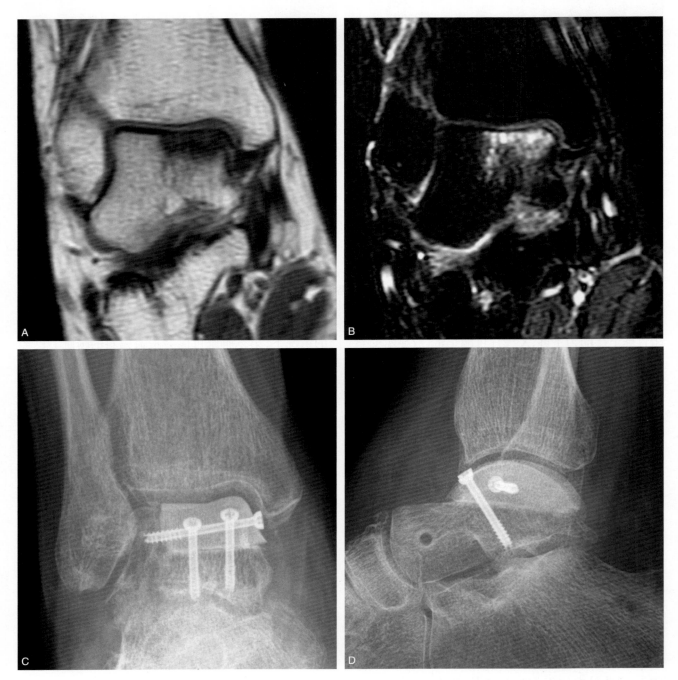

图 20.18 距骨穹窿骨软骨缺损。A. 冠状位 T_1WI 示距骨穹窿内侧半呈低信号。B. 冠状位 STIR 示相应异常区域的骨髓水肿。关节的胫骨面是正常的。C 和 D. 术后前后位和侧位片示距骨穹窿的病变部分可见骨软骨同种异体移植物,并有内固定

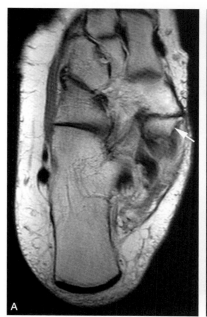
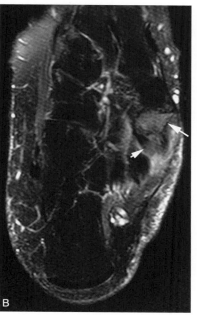

图 20.19　副舟骨患者出现足中部内侧疼痛。A. 轴位 T$_1$WI 示副舟骨（2 型）（箭头）；B. 在相同解剖水平的轴位 FS PDWI 示副舟骨内骨髓水肿（箭头），并胫后肌腱远端高信号（短箭头）

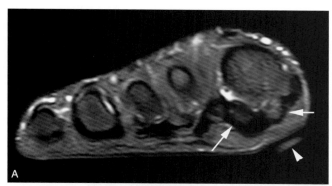
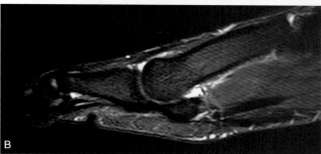
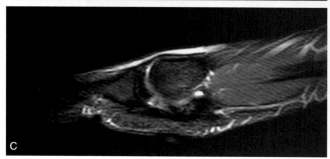
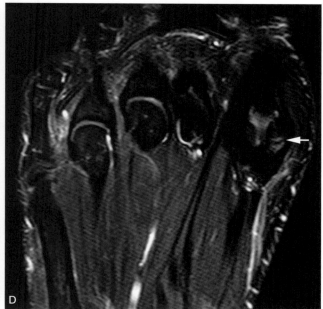

图 20.20　籽骨炎。患者的跖骨球内侧下方出现与活动相关的慢性疼痛。A. 短轴位 FS PDWI 示内侧籽骨（箭头）内异常高信号，与外部标记相对应（三角箭头）。外侧籽骨（长箭头）正常。B. 矢状位 FS PDWI 示外侧籽骨正常。C. 矢状位 FS PDWI 示内侧籽骨异常高信号。D. 长轴位 FS T$_2$WI 内侧籽骨可见横行骨折，断端无移位，周围见异常高信号（箭头）

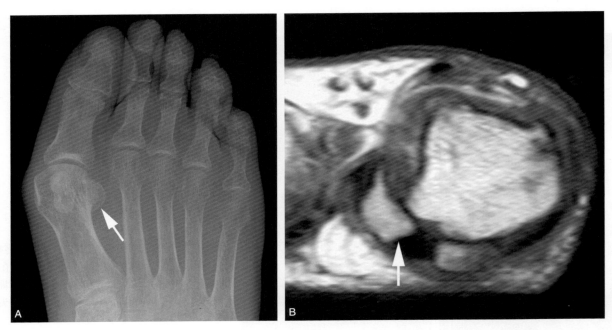

图 20.21 姆外翻畸形（姆趾外翻，第一跖骨内翻）。A. 足的前后应力位 X 线片示第一跖骨的内翻畸形与姆趾的外翻畸形。可见第二脚趾骑跨姆趾上方，外侧籽骨相对于第一跖骨头向外侧半脱位（箭头）。B. 过第一跖骨头的短轴位 T_1WI 示籽骨向外侧半脱位（箭头），并伴有退行性改变

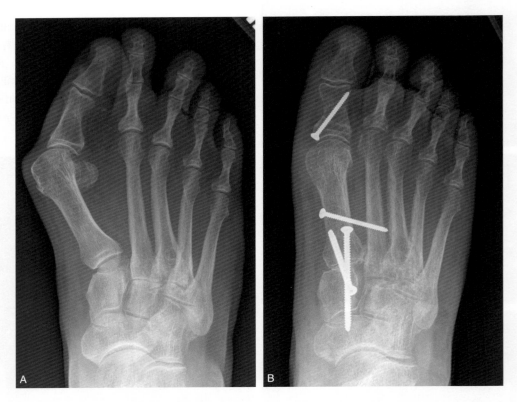

图 20.22 姆外翻矫正术。A. 术前姆外翻畸形；B. 术后改良的 Lapidus 术合并近节趾骨截骨术（Akin 术）

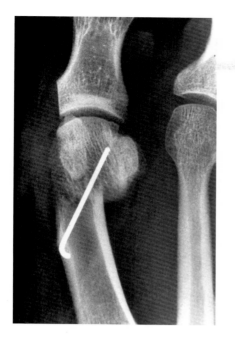

图 20.23　姆外翻矫正术,第一跖骨的缩短和移位截骨术,再用克氏针固定。同时通过切除近节趾骨和第一跖骨的骨性突起来重塑足内侧

常见于年轻女性,而退行性后遗症在年龄更大的成人中常见。在影像学上可看到跖骨远端软骨下骨变平(图 20.25)。如果疾病继续进展,可能会出现塌陷、碎裂和继发性退行性改变。

Morton 神经瘤

Morton 神经瘤是指趾神经穿过跖骨头处的跖间韧带时,周围软组织的非肿瘤性增厚,最常见的部位是第三和第四趾之间。反复性创伤、局部缺血、卡压和束缚是引起 Morton 神经瘤常见的原因。在组织学上表现为外周神经纤维化[21]。典型的患者主要表现为特定部位剧烈烧灼样前足痛,可进行临床诊断。MRI 或超声检查有时可以确认病变的存在。Morton 神经瘤没有影像学特征。MRI 可能表现为受累跖骨头之间的足底趾间肿块,T_1 和 T_2 呈低或中等信号,且通常会明显强化(图 20.26)。在适当的位置上,超声检查可见低回声肿块。

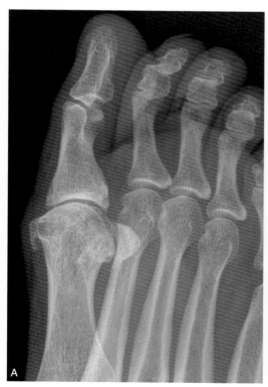
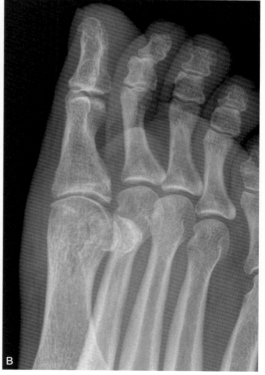

图 20.24　姆趾僵直。A. 足的斜位 X 线片示第一跖趾关节背侧可见突出的骨赘;B. 术后足部 X 线片示骨性突起已变平滑

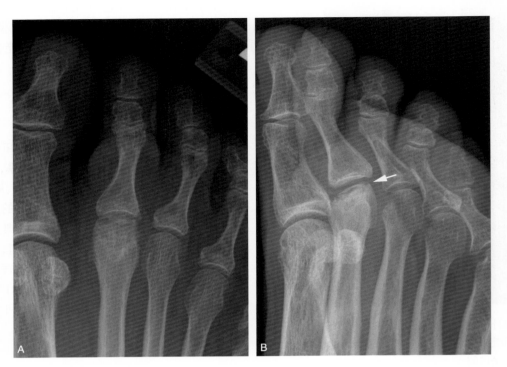

图 20.25　第二跖骨头的 Freiberg 骨折。A. 足的前后位 X 线片可见硬化；B. 足的斜位 X 线片示骨软骨塌陷（箭头）

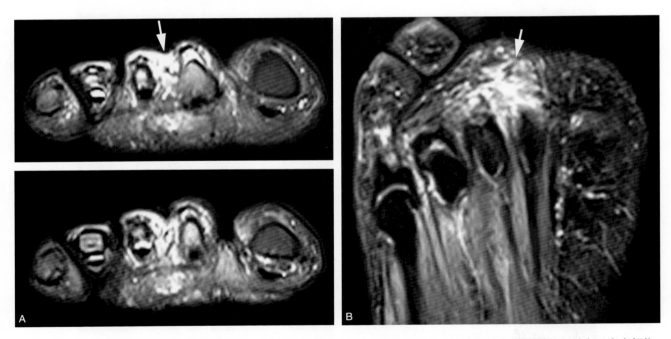

图 20.26　Morton 神经瘤。A. 过前足的短轴位 FS PDWI 示第二和第三跖骨头之间边界模糊的高信号（箭头），对应于疼痛部位；B. 长轴位 FS PDWI 示足底软组织水肿（箭头）

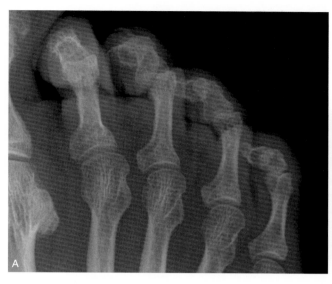

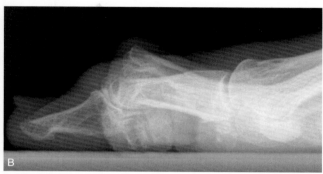

图 20.27　锤状趾。A 和 B. 前后位和侧位 X 线片示小趾的近节指间关节屈曲畸形

小趾畸形

　　小趾的畸形通常是由足的内部和外部肌肉的不平衡引起的。锤状趾畸形是近端趾间（PIP）关节屈曲形成，通常伴远节趾间（DIP）关节背伸，MTP 关节中立或背伸（图 20.27、图 20.28）。槌状趾畸形是 DIP 屈曲伴 PIP 和 MTP 关节中立位。爪状趾畸形是 MTP 关节过伸并 PIP 和 DIP 关节屈曲。交叉趾与 MTP 不稳定相关。通常可以看到第二脚趾跨越严重外翻的拇趾。当保守治疗失败时，这些脚趾

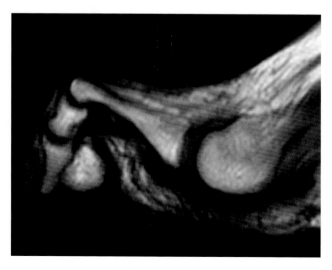

图 20.28　矢状位 T$_1$WI 示第二趾呈锤状趾畸形

畸形可以采用手术治疗，包括切除关节成形术或关节融合术[22]。也可以行肌腱移植或跖骨截骨术。小趾外翻畸形是第五跖骨头外侧出现骨性突起。当出现症状时，可见类似拇外翻的软组织肿胀。骨性突起的矫正截骨术可以改善症状。

冻伤

　　冻伤本质上是血管损伤[23]。在冻疮或浸泡足中，长时间暴露于低温但非冰冻的温度下会导致血管收缩和缺氧性损伤。受损小血管内的生理体液漏出会导致疼痛和水肿。强烈的充血和炎症反应通常会导致疼痛，并且持续数天至数周。通常都会痊愈，但相对于暴露前，受累部位对寒冷变得更敏感。潮湿的寒冷比低湿度的寒冷更有危害性。

　　在冻伤或冻疮（脚趾特别容易受累）组织内结晶形成可能会造成永久性损伤。在 X 线片上，最初可看到软组织水肿，随后是骨质疏松和骨膜炎。软组织和甚至簇状吸收的骨质缺损可能会在几周内变得明显，并且存活组织和坏死组织之间分界清楚（图 20.29）。软组织和骨骼的自截可能是最终的结果。软骨损伤可能导致继发性退行性关节疾病。对冻伤的急性评估可包括动脉造影或放射性核素灌注研究。钆对比剂增强 MRI 可显示灌注组织和非灌注之间的分界清楚。

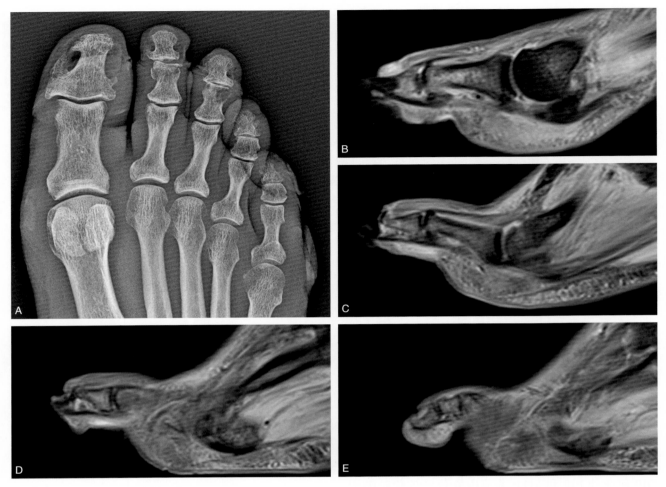

图 20.29 冻伤。A. 冷伤后 6 周右趾前后 X 线片示第一、第二和第三趾的末梢软组织萎缩。B~D. 第一(B)、第二(C)和第三(D)趾的矢状位 FS T$_1$WI 增强示梗死的末梢软组织呈低信号,残余存活组织强化;第四趾(E)结构完整并强化

参考文献

1. Thapa MM, Pruthi S, Chew FS. Radiographic assessment of pediatric foot alignment: review. *AJR Am J Roentgenol*. 2010;194(6 suppl): S51–S58. doi:10.2214/AJR.07.7143 [PMID:20489117].

2. Lin YC, Mhuircheartaigh JN, Lamb J, Kung JW, Yablon CM, Wu JS. Imaging of adult flatfoot: correlation of radiographic measurements with MRI. *AJR Am J Roentgenol*. 2015;204(2):354–359. doi:10.2214/AJR.14.12645 [PMID:25615758].

3. Yao K, Yang TX, Yew WP. Posterior tibialis tendon dysfunction: overview of evaluation and management. *Orthopedics*. 2015;38(6): 385–391. doi:10.3928/01477447-20150603-06 [PMID:26091214].

4. Vadell AM, Peratta M. Calcaneonavicular ligament: anatomy, diagnosis, and treatment. *Foot Ankle Clin*. 2012;17(3):437–448. doi:10.1016/j.fcl.2012.07.002 [Epub August 9, 2012. PMID:22938642].

5. Mengiardi B, Pinto C, Zanetti M. Spring ligament complex and posterior tibial tendon: MR anatomy and findings in acquired adult flatfoot deformity. *Semin Musculoskelet Radiol*. 2016;20(1):104–115. doi:10.1055/s-0036-1580616 [Epub April 14, 2016. PMID:27077591].

6. Peters EJ, Lipsky BA. Diagnosis and management of infection in the diabetic foot. *Med Clin North Am*. 2013;97(5):911–946. doi:10.1016/j.mcna.2013.04.005 [Epub June 5, 2013. PMID:23992901].

7. Glaudemans AW, Uçkay I, Lipsky BA. Challenges in diagnosing infection in the diabetic foot. *Diabet Med*. 2015;32(6):748–759.

8. Ergen FB, Sanverdi SE, Oznur A. Charcot foot in diabetes and an update on imaging. *Diabet Foot Ankle*. 2013;4:10.

9. Ledermann HP, Morrison WB, Schweitzer ME. MR image analysis of pedal osteomyelitis: distribution, patterns of spread, and frequency of associated ulceration and septic arthritis. *Radiology*. 2002;223(3):747–755 [PMID:12034944].

10. Brodsky JW. The adult sequelae of treated congenital clubfoot. *Foot Ankle Clin*. 2010;15(2):287–296. doi:10.1016/j.fcl.2010.03.002 [PMID:20534356].

11. Flynn JF, Wukich DK, Conti SF, Hasselman CT, Hogan MV, Kline AJ. Subtalar coalitions in the adult. *Foot Ankle Clin*. 2015;20(2):283–291. doi:10.1016/j.fcl.2015.02.010 [Epub April 11, 2015. PMID:26043244].

12. Vaishya R, Agarwal AK, Azizi AT, Vijay V. Haglund's syndrome: a commonly seen mysterious condition. *Cureus*. 2016;8(10): e820 [PMID:27843738; PMCID:PMC5101401].

13. Chang CD, Wu JS. MR imaging findings in heel pain. *Magn Reson Imaging Clin N Am*. 2017;25(1):79–93. doi:10.1016/j.mric.2016.08.011 [PMID:27888853].

14. Hannon CP, Smyth NA, Murawski CD, et al. Osteochondral lesions of the talus: aspects of current management. *Bone Joint J*. 2014; 96-B(2):164–171. doi:10.1302/0301-620X.96B2.31637 [PMID:24493179].

15. Jegal H, Park YU, Kim JS, Choo HS, Seo YU, Lee KT. Accessory navicular syndrome in athlete vs general population. *Foot Ankle Int*. 2016;37(8):862–867. doi:10.1177/1071100716644791 [Epub April 18, 2016. PMID:27090634].

16. Srinivasan R. The hallucal-sesamoid complex: normal anatomy, imaging, and pathology. *Semin Musculoskelet Radiol*. 2016;20(2):224–232. doi:10.1055/s-0036-1581121 [Epub June 23, 2016].

17. Perera AM, Mason L, Stephens MM. The pathogenesis of hallux valgus. *J Bone Joint Surg Am*. 2011;93(17):1650–1661. doi:10.2106/

JBJS.H.01630 [PMID:21915581].

18. Lucas DE, Hunt KJ. Hallux rigidus: relevant anatomy and pathophysiology. *Foot Ankle Clin.* 2015;20(3):381–389. doi:10.1016/j.fcl.2015.04.001 [Epub July 4, 2015. PMID:26320553].

19. Johnson MD, Brage ME. Total toe replacement in the United States: what is known and what is on the horizon. *Foot Ankle Clin.* 2016;21(2):249–266. doi:10.1016/j.fcl.2016.01.004 [PMID:27261805].

20. Fehr SD, Walter KD. *Freiberg Disease.* http://emedicine.medscape.

com/article/1236085-overview.

21. Kay D, Bennett GL. Morton's neuroma. *Foot Ankle Clin.* 2003;8(1):49–59 [PMID:12760574].

22. Shirzad K, Kiesau CD, DeOrio JK, Parekh SG. Lesser toe deformities. *J Am Acad Orthop Surg.* 2011;19(8):505–514 [PMID:21807918].

23. Golant A, Nord RM, Paksima N, Posner MA. Cold exposure injuries to the extremities. *J Am Acad Orthop Surg.* 2008;16(12):704–715 [PMID:19056919].

章节自测

1. 足的应力位 X 线片上显示的外周半脱位是哪种对合畸形的表现?
   A. 扁平足
   B. 内翻足
   C. 扁平外翻足
   D. 空凹内翻足

2. 在足的 X 线片上,哪一种影像学表现提示糖尿病?
   A. 跖骨联合
   B. 空凹内翻足
   C. 瘤样钙质沉积
   D. 趾间动脉钙化

3. 下列哪种疾病会累及跟骨?
   A. Freiber 病
   B. Morton 瘤
   C. Haglund 病
   D. 副舟骨综合征

4. 成人后天性扁平足与哪根肌腱损伤有关?
   A. 胫后肌腱
   B. 姆长屈肌腱
   C. 趾长伸肌腱
   D. 腓骨短肌腱

章节自测答案

1. C 外周半脱位常发生于扁平外翻足。
2. D 糖尿病的特点是足部趾间动脉钙化。
3. C Haglund 病常累及跟骨。
4. A 胫后肌腱功能障碍与后天性扁平足有关。

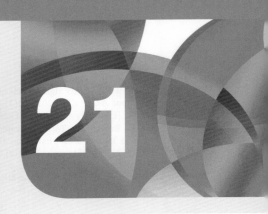

第二十一章
下肢术后影像

Hyojeong Mulcahy，Felix S. Chew

本章介绍了常见下肢手术术后的影像学表现。

学习目的

通过对本章的学习,关于下肢术后的影像学认识,期望读者能够:

1. 讨论并推荐合适的影像检查方法。
2. 描述影像特征。
3. 提出鉴别诊断并缩小其范围。
4. 总结以下疾病知识点的相关概念和主要内容:髋关节截骨术、股骨头中心减压术、髋关节融合术、髋关节成形术、关节置换材料、髋关节置换术、膝关节伸肌复位、膝关节置换术、踝关节融合术、踝关节置换术和肿瘤重建术。

髋关节手术

截骨术

截骨术是指通过外科手术切除骨骼的手术方式[1,2]。截骨术通常用于改变骨骼的排列、长度或形状。例如,对于具有成角畸形的骨折畸形愈合,可以通过重组骨碎片的截骨术来修复。截骨术可根据位置和远端骨碎片变化方向来描述。长骨的外翻截骨术是重新排列远端骨骼,使其相对于原本的对合方式外翻。侧方移位截骨术可从侧面重新排列远端骨骼。截骨缩短术是通过去除骨头来实现。截骨延长术可以通过插入移植骨或用外固定器将重叠的骨骼分开来实现。截骨术还用于改变关节的排列和生物力学。股骨近端的成角或旋转截骨术可改变股骨头的主要承重部位,可用于治疗髋关节发育不良、早期骨关节炎或类似的疾病(图 21.1)。髋骨截骨术可用于加深髋臼,更好地覆盖股骨头(图 21.2)。截骨术的固定术和修复与骨折相似,可使用治疗骨折的器具设备(请参见第 4 章)。治疗的并发症很少见。

改变旋转对合方式的手术被称为旋转截骨术。

CT 可用于评估肢体的旋转功能(图 21.3)。股骨旋转角是指在轴位图像上,股骨颈和股骨髁之间的角度。男性股骨前倾(股骨颈相对于膝关节外旋)平均约为 8°,女性约为 14°。胫骨扭转角是指在轴位图像上,踝穴和胫骨髁之间的夹角。平均胫骨外向扭转角(踝关节相对于膝关节外旋)约为 29°。在成人中,后天性肢体旋转畸形通常是股骨干或胫骨干骨折后畸形愈合的结果,可以通过旋转截骨术来纠正(图 21.4)。在单侧创伤后旋转畸形中,股骨前倾或胫骨扭转的左右差异具有重要的临床意义。

中心减压

股骨头坏死可以通过手术治疗。由于在病理生理上,认为缺血与股骨头、颈内骨内压升高有关,因此可通过中心减压以减轻压力,有时与血管化的腓骨自体移植物(图 21.5)或其他移植物共同作用以促进骨骼的修复过程。但是,一旦发生软骨下塌陷,髋关节最终将进展为晚期继发性骨关节炎。

关节融合术

关节融合术是关节的外科手术融合[1,2]。关节

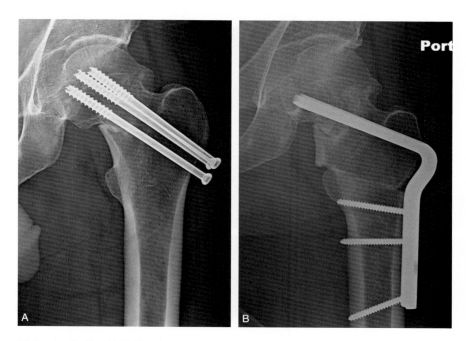

图 21.1 股骨近端的外翻截骨术。A. 前后位（AP）X 线片显示，在股骨颈骨折经皮螺钉固定 6 周后，骨折两端发生了嵌插。加压螺钉已部分退出了外侧皮质，股骨头发生了位移，并嵌插到了股骨颈中。B. 股骨近端外翻截骨术和钢板内固定术后的前后位 X 线片

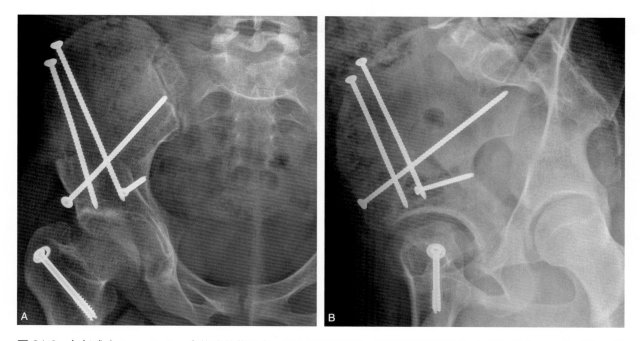

图 21.2 年轻成人 Legg-Perthes 病的髋骨截骨术。整个髋臼被移动、旋转以覆盖股骨头，并行内固定。A. 前后位 X 线片；B. 斜位 X 线片

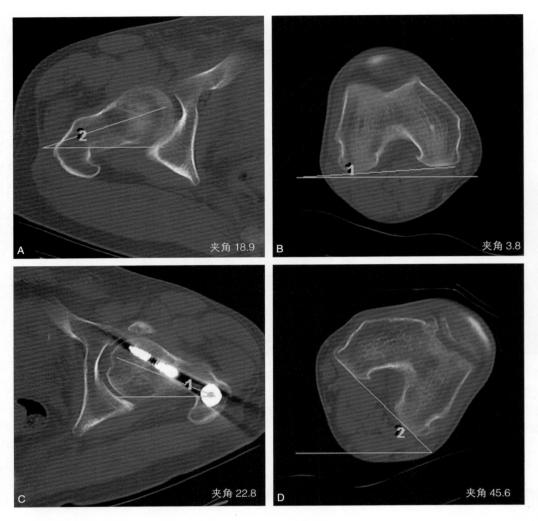

图 21.3 左侧股骨干骨折带锁髓内钉固定术后患者,对肢体旋转功能的评估。患者站立时,就可看到患肢旋转对位不良。A. 对于右侧股骨,股骨颈与水平线之间的夹角为 18.9°。B. 股骨髁与水平面的夹角为 3.8°。股骨颈前倾,前倾角为 15.1°。C. 对于左侧股骨,股骨颈与水平线之间的夹角为 22.8°。D. 股骨髁与水平面的夹角为 45.6°。股骨颈后倾,后倾角为 22.8°

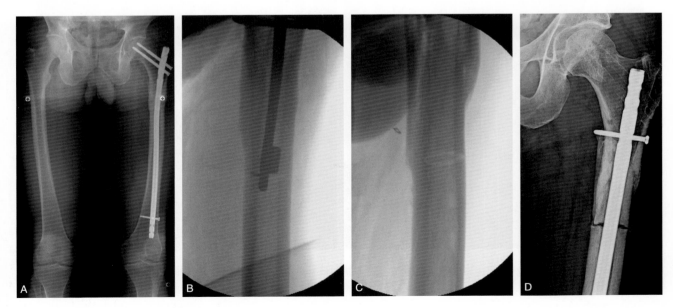

图 21.4 旋转截骨术。A. 在股骨干骨折治疗后,发现左侧股骨颈后倾;B 和 C. 取出髓内(IM)钉后,经股骨干放入髓内骨锯行横向截骨术;D. 将股骨旋转适当的角度以纠正后倾,并用另一根带锁髓内钉固定

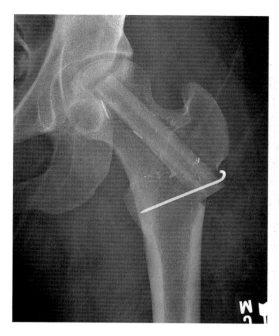

图21.5　带血管的腓骨自体移植和中心减压治疗骨坏死。前后位X线片示股骨头硬化，可见新月征。移植物已用克氏针固定

当关节疾病进展到晚期时，会出现疼痛和/或功能受限，此时则需要外科手术治疗。关节成形术是一种恢复关节功能的外科手术方式。关节置换手术包括放置非永久性的人造器件。对假体的功能要求越高，其机械寿命越短。相比以前没有关节残疾的年轻创伤后患者，慢性关节炎疼痛的老年患者对关节功能恢复的期望以及对关节置换术的要求较低。在美国，约有3%的成年人进行过一次或多次关节置换术。随着人口老龄化、技术进步及适应证扩大，人们对全关节置换术的需求一直在增加[3]。

关节成形术

关节成形术是一种关节的外科手术修复术[1,2]。关节成形术有不同类型，包括切除关节成形术、关节表面置换术、间置关节成形术以及部分和全部关节置换术。应永久保存并记录手术即时结果的术后X线片，并与后期随访的X线片进行比较，以观察骨骼重塑、器件位置和对位的变化、松动和其他并发症。偶尔也会采用CT、MRI、超声检查和核素成像，但这些检查对于关节成形术后的患者通常是不必要的。

切除关节成形术包括切除一个或两个关节表面，残留的骨端形成关节。由于关节未固定，形成假关节，并保持运动。在髋关节，切除关节成形术称为Girdlestone手术（图21.7），可在不合适置入假体的情况下使用，例如活动性感染。

内关节融合术是通过切除关节并将关节骨的远端固定在一起来实现的。可以采用内固定、外固定以及骨移植。愈合和重塑的关节融合部位可见连续的骨皮质和骨小梁结构（图21.6）。由于缺乏运动，在相邻的关节中可能发生适应性变化。滑膜切除术和关节融合术可以消除关节炎所致的关节痛。因为在功能上有更好的选择，所以关节融合术很少用于髋关节。

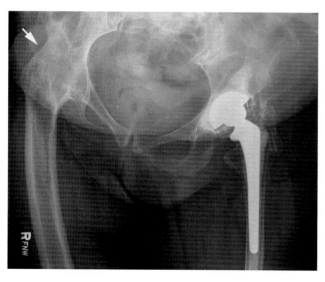

图21.6　髋关节融合术。骨盆前后位片示右侧髋关节融合术（箭头）和左侧全髋关节置换术

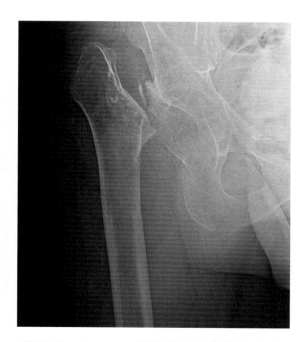

图21.7　Girdlestone手术，股骨头和股骨颈已切除

关节置换材料

金属、聚乙烯和骨水泥常被用于关节置换术[4]。金属组件-通常是钛或钴铬合金-用于提高强度和刚度。这些金属在反复载荷下的抗压强度很高,所以体内失效很少见。超高分子量聚乙烯用于关节凹面,例如髋臼、胫骨平台和关节盂窝。这种材料比普通厨具中使用的聚乙烯更致密、更坚硬,并且具有高耐磨性。金属垫板通常用于提供机械支撑。像其他塑料一样,聚乙烯是射线可穿透的,但是金属垫板(尤其是在髋臼处)的存在可能会使聚乙烯在X线片上模糊不清。许多聚乙烯组件带有嵌入的金属标记,可在X线片上显示其位置。骨水泥(聚甲基丙烯酸甲酯或甲基丙烯酸甲酯)是一种快速聚合的丙烯酸塑料,是一种将金属或聚乙烯成分固定在骨骼上的黏合剂。在制造过程中,通过添加硫酸钡使水泥不透射线。陶瓷用作关节表面,已经变得越来越常见。对于手足小关节,可以使用硅胶假体。近年来,已经引入热解碳组件用于手关节的置换。

植入的金属组件通常用骨水泥固定在骨骼中。在使用前,可通过离心或真空室除去骨水泥中可能引起应力上升的气泡,并在高压下将骨水泥注入髓腔。备好的腔底部置入聚乙烯塞可形成一个封闭的空间,防止水泥沿着髓腔向下流动。不用骨水泥植入的金属假体可能具有机械性压入配合,可提供即时的稳定性,并具有特殊的纹理表面(多孔涂层),可以促进骨骼或纤维组织向内生长,最终实现长期固定。通过使用钻模、切割导向器和模型,可确保手术时的高度精确性,使外科医生能够在骨骼和假体组件之间实现完美的几何适配。螺钉可暂时固定一些无骨水泥的组件,直到开始新骨生长。在制造过程中,将羟基磷灰石晶体应用于非骨水泥金属组件的表面可以改善骨骼的生物固定性。假体的晶体涂层直接结合到宿主骨的分子结构中。

由于不同的材料在机械载荷下形变程度不同(它们的刚度不同),因此在界面处会产生剪切力,特别是在骨骼与金属或骨骼与骨水泥之间。生长在这些界面中的一层纤维组织可将力重新分配到更大的表面积上,以帮助消除这些力。该层纤维类似于牙周韧带,可保护口腔内较软的松质骨中的牙齿。在X线片上,可能可以看到纤维层,表现为骨头与骨水泥或骨头与金属之间清晰的透亮影(不超过2mm)。应力增加的另一个区域是水泥和金属之间的界面;在该界面可能会发生微小运动,但不应看到间隙。

髋关节置换术

髋关节置换术有几种常见类型[5,6]。表面置换术是用金属杯覆盖股骨头的关节表面(图21.8)。半髋关节置换术替换了股骨头和股骨颈(图21.9)。单极股骨假体由单个金属部件组成,其干安装在髓腔中,头部与自体髋臼形成关节。双极股骨假体由金属股骨组件和髋臼组件构成,其中股骨组件包括干和头,髋臼组件包括带有聚乙烯涂层的金属窝。金属窝与自体髋臼形成关节,股骨组件的头部与聚乙烯涂层形成关节。尽管髋臼组件未固定,但大部分运动发生在头部和涂层之间,从而保护了自体髋臼软骨。半髋关节置换术用于髋臼相对正常的股骨近端疾病。例如,双极股骨假体可以治疗股骨颈骨折并发股骨头坏死。双极假体可以转换为具有可互换组件的全髋关节置换术(THR)。THR有股骨和髋臼组件可替换人体关节表面(图21.10、图21.11)。目前大多数植入假体都有金属髋臼组件,该金属髋臼组件有聚乙烯涂层形成关节表面。这些组件可以在有或没有水泥的情况下固定在骨骼上。一些手术方法需要行大转子截骨术来暴露髋关节;通常可用金属丝或金属索重新连接大转子。如果出现骨不连,就会导致步态不稳。如果通过分离臀部软组织来实现手术暴露,则可以使用缝合线、带垫圈的螺钉或软组织锚将臀部软组织重新固定到大转子上。可以通过插入骨移植物和专用组件来支撑短缩的股骨近端或髋臼。

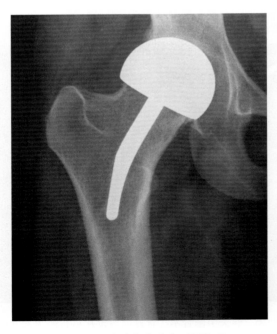

图21.8 髋关节半髋表面置换术

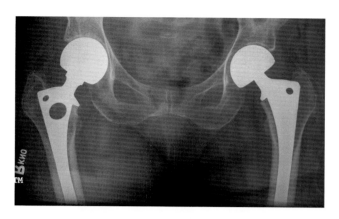

图 21.9　双侧股骨假体,右侧为单极,左侧为双极

THR 最常见的早期并发症是脱位(表 21.1)[6,7]。通常,股骨头相对于髋臼向外旋转(图 21.12)。髋臼杯失去固定可能使其脱离髋臼床(图 21.13)。THR后异位骨化形成很常见;它可能偶尔会影响运动(图 21.14)。全关节置换中的骨溶解通常是由异物

表 21.1　关节置换术的并发症

断裂	感染
脱位	松动
聚乙烯磨损或失效	应力性骨折
骨溶解	神经血管损伤
金属相关性疾病	血栓栓塞

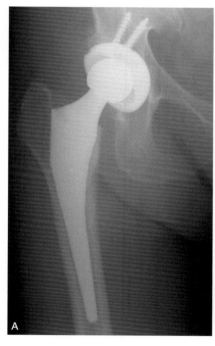
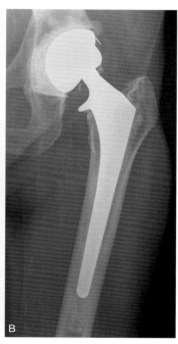

图 21.10　全髋关节置换术(THR)(不同的患者)。A. 未注入骨水泥的右侧 THR;B. 注入骨水泥的左侧 THR

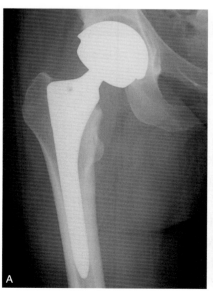
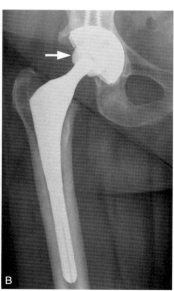

图 21.11　全髋关节置换术(THR)(不同患者)。A. 未注入骨水泥带有金属对金属承重表面的 THR;B. 未注入骨水泥带陶瓷头的 THR(箭头)

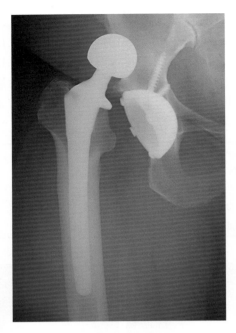

图 21.12 全髋关节置换术脱位。头部向外上方移位

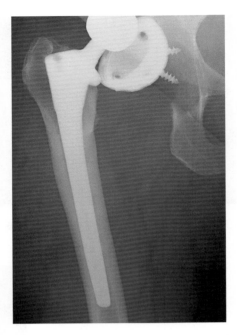

图 21.13 髋臼杯从髋臼床脱位,股骨头从髋臼杯脱位

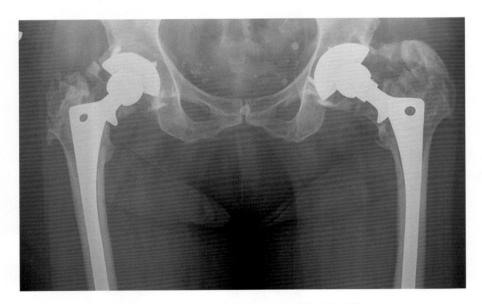

图 21.14 双侧全髋关节置换术后的异位骨化

肉芽肿反应引起的。金属在聚乙烯上的机械摩擦会磨损聚乙烯的微小颗粒,从而引发溶骨性肉芽肿性异物反应。聚乙烯碎屑的移位及其伴随的反应(通常以薄膜形式)沿着水泥 - 骨或金属 - 骨界面移动,最终可能会导致严重的松动。也可能发生大范围的局部骨溶解。这些病变均表现为相同的聚乙烯异物反应,可引起组件松动。聚乙烯骨溶解通常进展缓慢,病程可长达数年。碎片可穿过淋巴管到达局部淋巴结。由于全关节置换的可透 X 线聚乙烯涂层,在 X 线片上表现为关节间隙,因此当

X 线片上关节间隙变窄则可提示聚乙烯变薄或严重破坏(图 21.15)。放射学检查结果提示假体组件松动,包括:水泥 - 骨或金属 - 骨界面的透明区域增宽 >2mm、组件从原来的位置移位、金属与水泥之间形成透明间隙、水泥断裂、骨膜反应和骨质溶解。金属和水泥之间出现任何间隙都是异常的(图 21.16)。骨骼与金属或骨骼与水泥之间的间隙超过 2mm 都是异常的。但是,直到组件周围完全出现间隙时,临床上才会松动或出现症状。在 X 线检查时,只有组件之间的界面与 X 线束相切,才能准确地评

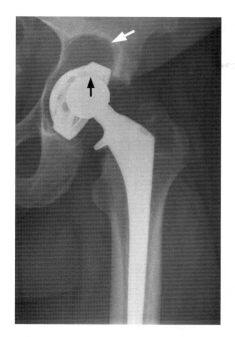

图 21.15　全髋关节置换术后,在髋臼杯和股骨近端假体干外侧周围出现骨溶解(白色箭头)。头部在髋臼杯内的位置不对称(黑色箭头),提示聚乙烯失效

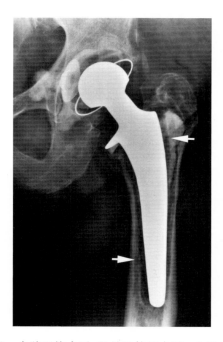

图 21.16　全髋置换术后,股骨组件的水泥 - 金属骨黏合不牢固(箭头)

估。水泥碎裂似乎是机械性损伤的结果,而不是生物过程的结果。

　　一些假体从设计中去除了聚乙烯髋臼涂层,取而代之的是金属或陶瓷涂层。因此,这些假体具有陶瓷对陶瓷或金属对金属的承重表面。髋关节置换中金属对金属轴承的一个特殊缺点是释放大量非常

小的磨损颗粒和金属离子。金属磨损颗粒在假体周围组织中的沉积会引起一系列的变化。假体周围软组织病变包括无菌性淋巴细胞性血管炎相关病变、对金属碎片的不良反应和假瘤。X 线检查通常表现正常,但在晚期病例中,在表面置换术中可能会出现松动或股骨颈短缩的表现。在 MRI、CT 和超声检查中可看到囊性或实性肿块(图 21.17)。可能会发生与假体本身不直接相关的并发症,如因髋关节置换后身体活动恢复导致的应力性骨折(图 21.18)。

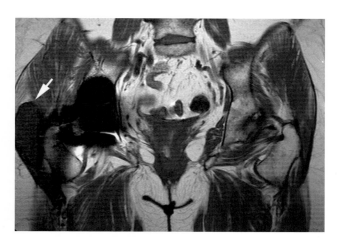

图 21.17　全髋关节置换术(THR)后出现无菌性淋巴细胞性血管炎相关病变。在金属对金属 THR 的患者,冠状位 T_1WI 示邻近大转子处可见一类圆形软组织病变(箭头)

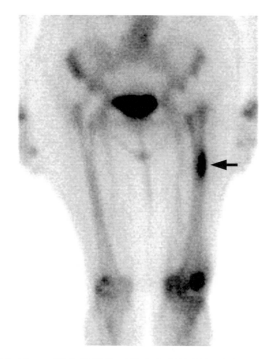

图 21.18　双侧全髋关节置换患者的放射性核素骨扫描前视图。左侧股骨外侧皮质可见应力性骨折(箭头)

膝关节手术

伸肌重建

膝前疼痛可能与髌骨不稳相关,由于髌下肌腱与滑车对位不良,伸肌装置在伸展时易使髌骨向外侧移位。这种脱位的一种表现是在股骨髁连线上胫骨结节与股骨滑车沟之间的距离。该距离通常 <20mm,可以通过轴位 CT 或 MRI 进行测量(图 21.19)。股四头肌力轴的外科手术重建是改变胫骨前结节的位置,该部位有髌下肌腱附着。在大多数情况下,将胫骨结节向内侧移位,以纠正髌骨外侧半脱位(图 21.20)。

截骨术

胫骨外翻高位截骨术是严重内侧间室骨性关节炎伴内翻畸形的常见治疗方法(图 21.21)[1,2]。通过重建胫骨干,矫正内翻畸形,并恢复膝关节的力轴。这可以减轻患内侧关节面的承重压力,并将其中一些力重新分配到外侧间室。股骨内翻远端截骨术可纠正外侧间室骨关节炎导致的膝盖外翻畸形。

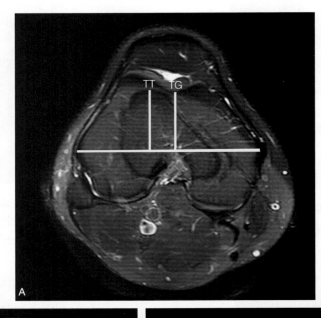

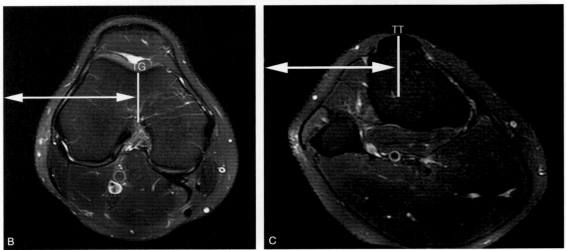

图 21.19 在 MRI 上测量胫骨结节 - 股骨滑车沟(TT-TG)的距离。A. 胫骨和股骨的叠加轴位图像显示 TT-TG 距离。B 和 C. 另一种方法可以通过测量从图像到边缘(或其他常用标志)的距离并相减来得到 TT-TG 距离。简单的几何学可用于校正肢体的旋转,但是根据我们的经验,这是不必要的

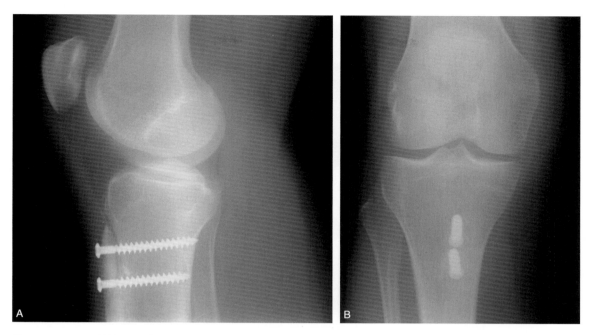

图 21.20　胫骨前结节重建术。通过内移髌下肌腱附着点来改变股四头肌结构的力轴。A. 侧位 X 线片；B. 前后位 X 线片

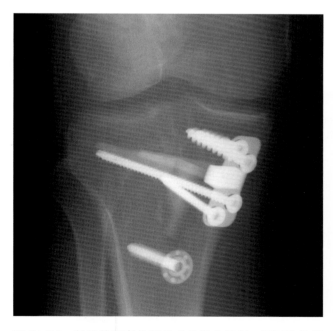

图 21.21　胫骨外翻高位截骨术并行内固定。行开放性楔形截骨术,内部固定并填充骨移植物

膝关节置换

最常见的全膝关节置换术(total knee replacement, TKR)采用股骨双髁组件、胫骨组件和髌骨组件(图 21.22)[8,9]。胫骨和髌骨组件有聚乙烯关节面。具有聚乙烯关节表面。一些设计采用了可随屈曲和伸展运动而活动的半月板轴承,试图更精确地复制膝关节的正常运动学(图 21.23)。不受限制的 TKR取决于膝关节的肌肉和韧带的稳定性。半限制或髁间稳定的 TKR 有一个装置可以垂直地从胫骨组件插入双髁组件的插槽中(图 21.24)。该装置部分限制了假体运动范围。如果膝关节的软组织支持作用不佳或丧失,则可以使用完全限制的(旋转铰链)假体(图 21.25)。由于正常的膝关节在屈曲时会旋转,因此旋转铰链 TKR 具有第二个关节,该关节包含一个金属柱,该金属柱插入到聚乙烯插孔中,使假体可以旋转。胫骨骨缺损有时是由于既往高位胫骨截骨术造成的。骨移植物可以用来填充这种缺损。骨水泥通常作为将组件固定到骨骼的表面黏合剂。胫骨关节面的理想对合方式与地面平行;在站立位的 X线片上显示最佳。

当内侧或外侧间室存在明显的症状性疾病,但其他间室相对正常时,则使用单髁 TKR。受累的间室关节两侧都被更换了(图 21.26)。通常将这些组件固定在适当的位置。轴承表面是聚乙烯。这些假体的稳定性取决于患者膝关节的固有稳定性。该手术可保留前交叉韧带和后交叉韧带。手术成本低于双髁 TKR,而且往往恢复得更好。但长期预后较差,因为发生在其余间腔的疾病通常会导致翻修双髁TKR。

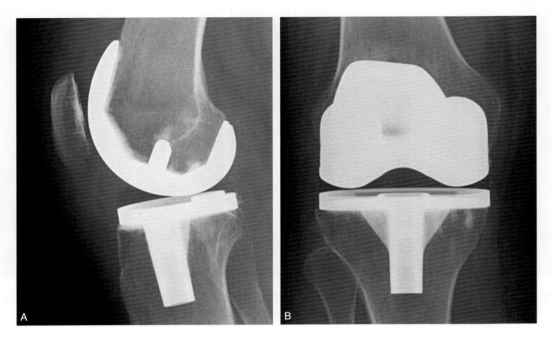

图 21.22　双髁全膝关节置换术。A. 侧位 X 线片；B. 前后位 X 线片

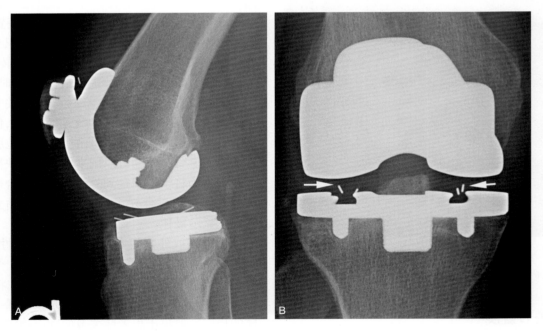

图 21.23　双髁全膝关节置换并半月板轴承。A. 侧位 X 线片。B. 前后位 X 线片。半月板轴承带有金属标记（B 中的箭头）

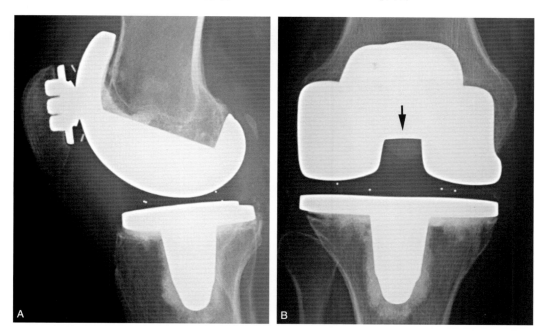

图 21.24　髁间稳定的全膝关节置换术。A. 侧位 X 线片。B. 前后位 X 线片。可透 X 线的装置从胫骨组件垂直延伸到双髁组件的凹槽中（B 中的箭头）

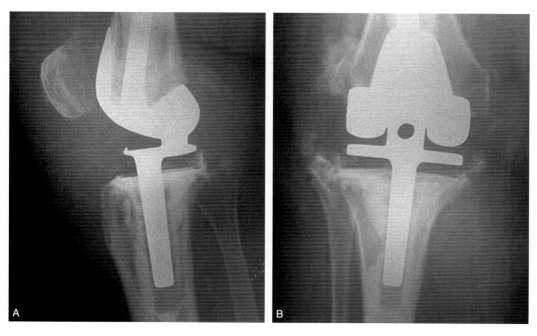

图 21.25　旋转铰链全膝关节置换术。A. 侧位 X 线片；B. 前后位 X 线片

膝关节置换术的大多数并发症都会累及髌骨组件(图 21.27)[10,11]。四肢假体的重大创伤可能导致骨折和脱位。发生骨折时,它们通常始于作为应力上升点的骨 - 金属界面(图 21.28)。可能会发生聚乙烯的磨损和胫骨聚乙烯支撑表面的严重碎裂(图 21.29)。

在应力位 X 线片上,聚乙烯磨损可表现为关节间隙的消失。一些聚乙烯插入物内嵌有金属丝,这些金属丝的移位表示聚乙烯的移位。如果没有轴位(日出位)髌骨 X 线片,则很难发现髌骨组件的聚乙烯消失。在关节植入物周围也可发现金属颗粒,这些

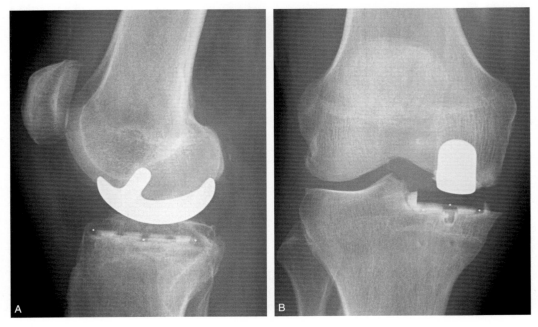

图 21.26 采用水泥聚乙烯胫骨组件的单室全膝关节置换术。A. 侧位 X 线片;B. 前后位 X 线片

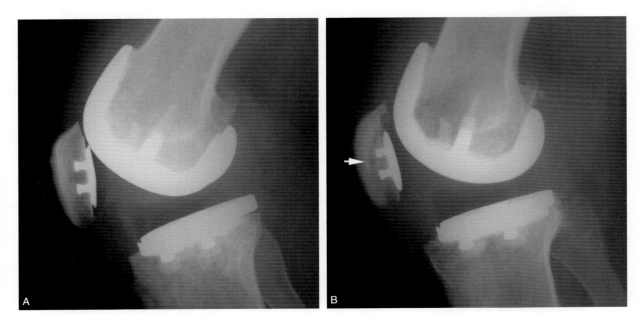

图 21.27 全膝关节置换术后髌骨组件松动。A. 术后 X 线片;B. 几个月后随访的 X 线片示髌骨组件的水泥 - 骨界面处骨质吸收(箭头)

金属颗粒可能会被带到局部淋巴结。假体周围滑膜变色很常见(见于关节翻修置换术,而不是影像学检查),金属颗粒的沉积与滑膜炎有关(图21.30)。其他金属相关的生物学效应可能存在但未被证实。与髋关节类似,膝关节的骨溶解也可能发生在TKR周围

(图21.31)。感染是一种罕见的并发症,通常需要行穿刺术进行诊断。软组织肿胀伴新发积液是感染的典型但非特异性影像学表现。如果在关节穿刺术中未从关节液内培养出微生物,则可能需要进行滑膜活检。假体发生感染通常需移除。

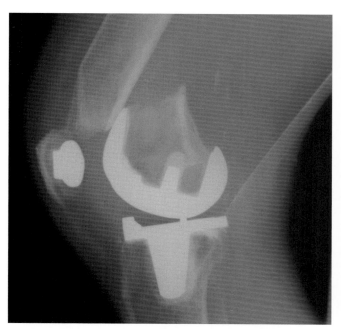

图21.28　股骨组件上缘应力升高处的股骨骨折

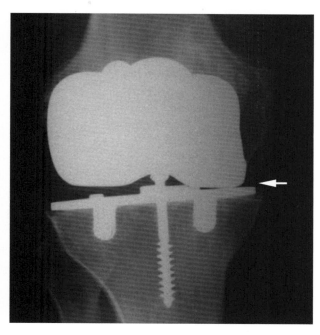

图21.29　全膝关节置换术后,内侧间室中的聚乙烯变薄(箭头)

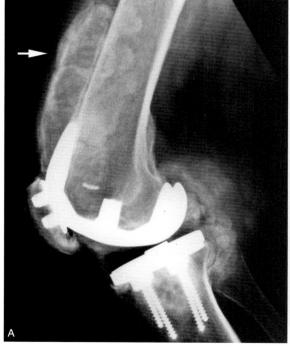

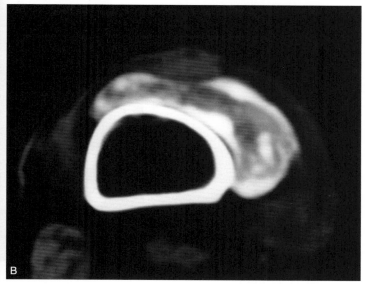

图21.30　全膝关节置换术后并发金属性滑膜炎。A.侧位X线片显示滑膜上的金属沉积导致髌上隐窝(箭头)密度增高;B.轴位CT显示金属沉积在髌上隐窝的滑膜内

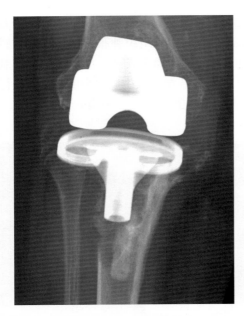

图 21.31　全膝关节置换术后并发骨溶解。前后位 X 线片显示在胫骨平台金属 - 水泥界面周围可见广泛的假体周围骨溶解，并伴有松动

踝关节手术

踝关节融合术

踝关节置换术通常用于因退行性关节炎而引起严重疼痛的患者，最常见于创伤后。其他可能的适应证包括距骨穹窿的骨坏死、原发性骨关节炎、慢性

不稳定性以及炎性或感染后关节炎。踝关节融合术是胫距关节的融合。作为主要治疗方法时，应去除关节表面以促进愈合，并将胫骨固定在距骨上。手术暴露远端腓骨，然后作为融合部位。如果有指征，距下关节融合可同时进行（图 21.32）。如果行踝关节融合术来治疗假体失效或距骨坏死，则通常使用同种异体骨填充假体取出或死骨清除后留下的间隙。在 X 线检查中，使用股骨头同种异体移植骨具有特征性影像学表现（图 21.33）。

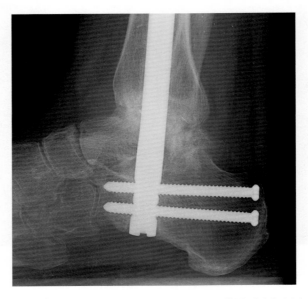

图 21.32　踝关节和距下关节融合术后，用带锁髓内杆固定

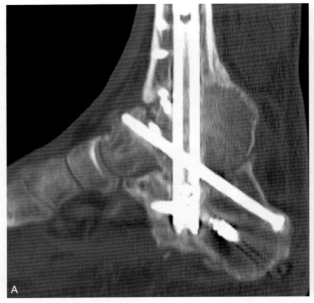

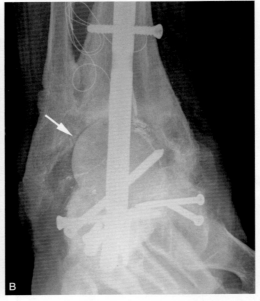

图 21.33　踝关节和距下关节融合术使用股骨头同种异体移植物（不同患者）。A. 矢状位 CT 显示关节融合术后，可见股骨头同种异体移植物和带锁髓内钉（IM）。B. 前后位 X 线片显示股骨头同种异体移植物（箭头）和带锁 IM 杆。在该部位施加一个电刺激

踝关节置换术

过去几年中,随着数种器件获得了美国联邦药物管理局(Federal Drug Administration)的批准,踝关节置换术正变得越来越普遍,并且可以广泛使用。全踝关节置换系统的组件设计可以通过多种因素进行分类,例如轴承类型(固定轴承与活动轴承)、轴承材料(聚乙烯与陶瓷)、重建关节表面(上、内、外)和限制类型(全限制、半限制和无限制)[12]。早期的踝关节假体不成功,失败率高。目前第三代设计包括3个组成部分:金属胫骨基板、金属距骨组件和超高分子量聚乙烯轴承(图 21.34~图 21.37)。这些假体取代了胫骨面和距骨穹窿,但需要有完整的自体踝关节榫眼。踝关节置换术的并发症与其他关节相同,但放射科医生应特别警惕距骨组件的下降[13,14]。当在侧位 X 线片上看到金属下降到距骨截骨表面以下时,距骨组件也会下降(图 21.38)。与术后即时 X线片比较有助于评估术后改变。

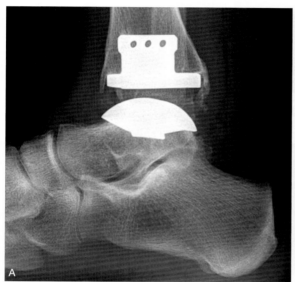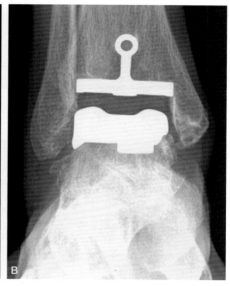

图 21.34　使用 Salto-Talaris 假体的全踝关节置换术。A. 侧位 X 线片;B. 前后位 X 线片

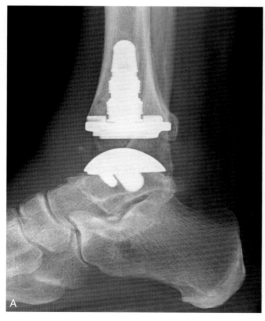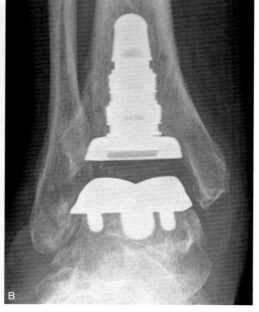

图 21.35　使用 INBONE Ⅱ假体的全踝关节置换术。A. 侧位 X 线片;B. 前后位 X 线片

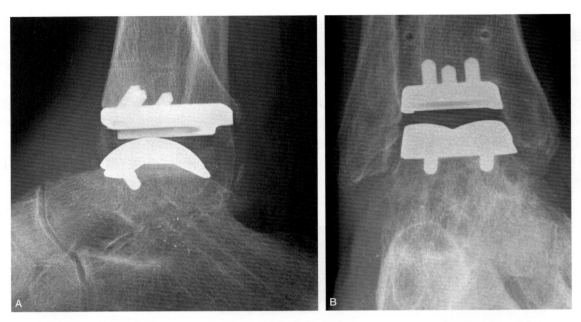

图 21.36　使用 Infinity 假体的全踝关节置换。A. 侧位 X 线片；B. 前后位 X 线片

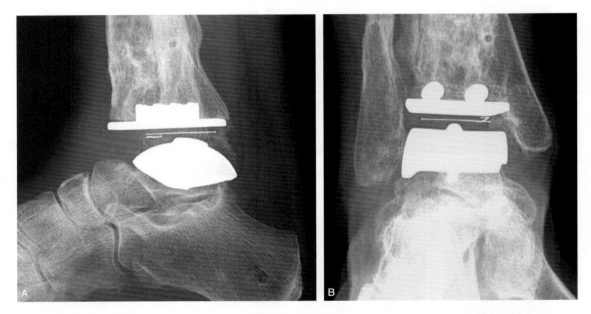

图 21.37　使用 STAR 假体的全踝关节置换。STAR 假体具有一个带有两个金属丝标记的聚乙烯轴承，该金属丝标记在胫骨和距骨组件之间独立活动。A. 侧位 X 线片；B. 前后位 X 线片

肿瘤重建术

骨病变可块状或整体切除。切除术是切开病变本身，并且通常将其切成碎片后取出。刮除术是使用称为刮匙的勺状器械挖除病变内容物的操作[1,2]。有时，在手术床上进行物理或化学治疗，例如冷冻疗法，以根除残留的病变组织。刮除术后的重建通常是用自体移植物或同种异体移植骨碎片（图 21.39）或甲基丙烯酸甲酯骨水泥（图 21.40）填塞。用骨碎片或甲基丙烯酸甲酯骨水泥填充骨缺损的一种替代方法是用硫酸钙骨移植替代物，这是一种可吸收的材料，可作为新骨形成的支架。随着新生骨的形成，硫酸钙被人体吸收。在 2~3 个月的时间内，不透射线的材料消失，取而代之的是新生骨形成的薄边，该边缘在移植骨替代物消失后继续生长并重塑（图 21.41）。用抗生素浸泡过的硫酸钙微粒可以用于感染的骨缺损。

全切术通常会切除整个病变。边缘切除术是切

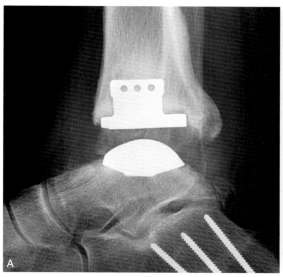 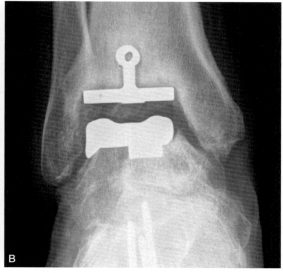

图 21.38　全踝关节置换术后出现无菌性松动。胫骨组件松动,在骨头和金属之间可见间隙。松动导致的机械应力使胫骨远端广泛硬化。距骨组件下沉,其中金属下沉到距骨截骨表面以下。A. 侧位 X 线片;B. 前后位 X 线片

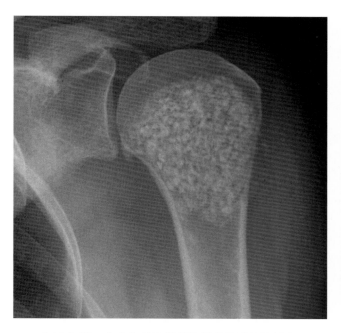

图 21.39　在内生软骨瘤刮除部位用碎骨片填充

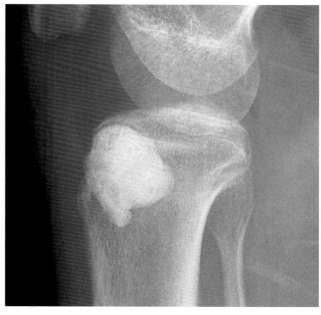

图 21.40　在骨巨细胞瘤刮除部位用甲基丙烯酸甲酯水泥填充

开病变的总边缘,可能会残留微小病灶。大范围切除术可去除与病变相连的正常组织边缘,旨在保证无瘤边缘。节段性切除术是移除肢体的一部分,但保留了远端部分。截肢术是切除了整个肢体的远端,并以肢体横断的水平命名。例如,膝下截肢是在胫骨近端水平截肢。截肢手术切开或切除的位置取决于肿瘤的部位。碟形术是广泛暴露髓腔的操作,通常用于引流脓肿。

由于肿瘤切除后的缺损很大,重建术可能具有挑战性。大量同种异体移植物可以片状、块状或整体移植,包括一个关节面(图 21.42)或关节。机械性并发症和失效在同种异体骨关节移植很常见[15];因此,在可能的情况下,首选保留本体关节的同种异体移植物[16]。当使用大型同种异体移植物时,其生物学作用类似于器官移植而不是组织移植。大型同种异体移植物的直接重塑开始于移植物-宿主结合处,

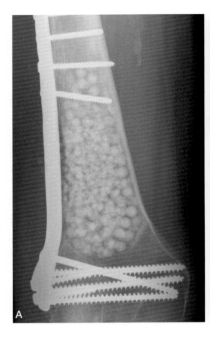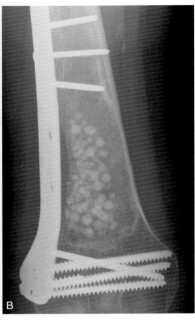

图 21.41 逐渐融合的骨移植替代物。A. 术后当时的 X 线片;B. 术后 2 个月的 X 线片

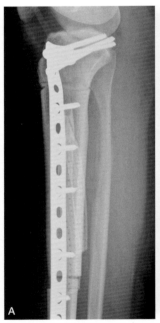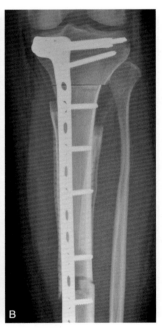

图 21.42 小腿近端的侧位(A)和前后位(B)X 线片显示胫骨干部分切除后大块的胫骨同种异体移植物用于肿瘤重建。手术引流管仍可见

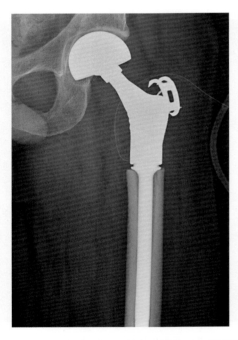

图 21.43 股骨近端转子间骨肉瘤切除术后,采用肿瘤双极髋关节置换术进行重建

在几个月或几年后,最后可能会包绕整个移植物。当移植物逐渐吸收或无法与宿主骨结合时,可认为移植失败。大量同种异体移植物的替代方法通常是模块化全关节置换,是指切除骨和关节后用假体置换(图 21.43)[17]。对于累及膝关节的重建术,因为在肿瘤切除术中可能会去除起支撑作用的软组织结构,首选旋转铰链假体(图 21.44)。

肿瘤治疗后,根据切除的类型、随访的并发症的性质以及患者的个体差异,例如肿瘤类型或某些影像学禁忌证(例如,由于起搏器而不能行 MRI 检查),选择合适的影像学检查方式。X 线、CT 和 MRI 可用于追踪骨肿瘤切除部位的肿瘤复发情况。CT 和 X 线还可以评估假体周围的骨折和组件故障。对于软组织肿瘤切除术,由于 MRI 可以更好地观察软组

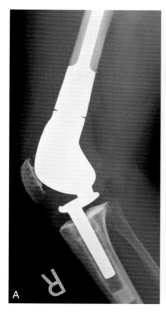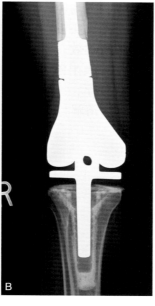

图 21.44　股骨远端和膝关节骨肉瘤切除术后,采用肿瘤旋转铰链全膝关节置换术进行重建。A. 侧位 X 线片;B. 前后位 X 线片

织,相比 CT,MRI 对肿瘤复发监测更有用。当无法选择 MRI 时,可以使用多普勒超声检查来评估局部软组织肿瘤的复发情况,因为复发的肿瘤往往比背景软组织具有更丰富的血供。由于肿瘤类型、位置和等级的差异,关于复发和转移性疾病监测时机,目前还没有被广泛认可的循证指南。

参考文献

1. Adams JC, Stossel CA. *Standard Orthopedic Operations: A Guide for the Junior Surgeon.* 4th ed. Philadelphia: Churchill Livingstone; 1992.
2. Hoppenfeld S, Zeide MS. *Orthopaedic Dictionary.* Philadelphia: JB Lippincott Company; 1994.
3. American Academy of Orthopaedic Surgeons website (orthoinfo. aaos.org). Accessed June 27, 2017.
4. Morrey BF, Berry DJ, An K-N, Kitaoka HB, Pagnano MW, eds. *Joint Replacement Arthroplasty: Basic Science, Hip, Knee, and Ankle.* 4th ed. Lippincott Williams & Wilkins; 2012.
5. Mulcahy H, Chew FS. Current concepts of hip arthroplasty for radiologists: part 1, features and radiographic assessment. *AJR Am J Roentgenol.* 2012;199(3):559–569. doi:10.2214/AJR.12.8843 [PMID:22915395].
6. Roberts CC, Chew FS. Radiographic imaging of hip replacement hardware. *Semin Roentgenol.* 2005;40(3):320–332.
7. Mulcahy H, Chew FS. Current concepts of hip arthroplasty for radiologists: part 2, revisions and complications. *AJR Am J Roentgenol.* 2012;199(3):570–580. doi:10.2214/AJR.12.8844 [PMID:22915396].
8. Mulcahy H, Chew FS. Current concepts in knee replacement: features and imaging assessment. *AJR Am J Roentgenol.* 2013;201(6):W828–W842. doi:10.2214/AJR.13.11307 [PMID:24261390].
9. Chew FS, Roberts CC. Total knee replacement: radiographic evaluation. *Contemp Diag Radiol.* 2006;29(20):1–6.
10. Mulcahy H, Chew FS. Current concepts in knee replacement: complications. *AJR Am J Roentgenol.* 2014;202(1):W76–W86. doi:10.2214/AJR.13.11308 [PMID:24370168].
11. Chew FS, Roberts CC. Total knee replacement: imaging of complications. *Contemp Diag Radiol.* 2006;29(21):1–6.
12. Mulcahy H, Chew FS. Current concepts in total ankle replacement for radiologists: features and imaging assessment. *AJR Am J Roentgenol.* 2015;205(5):1038–1047. doi:10.2214/AJR.14.14170 [PMID:26496551].
13. Mulcahy H, Chew FS. Concepts in total ankle replacement for radiologists: complications. *AJR Am J Roentgenol.* 2015;205(6):1244–1250. doi:10.2214/AJR.14.14171 [PMID:26587931].
14. Lee AY, Ha AS, Petscavage JM, Chew FS. Total ankle arthroplasty: a radiographic outcome study. *AJR Am J Roentgenol.* 2013;200(6):1310–1316. doi:10.2214/AJR.12.9649 [PMID:23701070].
15. Bus MP, van de Sande MA, Taminiau AH, Dijkstra PD. Is there still a role for osteoarticular allograft reconstruction in musculoskeletal tumour surgery? A long-term follow-up study of 38 patients and systematic review of the literature. *Bone Joint J.* 2017;99-B(4):522–530. doi:10.1302/0301-620X.99B4.BJJ-2016-0443.R2 [PMID:28385943].
16. Panagopoulos GN, Mavrogenis AF, Mauffrey C, et al. Intercalary reconstructions after bone tumor resections: a review of treatments. *Eur J Orthop Surg Traumatol.* 2017. doi:10.1007/s00590-017-1985-x [Epub ahead of print PMID:28585185].
17. Benevenia J, Kirchner R, Patterson F, et al. Outcomes of a modular intercalary endoprosthesis as treatment for segmental defects of the femur, tibia, and humerus. *Clin Orthop Relat Res.* 2016;474(2):539–548 [PMID:26475032; PMCID:PMC4709281].

章节自测

1. 股骨干骨折后采用带锁髓内钉固定,股骨可能存在旋转对位不良。在这种情况下,哪种成像方式最适合测量股骨前倾角?
   A. 受累股骨前后位及侧位 X 线检查
   B. 下肢应力前后位 X 线检查
   C. 髋关节和膝关节 CT
   D. 受累髋关节和膝关节 MRI

2. 下列哪项 X 线检查结果最能提示髋关节置换失败?
   A. 金属 - 水泥界面未分离
   B. 股骨颈内侧骨皮质重塑
   C. 对侧髋关节骨性关节炎加重
   D. 髋臼杯内股骨头位置不对称

3. 以下哪种类型的关节置换术最可能用于急性创伤的初步治疗?
   A. 全膝关节置换术
   B. 双极髋关节置换术
   C. 全踝关节置换术
   D. 单髁膝关节置换术

4. 全关节置换术周围的骨溶解通常是一种生物学过程,该过程与哪种材料有关?
   A. 聚乙烯

B. 钛

C. 甲基丙烯酸甲酯

D. 羟磷灰石

章节自测答案

1. C 股骨前倾角可通过髋关节和膝关节的 CT 扫描来测量。

2. D 股骨头在髋臼杯内位置不对称提示聚乙烯涂层失效。

3. B 双极半髋关节置换术可用于股骨颈骨折的治疗。

4. A 骨溶解与聚乙烯颗粒有关。

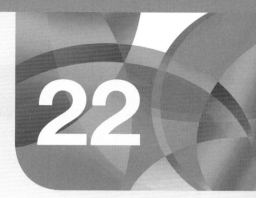

第二十二章
上肢术后影像

22

Felix S. Chew

本章介绍了常见上肢手术术后的影像学表现。

学习目的

通过对本章的学习,关于上肢术后的影像学认识,期望读者能够:

1. 讨论并推荐合适的影像检查方法。
2. 描述影像特征。
3. 提出鉴别诊断并缩小其范围。
4. 总结以下疾病知识点的相关概念和主要内容:肩关节成形术、肘关节成形术、腕关节成形术和手掌关节成形术。

关节成形术

关节成形术是一种恢复关节功能的外科手术。有不同类型的成形术,包括切除关节成形术、关节表面置换术、间置关节成形术以及部分和全关节置换术。应永久保存手术术后X线片,并与之后随访的检查进行比较,以观察骨骼重塑、组件位置和对合变化、松动以及其他并发症。有时可用CT、MRI、超声检查和核成像进行随访,但在关节置换患者中,通常不需要作为常规检查。

根据美国骨科医师学会网站(orthoinfo.aaos.org)的数据,在美国,每年约有600 000例膝关节置换术和300 000例髋关节置换术,而肩关节置换术有53 000例,肘关节置换术有3 000例。关节置换术是指在体内放置非永久的人造组件。与下肢关节置换一样,对假体的功能要求越大,其机械性能衰退就越早。相比以前没有关节残疾的年轻创伤后患者,慢性关节炎疼痛的老年患者对关节功能恢复的期望以及对关节置换术的要求较低。

肩关节成形术

肩关节成形术的主要指征是疼痛、致残性盂肱关节炎[1]。通常拍摄患者的立位X线片进行术前评估。Grashey位X线片(显示盂肱关节切线位的前后斜位X线片)在术前指导和术后随访中都十分有用。关节成形术后,由于假体遮盖,盂肱关节在前后位X线片上观察欠清。在关节成形术前和术后的某些特殊情况下,CT、MRI和超声检查也有帮助。当肩袖功能尚可,且症状是由盂肱关节炎引起时,可选择成形术包括半肩关节表面成形术、解剖型半肩关节表面成形术和解剖型全肩关节成形术。在半肩关节表面成形术中,肱骨头的关节面被金属或热解碳组件置换。植入物可以置换整个关节表面(图22.1)或仅替代一部分(图22.2)。关节盂表面没有被置换,肱骨结节及其肌肉附着处保持完整。在解剖型半肩关节成形术中[2],沿解剖颈将肱骨头切除,并将金属肱骨头假体置入骨髓腔中(图22.3)。金属干可以用水泥或多孔涂层固定,有助于之后骨组织向内生长。关节盂表面可以被重塑以更好地适合肱骨头组件。关节盂组件通常是指由水泥固定的聚乙烯,是全肩关节置换术组件之一(图22.4)。聚乙烯关节盂中通常有一个金属标记,使其在X线片上更容易观察。一些肩关节盂组件具有金属垫和聚乙烯涂层。由于假体不受限制,表面型和解剖型肩关节置换的稳定性和功能性取决于周围的软组织结构。肩袖仍附着

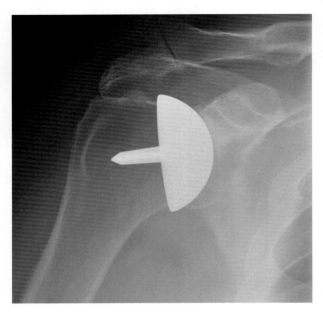

图 22.1 55 岁男性患者进行了半肩关节表面置换术。假体由钴铬合金制成,带有促进骨向内生长的金属钛涂层,并有中心稳定柱。假体取代了肱骨关节面,并与自体关节盂形成关节

于大小结节上。

逆向型全肩关节置换术是将球置于关节盂(称为盂球)上,将球窝置于肱骨(称为肱骨窝)上(图22.5),这与正常解剖结构相反[2,3]。肩袖撕裂性关节病是慢性严重肩袖撕裂的晚期结果,其中肩袖功能障碍导致盂肱关节病。随着肩袖功能的丧失,肱骨头因肌肉张力失去平衡而变得不稳定,平衡的肌肉张力有利于保持其在关节盂浅窝内的位置。盂肱关节可出现异常磨损和继发性退行性改变。肱骨头向上移可能会导致肩峰下表面与大结节撞击,

伴肩峰和锁骨远端侵蚀和重塑,呈类髋臼窝样改变(髋臼化)。逆向型肩关节假体在关节盂处提供了固定的支点,从而消除了不稳定性及肱骨对肩峰的撞击。当存在下、前、后或多方向盂肱关节半脱位时,这种置换术也比解剖型肩关节置换术更稳定。通过内移肩关节的旋转中心并延长肱骨,逆向型肩关节假体可以使三角肌抬高并旋转手臂,以代替功能不全的肩袖。逆向假体也可用于解剖型假体修复失败时。各种逆向型假体的主要区别在于盂球的大小和形状以及其固定在肩胛骨上的方式。关节盂组件是模块化的,通过螺钉和连接的盂球固定无骨水泥底板。肱骨组件包括有一层聚乙烯涂层的金属窝,以及一根注水泥的髓内干。大尺寸的肱骨组件的金属边在内收时反复撞击肩胛骨体部的外侧,可能会导致肩胛骨出现凹槽。在 X 线片上,表现为球盂下方、肩胛骨内缘的切迹(图 22.6)。另一种肩关节置换术特有的并发症是肩胛冈的应力性骨折,这是由于三角肌组织代替肩袖过度使用所致。逆向型肩关节置换术还容易发生脱位、无菌性松动、假体失效、假体周围骨折和感染等常见的关节置换术并发症。

肿瘤型肩关节置换术用于在肿瘤切除后重建肱骨近端。它们通常是模块化组件,由肱骨头、近端骨干和远端肱骨干组成。组件的大小应与切除的长度相匹配(图 22.7)。大块同种异体骨也可与金属组件结合使用,具体取决于可行性和必要性。在肿瘤手术后进行重建的患者中,不仅要定期监测重建带来的潜在并发症,而且还要对肿瘤的复发进行定期监测。当怀疑肿瘤复发时,横断面或核成像可能会有所帮助。

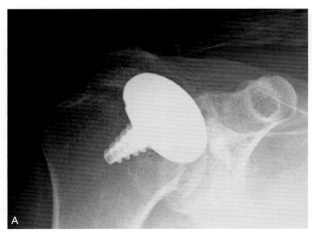

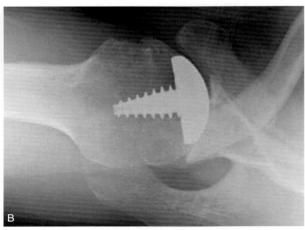

图 22.2 31 岁男性患者,患有盂肱关节病,进行了部分肩关节表面置换术。金属假体取代了肱骨关节面的一部分,并有一根锥形的、带螺纹的中心稳定柱,可进行非骨水泥固定。A. 前后位 X 线片;B. 腋窝侧位 X 线片

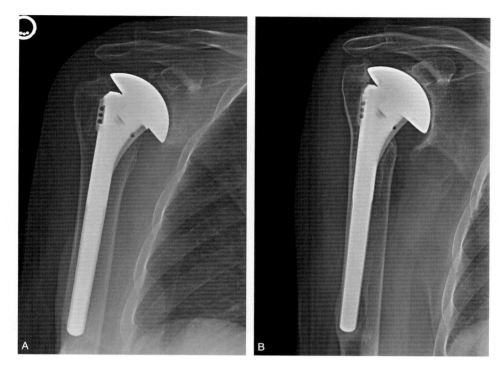

图 22.3　72 岁女性患者,患有盂肱骨性关节炎,进行了解剖型半肩关节成形术。A. 肱骨头已被切除,并被无骨水泥的金属组件所取代。没有关节盂组件。B. 三年后,该组件下沉至髓腔内,远端金属杆向外移位。可见与组件相关的骨重塑。关节盂被侵蚀

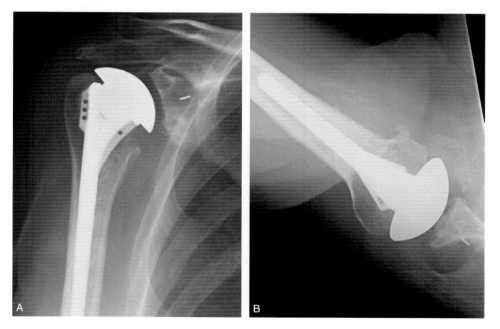

图 22.4　68 岁患者,患有退行性盂肱关节病,进行了解剖型全肩关节成形术。关节盂组件由聚乙烯构成,包括 1 个关节面和 3 个固定在适当位置的钉子。中心钉中有一个金属标记。肱骨成分是非骨水泥的。A. Grashey 位片;B. 腋窝侧位片

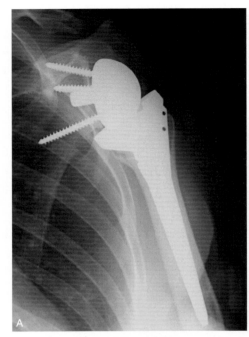
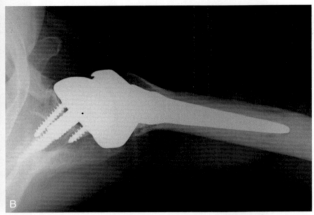

图 22.5 62 岁的女性患者进行了左侧逆向型全肩关节置换术(Delta Ⅲ 假体)。底板是非骨水泥固定,通过中心杆上分布的螺钉固定。盂球比关节盂大得多。肱骨窝被骨水泥固定。A. Grashey 位片;B. 腋窝侧位片

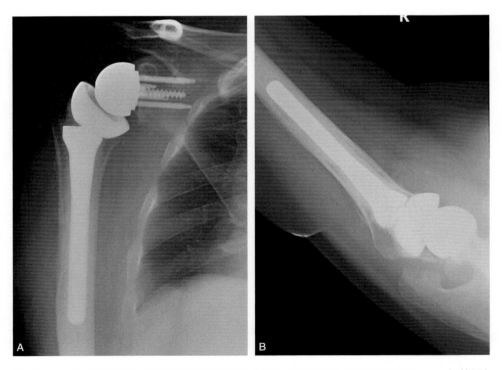

图 22.6 57 岁的男性患者因肩袖撕裂性关节炎进行了逆向型全肩关节置换(Encore 假体)并肩胛骨切迹形成。底板是非骨水泥固定,通过平行方向的螺钉固定到肩胛骨。盂球比 Delta 假体小但深。肱骨窝被骨水泥固定。A. Grashey 位片。在盂球底板下方可见肩胛骨切迹。B. 腋窝侧位片

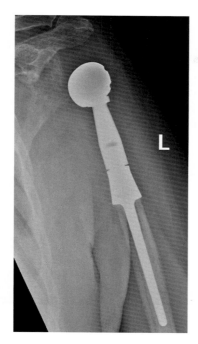

图 22.7 患者,54 岁,皮质旁骨肉瘤切除术后,进行了肿瘤型(模块化)肱骨近端置换术。假体呈模块化,并由单独的头部、杆和延伸组件组合而成,所有组件都有不同的尺寸,可根据需要定制

肘关节成形术

桡骨头置换术被用作错位性和粉碎性桡骨头骨折的主要外科手术治疗,以及创伤后肱桡骨性关节炎的次级治疗[4,5]。桡骨头骨折常见多发于年轻患者。最常见的桡骨头植入物是由钛或钴铬合金等金属制成的。有 2 种通用设计,单极或单块假体(图 22.8),其头部和固定杆没有内部运动,而双极假体(图 22.9),其头部和金属杆之间有球窝关节。金属杆被放入桡骨近端的髓腔中,通常不用水泥或螺钉固定。在 X 线片上,头部应始终与肱骨小头对齐,金属杆应始终在桡骨的髓腔内。并发症包括金属杆周围的骨质吸收、桡肱关节或近端桡尺关节的继发性骨性关节炎、错位、组件解体和过度填充。当假体比原来的桡骨头大且与空间不相匹配时,就会发生过度填充。常见并发症还包括松动、感染、脱位和断裂。如果使用硅胶假体,滑膜炎将是潜在的并发症。

类风湿关节炎的终末期是全肘关节置换的主要指征,但全肘关节置换也可用于退行性关节炎或创伤后的重建[4,6]。

非铰链式全肘关节置换由没有机械联合在一起的肱骨和尺骨组件构成(图 22.10)。肱骨组件取代了滑车,其金属杆可以通过骨水泥固定或不固定。尺骨组件具有适合滑车组件的聚乙烯关节面。假体的稳定性取决于良好的对合、韧带的完整性、正常的肌肉组织功能和良好的潜在骨储备。桡骨头通常被切除。非铰链式置换物通常比铰链式置换物更早失效,并且常发生肱骨干的松动。

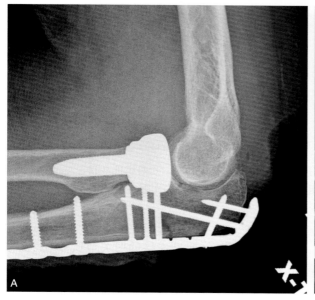
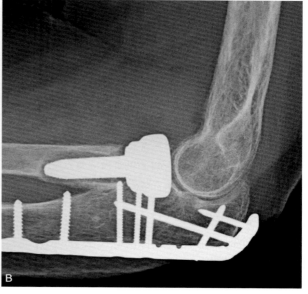

图 22.8 74 岁女性患者在跌倒后发生桡骨头和鹰嘴骨折,而进行了单极桡骨头置换。桡骨头行非骨水泥单极假体置换,鹰嘴行内固定。A. 侧位片。B. 侧位片。置换后 9 个月松动。髓内杆偏心性移位,周围可见透亮影和骨重塑。鹰嘴骨折已愈合

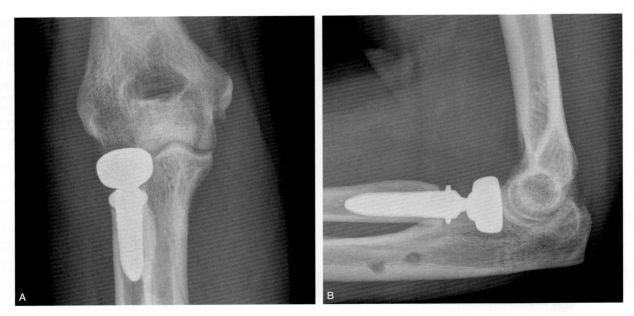

图 22.9 36 岁男性患者,跌倒导致肘关节骨折脱位,进行了双极桡骨头置换术。双极桡骨头置换是肘关节重建的一部分。假体在头和干之间具有球窝关节。A. 前后位片;B. 侧位片

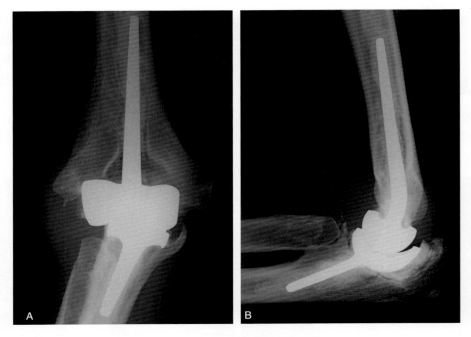

图 22.10 42 岁的类风湿关节炎患者进行了非限制型全肘关节置换术。尺骨组件具有聚乙烯涂层。桡骨头已切除。肱骨和尺骨组件都被固定到其各自的髓内间隙内。A. 前后位片;B. 侧位片

铰链式全肘关节置换是替换肱尺关节的半限制型松散铰链式关节。由于组件机械耦合在一起,因此假体提供了固有的稳定性。除了简单的屈曲和伸展外,这些假体还设计得比较松弛,以允许较小程度的旋转和内翻 - 外翻运动,因此被设计得松散。通常会切除桡肱关节。Coonrad-Morrey 型假体已经使

用了近 30 年,是原型连接的肘关节假体(图 22.11)。肱骨组件的远端前缘将髓内金属杆后方骨皮质的一些应力重新分布到前方骨皮质上,并为组件提供旋转稳定性。尺骨组件的环通过锁销连接到远端的肱骨轭上,聚乙烯衬套使环在肱骨轭内居中。该环有一层聚乙烯涂层,可保持锁销居中。金属对聚乙烯

的承重关节面位于尺骨环和衬套的外部及尺骨环和锁销的内部之间。衬套和尺骨环之间的松弛度允许松散的铰链运动。在我们的实践中,我们通常会看到 Biomet Discover 型假体(图 22.12)。该假体在面向尺骨环的肱骨轭内有半球形金属髁,并通过锁销连接。尺骨环比 Coonrad-Morrey 型假体的环大得

多,并具有聚乙烯涂层。半球形的内侧髁可进行松散的铰链运动。全肘关节置换术的长期效果与择期髋关节置换术相似,通常 10 年生存率高于 90%。除了常见的疼痛、松动、感染(图 22.13)、聚乙烯磨损和骨折等并发症外,还可能发生复杂假体的解体(图 22.14)。

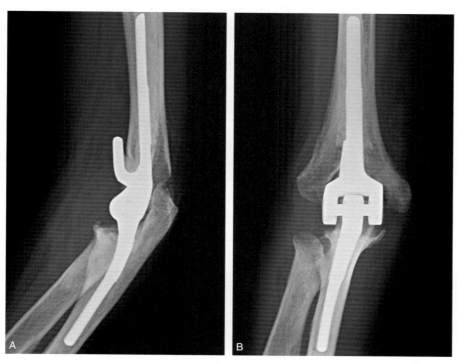

图 22.11　47 岁的女性类风湿关节炎患者进行了 Coonrad-Morrey 型假体铰链式全肘关节置换术。肱骨和尺骨组件都被固定在各自的髓腔内。A. 侧位片;B. 前后位片

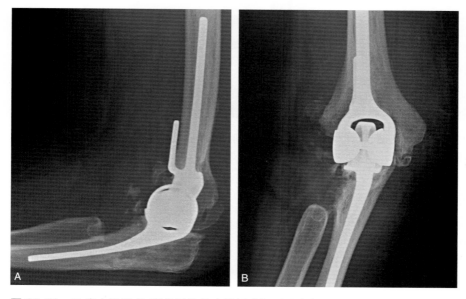

图 22.12　59 岁女性患者,既往因桡骨头骨折进行了重建术,后因桡骨假体失效进行了全肘关节置换术。假体在肱骨轭内侧面与尺骨环组件之间具有半球形金属髁,并通过锁销固定在一起。A. 侧位片;B. 前后位片

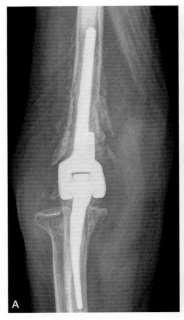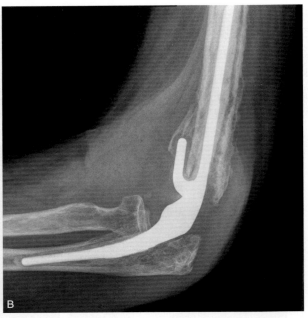

图 22.13　71 岁女性患者,行全肘关节置换术后发生感染。关节置换术最初用于创伤后肘关节病。在肱骨组件的整个骨水泥 - 骨界面和尺骨组件的近端后部出现骨质侵蚀。沿远端肱骨干可见广泛的骨膜反应性骨。软组织明显肿胀。A. 前后位片;B. 侧位片

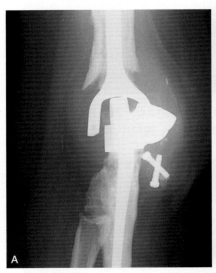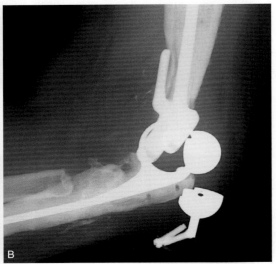

图 22.14　45 岁女性患者,伸手时突感疼痛,全肘关节置换术后组件解体。据推测,在解体之前,组件已经逐渐发生了松动。A. 前后位片;B. 侧位片

单室全肘关节置换术可用于治疗桡肱关节病。通常用于创伤后的重建。假体由金属肱骨小头组件和桡骨头组件构成(图 22.15)。桡骨头部件可以是金属的,带有一个聚乙烯移植物的托盘,在这种情况下,桡肱关节是金属对聚乙烯,近端桡尺关节是金属对软骨。此外,可以将聚乙烯头部附接到桡骨金属杆上,从而在周围提供聚乙烯关节面。尺骨关节保留完整。

腕关节成形术

退行性或炎性关节炎、舟骨骨折不愈合、Kienbock 病、腕骨不稳和舟月骨进行性塌陷等疾病可能需要行关节成形术[7]。四角融合术是一种头状骨、月骨、钩状骨和三角骨之间的融合术,通常还会切除异常有症状的舟骨(图 22.16)。这四块骨头的角部彼此形成关节,因此得名。近排腕骨切除术可用于晚期近

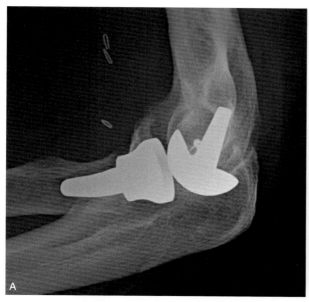
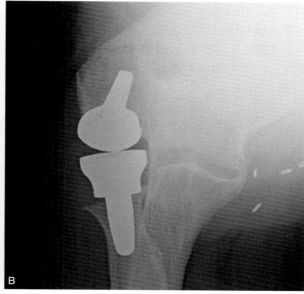

图 22.15 41 岁的男性致残性桡肱骨性关节炎患者,接受了桡肱关节置换术。可见一个非骨水泥的肱骨小头组件和一个带聚乙烯涂层的非骨水泥单极桡骨头组件,可在桡肱关节处提供金属对聚乙烯关节面,并在近端桡尺关节处行半关节置换术。A. 侧位片;B. 前后位片

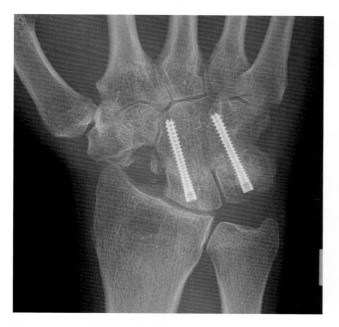
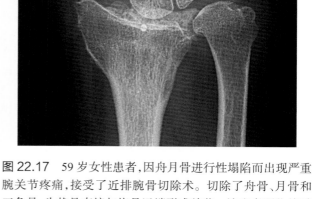

图 22.16 36 岁男性患者,舟骨骨折进展为骨不连、近端骨坏死、腕骨不稳和继发性骨关节炎,接受了四角融合术。切除了舟状骨,将钩状骨、头状骨、月骨和三角骨融合,并用 2 颗 Acutrak Mini 螺丝钉固定内部

图 22.17 59 岁女性患者,因舟月骨进行性塌陷而出现严重腕关节疼痛,接受了近排腕骨切除术。切除了舟骨、月骨和三角骨,头状骨直接与桡骨远端形成关节。该患者既往接受了腕掌关节成形术,并进行了大多角骨切除术和肌腱植入术

排腕骨疾病的患者。切除舟骨、月骨和三角骨,保留头状骨和钩状骨与桡骨形成关节。可以缩短桡骨茎突,避免与缩短的腕骨发生撞击(图 22.17)。

全腕关节置换是指用假体置换桡腕关节。最简单的假体是一件式硅胶假体。切除腕骨和桡骨远端后,将假体干置入第三掌骨和桡骨远端的髓腔内。硅胶腕关节假体常用于类风湿关节炎晚期患者,其机械需求相对较低。也可以使用更精细的假体,该假体带有金属对聚乙烯关节面(图 22.18),但相比更成熟的手术,如髋关节或膝关节置换术,腕关节置换

术更早出现并发症。切除桡骨末端和近排腕骨后，在腕骨远端和桡骨远端置入金属组件。聚乙烯帽覆盖组件末端，并与桡骨形成聚乙烯对金属式关节。腕关节的稳定性取决于静态和动态平衡的软组织支持，而腕关节病患者常缺乏这些支持。

腕关节融合术是腕关节残疾的最终选择，既可缓解疼痛，又具有良好的稳定性，但会丧失活动性。从桡骨远端延伸到第三掌骨干以及桡腕、腕间和腕掌（CMC）关节的波浪状背板以中立对齐方式融合（图22.19）。远端桡尺关节（DRUJ）未与桡腕关节融合，

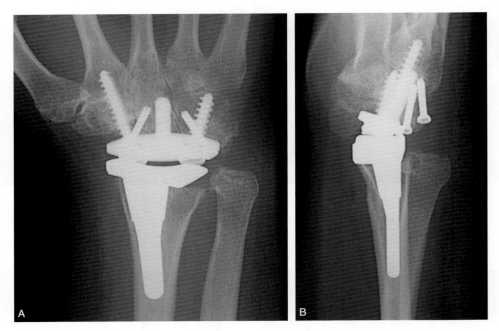

图 22.18　46 岁的女性类风湿关节炎患者，接受了全腕关节置换术。在组件远端有一个类似于腕骨形状的聚乙烯帽。A. 后前位片；B. 侧位片

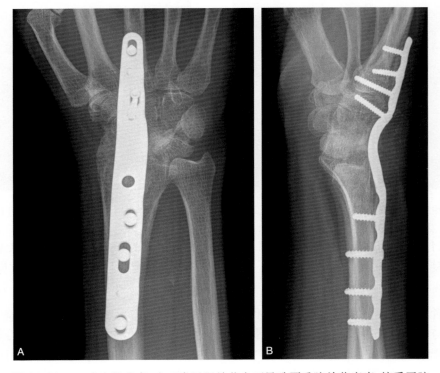

图 22.19　59 岁女性患者，由于类风湿关节炎而导致严重腕关节疼痛，接受了腕关节融合术。一块波浪状金属板被固定在背侧。A. 后前位片；B. 侧位片

所以患者的手还可以旋前、旋后。

　　DRUJ 是两个前臂骨之间的远端关节,与肘关节的近端桡尺关节结合在一起,可以使手旋后和旋前。作为主要的枢轴关节,桡骨围绕尺骨头旋转,运动范围可达 90°。在桡骨尺侧切迹内有掌侧和背侧桡尺韧带,可稳定尺骨头,远端的尺骨头和腕骨之间有一个关节盘,称为三角纤维软骨。常见的损伤机制是摔倒时手掌着地。桡骨或尺骨骨折通常伴有 DRUJ 损伤,但也可能发生孤立的 DRUJ 损伤。由于尺骨头相对于尺侧切迹的投影位置部分取决于组件相对于 X 射线束和探测器的位置,因此 X 线片可能无法发现不稳定性。此外,还取决于损伤类型,可

能仅在旋前或旋后时发生不稳定。因此,腕部在旋前、中立和旋后时的 CT 可能有助于评估不稳定性。三角形纤维软骨和韧带的直观图像可通过 MRI 获得。将钆对比剂注射到桡腕关节或 DRUJ 中可有助于发现三角纤维软骨撕裂。

　　DRUJ 半关节置换术是指尺骨头置换术(图22.20)。该手术维持尺骨的长度,但要依赖软组织来保持关节的稳定性。假体的远端与三角纤维软骨和桡骨尺侧切迹形成关节。金属和聚乙烯组件也可用于 DRUJ 的桡侧,完成无限制型全关节置换,但限制型假体更常用。Scheker DRUJ 假体包括一个带凹槽的桡骨组件,尺骨组件的远端插入其中(图 22.21)[8]。

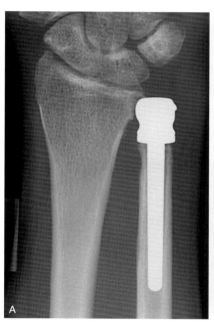
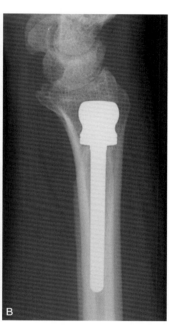

图 22.20　51 岁男性患者,因尺骨远端创伤后关节病接受了尺骨头半关节置换术。A. 后前位片;B. 侧位片

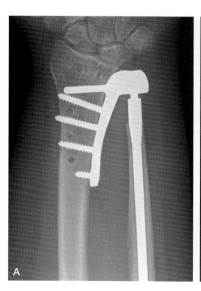
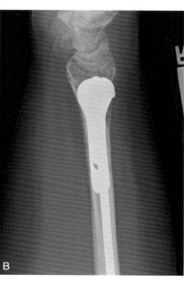

图 22.21　21 岁女性患者,由于远端的桡骨和尺骨的关节内骨折后遗症,使她左侧的远端桡尺关节(DRUJ)失去了关节功能且不稳定,所以接受了Scheker 假体 DRUJ 置换术。尺骨远端骨皮质逐渐变薄提示骨吸收和重塑。骨皮质厚度均匀,并在术后立即延伸至尺骨干的远端。A. 后前位片;B. 侧位片

聚乙烯球附着于尺骨组件的末端,并提供了一个金属对聚乙烯关节面。假体提供了旋转稳定性。Scheker 假体易发生金属和塑料假体植入物的常见并发症,但最常见的后遗症是尺骨组件金属杆周围骨吸收和骨减少。桡骨的应力性(或创伤性)骨折可能发生在螺钉最远端和桡骨组件远端柱的交叉处。

手掌关节成形术

第一掌腕(CMC)关节是症状性骨关节炎最常见的解剖部位之一。第一掌腕(CMC)关节是鞍形关节,相对拇指具有多向灵巧性和握力。同时也会累及三角掌关节(大多角骨 - 小多角骨 - 舟骨关节),因此手术治疗通常包括第一掌腕(CMC)关节成形术、大多角骨切除术和软组织重建术(图 22.22、图 22.23)[9]。去除大多角骨留下的空间可以填充自体移植物(肌腱、脂肪或肋软骨),或金属、硅胶、热解碳假体。在第一掌骨近端的隧道或软组织锚钉反映了用于维持第一掌骨基底相对于第二掌骨基底位置的各种软组织重建术。

类风湿性关节炎常累及掌指关节。晚期关节病可以通过滑膜切除术、切除关节成形术和硅胶弹性假体治疗。硅胶假体实质上是一件式垫片,在相反的两端有锥形塞,该锥形塞安装在近节指骨和掌骨的髓腔内(图 22.24)。植入物不固定在骨骼上。安装该假体后可进行跨关节运动,因为这种材料是有弹性的,一个或两个塞子可能会像发动机活塞一样移入和移出髓腔。对原始 Swanson 假体的改进包括钛金属扣眼,以保护植入物免受锋利的骨边缘的影响,并结合了更灵活的铰链(图 22.25)。机械磨损产生的硅胶颗粒可能导致局部滑膜炎和骨溶解,有时需要去除植入物。也可以使用由热解碳制成的解剖性全关节假体,但在临床实践中很少见[10]。在近端指间和远端指间关节可以使用相同类型的较小尺寸的硅胶假体,最常用于创伤后退行性关节炎(图 22.26)。远端指间关节通常被融合而不是被置换。指间关节也可使用热解碳假体(图 22.27)。

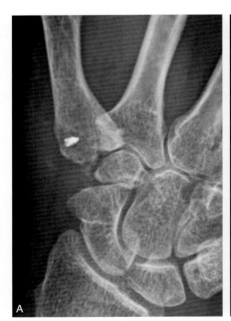
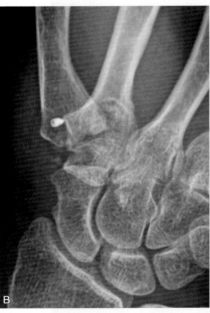
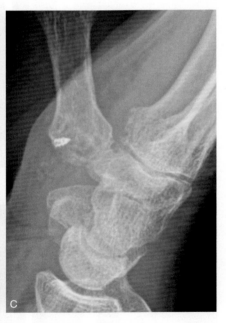

图 22.22　66 岁的女性骨关节炎患者,接受了腕掌关节成形术。大多角骨已被切除。桡侧腕屈肌自体移植物植入第一掌骨基底部和舟状骨之间,并通过软组织锚钉固定在第一掌骨上。A. 后前位片;B. 斜位片;C. 侧位片

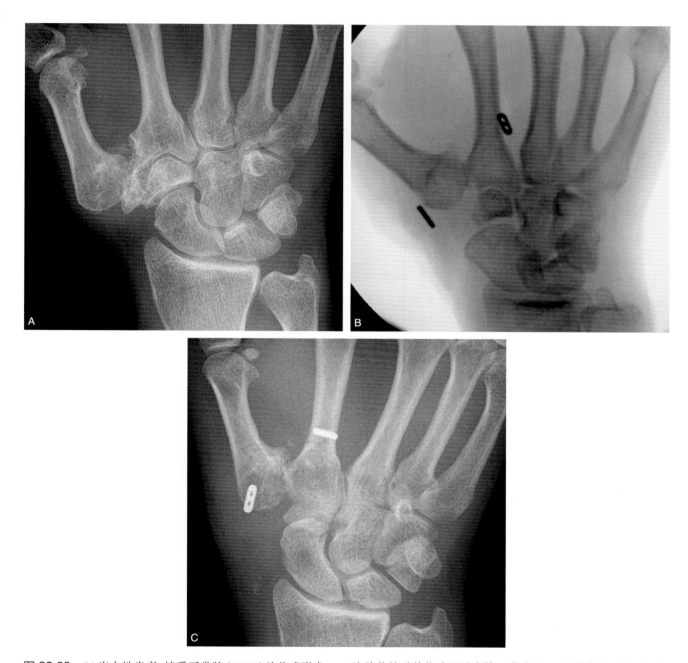

图22.23 54岁女性患者,接受了掌腕(CMC)关节成形术。A.腕关节的后前位片显示在第一掌腕(CMC)关节处可见严重的骨性关节炎。B.术中X线片显示大多角骨切除,所产生的空间由桡侧腕屈肌自体移植物填充。2个金属扣表示韧带重建术,复合非金属编织丝通过连接隧道穿过第一和第二掌骨近端。C.随访X线片显示第二掌骨扣已被拉入隧道,提示失去固定

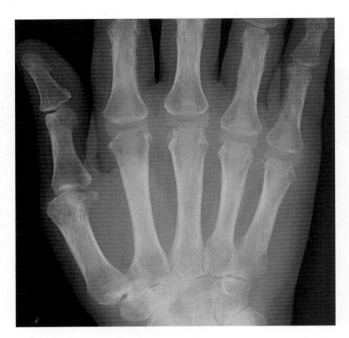

图22.24 60岁的女性类风湿关节炎患者,接受了示指、中指、环指和小指 MCP 关节的硅胶掌指关节(MCP)置换术。片内可见弥漫性骨质减少。手掌的后前位 X 线片

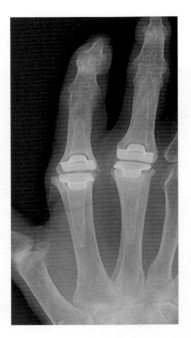

图22.25 45岁的女性类风湿关节炎患者,接受了带钛金属垫圈的硅胶掌指关节置换术。手掌的后前位 X 线片

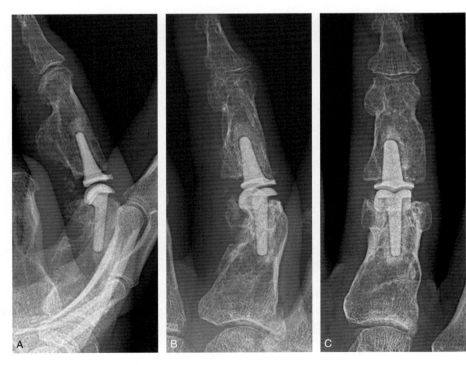

图22.26 34岁的男性创伤后骨性关节炎患者,接受了硅胶近端指间(PIP)关节置换术。A. 侧位片;B. 斜位片;C. 后前位片

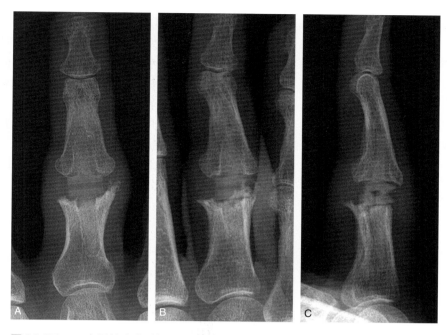

图 22.27 47 岁男性患者,接受了热解碳近端指间关节(PIP)置换术,在中指的 PIP 关节处进行了热解碳置换。下方的骨骼和关节畸形是多发性内生软骨瘤病的结果。
A. 后前位片;B. 斜位片;C. 侧位片

参考文献

1. Petscavage JM, Ha AS, Chew FS. Current concepts of shoulder arthroplasty for radiologists: part 1—epidemiology, history, preoperative imaging, and hemiarthroplasty. *AJR Am J Roentgenol.* 2012;199(4):757–767 [PMID:22997365].

2. Ha AS, Petscavage JM, Chew FS. Current concepts of shoulder arthroplasty for radiologists: Part 2—anatomic and reverse total shoulder replacement and nonprosthetic resurfacing. *AJR Am J Roentgenol.* 2012;199(4):768–776 [PMID:22997366].

3. Roberts CC, Ekelund AL, Renfree KJ, Liu PT, Chew FS. Radiologic assessment of reverse shoulder arthroplasty. *RadioGraphics.* 2007;27(1):223–235 [PMID:17235009].

4. Petscavage JM, Ha AS, Chew FS. Radiologic review of total elbow, radial head, and capitellar resurfacing arthroplasty. *RadioGraphics.* 2012;32(1):129–149. doi:10.1148/rg.321105733 [PMID:22236898].

5. Roth E, Chew FS. Imaging of elbow replacement arthroplasty. *Semin Musculoskelet Radiol.* 2015;19(1):60–66. doi:10.1055/s-0034-1396768 [PMID:25633026].

6. Sanchez-Sotelo J. Total elbow arthroplasty. *Open Orthop J.* 2011;5:115–123. doi:10.2174/1874325001105010115 [PMID:21584200; PMCID:PMC3093740].

7. Petscavage JM, Ha AS, Chew FS. Imaging assessment of the postoperative arthritic wrist. *RadioGraphics.* 2011;31(6):1637–1650. doi:10.1148/rg.316115507 [PMID:21997986].

8. Petscavage JM, Ha AS, Khorashadi L, Perrich K, Chew FS. New and improved orthopedic hardware for the 21st century: part 1, upper extremity. *AJR Am J Roentgenol.* 2011;197(3):W423–W433. doi:10.2214/AJR.10.5347 [PMID:21862769].

9. Khorashadi L, Ha AS, Chew FS. Radiologic guide to surgical treatment of first carpometacarpal joint osteoarthritis. *AJR Am J Roentgenol.* 2012;198(5):1152–1160. doi:10.2214/AJR.11.7387 [PMID:22528907].

10. Petscavage JM, Ha AS, Chew FS. Arthroplasty of the hand: radiographic outcomes of pyrolytic carbon proximal interphalangeal and metacarpophalangeal joint replacements. *AJR Am J Roentgenol.* 2011;197(5):1177–1181. doi:10.2214/AJR.10.5862 [PMID:22021512].

章节自测

1. 在 50 岁以上的患者中,哪种影像学表现与肩关节成形术中使用逆向假体密切相关?
   A. 肩关节向前脱位
   B. 肱骨头向上移位
   C. 较大肱骨下骨赘
   D. 肥大性肩锁关节骨性关节炎

2. 下列哪种关节置换术中会去除桡肱关节?
   A. 铰链式全肘关节置换术

   B. 双极桡骨头置换术
   C. 远端桡尺关节全关节置换术
   D. 关节表面置换术

3. 以下哪种关节置换术最可能用于急性创伤的初级治疗?
   A. 铰链式全肘关节置换术
   B. 全桡腕关节置换术
   C. 热解碳掌指关节置换术

D. 单极桡骨头置换术

4. 哪一种假体活动受限最小?
   A. 解剖性肩关节假体
   B. 逆向全肩关节假体
   C. 铰链式全肘关节假体
   D. 全 DRUJ Scheker 假体

章节自测答案

1. B　当发生肩袖病变时,可采用逆向全肩关节置换术,其征象之一是肱骨头向上移位。

2. A　在铰链式全肘关节置换术中去除了肱桡关节。

3. D　桡骨头假体用于治疗移位性或粉碎性桡骨头骨折。

4. A　解剖性全肩关节假体不受限制,但其余类型部分受限。

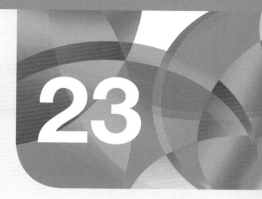

第二十三章
成人骨发育不良影像

Michael L. Richardson，Felix S. Chew

　　本章针对的是大部分既不是儿科放射科医生，也不是对发育不良特别感兴趣的人。本章的目的是帮助普通放射科医生能够快速认识成人骨骼发育不良。

学习目的

通过对本章的学习，关于骨骼发育不良的影像学认识，期望读者能够：

1. 讨论并推荐合适的影像检查方法。
2. 描述影像特征。
3. 提出鉴别诊断并缩小其范围。
4. 总结以下疾病知识点的相关的概念和主要内容：不明原因的骨发育不良、软骨发育不全、假性软骨发育不全、指（趾）畸形、内生软骨瘤病、马方综合征、遗传性多发性骨软骨瘤、神经纤维瘤病（NF）、成骨不全症、石骨症、骨斑点症、条纹状骨病、蜡油样骨病和马德隆畸形。

第一部分：成人骨发育不良诊断方法

　　为什么要学习发育不良？我估计在实际工作中所见到的骨发育不良只有 1/2 是先天性的。一些常见的疾病也可以导致骨骼发育不良，比如创伤、感染，甚至是外科手术。骨发育异常并不少见。我自己对"普通"一词含义的直觉来自我长大的一个叫西得克萨斯小镇，这个小镇只有 3 000 人，全镇只有一个医生。神经纤维瘤病（患病率为 1∶3 000）是一个很好的先天性发育不良的例子，它也可能发生在我们的小镇。从那以后，我就一直使用"我们村通用"的标准。我现在住在西雅图 - 塔科马 - 贝尔维尤这个拥有 340 万人口的大都市，"普通"对我来说仍然是指我一年可能会在这里看到的东西。发育不良具有重要的临床意义。一些发育不良与恶性肿瘤（遗传性多发性骨软骨瘤）或猝死和过早死亡（马方综合征）的风险增加有关。遗传咨询对计划生育很有价值。常染色体显性遗传性发育不良，比如神经纤维瘤病、软骨发育不全，孩子患病的孟德尔遗传概率是相当大的。事实上，放射科医生通常被视为发育不良专家。我和我的住院医生开玩笑说，无论他们选择哪个专科，他们最终都会变成一个发育不良的医生。即使一个患者的诊断是众所周知的，他们在余生中也可能会接受许多后续检查。X 线片是转诊医师最容易进行的随访检查之一。骨骼是绝大多数 X 线片上最明显的器官，一个影像医生的职业生涯中可以看到很多骨骼发育不良的影像。

　　我第一次意识到骨骼发育不良的重要性是我在休斯敦医学院的第二年。我的第一次儿科轮转是在得克萨斯州儿童医院的发育不良医疗部门，我们医疗中心的大部分发育不良咨询都在该部门进行。那个月我看到了很多我从来没有听说过的罕见病，从那以后我也再未见过。我最初的反应是我浪费了一个月的时间，本来可以把这个时间更好地用来看普通的儿科疾病的。然而，有一个特别的孩子让我觉得整个为期一个月的轮转是值得的。这个小孩来自另一个国家，出生时就有多种生理异常。他的父母带他去看了很多聪慧、训练有素的医生，医生们一致认为他有严重的智力障碍。父母伤心欲绝，决定来我们医疗中心征求最终意见。体检结果太多了，检查和写报告都花了我几个小时。我把这个病例和我的鉴别诊断报告给我的团队，随后实习生、住院医生和从事发育不良的同道发表了评论。我们的主治医生随后仔细解释了为什么我们所有人和所有之前的医生都错了。"事实上"，他说，"这个孩子仅仅是患了哈勒曼-斯特雷夫综合征！"当时我们并没有深刻的认识，后来直到他指出，尽管哈勒曼-斯特雷夫综合征有许多身体上的异常，但只有少数病例存在智力障碍，我们才对此印象深刻。这种充满希望的结果给了父母很大的信心，我越来越相信另外的这些建议所带来的正能量。这段经历并没有让我想去报名一个有关发育不良的研究团体。然而它却让我明白，作出正确的诊断是很有价值的，即使它不改变患者的治疗。有时，给出一个好的预判对患者来说就是最好的礼物。知道正确的诊断对未来的计划生育也有帮助。

骨骼发育不良的快速诊断方法

自从我成为一名放射科医生以来，我已经看过成千上万的发育不良的影像。这段经历让我对大多数放射实践中常见的综合征有了很好的认识。基于这些经验，我构建了自己的发育不良五步法。

第一步：这可能是发育不良吗？

第一步可能是最难的。有很多医生对发育不良深表否认。他们非常不喜欢必须对发育不良进行报告的要求，以至于他们甚至拒绝将发育不良列入他们的思维清单中。当他们一想到"D"字，就会想到鸟头侏儒症和手足子宫综合征。我见过一些放射科医生在静下来处理一个发育异常的病例之前，实际上经历了 Kubler-Ross 的五个悲伤阶段[1]。本章的目标就是帮助你学会停止拖延。避免否认、愤怒、讨价还价和沮丧，学会坦然接受。

我的建议：克服它——鸟头侏儒和手足子宫综合征是相当罕见的（我还在等着看我的第一个病例）。更好的是，实际上许多发育不良的病例是由我们熟知的后天疾病导致的。

回忆一下"发育不良"这个词的意思是有帮助的，它来源于希腊词根"dys-"（坏的）和"-plasis"（形成）。因此，如果患者的骨骼在某种程度上出现形状奇怪，他们很可能是发育不良的。当你看到骨的形状时，你会发现自己在默念"古怪""怪异"等词，我强烈建议你训练你的大脑，将这些词自动翻译为"发育不良""发育不良""发育不良"……

如果患者患有发育不良，那么下一步工作就是描述发现的异常。"膝内翻""髋外翻""纤细的""管状

的""锥形瓶样"这些专业术语可以很方便地描述这些异常。简单的形容词，如"太大""太小"在紧要关头都是可以的。对于难以定性的发现，人们可以回到模糊但是一直流行的"这____是有点发育异常的"。

第二步：这可能是获得性疾病吗？

不要忘记很多获得性疾病也可以导致骨骼发育不良。当我被问及不常见的骨的案例的时候，这个简单的概念让我的诊断变得容易得多。在我的患者中（大部分是成年人），后天的疾病比先天发育不良更常见，即使我在一家大型三级医疗中心工作。在我的实践工作中，即使是常见的后天性疾病的异常表现也比先天发育不良更为常见。除非你最终在一个大型的发育不良转诊中心工作，否则你的经历可能和我很相似。

骨骼生长到正常的形状和大小，需要正常的肌肉牵拉和重力负荷。因此任何干扰正常负荷的过程都可能导致骨骼畸形。截瘫或四肢瘫痪是这方面的极端例子。儿童期截瘫的患者，骨骼可能会非常纤细（长而薄），伴有髋外翻，骨盆小而畸形，肌肉少。此外，任何使儿童在很长的生长阶段卧床不起的慢性病（白血病、幼年型慢性关节炎、血友病等）都可能使他们留下或轻或重的骨骼发育不良，这与截瘫、脑瘫、脊髓灰质炎等神经肌肉疾病的表现相似[2]。骨折愈合不良或接受过广泛手术的骨折有时表现得很奇怪，应该列入后天性骨发育不良思维清单。准确的临床病史有助于我们更好地进行鉴别诊断（图 23.1~图 23.3）。

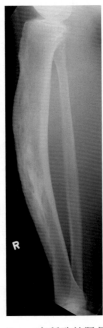

图 23.1 Paget 病所致的胫骨弯曲增粗

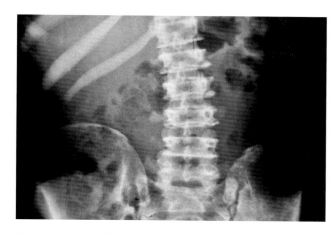

图 23.2 儿童时期行左侧放疗所致的左、右肋及髂骨明显大小不一

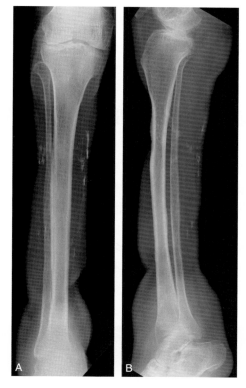

图 23.3 幼时严重烧伤所致的小腿骨骼纤细和怪异的软组织形态。A. 前后位 X 线片；B. 侧位 X 线片

第三步：这是常见的发育不良吗？

除非你是一名儿科放射科医生，否则你所见的几乎所有先天性发育不良的患者，在很久很久以前就会被作出诊断。如果幸运的话，转诊医生会在检查申请上注明信息，例如，患者有毛发 - 鼻 - 指（趾）骨综合征，请评估病情进展。否则，你就要自己快速翻阅患者电子病历去查找这些信息。有些患者来自发展中国家或地区（比如我来自的西得克萨斯州），没有医疗记录，也没有事先诊断。在这些情况下，可能要由您作出初步诊断。

Taybi 和 Lachman 的著作列举了 1 900 多种综合征和骨骼异常[3]。强大的人类孟德尔遗传在线网站（OMIM）目前列出了 23 916 项条目[4]。对于专家来说，从这么多病种的清单中筛选出一种，是非常令人兴奋的。然而，我们其余的人更倾向于我们觉得最有可能的疾病排序。几年前，我从 Kozlowski 和 Beighton 的汇编中找到了指南[5]。作者将发育不良的发病率按 0~4 星进行排序（4 星表示文献中超过 1 000 例，3 星表示 100~1 000 例，等）然而，他们的统计对我来说太复杂了，所以我根据过去一年实际看到的，得出了我自己的疾病排序：软骨发育不全（Achondroplasia）、指（趾）畸形（Dactyly）、内生软骨瘤病（Enchondromatosis）、马方综合征（Marfan syndrome）、遗传性多发性骨软骨瘤（Multiple hereditary exostoses）、神经纤维瘤病（Neurofibromatosis）、成骨不全（Osteogenesis imperfecta）、石骨症（Osteopetrosis）。我把每种疾病的第一个字母放在一个在线的字谜生成器中[6]，它就会产生 300 多个可能的助记符。其中比较有趣的是"MADMEN GOOF"（疯子蠢蛋）和"MEN OF DOGMA"（教条主义者）。然而，我现在最喜欢的是"OMFG—A DEMON!"（OMFG——一个魔鬼）。无论你使用哪种记忆方式来诊断这些可能性疾病，下一步都是看这些诊断中哪一种更符合你的患者。要做到这一点，实际上你必须了解诊断这些疾病中每一项重要细节。这些详细信息将在本章最后介绍。

第四步：能在教材或网络上找到答案吗？

这种综合征出现在 Taybi 博士和 Lachman 博士的著作《综合征放射学》《代谢紊乱》和《骨骼发育异常》中的可能性非常大[3]。除了提供一个全面的综合征列表，本书也有一个合理的布局，很像一本好的食谱。这本书中 1 900 多种"食谱"，每一种都列举了以下内容：疾病名称、常见别名、遗传方式、发病率、临床表现、影像学表现、鉴别诊断（如有）以及相关参考文献，包括该综合征的首次描述。不幸的是，这本书现在已经绝版了，二手本目前相当昂贵。

如果没有 Taybi 和 Lachman 的书的话，你可以登录一个名为 OMIM 数据库的精彩网站。本网站是有关于所有类型先天性疾病的一个持续更新的教科书。截至 2017 年 2 月 10 日，他们共列出了 23 916 个条目[4]。另一个优秀的在线资源是 Orphanet——罕见疾病和罕见药物的门户网站。该网站大约由 40 个国家组成的团队所领导，由法国

INSERM 团队协调。他们的座右铭是："罕见病罕见，但罕见患者众多。"截至 2017 年 2 月，Orphanet 网站上包含 5 856 种疾病的信息。他们还为苹果和安卓设备创建了一个出色的 Orphanet 应用程序。另一个免费资源是我和我的一个儿科放射学同事写的一本书，书名叫《骨骼发育不良口袋书》[8]。除了关于几种常见的发育不良的章节外，最后一章还有一个汇总，我们非正式地称之为"神奇的骨骼"。这使人们可以快速浏览指定身体部位的多个图像，并找到与之相匹配的发育不良。如果你在 Taybi 和 Lachman 的书或者 OMIM 和 Orphanet 网站上仍然找不到你需要的答案的话，你已经尽了最大的努力，那现在可能是时候赌一把了。

第五步：是时候请教真正的专家了吗？

如果你到现在还没有作出诊断，那么答案就是肯定的。下一个问题是，你如何找到一个真正的发育不良方面的专家。如果你所在的城镇有一家当地的儿童医院，那将是一个很好的起点。当一个临床医生向我咨询图 23.4 中图像的时候，我有点不知所措。我无法告诉你如果知道西雅图儿童医院一位同事的电话号码该有多棒。他毫不费力地就认出这是一个明显的肢端发育不全的病例，然而这显然不在我的诊断范围之内。

如果你没有任何的本地专家可以快速拨号请教的话，那么是时候上网看看了。偌大的一个互联网，你可以从很多地方去搜索。

1. 在 PubMed 上搜索一下你最感兴趣的疾病，看看谁在这方面写的论文最多。这些才是真正的专家。PubMed 的引文通常列出了这些专家的工作机构，通常还附有电子邮件地址。网络或实际的电话簿可能会显示他们的其他的联系信息。希望在你附近的城镇、州或国家会有一位真正的发育不良专家。

2. 国际骨骼发育不良登记册[9]——加州大学洛杉矶分校的另一个优质资源。该小组与来自世界各地的家庭、医生、研究人员合作，对骨骼疾病进行放射学、组织学和遗传学分类。

3. 欧洲骨骼发育不良网络[10]——为欧洲的医生和患者提供了极好的资源。

4. Orphanet 有一个在线搜索引擎[7]，可以找到有发育不良方面经验的组织或个人。

5. 美国国立卫生研究院罕见病研究办公室[11]有更多关于罕见病的信息。

6. 国家罕见病组织[12]有一个疾病数据库和许多为患者、家庭、临床医生和研究人员准备的教育材料。

第二部分：成人骨发育不良影像

软骨发育不全

侏儒症是指身体过于矮小的疾病。常伴有骨骼发育不全。在 2010 年《遗传性骨骼疾病的病因学和分类》修订版中列出了几十种特殊类型[13]。

然而，不要绝望。大多数类型的侏儒症是罕见的，相当多的是致命的，将不需要做 X 线片（如最常见的类型，死亡性侏儒症），它们是不可逆的，大多数

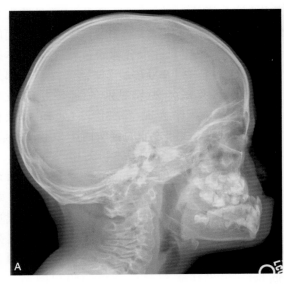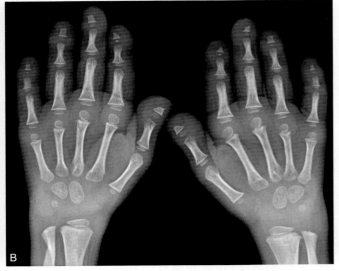

图 23.4 肢端发育不全的 7 岁男童。A. 头颅侧位示下颌突出，冠状缝早闭；B. 双手 X 线片示肢端骨质溶解

都没有确定的放射学诊断标准。鉴别发育异常与侏儒症通常需要详细的遗传、生化、组织化学、组织病理学分析。总而言之,除非你将在大城市儿童医院从事高风险的 OB 超声或儿科放射科医师工作,否则你就留些精力来学一些其他知识吧。

在非致命性类型侏儒症中,患者可活到成年,通常寿命正常,唯一相对常见的类型是软骨发育不全和假性软骨发育不全。

典型软骨发育不全是短肢侏儒症最常见的类型[14]。这是一种常见的常染色体显性遗传病,患者可长寿。纯合子的类型是由两个具有这种常见杂合子类型的父母所产生,它是罕见和致命的。然而,大多数软骨发育不全是偶发性的,是由于新的突变,而不是遗传。估计患病率约为 1/100 000~9/100 000[15]。软骨发育不全是由成纤维细胞生长因子受体 3 (*FGFR3*) 基因突变引起的,*FGFR3* 基因编码的跨膜受体在调节线性骨生长中起重要作用。

该综合征恰当的名称说明,主要问题是软骨内成骨的普遍缺陷[16]。一旦你知道了这一点,你就可以在这些就诊的患者中预测许多结果。大部分的四肢骨是通过软骨内成骨并逐渐生长的。因此我们可以准确预测长骨(以及患者)将是短(矮)的。其结果是对称的短肢侏儒症,其中四肢长骨近端不成比例缩短(根状短肢畸形)(图 23.5、图 23.6)。由于骨膜骨生长不受影响,所以长骨的骨干直径正常。手指短而粗。

软骨发育不全中颅骨和面部的特殊形状也是这个原因。颅盖骨是膜内成骨,它最终的大小仅仅反映了大脑的大小。这些人有正常大小的大脑,所以

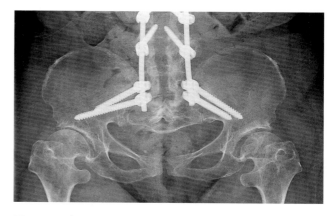

图 23.6　成人骨盆软骨发育不全,示特征性的骨盆不成比例缩短,股骨颈短,既往因椎管狭窄行腰椎减压融合术

他们的头盖骨也是正常大小。然而,面部和颅底来自软骨内成骨,所以和颅盖骨相比相对较小。

颅底孔、椎间孔和椎管常小,可导致显著的神经症状和椎管狭窄[17](图 23.7)。腰椎前凸,使得臀部明显后突改变,这些异常通常在出生时很明显,随着年龄的增长变得更加明显。

在热门电视剧《权力的游戏》中,虚构人物提利昂·兰尼斯特(由演员彼得·丁拉基饰演)是统治家族中的一员,他患有软骨发育不全症(他本人也是如此),在命运的逆转中幸存下来。虽然在这个特殊的幻想世界中没有 X 线片,但屏幕上仍然可以看到软骨发育不全的身体表现。

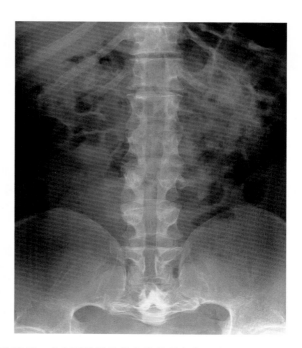

图 23.7　成人腰段椎管狭窄伴软骨发育不全,已行多节段椎板切除术

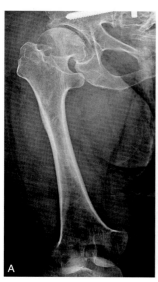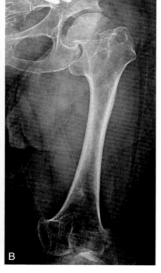

图 23.5　成人软骨发育不全。A 和 B. 双侧股骨短而粗

假性软骨发育不全

假性软骨发育不全的发生率约为典型软骨发育不全的 1/2[18]。其特点是,面部和颅骨正常,肢体短小,短躯干侏儒症。它是由 19 号染色体软骨寡聚基质蛋白(cartilage oligomeric matrix protein,COMP)基因突变引起的。常可见关节松弛。假性软骨发育不全的确切患病率尚不清楚,但估计约有 1/30 000[19]。

假性软骨发育不全直到儿童早期(2~4 岁)才有临床或影像学上的表现。因此,新生短肢侏儒的鉴别诊断并不考虑它[20]。假性软骨发育不全与典型软骨发育不全的主要区别如下[18]:①发现异常较晚;②面部和颅骨没有临床或放射学异常;③骨骺-干骺端严重不规则,骨化中心碎裂。这些患者智力正常,成人身高不一,在 82~130cm 之间[18]。主要的残疾是由于髋关节和膝关节的继发性骨关节炎(图 23.8)。对于严重畸形的矫形截骨术可在骨骼发育成熟后进行。成人可行人工关节置换术。

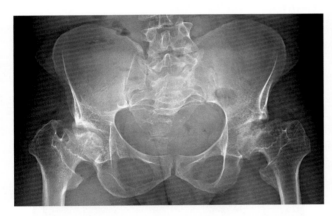

图 23.8　男性,27 岁,骨盆假性软骨发育不全,股骨头明显扁平和变形。闭孔环和近端股骨也有发育不良

指(趾)畸形

手指或脚趾的异常可能是偶发的或遗传的,也可能是孤立的或与先天性综合征有关。单独来看,它们是罕见的,但当它们聚集在一起时,它们并不少见。

并指(趾)畸形是先天性的两指(趾)或多指(趾)的分离失败。这种"融合"可能涉及部分或全部软组织或骨骼(图 23.9)。最常见的情况是两指(趾)间的软组织蹼。先天性指侧弯通常手指呈内侧或外侧弯改变(图 23.10)。指侧弯常为小指单独的特征,也可能与各种先天性综合征有关。多指(趾)畸形是部分(图 23.11)或完全(图 23.12)存在的多余指(趾)。

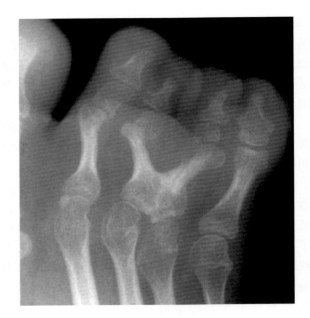

图 23.9　第四和第五趾并趾

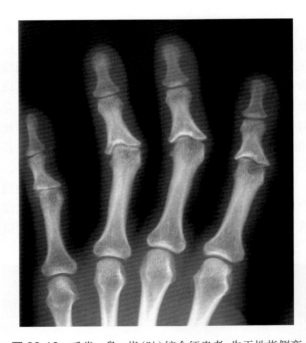

图 23.10　毛发-鼻-指(趾)综合征患者,先天性指侧弯

指(趾)间关节融合是同一指(趾)的两个指(趾)骨的先天性融合(图 23.13),推测可能与指(趾)间关节发育不全有关。

指(趾)间关节融合常见于第五趾,这种改变通常没什么意义。多指(趾)节病是在指(趾)的纵轴上有额外的指(趾)骨。见到的几乎都是拇指三节畸形。然而,三节拇指可能是手术造成的(图 23.14)。短指(趾)畸形指的是手指或脚趾相对较短,可能是掌骨较短(图 23.15)或跖骨、趾骨较短,或两者兼有。

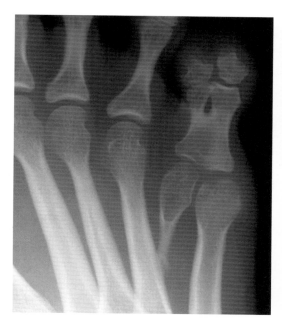

图 23.11 第四、五趾间有部分多趾,同时伴有多指与第五趾融合

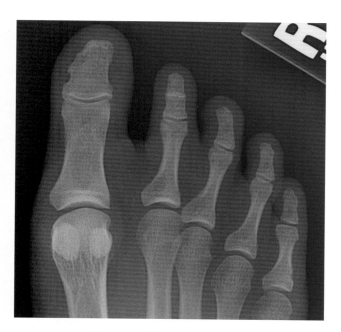

图 23.13 累及小趾的趾骨融合

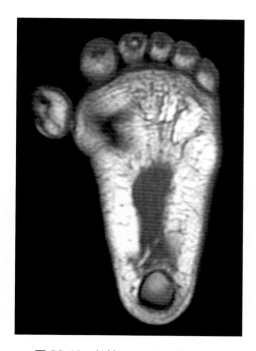

图 23.12 长轴 T_1WI 示足多趾畸形

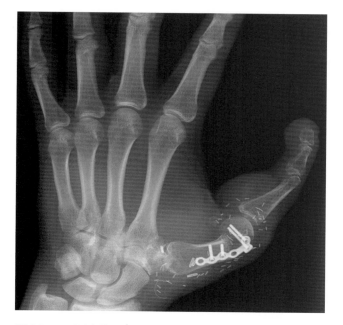

图 23.14 因事故失去拇指之后,通过移植第二个脚趾来代替拇指,重建后的手

短指(趾)畸形可能是后天形成的、单独的或先天性综合征的一部分。

脂瘤性营养异常性巨大发育症是一种偶发的先天性局限性肢体肥大症,通常累及一只手或脚的一个或多个邻近的手指或脚趾(图 23.16)。单侧纤维脂肪组织及包括骨在内的其他间质组织过度生长。过度生长往往是在最远端和掌侧,在青春期停止生长。它有特殊的影像学表现,应和其他原因如肿瘤或丛状神经纤维瘤病所致的巨指(趾)相鉴别[21]。该病病因不明,病例罕见。

内生软骨瘤病

大多数内生软骨瘤是单发的。然而,有些患者可能有多发性内生软骨瘤综合征,也称为 Ollier 病。

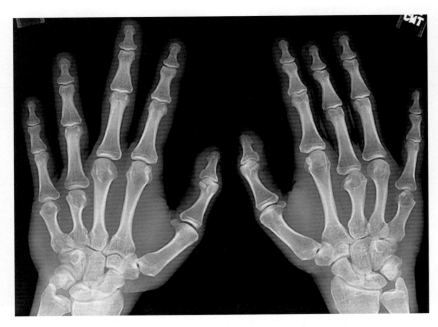

图 23.15 假性甲状旁腺功能减退症患者,双侧短指畸形(多发短掌骨)

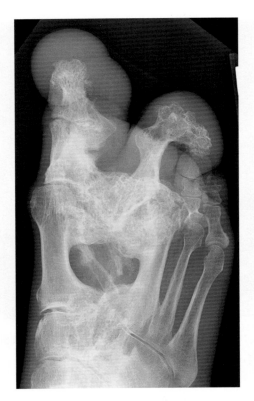

图 23.16 一个经常运动的脂瘤性营养异常性巨大发育症患者,其除穿鞋困难外无其他症状。前三个脚趾明显异常增大,远端增大显著

据估计,这种疾病的患病率为 1/100 000 [22]。Ollier 病不是遗传性的。Ollier 病通常累及到手臂或腿的管状骨。与典型的单发内生软骨瘤中央膨胀性改变一样,还可以在干骺端看到线状或柱状透亮影,代表正在生长的呈柱状的软骨(图 23.17~图 23.19)。该疾病的主要意义在于部分病变会发生恶变(5%~30%),通常恶变为软骨肉瘤。当多发性内生软骨瘤与软组织血管瘤(Maffucci 综合征)相关时,这种可能性甚至更高(接近 100%)。这些血管瘤可能含有静脉石,使 X 线片诊断成为可能(图 23.20)。

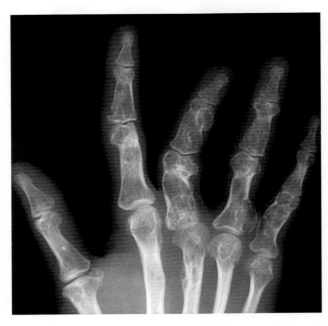

图 38.17 Ollier 病(内生软骨瘤病)患者手部多发内生软骨瘤

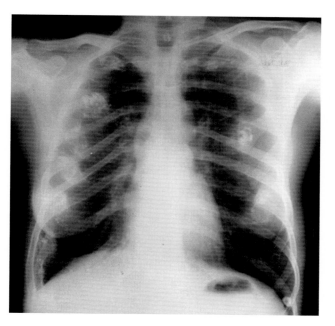

图 23.18　Ollier 病（内生软骨瘤病）患者胸部多发内生软骨瘤

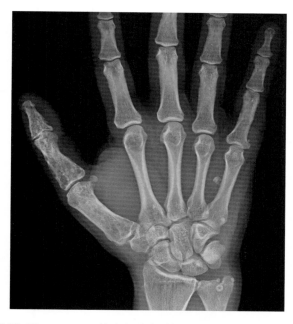

图 23.20　Maffucci 综合征患者,第一掌骨和拇指有多发内生软骨瘤,尺骨和第五掌骨周围的血管瘤内见静脉石

临床特征包括身高增加,四肢和手指 / 足趾异常长（蜘蛛指 / 趾）（图 23.21）。其他常见的骨骼表现包括脊柱侧弯（图 23.22）和关节活动性增加。常见的眼部异常包括双侧晶状体异位、近视和视网膜脱离。

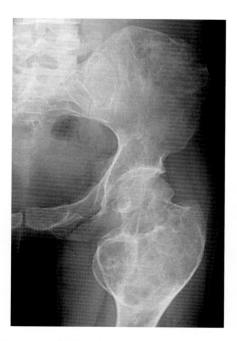

图 23.19　Ollier 病（内生软骨瘤病）患者骨盆和左侧股骨多发内生软骨瘤

马方综合征

马方综合征是一种常染色体显性遗传的结缔组织疾病,具有高度的临床特异性,主要累及眼睛、骨骼和心血管系统[23]。它是位于 15 号染色体上的 *FBN1* 基因突变的结果,该基因编码原纤维蛋 -1,这是细胞外微纤维的主要成分。大约 1/4 的受影响的个体会出现新的突变。该综合征的患病率估计为(7~17)/100 000[24]。

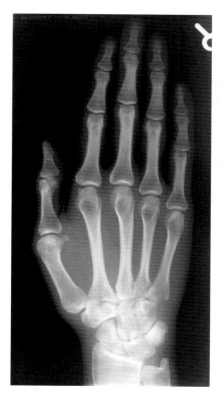

图 23.21　马方综合征,蜘蛛指

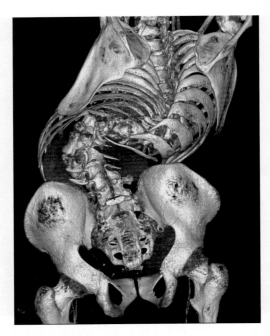

图 23.22 马方综合征患者，三维 CT 表面渲染技术显示严重的胸腰椎侧弯

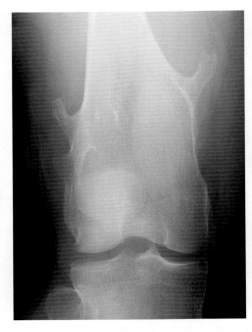

图 23.23 遗传性多发性骨软骨瘤。右膝 X 线片显示多发带蒂骨软骨瘤，干骺端发育不良

与本病相关的心血管异常导致这些患者的预期寿命缩短，在未接受治疗的患者平均寿命约为 32 岁[24]。这些异常包括主动脉或肺动脉壁的中层囊性坏死（导致剥离或破裂）、主动脉瓣和二尖瓣关闭不全以及室间隔缺损。这些心血管异常是 90% 以上病例死亡的主要原因。

现在可以进行 *FBN1* 基因突变的分子遗传检测。这种检测的敏感性很高，但由于未知的原因，仍然不完善[23]。因此，诊断是基于家族史和使用修订的根特疾病分类学观察多器官系统的特征性发现，其中晶状体异位、主动脉瘤在诊断中具有特殊意义。在没有任何家族史的情况下，这两种表现存在足以明确诊断马方综合征[25]。

遗传性多发性骨软骨瘤

骨软骨瘤通常具有特征性的表现。这里的关键词是"连续性"。正常骨的皮质和髓腔与骨软骨瘤连续（图 23.23）。

遗传性多发性骨软骨瘤（MHE）是一种常染色体显性遗传病，其特征为良性、多发性骨软骨瘤（外生骨疣）、背离长骨干骺端生长。遗传性多发性骨软骨瘤是一种多基因控制的疾病，与抑癌基因 *EXT1* 或 *EXT2* 的突变有关。据估计，该病患病率为 1/50 000[22,26,27]。不幸的是，这种综合征中一个或多个骨软骨瘤发生恶变（通常为软骨肉瘤）的概率有

增加（有研究表明恶变率高达 10%，不同研究数据有差异）（图 23.24）。某些不是遗传性多发性骨软骨瘤综合征的患者偶尔会出现一个或多个骨软骨瘤。像这样多发的骨软骨瘤的恶变的可能性要低得多。遗传性多发性骨软骨瘤患者罹患软骨肉瘤的风险是正常人的 1 000~2 500 倍，一生中罹患软骨肉瘤的风险

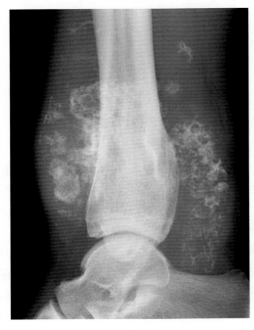

图 23.24 遗传性多发性骨软骨瘤恶变为软骨肉瘤。踝关节侧位片显示胫骨远端无蒂骨软骨瘤。周围有软组织肿块，伴多发斑点状和环弧状钙化，为软骨肉瘤

约为 1%~2%[26]。

事实证明,这种有趣的综合征与结肠息肉病综合征有许多相似之处。例如,病变可能是有蒂的或无蒂的,可能是单发的或数不清的,也可能会恶变。那么,在这两种综合征中,关键在于确定哪些人有这种综合征,哪些人没有。这两种情况的答案都是寻找证据证明这一过程是一种全身性疾病,而不仅仅是一种局部的、多发的病变。在息肉病综合征中,可以寻找其他表现,如相关的骨瘤(Gardner 综合征)或颊色素沉着(Peutz-Jeghers 综合征)。遗传性多发性骨软骨瘤综合征的患者可以寻找其他骨骼发育不良的情况。这种情况常见于股骨和肱骨颈。该病患者通常在这两个解剖部位都有短而粗的颈部。因此,在发现第一个骨软骨瘤后,首先要看的是患者髋部的 X 线片(图 23.25)。

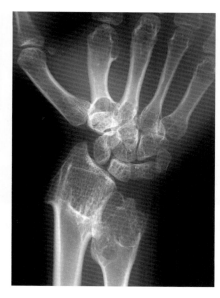

图 23.26　遗传性多发性骨软骨瘤。腕部 X 线片示多发无蒂骨软骨瘤,桡骨远端及尺骨明显发育不良,尺侧负向变异明显

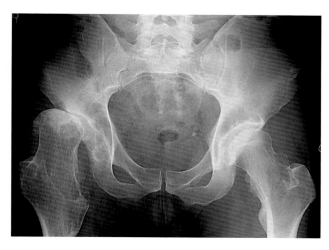

图 23.25　遗传性多发性骨软骨瘤。骨盆 X 线前后位显示多发无蒂骨软骨瘤,近端股骨明显发育不良,右髋关节陈旧性脱位

如果认为骨软骨瘤是一种异位骨骺,你可以解释很多关于骨软骨瘤的征象。这就意味着它们与正常骨骺一起生长,骺板闭合时停止生长。在儿童的放射性核素图像上,它们看起来就像骨骺——直到骺板闭合前都表现为放射性核素浓聚。这些异位骺板有时也会导致骨骼畸形:太短、太长或太弯。约 75% 患病的个体具有临床可识别的骨性畸形,最常累及的是前臂(50%)[26](图 23.26)。

一旦你诊断出这种疾病,你必须确保患者和他们的监护者知道他们的疾病的重要性,并且他们现在正在接受终生监测计划。骨软骨瘤在骺板闭合后出现任何疼痛或生长,都应怀疑其发生了恶变。后续影像学检查可能包括 X 线片和放射性核素成像。

神经纤维瘤病

神经纤维瘤病(NF)是可遗传的斑痣性错构瘤病之一,其特征是错构瘤累及所有 3 个胚层的多系统性疾病。大约每 3 000 个新生儿中就有 1 个出现本病。它通常是一种常染色体显性遗传疾病,但有很高的新突变率。神经纤维瘤病有多种亚型,但最常见的有两种:外周型(NF1,也称为 von Recklinghausen 综合征,见于 90% 的神经纤维瘤患者)和中心型(NF2,以听神经纤维瘤病为特征)。

NF1 有多种临床表现,几乎身体的每个部位都可能受到影响。可以看到咖啡牛奶色斑,典型的常伴有平滑边缘就像"加利福尼亚的海岸"。大约 80% 的患者的骨骼受到影响。最显著的发现是全身可见多发神经纤维瘤,特别是周围神经、脑神经或脊神经和皮下组织(图 23.27、图 23.28)。50% 的 NF

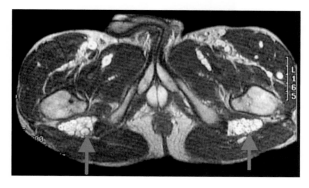

图 23.27　NF1(一种神经纤维瘤病的亚型)患者双侧丛状神经纤维瘤(箭头所指)

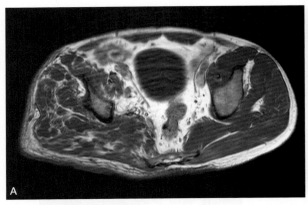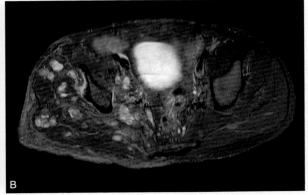

图 23.28　成人神经纤维瘤病。A. 轴位 T_1WI 示右侧臀部及周围多发分叶状软组织肿块,骨发育不良,肌萎缩;B. 轴位 T_2WI 显示肿物呈高信号

患者可发展为脊柱后侧弯,通常发生在高位胸椎。虽然脊柱侧弯可能仅表现为轻微弯曲,此时与特发性脊柱侧弯表现相同,但偶尔也会出现明显的胸椎后侧弯成角,当出现这种表现时几乎可以诊断本病。脊柱侧弯可进展迅速,导致截瘫。中胚层发育不良可导致局部骨形成异常或缺失。其他骨骼表现包括椎体后缘扇形样改变、偏侧肥大症、骨弯曲、病理性骨折、假关节、骨折愈合不良。胫骨是假关节的特征性部位(图 23.29);治疗后反复不能治愈往往会导致

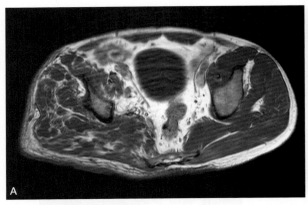

图 23.29　儿童胫骨神经纤维瘤病合并假关节(箭头所指)。安装了一根伸缩式杆以提供机械支撑,但骨折仍未愈合

截肢。神经纤维瘤可侵蚀邻近骨骼,如脊髓神经孔,并表现为软组织肿块。

成骨不全症

成骨不全症是由 *COL1A1/2* 基因突变引起的一组先天性结缔组织病。其特征是 X 线片上的骨质密度降低。其根本原因是胶原合成异常,胶原中各种不同的分子缺陷产生连续的表型谱。成骨不全症的患病率约为每 20 000~60 000 名活产儿中会有1 例。这种疾病多为常染色体显性遗传,虽然很多病例会发生新生突变。由 *COL1A1* 或 *COL1A2* 新生突变引起的病例比例因疾病的严重程度而异,从较轻形式的 60% 到最严重形式的 100% 不等[28]。

一般来说,常染色体隐性遗传病情严重,出生时即表现出来,常染色体显性形式出现较晚且病情较轻。这种疾病可表现为严重的先天性尚未出生时的多发骨折和围产期死亡,也可为成年期轻微的晚期临床表现;重症占 10%;较轻的形式占剩下的 90%。

这种常见的结缔组织病的特征是胶原蛋白的异常成熟。它会影响骨骼、韧带、皮肤、巩膜和牙齿。临床诊断的主要三联症是骨质脆性增加、蓝色巩膜和牙齿发育不全。出现这些特征中的任意两个即可诊断。其他临床特征包括薄而透明的皮肤、关节活动度增加、外周关节松弛、听力障碍(耳骨脆弱)。

大多数病例会出现生长迟缓,严重时可表现为侏儒症。患者身材矮小不仅是由于胶原蛋白合成缺陷,还与有骨骼脆性增加所致的累积性骨折畸形有关。

最常见的 X 线表现是全身骨质减少(图 23.30、图 23.31)。由轻微的创伤或正常的肌肉拉伤导致的多发骨折也很常见,并可能导致相当严重的畸形。

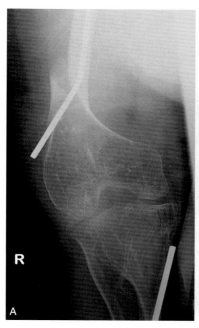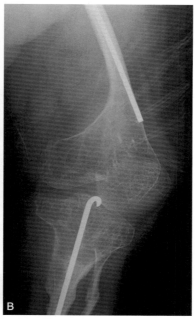

图 23.30　成人期成骨不全症。A、B 图分别为右侧和左侧膝关节前后位片,显示骨质疏松、弓状畸形、畸形骨骺。股骨和胫骨内见髓内钉。右股骨新鲜骨折,左胫腓骨陈旧性骨折

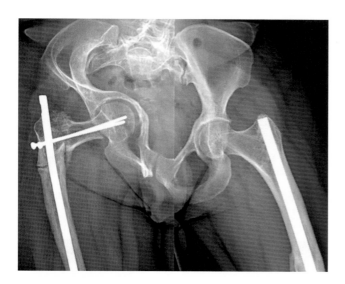

图 23.31　成人成骨不全症。骨盆明显发育不良伴不同时期的股骨骨折

也可以看到过量骨痂形成和假关节。颅骨可一直存在颅缝。

石骨症

石骨症是一组遗传性疾病,其特征是破骨细胞功能衰竭导致骨吸收减少。很多遗传缺陷都可能导致破骨细胞衰竭,每一种缺陷都有不同的潜在生化和组织病理学异常。其中一种与肾小管酸中毒和佝偻病有关。最后常见的影响是骨骼重塑不完全或根本不重塑。

石骨症临床表现可为以下三类中的任意一类:

①恶性婴儿型常染色体隐性遗传,在儿童时期是致命的(在缺乏有效治疗的情况下),患病率约为 1∶250 000[29];②中间型常染色体隐性遗传,出现在生命的前 10 年,但不发生恶变;③常染色体显性遗传又称 Albers-Schönberg 病或大理石骨病,患病率约为 1/2 000[29,30],预期寿命正常,但存在许多骨科问题。

石骨症的 X 线表现来源于破骨细胞的衰竭。没有正常工作的破骨细胞,整个骨重建过程不能正常进行,导致骨短小、畸形、承重能力弱。破骨细胞异常时,可预测以下异常:①骨质致密、易碎;②髓腔小或无髓腔;③神经孔小。

石骨症容易诊断。结合极为致密的骨骼和狭小的髓腔(图 23.32~图 23.34)很少被误诊为其他疾病,除了一种更罕见的疾病(患病率为 1∶1 700 000),称为致密性成骨不全症[31]。

这种婴儿型变异的临床表现与骨髓腔发育不全(贫血和血小板减少)和骨重建不足不断加重(小颅孔导致脑神经功能障碍、脑积水、惊厥和智力迟钝)有关。X 线片显示骨均匀致密,无髓腔,干骺端增宽(锥形瓶畸形),跗骨、腕骨、指骨、椎骨、髂骨翼、夹层椎中可见骨中骨。常发生不全性横向骨折。医学治疗包括高剂量的骨化三醇刺激破骨细胞分化和骨髓移植以提供单核细胞破骨细胞前体。

中间型和常染色体显性遗传(有时称为迟发性遗传)有轻度表现,包括贫血、脑神经麻痹和骨科问题。石骨症患者骨质脆,在应力下缺乏重塑变形能

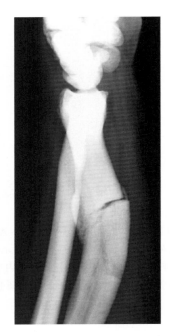

图 23.32　石骨症患者。X 线片显示骨质极为致密,髓腔狭小,可见桡骨横向骨折。桡骨明显弯曲,表明该部位存在多发陈旧性骨折

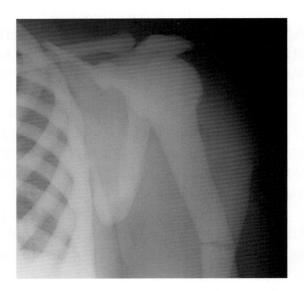

图 23.33　石骨症。肩部 X 线片示骨质致密,髓腔显示不清,包括肋骨、锁骨、肩胛骨和肱骨。肱骨干横形骨折

力导致了反复的不全性骨折。髋内翻、长骨弯曲、髋关节和膝关节退行性关节炎、下颌和长骨骨髓炎也可能发生。某些较轻微的石骨症可能无临床症状,是通过 X 线片偶然发现的(图 23.35、图 23.36)。

骨斑点症

　　骨斑点症(斑点骨、播散型致密性骨病)是一种常染色体显性遗传的骨骼发育异常,可能是由于

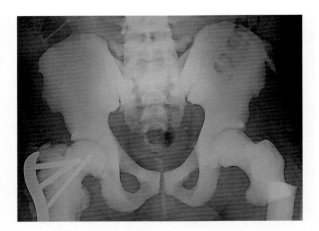

图 23.34　石骨症。骨盆 X 线片示骨质致密,髓腔显示不清。右侧髋部陈旧性骨折,左侧髋部新鲜骨折

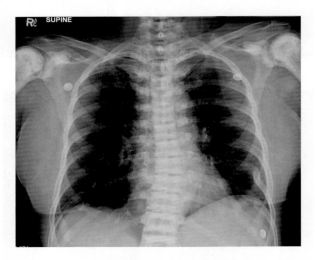

图 23.35　石骨症,偶然发现的成人 X 线表现,示椎体三明治外观

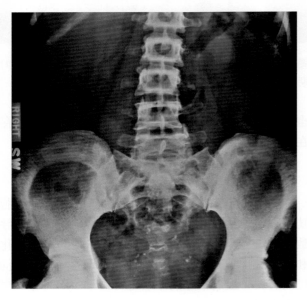

图 23.36　石骨症,偶然发现的成人 X 线表现,示骨盆骨质致密,髂骨和椎骨可见骨中骨

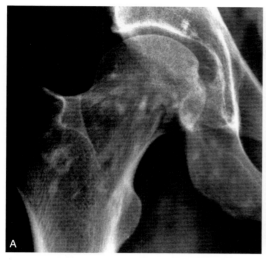
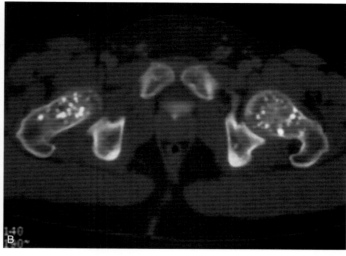

图 23.37　骨斑点症。A. 髋关节 X 线前后位示多发卵圆形小骨样致密影；B. 双侧股骨近端轴位 CT 可见双侧小骨样致密影

LEMD3 基因的功能缺失突变所致[32]。它的特征是在骨骼的不同部位对称但不均匀地分布多个骨肥厚区。骨斑点症相对少见，估计发病率为 1/50 000[33]。症状通常不明显或较轻微，常常是偶然发现的。这种疾病的定义是在关节周围骨性区域聚集了大量小的、边界清楚的、均匀的卵状或圆形病灶，密度增高。这种分布是对称的，典型者累及长骨的骨骺和干骺端，以及腕关节、跗骨、肩胛骨、骨盆（图 23.37）。病变的大小和数目可多可少。他们在组织学上与骨岛相同，但除非被误认为其他病变，否则没有临床意义。

条纹状骨病

条纹状骨病常伴有颅骨硬化，是一种罕见的骨发育异常，以长骨干骺端纵向条纹为特征，发病率估计不到 1/ 1 000 000[34]。即使在同一家族中，该病的临床表现也有很大的差异，从轻微的骨骼表现到多器官系统受累，包括颅面骨硬化、大头畸形、腭裂和听力丧失。

条纹状骨病（也称为 Voorhoeve 病）与 X 染色体（WTX）上的 Wilms 肿瘤基因突变有关，并且是 X-连锁显性遗传。本病存在从干骺端延伸到管状骨骨干和骨盆的线性、规则的 X 线密度增高带[35,36]（图 23.38）。条纹状骨病通常累及双侧，且常常是偶然发现的。

蜡油样骨病

蜡油样骨病是一种罕见的非遗传性疾病，在儿

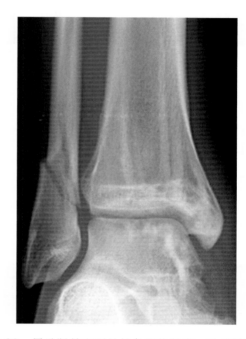

图 23.38　累及胫骨和距骨的条纹状骨病。这些异常是在评估腓骨远端骨折中偶然发现的

童时期表现为肢体疼痛、活动受限和间歇性关节肿胀。据估计该病患病率为 1/1 100 000[37]，其病因尚不清楚，尽管一些证据表明，它可能与 *LEMD3* 基因功能丧失突变有关[32]。生长障碍、软组织受累和由于肌腱和韧带缩短所致的肌肉挛缩可能导致相当严重的畸形和残疾。这种情况通常局限于单侧肢体，通常发生率较低。从 X 线片上看，可见广泛的骨膜或骨内皮质增生，骨赘生物沿骨长轴延伸，呈波浪状，类似于蜡烛上滴下的蜡（图 23.39）。骨内膜骨质

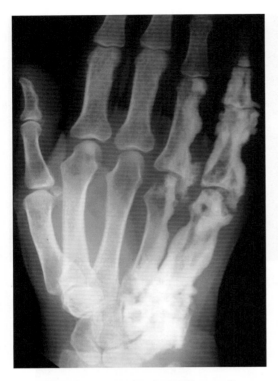

图 23.39　蜡油样骨病累及第四、五指

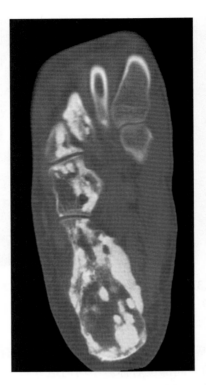

图 23.40　CT 轴位示蜡油样骨病累及足部

增生可能会填满髓腔（图 23.40）。本病影像学表现具有特征性，在组织学上，骨赘生物在组织学上为正常骨组织。

马德隆畸形

马德隆畸形累及前臂远端，由桡骨远端尺侧及掌侧生长板发育障碍所致。随着桡骨的桡背侧部分继续生长，桡骨远端出现渐进的掌侧弯曲和关节面向尺侧倾斜。尺骨正常生长，长于桡骨，下尺桡关节远端不发育或发育不良。各种骨发育异常不仅与马德隆畸形（尤其是 lerii-weil 软骨骨生成障碍）相关（图 23.41），还与遗传性多发性骨软骨瘤、Ollier 病、软骨发育不全等疾病相关（图 23.41）。某些病例是有遗传基础的。疾病严重程度因人而异，患者可以是儿童，

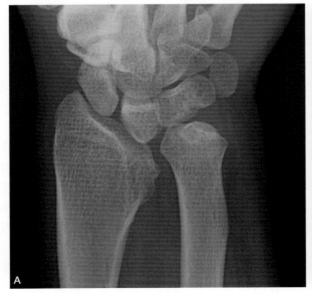

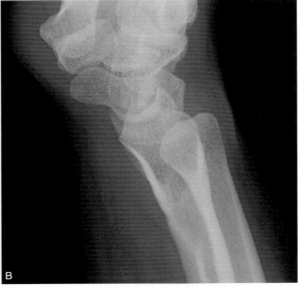

图 23.41　马德隆畸形。A 和 B. 分别为腕关节后前位和侧位 X 线片，示桡骨远端尺侧发育不良伴尺骨远端分离

也可以是成人。男女发病率之比为4：1。在儿童时期，由于创伤、感染或其他原因而导致生长板的尺骨掌侧部分过早关闭也可能导致类似的畸形。治疗方法是手术矫正，有时还包括远端尺桡关节成形术。

参考文献

1. Kubler-Ross E. *On Death and Dying*. Reprint edition. New York, NY: Scribner; 1997. Available from: http://www.amazon.com/Death-Dying-Elisabeth-Kubler-Ross/dp/0684839385.

2. Richardson ML, Helms CA, Vogler III JB, Genant HK. Skeletal changes in neuromuscular disorders mimicking juvenile rheumatoid arthritis and hemophilia. *AJR Am J Roentgenol*. 1984;143: 893–897.

3. Taybi H, Lachman RS. *Taybi and Lachman's Radiology of Syndromes, Metabolic Disorders, and Skeletal Dysplasias*. 5th ed. Chicago: Year Book; 2006. Available from: http://www.amazon.com/Radiology-Syndromes-Metabolic-Disorders-Dysplasias/dp/0323019315.

4. OMIM Entry Statistics. *Online Mendelian Inheritance in Man*. Available from: http://omim.org/statistics/entry. Accessed February 10, 2017.

5. Kozlowski K, Beighton P. *Gamut Index of Skeletal Dysplasias: An Aid to Radiodiagnosis*. Berlin: Springer-Verlag; 1984:182–189.

6. Internet Anagram Server. Available from: http://wordsmith.org/anagram/. Accessed July 12, 2014.

7. Orphanet. Available from: http://www.orpha.net/. Accessed July 12, 2014.

8. Parnell SE, Richardson ML. *The Little Book of Skeletal Dysplasias*. ISBN:978–1–62227–993–7. Seattle: Bare Bones Books; 2014. Available online from: https://itunes.apple.com/us/book/little-book-skeletal-dysplasias/id896279207?mt=13. Accessed February 11, 2017.

9. International Skeletal Dysplasia Registry (ISDR). Available from: http://ortho.ucla.edu/isdr. Accessed February 12, 2017.

10. European Skeletal Dysplasia Network. Available from: http://www.esdn.org. Accessed July 12, 2014.

11. NIH Office of Rare Diseases Research. Available from: http://rarediseases.info.nih.gov. Accessed July 12, 2014.

12. National Organization for Rare Diseases. Available online from: https://rarediseases.org. Accessed February 11, 2017.

13. Warman ML, Cormier-Daire V, Hall C, et al. Nosology and classification of genetic skeletal disorders: 2010 revision. *Am J Med Genet A*. 2011;155(5):943–968.

14. Cheema JI, Grissom LE, Harcke HT. Radiographic characteristics of lower-extremity bowing in children. *RadioGraphics*. 2003;23(4):871–880.

15. Achondroplasia. Orphanet. Available from: http://www.orpha.net/consor/cgi-bin/OC_Exp.php?Lng=GB&Expert=15. Accessed February 12, 2017.

16. Oestreich AE. Systematic evaluation of bone dysplasias by the paediatric radiologist. *Pediatr Radiol*. 2010;40(6):975–977.

17. Shirley ED, Ain MC. Achondroplasia: manifestations and treatment. *J Am Acad Orthop Surg*. 2009;17(4):231–241.

18. Khungar A, Mahajan P, Gupte G, Vasundhara M, Kher A, Bharucha BA. Pseudoachondroplastic dysplasia. *J Postgrad Med*. 1993;39(2):91–93.

19. *Pseudoachondroplasia*. Genetics Home Reference. Available from: https://ghr.nlm.nih.gov/condition/pseudoachondroplasia#statistics. Accessed February 12, 2017.

20. Cremin BJ, Beighton P. Dwarfism in the newborn: the nomenclature, radiological features and genetic significance. *Br J Radiol*. 1974; 47:77–93.

21. Goldman AB, Kaye JJ. Macrodystrophia lipomatosa: radiographic diagnosis. *AJR Am J Roentgenol*. 1977;128(1):101–105 [PMID:401563].

22. Pannier S, Legeai-Mallet L. Hereditary multiple exostoses and enchondromatosis. *Best Pract Res Clin Rheumatol*. 2008;22(1):45–54. doi:10.1016/j.berh.2007.12.004.

23. Dietz HC. Marfan syndrome. [Updated 2017 Feb 2]. In: Pagon RA, Adam MP, Ardinger HH, et al. eds. GeneReviews® [Internet]. Seattle, WA: University of Washington; 2001:1993–2017. Available from: https://www.ncbi.nlm.nih.gov/books/NBK1335/.

24. von Kodolitsch Y, Raghunath M, Nienaber CA. [Marfan syndrome: prevalence and natural course of cardiovascular manifestations]. *Z Kardiol*. 1998;87(3):150–160 [PMID:9586150].

25. Loeys BL, Dietz HC, Braverman AC, et al. The revised Ghent nosology for the Marfan syndrome. *J Med Genet*. 2010;47:476–485.

26. Schmale GA, Conrad EU, Raskind WH. The natural history of hereditary multiple exostoses. *J Bone Joint Surg Am*. 1994;76: 986–992.

27. Bovée JVMG. Multiple osteochondromas. *Orphanet J Rare Dis*. 2008;3:3. doi:10.1186/1750–1172–3–3.

28. Steiner RD, Adsit J, Basel D. COL1A1/2-Related osteogenesis imperfecta. [Updated 2013 Feb 14]. In: Pagon RA, Adam MP, Ardinger HH, et al, eds. GeneReviews® [Internet]. Seattle, WA: University of Washington; 2005:1993–2017. Available from: https://www.ncbi.nlm.nih.gov/books/NBK1295/. Accessed February 12, 2017.

29. Sobacchi C, Villa A, Schulz A, et al. CLCN7-related osteopetrosis. [Updated 2016 Jun 9]. In: Pagon RA, Adam MP, Ardinger HH, et al., eds. GeneReviews® [Internet]. Seattle, WA: University of Washington; 2007:1993–2017. Available from: https://www.ncbi.nlm.nih.gov/books/NBK1127/. Accessed February 12, 2017.

30. Del Fattore A, Capariello A, Teti A. Genetics, pathogenesis and complications of osteopetrosis. *Bone*. 2008;42(1):19–29.

31. *Pycnodysostosis*. National Organization for Rare Diseases. Available from: https://rarediseases.org/rare-diseases/pyknodysostosis/. Accessed February 11, 2017.

32. Hellemans J, Preobrazhenska O, Willaert A, et al. Loss-of-function mutations in LEMD3 result in osteopoikilosis, Buschke-Ollendorff syndrome and melorheostosis. *Nat Genet*. 2004;36:1213–1218.

33. Carpintero P, Abad JA, Serrano P, Serrano JA, Rodríguez P, Castro L. Clinical features of ten cases of osteopoikilosis. *Clin Rheumatol*. 2004;23(6):505–508.

34. Osteopathia Striata-cranial Sclerosis Syndrome. *Orphanet*. Available from: http://www.orpha.net/consor/cgi-bin/Disease_Search.php?lng=EN&data_id=2529. Accessed February 12, 2017.

35. Gehweiler JA, Bland WR, Carden Jr TS, Daffner RH. Osteopathia striata—Voorhoeve's disease. Review of the roentgen manifestations. *Am J Roentgenol Radium Ther Nucl Med*. 1973;118(2):450–455.

36. Bass HN, Weiner JR, Goldman A, Smith LE, Sparkes RS, Crandall BF. Osteopathia striata syndrome. Clinical, genetic and radiologic considerations. *Clin Pediatr (Phila)*. 1980;19(5):369–373.

37. Melorheostosis. *Orphanet*. Available from: http://www.orpha.net/consor/cgi-bin/OC_Exp.php?Expert=2485. Accessed February 12, 2017.

章节自测

1. 以下什么疾病与椎管狭窄关系最为密切？
   A. 软骨发育不全
   B. 蜡油样骨病
   C. 成骨不全症
   D. 石骨症

2. 以下什么疾病与骨质减少关系最为密切？
   A. 软骨发育不全
   B. 蜡油样骨病
   C. 成骨不全症
   D. 石骨症

3. 以下什么疾病与高个子关系最为密切?

    A. 软骨发育不全

    B. 成骨不全症

    C. 遗传性多发性骨软骨瘤

    D. 马方综合征

4. 下列哪种病在 X 线上表现为多发骨岛?

    A. 蜡油样骨病

    B. 条纹状骨病

    C. 骨斑点症

    D. 神经纤维瘤病

章节自测答案

1. A   软骨发育不全与椎管狭窄有关。

2. C   成骨不全症与骨质减少有关。

3. D   马方综合征与身材高大有关;其他选项与身材矮小有关。

4. C   骨斑点症有多发骨岛表现。

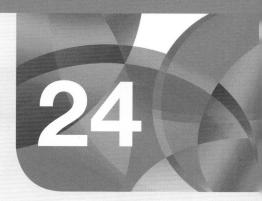

第二十四章
骨质疏松症和矿物质代谢异常

24

Michael L. Richardson, Felix S. Chew

本章介绍了骨质疏松症和其他各种矿物质代谢异常疾病的影像学表现。

学习目的

通过对本章的学习,关于骨质疏松症和矿物质代谢异常疾病的影像学认识,期望读者能够:

1. 讨论并推荐合适的影像检查方法。
2. 描述影像特征。
3. 提出鉴别诊断并缩小其范围。
4. 总结以下疾病知识点的相关概念和主要内容:原发性骨质疏松症、骨密度测量、继发性骨质疏松症、急性骨质疏松症、一过性局限性骨质疏松症、局限性游走性骨质疏松症、甲状旁腺功能亢进、维生素 D 的生理学和功能、维生素 D 缺乏以及肾性骨营养不良。

骨质疏松症

骨质疏松症是最常见的代谢性骨病。骨质疏松症的特征是正常骨的骨量弥漫性丢失。这种骨质的丢失会导致骨小梁细微结构的退变、骨骼脆性的增加以及骨折风险的增加[1,2]。骨质疏松分为原发性和继发性。原发性骨质疏松症又称退行性骨质疏松症,在病因学上属于特发性骨质疏松症。继发性骨质疏松症可以发现明确的、潜在的病因。

原发性骨质疏松症(退行性骨质疏松症)

患有骨质疏松症的成年人,95% 以上为退行性骨质疏松症(也称为特发性或原发性骨质疏松症)。主要有两种临床类型:①绝经后;②老年性或年龄相关性。绝经后骨质疏松症的特点是快速的骨质丢失,以骨小梁为主,并且是由绝经相关因素引起的。老年性骨质疏松症的特点是骨质丢失进展缓慢,以骨皮质为主,并且是由年老相关因素引起的。骨质疏松症的发病机制尚不完全清楚;可能与骨吸收过度和成骨障碍有关[3]。骨强度的退变导致外伤性和疲劳性骨折的危险性增加。在 50 岁以上的成年人中,大多数脊柱、股骨近端和桡骨远端骨折与骨质疏松

有关。在绝经后骨质疏松症中,椎体压缩性骨折和桡骨远端骨折是最常见的;在老年性骨质疏松症中,多发椎体楔形骨折和髋关节骨折最为常见。骨折及其导致的功能丧失是骨质疏松症发病和死亡的主要原因。

据估计,美国退行性骨质疏松症的患病人数为 2 800 万,约占总人口的 10%。退行性骨质疏松症的危险因素包括年龄的增长、女性、白人或亚洲人、家族史、骨骼细小、更年期、低钙饮食、低维生素 D 饮食、摄入过量的酒精、咖啡因和盐、吸烟和久坐不动的生活方式。随着美国 50 岁以上的人口比例和绝对数量的增加,退行性骨质疏松症的患病率可能会大幅增加。

骨质疏松症的影像学特征是骨质减少,即骨的射线透过性增加。然而,只有在骨矿物质丢失 30%~50% 后,才能在 X 线片上发现骨质减少。增粗的骨小梁形态是由于较小的骨小梁消失而使剩下的骨小梁更加突出。可见线状、带状或斑点状的透亮区。骨皮质变薄是一个弥漫性的、均匀的、缓慢进展的过程(图 24.1)。

骨皮质消失也可表现为扇形、骨内膜侵蚀、皮质内透亮区或条纹(皮质内隧道)、骨膜下侵蚀。椎体

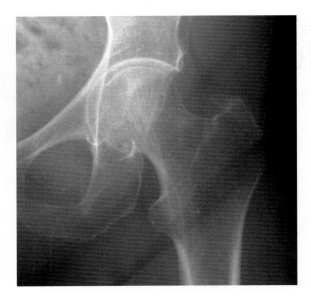

图 24.1　髋部骨质疏松,皮质薄,颈部骨小梁丢失

畸形与终板的机能不全性骨折有关。它们可以表现为相邻上、下终板的凹陷(所谓的鱼或鳕鱼椎,因其与鳕鱼的椎骨相似而得名)、前份楔形骨折、整个椎体的压缩骨折和胸椎后凸畸形的增加(老妇驼背症)(图 24.2、图 24.3)。最终结局是身高变矮。

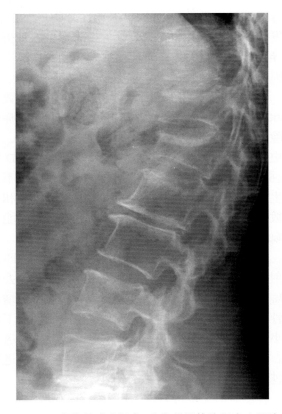

图 24.2　脊柱骨质疏松症,多发的椎体终板中央凹陷

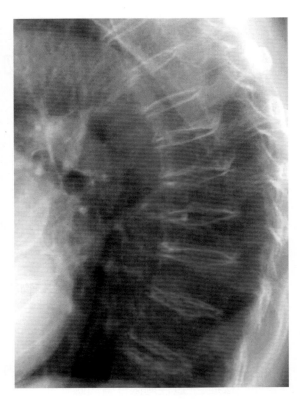

图 24.3　骨质疏松症伴胸椎多发的前份楔形骨折

骨密度测量

　　骨密度测量是无症状患者诊断骨质疏松症的最佳无创方法。骨密度测量也可用于骨折风险的评估和骨质疏松症患者治疗过程中的监测。骨质疏松症的有效治疗方法包括雌激素、二膦酸盐和其他药物制剂,这些治疗手段提高了筛查高危患者的有效性。骨矿物质的绝对含量是预测骨折风险的重要指标,所以准确测定具有重要意义。双能 X 线骨密度仪(DXA)利用双能 X 线测量腰椎、股骨近端或桡骨远端骨密度(BMD)。

　　DXA 的工作原理是:骨骼矿物质(主要是钙)和软组织(主要是脂肪和水)对高能量和低能量的 X 线有不同程度的衰减。通过测量高能量和低能量 X 线的吸收差异,可以确定仅由骨矿物引起的吸收,并由此计算出 X 线投照部位骨矿物的绝对含量。临床上认为,测量脊柱和股骨近端骨密度(中心测量)比测量四肢骨密度(外周测量)更有用。双能 X 线骨密度仪能同时提供骨小梁和骨皮质的骨密度。

　　双能 X 线骨密度仪结果的临床解释基于人口统计学。双能 X 线骨密度仪测定的个体骨密度应与正常人群进行比较[4]。用于临床诊断的统一标准是世界卫生组织（WHO）标准（表 24.1）。将个体的骨密度与正常年轻成年人的骨密度进行比较，得出 T 值。T 值是参考人群均值的标准差，因此，T 值为 –2.0 是指比年轻正常群体均值低 2 个标准差。骨质减少是指 T 值 <–1.0 但 >–2.5。骨质疏松症是指 T 值 <–2.5。明确的骨质疏松症诊断为骨折并 T 值 <–2.5。WHO 标准没有使用个体的骨密度与年龄匹配的人群比较（Z 分数）。有一个重要的争议是关于特定的正常青年，他们的 T 值是基于样本量、性别和种族的。使用"骨质减少"和"骨质疏松症"这两个术语也可能导致混淆，除非临床背景明确；当这些术语与双能 X 线骨密度仪一起使用时，它们仅指符合 WHO 标准的诊断。

表 24.1 更年期骨质疏松症的 WHO 诊断标准

诊断	T 值
正常	–1.0 或更高
骨量减少	<–1.0 但 >–2.5
骨质疏松症	<–2.5 但不伴骨折
明确的骨质疏松症	<–2.5 伴骨折

在目前的实践中，骨质减少和骨质疏松症的双能 X 线骨密度仪诊断是基于腰椎和股骨近端骨密度的测量。在脊柱中，采用正位投影，理想情况下，采用 L_1~L_4 的平均值来获得 T 值（图 24.4）。如果不能采用 L_1~L_4，可以采用从 L_1 到 L_4 连续 2 或 3 个的椎体。只用一个椎体是不可靠的。在髋关节，采用的是股骨颈的一个区域（图 24.5）。

双能 X 线骨密度测量报告通常包括测量基础的描述、T 值、与 T 值相关的相对骨折风险以及根据 WHO 标准得出的诊断。由于双能 X 线骨密度测定是一种测量 X 线源和探测器之间的骨矿物质总和的投影技术，增加或减少 X 射线衰减的疾病或术后改变可能会影响准确性（图 24.6）。

导致双能 X 线骨密度测定不准确最常见的情况（表 24.2、24.3）是脊柱退行性疾病，其中硬化和骨赘使骨密度测量值偏高。同样，弥漫性特发性骨质增生也可能使骨密度测量值偏高。其他影响双能 X 线骨密度测定的常见情况包括压缩性骨折、椎板切除术、脊柱融合术的金属伪影和骨移植物、局灶性硬化性病变（如成骨性转移或 Paget 病）、局灶性溶骨性病变（如溶骨性转移或多发性骨髓瘤）。类似的情况也可能影响髋关节双能 X 线骨密度测定。测量应该避开有病变的解剖区域。

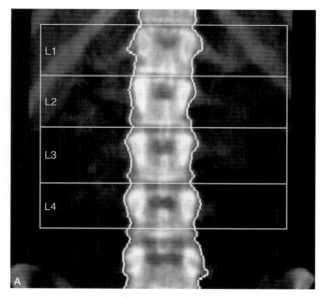

参照物：腰1~腰4

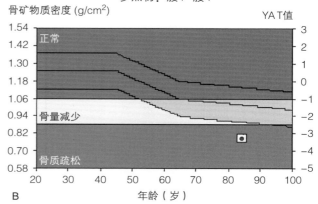

图 24.4 腰椎双能 X 线骨密度测量显示骨质疏松。A. 图像显示感兴趣区域。B. 显示了相对于年轻人和年龄匹配的参考人群的骨密度（BMD）。T 值为 –3.3，诊断骨质疏松症

继发性骨质疏松症

继发性骨质疏松症是由于某种已知的原因导致正常骨的骨量减少。继发性骨质疏松症可表现为急性或慢性、局限性或全身性分布。双能 X 线骨密度测定和其他测定骨密度的方法可用于慢性、全身性、继发性骨质疏松症患者。继发性骨质疏松症的常见病因见表 24.4。这些病因在本书的相应部分会具体讲述。

急性、一过性、局限性和游走性骨质疏松症

骨折愈合伴急性骨质疏松症是一种对充血的正常生理反应。它也可能与固定和失用有关；两者都是骨折愈合的共同特征，同时也可出现反应性交感

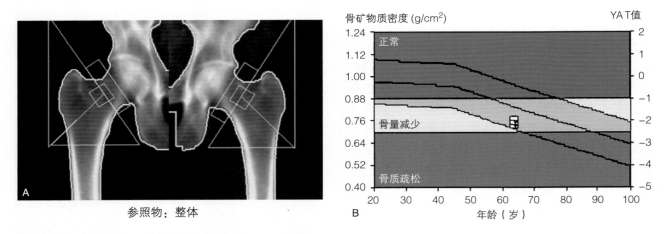

图 24.5　髋关节双能 X 线骨密度测量显示了骨质减少。A. 图像显示感兴趣区域。B. 图表显示了相对于青年和年龄匹配的参考人群的骨密度（BMD）。右侧的 T 值为 −2.0，左侧的 T 值为 −2.2，两者都被诊断为骨质减少

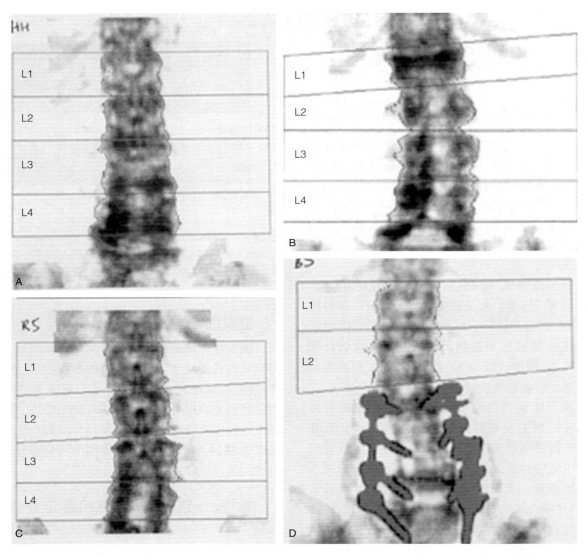

图 24.6　双能 X 线吸收测定法。A. 脊柱退行性疾病伴终板硬化和骨赘；B. L₁ 压缩性骨折和 L₄ 退行性改变；C. L₄ 椎板切除术和后外侧融合术；D. 腰椎与内固定融合术

表24.2 骨矿物质密度测量值假性升高常见的潜在原因

退行性关节病	压缩性骨折
弥漫性特发性骨肥大	成骨性转移
脊柱融合术	Paget 病
外科内固定	

表24.3 骨矿物质密度测量值假性降低常见的潜在原因

椎板切除术	多发性骨髓瘤
溶骨性转移	

表24.4 成人继发性骨质疏松症的一些病因

分类	病因
遗传性	成骨不全症 高胱氨酸尿症 Marfan 综合征
营养性	吸收不良综合征 慢性肝病 酗酒 缺钙
内分泌性	性腺功能减退 甲状腺功能亢进 皮质醇增多症 甲状旁腺功能亢进
药物性	皮质激素 苯巴比妥 左甲状腺素 苯妥英
其他	多发性骨髓瘤 类风湿关节炎 肢端肥大症 肥大细胞增多症

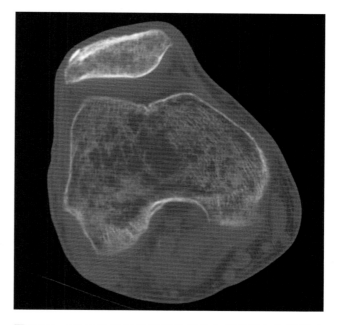

图 24.7 CT 显示了与股骨干骨折愈合相关的急性骨质疏松症

在股骨头处,症状消失后恢复正常。MRI 显示弥漫性水肿和髋关节积液,但无梗死。骨扫描显示与骨质疏松一致的放射性浓聚。这种情况被认为是神经源性的,可能与反应性交感神经性营养不良有关。

局限性游走性骨质疏松症(图 24.8)通常累及成人的下肢。迅速出现局部疼痛和肿胀,持续长达 9 个月,然后消失,直到数月或数年后其他解剖部分再次出现症状。在每次发病的前几周内,即可出现明

神经性营养不良(也称为复杂性局部疼痛综合征)等症状。在 X 线片上,松质骨的急性骨质疏松症可能是由于骨小梁的皮质下吸收,导致骨皮质下出现与皮质表面平行的透亮带。在 CT 上,骨吸收趋于斑片状(图 24.7)。

一过性局限性骨质疏松症通常表现为单关节症状。其特点是骨质疏松症发展迅速,累及关节周围骨质,具有自限性和可逆性,无明确的诱因。在成人可出现两种临床综合征,在男性更常见。一过性髋关节骨质疏松症表现为髋部剧烈疼痛,发作快,无诱因。它通常是单侧的,累及男性的右髋关节或左髋关节,或女性的左髋关节。疼痛具有自限性,但活动后加剧,2~6 个月后消退,不会留下永久后遗症。影像上表现为快速进展的关节周围骨质疏松,尤其是

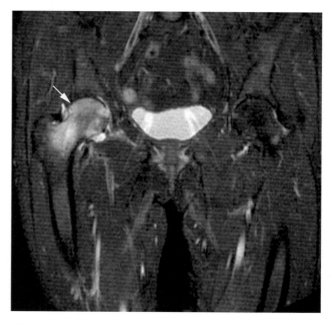

图 24.8 髋关节一过性骨质疏松症。冠状位 FS T_2WI 显示右侧股骨近端不规则的骨髓水肿(箭头)

显的骨质疏松。这种疾病可能始于髋关节一过性的骨质疏松，然后在其他部位复发。

矿物质代谢疾病

骨骼是细胞外间隙内钙和磷代谢活跃的储存库。这些矿物质存在于微小的羟基磷灰石晶体中，这些晶体聚集在一起的表面积很大，可以迅速地自由交换到细胞外液间隙中。必要时，骨骼会脱钙以维持正常的血清钙水平。钙的离子浓度通常取决于肾小球滤过率、肾小管对钙的重吸收以及骨的形成和吸收。血清钙水平由甲状旁腺激素和 $1,25-(OH)_2D$ 严格控制。钙可以直接从羟基磷灰石晶体中释放出来，也可以通过破骨细胞破坏骨骼而释放出来。在健康人体内，骨骼的形成和破坏紧密相关。

甲状旁腺功能亢进

甲状旁腺功能亢进刺激骨的破骨性吸收。甲状旁腺激素过多可能是原发性或继发性甲状旁腺功能亢进的结果。原发性甲状旁腺功能亢进症导致高钙血症，是由于弥漫性甲状旁腺增生或自主功能性甲状旁腺腺瘤（单个或多个）分泌的甲状旁腺激素过多所致。继发性甲状旁腺功能亢进是对持续性低钙血症的一种反应，这种疾病通常由慢性肾衰竭或胃肠道吸收不良引起。长期存在继发性甲状旁腺功能亢进的患者可能会出现相对自主的甲状旁腺功能或三级甲状旁腺功能亢进。这些疾病的诊断是通过临床和实验室检查得出的，包括直接测量血清钙和甲状旁腺激素的水平。

尽管很多部位都可能出现 X 线改变，但手掌是发现和观察的最佳部位。通常不需要全身骨骼检查。甲状旁腺功能亢进症的放射学征象包括骨吸收、棕色瘤、骨硬化和软骨钙沉着。骨吸收可发生在所有结构骨表面，包括骨膜下、皮质内（沿哈氏系统）、骨内膜、骨小梁、软骨下和韧带下。发现骨膜下骨吸收几乎可以诊断为甲状旁腺功能亢进。该征象在指骨桡侧面观察得最清楚且最常见，尤其是示指和中指的中节指骨，各指骨粗隆的骨膜下骨吸收也很明显（图 24.9）。

其他结构骨表面的骨吸收是非特异性的。软骨下骨吸收可能导致关节病（图 24.10）。棕色瘤是局灶性的骨质吸收区域，其中的骨组织已经被纤维组织和破骨细胞所取代（图 24.11）。棕色瘤可能表现为侵袭性局限性破坏性的骨病变，似转移瘤，但有甲

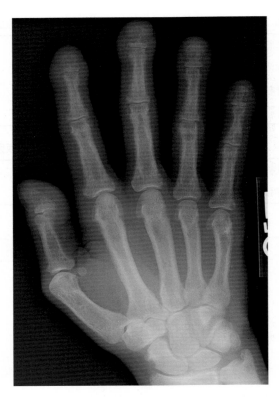

图 24.9　继发性甲状旁腺功能亢进。手诸骨骨膜下骨吸收明显，并且在桡侧更严重

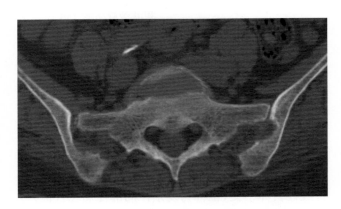

图 24.10　甲状旁腺功能亢进伴骶髂关节骨吸收。轴位 CT 显示软骨下骨吸收和骶髂关节增宽

状旁腺功能亢进性骨病相关的其他影像学改变可以明确该疾病的诊断。棕色瘤可能为单个或多个，中心性、偏心性或位于骨皮质（图 24.12、图 24.13）。棕色瘤通过骨化愈合（图 24.14）。甲状旁腺功能亢进中骨骼广泛硬化的机制尚不明确，在中轴骨中明显，特别是颅骨和脊柱。广泛性硬化在继发性甲状旁腺功能亢进中很常见。当累及脊柱时，椎体相邻终板中的水平硬化带可导致橄榄球衣外观（图 24.15）。

软骨钙沉着或软骨钙化与原发性甲状旁腺功能亢进合并焦磷酸钙二水合物晶体沉积疾病相关。

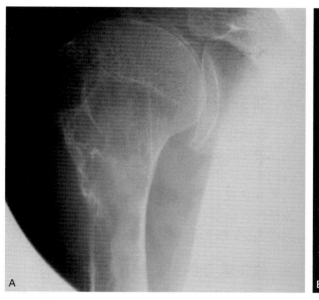
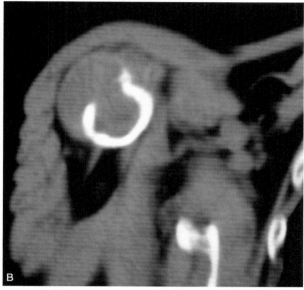

图 24.11　甲状旁腺功能亢进伴棕色瘤的患者。A. 前后位片显示肱骨近端骨质疏松和破坏性病变；B. CT 显示肿块伴肱骨前部骨皮质破坏

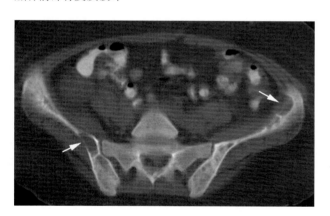

图 24.12　继发性甲状旁腺功能亢进伴棕色瘤（箭头）和 CT 上的骨吸收

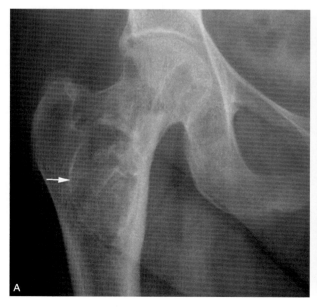
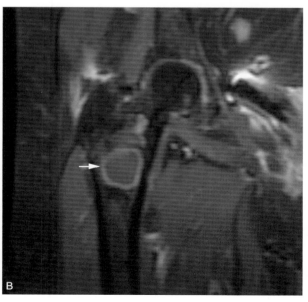

图 24.13　股骨近端的棕色瘤。A. 前后位 X 线片显示在股骨近端转子间可见溶骨性病变（箭头）；B. 注射钆对比剂后的冠状位 FS T₁WI 显示该囊性病变的边缘强化（箭头）

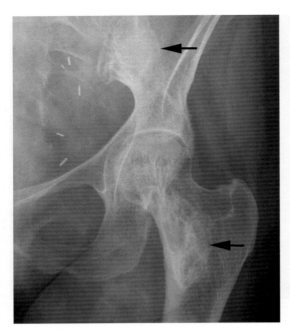

图 24.14 愈合中的骨盆和股骨近端棕色瘤（箭头）

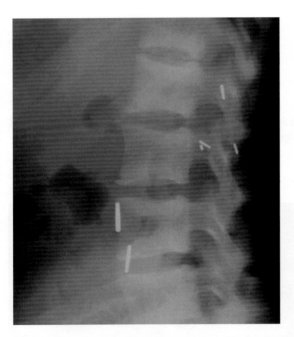

图 24.15 继发性甲状旁腺功能亢进。终板骨质硬化并密度增高（橄榄球衣脊柱）

18%~40% 的原发性甲状旁腺功能亢进病例都合并焦磷酸钙二水合物晶体沉积疾病。

有时，可以区分原发性和继发性甲状旁腺功能亢进。同时出现以下表现，则强烈提示原发性甲状旁腺功能亢进：骨膜下骨吸收、其他部位的骨吸收、骨质硬化和软骨钙沉着。在继发性甲状旁腺功能亢进中，血管和软组织钙化的发生率增加，骨质硬化更

常见且更广泛，而软骨钙化的发生率降低。继发性甲状旁腺功能亢进很常见；原发性甲状旁腺功能亢进并不常见。

骨软化症和肾性骨营养不良

骨软化症是成人骨样组织钙化不全的全身性疾病。最终导致缺乏有效的钙或磷（或两者）来使骨样组织矿化。骨软化症主要是影响成熟骨骼的重塑。当骨软化症与慢性肾衰竭同时发生时，这种情况称为肾性骨营养不良。相似的病情出现在儿童则称为佝偻病，本书中未作相关介绍。

维生素 D 的生理学与功能

当皮肤暴露在阳光下（特别是 UVB，与导致晒伤的波长相同），它会将胆固醇转化为胆钙化醇（维生素 D_3）。但是，任何由皮肤产生或通过胃肠道从食物中吸收的胆钙化醇都没有生物学活性。当血液中的胆钙化醇在肝脏中循环时，会被代谢（羟基化）为更活跃的形式，称为骨化二醇（图 24.16）。当骨化二醇在肾脏中循环时，它会进行额外的羟基化反应，成为活性最高的代谢物：骨化三醇。

维生素 D 最重要的作用之一是帮助维持骨骼钙平衡[5]。它通过以下途径实现该作用：①促进肠道对钙和磷的吸收；②对骨骼矿化产生直接作用；③对肾脏产生轻微的磷酸化作用。

维生素 D 和甲状旁腺激素都对甲状旁腺细胞产生负反馈作用[6]。维生素 D 和钙含量低会降低这种负反馈作用。甲状旁腺通过分泌更多的甲状旁腺激素来响应这种减少的负反馈。这可以解释为什么某些维生素 D 缺乏症患者也可以发展为继发性甲状旁腺功能亢进。

维生素 D 受体存在于小肠和成骨细胞以及结肠和许多其他细胞和器官（例如活化的 T 和 B 淋巴细胞、胰岛细胞、脑、心脏、皮肤、性腺、前列腺、乳腺和单核细胞）内。过去 20 年的流行病学研究表明，维生素 D 对免疫系统在预防某些癌症以及控制 1 型糖尿病、精神分裂症和多发性硬化进展方面有着重要的作用[7]。

维生素 D 缺乏症

通过适量地随意暴露在直射阳光下，一个人所需的所有维生素 D 是相对容易获得的[8]。维生素 D 也很容易通过胃肠道从天然富含维生素 D 的食

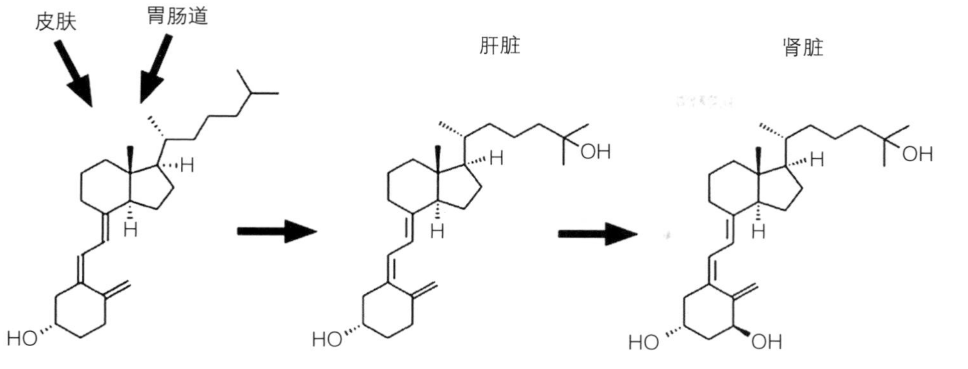

维生素D_3（胆钙化醇）　25(OH)D_3（骨化二醇）　1,25$(OH)_2D_3$（骨化三醇）

图 24.16　维生素 D 的代谢途径

物(例如鲑鱼)、维生素 D 含量丰富的食物(例如牛奶)和维生素补充剂中吸收。

尽管如此,世界上许多人群中维生素 D 缺乏症的患病率仍达到惊人的高水平,包括健康的爱尔兰青少年(36%)[9]、接受全髋关节置换术的骨性关节炎妇女(40%)[10]、接受骨外科手术的患者(43%)[11]、因骨质疏松症而接受药物治疗的美国绝经后妇女(50%)[12]、波士顿黑人和西班牙青少年(52%)[13]和北京的年轻女孩(89%)[14]。在美国,各种病因引起的胃肠道吸收不良是佝偻病和骨软化症最常见的病因。

此外,北纬地区的居民在一年中的大部分时间可能没有足够的直射阳光,而南纬地区的居民由于使用防护服或防晒霜可能无法获得足够的阳光。年老的皮肤(> 70 岁)不能像年轻的皮肤那样有效地产生维生素 D。皮肤色素、体重和居住海拔也可能影响皮肤产生维生素 D 的量[15]。囊性纤维化病[16]、炎症性肠病[17]、小肠衰竭[18]、长期使用含镁或铝抗酸剂[19]或服用抗癫痫药[20]的患者维生素 D 含量也可能较低。在异食癖者、收容所老人和全胃肠外营养患者也偶尔会出现维生素 D 缺乏症。

其他原因包括:无法将 25-(OH)D 酶转化为生理活性更高的 1,25-$(OH)_2D$ 代谢物,靶器官对 1,25-$(OH)_2D$ 不敏感,遗传性和获得性肾小管再吸收缺陷,以及饮食中钙或磷的胃肠道吸收不良。

X 染色体连锁低磷酸盐血症性佝偻病,因为对治疗剂量的维生素 D 无治疗性反应,最初被称为维生素 D 拮抗性佝偻病[21]。此后,人们已经认识到这些患者主要的病理生理异常是肾脏磷酸盐消耗。活性维生素 D 代谢物和平衡剂量的磷酸盐的结合可部分矫正这些患者的骨骼病变。

佝偻病和骨软化症可能与多发性骨纤维异常增殖症和神经纤维瘤病有关,也可能是由于长期使用抗惊厥药或含铝的抗酸药引起。

骨软化症的罕见病因是致癌性骨软化症(又称肿瘤诱导性骨软化症),其中间叶性肿瘤(又名磷酸盐性间叶肿瘤)分泌一种因子("磷素",在许多情况下为 FGF23[22])。该因子作用于肾小管以抑制维生素 D 和增加尿中磷酸盐的丢失[15]。

症状是非特异性的,包括疲劳、骨痛和肌肉骨骼无力。这些非特异性表现可能使诊断变得困难[23]。即使是先进的影像学检查,间叶性肿瘤也通常很小且难以定位。如果可以定位并完全切除原发性肿瘤,则预后极佳,通常所有症状均可快速、完全地逆转。如果无法找到肿瘤或无法切除肿瘤,可以用补充磷酸盐和活性维生素 D 来治疗症状。

由于成年骨骼的代谢活性较低,骨软化症的影像学表现比佝偻病更轻微。骨质疏松是主要表现,除非存在假骨折线或弯曲畸形,否则它与骨质疏松症可能无法区分(图 24.17)。有时,可见骨小梁略显增粗。与骨质疏松症一样,跌倒导致骨折的风险随着骨强度的下降而增加。

肾性骨营养不良

在肾性骨营养不良中,骨骼异常包括佝偻病或骨软化症、继发性甲状旁腺功能亢进、骨质疏松以及软组织和血管钙化的表现(图 24.18)。异常表现的程度取决于疾病的严重程度和持续时间。随着治疗,肾衰竭逐渐改善,晚期改变已变得很少见。与慢性肾衰竭相关的关节疾病包括淀粉样变性、关节周围钙化(与透析有关的肿瘤钙化)和羟磷灰石晶体滑膜炎。

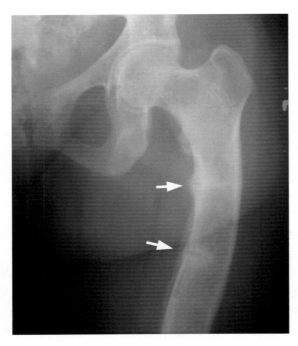

图 24.17 骨软化症伴弯曲畸形和假骨折线（箭头）

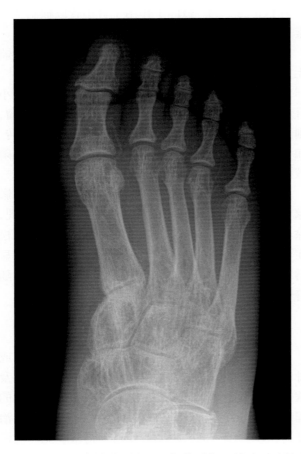

图 24.18 肾性骨营养不良。足部前后位 X 线片显示骨小梁增粗、骨皮质变薄、骨量减少和血管钙化

参考文献

1. Cummings SR, Melton LJ. Osteoporosis. I: epidemiology and outcomes of osteoporotic fractures. *Lancet.* 2002;359(9319): 1761–1767.
2. Siris ES, Miller PD, Barrett-Connor E, et al. Identification and fracture outcomes of undiagnosed low bone mineral density in postmenopausal women: results from the National Osteoporosis Risk Assessment. *JAMA.* 2001;286:2815–2822.
3. Duque G, Troen BR. Understanding the mechanisms of senile osteoporosis: new facts for a major geriatric syndrome. *J Am Geriatr Soc.* 2008;56(5):935–941.
4. Theodorou DJ, Theodorou SJ. Dual-energy X-ray absorptiometry in clinical practice: application and interpretation of scans beyond the numbers. *Clin Imaging.* 2002;26(1):43–49.
5. Weller M, Edeiken J, Hodes PJ. Renal osteodystrophy. *Am J Roentgenol Radium Ther Nucl Med.* 1968;104(2):354–363.
6. Rastogi A, Bhadada SK, Bhansali A. Pseudoarthrosis and fracture: interaction between severe vitamin D deficiency and primary hyperparathyroidism. *Singapore Med J.* 2013;54(11):e224–e227.
7. Misra M, Pacaud D, Petryk A, Collett-Solberg PF, Kappy M, Drug and Therapeutics Committee of the Lawson Wilkins Pediatric Endocrine Society. Vitamin D deficiency in children and its management: review of current knowledge and recommendations. *Pediatrics.* 2008;122(2):398–417.
8. Holick MF. Environmental factors that influence the cutaneous production of vitamin D. *Am J Clin Nutr.* 1995;61(3 suppl):638S–645S.
9. Hill TR, Cotter AA, Mitchell S, et al. Vitamin D status and its determinants in adolescents from the Northern Ireland Young Hearts 2000 cohort. *Br J Nutr.* 2008;99(5):1061–1067.
10. Glowacki J, Hurwitz S, Thornhill TS, Kelly M, LeBoff MS. Osteoporosis and vitamin-D deficiency among postmenopausal women with osteoarthritis undergoing total hip arthroplasty. *J Bone Joint Surg Am.* 2003;85-A(12):2371–2377.
11. Bogunovic L, Kim AD, Beamer BS, Nguyen J, Lane JM. Hypovitaminosis D in patients scheduled to undergo orthopaedic surgery: a single-center analysis. *J Bone Joint Surg Am.* 2010;92(13):2300–2304.
12. Lips P, Hosking D, Lippuner K, et al. The prevalence of vitamin D inadequacy amongst women with osteoporosis: an international epidemiological investigation. *J Intern Med.* 2006;260(3):245–254.
13. Gordon CM, DePeter KC, Feldman HA, Grace E, Emans SJ. Prevalence of vitamin D deficiency among healthy adolescents. *Arch Pediatr Adolesc Med.* 2004;158(6):531–537.
14. Foo LH, Zhang Q, Zhu K, et al. Relationship between vitamin D status, body composition and physical exercise of adolescent girls in Beijing. *Osteoporos Int.* 2009;20(3):417–425.
15. Ott SM. Vitamin D. Osteoporosis and bone physiology. Available online from: http://courses.washington.edu/bonephys/opvitD.html. Accessed February 19, 2017.
16. Ott SM, Aitken ML. Osteoporosis in patients with cystic fibrosis. *Clin Chest Med.* 1998;19(3):555–567.
17. Issenman RM. Bone mineral metabolism in pediatric inflammatory bowel disease. *Inflamm Bowel Dis.* 1999;5(3):192–199.
18. Ubesie AC, Heubi JE, Kocoshis SA, et al. Vitamin D deficiency and low bone mineral density in pediatric and young adult intestinal failure. *J Pediatr Gastroenterol Nutr.* 2013;57(3):372–376.
19. Sivas F, Günesen O, Ozoran K, Alemdaroğlu E. Osteomalacia from Mg-containing antacid: a case report of bilateral hip fracture. *Rheumatol Int.* 2007;27(7):679–681 [Epub December 14, 2006].
20. Samaniego EA, Sheth RD. Bone consequences of epilepsy and antiepileptic medications. *Semin Pediatr Neurol.* 2007;14(4):196–200.
21. Carpenter TO, Imel EA, Holm IA, Jan de Beur SM, Insogna KL. A clinician's guide to X-linked hypophosphatemia. *J Bone Miner Res.* 2011;26(7):1381–1388.
22. Wikipedia contributors. Fibroblast growth factor 23. Wikipedia, The Free Encyclopedia. June 3, 2016, 15:48 UTC. Available from: https://en.wikipedia.org/w/index.php?title=Fibroblast_growth_factor_23&oldid=723530016. Accessed February 19, 2017.
23. Hautmann AH, Hautmann MG, Kölbl O, Herr W, Fleck M. Tumor-induced osteomalacia: an up-to-date review. *Curr Rheumatol Rep.* 2015;17(6):512.

章节自测

1. 哪种影像学发现与甲状旁腺功能亢进关系最密切？
   A. 弥漫性骨膜炎
   B. 骨膜下骨吸收
   C. 关节肥大
   D. 骨膨大

2. 哪些影像学表现与 Paget 病关系最密切？
   A. 骨膜下骨吸收
   B. 弥漫性骨膜炎
   C. 关节肥大
   D. 骨膨大

3. 下列哪一种情况最可能影响腰椎 DXA 的准确性？
   A. 骨质疏松症
   B. 轻度胸侧脊柱侧弯
   C. 弥漫性特发性骨质增生
   D. 维生素 D 缺乏

4. 脊柱的橄榄球衣外观与下列哪种疾病关系最密切？
   A. 更年期骨质疏松症
   B. 局限性游走性骨质疏松
   C. 肾性骨营养不良
   D. 维生素 D 缺乏

章节自测答案

1. B 骨膜下骨吸收是甲状旁腺功能亢进的特征。
2. D 骨膨大是 Paget 病的特征。
3. C 弥漫性特发性骨质增生的多余骨可能影响 DXA 的准确性。
4. C 在肾性骨营养不良症中可见橄榄球衣样脊柱。

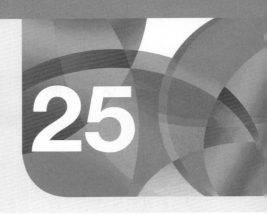

第二十五章
全身和代谢性肌骨疾病影像

Michael L. Richardson and Felix S. Chew

本章节介绍了许多具有肌骨方面临床表现的全身性疾病的影像学表现。

学习目的

通过对本章的学习,关于累及肌骨系统的全身性疾病的影像学认识,期望读者能够:

1. 讨论和推荐合适的影像检查方法。
2. 描述影像特征。
3. 提出鉴别诊断并缩小其范围。
4. 总结以下疾病知识点的相关概念和主要内容:皮质醇增多症,肢端肥大症,糖尿病,Paget病,结节病和肥大性骨关节病,以及维生素D,氟化物,维生素A,双膦酸盐,他汀类药物,钆,氟喹诺酮,抗癫痫药和高度抗癫痫药,高效抗反转录病毒治疗引起的肌肉骨骼毒性。

皮质醇增多症

皮质醇增多症或库欣综合征是糖皮质激素过多的临床表现。库欣病是指自发性垂体或肾上腺病变或由产生促肾上腺皮质激素的非内分泌肿瘤引起的内源性、自发性高皮质醇症。更常见的是,皮质醇过多症是由高剂量的合成类糖皮质激素(如泼尼松)治疗引起的。皮质醇增多症对肌肉骨骼系统有3个主要影响:骨质疏松、骨坏死和肌肉萎缩[1,2]。中轴骨的骨质疏松和四肢骨的多灶性骨坏死是皮质醇过多症的典型特征。但是,骨质疏松症和骨坏死可能有其他原因。

骨质疏松

患病时间较长的皮质醇增多症患者基本都存在骨质脱钙。这种骨量减少会很快发生,第一年达到6%~12%[3]。糖皮质激素抑制钙从肠道吸收,增加肾脏钙流失,导致继发性甲状旁腺功能亢进。

当前的证据表明,由糖皮质激素引起的骨病的发病机制还包括抑制骨髓中成骨细胞和破骨细胞前体、促进成骨细胞和骨细胞凋亡(程序性细胞死亡的过程),延长破骨细胞的寿命[4-6]。

最终的结局是出现持续普遍性的骨量减少,尤以脊柱、骨盆、肋骨和颅顶骨明显。除骨量减少外,还可能有皮质变薄、小梁结构消失、皮质内隧道影、椎骨中央终板凹陷和不全性骨折。一旦开始使用类固醇,骨折的相对风险会迅速增加,在最开始类固醇治疗的3个月内,骨折的相对风险最高可达75%[3]。

类固醇除了会导致骨量减少外,对骨质的影响更大。与绝经后骨质疏松症引起的椎体骨折患者相比,糖皮质激素治疗引起的椎体骨折患者要年轻10岁左右,其骨密度(BMD)值较高,但骨折的风险却是前者的2~12倍[7]。

不全性骨折的特点是愈合时有明显的骨痂形成。椎体终板可能表现为骨质增生硬化,这是不全性压缩性微小骨折和随后的骨折修复共同作用的结果(图25.1)[8]。皮质醇增多症的骨质疏松与退化性骨质疏松几乎没有区别。在皮质醇代谢恢复正常或皮质类固醇治疗结束后,这种骨质疏松症可能会持续很长时间。

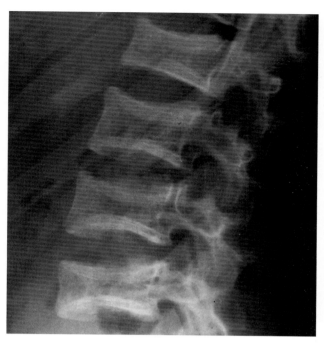

图 25.1　皮质醇增多症。脊柱骨质疏松，所有椎体均进行性发生不全性骨折

骨坏死

局部骨坏死可能是由于皮质醇过多引起的，特别是当皮质醇过多是由外源性皮质类固醇引起的时候。据报道，典型受累部位是股骨头和肱骨头，但是长骨骨干中的隐匿性骨髓梗死在 X 线也很常见。皮质类固醇相关的骨坏死的表现可能会延迟，可能出现在治疗开始或结束后数月或数年。尽管有报道表示成骨细胞和骨细胞凋亡的增加在其发病机制中起着重要作用，但皮质类固醇治疗导致局灶性骨坏死的机制尚未完全揭示[3]。软骨下骨的坏死和机械性塌陷可能导致严重的继发性关节病，继而导致关节软骨支撑作用丧失引起过度磨损和骨关节病。这在股骨头特别常见（请参阅第二十七章）。

肌肉萎缩

肌肉萎缩在皮质醇增多症中很常见，严重程度可能从轻度和无察觉到严重和明显。明显的肌肉萎缩可能类似肌营养不良。

肢端肥大症

临床上肢端肥大症是由成人生长激素过多引起的。大多数病例的潜在原因是垂体腺瘤自主产生生长激素。然而，分泌垂体生长激素的肿瘤以及分泌生长激素释放激素的中枢和外周肿瘤也可能引起肢端肥大症。肢端肥大症在男性和女性中发病率相等，确诊时的平均年龄分别为 40 岁和 45 岁。在较年轻患者，发病往往很快，而且往往与侵袭性肿瘤相关；在较年长的患者中，发病可能缓慢而隐蔽，并在 5~10 年内发生细微的变化。肢端肥大症的临床表现很有特点，包括肢端肥大面容、手足肥大、凸颌和油性皮肤。腕管综合征、退行性关节病、高血压、雷诺现象和糖尿病是常见的相关疾病。许多患者表现出垂体或下丘脑肿块的体征和症状，而不是生长激素过多。通过血清中激素水平的测定可以作出明确的诊断。

生长激素激活骨骼重塑的部位，并使骨骼形成多于骨骼吸收。因此，骨量实际上可能会增加，皮质变厚，骨小梁的体积增加。肌腱和韧带附着处的骨膜骨形成以及关节囊附着处的关节周围肥大导致骨量的增加。

生长激素增加软骨活性，导致关节透明软骨增厚。这种增厚的软骨缺乏关节软骨的正常生物力学特征，并且容易发生关节表面的破裂、溃疡、剥脱和退化。关节力学紊乱和修复过程异常活跃，导致骨赘广泛生长，软骨下囊肿形成，并最终导致肢端肥大性关节病。从表面上看，肢端肥大性关节病的外观与骨关节炎相似，但关节间隙倾向于变宽而不是变窄（图 25.2）。当软骨完全破坏时，关节间隙会变窄。累及部位通常包括大关节和腰骶椎，包括通常不受骨关节炎影响的部位，如踝关节和盂肱关节。钙质沉着症、皮肤肥厚和非特异性滑膜炎可能与其相关。

肢端肥大症的影像学特征包括软组织增厚；蝶鞍扩大伴破坏性改变；面颅骨突出和枕骨隆起；鼻窦扩大并过度气化；椎体和椎间盘高度增加；椎体后缘呈扇形样改变；胸椎后凸畸形；手部和足部变化；以及附着点骨质增生[8]。骨质疏松症可能发生在临床病程的后期。

糖尿病

2012 年，美国的糖尿病患病率约为 9.3%，并且一直在上升。相关的糖尿病肌骨并发症包括脆性骨折；糖尿病足溃疡；严重感染，包括蜂窝织炎、骨髓炎和坏死性软组织感染；周围神经病变；神经性骨关节病；周围血管功能不全；糖尿病性肌病以及与肾衰竭

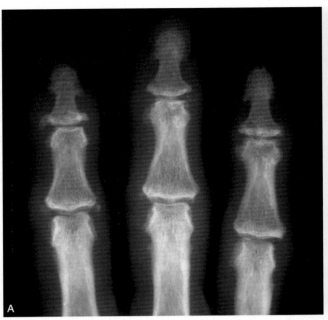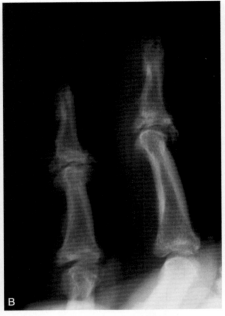

图 25.2　肢端肥大症,在指节粗隆和关节囊的附着处有成熟的增生骨。软组织较厚,关节间隙较宽。A. 后前位 X 线片;B. 侧位 X 线片

有关的各种疾病。脆性骨折常见于 2 型糖尿病,被认为是成骨细胞受损、骨骼质地差和皮质疏松的结果;骨密度(BMD)可能正常[9]。周围动静脉瘘可能引起受累肢体明显局灶性骨量减少或骨质溶解。糖尿病是神经性骨关节病最常见的原因(参见第十六章)。糖尿病患者经常出现某些软组织疾病,包括肩周炎、钙化性肌腱炎或滑囊炎、手掌腱膜挛缩症、屈肌腱鞘炎(弹响指)和腕管综合征。血管功能不全可能会导致骨骼肌梗死,特别是在下肢。急性肌肉梗死可能表现为疼痛、压痛或肿胀,类似于感染。MRI 表现为受累区域弥漫性肿胀和 T_2 高信号(图 25.3);这些表现并不具特异性[10,11]。出现糖尿病足是不幸的,但它却是糖尿病的一种常见并发症(见第二十章)。

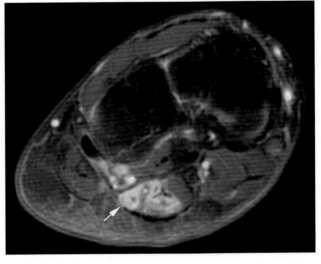

图 25.3　糖尿病性肌肉坏死。冠状 FS T_2WI 在肌肉坏死区域呈高信号(箭头所指)

Paget 病

　　Paget 病(畸形性骨炎)是一种发生于中老年人的骨病。它的特征是骨骼过度和异常重塑[12]。通常无症状,在 40 岁以上的成年人中患病率为 3%。在大多数情况下可累及多骨。尽管可累及任何骨骼,但多数病例累及的是骨盆、脊柱、颅骨、股骨或胫骨。

　　目前的证据表明,Paget 病是具有遗传异质性的常染色体显性遗传病,与副黏病毒感染之间的关系尚未确定。该疾病具有活跃和静止(非活跃)阶段。活跃期始于过度的破骨活动,从而导致局部溶骨,其中骨被非骨化的纤维血管组织所取代。正常未受累的骨和溶骨区之间的界限通常非常明显。随后,即使破骨活动继续进行,溶骨区域也会被病变骨填满。Paget 骨由结构紊乱的编织层状骨组成,这些骨质被重吸收所形成的空腔和非骨化的纤维血管组织隔开。骨是由骨内膜和骨膜共同形成。破骨和成骨活动两者共同作用,导致骨骼的快速塑形和骨转换。最终,出现不明原因的破骨细胞活动减缓,并且在溶骨区域内填满骨后,骨的转换率降低。随着骨转换

的减少,骨骼进入了 Paget 病的静止期。Paget 骨的局部区域可被层状骨岛取代,但哈弗氏系统和沿应力线的重塑不会发生。骨内膜和骨膜的缓慢附着可能会继续使骨皮质增厚,使骨增粗。有时,在影像上的骨髓腔变得模糊。并行的层状骨和编织骨在镜下表现为马赛克状,是 Paget 病的诊断依据。Paget 病的影像学表现和进展都是具有特征性,几乎都可以明确诊断[13]。

在长骨的 X 线上可以看到 Paget 病的进展(图25.4)。该病通常始于骨骺,然后以每年几毫米的速度缓慢发展累及整个骨骼。骨质破坏区的前缘是透亮的,正常未受累的骨与骨质破坏区之间有明显的过渡。在进行性骨质破坏的后方,可发现 Paget 骨。

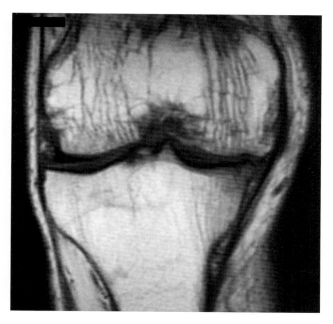

图 25.5 膝关节 Paget 病。冠状 T_1WI 显示股骨远端增大和骨小梁增粗

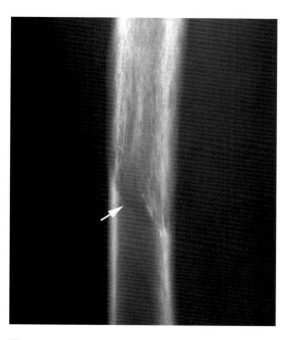

图 25.4 股骨的 Paget 病,表现为透亮区域的骨质破坏(箭头所指)并从远端进行性向正常骨质侵犯

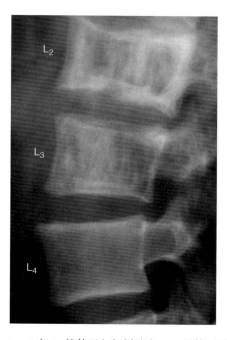

图 25.6 Paget 病,L_2 椎体呈相框样改变。L_3 椎体同样是 Paget 病,椎体边缘骨质增生硬化,伴椎体轻度增大。L_4 正常,未受累

Paget 骨的骨小梁外观变粗,皮质密度降低。在静止阶段,骨骼密度可能变得非常高,整体尺寸可能会增大。因为不会发生沿应力线的重塑,所以不全性骨折和畸形很常见。在 MRI 上,可以看到骨皮质增厚和骨小梁增粗(图25.5);但是,骨髓腔保持正常。

在椎体中,首先累及边缘(骨皮质),从而使椎体扩大呈相框征(图25.6)。持续的骨内膜增生,出现致密的骨质硬化的椎体。典型的 Paget 病累及整个椎体,包括椎体的附件(图25.7)。

在颅骨中,最常见的受累部位是颅顶。骨质吸收破坏阶段被称为局限性骨质疏松症,表现为呈地

图样、界限清楚的骨质吸收破坏区域,可能被误认为是转移瘤。当出现 Paget 骨时可表现为局部骨质密度增高。在静止期,表现为颅顶骨的增厚伴高密度的棉絮样表现(典型的为 2~3cm 厚,但通常会更厚)。颅底可能发生内陷,因为尽管有一定厚度,但 Paget 骨的骨质脆弱。放射性核素骨扫描可用于识别所有受累部位(图25.8)。

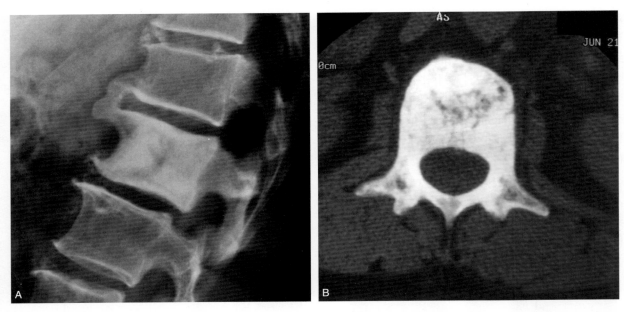

图 25.7 Paget 病，象牙椎征。A. 侧位 X 线片显示 L₁ 椎体硬化，破坏了正常的皮质和骨小梁结构。该过程从椎体延伸到椎弓根。B. 轴位 CT 显示 L₁ 椎体骨密度增加，骨质结构紊乱

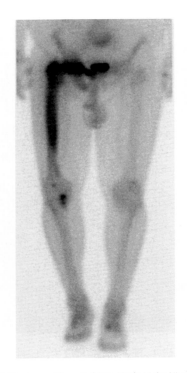

图 25.8 股骨 Paget 病。放射性核素骨扫描显示 Paget 病累及区域代谢活跃

Paget 病的临床监测是通过测量血清碱性磷酸酶水平和尿中羟脯氨酸水平来实现的，而破骨活动都会提高这两种实验室指标水平。尽管 X 线片可以建立初步诊断，但除非怀疑有并发症，否则它们的变化非常缓慢，并且对临床监测非常不敏感。Paget 病可以用阻止骨质破坏过程的药物治疗：双膦酸盐可以抑制羟磷灰石晶体中的脱矿化，而降钙素可以抑制骨吸收。

并发症包括不完全性骨折和肉瘤变性。除非有创伤，否则不完全性骨折通常是外侧皮质的水平骨折（图 25.9）。在没有外伤的情况下完全骨折应引起对潜在肉瘤的怀疑。Paget 病的骨的肉瘤变性很少发生，但病变范围广的患者更可能发生。骨质破坏是主要的影像学特征（图 25.10）。

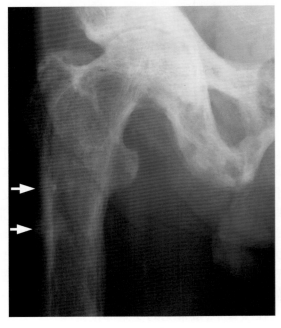

图 25.9 Paget 病不完全性骨折（箭头所指）

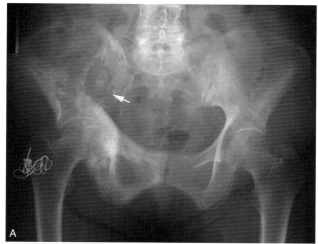

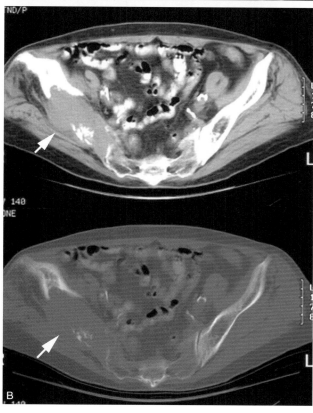

图25.10　起源于骨盆的 Paget 肉瘤。A.X 线片示右半骨盆和髋部典型 Paget 病表现，伴内侧骨质破坏区（箭头）；B. 轴位 CT 示破坏性肿块（箭头所指）及残余髂骨典型 Paget 改变

Paget 病最重要的鉴别诊断是转移性疾病。转移性疾病可能与 Paget 病有些许相似，但不具有 Paget 病的骨的特征性表现或长骨中活跃期和静止期的特定组织。有时，两者很难区分。尽管 Paget 病在骨骼中的分布与转移性疾病的分布相似，但肋骨受累在 Paget 病中很少见，在转移性疾病中很常见。在 Paget 病中骨内发现转移灶是极为罕见的。

药物作用

对肌骨系统具有致畸作用的药物包括沙利度胺、抗惊厥药、维生素 A 和合成类维生素 A、酒精和叶酸拮抗剂。许多药物可能会对肌骨系统产生非致畸作用。前列腺素 E，用于动脉导管依赖性发绀型先天性心脏病患儿，与皮质骨肥大有关。氨甲蝶呤在化疗中可能引起骨质疏松和骨骼类维生素 C 缺乏症样改变。其他化学治疗剂可能与炎性肌炎有关。苯妥英和其他抗惊厥药与佝偻病或骨软化症的骨骼改变有关。

维生素 D 毒性

维生素 D 过多症比较少见，一般只发生在以补品形式摄入过多维生素 D 的患者或在治疗肾衰竭时服用高剂量维生素 D 的患者。在阳光的紫外线照射下，皮肤中产生的维生素 D 前体达到平衡，任何进一步产生的维生素 D 都会被分解[14]。

高维生素 D 可导致维生素 K 缺乏，从而导致厌食、嗜睡、生长迟缓、骨骼吸收、高钙血症、软组织钙化和死亡[15]。维生素 D 过多可伴有软组织转移性钙化的细微沉积，或关节附近更密集的结节状沉积（图 25.11）。

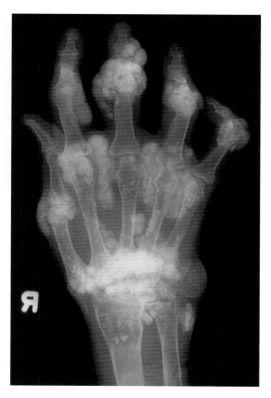

图25.11　由于摄入大量维生素 D 所致的维生素 D 过多症。手部和腕部关节处可见大量无定形的结节状钙化

软组织的关节周围钙质沉着症是非特异性的，但并不少见。钙化通常位于关节周围，可能呈分叶状并伴有液平。这些改变的最常见原因是慢性肾衰竭。但是，鉴别诊断还包括许多其他可能性[16]，包括结缔组织疾病、肿瘤、退行性疾病（例如焦磷酸钙或羟基磷灰石沉积病）以及各种高磷酸盐血症和高钙血症状态，例如高维生素 D 血症。由于类似的改变可由肾性骨营养不良引起的，通常在临床症状改善而无相应的影像学改善之后才会怀疑高维生素 D。

氟化物

氟化物通常被添加到饮用水（0.7~1.0ppm）和牙膏中，以防止龋齿[17]。氟中毒发生于长期饮用地方性、氟化物水平过高（4/100 万或以上）的饮用水、过度工业接触或过量使用含氟药物之后。X 线表现包括中轴骨的骨质硬化和骨质增生，四肢骨的骨膜炎和末端病，以及牙齿异常[18]（图 25.12）。

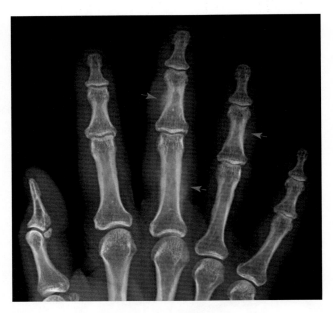

图 25.13 伏立康唑继发急性疼痛性骨膜炎患者。多个指可见明显骨膜反应（箭头所指）

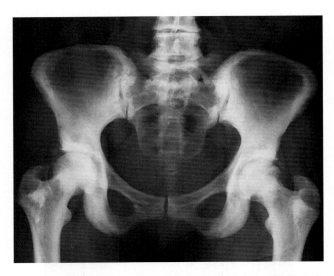

图 25.12 氟骨症。骨盆 X 线前后位片显示骨对称性密度增高，骨皮质增厚

氟化三唑类抗生素在过去 20 年中被用于肺移植受者的抗真菌预防[19]，有研究表明高血清氟化物水平和可逆性骨骼疾病相关[20,21]，尤其是那些患有肾病的人[22]。由此产生的骨膜炎可在治疗后 6 个月~8 年期间的任何时候出现，并可能相当痛苦（图25.13）。这些骨骼发现主要是在伏立康唑的使用中报道的。然而，在其他氟化三唑中未见血清氟过量和骨骼表现[23]。

维生素 A 及其类似物

婴儿和幼儿过量补充维生素可引起维生素 A 过多症。然而，更常见的原因是使用维生素 A 类似物来治疗多种皮肤病。1949 年，大剂量维生素 A（视黄醇）被证明是治疗痤疮的有效方法[24]。然而，这些高剂量下可引起骨骼肥大、软组织肿胀和肌肉疼痛[25]。因此，人们开始寻找毒性较低的维生素 A 类似物。到 1972 年，全反式维 A 酸已成功地用于治疗层状鱼鳞癣。到 1979 年，已证明 13- 顺 - 视黄酸对痤疮非常有效[24]。此后不久，发现大剂量的 13-顺 - 视黄酸会引起脊柱弥漫性特发性骨肥厚[26]。到 1992 年，研究表明，即使是长期极低剂量的 13- 顺 -视黄酸也可导致弥漫性特发性骨肥厚，如病变累及脊柱[27]。维 A 酸也可以引起骨骼其他部位附着处的骨肥厚[28]（图 25.14）。

双膦酸盐

双膦酸盐用于治疗骨质疏松症和其他与骨质流失相关的疾病，例如多发性骨髓瘤和溶骨性转移性疾病。这些药物干扰破骨细胞的作用和骨转换，并与骨密度测量值增加和骨质疏松性骨折频率降低有关。目前在美国获准使用的药物包括阿仑膦酸盐、伊班膦酸盐、利塞膦酸盐和唑来膦酸[29]。在临床试验和社区实践中，双膦酸盐用于脊柱、臀部以及其他骨骼部位，均使脆性骨折的发生率大大降低

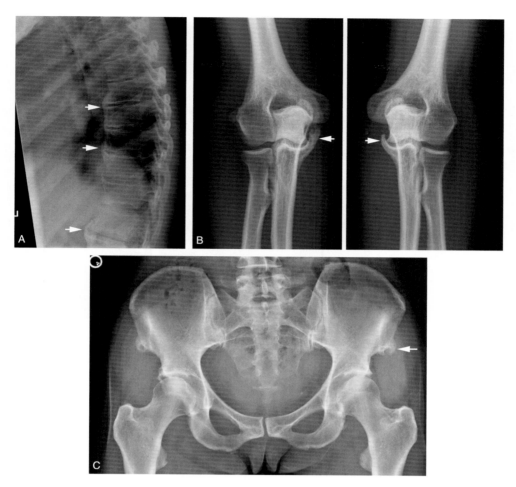

图 25.14　49 岁妇女,维 A 酸关节病。A. 胸椎侧位片显示胸椎多个椎体前纵韧带骨化伴骨赘形成(箭头所指)。椎间隙和椎体高度正常。B. 双肘 X 线片前后位示骨质增生,尤其累及位于伸肌腱附着处的肱骨外上髁。此外,还可以看到骨质增生累及尺骨高耸结节(箭头所指)。C. 骨盆正位 X 线片显示双侧髂腰韧带附着点、髂前上棘(箭头所指)和腘绳肌腱附着处的附丽病。(医学博士 Jonelle Petscavage 提供)

(39%~75%)[30-32]。在一些服用双膦酸盐治疗骨质疏松症的患者中,据报道在股骨转子下的股骨干可见非典型骨折,在此之前沿着股骨侧缘可见特征性的皮质骨形成,有时可伴随早期骨折,称为可怕的黑线(图 25.15)。这些骨折令人担忧,因为它们容易升级为完全性骨折[33](图 25.16)。虽然完全性骨折可以手术治疗,但双膦酸盐相关的骨折,术后的失败率在 12%~46% 之间,而标准的股骨转子下骨折的失败率为 1%[34,35]。术后失败率的显著增加为在首次发现这些不典型骨折时,预防性髓内钉置入提供了强有力的理由。应继续密切随访这些患者,因为 21%的一侧非典型股骨骨折患者会发展为对侧骨折[34]。阿仑膦酸钠是最广泛使用的双膦酸盐药物,估计其最终的半衰期为 10 年。早期对非股骨骨折发生率的估计为每年每 10 000 个患者可出现 2.3~5 个骨

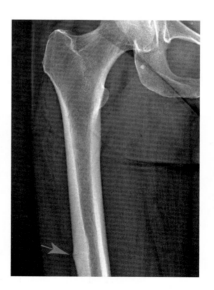

图 25.15　双膦酸盐相关的不全性骨折。X 线表现沿股骨粗隆下骨皮质外侧缘的骨膜新生骨形成,并伴有"可怕的黑线"(箭头所指)

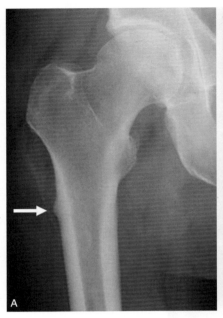
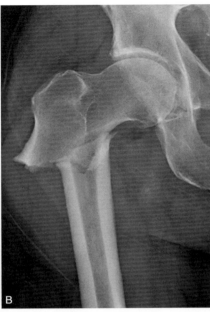
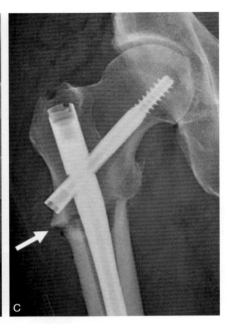

图 25.16　双膦酸盐相关的不全性骨折。A.X 线片显示股骨粗隆下外侧皮质突起状骨膜新生骨形成（箭头），对应于不完全的骨折；B. 随后的 X 线片（1 个月后）示在轻微创伤之后，出现严重的骨折；C. 切开复位髓内钉置入后，可见骨折穿过骨膜反应的部位（箭头）

折[36,37]，比同一人群中典型股骨骨折的发病率高30 倍。

他汀类药物

　　他汀类药物是广泛用于降低血脂的药物，目的是降低心血管疾病的风险。他汀类药物与不同程度的肌肉疾病有关。肌痛和肌无力是最常见的肌肉骨骼副作用，据报道，在多达 21% 的患者中可见[38]。肌病（肌酸激酶水平升高引起的肌肉疼痛）可在约0.5% 的患者中观察到。横纹肌溶解（广泛的肌肉损伤）据报道在约 0.01% 的受试者中出现。他汀类药物治疗也曾报道过肌腱病，其患病率约为 1%~4%[39]。

肾源性系统性硬化症

　　肾源性系统性纤维化（nephrogenic systemic fibrosis，NSF），也称为肾源性纤维化皮肤病，发生在MRI 检查过程中使用钆类对比剂的肾功能不全的患者[40]。NSF 所累及的皮肤变化包括硬结、增厚、变硬和纤维化结节和斑块，这些改变可能会导致挛缩（图 25.17）。这些结节中包含增生的真皮层成纤维细胞和树突状细胞、增厚的胶原纤维束、弹性纤维和黏蛋白沉积；在这些组织中发现了钆。纤维化可能累及其他器官。NSF 患者死亡率增加，并可能出现严重的残疾。

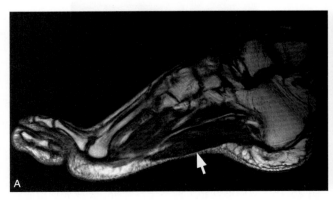
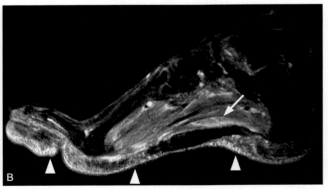

图 25.17　肾源性系统性纤维化。A. 矢状面 T$_1$WI 显示足部马蹄足挛缩症。足底皮肤可见纤维化结节（短箭头）。B. 矢状位FS T$_2$WI 显示皮肤（箭头）和肌间水肿（长箭头）

氟喹诺酮相关性腱鞘病

氟喹诺酮类抗生素,如左氧氟沙星和西氟罗沙星,用于治疗各种感染,最常见于泌尿系统感染和呼吸道感染[41]。氟喹诺酮引起的肌腱病首次报道于1983年[42],截至2003年,另有98例氟喹诺酮相关性肌腱病的病例报道[43]。虽然培氟沙星和环丙沙星是最常见的抗感染药物,但大多数氟喹诺酮类药物都有肌腱损伤的报告。氟喹诺酮引起的肌腱损伤在其他健康人群中的患病率尚未得到很好的证实,但报告表明其发生率很低,从0.14%到0.4%不等[43]。跟腱是最常见的受累部位(图25.18),股四头肌、腓骨短肌、长伸肌、二头肌长头、肩袖肌腱和其他肌腱也有报道[44]。停药后3~8周内痊愈[41]。

抗癫痫药物相关的骨病

癫痫病极为常见。据估计全球癫痫患病率约为0.4%~1%[45]。目前估计有1%的人正在服用抗癫痫药[46]。接受抗癫痫药治疗的患者的骨病患病率尚不清楚,但估计约为50%[46,47]。这就意味着,仅仅在美国就约有150万人患有抗癫痫药相关的骨病。

发现癫痫患者摔倒的风险增加并不奇怪。然而,即使考虑到这一点,服用抗癫痫药物的患者发生骨折风险仍是一般人群的2~4倍[46,48]。抗癫痫药物相关的骨病的病理生理学尚不清楚,患者可表现为骨质疏松、骨软化、佝偻病或三种疾病都有(图25.19)。

值得一提的是,临床医生对抗癫痫药相关的骨病了解多少呢,他们对此做了什么呢。不幸的是,几位研究人员发现儿科或成人神经科医生对抗癫痫药物相关的骨骼问题的认识"非常缺乏"[49,50]。这些研究人员发现,只有28%~41%的神经科医生对抗癫痫药物相关的骨病进行筛查,只有7%~9%的神经科医生给他们的患者提供钙或维生素D的基本预防措施。因此,放射科医生应注意这一问题的严重性,并让临床同事熟知重视。

高效抗反转录病毒疗法

高效抗反转录病毒疗法(highly active antiretroviral therapy,HAART)是一种非常有效的治疗人类免疫缺陷病毒(HIV)感染的方法。HAART的骨骼并发症包括骨质疏松和骨坏死。据报道,HAART治疗后骨折风险增加了25%~40%[51]。这种骨质疏松症的辅助治疗包括改用不同的HAART、补充维生素D3和双膦酸盐治疗。

艾滋病患者的骨坏死风险高,是普通人群的45倍[52,53]。HAART治疗后,这些患者的骨坏死风险会进一步增加(最高2倍)[54]。这两种风险增高的机制尚不清楚,影像学特征类似于来自其他或未知原因的骨坏死(见第二十四章)。

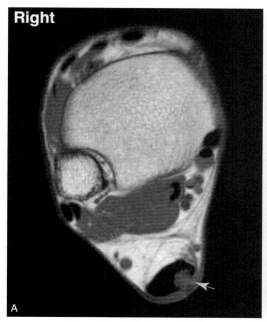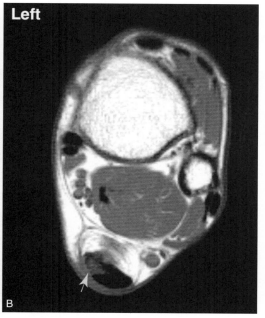

图25.18　氟喹诺酮类引起的跟腱病。A. 症状出现后18天的右侧踝关节 T_1WI 显示跟腱(箭头所指)内后缘局部信号增高,与部分撕裂相一致;B. 左脚踝 T_1WI 显示类似跟腱部分撕裂(箭头)

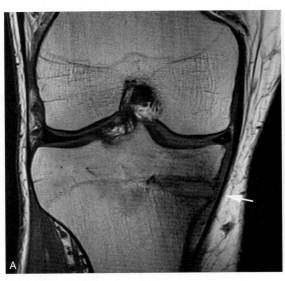
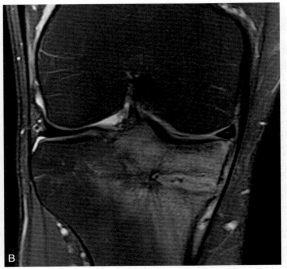

图 25.19 接受长期抗癫痫药物（苯妥英）治疗的创伤性脑损伤患者在开始新的运动方案后膝关节疼痛加重。A 和 B. 冠状 T_1WI 和 FS PDWI 显示胫骨内侧干骺端的横形不全性骨折。骨折部位似乎填满了非矿化的类骨质（A，箭头所指），类似于骨软化症中的松质骨

结节病

结节病是一种病因不明的多系统疾病，以非干酪性肉芽肿为特征。尽管主要的受累部位是肺部，但大约 10% 的病例可能累及关节。结节病最常引起一过性游走性多关节炎，而无影像学表现。慢性肉芽肿性关节炎导致滑膜慢性非干酪性肉芽肿性炎症仅在少数患者中发生。骨内或骨旁的肉芽肿可导致皮质的穿孔性侵蚀或髓腔内的非侵袭性中央溶解性病变。手指和脚趾是典型的受累部位（图 25.20、图 25.21）[55]。多发性肉芽肿病变的特征性表现被描述为花边状外观。

肥大性骨关节病

肥大性骨关节病是一种广泛性骨膜炎和杵状指的结合[56]。大约 5% 的病例是遗传性的，称为原发性肥大性骨关节病或厚皮性骨膜病。95% 的病例是继发于其他疾病的，通常是肺部疾病。支气管癌是继发性肥厚性骨关节病的最常见原因，大约 5% 的支气管癌病例患有继发性肥厚性骨关节病。骨膜炎是这种疾病的特征性改变，可见于多个部位，通常始于长骨骨干并向干骺端延伸（图 25.22）。受累骨的血管灌注增加以及骨、关节和肌腱周围的血管结缔

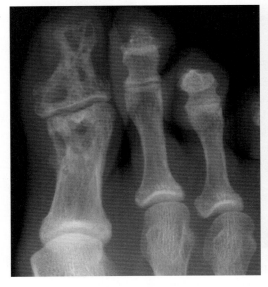

图 25.20 大趾结节病，呈花边状外观

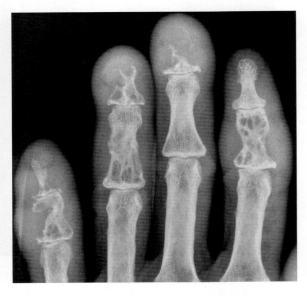

图 25.21 手指结节病，呈花边状外观

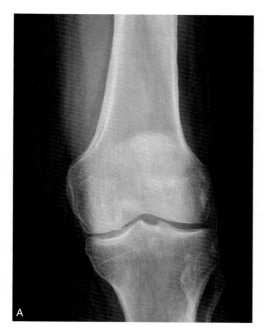

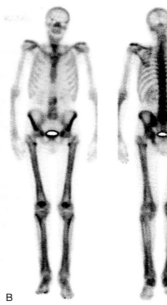

图25.22 肺癌患者继发性肥大性骨关节病。A. 膝关节X线片前后位显示沿股骨干有一层厚厚的骨膜骨，沿胫骨和腓骨干可见不太明显的骨膜新生骨；B. 放射性核素骨扫描显示沿下肢骨干的皮质活动增强

组织过度生长似乎先于骨膜炎。临床表现为患肢疼痛和肿胀。继发性肥厚性骨关节病的发病机制尚不清楚；文献中描述的可能机制包括体液因素、神经源性机制和血管过度增生。

参考文献

1. Curtiss PH, Clark WS, Herndon CH. Vertebral fractures resulting from prolonged cortisone and corticotropin therapy. *JAMA*. 1954;156:467–469.
2. Naganathan V, Jones G, Nash P, et al. Vertebral fracture risk with long-term corticosteroid therapy: prevalence and relation to age, bone density, and corticosteroid use. *Arch Intern Med*. 2000;160:2917–2922.
3. Weinstein RS, Manolagas SC. Apoptosis in glucocorticoid-induced bone disease. *Curr Opin Endocrinol Diabetes Obes*. 2005;12(3):219.
4. Weinstein RS, Jilka RL, Parfitt AM, Manolagas SC. Inhibition of osteoblastogenesis and promotion of apoptosis of osteoblasts and osteocytes by glucocorticoids: potential mechanisms of the deleterious effects on bone. *J Clin Invest*. 1998;102:274–282.
5. Weinstein RS, Chen JR, Powers CC, et al. Promotion of osteoclast survival and antagonism of bisphosphonate-induced osteoclast apoptosis by glucocorticoids. *J Clin Invest*. 2002;109:1041–1048.
6. Plotkin LI, Weinstein RS, Parfitt AM, et al. Prevention of osteocyte and osteoblast apoptosis by bisphosphonates and calcitonin. *J Clin Invest*. 1999;104:1363–1374.
7. Van Staa TP, Laan RF, Barton IP, et al. Bone density threshold and other predictors of vertebral fracture in patients receiving oral glucocorticoid therapy. *Arthritis Rheum*. 2003;48:3224–3229.
8. Chew FS. Radiologic manifestations in the musculoskeletal system of miscellaneous endocrine disorders. *Radiol Clin North Am*. 1991;29:135–147.
9. Heilmeier U, Patsch JM. Diabetes and bone. *Semin Musculoskelet Radiol*. 2016;20(3):300–304.
10. Tan PL, Teh J. MRI of the diabetic foot: differentiation of infection from neuropathic change. *Br J Radiol*. 2007;80(959):939–948 [Epub May 10, 2006].
11. Huang BK, Monu JU, Doumanian J. Diabetic myopathy: MRI patterns and current trends. *AJR Am J Roentgenol*. 2010;195(1):198–204.
12. Lalam RK, Cassar-Pullicino VN, Winn N. Paget disease of bone. *Semin Musculoskelet Radiol*. 2016;20(3):287–299 [Epub October 14, 2016. PMID:27741544].
13. Resnick D. Paget disease of bone: current status and a look back to 1943 and earlier. *AJR Am J Roentgenol*. 1988;150(2):249–256 [PMID:3276082].
14. Holick MF. (1995). Environmental factors that influence the cutaneous production of vitamin D. *Am J Clin Nutr*. 61(3 suppl):638S–645S.
15. Masterjohn C. (2007). Vitamin D toxicity redefined: vitamin K and the molecular mechanism. *Med Hypotheses*. 68(5):1026–1034.
16. Olsen KM, Chew FS. Tumoral calcinosis: pearls, polemics, and alternative possibilities. *RadioGraphics*. 2006;26(3):871–885.
17. Carey CM. Focus on fluorides: update on the use of fluoride for the prevention of dental caries. *J Evid Based Dent Pract*. 2014;14:95–102.
18. Christie DP. The spectrum of radiographic bone changes in children with fluorosis. *Radiology*. 1980;136(1):85–90.
19. Wang TF, Wang T, Altman R, et al. Periostitis secondary to prolonged voriconazole therapy in lung transplant recipients. *Am J Transplant*. 2009;9(12):2845–2850.
20. Chen L, Mulligan ME. Medication-induced periostitis in lung transplant patients: periostitis deformans revisited. *Skeletal Radiol*. 2011;40(2):143–148.
21. Tailor TD, Richardson ML. Case 215: voriconazole-induced periostitis. *Radiology*. 2015;274(3):930–935.
22. Gerber B, Guggenberger R, Fasler D, et al. Reversible skeletal disease and high fluoride serum levels in hematologic patients receiving voriconazole. *Blood*. 2012;120(12):2390–2394.
23. Thompson GR, Bays D, Cohen SH, Pappagianis D. Fluoride excess in coccidioidomycosis patients receiving long-term antifungal therapy: an assessment of currently available triazoles. *Antimicrob Agents Chemother*. 2012;56(1):563–564.
24. Leyden JJ. Retinoids and acne. *J Am Acad Dermatol*. 1988;19 (1 Pt 2):164–168.
25. Pennes DR, Ellis CN, Madison KC, Voorhees JJ, Martel W. Early skeletal hyperostoses secondary to 13-cis-retinoic acid. *AJR Am J Roentgenol*. 1984;142(5):979–983.
26. Pittsley RA, Yoder FW. Retinoid hyperostosis. Skeletal toxicity associated with long-term administration of 13-cis-retinoic acid for refractory ichthyosis. *N Engl J Med*. 1983;308(17):1012–1014.
27. Tangrea JA, Kilcoyne RF, Taylor PR, et al. Skeletal hyperostosis in patients receiving chronic, very-low-dose isotretinoin. *Arch Dermatol*. 1992;128(7):921–925.
28. Petscavage JM, Grauke LJ, Richardson ML. Retinoic acid arthropathy: an unusual cause of elbow pain. *Radiol Case Rep*. 2010;5:427.
29. Black DM, Rosen CJ. Clinical practice. Postmenopausal osteoporosis. *N Engl J Med*. 2016;374(3):254–262.
30. Bilezikian JP. Efficacy of bisphosphonates in reducing fracture risk in postmenopausal osteoporosis. *Am J Med*. 2009;122(2 suppl): S14–S21.

31. Dell RM, Greene D, Anderson D, Williams K. Osteoporosis disease management: what every orthopaedic surgeon should know. *J Bone Joint Surg Am.* 2009;91(6 suppl):79–86.

32. Black DM, Thompson DE, Bauer DC, et al. Fracture intervention trial. Fracture risk reduction with alendronate in women with osteoporosis: the fracture intervention trial. FIT Research Group. *J Clin Endocrinol Metab.* 2000;85(11):4118–4124 Erratum in: *J Clin Endocrinol Metab.* 2001;86(2):938 [PMID:11095442].

33. Bush LA, Chew FS. Subtrochanteric femoral insufficiency fracture following bisphosphonate therapy for osseous metastases. *Radiol Case Rep.* 2008;3(4):232.

34. Bogdan Y, Tornetta PI, Einhorn TA, et al. Healing time and complications in operatively treated atypical femur fractures associated with bisphosphonate use: a multicenter retrospective cohort. *J Orthop Trauma.* 2016;30(4):177–181.

35. Weil YA, Rivkin G, Safran O, Liebergall M, Foldes AJ. The outcome of surgically treated femur fractures associated with long-term bisphosphonate use. *J Trauma.* 2011;71(1):186–190.

36. Black DM, Kelly MP, Genant HK, et al. Bisphosphonates and fractures of the subtrochanteric or diaphyseal femur. *N Engl J Med.* 2010;362(19):1761–1771.

37. Schilcher J, Michaëlsson K, Aspenberg P. Bisphosphonate use and atypical fractures of the femoral shaft. *N Engl J Med.* 2011;364(18):1728–1737.

38. Salem El K, Ababneh B, Rudnicki S, et al. Prevalence and risk factors of muscle complications secondary to statins. *Muscle Nerve.* 2011;44(6):877–881.

39. Marie I, Delafenêtre H, Massy N, Thuillez C, Noblet C. Tendinous disorders attributed to statins: a study on ninety-six spontaneous reports in the period 1990–2005 and review of the literature. *Arthr Care Res.* 2008;59(3):367–372.

40. Scheinfeld NS, Cowper S. *Nephrogenic fibrosing dermopathy.* https://emedicine.medscape.com/article/1097889-overview. Updated March 23, 2017. Accessed January 20, 2018.

41. Sterne GM, Richardson ML, Warren BH. Imaging findings in two cases of fluoroquinolone-induced achilles tendinopathy. *Radiol Case Rep.* 2006;1:32.

42. Bailey RR, Kirk JA, Peddie BA. Norfloxacin-induced rheumatic disease. *N Z Med J.* 1983;96:590.

43. Khaliq Y, Zhanel GG. Fluoroquinolone-associated tendinopathy: a critical review of the literature. *Clin Infect Dis.* 2003;36:1404–1410.

44. Casparian JM, Luchi M, Moffat RE, Hinthorn D. Quinolones and tendon ruptures. *South Med J.* 2000;93:488–491.

45. Sander JW. The epidemiology of epilepsy revisited. *Curr Opin Neurol.* 2003;16:165–170.

46. Petty SJ, O'Brien TJ, Wark JD. Anti-epileptic medication and bone health. *Osteoporos Int.* 2007;18(2):129–142.

47. Moro-Alvarez MJ, Díaz Curiel M, de la Piedra C, Mariñoso ML, Carrascal MT. Bone disease induced by phenytoin therapy: clinical and experimental study. *Eur Neurol.* 2009;62(4):219–230.

48. Bartl R. Antiepileptic drug-induced osteopathy. Subtypes, pathogenesis, prevention, early diagnosis and treatment. *Dtsch Med Wochenschr.* 2007;132(27):1475–1479.

49. Heller HJ, Sakhaee K. Anticonvulsant-induced bone disease: a plea for monitoring and treatment. *Arch Neurol.* 2001;58(9):1352–1353.

50. Valmadrid C, Voorhees C, Litt B, Schneyer CR. Practice patterns of neurologists regarding bone and mineral effects of antiepileptic drug therapy. *Arch Neurol.* 2001;58(9):1369–1374.

51. Havlir DV, Currier JS. CROI 2016: complications of HIV infection and antiretroviral therapy. *Top Antivir Med.* 2016;24(1):38–46.

52. González García A, Sifuentes Giraldo WA, Blázquez Cañamero MÁ, Ahijón Lana M, Navas Elorza E, Vázquez Díaz M. Multifocal osteonecrosis associated to human immunodeficiency virus infection. *Reumatol Clín.* 2012;8(6):361–364.

53. Mehta P, Nelson M, Brand A, Boag F. Avascular necrosis in HIV. *Rheumatol Int.* 2013;33(1):235–238.

54. Permpalung N, Ungprasert P, Summachiwakij S, Leeaphorn N, Knight EL. Protease inhibitors and avascular necrosis: a systematic review and meta-analysis. *Int J Antimicrob Agents.* 2014;44(2):93–95.

55. Neville E, Carstairs LS, James DG. Sarcoidosis of bone. *Q J Med.* 1977;46(182):215–227 [PMID:866575].

56. Yap FY, Skalski MR, Patel DB, et al. Hypertrophic osteoarthropathy: clinical and imaging features. *RadioGraphics.* 2017;37(1):157–195. doi:10.1148/rg.2017160052 [Epub December 9, 2016. PMID:27935768].

章节自测

1. 以下哪种疾病与 X 线片上的花边状骨侵蚀关系最为密切？
   A. 维生素 A 增多症
   B. 肥厚性骨关节病
   C. 结节病
   D. 糖尿病

2. 苯妥英治疗对骨骼的不良反应与下列哪种情况最相似？
   A. 骨质疏松症
   B. 石骨症
   C. 骨髓炎
   D. 骨软化症

3. 肌腱病和肌腱断裂通常与哪类药物的毒性有关？
   A. 双膦酸盐
   B. 氟喹诺酮类
   C. 他汀类药物
   D. 高效抗反转录病毒药物

4. 以下哪一种疾病与前臂和小腿的多发性骨膜新生骨形成关系最密切？
   A. 肥厚性骨关节病
   B. 皮质醇增多症
   C. Paget 病
   D. 肢端肥大症

章节自测答案

1. C　结节病常伴有花边样侵蚀。
2. D　苯妥英可使骨出现类似于骨软化症的放射学表现。
3. B　氟喹诺酮类药物中毒影响肌腱。
4. A　长骨多发性骨膜骨形成是肥大性骨关节病的一个特征。

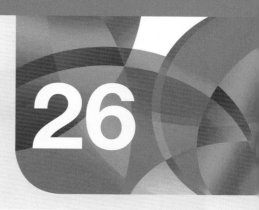

第二十六章
肌肉骨骼系统感染影像

26

Jennifer L. Favinger, Felix S. Chew

本章节涵盖了肌骨系统各种感染的影像诊断。

学习目的

通过对本章的学习,关于肌肉骨骼系统各种感染的影像学认识,期望读者能够:

1. 讨论和推荐合适的影像策略。
2. 描述影像特征。
3. 建立鉴别诊断并缩小其范围。
4. 总结以下疾病知识点的相关概念和主要内容:急性和慢性骨髓炎、关节感染、脊柱感染、结核病、真菌感染、蜂窝织炎、坏死性软组织感染(NSTI)、化脓性肌炎、气性坏疽、寄生虫感染、莱姆病、麻风病、人类免疫缺陷病毒(艾滋病病毒)感染、获得性免疫缺陷综合征(艾滋病)以及梅毒。

急性骨髓炎

急性骨髓炎是一种骨的化脓性感染,常见于全身急性发热性疾病的儿童[1,2]。感染的发生通常由营养动脉从远处原发感染灶把细菌随血液带入骨骼。滋养动脉的分支延伸到干骺端,细菌在干骺端通过血液循环进入大静脉窦。静脉窦中血流速度减慢使细菌得以生长并扩散到邻近的骨髓,在那里形成小脓肿。轻微机械损伤导致的血栓形成可能是脓肿形成的原因之一。从干骺端最初的病灶开始,急性化脓性炎症在病程中可能贯穿整个髓腔。水肿和脓液积聚会增加髓腔封闭空间内的压力,导致血流量减少、血栓形成和坏死。破骨细胞将死骨与正常骨质分开。炎症细胞产生的酶会溶解坏死的骨质。在压力下,脓液顺着哈弗斯氏管和伏克曼氏管通过皮质渗出到骨膜下间隙,随后脓液使骨膜掀起,阻断骨膜血供,导致皮质坏死。感染还可能穿透骨膜并延伸到软组织中(图26.1~图26.3)。通过干骺端骨松质和骨膜,关节可能受累。在感染周围大量反应性骨膜新生骨形成了包壳,称为骨包壳(图26.4)。中央坏死的骨质称为死骨。骨包壳的缺损称为瘘管,可能会导致脓液或死骨排出。充血会导致肢体局部

骨质疏松。急性骨髓炎常见的致病微生物是金黄色葡萄球菌。

有血源性骨髓炎患病风险的成年人包括虚弱或免疫功能低下的患者、泌尿生殖道感染的老年患者、外周血管功能不全(尤其是糖尿病)患者和静脉注射药物(IVD)的人群[3,4]。在受到外伤或在手术过程中,病原体也可直接侵犯骨质。骨髓炎不会发生在其他健康成人身上。骨髓炎的患者之前常常有创伤史,手和足的骨骼常受累(图26.5)。作为周围血管疾病的并发症,足部特别容易感染。在成人中,感染的初始位置是骨端和软骨下,因为滋养动脉通过循环进入骨骼末端的静脉窦。常见的致病菌是金黄色葡萄球菌,免疫功能受损患者除外。近年来,耐甲氧西林金黄色葡萄球菌也成为一种常见的致病菌。表皮葡萄球菌是静脉注射者中的常见细菌。镰状细胞病患者中,沙门氏菌是另一种常见的致病菌。糖尿病足的感染往往是多重的。感染可能会向周围侵犯,累及骨干、邻近软组织和关节,通常会形成瘘管。骨膜反应可能很少,尤其是在足部。由于骨膜是紧贴软组织的,脓液渗入软组织很常见,但不容易侵犯到骨膜下。

急性骨髓炎的X线改变的发生较晚。发病后3

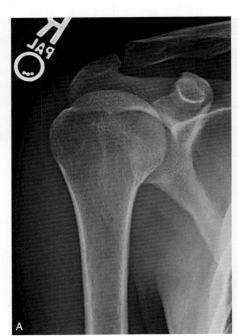

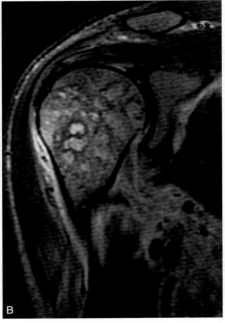

图 26.1　肱骨近端急性骨髓炎；患者有静脉注射药物史。A. 肱骨近端 X 线片显示正常；B. 冠状位压脂 T_2WI 示肱骨近端多发性骨脓肿

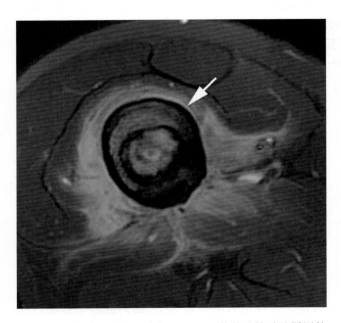

图 26.2　股骨骨髓炎。轴位 FS T_1WI 增强示骨髓及周围软组织强化，有一层骨膜反应（骨包壳）（箭头所指）

天，软组织肿胀，脂肪平面消失，此时脓液已经渗透到骨皮质。儿童 5~7 天后，成人 10~14 天后，X 线才会出现骨膜反应和骨质破坏。如果在含有脂肪的骨髓处有可疑病灶，CT 扫描可以在骨髓炎早期骨质破坏之前，发现渗出液和脓液浸润骨髓。CT 在确定死骨、软组织脓肿、窦道、髓内和软组织积气、骨质破坏和骨膜反应方面具有优势。

MRI 在区分骨髓炎和邻近软组织感染方面具有高度敏感性和特异性，即使在有手术史、骨折或慢性骨髓炎的情况下也是如此。早在其他影像学检查出现异常之前，MRI 就可以很明显地显示早期骨髓水肿，骨膜下或软组织脓液聚集也可以被早期发现，特征性表现是骨髓内异常信号，呈 T_1 低信号和 T_2 高信号（图 26.6）。MRI 钆对比剂增强后通常可见强化，脓肿的特征是 T_2 高信号，增强边缘强化。

放射性核素骨扫描的典型表现通常在发病后 24 小时内呈阳性，在此期间骨扫描若正常就可以排除了急性骨髓炎的可能。由于充血和成骨细胞活性，急性骨髓炎病灶表现为放射性核素高浓聚区域（图 26.7）。但需要注意的是，反应性充血和成骨细胞活性比实际感染区域更广泛。骨骼的代谢停止和缺血区可能表现为放射性核素缺损区域，但周围的骨总会有放射性核素摄取增加。有手术、创伤史和其他骨骼疾病的患者骨扫描也可能出现阳性结果，以上情况要注意与急性骨髓炎鉴别。

放射性核素成像中的核素标记白细胞成像或镓成像是疑似骨髓炎的补充成像方法。这两种标记物都会在白细胞聚集的部位浓聚，如脓液聚集处，但在注射后 24~72 小时延迟成像。镓成像在后续治疗过程中可能特别有用，因为它可以确认急性骨髓炎痊愈并消除可能发生慢性骨髓炎的担忧（图 26.8）。

尽早使用全身抗生素治疗细菌性骨髓炎是有效的。如果有脓液形成和骨坏死，必须引流脓液并去除死骨。急性骨髓炎可能会与慢性骨髓炎并存。

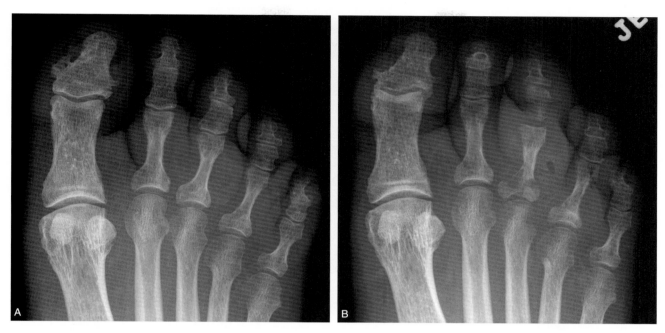

图 26.3 糖尿病患者骨髓炎。A. 发病后不久的足部 X 线片示第三趾非特异性软组织肿胀。B. 6 周后同一足的 X 线片示感染有明显的进展。第三趾附近的软组织肿胀已经加剧,并出现少量软组织积气。骨质溶解累及第三跖骨远端、近节趾骨近端及中节趾骨近端,近端趾间关节间隙明显变宽。这表明骨髓炎和脓性积液

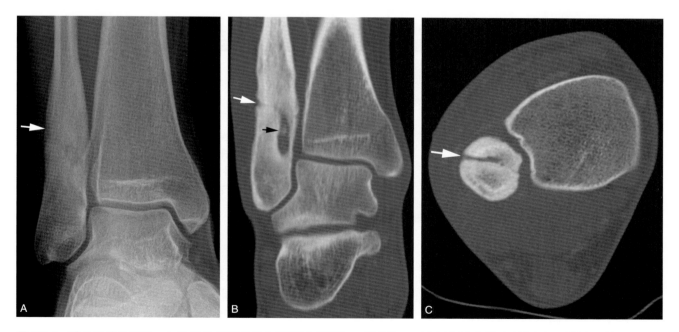

图 26.4 腓骨远端骨髓炎。A. X 线片示层状骨包壳(箭头所指);B. 冠状位 CT 示窦道(白色箭头所指)和死骨(小黑箭头所指);C. 轴位 CT 示窦道(箭头所指)

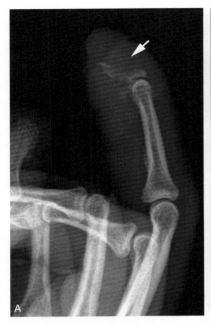
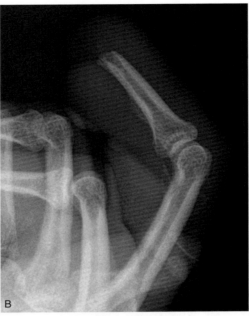

图 26.5　第三指(中指)远端指骨及远侧指间关节骨髓炎。A. X 线片示中指远端指骨骨质侵蚀破坏(箭头所示);B. 第三指远端指骨截肢后的 X 线片

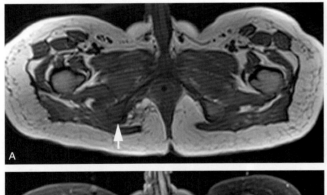
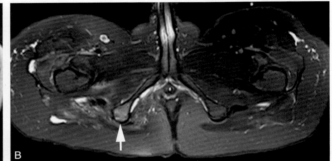
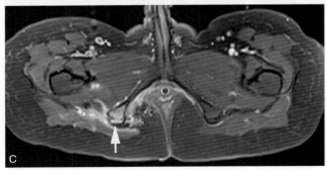

图 26.6　一例右侧坐骨结节急性骨髓炎伴骶椎溃疡。A. 轴位 T_1WI 示右侧坐骨结节特征性低信号(箭头所指);B. 轴位 T_2WI 示右侧坐骨结节稍高信号(箭头所指);C. 轴位增强 T_1WI 示右侧坐骨结节强化(箭头所指)

慢性骨髓炎

即使急性骨髓炎得到适当治疗,慢性骨髓炎也可能在患病后很多年迁延不愈。系统性抗生素对滞留在坏死骨组织中的细菌无效。慢性骨髓炎患者的血培养几乎总是阴性的,病变组织培养通常也是阴性的。长期引流治疗的慢性骨髓炎的罕见并发症之一是沿着窦道生长的恶性肿瘤——主要是鳞状细胞

癌。在慢性骨髓炎中,菌栓存在于充满肉芽组织的病变内,该部位周围存在增生的骨质,由于长期的骨髓内反应性增生和骨膜反应的作用,骨皮质可能会增厚(图 26.9)。迂曲的窦道可延伸至皮肤表面。脓肿、窦道和死骨可能被反应性增生骨所掩盖,因此 CT 或 MRI 检查是必要的。放射性核素骨扫描会出现核素浓聚区域,镓成像或核素标记白细胞成像也应该出现阳性表现。一项对慢性骨髓炎影像学表现的

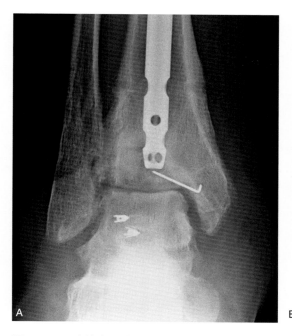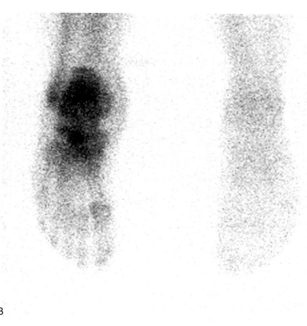

图 26.7　一例年轻患者骨髓炎,考虑感染与胫骨远端金属内固定有关。A. X 线片示胫骨骨膜反应和明显的软组织肿胀;B. 双踝 Tc-99m 骨扫描示右侧放射性核素浓聚

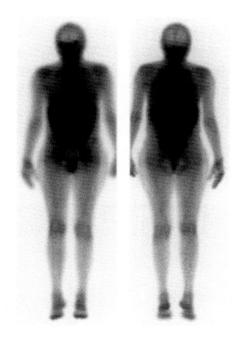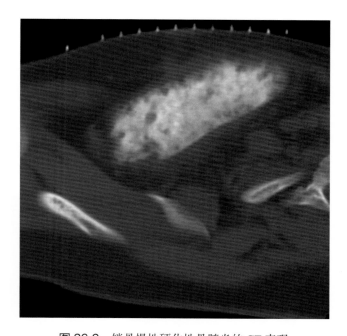

图 26.8　感染痊愈。一位患者复查之前治疗过的左踝骨髓炎,全身镓扫描成像显示左踝没有放射性核素浓聚,提示感染已痊愈

图 26.9　锁骨慢性硬化性骨髓炎的 CT 表现

系统性回顾和 Meta 分析发现,FDG-PET 成像在确诊或排除慢性骨髓炎的方面具有最高的准确性[5]。

　　Brodie 脓肿是一种局部亚急性骨脓肿,是孤立性骨病变的常见原因。临床症状为反复疼痛和局部压痛,并伴有局部肿胀和红斑,可能存在数月或数年。大多数病例在青少年和青年时发病,但报告的年龄范围是 6~61 岁,男性比女性更容易患病(男女比为 2:1)。该病典型的位置是股骨或胫骨的干骺端或骨干。Brodie 骨脓肿可能会复发,在同一个部位发展为急性骨髓炎,或在另一个部位继发急性骨髓炎。金黄色葡萄球菌是常见的致病菌。

　　X 线片显示,Brodie 骨脓肿是松质骨中一个清晰的透亮区，具有光滑、环形的边缘和增厚的硬化带，可能会与周围骨隐匿性融合(图 26.10、图 26.11)。病变可能呈分叶状、蜿蜒的片状透光区沿骨长轴延伸。CT 对于确定反应性骨硬化有一定的价值，并且可以识别破坏区域。Brodie 骨脓肿的病理为一个坏死区，通常 1~4cm 大小，内附肉芽组织，充满液体，但不含脓液。反应性骨内膜增生使病变附近的骨小梁增粗，并在病灶周围形成骨质增生硬化环。

尽管 Brodie 骨脓肿具有特征性的外观，但它们仍然可能与包括骨肿瘤在内的其他局灶性骨骼疾病相混淆。Brodie 骨脓肿的主要 X 线特征是广泛的反应性骨形成，其与病变本身有明显的分界，但其会逐渐与周围正常骨融合。

关节感染

关节感染通常由于机体其他部位已存在的感染灶随血行播散而感染滑膜[6]。骨髓炎侵犯邻近的关节，或者因穿透伤导致的细菌感染并不常见。成人中最常见的致病菌是金黄色葡萄球菌。革兰氏阴性菌导致的化脓性关节炎常见于并发泌尿生殖道感染的患者，肺炎链球菌常见于并发肺部感染的患者。化脓性关节炎的其他危险因素包括静脉注射药物人群、类风湿性关节炎、系统性红斑狼疮、全关节置换术后以及高龄。

感染可能从最初炎症的部位和滑膜微小脓肿扩散到关节间隙、骨骼和软组织。滑膜细胞和活化

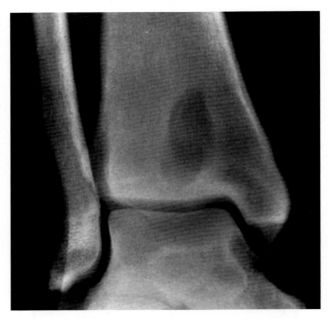

图 26.10 胫骨远端 Brodie 骨脓肿

的中性粒细胞产生的蛋白水解酶释放到关节间隙破坏了关节表面和关节软骨的胶原蛋白。关节的破坏只需要几天时间，通常出现的临床表现是关节突然出现红、肿、热、痛等急性炎症表现。可能存在局部、全身感染的非特异性体征和实验室结果，但原发感染灶并不是那么容易发现。确诊该病是靠关节穿刺术，在必要时可以在透视下向关节内注射对比剂以确定穿刺针的位置。发生该病时关节液不透明，白细胞计数超过 $1 \times 10^5/mm^3$，中性粒细胞百分比超过

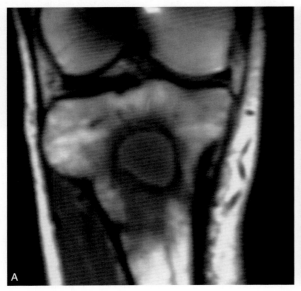
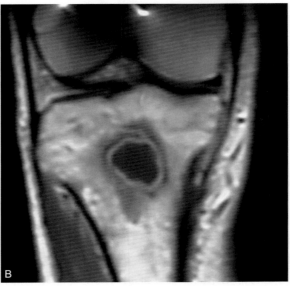

图 26.11 胫骨近端 Brodie 骨脓肿。A. 冠状位 T_1WI 示中心病变伴周围硬化带；B. 冠状位 FS T_1WI 增强示病灶周围强化，中心不强化

85%，血糖水平至少比同期水平低 50mg/dl。抽出的脓液培养几乎都是阳性的，血培养在 50% 的情况下是阳性的。在 X 线片上，急性化脓性关节炎表现为软组织肿胀和渗出，并在 7~10 天内出现关节周围局部骨质疏松，关节软骨消失，关节间隙变窄。

细菌性骶髂关节炎是一种罕见的脊柱感染。在成人中，最常见的诱发因素是静脉注射、皮肤、呼吸系统以及泌尿生殖道感染。在静脉注射药物人群中，骶髂关节发生化脓性关节炎比其他关节更常见（图 26.12~图 26.15）。治疗该病通常需要长时间的抗生素治疗和手术引流，但是尽管进行了治疗，关节通常还是会被破坏，最终发展为继发性退行性改变。

淋病奈瑟菌性关节炎已经罕见。潜在的艾滋病病毒感染是一个危险因素。致病菌通过性传播、血行播散导致发热和关节痛，典型症状出现在初次感染后的 2 周。多关节的不对称受累常见，并且好发于膝关节、腕关节和踝关节。关节穿刺液培养阳性率不到 25%，但淋病奈瑟菌性关节炎对抗生素很敏感，几乎所有病例的治疗效果都很好。X 线片可能只显示关节腔积液和软组织肿胀。

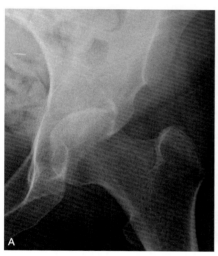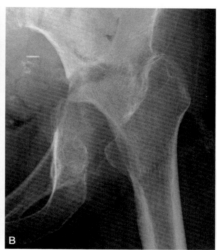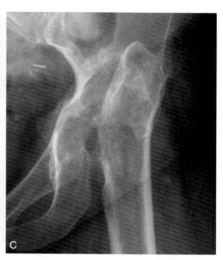

图 26.12 化脓性关节炎。A. 发病后一个月的髋关节 X 线片示弥漫性软骨破坏；B. 发病未治疗 3 个月后，股骨头和髋臼出现破坏，髋部手术引流液中培养检出 β - 溶血性链球菌；C. 引流术后 2 个月，骨性结构愈合，但股骨头和股骨颈已经完全破坏消失

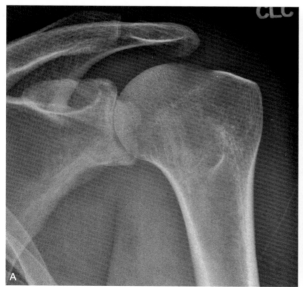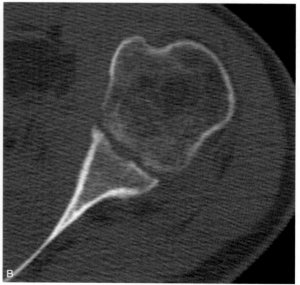

图 26.13 22 岁男性，化脓性关节炎合并链球菌菌血症，坏死性软组织感染和肩部活动受限。有静脉药物滥用史。A. 左肩关节 Grashey 位（后斜位）X 线片示盂肱关节软骨缺失和邻近骨质可能侵蚀破坏；B. 随访 5 个月后 CT 显示明显的盂肱关节弥漫性软骨缺失、软骨下骨侵蚀破坏和骨量减少

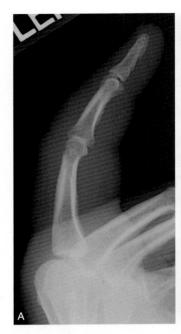
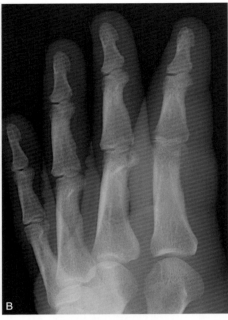
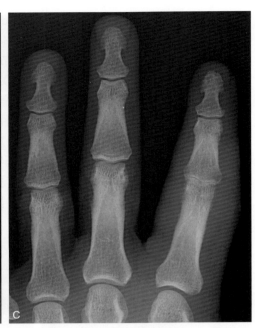

图26.14　猫咬伤后发生化脓性关节炎。示指明显不对称性软组织肿胀，近端指间关节弥漫性软骨破坏。关节旁骨质疏松征象。A~C. 侧位、斜位和后前位 X 线片

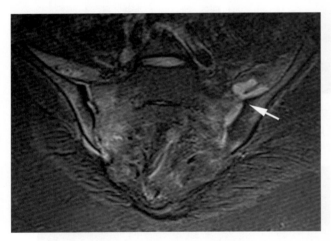

图26.15　发生于静脉注射者的化脓性骶髂关节炎。冠状位 T$_2$WI 压脂示骨侵蚀、软骨下水肿和骶髂关节积液(箭头所指)

脊柱感染

　　脊柱化脓性骨髓炎好发于患有泌尿生殖道感染的老年人、免疫系统受损患者和静脉注射药物人群中。引起泌尿生殖道感染的细菌通过脊柱静脉系统(Batson 静脉丛)进入脊柱,脊柱静脉丛无静脉瓣,血液可以逆流。感染的最初部位是邻近椎间盘的椎体皮质下骨质,通常会延伸穿过终板,包括椎间盘和相邻的椎体都会受累,可以看到多个部位的受累,可以是连续受累,也可以是非连续的。感染向椎外播散会导致椎旁脓肿,向后播散会导致硬膜外脓肿、脊髓受压和脊膜炎。

　　X 线表现是椎间隙变窄,相邻椎体相对缘终板破坏。随着病程的发展,受累椎间盘两侧的椎体缘出现反应性新生骨生成增加和骨质增生硬化,经常使椎体看起来变宽,骨性强直是这一过程的结局之一。椎旁软组织肿胀可能意味着软组织的受累。CT 和 MRI 可以显示软组织受累的范围(图 26.16)[7]。

　　脊柱感染的临床表现为发热、背痛和僵硬。在发病后 2~8 周内,X 线表现可能并不明显,因此诊断经常被延误。在 60% 的情况下致病菌是金黄色葡萄球菌;在 30% 的情况下,致病菌是肠杆菌科的细菌。在 40% 的病例中,原发灶通常是明确的(通常是泌尿生殖道、皮肤或呼吸道)。

骨关节结核

　　结核病在北美变得越来越普遍,通常与免疫功能受损患者或移民人群的增加有关。骨关节结核的发生是由血行播散导致,通常原发灶来自肺部。大约 1/2 的骨关节结核病例侵犯脊柱,也称为 Pott 病或结核性脊柱炎。感染通常较隐匿,症状轻微,可能导致诊断延误。脊柱胸腰段是最常见的受累部位,但颈椎和胸椎、椎体附件和骶髂关节也会受累。脊

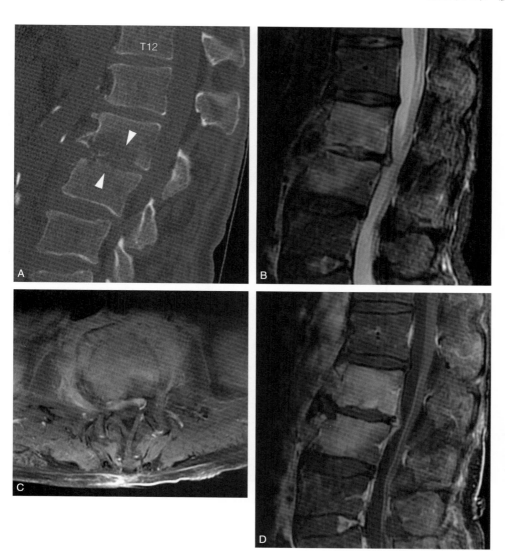

图 26.16　L₂~L₃ 椎间盘感染和骨髓炎，并破坏相邻的终板。A. 矢状位 CT 显示相邻椎板的侵蚀破坏（箭头所指）；B. 矢状位 STIR 示 L₂₋₃ 椎体水肿；C. 轴位 FS T₁WI 增强示 L₃ 椎体周围软组织强化；D. 矢状位 FS T₁WI 示 L₂₋₃ 椎体强化

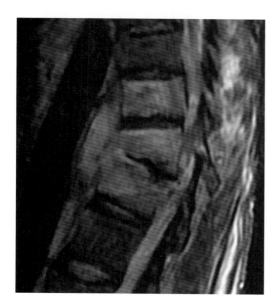

图 26.17　结核性脊柱炎。矢状位 FS T₁WI 增强示中段胸椎多个胸椎的强化和骨质破坏，而椎间盘没有强化

柱结核常见的是多个相邻椎体受累，但该病有一个特点是椎间盘不受累或受累很晚（图 26.17）。感染通常从椎体终板的前面或前外侧开始，可以蔓延到椎间隙，或者沿着韧带下间隙和脊柱旁软组织来播散。椎旁腰大肌脓肿可能侵犯腹股沟或大腿。结核性脊柱炎也是椎体楔形变或扁平椎的原因之一（图 26.18）。

　　结核性骨髓炎可能由邻近关节直接蔓延或血源性播散引起[8]。长骨的骨端最常受累，在同一骨内或分散在整个骨骼中可能有多个受累部位。在 X 线片上，主要特征是骨质破坏、侵蚀和骨质疏松。软组织肿胀伴有冷脓肿形成，但反应性新生骨形成很少或缺乏。在 MRI 上，受累区域呈 T₁ 低信号，T₂ 高信号，使用对比剂后有强化。与急性化脓性骨髓炎不同，骨膜反应和骨膜下受累往往不存在（图 26.19）。

　　结核可能扩散到关节，导致肉芽肿性滑膜感染，

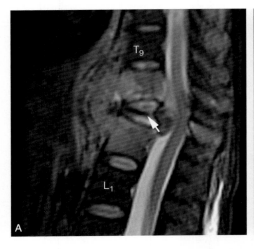
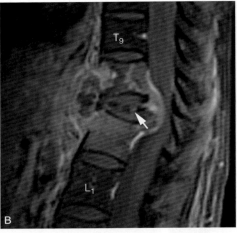

图 26.18 结核性脊柱炎扁平椎。A. 矢状位 FS T₂WI 和 B. 矢状位 FS T₁WI 增强示 T₁₁ 椎体完全塌陷(箭头所指),周围 T₁₀、T₁₂ 椎体及周围软组织水肿及强化。脊髓明显受压

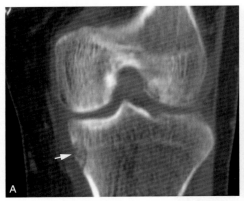
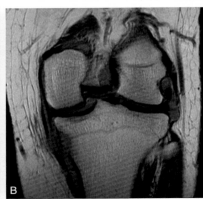
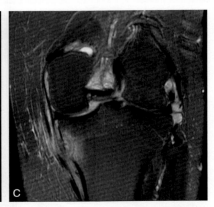

图 26.19 结核性骨髓炎。A. 膝关节冠状位 CT 示胫骨内侧干骺端透亮线伴有中心硬化(箭头所指),伴软组织肿胀,无骨膜反应。B. 冠状位 T₁WI 显示局灶性骨破坏,伴有死骨形成、骨皮质侵蚀和软组织肿胀。C. 冠状位 FS T₂WI 示病变和邻近软组织内高信号。关节腔积液

需要滑膜活检或关节抽吸才能诊断。在通常情况下,该过程是单关节受累的,并且在受累关节附近可发生骨髓炎。典型的 X 线表现是关节周围骨质疏松、外周骨质破坏和关节间隙变窄(图 26.20),多病灶、骨膜炎、骨质增生硬化和大的软组织脓肿可能会发生。目前很少有结核性腱鞘炎病例的报道,会出现肌腱鞘内积液,腱鞘增厚(图 26.21)。症状通常不典型,包括红斑、疼痛和关节活动受限,这可能导致延误诊断。与其他慢性结核一样,该病血沉(ESR)和超敏 C 反应蛋白(CRP)水平也会升高。

真菌感染

真菌感染是由双相型真菌引起的。真菌的菌丝产生感染性孢子,这些孢子可被宿主吸入体内并转化为酵母样病原体。肺部发生的所有真菌感染都可能涉及肌骨系统,尤其是球孢子菌病、荚膜组织胞浆

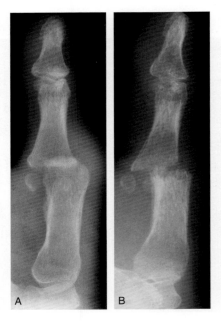

图 26.20 结核性关节炎。A、B. 拇指的后前位和侧位 X 线片示掌指关节骨质破坏,伴有骨质疏松和少量骨膜反应

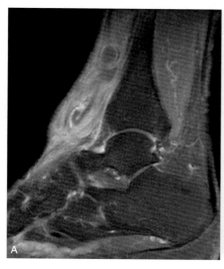
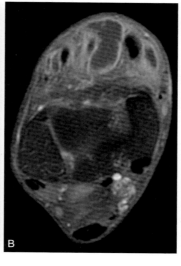

图 26.21 结核性腱鞘炎。A、B. 矢状位和轴位 FS T₁WI 增强示一位年轻慢性结核性感染患者的踝关节屈肌腱鞘内积液强化

菌病和芽生菌病。感染通常是轻度和慢性的,但当宿主防御系统受到破坏时,可能会变得致命。免疫功能低下的个体中也可能发生机会性感染,如念珠菌病。真菌骨髓炎的 X 线特征包括骨质边缘非连续骨质溶解破坏、骨质周围硬化(比细菌感染少)和或轻或重的骨膜反应(图 26.22)。通常无广泛的骨质硬化和死骨形成。真菌性化脓性关节炎的临床表现并不特异,伴有软组织肿胀、弥漫性关节间隙消失以及骨的中央和边缘侵蚀破坏。该病进展较慢,宿主骨改变比化脓性感染轻。

蜂窝织炎和皮下脓肿

蜂窝织炎是皮下疏松结缔组织的弥漫性化脓性炎症[9]。病变过程可以沿组织间隙播散。在 X 线片上,蜂窝织炎表现为明显的软组织肿胀和正常组织间隙消失,与骨髓炎早期的 X 线特征相同。如果涉及产气菌感染,可能存在软组织积气。三期骨扫描可以鉴别蜂窝织炎和骨髓炎。在立即注射后的血流图像(放射性核素血管图)和血池图像(注射后 5 分钟获得,反映了放射性核素在血管腔内的分布)上,蜂窝织炎和骨髓炎都表现出软组织广泛的摄取增加。然而,在延迟图像(注射后 2 小时获得)上,蜂窝织炎没有异常,但骨髓炎显示感染部位骨中的局部放射性核素浓聚。MRI 和 CT 在诊断软组织感染方面也非常准确。在 MRI 上,蜂窝织炎表现为网状皮下水肿和增强强化(图 26.23)。皮下筋膜、肌肉或骨质水肿和强化分别表示筋膜炎、肌炎和骨髓炎。如果存在软组织脓肿,增强上表现为边缘强化。软组织积气在 MRI 上比在 CT 上更难识别。

非感染性皮下水肿——可能发生在蜘蛛或蛇咬伤后,或者蜜蜂蜇伤后引发的过敏反应,也会导致软组织水肿。影像学表现类似于感染性蜂窝织炎,只是没有积气和脓肿形成。不会引发骨髓炎。

蜂窝织炎和皮肤感染可能在皮下组织形成脓肿。体表脓肿在体格检查时可能表现得很明显,但更深的脓肿可能需要靠影像学检查来发现。可以选择的检查方式有超声检查、CT 增强扫描、MRI 平扫和增强。如果怀疑是坏死性软组织感染(NSTI),CT 扫描能更好地显示软组织积气。MRI 能更好地显示骨髓炎。超声可以显示或排除皮下脓肿,也可以用于引导经皮穿刺引流术(图 26.24)。

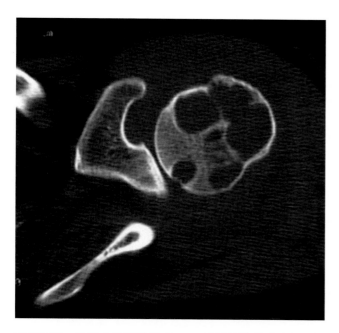

图 26.22 肱骨念珠菌骨髓炎。CT 示局灶性骨质破坏和轻微骨膜反应

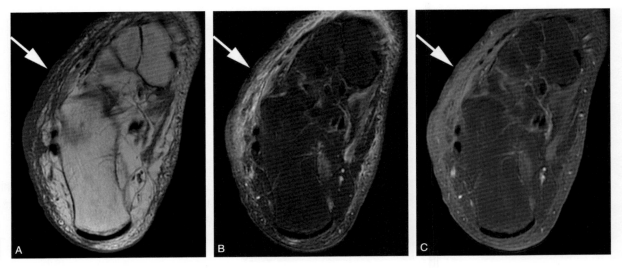

图 26.23　糖尿病患者足部并发蜂窝织炎。A. 轴位 T_1WI 示外侧皮下组织低信号（箭头所指）；B. 轴位 STIR 示水肿（箭头所指）；C. 轴位 FS T_1WI 增强显示强化（箭头所指）

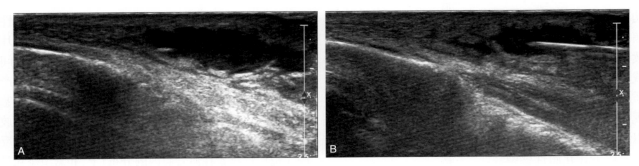

图 26.24　后臂皮下脓肿。A. 后臂的横切面超声图显示皮下间隔中有回声不均的积液；B. 在超声引导下经皮穿刺抽吸，此过程中的静态图像显示针头已到达病变部位

化脓性肌炎

　　化脓性肌炎大约 90% 都是由金黄色葡萄球菌引起；其余大多数病例是由链球菌引起。因为健康的肌肉对血源性感染有抵抗力，化脓性肌炎通常在有诱因的情况下发病，如局部创伤、营养缺乏、免疫系统损伤或其他地方并发感染[10]。该病的特征是骨骼肌内的细菌性脓肿，过去被认为是一种热带疾病（因此以前被称为热带化脓性肌炎），但在温带气候中也有发现，特别是在免疫功能低下、感染艾滋病毒和静脉注射药物人群中。超声、CT 或 MRI 均可以显示广泛的炎症和脓肿形成（图 26.25、图 26.26）。化脓性肌炎可能会直接侵犯骨骼。穿刺抽吸脓液培养可作出明确诊断。在细菌感染的基础上也可以发生感染性肌炎。化脓性肌炎危险因素还包括横纹肌溶解、上皮蜂窝织炎、昆虫叮咬和注射非法药物。根据脓肿的大小和位置，骨筋膜室综合征是一种潜在的并发症。

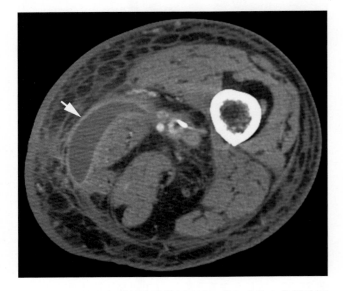

图 26.25　股动脉到腘动脉搭桥患者，手术后发生化脓性肌炎伴缝匠肌远端脓肿。轴位增强 CT 示边缘强化的肌内脓肿（箭头所指），周围软组织水肿

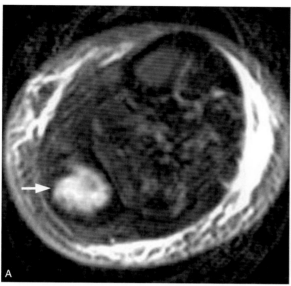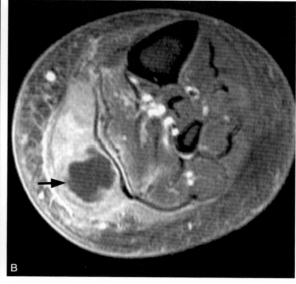

图 26.26　免疫抑制患者,发生化脓性肌炎伴有比目鱼肌脓肿形成。A. 轴位 T_2WI 示比目鱼肌病灶(白色箭头所指)中不均匀的高信号,伴有广泛的皮下水肿和肌束间正常脂肪的消失;B. 轴位 FS T_1WI 增强示比目鱼肌后方表浅间室和脓肿边缘强化(黑色箭头所指)

坏死性软组织感染

坏死性软组织感染(NSTI),也称为坏死性筋膜炎,是一种少见的深层软组织感染,由 A 型链球菌引起[11,12]。在非专业文献中,NSTI 被称为"食肉菌"引起的疾病,其死亡率约为 25%。它以前被称为坏死性筋膜炎,但现在更普遍地被称为坏死性软组织感染,因为除了筋膜本身之外,还涉及肌肉和其他深层软组织坏死。虽然糖尿病患者、静脉注射药物人群、免疫抑制患者和有其他感染风险的患者更易发生这种疾病,但年轻和既往健康的患者,包括运动员也可能发生这种疾病。腹壁、四肢和会阴是最常见的受累部位,NSTI 可能伴有链球菌中毒性休克综合征。细菌可能通过皮肤伤口直接侵入和通过血源性播散。患者出现严重局部疼痛,其特征是与体征不一致的疼痛、皮肤变化和全身毒性症状。四肢 NSTI 的 X 线片示可能有广泛的皮下水肿和积气(图 26.27、图 26.28),积气可能沿着筋膜间隙移动。在 CT 中,软组织中的气体比 X 线片更容易识别(图 26.29)。需要特别注意的是,未见明显软组织气体并不能排除感染的可能,尤其是在 X 线片上软组织气体难以识别。在 CT 上,其他特征有皮肤弥漫性增厚、皮下软组织水肿、筋膜增厚和积液。在 MRI 上,受累的筋膜层面呈 T_1 低信号和 T_2 高信号。注射对比剂后筋膜出现强化提示炎症,而不强化的则表示组织坏死。

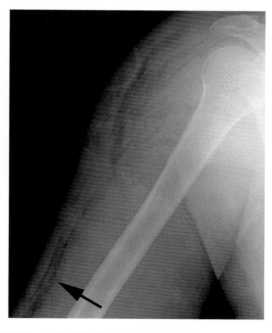

图 26.27　急性早幼粒细胞白血病患者出现右上臂坏死性筋膜炎,X 线片示皮下组织和肌肉中的积气(箭头所指)

气性坏疽

创伤伤口被梭状芽胞杆菌所污染可能在坏死组织中产生广泛的组织损伤和气体形成(气性坏疽)[13]。病原体产气荚膜梭菌在自然界中广泛分布,与深层 A 型链球菌感染不同,梭状芽胞杆菌感染不侵犯筋膜,但会导致肌肉迅速坏死。梭状芽胞

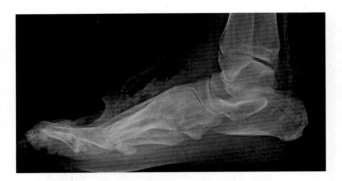

图 26.28 糖尿病患者足部坏死性软组织感染。足侧位 X 线照片显示足背软组织内有大量气体,须截肢

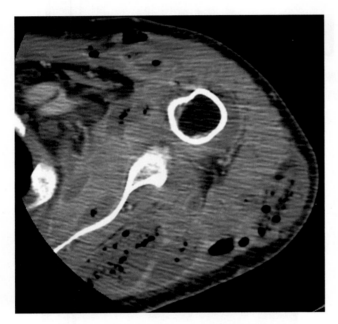

图 26.29 静脉用药患者左肩部坏死性软组织感染。CT 增强示皮下、深筋膜和肌内水肿。此外,软组织中有大量积气积液

杆菌性肌炎是一种急性、进展迅速的侵入性肌肉感染,通常会导致肌坏死和全身毒性。细菌产生的外毒素通过破坏正常组织和干扰宿主正常反应来促进感染的快速传播。气性坏疽具有典型的影像学表现,即在受累的肌肉中广泛分布大量羽状、线性气体(图 26.30)。气性坏疽的治疗包括外科手术、抗生素和高压氧,据报道该病的死亡率为 5% 至近 30%。

寄生虫感染

囊虫病——猪带绦虫的幼虫感染,可能导致肌肉组织密集、广泛的钙化,这些钙化是在感染多年后

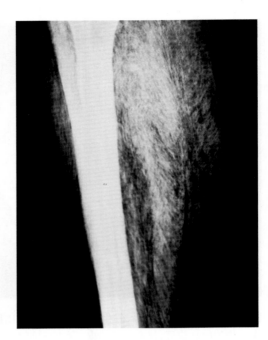

图 26.30 小腿气性坏疽,气体沿肌纤维广泛分布,呈羽毛状外观

才发现的。幼虫死亡引起的异物反应使局部组织坏死和干酪样病变。钙化的大小可达 3cm,并与肌肉纤维走行相一致(图 26.31)。除了来自世界上某些特定热带地区的移民之外,其他寄生虫感染在美国并不常见。

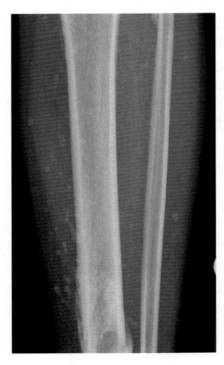

图 26.31 有创伤病史患者患有囊虫病,可在小腿肌肉组织中见钙化的幼虫

莱姆病

莱姆病是一种多系统炎性病变,由伯氏疏螺旋体感染所致。媒介是鹿蜱(一种美国、欧洲和澳大利亚森林地区特有的昆虫)。急性感染的临床表现包括皮疹和流感样综合征。几个月后,多系统的病变可能很明显。在肌骨系统中,关节痛急性发作且持续时间短,但有时会迁移和复发。可能涉及一个或多个关节,最常见的是大关节,也可发生在颞下颌关节、骶髂关节和双手双足的关节。影像学表现无特异性,可包括关节积液、关节旁骨质疏松、软骨下骨髓水肿、骨侵蚀、附丽病和骨膜炎[14]。有时,尤其是在膝关节,会出现一种类似于类风湿性关节炎的慢性炎性寡关节炎。

麻风病

麻风病是皮肤、外周神经、黏膜和其他器官的慢性肉芽肿性感染,时间愈久变得愈明显。除了来自非洲、南美和亚洲部分地区的移民病例外,这种由麻风杆菌引起的疾病在美国几乎是未知的。麻风病最常见的影像学异常与外周神经的受累有关。萎缩性神经性骨关节病可能是由去神经支配和反复性轻度损伤引起的。在 X 线片上,可能的表现包括骨骼末端的萎缩、吸收和变细,特别是手指和脚趾(图 26.32),一般呈不对称发病。麻风性骨膜炎、骨炎和

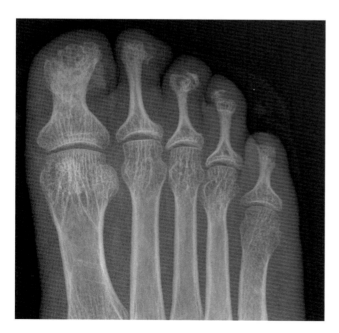

图 26.32 麻风病。确诊麻风病患者的足部 X 线片示肢端骨质溶解和近端指骨变薄

骨髓炎会发生,但并不常见。皮肤溃疡处会有发生鳞状细胞癌的倾向,并且患淋巴瘤和白血病的风险会增加。

艾滋病病毒感染和艾滋病

感染艾滋病病毒(HIV)会破坏以细胞介导的免疫,导致不同程度的艾滋病(AIDS)甚至死亡。肌肉骨骼系统中的表现不如中枢神经系统、胃肠道和肺部的表现常见,肌骨系统的表现包括感染、肿瘤和风湿病[15]。骨髓炎可能由常见的条件致病微生物引起,包括金黄色葡萄球菌、沙门氏菌、结核分枝杆菌、真菌和亨氏罗卡利马氏体菌(导致细菌性血管瘤病的立克次体)[16]。细菌性肌炎和脓毒性关节炎也可能由常见的条件致病微生物引起。艾滋病患者的非霍奇金淋巴瘤发病率是普通人群的 60 倍。原发性和继发性骨髓受累很常见。卡波西肉瘤也可能转移到骨骼。在 HIV 阳性患者中贫血很常见,会导致脂肪(黄色)骨髓转化为造血(红色)骨髓。AIDS 患者中患有多发性肌炎和炎性关节炎的也有报道。HIV 也是缺血性坏死的已知危险因素。

梅毒

梅毒是由梅毒螺旋体引起的性传播感染疾病,它可以是先天性的,也可以是后天获得的,如果不进行治疗,会逐步影响肌肉骨骼系统。关节炎是二期梅毒的特征之一。三期梅毒会影响肌肉骨骼系统,并导致渐进性的破坏性关节炎。这可能是由于直接感染,即所谓的关节炎树胶肿,由于关节肉芽肿性感染,或由于脊髓痨性关节病或是夏科氏(Charcot)关节(神经性)。这种神经性关节病最终导致无痛性关节及周围结构的破坏。这些情况在我们的经验中很少见到。

参考文献

1. Whyte NS, Bielski RJ. Acute hematogenous osteomyelitis in children. *Pediatr Ann.* 2016;45(6):e204–e208. doi:10.3928/00904481-20160428-01 [PMID:27294494].
2. Peltola H, Pääkkönen M. Acute osteomyelitis in children. *N Engl J Med.* 2014;370(4):352–360. doi:10.1056/NEJMra1213956 [PMID:24450893].
3. Lew DP, Waldvogel FA. Osteomyelitis. *Lancet.* 2004;364(9431):369–379 [PMID:15276398].
4. Tehranzadeh J, Wong E, Wang F, et al. Imaging of osteomyelitis in the mature skeleton. *Radiol Clin North Am.* 2001;39:223–250.
5. Termaat MF, Raijmakers PG, Scholten HJ, Bakker FC, Patka P, Haarman HJ. The accuracy of diagnostic imaging for the assessment of chronic osteomyelitis: a systematic review and meta-analysis. *J

Bone Joint Surg Am. 2005;87(11):2464–2471 [PMID:16264122].

6. Dubost JJ, Soubrier M, Sauvezie B. Pyogenic arthritis in adults. *Joint Bone Spine.* 2000;67(1):11–21 [PMID:10773964].

7. Stäbler A, Reiser MF. Imaging of spinal infection. *Radiol Clin North Am.* 2001;39(1):115–135 [PMID:11221503].

8. Soler R, Rodríguez E, Remuiñán C, Santos M. MRI of musculoskeletal extraspinal tuberculosis. *J Comput Assist Tomogr.* 2001;25(2):177–183 [PMID:11242210].

9. Hirschmann JV, Raugi GJ. Lower limb cellulitis and its mimics: part I. Lower limb cellulitis. *J Am Acad Dermatol.* 2012;67(2):163.e1–e12; quiz 175-6. doi: 10.1016/j.jaad.2012.03.024 [PMID: 22794815].

10. Theodorou SJ, Theodorou DJ, Resnick D. MR imaging findings of pyogenic bacterial myositis (pyomyositis) in patients with local muscle trauma: illustrative cases. *Emerg Radiol.* 2007;14(2):89–96 [Epub February 28, 2007. PMID:17333082].

11. Fontes Jr RA, Ogilvie CM, Miclau T. Necrotizing soft-tissue infections. *J Am Acad Orthop Surg.* 2000;8:151–158.

12. Wong CH, Chang HC, Pasupathy S, Khin LW, Tan JL, Low CO. Necrotizing fasciitis: clinical presentation, microbiology, and determinants of mortality. *J Bone Joint Surg Am.* 2003;85:1454–1460.

13. Patzakis MJ. Clostridial myonecrosis. *Instr Course Lect.* 1990;39:491–493 [PMID:2186141].

14. Lawson JP, Steere AC. Lyme arthritis: radiologic findings. *Radiology.* 1985;154(1):37–43 [PMID:3964949].

15. Steinbach LS, Tehranzadeh J, Fleckenstein JL, et al. Human immunodeficiency virus infection: musculoskeletal manifestations. *Radiology.* 1993;186:833–838.

16. Hirsch R, Miller SM, Kazi S, et al. Human immunodeficiency virus-associated atypical mycobacterial skeletal infections. *Semin Arthritis Rheum.* 1996;25:347–356.

章节自测

1. 糖尿病足最常见的骨感染途径是下列哪一项？
   A. 溃疡的直接蔓延
   B. 脓毒性栓子
   C. 淋巴管扩散
   D. 穿透性创伤

2. 急性骨髓炎在 MRI 上的典型表现是下列哪一项？
   A. T_1WI 相上骨髓高信号
   B. T_2 压脂相上骨髓低信号
   C. T_1 压脂增强相上骨髓高信号
   D. GRE 序列上骨髓低信号

3. 在 CT 上检测到软组织中有气体影最能提示下列哪种情况？
   A. 寄生虫感染
   B. 结核
   C. 急性骨髓炎
   D. 坏死性软组织感染

4. 慢性骨髓炎最常见的 X 线表现是下列哪一项？
   A. 病理性骨折
   B. 骨质硬化
   C. 分层状骨膜反应
   D. 软组织钙化

章节自测答案

1. A 足部溃疡是足部骨髓炎的常见来源。
2. C 急性骨髓炎的典型表现是 T_2 高信号、T_1 低信号和增强强化。
3. D 软组织气体可能伴随坏死性软组织感染。
4. B 骨质硬化是慢性骨髓炎的典型影像学特征。

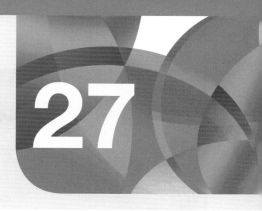

第二十七章
骨髓疾病影像

Erika M. Nealey, Blake Carlson, Felix S. Chew

本章节介绍了各种非肿瘤性的骨髓疾病影像。

学习目的

通过对本章的学习,关于骨髓疾病的影像学认识,期望读者能够:

1. 讨论和推荐合适的影像检查方法。
2. 描述疾病的影像特征。
3. 提出鉴别诊断并缩小其范围。
4. 总结以下疾病知识点的相关概念和主要内容:股骨头缺血性坏死、膝关节软骨下不全性骨折、Kienbock 病(月骨缺血坏死)、骨髓梗死、骨髓水肿综合征、镰状细胞病、地中海贫血、血友病、骨髓纤维化以及戈谢病。

骨髓

骨髓是人体最大的器官之一。骨髓局限于骨髓腔内,它由骨小梁构成网状支架,其内有脂肪细胞、骨髓细胞、网织细胞和支持结构。出生时,管状骨、扁骨和椎骨的骨髓腔中的造血细胞占优势。随着年龄的增长,造血(红)骨髓退化,并被脂肪(黄)骨髓所取代,这一变化开始于四肢远端,并在儿童期结束之前逐渐不完全覆盖骨盆、脊柱和颅骨(图 27.1)。当造血需求增加时,这一过程可能会逆转(骨髓转换),如贫血或病理过程替代正常骨髓造血(图 27.2)。在骨化的骨骼的任何部分,如四肢的骨骺,红骨髓退化开始出现黄骨髓后,不会再转化为红骨髓。

骨髓疾病的 X 线表现是间接和非特异性的。当生长中的骨骼出现慢性骨髓腔扩张时,在骨骼发育过程中可能会出现适应性的变化。实际扩大的髓腔改变了正常的骨骼轮廓;这种变化不会急性发生,也不会发生在成人身上。直接显示骨髓的最佳成像方法是 MRI 成像。由于骨髓是不同组织的混合体,MRI 成像的表现可能会随着骨髓的组成成分不同以及特定技术参数的改变而变化[1]。一般来说,黄骨髓主要具有脂肪的信号特征,红骨髓具有更类似于肌肉的信号特征。锝 -99m(^{99m}Tc)硫胶体或二磷酸亚甲锝核素扫描可以分别对网状内皮组织中骨髓成分和周围骨提供生理评估。

骨坏死

大多数骨都有双重血液供应。骨膜有丰富的血管网,为皮质的骨膜提供营养。骨内膜血液供应通过一条或多条营养动脉进入,并供应骨髓、骨小梁和皮质骨内膜部分。被关节软骨覆盖或封闭在关节囊内的骨没有骨膜,因此只有骨内膜血供,使其更容易发生缺血性坏死。

股骨头

股骨头是临床上骨质坏死最好发的部位[2]。男性比女性更容易患病(患病比例约 4:1),患者的年龄通常在 30~70 岁之间。典型的症状是髋关节无外伤的情况下突然疼痛发作。在 50% 的病例中,通常存在双侧不对称性受累。股骨头的主要血液供应是从后上方进入的旋股内侧动脉,头部一小部分血供通过圆韧带中的血管供应。

股骨头血液供应的中断导致了股骨头坏死。酗

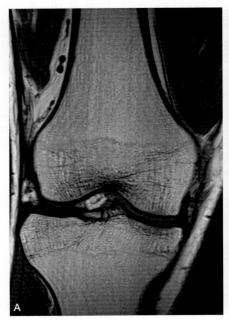

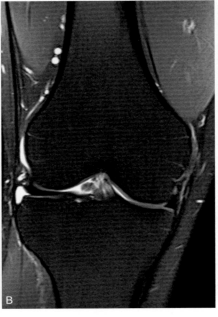

图 27.1 膝关节正常黄（脂肪）骨髓。A. 冠状位 T₁WI 示脂肪性骨髓充填股骨远端和胫骨近端，其信号与皮下脂肪的信号相似；B. 冠状位压脂质子加权成像示骨髓信号和被抑制的皮下脂肪信号相等

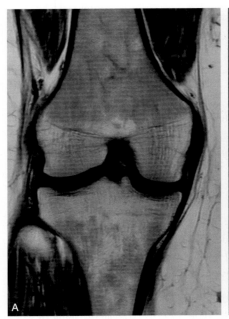

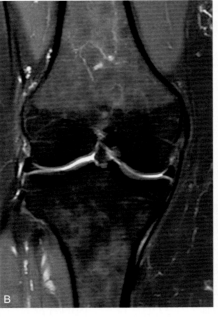

图 27.2 膝关节红骨髓转换。A. 冠状位 T₁WI 示干骺端及股骨干远端、胫骨干近端稍低信号，与黄骨髓再转换为红骨髓的区域相一致。B. 冠状位压脂质子加权成像示红骨髓再转换区的信号略有增高，与肌肉相似，但远低于液体。请注意，骨骺没有红骨髓

酒和全身类固醇皮质激素使用等多种因素均能造成循环功能障碍，但确切的机制尚不清楚（表 27.1）。一个可能的因素是股骨头内的压力增加。当该压力超过灌注压力时，血流停止，造成循环障碍。骨和骨髓的缺血性坏死会导致疼痛，但往往 X 线片检查是正常的。股骨近端的髓内压力测量值是升高的。易发生缺血梗死的典型部位是股骨头承重面下的楔形区域，而关节软骨可以通过滑液的营养作用保持活力，免受循环障碍缺血的影响。梗死后，缺血坏死区血供从外周进行代偿，坏死骨质逐渐被替代。修复

初始阶段，X 线片示缺血坏死周围的骨质密度增高。随着修复的进行，外围骨质密度增高的表现会愈发明显（图 27.3）。有时，死骨重吸收不完全造成的硬化区会永久存在（图 27.4）。由于修复过程包括骨质的重吸收和替代，导致骨质的应力强度会暂时降低，造成软骨下不全性骨折。软骨下不全性骨折可通过分离碎片形成的新月形透明带来识别，在 X 线上称为新月征（图 27.5）。而不全性骨折所导致的股骨头节段性塌陷，会引起畸形和髋关节继发性骨关节病形成（图 27.6）。

表 27.1 成人股骨头缺血性坏死的临床因素

单侧	双侧
常见相关因素	
特发性	酒精性
创伤	皮质激素
外科手术	特发性
不常见相关因素	
痛风	动脉硬化
血友病	潜水病
感染	凝血障碍
	库欣病
	戈谢病
	血红蛋白病（镰状细胞病）
	HIV/反转录病毒治疗
	高脂血症
	胰腺炎
	嗜铬细胞瘤
	类风湿性关节炎
	系统性红斑狼疮

MRI 是检测股骨头坏死最准确的方法，多项研究表明其具有 100% 的敏感性和特异性（图 27.7）[3]。坏死区域在 MRI 上表现为正常骨髓 T_1 高信号减低。典型的受累部位是股骨头上象限的负重区，如果股骨头出现骨髓水肿（有时为股骨颈出现骨髓水肿）则认为是急性或亚急性坏死，常伴有髋关节积液。随着坏死部位开始重塑，水肿和血管重建时会出现双线征。即在压脂 T_2WI 中，骨坏死区域被低信号带和其内侧平行排列的高信号带所包围（图 27.8）。MRI 还可以显示晚期股骨头坏死和软骨下塌陷（图 27.9）。放射性核素骨扫描虽然可以在早期缺血阶段表现放射性核素浓聚减少，随后在修复阶段核素浓聚增加，但敏感性不及 MRI，并且解剖细节显示不佳。由于股骨头缺血性坏死常呈非对称双侧累及，这可能使骨扫描结果的解释复杂化，所以早期股骨头缺血性坏死最敏感的检测是髓内压力测量。

股骨头缺血性坏死塌陷前可以通过股骨头减压术来治疗，通常是在外侧骨皮质钻一个洞，穿过颈部进入头部。也可以同时植入含有高浓度间充质干细胞的自体骨髓抽吸物。有时也可以放置钽植入物或血管化骨移植物来促进骨生长，双膦酸盐类药物也被推荐用于治疗塌陷前股骨头缺血性坏死，但这些治疗方法仍然存在争议。一旦软骨下开始塌陷，病程最终会发展至终末期骨关节病，关节置换成形术成为唯一的治疗选择。

膝关节软骨下不全性骨折

膝关节软骨下不全性骨折曾经称为自发性膝关节骨坏死。目前认为，这一疾病源自软骨下不全骨折，在一些患者中可能会发展为骨坏死和软骨下

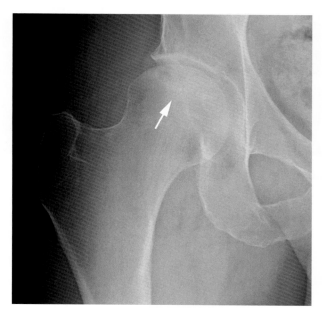

图 27.3 股骨头缺血性坏死。髋关节前后位 X 线片示细微的股骨头硬化（箭头）

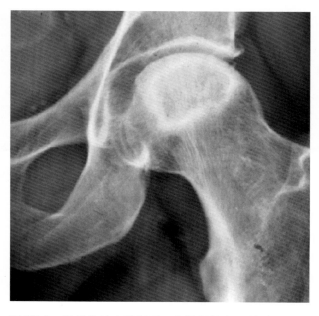

图 27.4 股骨头缺血性坏死。左侧股骨头 X 线片显示骨质硬化

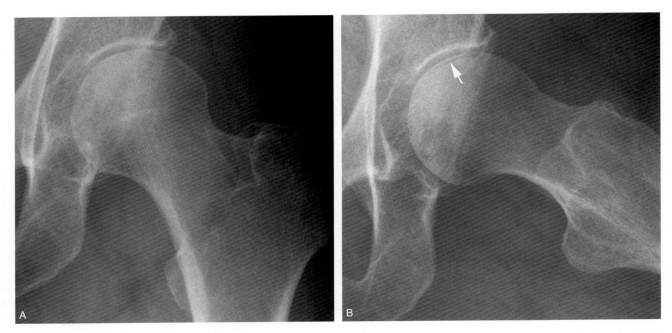

图27.5 股骨头缺血性坏死伴新月征。A.前后位X线片示轻微的股骨头骨质硬化;B.蛙式位片示股骨头的软骨下皮质可见新月形透明区分隔(箭头)

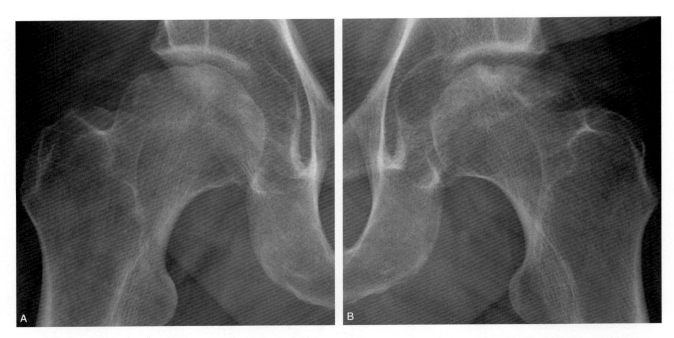

图27.6 股骨头缺血性坏死伴软骨下塌陷。A和B.双侧髋关节前后位X线片示双侧股骨头坏死伴软骨下塌陷

塌陷。常见于50岁以上的女性,危险因素还包括肥胖和骨质疏松。最常见的受累部位是股骨内侧髁,但股骨外侧髁甚至胫骨平台也可能会受到影响。如果没有发生骨坏死,这种情况可能是自限性的,并在几个月内修复;如果发生骨坏死,软骨下塌陷和快速进展的继发性骨关节炎将随之而来。在疾病的早期X线片表现正常,之后会出现骨质硬化、软骨下透亮影、髁状突变平以及最终继发退行性骨关节病。MRI示在T_1和T_2相上软骨下一条低信号线状影,提示不全性骨折;在受累的髁状突中可见特征性的广泛形似火焰状的骨质水肿[4](图27.10)。随着该区域血管代偿,骨坏死区域周围出现低信号,使坏死区域边界更清晰。如果病变发展到软骨下塌陷,则可能导致髁突变平、关节面的软骨消失。

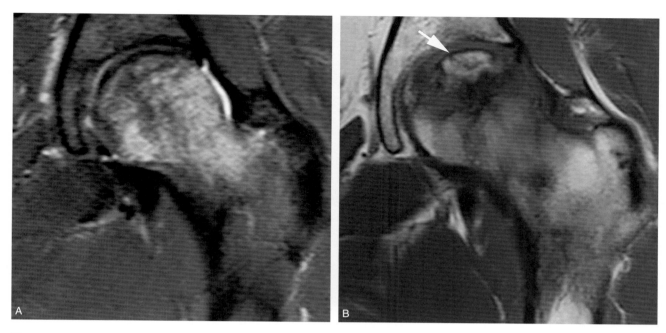

图 27.7　股骨头缺血性坏死伴骨髓水肿。A. 冠状位压脂 T_2WI 示股骨头和股骨颈广泛的骨髓水肿；B. 冠状位 T_1WI 示股骨头梗死区的脂肪性骨髓（箭头）和周围区域低信号

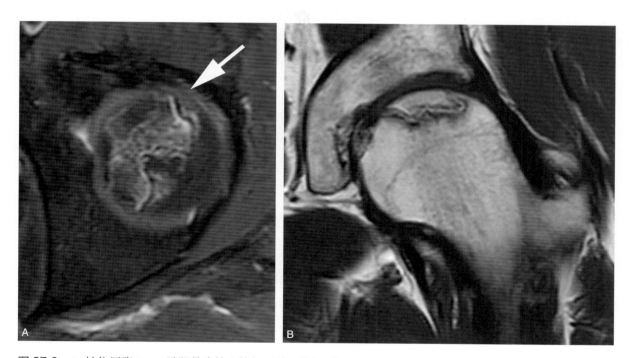

图 27.8　A. 轴位压脂 T_2WI 示股骨头缺血性坏死的双线征，其周围可见平行的高、低信号带（箭头）；B. 冠状位 T_1WI 示坏死区边缘呈蛇形

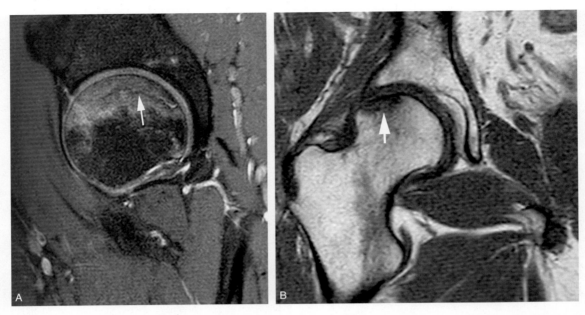

图 27.9　股骨头缺血性坏死伴软骨下骨折(不同患者)。A. 矢状位压脂质子加权成像示缺血性坏死伴软骨下不全骨折(箭头)和相应的骨质水肿;B. 冠状位 T_1WI 示晚期股骨头缺血性坏死合并股骨头塌陷(箭头)

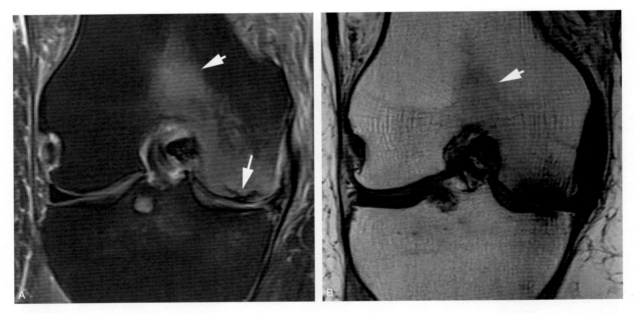

图 27.10　A 和 B. 冠状位压脂质子加权序列和 T_1WI 示 T_1 和 T_2 相上软骨下低信号骨折线(箭头)和火焰状骨髓水肿(短箭头),这是膝关节软骨下不全性骨折的特征

Kienbock 病

　　Kienbock 病即月骨缺血性坏死,好发于 30~50 岁男性。Kienbock 病的病因尚不明确,其可能与尺骨阴性变异有关,因此,诸多学者认为这种疾病与月骨上的过多应力负荷有关[5]。和其他类型的骨坏死一样,MRI 对早期发现该病最为敏感,其中骨髓水肿是首发表现。随着疾病的发展,X 线检查可见硬化

和软骨下塌陷(图 27.11)。晚期 Kienbock 病的特征是腕骨不稳定,舟月间隔变宽,舟骨旋转半脱位,最终发展为桡腕骨关节炎(图 27.12)。早期 Kienbock 病可以通过制动治疗,如果制动无效,可以采用桡骨缩短截骨术或进行带或不带血管的骨移植手术以矫正受力负荷[6](图 27.13)。晚期 Kienbock 病采用近排腕骨切除术和近端骨间神经切除术来缓解症状。

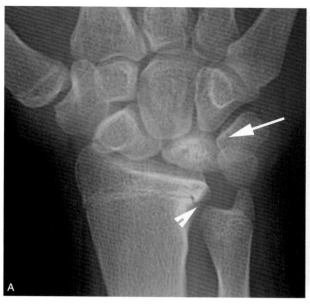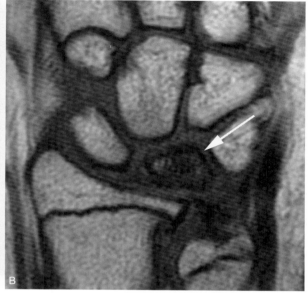

图 27.11　A. 早期 Kienbock 病的患者后前位 X 线片示月骨内骨质硬化(箭头),关节面正常。请注意尺骨阴性变异(三角箭头)。B. 同一患者的冠状位 T_1WI 示月骨骨髓水肿(箭头)

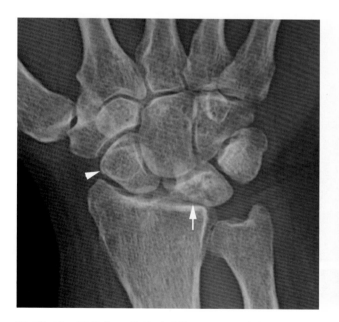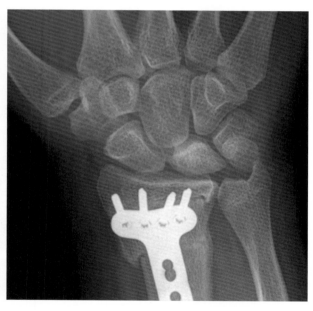

图 27.12　后前位 X 线片示晚期 Kienbock 病伴月骨骨质硬化和软骨下塌陷(箭头)、舟状骨旋转半脱位(三角箭头)和桡腕骨性关节炎

图 27.13　后前位 X 线片显示早期 Kienbock 病的桡骨缩短截骨术,校正了尺骨阴性变异

其他部位的骨坏死

　　各个部位的骨坏死已经在前文进行了描述。无论部位如何,其病理生理学都是相同的,并遵循前面描述的病情发展阶段:缺血、血管再生、修复、畸形,最终发展成骨性关节炎。例如肱骨头缺血性坏死(图 27.14)、下颌骨坏死和长骨髓质梗死。在 MRI 上,髓质梗死的重塑通常是多发的并有诊断意义的影像学表现,即在 T_1 和质子加权图像上有不规则、锯齿状的、清晰的低信号边界(图 27.15、图 27.16)。如果梗死周围存在 T_2 高信号,提示梗死是急性或亚急性,T_2 高信号区域是由于血管再生代偿所致。此时,X 线片通常是正常的,但是梗死的骨髓可能最终会发生钙化(图 27.17)。梗死中这种营养不良的钙化

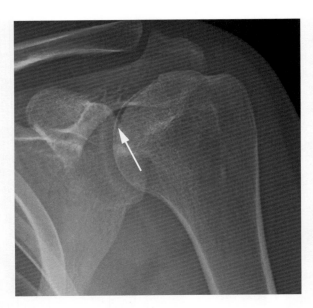

图 27.14　前后位肩关节 X 线片示肱骨头坏死。可见软骨下透明的新月征(箭头),提示软骨下不全性骨折伴软骨下塌陷

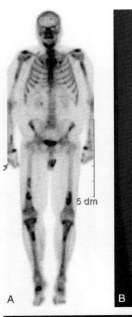

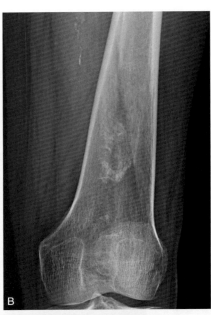

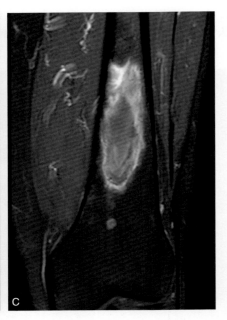

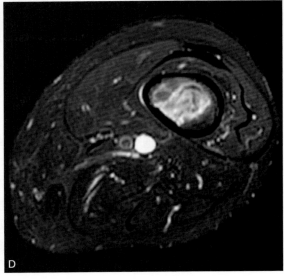

图 27.15　多发性骨髓梗死。A. 全身放射性核素扫描评估转移性病变显示多个病灶发生浓聚,包括股骨远端和胫骨近端;B. 左侧股骨的 X 线片示股骨远端有钙化区域,边缘不规则;C 和 D. 冠状位和轴位压脂 T₂WI 示髓内广泛的等信号,弯曲的边缘呈高信号

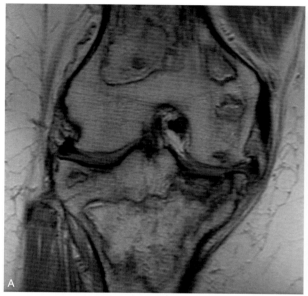
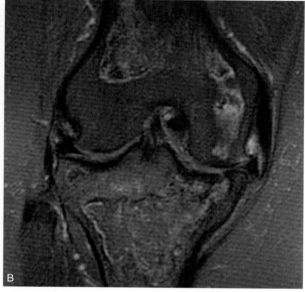

图27.16　骨髓梗死。A. 冠状位 T_1WI 示股骨和胫骨多发性梗死,边缘呈迂曲蛇形改变。胫骨内侧平台软骨下塌陷。B. 冠状位压脂 T_2WI 示梗死边缘呈双线征

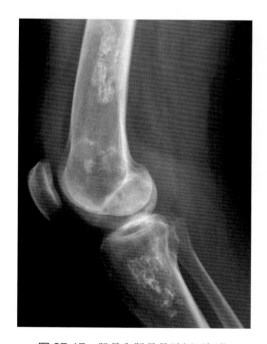

图27.17　股骨和胫骨骨髓梗死钙化

区可能类似于骨内软骨瘤矿化基质。

　　缺血性坏死是骨创伤常见的并发症。具有单一骨内膜血供的骨碎片极易受到断裂移位的影响,包括舟状骨近端、桡骨头、股骨头和距骨穹窿。任何部位的骨软骨碎片和皮质骨碎片也容易发生骨坏死。

骨髓水肿综合征

　　骨髓水肿综合征是一个概括性术语,包括暂时性骨质疏松症、区域游走性骨质疏松症和反射性交感神经营养不良[7,8]。它的特点是在没有外伤的情况下出现暂时性、疼痛性、自限性骨髓水肿。这些疾病的发病机制仍存在争议,但区域性加速现象的非适应性的激活可能起着一定的作用。区域性加速现象在某些刺激的作用下,使得骨转化率增加。在某些研究中,应用双膦酸盐可减少骨转化,成功治疗骨髓水肿综合征,进而支持这一理论。骨髓水肿综合征的特征是 MRI 上的局灶性骨髓水肿,呈现 T_2 高信号和 T_1 低信号,异常信号与临床症状的部位相呼应(图27.18)。X 线片通常最初是正常的,但在 3~6个月的随访中可能显示骨质疏松。踝关节和髋关节是常见的受累部位;当受累局限于股骨近端时,这种病变也可称为髋关节暂时性骨质疏松症。髋关节暂时性骨质疏松症最初报道发生于妊娠晚期的女性,但研究发现也好发于其他健康的中年男性。由于骨髓水肿综合征的影像学特征是非特异性的,临床病史和影像学随访起着重要作用。如,外伤史可以用来鉴别骨髓水肿综合征和骨挫伤。若出现软骨下骨折、进行性软骨下塌陷或继发性骨关节炎时可排除骨髓水肿综合征并提示骨坏死。动态对比增强 MRI 灌注成像也有助于区分早期骨坏死和骨髓水肿[9]。

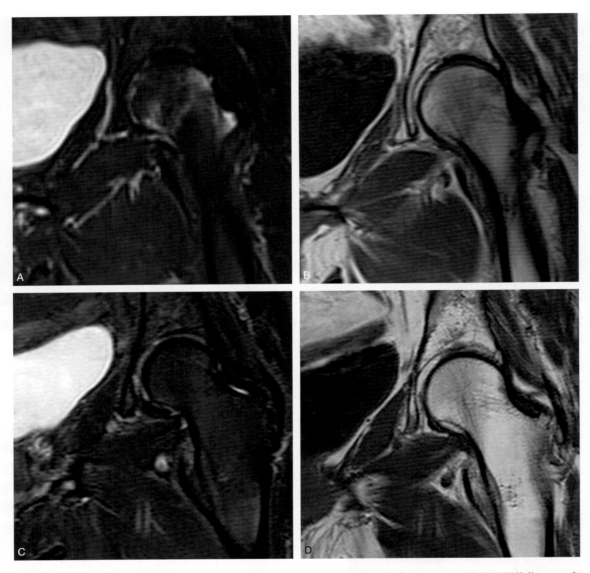

图27.18 一例63岁无外伤史伴左髋关节疼痛的患者,诊断为骨髓水肿综合征。A和B.骨盆的冠状位STIR序列和T_1WI示左侧股骨头内存在斑片状骨髓水肿;C和D.4个月后,冠状位STIR序列和T_1WI示信号恢复正常

镰状细胞病

镰状细胞病是由血红蛋白的遗传结构缺陷引起的,这种缺陷会导致红细胞功能障碍[10]。镰状细胞病在骨骼方面的影像学特征是骨髓增生、血管闭塞和骨髓炎的表现。其中骨髓增生会扩大骨髓腔。血管闭塞会导致骨坏死[11]。血管闭塞可以发生在任何骨骼的任何部分,常见部位包括长骨的髓腔、处于生长中的骨骺和双手。持续多年的多发性小梗死可能导致骨质硬化(图27.19)。新的骨膜新生骨附着在坏死的骨皮质上,形成双层骨皮质,就像电车轨道一样。若病变累及处于生长状态的骨骺会导致生长障碍。如累及股骨头时,其病理生理和后遗症与Legg-Calvé-Perthes病无明显区别;累及脊柱时,椎体因生长障碍会导致H形椎体形成(图27.20)。局部骨梗死伴修复或营养不良性钙化,导致骨骼内出现散在骨质硬化灶。反复输血之后可能会发生含铁血黄素沉着症(图27.21)。

镰状细胞病患者患骨髓炎的概率较高。与其他情况下的血源性骨髓炎不同,镰状细胞病的感染最常见于长骨骨干,此处的氧分压最低。大约50%的情况下,感染是由沙门氏菌或混合菌群引起(在其他情况下,它们的存在都罕见);其余病例通常由葡萄球菌属引起,以慢性骨髓炎和复发性骨髓炎多见。骨髓炎很难从临床上和影像学的角度与梗死相鉴别,两者互为并发症。骨髓炎的影像学特征可叠加在镰状细胞病先前的骨质改变上。

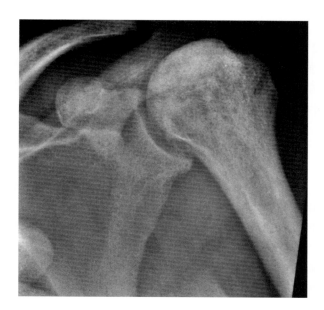

图 27.19　镰状细胞病伴多发性梗死引起的肱骨弥漫性硬化

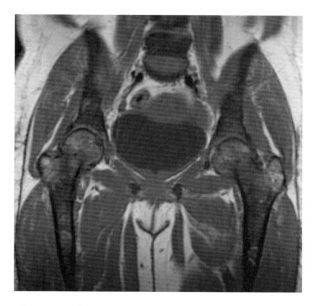

图 27.21　镰状细胞病伴骨髓含铁血黄素沉着。骨盆冠状位 T_1WI 示正常骨髓信号被弥漫性低信号所替代

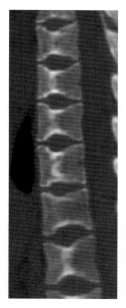

图 27.20　镰状细胞病。矢状位 CT 示下位胸椎和上位腰椎的 H 形椎体（中央分界明显的终板凹陷）

地中海贫血

　　地中海贫血是由遗传性珠蛋白生成异常引起的一组疾病,导致无效造血和贫血,其机制为某一个珠蛋白链的合成中发生缺陷[12]。根据受影响的特定珠蛋白链和存在的特定分子缺陷,可以将地中海贫血分成很多类型。骨髓增生和骨髓腔膨胀性改变会导致地中海贫血患者骨骼出现特异的影像学表现。如骨髓增生和骨髓腔膨胀性改变会造成生长障碍、骨髓腔填充从而发生畸形（图 27.22）和骺板过早闭

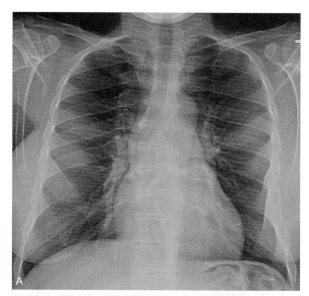

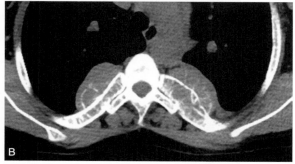

图 27.22　地中海贫血。A.胸部后前位 X 线片示普遍性肋骨髓腔膨胀性改变;B.轴位 CT 示肋骨髓腔膨胀性改变及邻近椎旁髓外造血

合。由于红细胞生成障碍,通常会出现髓外造血,而局部骨梗死和不全性骨折则较少发生。患者若经过反复输血治疗,则可能出现继发性血红蛋白沉着。骨髓移植可能是有效治疗地中海贫血的方法,并且可以减少骨骼异常的发生。

血友病

典型的血友病是性染色体遗传凝血因子Ⅷ缺陷所引起凝血功能障碍的出血性疾病。而血友病B(又称克雷司马斯病)是凝血因子Ⅸ遗传缺陷,血友病C则是凝血因子Ⅺ遗传缺陷。三者临床特征相似,在影像学表现上难以区分[13-15]。大约90%的血友病患者有自发性或创伤性关节积血,常累及大关节,易反复发作,其中70%的病例以单一膝关节发病为主。膝关节最常受累,其次是肘关节或踝关节(图27.23)。不同的关节可能会相继受累,最终导致多关节受累。急性出血时,会出现关节腔积液和骨质疏松;慢性或反复出血会导致滑膜增厚和慢性炎症。当病变的滑膜累及关节表面时,会发生软骨溶解,导致退行性改变。该病易形成软骨下囊肿,伴发的慢性充血会引起骨骺过度生长;这些改变出现的年龄越小,病变就越严重。关节软骨破坏后可继发退行性关节疾病(图27.24)。骨髓内出血和后期清除积血的炎症反应会在骨中产生放射状缺损,称为假性肿瘤。假性肿瘤内反复出血会导致病变的复发和范围扩大,和恶性肿瘤相似(图27.25)。当这种假性肿瘤大到足以容纳几个单位的血液时,就可能发生致命性出血。许多血友病患者在输注被污染的血液制品时感染了艾滋病和病毒性肝炎。

骨髓纤维化

骨髓纤维化伴髓样化生是指以进行性骨髓纤维化和骨硬化伴骨髓外造血为特征的一组疾病[16-18]。骨髓纤维化是慢性白血病中的一种,可由骨髓细胞克隆性增殖(原发性骨髓纤维化)或继发于其他骨髓疾病,最常见的是真性红细胞增多症或原发性血小板增多症。而急性骨髓纤维化是一种与此相关但又有所不同的另一临床类型,通常发生在急性巨核细胞白血病或急性髓系白血病亚型,称为"急性全髓增殖症伴骨髓纤维化"。原发性骨髓纤维化的诊断基于骨髓活检(巨核细胞增生伴骨硬化),需排除其他髓样肿瘤、某些克隆性免疫组化标志物的存在(最常见的是 JAK2、CALR、MPL)或非肿瘤因素导致的反应性纤维化。原发性骨髓纤维化治疗的选择主要取决于 DIPSS Plus 积分系统进行风险评级,评估为高风险的应选择同种异体骨髓移植和药物治疗,评估为无症状低风险的则只需观察。羟基脲通常用于有高尿酸血症风险的患者。大约20%的患者在确诊后的10年内转变为白血病。

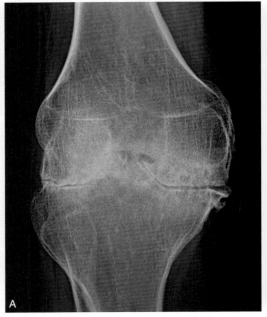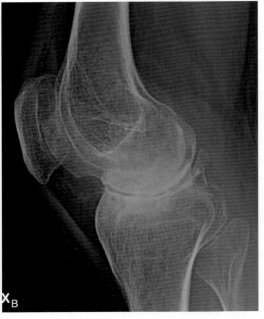

图 27.23　血友病患者的膝关节。A 和 B. 前后位和侧位 X 线片示严重的关节病变和骨骺过度生长

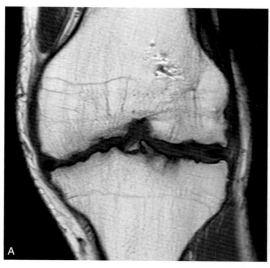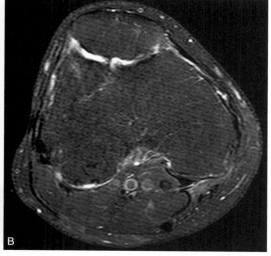

图 27.24　血友病患者的膝关节。A. 冠状位 T_1WI 示膝关节内侧和外侧的严重关节病变,伴有发育不良改变;B. 横断面压脂 T_2WI 示髌股关节腔弥漫性软骨缺失

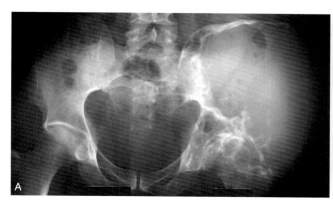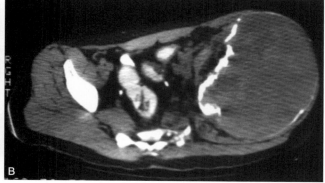

图 27.25　血友病伴骨盆假瘤。A. 骨盆前后位 X 线片显示一个巨大的、膨胀性的透明病灶,累及左侧髂骨翼;B. 轴位 CT 显示不均匀的低密度病灶,其内未见钙化

　　原发性和继发性骨髓纤维化最常见的影像学表现是巨脾和中轴骨及股骨、肱骨和胫骨干骺端的骨质硬化[18]。在 X 线片或 CT 上,骨质硬化表现为规则或地图样的高密度骨质改变(图 27.26),而所有 MR 序列均表现为骨或骨髓的低信号(图 27.27)。髓外造血最常见于肝、脾和淋巴组织(尤其是椎旁组织)。髓外造血组织可呈团块状,形似肿瘤。但急性骨髓纤维化通常不会表现出器官肿大或髓外造血。

溶酶体贮积症

　　戈谢病是最常见的溶酶体贮积症,发病率约为 1/50 000。虽然戈谢病有 3 种,但只有 I 型会出现影像学改变。该病是常染色体隐性遗传疾病,由于缺乏葡糖脑苷脂酶导致富含葡糖脑苷脂的组织细胞在

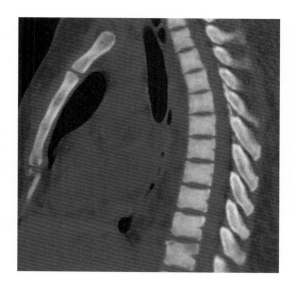

图 27.26　矢状位 CT 示一例骨髓纤维化患者,胸椎、胸骨和胸骨柄弥漫性骨髓硬化

骨髓和其他器官、组织中逐渐累积，可以观察到骨骼的继发性变化，典型的 X 线表现是烧瓶样畸形，这是由于骨髓腔填塞造成的干骺端生长受限所致（图 27.28）[19]。其他常见的表现包括发生在骨骼各处的骨梗死（图 27.29），双侧股骨头缺血性坏死是其特征性表现。由于骨内膜剥脱和骨量减少导致的皮质变薄增加了患者病理性骨折的风险。经过巨噬细胞靶向葡萄糖脑苷脂酶（葡萄糖神经酰胺酶）的

长期酶替代治疗后，骨髓成分、骨量和骨形态可恢复正常。

黏多糖贮积症（mucopolysaccharidoses，MPSs）是一类溶酶体贮积病，该病为代谢糖胺聚糖所需的酶缺失或功能障碍所致。黏多糖贮积症根据特定的酶缺乏分为不同的类型，但是随着非代谢性糖胺聚糖的积累，影响多器官系统的发育和功能，所有这些类型的黏多糖贮积症的临床表现都会逐步恶

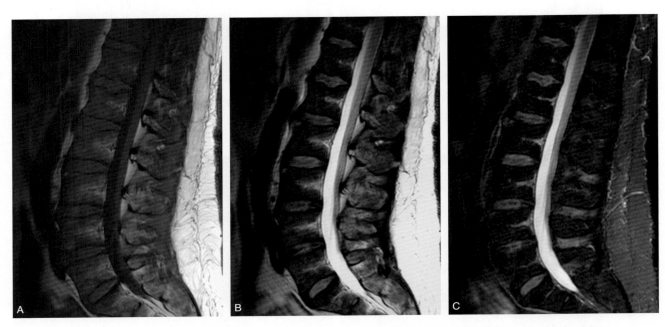

图 27.27 矢状位腰椎 MRI 示骨髓纤维化的特征性表现为在 T_1（A）、T_2（B）和 STIR 序列（C）信号普遍减低

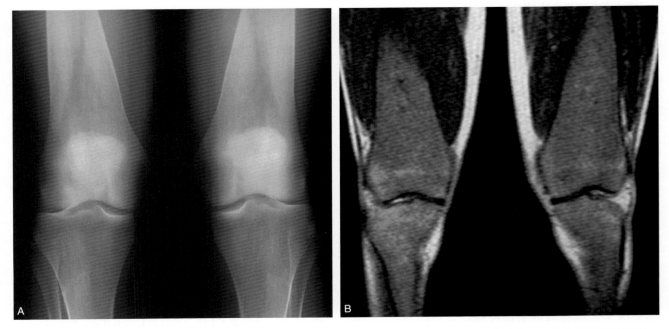

图 27.28 戈谢病。A. 双侧膝关节 X 线片示股骨远端的锥形烧瓶样外观；B. 冠状位 T_1WI 示弥漫性正常骨髓信号被替代

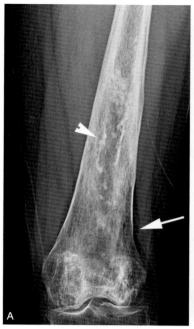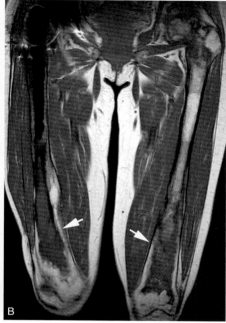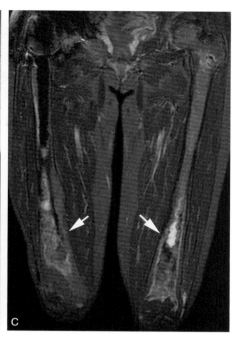

图 27.29　戈谢病。A. 前后位 X 线片示烧瓶样改变伴迂曲的髓内硬化（三角箭头），提示广泛的骨梗死，同时可见皮质变薄（箭头）；B 和 C. 冠状位 T₁WI 及 STIR 示 T_1 低信号和 T_2/STIR 高信号的骨髓梗死（箭头）

化。许多黏多糖贮积症患者现已成年，目前采用的治疗方法是酶替代疗法。伴黏多糖贮积症的肌肉骨骼疾病被称为多发性骨发育不全，包括各种畸形，如身材矮小、骨骼发育不全、脊椎畸形、关节病和关节挛缩。

参考文献

1. Navarro SM, Matcuk GR, Patel DB, et al. Musculoskeletal imaging findings of hematologic malignancies. *RadioGraphics*. 2017;37: 881–900.
2. Etienne G, Mont MA, Ragland PS. The diagnosis and treatment of nontraumatic osteonecrosis of the femoral head. *Instr Course Lect*. 2004;53:67–85 [PMID:15116601].
3. Beltran J, Herman LJ, Burk JM, et al. Femoral head avascular necrosis: MR imaging with clinical-pathologic and radionuclide correlation. *Radiology*. 1988;166(1 Pt 1):215–220 [PMID:3336682].
4. Jose J, Pasquotti G, Smith MK, Gupta A, Lesniak BP, Kaplan LD. Subchondral insufficiency fractures of the knee: review of imaging findings. *Acta Radiol*. 2015;56(6):714–719.
5. Arnaiz J, Piedra T, Cerezal L, et al. Imaging of Kienböck disease. *AJR Am J Roentgenol*. 2014;203(1):131–139.
6. Nealey EM, Petscavage-Thomas JM, Chew FS, Allan CH, Ha AS. Radiologic guide to surgical treatment of Kienbock's disease. *Curr Probl Diagn Radiol*. 2017. pii:S0363-0188(17)30100-7. doi:10.1067/j.cpradiol.2017.04.012 [PMID:28619441].
7. Singh D, Ferrero A, Rose B, Goldberg A, Cullen N. Bone marrow edema syndrome of the foot and ankle: mid- to long-term follow-up in 18 patients. *Foot Ankle Spec*. 2016;9(3):218–226.
8. Korompilias AV, Karantanas AH, Lykissas MG, Beris AE. Bone marrow edema syndrome. *Skeletal Radiol*. 2009;38(5):425–436.
9. Geith T, Niethammer T, Milz S, Dietrich O, Reiser M, Baur-Melnyk A. Transient bone marrow edema syndrome versus osteonecrosis: perfusion patterns at dynamic contrast-enhanced MR imaging with high temporal resolution can allow differentiation. *Radiology*. 2016:152665.
10. Piel FB, Steinberg MH, Rees DC. Sickle cell disease. *N Engl J Med*. 2017;376(16):1561–1573. doi:10.1056/NEJMra1510865 [PMID:28423290].
11. Kosaraju V, Harwani A, Partovi S, et al. Imaging of musculoskeletal manifestations in sickle cell disease patients. *Br J Radiol*. 2017;90(1073):20160130. doi:10.1259/bjr.20160130 [Epub March 10, 2017 PMID:28281830].
12. Aydinok Y. Thalassemia. *Hematology*. 2012;(17 suppl 1):S28–S31. doi: 10.1179/102453312X13336169155295.
13. Keshava SN, Gibikote S, Doria AS. Imaging evaluation of hemophilia: musculoskeletal approach. *Semin Thromb Hemost*. 2015;41(8):880–893. doi:10.1055/s-0035-1564798 [Epub October 19, 2015. PMID:26479893].
14. Jaganathan S, Gamanagatti S, Goyal A. Musculoskeletal manifestations of hemophilia: imaging features. *Curr Probl Diagn Radiol*. 2011;40(5):191–197. doi:10.1067/j.cpradiol.2010.08.001 [PMID:21787985].
15. Kerr R. Imaging of musculoskeletal complications of hemophilia. *Semin Musculoskelet Radiol*. 2003;7(2):127–136 [PMID:12920650].
16. Tefferi A. Myelofibrosis with myeloid metaplasia. *N Engl J Med*. 2000;342(17):1255–1265.
17. Arber DA, Orazi A, Hasserjian R, et al. The 2016 revision to the World Health Organization classification of myeloid neoplasms and acute leukemia. *Blood*. 2016;127(20):2391–2405.
18. Guermazi A, de Kerviler E, Cazals-Hatem D, Zagdanski A-M, Frija J. Imaging findings in patients with myelofibrosis. *Eur Radiol*. 1999;9(7):1366–1375.
19. Katz R, Booth T, Hargunani R, Wylie P, Holloway B. Radiological aspects of Gaucher disease. *Skeletal Radiol*. 2011;40(12):1505–1513.

章节自测

1. 早期股骨头坏死的 X 片影像学特征是下列哪一项?

　　A. 正常

　　B. 新月征

　　C. 股骨头硬化

　　D. 股骨头塌陷

2. 下列哪种疾病与股骨远端的烧瓶样外观有关?

　　A. 镰状细胞病

　　B. 戈谢病

　　C. 地中海贫血

　　D. Paget 病(慢性骨瘤样变性)

3. 髓外造血最常见于下列哪种疾病?

　　A. 镰状细胞病

　　B. 血友病

　　C. 地中海贫血

　　D. 骨髓纤维化

4. Kienbock 病与下列哪一骨头联系最紧密?

　　A. 距骨

　　B. 骰骨

　　C. 舟骨

　　D. 月骨

章节自测答案

1. A　早期骨坏死的 X 线片是正常的。

2. B　烧瓶样外观与未经治疗的戈谢病有关。

3. C　髓外造血在地中海贫血中最常见。

4. D　Kienbock 病累及月骨。

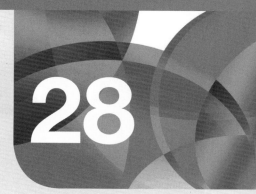

第二十八章
肌肉骨骼系统超声影像

Felix S. Chew, Sandra J. Allison

本章节为入门住院医师简要介绍肌肉骨骼系统超声检查,并且涵盖了众多优质的、详细的病例资源[1-4]。

学习目的

通过对本章的学习,关于肌肉骨骼系统的超声影像学认识,期望读者能够:

1. 介绍适当的影像方法和患者体位。

2. 描述超声影像特征。

3. 总结以下解剖区域的相关概念和主要内容:肩部,肘部,腕部,手和手指,髋关节,膝关节,踝关节和足部。

引言

对于经验不足的肌肉骨骼系统超声医师来说,一种简单方法是将超声探头放置在患者身上之后,识别解剖参考点,通常是待检查骨骼相对应的体表位置,并从那里开始识别感兴趣的结构。基于 MRI 和 CT 经验,肌肉骨骼解剖学知识同样适用,但是超声解剖需要具备一定的知识和技能来理解和想象多个变化的平面,通常可以进行对侧比较。重要的是,首先,您自己、超声机器和患者的位置都应舒适;其次,身体受检部位、超声探头和其他扫描控件易于操作;第三,屏幕在可视范围内,并且让患者也可以查看检查内容。

超声像图显示的是探头顶部接触身体表面的情况。按照惯例,纵向超声图的方向近端是面向医师的左侧,而远端则是面向医师的右侧。横向声像图和 MRI、CT 一样,就好像从床脚看患者一样,取决于探头的位置和被检查一侧的方位。

许多肌肉骨骼结构的回声随超声波束的相对方向而变化,这种特性被称为各向异性。当探头产生的声束不垂直于平行排列结构的轴线时,例如肌腱、韧带、神经以及有时是肌肉,可能会出现人为因素造成的低回声伪影,并且导致该结构看起来类似于黑色无回声区。无回声区是超声波被该结构反射回去

的结果,与成像方式无关。除非确实存在异常低回声区(图 28.1),否则从脚跟到脚的操作或转动探头改变波束角度将恢复预期的回声表现。由于许多病灶呈低回声,其外观与各向异性伪影相似,所以连续调整探头角度是一种常见的扫描技术,可以确定哪些是真实低回声,哪些是伪影。由于近场中的结构组成相对均匀,可以很好地传输声波,因此可以通过增加透声性,致使更多的声波渗透到更深的结构中并有助于成像;深部的结构将比正常结构显示更多的回声。声影是指声波被诸如骨骼之类的结构阻挡的情况,没有声波穿透导致无法显示更深层的结构。探头对感兴趣结构加压(超声触诊),以及特定解剖结构与疼痛、压痛和体格检查的相关性增加了超声检查时可获得的信息。在患者进行特定动作以引起病理反射时进行动态检查可用于评估各种肌肉骨骼疾病,例如半脱位。

正常肌腱是平行排列的等回声的致密纤维。肌腱炎的征象包括肌腱增厚和回声不均,因为产生了黏液状物质将正常的致密结构分开。异常的肌腱也会出现弥漫低回声,并且在周围的肌腱鞘中可能存在新生血管。肌腱撕裂的征象包括局灶性低回声区、肌腱不连续、积液和离开正常位置。肌腱撕裂通常是由潜在的肌腱炎引起的,因此,肌腱炎的征象通常和肌腱撕裂并存。肌腱撕裂部位的血肿杂乱无章,

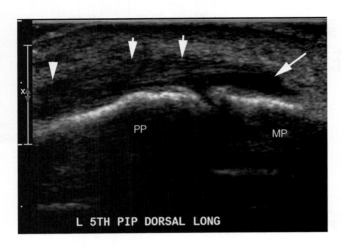

图28.1 近侧指间关节（PIP）上伸肌腱的各向异性伪影伴弥漫水肿。当肌腱在近侧指间关节上弯曲时，垂直于探头的部分显示出其中的平行纤维束（短箭头）。当弯曲的肌腱不与探头垂直时，由于各向异性，肌腱的近端（三角箭头）和远端（长箭头）显示出低回声。PP，近节指骨；MP，中节指骨

取代了正常的肌腱结构，也可以看到空虚的腱鞘。

肌肉纤维束被纤维脂肪组织（称为肌束膜）分隔，并包含在封套筋膜（肌外膜）内。肌束是低回声的，而肌束膜是高回声的。肌外膜和肌内间隔呈高回声。肌束的平行结构可能会引起各向异性，但程度要比肌腱小得多。肌肉拉伤通常发生在肌腱肌肉连接处。Ⅰ级肌肉拉伤表现为正常肌肉结构中的局部或弥漫高回声异常，可能伴束周积液。值得注意的是，迟发性肌肉酸痛可能出现同样的表现。Ⅱ级肌肉拉伤是肌肉部分撕裂，可能表现为肌束低回声中断，肌内低回声积液和丰富的彩色多普勒血流信号（充血）。Ⅲ级肌肉拉伤将出现肌腱结构完全断裂。肌肉拉伤通常发生在肌 - 腱连接处。

在关节和滑囊中出现的正常液体，是无回声，并有包膜所包绕。包膜本身可能无法作为独立的结构被识别。如果存在残留物，例如血块或脓液，则在关节液或滑液中可能会有回声。滑膜炎表现为受累结构的低回声区增厚，彩色多普勒显示为滑膜充血。正常的滑囊表现为薄层高回声结构，一般没有明显的液体或根本没有液体；超声检查时见到液体提示滑囊炎。

皮质骨与软组织有高回声界面分隔，在声像图上表现为一条清晰的线条，完全遮蔽更深的结构。骨折时可显示出骨皮质不连续，或者如果存在骨折移位的话，可以看到骨折部位呈中断错位，在超声检查中还可能发现周围水肿、血肿或积液，同时在超声触诊时出现疼痛。如果存在移位的小骨碎片，例如

移位的撕脱性骨折，可能会显示为伴有声影的高回声结构。骨折部位周围可能会出现高回声的软组织水肿或血肿。在确诊骨折方面，X 线检查通常优于超声检查。

肩部超声检查

患者出现肩部症状的位置与病变实际解剖部位通常不对应。因此，全面的超声检查通常比局部检查更可取。首先让患者直立坐在凳子上，屈肘，双手放在同侧膝盖上（中立旋转位）。医师可以在患者前方或后方对患者进行检查。检查的初始位置是探头位于盂肱关节前方。探头相对于手臂横向固定，选取肱骨小结节作为定位点。在横向和纵向声像图中可显示肱二头肌间沟和肱二头肌长头腱（图 28.2）。如果肌腱不在肱二头肌间沟内，则可能发生了撕裂和回缩或向内移位（图 28.3）。随后将探头向内侧移动，以横向和纵向观察肩胛下肌腱（图 28.4），手臂外旋可改善肩胛下肌腹的成像效果，并且可见肱骨小结节处肌腱止点相连续的肌 - 腱连接点。一些纤维会横跨肱二头肌间沟，成为肱骨横韧带的一部分。探头放置于肩锁关节上方可见肩锁关节（图 28.5）。锁骨远端比肩峰厚，因此它的表面更加突出。然后，可以将患者的手放到髋关节后，使手掌的前部或后部接触髋关节（后展并外旋，改良 Crass 位），该操作可以使肱骨头（HH）的顶部和冈上肌腱相对于肩峰向前旋转，以便在横向和纵向图像上显示（图 28.6）。从纵向声像图上可以横向追踪到肌腱在肱骨大结节（GT）处的附着点。三角肌 - 肩峰下滑囊通常不可见，它紧贴冈上肌肌腱表面上，并随冈上肌横向延伸走行到肱骨大结节的外侧边缘。冈上肌肌腱炎可能表现为增厚和弥漫性或斑片状回声缺失（图 28.7~图 28.9）。部分撕裂在肌腱实质内、滑囊或关节表面表现为局灶性低回声区域。大面积的撕裂或撕裂回缩导致肌腱缺失（图 28.10）；超声检查通常无法识别出肌腱撕裂的边缘。将手臂在身体的前部交叉（外展和内旋），将探头移动到肩部后侧，正好在肩峰的后部下方，再次分别从横向和纵向声像图观察，在此处可以看到冈下肌和小圆肌肌腱（图 28.11、图 28.12），也可以看到盂肱关节的后部和冈盂切迹。

肩袖中的钙化表现为高回声伴声影。小斑点状的钙化通常容易识别，但是大的团状钙化可能被误认为是肱骨头。三角肌 - 肩峰下滑囊炎可能表现为滑囊积液和滑囊增厚（图 28.13）。滑囊积液可能仅

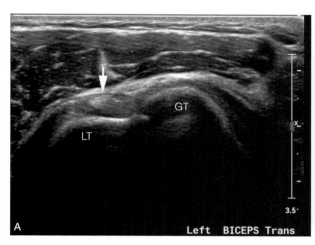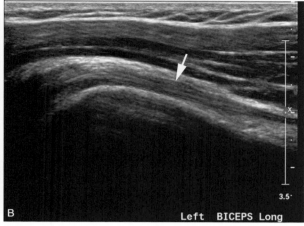

图28.2 正常肱二头肌长头肌腱。前肩部声像图。A. 横向声像图显示了在肱二头肌间沟内的肌腱(箭头)。横韧带横贯肌腱。肩胛下肌腱止于肱骨小结节(LT)。B. 纵向超声图显示肌腱(箭头)沿着肱骨向下走行。GT,肱骨大结节

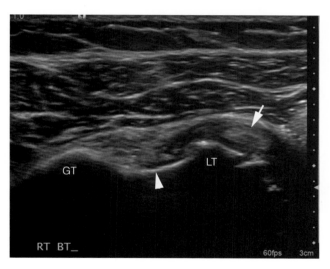

图28.3 肱二头肌脱位。右肩的横向声像图显示肱二头肌肌腱长头的内侧脱位(箭头)。GT,肱骨大结节;LT,肱骨小结节;三角箭头示二头肌间沟

存在于滑囊的相关结构中,取决于存在的积液量和患者的位置。如果对探头施加了太大的压力,滑囊壁被压缩在一起,则液体可能会超出视野范围。肩部动态扫查可能显示三角肌 - 肩峰下滑囊和冈上肌肌腱的肩峰下撞击。

超声检查、MRI 和 MR 关节造影均已在多项研究中显示出对肩袖撕裂的良好诊断准确性[5,6]。最近一项对于肩袖撕裂诊断方法的 Meta 分析显示,对于确定相对有效性而言,现有研究方法的质量较低或不清楚[7]。判断一种方法优于另一种方法可能取决于本人的专业知识和患者的个人情况。评估其他肩部病变,例如上盂唇撕裂和盂唇旁囊肿(图28.14)。肩袖间隔和盂肱韧带在高级别超声医师操作下才能显示,但实际上,MRI 和 MR 关节造影更能轻易显示这些结构。

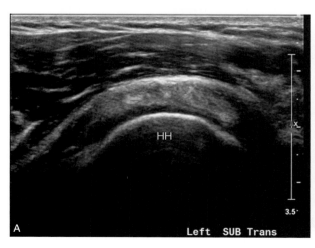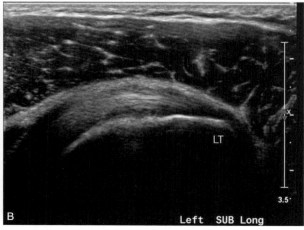

图28.4 正常肩胛下肌腱。前肩部超声检查,肩关节外旋。A. 横向声像图。HH,肱骨头。B. 纵向声像图。LT,肱骨小结节

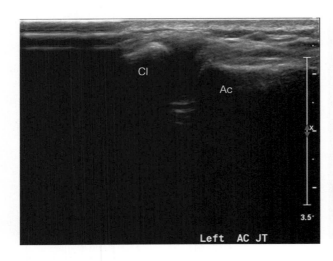

图 28.5 正常的肩锁关节。肩关节上部超声检查显示该关节位于锁骨远端（Cl）和肩峰（Ac）之间

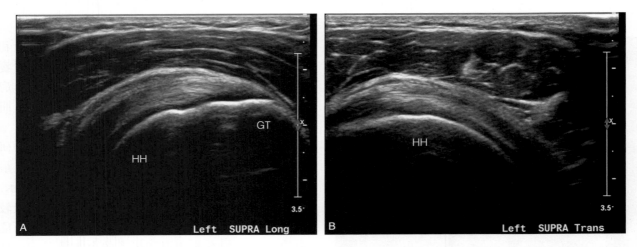

图 28.6 正常的冈上肌肌腱。患者处于改良 Crass 位时的前肩部超声检查。A. 纵向声像图显示肱骨头（HH）、无回声的关节软骨、冈上肌肌腱、三角肌和皮下组织。B. 横向声像图显示，冈上肌肌腱跨过肱骨头，附着在肱骨大结节（GT）。三角肌 - 肩峰下滑囊向远侧延伸超过冈上肌肌腱

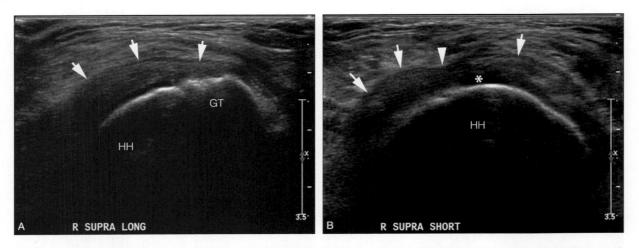

图 28.7 42 岁女性部分肩袖撕裂和肌腱炎，前肩部疼痛剧烈发作。A. 长轴声像图显示，冈上肌肌腱（箭头）增厚，延伸穿过肱骨头（HH），并附着在肱骨大结节（GT）；B. 短轴声像图显示，冈上肌肌腱（箭头）增厚，伴有局灶性轮廓异常（三角箭头），覆盖在低回声关节面的部分肌腱撕裂（*）

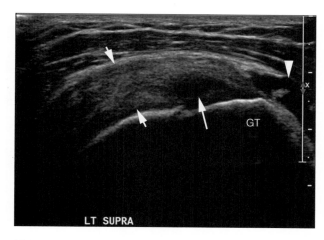

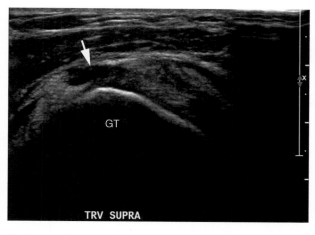

图 28.8　冈上肌肌腱炎。纵向声像图显示,冈上肌肌腱增厚并弥漫性低回声(短箭头),伴有局灶性肌腱炎(长箭头)。邻近结构(三角箭头)中存在三角肌 - 肩峰下滑囊中的液体。GT,肱骨大结节

图 28.9　冈上肌肌腱部分撕裂。横向声像图显示在沿冈上肌走行的肌腱后侧,滑囊面部分撕裂(箭头)。GT,肱骨大结节

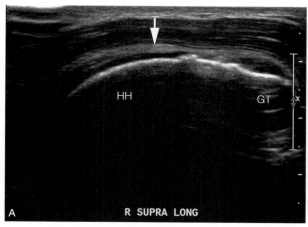

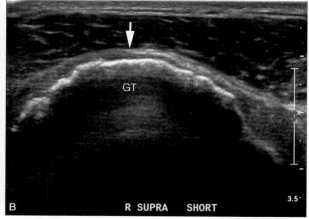

图 28.10　62 岁男性肩袖完全撕裂伴有前肩部疼痛和运动障碍。右肩在位置 4 扫描。A. 长轴声像图显示,原本应该覆盖在肱骨头(HH)和肱骨大结节(GT)上的冈上肌肌腱未见显示。高回声的增厚的肩峰 - 三角肌下滑囊(箭头)沿肱骨表面延伸,并且向远侧延伸超过冈上肌附着点。B. 短轴位声像图显示邻近肱骨大结节的肩峰下 - 三角肌下滑囊(箭头)且可见冈上肌肌腱撕裂并回缩

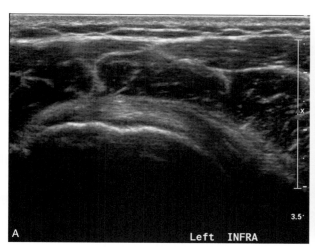

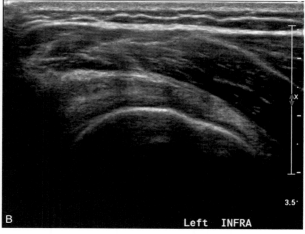

图 28.11　肩关节后侧超声检查所示冈下肌肌腱。A. 纵向声像图;B. 横向声像图

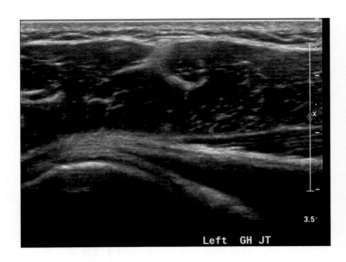

图 28.12 肩关节后侧超声检查小圆肌肌腱和后盂肱关节

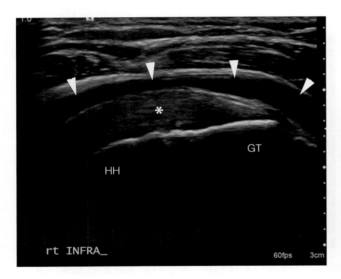

图 28.13 三角肌-肩峰下滑囊炎。右冈下肌肌腱（*）的纵向声像图显示了肩峰下三角肌下滑囊（三角箭头）中的无回声液体。GT，肱骨大结节；HH，肱骨头

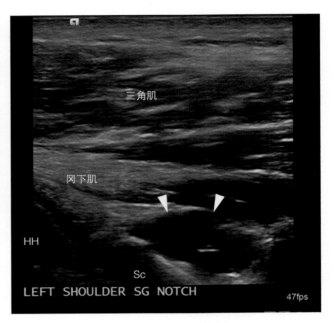

图 28.14 冈盂切迹旁囊肿。肩部纵向超声检查显示在冈盂切迹中有低回声囊肿（三角箭头）。HH，肱骨头；Sc，肩胛骨

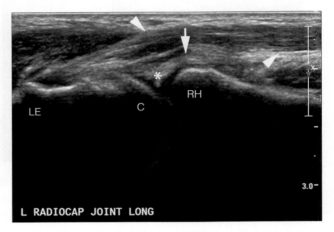

图 28.15 61 岁男性患者外肘部的正常结构，伴外肘部活动时疼痛。纵向外肘部超声显示正常伸肌总腱起源于肱骨外上髁（LE）和远端的肌肉（三角箭头）。桡侧副韧带（箭头）位于伸肌深部，半月板同系物（*）突出于肱骨小头（C）和桡骨头（RH）之间

肘部超声检查

根据要检查的结构，肘部可以从 4 个侧面观察。外侧肘检查可显示伸肌总腱起始部，并在其深处显示桡侧副韧带和半月板同系物（图 28.15）。肱骨外上髁炎是伸肌总腱起始点的肌腱炎，是与网球运动有关的过度使用综合征（称为网球肘）。该病在超声检查中，肌腱起始部增厚，低回声，并在超声触诊时质软。肌腱撕裂在多普勒成像上可能会显示出血流信号增多。内侧肘检查可以显示屈肌总腱起始部，在它的深部是尺侧副韧带。肱骨内上髁炎（称为高尔夫球肘）不如肱骨内上髁炎常见，在超声上特征相

似（图 28.16）。尺侧副韧带撕裂，特别是前束，与投掷运动有关。

从肘部前方检查可显示远端肱二头肌肌腱和肱肌肌腱。肱二头肌肌腱撕裂更为常见，因为肱二头肌在功能上涉及两个关节。但是，当患者出现症状，肱二头肌又确认完好无损时，应该检查肱肌肌腱，因为其症状和损伤机制与前者相似。当将探头放置在肘部的内侧并倾斜探头和远端肱二头肌肌腱的走行一

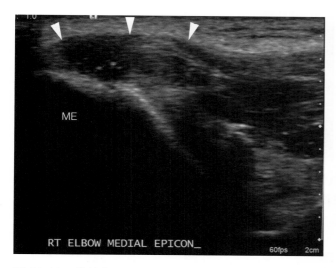

图 28.16　肱骨内上髁炎。内侧肘部的纵向声像图显示增厚弥漫性低回声的屈肌总腱（三角箭头）。ME，肱骨内上髁

致时，肱二头肌和肱肌肌腱更容易显示（图 28.17、图 28.18）。肱二头肌腱周围出现积液表明肱二头肌桡侧滑囊炎。前肘部可见关节积液和游离体，并可见桡神经。

　　后肘部检查包括肱三头肌肌腱和尺神经。肱三头肌肌腱炎和断裂表现出与其他肌腱相同的超声特征。尺神经由于其位置非常浅表，通常在超声检查中很容易看到。肘管综合征和尺神经卡压可通过以下方法轻松诊断：在卡压部位测量直径变化、神经近端至卡压点神经的低回声区增粗以及检查神经增粗部分时出现压痛。当患者在肘部弯曲和伸展时进行动态检查，可能会显示弹响的原因，例如尺神经或肱三头肌内侧头半脱位。可能会看到存在关节积液和游离体。

腕部超声检查

　　双腕关节放在台面或其他合适的平面上，使患者和医师坐在彼此相对的位置检查腕关节。可双侧对比检查。因为腕部结构很浅，并且可用于探头放置的皮肤表面积很小，通常建议使用高频曲棍球棒形探头。腕部可以从 4 个侧面成像。尺侧观用于检查位于尺骨沟内的尺侧腕伸肌腱（伸肌间室 Ⅵ）（图 28.19）。当有弹响或半脱位时，可尝试动态检查。通常情况下，腕部的旋后和屈曲会使不稳定的尺侧腕伸肌腱从尺骨沟向前脱出（图 28.20）。桡侧观用于检查伸肌间室 Ⅰ 中的肌腱［拇长展肌（APL）和拇短伸肌（EPB）］。De Quervain 病是一种狭窄性腱鞘

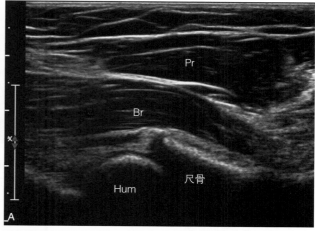

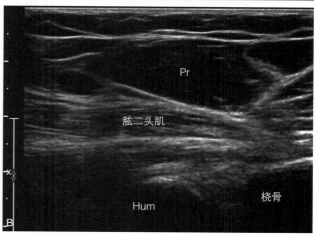

图 28.17　正常的肱二头肌和肱肌肌腱。将探头放置在前臂内侧近端上。A. 正常肱肌和肌腱（Br）；B. 正常肱二头肌肌腱。Hum，肱骨；Pr，旋前圆肌

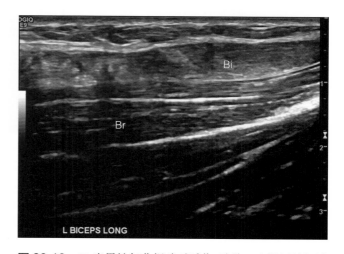

图 28.18　52 岁男性打曲棍球时受伤，致肱二头肌远端肌腱撕裂。患者出现左肘疼痛和肿胀，以及肱二头肌力量丧失。前肘超声检查显示肱二头肌远端肌腱（Bi）撕裂，正常组织和结构消失。Br，肱肌

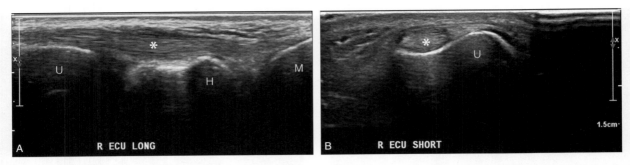

图 28.19　37 岁男性腕关节尺侧痛,诊断为尺侧腕伸肌(ECU)肌腱炎。A. 右腕关节内侧纵向声像图显示,在腕骨水平处,尺侧腕伸肌肌腱(*)增厚且回声不均(H,钩骨;M,第五掌骨;U,尺骨);B. 短轴声像图显示增厚的尺侧腕伸肌肌腱(*)位于尺骨(U)的尺侧腕伸肌沟内,位置正常

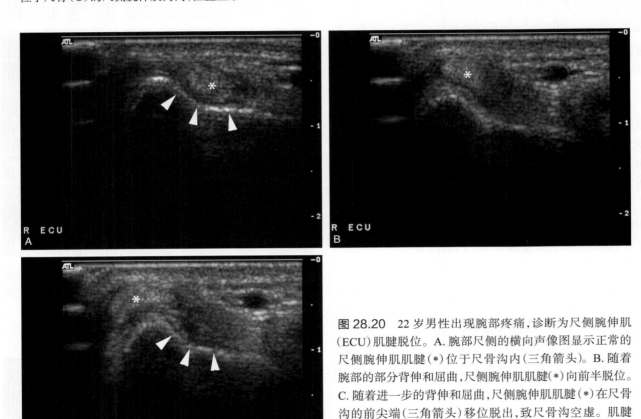

图 28.20　22 岁男性出现腕部疼痛,诊断为尺侧腕伸肌(ECU)肌腱脱位。A. 腕部尺侧的横向声像图显示正常的尺侧腕伸肌肌腱(*)位于尺骨沟内(三角箭头)。B. 随着腕部的部分背伸和屈曲,尺侧腕伸肌肌腱(*)向前半脱位。C. 随着进一步的背伸和屈曲,尺侧腕伸肌肌腱(*)在尺骨沟的前尖端(三角箭头)移位脱出,致尺骨沟空虚。肌腱因旋前及外展而回位

炎,涉及拇长伸肌和拇短伸肌(图 28.21)。这些肌腱可能最终会退变和撕裂(图 28.22)。背侧观用于显示伸肌间室Ⅱ~Ⅴ中的肌腱。掌侧观用于显示腕管、正中神经、尺管和尺神经。对腕管综合征的腕管评估包括确定掌弓的屈肌支持带、正中神经的远端扁平以及屈肌支持带近端的神经膨大。周围神经表面神经外膜呈高回声,其包绕着低回声的神经束,神经束间还可见高回声的束间神经膜,因此可以与肌肉、肌腱和韧带区分开(图 28.23)。超声检查还可以鉴别可能引起腕管综合征的腕管内占位性病变。

腕部的腱鞘囊肿通常有症状,表现为无回声的圆形或卵形分叶结构。在术后的腕部,特别是伸肌肌腱,可能会出现硬物撞击肌腱的相关症状(图 28.24)。

手掌和手指超声检查

和腕关节一样,患者和医师坐在彼此相对的位置,手掌和手指放在台面上进行检查。每个手指可

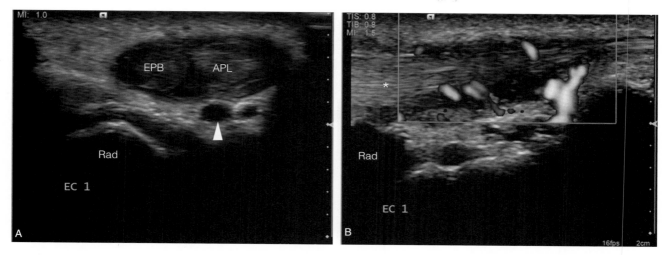

图 28.21 De Quervain 病。A. 从桡骨茎突（Rad）外侧的横向声像图显示，低回声的拇短伸肌（EPB）和拇长展肌（APL）肌腱增厚。周围的腱鞘同样增厚。B. 纵向声像图显示增厚的低回声肌腱（*）伴肌腱鞘充血发炎。动态检查会显示肌腱运动受限

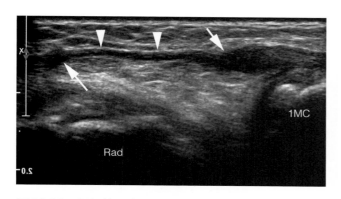

图 28.22 拇长伸肌（EPL）肌腱断裂。纵向超声检查显示撕裂的拇长伸肌肌腱远端（短箭头）和近端（长箭头）回缩端，并且在两者之间可见腱鞘的缺损段（三角箭头）。1MC，第一掌骨基底部；Rad，桡骨茎突

以从 4 个侧面成像。尺侧观可显示尺侧副韧带复合体。桡侧观可显示桡侧副韧带复合体。背侧观可显示伸肌肌腱。掌侧观可显示屈肌肌腱和滑车。滑车系统由 5 个环形滑车（分别为 A1~A5）和交叉滑车（分别为 C1~C3）组成，也称为环形和交叉韧带。滑车使屈肌肌腱紧贴在指骨的掌侧，使抗拉强度从前臂肌肉的收缩转化为手指关节的屈曲（图 28.25）。在攀岩等活动中，整个身体的重量可能由 1 或 2 个手指的关节支撑，从而导致过度损伤[8]。创伤也可能会造成手指脱位。损伤滑车系统导致屈肌肌腱出现弓弦畸形，即肌腱在屈曲过程中从指骨的掌侧撕脱。检查时主动尝试手指屈曲是证明弓弦畸形的必要条件。最常见的损伤是近节指骨的 A2 滑车损伤（图 28.26）。如果是独立的 A2 滑车损伤，则屈肌腱从近

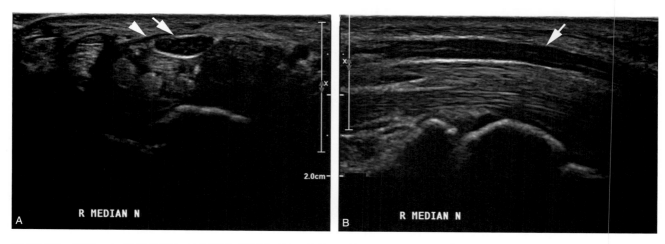

图 28.23 腕管。A. 腕管的横向声像图显示横断面的正中神经（箭头）。腕管内结构和屈肌支持带（三角箭头）正常。B. 腕部纵向超声检查显示正常的正中神经（箭头）

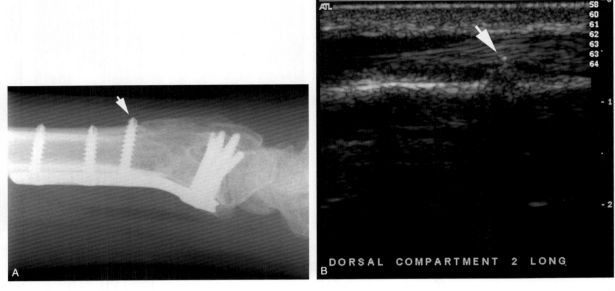

图 28.24   37 岁男性患者外伤固定术后 7 个月,腕背侧出现疼痛和抓持感觉障碍。A. 腕部侧位 X 线片显示桡骨远端骨折金属固定术后骨折愈合。有螺钉从背侧骨皮质穿出。B. 纵向声像图显示螺钉尖端穿入一伸肌肌腱中。患者症状与肌腱运动相关,金属固定物摘除后症状消除

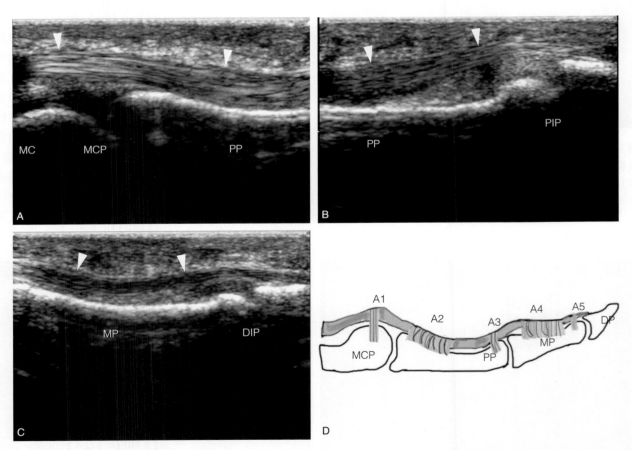

图 28.25   正常的指屈肌肌腱。纵向手掌小指超声检查显示正常的屈肌肌腱(三角箭头)紧贴在骨骼表面。紧贴肌腱有回声薄层结构是腱鞘。A. 在掌骨头部(MC),掌指关节(MCP)和近节指骨(PP)处的超声声像图;B. 近节指骨水平的超声声像图;C. 在中节指骨(MP)水平的超声声像图,显示屈肌肌腱连接在远节指骨(DP);D. 滑车系统示意图。PIP,近端指间关节;DIP,远端指间关节

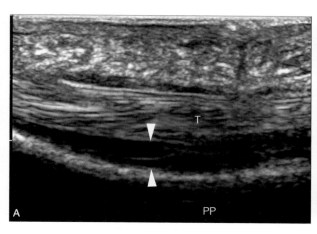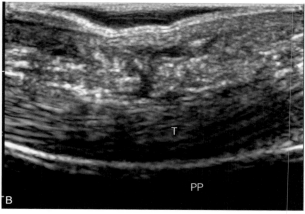

图 28.26　A2 滑车撕裂并"弓弦"状改变。A. 环指近节指骨水平掌侧的纵向超声声像图显示,屈肌肌腱(T)已从近节指骨(PP)的表面撕脱,留下约 2mm 的充满液体的间隙(三角箭头);B. 用于比较的纵向中指掌侧超声声像图显示紧邻近节指骨的肌腱的正常位置

节指骨"弓弦"运动不超过 3mm。如果损伤更严重,还牵涉到 A3 或 A4 滑车,则屈肌肌腱可能与骨分离 5mm 或更多(图 28.27)。环形滑车,尤其是 A2 滑车最容易损伤。A1 和 A5 滑车以及交叉滑车很少损伤。在手指屈肌腱鞘炎(扳机指)中,A1 滑车增厚。鉴于超声可以体表定位和出色的分辨率,扳机指可以通过超声检查。动态检查可以评估增厚的滑车水平屈肌腱的滑动情况,并观察扳机指的情况。

掌指和指间关节的影像学检查可提示积液、滑膜炎和骨质侵蚀破坏(见图 15.18)。床旁超声对关节检查已成为临床风湿病学的重要组成部分,实际上已经超过 MR 成像对炎症性多关节患者的评估和监测。腱鞘囊肿通常在手指周围发现,可以用超声检查诊断(见图 15.19),但通常不需要影像学检查即可进行诊断。

手指的常见疾病还包括诸如刺或碎片之类的异物。非金属异物通常在 X 线检查上是阴性的,但是在超声上是显而易见的,表现为软组织中一个极高回声物体,通常带有低回声的水肿带,后方伴声影(图 28.28)。

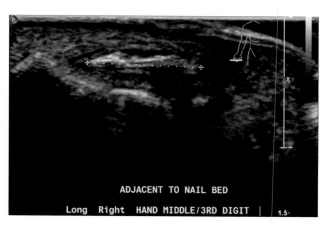

图 28.28　中指甲床相邻处的碎片。手指远端的声像图显示软组织中有线性高回声病变

髋部超声检查

患者处于仰卧位时,可以沿着相对于股骨颈的纵轴和横轴方向检查髋关节前部。可以显示关节积液、滑膜炎和前髋部骨质表面(图 28.29),也可以观察到髂腰肌肌腱和腱鞘。如果患者主诉是髋

图 28.27　A2、A3 和 A4 滑车撕裂并"弓弦"状改变。左手中指掌侧的纵向声像图显示明显的"弓弦"畸形(大约 7mm),表明有多个滑车断裂,还存在掌板损伤、撕裂的掌板深部存在液体(*)。MP,中节指骨;PP,近节指骨

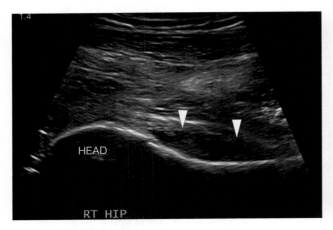

图 28.29 髋关节积液。右前髋关节的纵向声像图显示股骨颈上有积液（箭头）

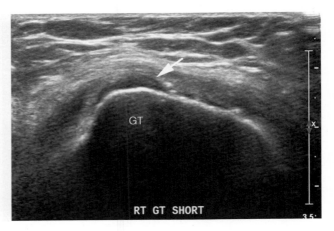

图 28.30 大转子滑囊炎。外侧髋部的横向声像图。大转子（GT）处可见充满液体的滑囊（箭头）

关节弹响综合征，可以用超声探头进行动态检查。有时，当患者重现引发弹响的动作时，可以通过动态超声识别症状性结构。超声下还可以显示髋臼唇，但是难以发现髋臼唇撕裂，除非出现髋臼盂旁囊肿。

可以在患者处于蛙式位的情况下检查髋关节内侧区域。该位置可能见到内收肌和髂腰肌肌腱。如果怀疑运动性耻骨痛，可检查耻骨上腹直肌和内收肌腱膜的附着情况。

当患者侧卧位时，可以检查邻近股骨大转子的软组织结构，还可以看到股骨大转子囊和臀肌以及阔筋膜张肌肌腱。臀中肌肌腱止于大转子后上及外侧面。臀小肌腱止于大转子前部。滑囊通常处在臀中肌肌腱深面（臀中肌下滑囊）、臀小肌肌腱深面（臀小肌下滑囊）以及大转子后、外侧表面（大转子滑囊）。邻近大转子的无回声充液结构表明发生了滑囊炎（图 28.30、图 28.31）。大转子滑囊炎是最常见的滑囊炎，而臀下滑囊炎相对罕见。臀中肌或臀小肌肌腱的腱鞘炎或撕裂可通过其位置来识别（图 28.32）。臀中肌或臀小肌的腱鞘炎是较滑囊炎更常见的导致大转子疼痛综合征的原因[9]。受累肌腱内可能存在钙化。髂胫束（ITB）异常也与股骨大转子疼痛有关。髋关节弹响可能是髂胫束或臀大肌在大转子上方滑动的结果。

为了使腘绳肌显示，可以使患者俯卧，臀部和膝关节伸展。半膜肌在坐骨上有一个单独的起点，位于股二头肌长头和半腱肌的联合肌腱的近端和侧面（图 28.33）。顺着腘绳肌走行方向横向观察每一条腘绳肌比纵向要容易（图 28.34）。该位置也可以观察臀大肌以及坐骨神经。

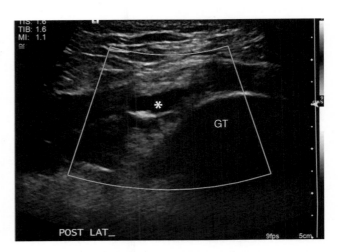

图 28.31 大转子滑囊炎。外侧髋部的横向声像图显示充盈的无回声滑囊（＊）。GT，股骨大转子

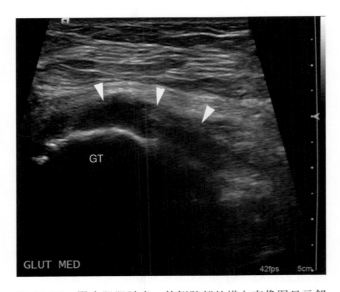

图 28.32 臀中肌肌腱炎。外侧髋部的横向声像图显示邻近大转子（GT）的增厚的低回声臀中肌肌腱（三角箭头）。臀中肌表面的高回声带是髂胫束

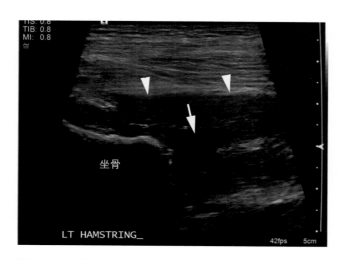

图 28.33　腘绳肌肌腱炎伴撕裂。大腿后部的纵向声像图显示增厚、低回声的半膜肌肌腱(三角箭头),和腘绳肌肌腱完全撕裂并血肿(箭头)形成,断端回缩

在全髋关节置换的情况下,应着重观察该区域的关节外积液和突出的金属置换物。在 X 线上阴性的髋部隐匿骨折,通常进行 MRI 或 CT 检查优于超声检查。

膝关节超声检查

膝关节超声检查对于观察特定病理改变很有用。对于关节内部紊乱或骨骼病理改变的一般筛查,通常在 X 线检查后进行 MRI 成像检查更为合适。膝关节后部超声检查可用于 Baker 囊肿的临床诊断。病变无回声,起源于半膜肌肌腱和腓肠肌内侧头之间的膝关节囊,并迁延伸入腘窝(图 28.35)。由于位置原因,多普勒超声检查中发现 Baker 囊肿时,可能伴有深静脉血栓形成。

膝关节前部的超声检查可以评估髌下和股四头肌肌腱。和其他地方的肌腱一样,涉及股四头肌肌腱炎在超声检查中表现为增厚的低回声肌腱(图28.36)。滑囊炎可以发生在髌下肌腱和胫骨之间,即其肌腱连接点近端,或者在浅表软组织中发生髌前滑囊炎。Hoffa 脂肪垫中也可能存在水肿。在膝关节弯曲的情况下,可以使髁突和滑车上的部分关节软骨显示。MRI 对于评估髌软骨情况是必需的。可以在髌上隐窝及其外侧和内侧延伸部周围看到关节积液(图 28.37)。

对膝关节的外侧进行成像可以显示外侧副韧带

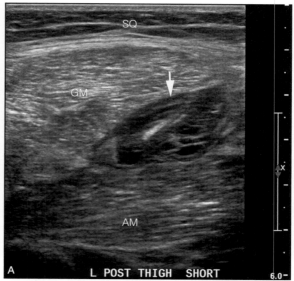

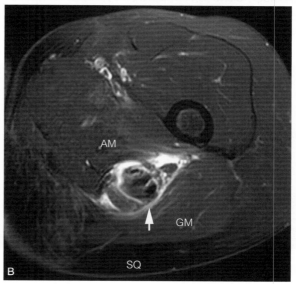

图 28.34　53 岁女性患者,在攀岩时腘绳肌撕裂。A. 后侧横向声像图显示回缩的腘绳肌伴有血肿(箭头);B. 轴位压脂 T_2WI 显示连接点回缩,半膜肌肌腱周围积液(箭头)。AM,大收肌;GM,臀大肌;SQ,皮下组织

复合体(图 28.38)包括髂胫束、外侧副韧带和股二头肌肌腱。髂胫束增厚伴股骨头水平处深层积液提示髂胫束摩擦综合征。

扫描膝关节内侧以评估内侧副韧带(MCL)损伤程度,表现为内侧副韧带增厚,多普勒成像上的血流信号增加和周围软组织水肿。可以看到鹅足肌腱(缝匠肌、股薄肌和半腱肌)和鹅足滑囊。内侧髌股韧带可见。部分半月板可能显示,但是不能确定半月板是否撕裂。

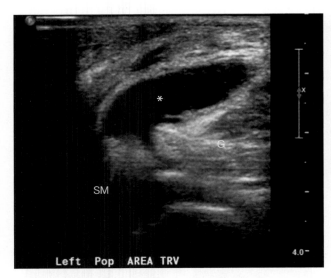

图 28.35 Baker 囊肿。左侧腘窝区的横向超声声像图显示，充满液体的无回声囊肿（*）在腓肠肌内侧头（G）和半膜肌肌腱（SM）之间延伸，进入腘窝

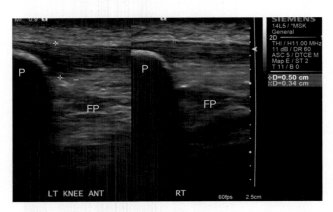

图 28.36 髌下韧带炎。左侧近端髌下韧带肿胀、低回声，厚度 5mm。对比右侧正常为 3.4mm。FP，Hoffa 脂肪垫；P，髌骨

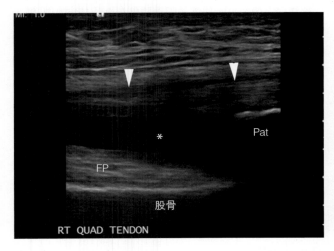

图 28.37 膝关节积液。髌上前区的纵向声像图显示髌上隐窝、股四头肌腱后部（箭头）和股前脂肪垫（FP）前部有无回声液区（*）。Pat，髌骨

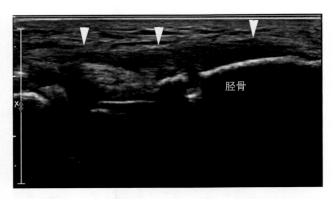

图 28.38 膝关节侧面纵向声像图显示正常的髂胫束（箭头）止于胫骨近端

踝关节超声检查

对小腿后侧和踝关节进行检查以评估跟腱，进行评估时应从小腿中段的肌腱连接处到跟骨后下半部的止点。运动性损伤好发于肌肉肌腱相接处、退行性改变和损伤更容易发生在远端，Haglund 病常超过止点，而附丽病是止点本身病变。跟腱应为扁平形或 C 形，在横向声像图上呈前凹状，在纵向声像图上具有均匀的平行排列密集纤维（图 28.39）。随着年龄的增长，黏液样变性（跟腱炎）在成年人中变得更加普遍，在糖尿病患者中尤为常见。表现为肌腱变厚（前后径≥6mm），呈不均匀低回声。与对侧比较（如果无症状）有助于识别细微的厚度及体征差异，例如低回声的肌腱透声性增加（图 28.40）。多普勒超声不一定能显示跟腱周围的新生血管，因为跟腱没有滑膜腱鞘（图 28.41）。跟腱撕裂通常发生在已存在病变的跟腱。大多数跟腱撕裂是完全性的，

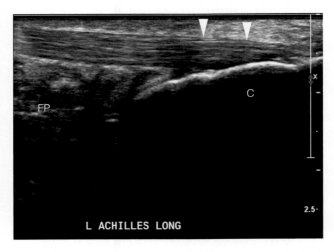

图 28.39 正常跟腱。后踝纵向声像图显示在跟骨（C）处的止点（三角箭头）。FP，Kager 脂肪垫

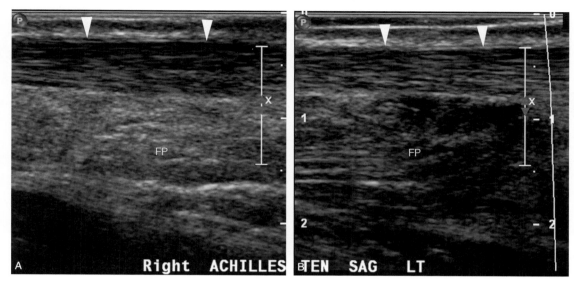

图 28.40　跟腱炎。A. 纵向声像图显示右跟腱（三角箭头）无明显增厚，但低回声且回声不均。Kager 脂肪垫（FP）在异常肌腱深处呈更高回声，因为通过异常肌腱的透声性会增加。B. 纵向声像图显示无症状的正常左跟腱（三角箭头）。Kager 脂肪垫的回声似比右侧弱，因为肌腱反射的回声更多

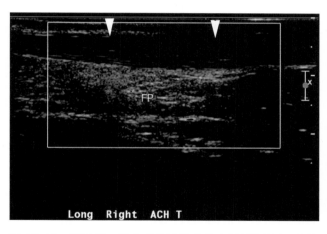

图 28.41　跟腱炎。纵向多普勒超声检查显示跟腱（三角箭头）增厚，回声不均，低回声，并且透声性增加，Kager 脂肪垫（FP）显得更亮。多普勒显示异常跟腱周围无异常血流信号

而局部撕裂较少见，可能需要动态检查才能显示跟腱分离。跟腱撕裂的超声征象包括：肌腱纤维断裂不连续，肌腱变细、边界改变、撕裂末端回缩以及液体或血肿填充肌腱间隙（图 28.42、图 28.43）。

　　踝关节后外侧可见 2 条腓骨肌腱，位于外踝的后方（图 28.44）。超声探头必须沿踝关节的骨骼轮廓打角度，并且要让探头在骨突起周围获得良好的接触点，这有一定的难度。肌腱炎由于肌腱异常增厚而很容易显示。腓骨短肌纵形撕裂很常见，腓骨长肌可能移位到腓骨短肌的撕裂部分，使之看起来好似形成一条粗大肌腱（图 28.45），或

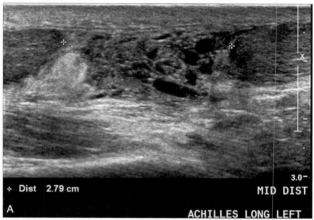

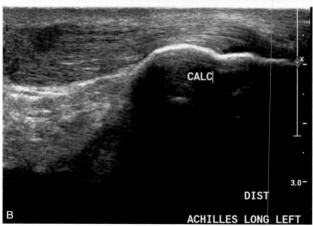

图 28.42　74 岁女性行走困难，临床检查怀疑跟腱撕裂。A. 跟腱纵向声像图显示跟腱完全撕裂，缺口为 2.79 cm。肌腱本身明显增厚，表明肌腱炎。B. 纵向声像图显示跟腱止点肌腱炎

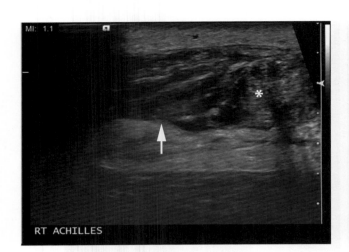

图 28.43　急性跟腱断裂。纵向声像图显示破裂部位大面积不规则血肿（箭头）。回缩的远端残端变厚且回声减低（*），但仍可见纤维状的结构

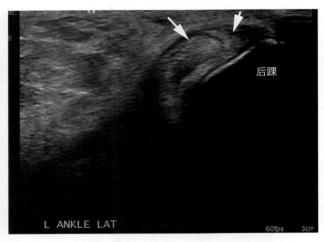

图 28.45　腓骨短肌肌腱纵向撕裂。左踝关节的横向声像图显示腓骨短肌腱（短箭头）在外踝周围的纵向撕裂，使其呈凹形，部分包裹腓骨长肌腱（长箭头）

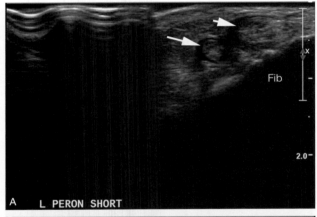

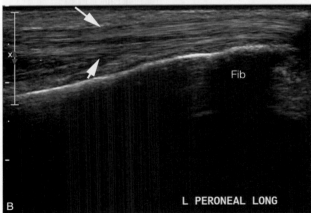

图 28.44　正常腓骨肌腱。后踝超声检查。A. 横向声像图显示腓骨长肌腱（长箭头）在腓骨远端弯曲时位于腓骨（Fib）短肌腱（短箭头）后面；B. 纵向声像图显示腓骨远端后方的腓骨长肌腱（长箭头）和腓骨短肌腱（短箭头）

呈逗号形（撕裂的腓骨短肌腱之间出现腓骨长肌腱），或呈 3 条分开的肌腱。这种情况通常发生在肌腱沿外踝末端向前走行的地方。在后踝水平处，可以发现与腓骨肌腱相邻的副肌。在踝关节外侧有外侧副韧带的不同部分。在踝关节扭伤的情况下，距腓前韧带会出现增厚，低回声或与撕裂部位相一致的部分或完全无回声区，可以看到韧带深处和周围有积液。除此之外还可以评估跟腓韧带和胫腓前韧带。

后内侧踝是胫骨后肌、趾长屈肌和踇长屈肌腱的位置，三角韧带可在踝关节内侧进行评估。

在前踝处可显示伸肌肌腱（图 28.46）。胫骨前肌断裂很容易发现，并且可以诊断关节腔积液。

足部超声检查

炎性关节病患者从足背侧和足底的横向和纵向平面对跖趾关节和趾骨间关节进行检查，可发现积液、滑膜炎和侵蚀破坏。

足底腱膜（也称为足底筋膜），可通过探头置于脚后跟上发现可能的足底筋膜炎。检查位置为俯卧位，膝关节弯曲使足置于方便操作的位置。正常腱膜是扁平、具有回声的平行致密纤维（图 28.47）。在足底筋膜炎时，腱膜增厚且回声减低，并可能伴有筋膜周围水肿（图 28.48）。这通常涉及足底腱膜中央索的中间部分，但可能会延伸到整个起始部。

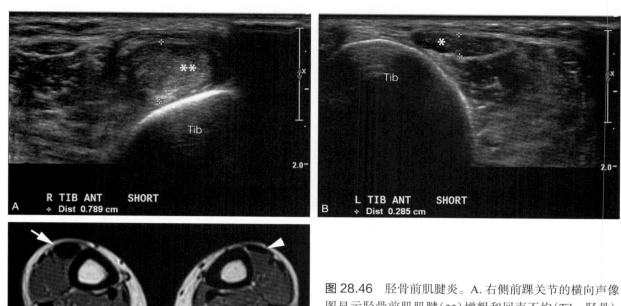

图 28.46　胫骨前肌腱炎。A. 右侧前踝关节的横向声像图显示胫骨前肌肌腱(＊＊)增粗和回声不均(Tib= 胫骨)；B. 对侧左踝关节的超声检查显示正常胫骨前肌肌腱(＊)；C. 轴位 T_1WI 显示增粗的右胫骨前肌肌腱(箭头)和正常的左胫骨前肌肌腱(短箭头)

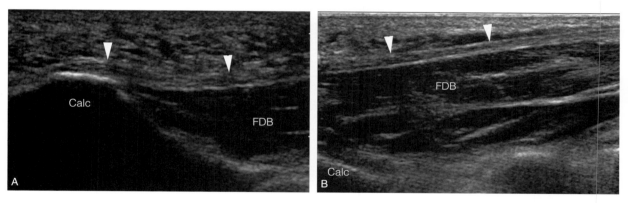

图 28.47　正常足底腱膜。A 和 B. 超声探头位于脚底位置的纵向声像图显示，足底腱膜(箭头)的中央正常滑动，起源于跟骨粗隆(Calc)并延伸至足弓。FDB,趾短屈肌

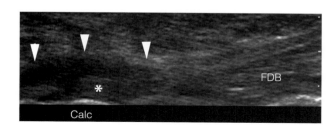

图 28.48　足底筋膜炎一例。超声探头位于后跟底部的纵向声像图显示，在增厚且回声减低的足底筋膜(＊)的表面上出现广泛的水肿(箭头)。Calc,跟骨；FDB,趾短屈肌

对 Morton 神经瘤的检查可以将探头放置在足底表面小跖骨头上,脚趾背屈。Morton 神经瘤是低回声的,质硬,通常位于第三和第四跖骨头之间。典型的病变周围存在一个可被压扁的结构,代表充满积液的跖骨间滑囊。在横向超声检查中,病变会将邻近的跖骨头分开(图 28.49)。在纵向声像图上,有时可能会显示趾间神经进入病变近端。

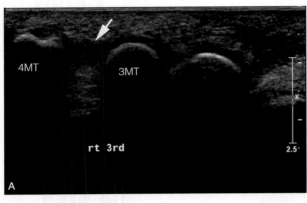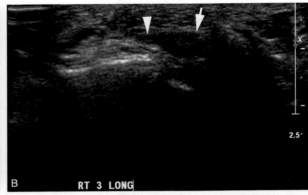

图 28.49　Morton 神经瘤一例。A. 横向声像图显示跖骨头水平的低回声病变(箭头),将第三跖骨头(3MT)与第四跖骨头(4MT)分开。病变质硬。B. 纵向声像图显示在第三和第四跖骨头间隙中的低回声病变(箭头),并可见神经(三角箭头)进入

参考文献

1. *AIUM Practice Parameter for the Performance of a Musculoskeletal Ultrasound Examination.* American Institute of Ultrasound in Medicine; 2017. http://www.aium.org/resources/guidelines/musculoskeletal.pdf.
2. McNally EG. *Practical Musculoskeletal Ultrasound.* 2nd ed. Elsevier; 2015.
3. Jacobson JA. *Fundamentals of Musculoskeletal Ultrasound.* 3rd ed. Elsevier; 2018.
4. Introcaso JH, van Holsbeeck M. *Musculoskeletal Ultrasound.* 3rd ed. JP Medical; 2016.
5. de Jesus JO, Parker L, Frangos AJ, Nazarian LN. Accuracy of MRI, MR arthrography, and ultrasound in the diagnosis of rotator cuff tears: a meta-analysis. *AJR Am J Roentgenol.* 2009;192(6):1701–1707. doi:10.2214/AJR.08.1241 [PMID:19457838].
6. Roy JS, Braën C, Leblond J, et al. Diagnostic accuracy of ultrasonography, MRI and MR arthrography in the characterisation of rotator cuff disorders: a systematic review and meta-analysis. *Br J Sports Med.* 2015;49(20):1316–1328. doi:10.1136/bjsports–2014–094148 [Epub Feb 11, 2015. PMID:25677796; PMCID:PMC4621376].
7. Lenza M, Buchbinder R, Takwoingi Y, Johnston RV, Hanchard NC, Faloppa F. Magnetic resonance imaging, magnetic resonance arthrography and ultrasonography for assessing rotator cuff tears in people with shoulder pain for whom surgery is being considered. *Cochrane Database Syst Rev.* 2013;(9):CD009020. doi:10.1002/14651858. CD009020.pub2 [PMID: 24065456].
8. Crowley TP. The flexor tendon pulley system and rock climbing. *J Hand Microsurg.* 2012;4(1):25–29. doi:10.1007/s12593–012–0061–3 [Epub January 18, 2012. PMID:23730085; PMCID:PMC3371120].
9. Long SS, Surrey DE, Nazarian LN. Sonography of greater trochanteric pain syndrome and the rarity of primary bursitis. *AJR Am J Roentgenol.* November 2013;201(5):1083–1086. doi:10.2214/AJR.12.10038 [PMID:24147479].

章节自测

1. 在适当的解剖位置,下列哪一超声检查结果表明肌腱撕裂?
   A. 低回声区
   B. 声影
   C. 彩色多普勒血流信号
   D. 各向异性

2. 下列哪一体位最有利于冈上肌腱的超声显像?
   A. 肩外展
   B. 肩外旋
   C. 肩外展和外旋
   D. 肩后展

3. 在适当的解剖位置,神经节囊肿的典型超声表现是什么?
   A. 高回声区
   B. 声影
   C. 彩色多普勒血流信号
   D. 透声性增加

4. 在适当的解剖位置,钙化肌腱炎典型的超声表现是什么?
   A. 低回声区后伴声影
   B. 高回声区,透声性增加
   C. 高回声区后伴声影
   D. 低回声区,透声性增加

章节自测答案

1. A　肌腱撕裂是低回声的。
2. D　肩后展将肱骨头(和冈上肌肌腱)移到肩峰的前面,在那里可以被超声检查到。
3. D　神经节囊肿是低回声,透声性增加。
4. C　钙化性肌腱炎是高回声后伴声影。

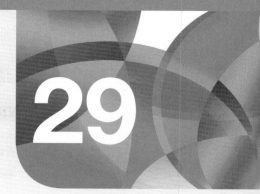

第二十九章
肌肉骨骼系统介入放射学

Sean Wo, Jack Porrino

本章介绍了作者在华盛顿大学所做的许多常见肌肉骨骼的介入手术。

学习目标

对本章肌肉骨骼介入手术学习完成后,期望读者能够:
1. 讨论并推荐适当的手术方式。
2. 介绍手术的适应证、禁忌证和并发症。
3. 介绍手术过程中的步骤。
4. 总结与以下相关的概念和知识:知情同意、麻醉和镇静、关节造影术、关节抽吸术、超声引导肩袖针刺灌洗术、经皮影像引导下穿刺活检术。

知情同意

因为在放射科,医生与患者接触时间短暂的特性,所以放射科医生应特别重视患者知情同意权,医生通常在行有创手术前与患者进行一次短暂的交谈[1]。放射科医生只能在很有限的时间内来与患者建立关系,进行教育,消除疑虑,并签署同意书,所有的这些都是完成一个完整的知情同意谈话所需的要素[2]。放射科医生术前谈话能获得患者的信任并影响患者对医生的满意度评价,这在不断变化的医患关系补偿模式中变得越来越重要[3]。

关于手术细节的信息,医生应该用普通患者可以理解的话语来描述和表达,然后向患者解释风险、好处和替代方案(表29.1)。医生应该让患者有提问的机会,患者应该对医生所提供的信息表示出恰当的理解。此后,患者与放射科医生以及一名公证人应当签署一份知情同意书,以证明患者对医生以及手术情况予以同意。手术的医学影像学报告应包括知情同意书里的内容,在一些医院里,医生可能认为小手术有充分的文件证明,所以不需要再单独地使用知情同意表格。

麻醉和镇静

除了对利多卡因过敏的患者外,皮肤局部麻醉可通过1%利多卡因皮下注射来完成。一些报告说,用碳酸氢钠缓冲酸性的利多卡因溶液可以缓解患者在利多卡因渗入皮肤时的烧灼感[4,5]。在皮肤上先注射一皮丘,随后沿预期路径注射利多卡因,之后换用较粗针头或装置沿该路径进行关节造影、抽吸和活检。

适度的镇静或全身麻醉有时是必要的,特别是在肌肉骨骼的活检中,因为有些活检针可能需要穿过正常的骨骼后才能到达病变区域进行采样,所以这样操作可能会对患者造成实质性的疼痛。但对于大多数患者来说,静脉注射少量的芬太尼和咪达唑仑(单独或联合使用)能够提供足够的镇静并相对舒适地完成手术[6]。放射科护士可以在放射科医师的监督下对患者进行内科治疗以及监护,放射科医师应遵循其所在医院恰当的镇静管理指南。对于全身麻醉而言,麻醉医师或麻醉护士应在麻醉医师的直接监督下进行工作。

表 29.1 单对比关节造影和 MR 关节造影的知情同意

操作流程简介

应用一根穿刺针穿过受检者的皮肤进入(指定的)关节。碘对比剂和钆的混合物注入关节内。拔掉针头。拍摄几张 X 线片,然后把受检者转到 MRI 室进行 MRI 扫描。医生注入的对比剂最终会通过肾脏代谢并排出体外。对比剂是清亮的,所以一般人不会注意到它。FDA 还没有特别批准能注射到关节的钆;但是,在临床应用中我们发现它是安全有效的。

获益

医生这样做是为了获得受检者的(指定)关节更好的图像,这将帮助受检者的医生知道受检者的(指定)关节存在什么问题。关节的内部结构是错综复杂的,有些结构即使应用 MRI 也很难看到,除非我们能用一些更容易成像的物质填充关节的连接部分。

风险

因为医生是把针从外面向里面注射,所以有可能会引起关节内的感染,不过这种感染风险很低,因为医生使用的是无菌操作技术。

我们将一个锋利的物体刺入受检者的身体,可能会造成一些疼痛或不适,并有出血的风险(询问出血病史或血液稀释剂用药史,包括阿司匹林和抗凝剂)。医生将在注射部位使用局麻药以减少疼痛。我们使用的针头足够小,因此大出血的风险就非常低。医生也将避免损伤任何大的血管。

任何药物或物质注射到受检者的身体内时,总会有不良反应发生的风险。虽然对比剂注射到关节内时,人体对碘对比剂或钆剂的不良反应是罕见的,但是这个反应还是有可能发生的(询问药物过敏史和对碘对比剂或钆剂的反应)。据报道,碘对比剂和钆剂的不良反应可从轻microscopy皮疹到呼吸困难、心脏衰竭,甚至死亡。这些反应大部分发生在注射进入血液之后;不过医生要注射的是受检者的关节,而不是静脉。

选择

医生可以在不注射对比剂和钆剂的情况下进行磁共振成像,但它在识别某些类型的疾病上可能就不够准确。

医生可以在静脉注射钆后做 MRI,但诊断某些类型的疾病时,这样可能不如 MRI 关节造影准确。

医生也可以不做任何操作,但是可能无法确定受检者的关节到底存在什么问题。因此可能无法正确治疗。

如果受检者现在不想让医生执行这个操作,医生应该要能够可以重新安排其他检查。

理解

请问受检者(你)已经了解医生将准备为你做的手术了吗?

请问受检者(你)还有什么问题吗?

签署证明

为了证明医生已经告知了这个手术,并且受检者已经理解了它的好处、风险和替代方案,请在这个知情同意的表格上签字。

关节造影的影像引导

使用单平面荧光透视设备可以很容易地对大关节进行关节造影和抽吸[7,8]。应用一个 C 臂装置在定位上比透视有更大的灵活性。在技术上难以使用透视的情况下,横断面成像模式可用于关节的成像。CT 引导可用于骨穿刺活检,如果影像设备允许,CT 透视是另一种可能的选择[9]。超声检查是一种多功能的检查方法,除了用于引导关节内注射外,还可用于软组织病变或积液的定位(图 29.1)[10]。由于高成本和高难技术的制约,MRI 在肌肉骨骼手术中的应用仍然非常有限[11]。治疗性关节注射用于治疗炎症性和退行性关节疾病,通常需要使用皮质类固醇和局部麻醉剂。

关节造影

关节造影操作流程是先将对比剂直接注射到关节内,然后进行成像的过程。传统的关节造影和 CT 关节造影包括在有或没有空气的情况下注射碘对比剂,然后分别进行 X 线摄片或 CT 扫描。目前,MR 关节造影是关节内病理改变主要的评估方式,包括在透视指导下注射钆对比剂溶液,然后进行 MRI 检查。表 29.2 列出了关节造影潜在可能发生的并发症。MR 关节造影是一种非常安全的方法,严重并发症如感染和过敏反应的发生率在 1/2 000 以下[12,13],2/3 患者会发生自限性关节疼痛,是关节造影术后最常见的不良反应[14]。

临床医生偶尔可能要求在静脉内注射布比卡因

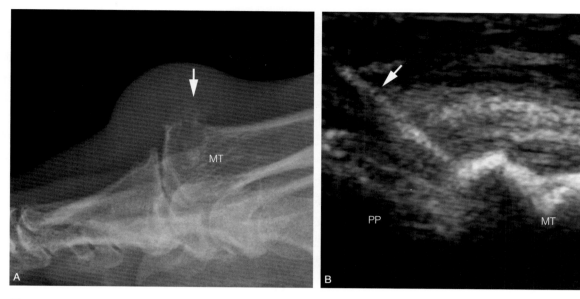

图 29.1　53 岁女性,姆趾僵直。A. 足侧位 X 线片示:第一跖趾关节进行性肥大性骨关节炎(箭头)伴软组织肿胀; B. 超声引导下注射的超声图像显示:针在关节内的位置(箭头)。MT,第一跖骨;PP,第一近节趾骨

(一种长效麻醉剂)用于诊断和治疗。如果患者的症状通过注射布比卡因得到缓解,并且关节内病变支持这是导致患者术后症状的原因,故可以考虑对患者进行诸如全关节置换等手术。局部麻醉药,特别是布比卡因和利多卡因在关节内持续输注已被证明会导致软骨溶解,并存在剂量依赖性[15]。单次关节内注射布比卡因的临床意义尚不清楚,仍在研究中[16]。

表 29.2　关节造影并发症

感染	血管迷走神经性晕厥
出血	滑膜炎
对比剂不良反应	

用于 MR 关节造影的混合对比剂

对于 MR 关节造影术来说,一种钆对比剂溶液被注入关节。值得注意的是,FDA 已经批准的钆对比剂仅用于静脉注射,而关节内注射仍处于试行阶段[17]。目前还没有关于关节内注射钆对此剂引起并发症或不良反应的报告[18]。钆通过静脉和淋巴管从关节中清除并由肾脏排出。没有关于关节内钆剂注射导致肾源性系统性纤维化的报告。肾源性系统性纤维化是剂量依赖性的,并且关节内注射与静脉内给药相比,钆剂的全身剂量要低得多[18]。

钆作为一种顺磁性对比剂,在磁共振成像中,以压脂 T_1WI 脉冲序列最为明显。在钆对比剂中添加碘对比剂形成混合物,使放射科医生能够准确地标记对比剂注射的关节间隙并且同时进行常规关节造影。场强、脉冲序列、钆对比剂与盐水(或利多卡因)和碘对比剂稀释的综合效应是复杂的,在体外研究中,关于最佳浓度的选择有不同的结果[19-21]。一般来说,碘对比剂的加入会使钆剂在一个相对更低的浓度就能使 MRI 信号强度达到峰值[22]。向混合物中添加肾上腺素将延迟对比剂的吸收,延迟大约 1 小时的时间,在此期间可以完成 MRI 检查[23,24]。

在医院里,我们通常使用浓度 0.5% 即 0.5mmol/ml 的钆溶液进行 MR 关节造影,将 10ml 的浓度 1% 利多卡因(利多卡因可以缓解疼痛,并在 MRI 检查中减少患者的活动)抽入 20ml 注射器,然后将 10ml 的非离子对比剂也抽入同一注射器。接下来,将 0.1ml 钆对比剂抽入 1ml 的结核菌素注射器,然后再注入 20ml 的注射器。我们不像常规的那样在对比剂溶液中使用肾上腺素。注射器的内容物在使用前应轻轻混合,倒置而不是旋转,以避免分层[25]。认真仔细冲洗任何针管也很重要的,因为小的气泡可能会被当作关节内游离体,大的气泡则会引起 MRI 伪影[8]。

肩关节造影

为了达到肩关节,我们在透视引导下使用前入路穿过肩袖间隙,这已被证明是简单和容易操作的[26,27]。然而,肩部注射技术的成功可以通过多种引导方式和方法来实现[28]。在不同放射医师的操

作中,针的位置有相当大的差异[29]。我们更倾向于从肩袖关节间隙入路,将针头对准肱骨头的内上象限(图 29.2)。肩袖间隙是由冈上肌肌腱、肩胛下肌肌腱和喙突肌底部的边缘形成的三角形空间。虽然肱二头长头肌腱沿着肱二头长头肌滑车结构(由盂肱上韧带和喙肱韧带组成)穿过了间隙,但手臂的外旋可使肌腱外移[26]。另一种入路是通过肩胛下肌肌腱,瞄准在肩胛盂中份的肱骨头内侧边缘[8]。

患者取仰卧位,并让患者肩关节外旋,将一个小沙袋置于患者手掌内能使患者保持肩部外旋姿势不动[8]。用透视法定位所要注射的位点,并对皮肤进行标记。然后用聚维酮碘或氯己定溶液清洗皮肤,并将肩膀覆盖起来形成一个无菌区。让患者把脸转到对侧,因为无菌布通常需覆盖到一部分面部。

我们使用 22Ga、3.5 英寸的脊柱穿刺针用于肩关节造影。针要垂直地通过皮肤直接插入关节。由于针斜面倾向于将针尖朝向远离斜面的方向旋转,因此每前进 5mm 旋转针 180°,这样有助于保持它沿直线进入[30]。针一直向前伸入,直到与骨头接触。对比剂应从针尖顺畅地流出直至关节开始扩大。对比剂应立即快速地从针尖流出并勾勒出关节内的轮廓。如果注射有阻力或对比剂没有从针尖流出,应重新对针进行定位后再继续注射。关于肩关节容量的文献报道差异很大,从 15~35ml[31-33]不等。在我们的医院,我们注射大约 12~15ml。

在成像前应轻轻地运动肩部。全层肩袖撕裂通过对比剂进入三角肌下 - 肩峰下滑囊,勾勒出肩袖滑囊的轮廓(图 29.3)。在传统的关节造影中,辨认和鉴别撕裂部位是很困难的。

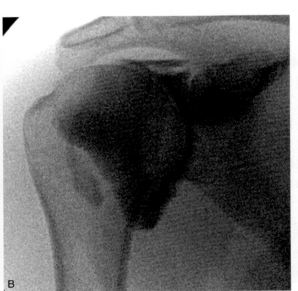

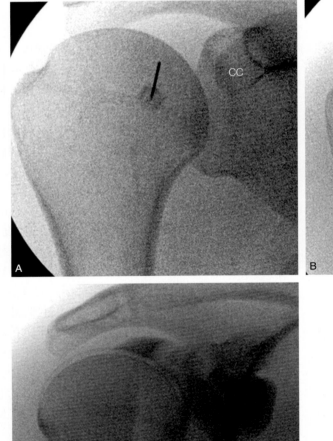

图 29.2   肩部注射。A. 透视显示:针穿过肩袖间隙放置于肱骨头内上象限,注意针位于相对于喙突(CC)的外侧;B. 关节外旋 X 线片正常;C. 关节内旋 X 线片正常

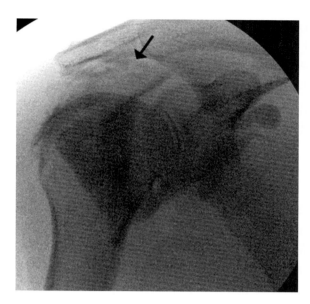

图 29.3　肩关节造影显示:肩峰下 - 三角肌下滑囊(箭头所指),显示全层肩袖撕裂

肘关节造影

肘关节造影应在联合 MRI 或 CT 下进行。患者俯卧在检查台上,手臂置于头上方。肘部弯曲 90°,拇指向上。注射位点位于桡骨头与肱骨小头的关节处(图 29.4)。肘关节注射是用 22Ga、1.5 英寸的皮下注射针。当针尖位于关节囊内时,对比剂应快速通畅地从针尖流出并开始勾勒关节。据报道,成人肘关节的容积约为 5~14ml[31,34]。在我们的医院,注射的容积标准为 3~5ml。

腕关节造影

经单间室注射对比剂行腕部 3T MR 关节造影对三角纤维软骨复合体和固有韧带撕裂具有较高的敏感性和特异性[35]。进行腕关节造影时,患者应取仰卧位,腕关节置于髋关节旁。在手腕下放置一

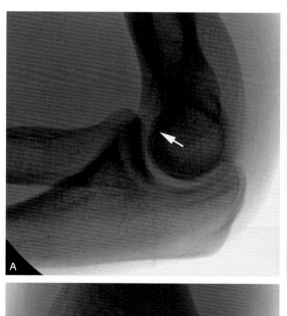

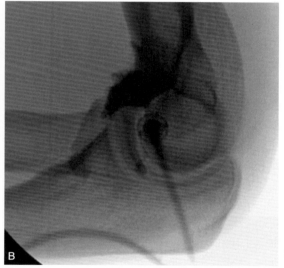

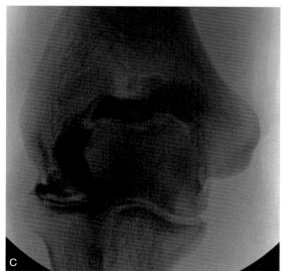

图 29.4　肘关节造影。A. 侧位透视显示:针插入的位置(箭头)。B. 侧位和 C. 前后位肘关节造影示:对比剂呈正常分布

块海绵有助于手腕轻微弯曲并保持内旋的姿势。我们使用相同的 25Ga、1.5 英寸的皮下注射针麻醉皮肤和关节内注射对比剂。在透视指导下，桡腕间室靠近背侧，针应该尽可能瞄准桡骨远端和舟状骨近端（图 29.5）。针应该垂直插入直到接触到骨头，这样可以测量针插入的深度并且避免对比剂注射到屈肌腱鞘内。注射时，对比剂应快速通畅地从针尖流出并勾勒出桡腕关节的轮廓。桡腕间室的容积约为 2~4ml[31]。如果对比剂从桡腕关节流入远端尺桡关节或腕骨间关节间隙，这分别代表三角纤维软骨复合体或固有韧带的撕裂或穿孔（图 29.6）[35]。

髋关节造影

在髋关节注射时，我们使用 22Ga、3.5 英寸的脊柱穿刺针。髋关节的关节囊从髋臼延伸至股骨颈中部[36]。运用前面的方法，穿刺针垂直插入股骨头上方或股骨颈近端的任何允许关节内注射的部位。然而，我们更倾向于将针垂直插入位于股骨头颈交界处的股骨近端的外侧皮质（图 29.7）。尽管放射科医生应该在所有受检病例中鉴别出股骨的血管并避免刺伤，我们更倾向于穿刺股骨头颈交界处外侧，因为它有助于避开中间的神经血管结构[37]。此外，在股骨颈中部进针的操作已被证明会大大增加关节外对比剂外渗的风险[38]。对于肥胖患者，将患者身体旋转到被注射的对侧，调整进针角度，亦或让患者或技术人员牵拉患侧髋关节周围的赘皮，这些措施都有

助于避免穿入腹部的赘皮，进而穿透腹膜[37]。如果进针浅有可能将对比剂注射入股直肌或其肌腱内，导致对比剂呈线状直接跨越髋关节分布[38]。当针头位于关节囊内时，对比剂应快速通畅地从针头流出并在股骨颈周围勾勒出关节囊。成人髋关节大约可容纳 10~15ml[31,39,40]。

膝关节造影

我们用一根 22Ga、3.5 英寸的脊柱穿刺针行膝关节内注射。不同的医生选择膝关节造影手术的入路有相当大的差异[29,41]。我们倾向于膝关节前部入路，特别是前外侧入路，这样患者的耐受性较好，因为这样可使针通过髌下（Hoffa）脂肪垫到达关节间隙的距离最短[42]。患者将膝关节弯曲至 90°，放射科医生把拇指置于外侧胫骨平台的前外侧以定位关节间隙，然后将针直接插入到触诊拇指的正上方，以避开外侧半月板，然后将针向后并轻微向内侧插入，直到触碰到股骨外侧髁（图 29.8）。进行注射时应无阻力，对比剂应快速通畅地从针尖流出，一般向下沿着髌股关节沟集中在膝关节后方的间隙中。如果对比剂停留在针尖周围，证明针还在关节外，应该重新定位。成人膝关节容量大，根据关节镜研究，可容纳 100ml 以上的液体[43,44]。在我们的实践中，我们注入 20ml 左右的对比剂[31]。

在此之前，MR 膝关节造影术通常用于检查半月板部分切除术后复发性半月板撕裂[45]。然而，由

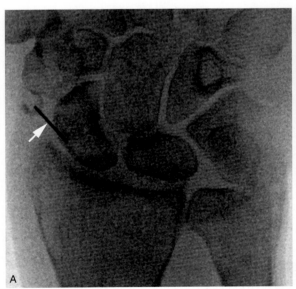
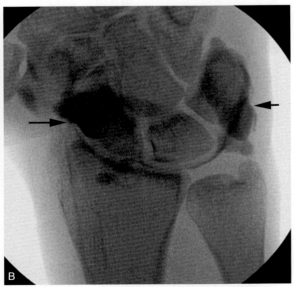

图 29.5　桡腕关节造影。A. 透视显示：针（箭头）放置在桡骨的远端。B. 腕关节造影显示：对比剂呈正常分布。对比剂聚集在远端舟状骨（长箭头）和豆状骨与三角骨间关节内（短箭头）

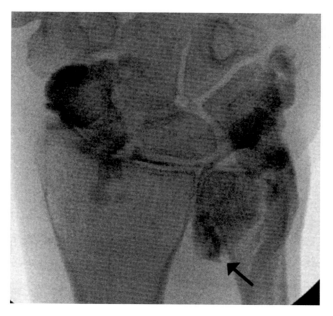

图 29.6　腕部关节造影显示：对比剂进入远端桡尺关节（箭头所指），提示三角纤维软骨复合体撕裂

于某些原因，最近做这项研究的频率较低。在我们的医院中，常规 MRI 扫描是复发性膝关节疼痛和有半月板手术史的患者主要影像检查方式。如果没有造影前图像，即使有很明确的病变，术后半月板 MR 关节造影的信号强度增高也很难甚至不可能发现，关节造影的影像表现对复发性半月板撕裂既无敏感性，也无特异性[46]。此外，MR 关节造影可以掩盖非半月板的内部结构紊乱以致观察不清，这些病变更容易在传统的 MRI 上看到，这可能是疼痛的真正原

因。另外，最近的文献对关节镜下半月板部分切除术的临床应用提出了质疑，这促使了我们手术管理的转变[47]；这将会如何影响在半月板部分切除术后伴有复发性膝关节疼痛的患者获得 MR 关节造影的决定还不清楚。

踝关节造影

我们使用一根 22Ga、3.5 英寸的脊柱穿刺针，通过前入路注射对比剂到胫距关节内。通过触诊确定足背动脉，选择外侧为注射点。足跖屈可以使踝关节前部打开。在侧位投影透视的引导下，观察针头进入关节（图 29.9）。注射时应无阻力且对比剂快速通畅地从针尖流出，最初对比剂将在关节的附近部位聚集。我们将 8~10ml 的对比剂注入胫距关节，踝关节可容纳 20ml 左右对比剂[31,48]。

足造影

我们使用长度合适的 25Ga 皮下注射针（1.5 英寸的长度在大多数情况下是足够的）注射足部关节。我们最常要求是在跟距关节的后关节面进行注射，我们更喜欢在 CT 引导下采用侧方入路进行注射造影（图 29.10）。患者俯卧位或卧位，膝盖屈曲，踝关节呈中立位。我们对其他足部关节使用透视引导。对于足中段，应注意避开足背动脉。距舟关节与距下前、中关节面相通（作为足臼的组成部分），与跟 - 骰骨关节（作为 Chopar 关节的组成部分）相通，因而所有的这些关节都可以通过舟状骨头入路

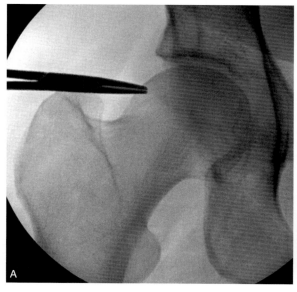
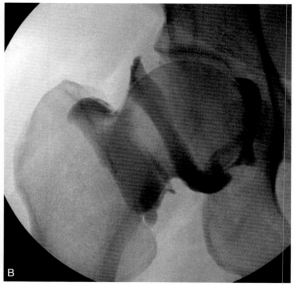

图 29.7　髋关节造影。A. 透视显示：器械指向在股骨头颈交界处外侧前方的穿刺部位；B. 髋关节造影显示：对比剂正常分布

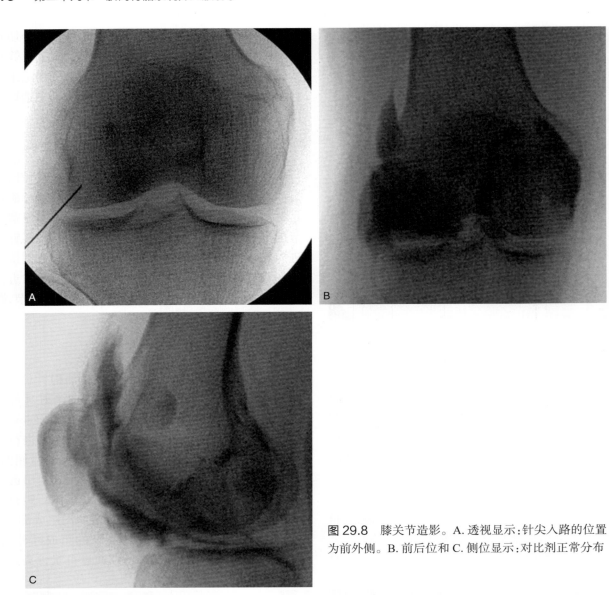

图 29.8　膝关节造影。A. 透视显示：针尖入路的位置为前外侧。B. 前后位和 C. 侧位显示：对比剂正常分布

图 29.9　踝关节造影（不同的踝关节）。A. 侧位透视下前方穿刺针入路（箭头）；B. 前后位透视前方穿刺针入路（箭头）

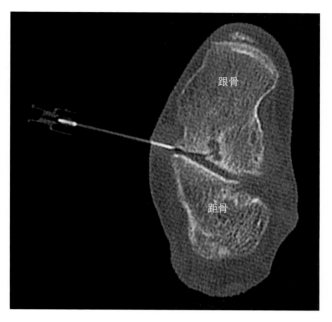

图 29.10　在 CT 引导下跟距关节造影,患者取俯卧位

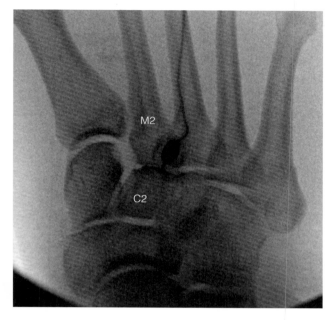

图 29.12　第二跗跖关节注射。C2,中间楔状骨;M2,第二跖骨

（图 29.11）。跗跖关节有 3 个独立的间室:第一个跗跖(TMT)关节是独立的;第二和第三跗跖(TMT)关节是相通的;第四和第五跗跖(TMT)关节也是相通的。所有这些关节间室都可以从背部表面进入(图 29.12)。X 射线束应与关节表面的切线方向对齐,中足足底可放在布巾上使其跖屈,以帮助打开关节。跗趾关节也可以从足背入路,针头偏心性进入关节间隙可避开伸肌腱(图 29.13)。

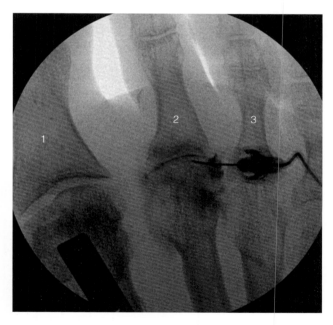

图 29.13　第二跖趾关节造影。1,第一趾;2,第二趾;3,第三趾

关节吸引术

透视引导下的关节抽吸(或关节穿刺)常用于疑似化脓性关节炎或结晶性关节病。为了避免化脓性关节炎造成严重发病率和死亡率,故任何单关节的关节炎都应该首先当作化脓性关节炎处理,直到证实为其他关节炎。因为脓液和正常的滑膜液比对比

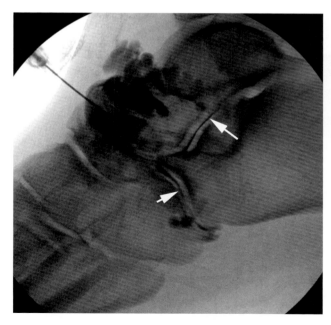

图 29.11　距舟关节造影显示:对比剂进入足臼(长箭头)和跟骰关节(短箭头)

剂更黏稠,所以关节注射时应使用比普通针头更大的针头(20Ga 或 18Ga)[49]。该方法与关节造影或注射相似。急性感染的关节通常会产生带血性或脓性的液体。如果没有液体抽吸出来,注射少量碘对比剂可以确定针尖在关节内的位置。医生应该使用非抑菌(不含防腐剂)盐水冲洗关节并抽吸盐水。对于大关节,注射 10ml 生理盐水冲洗并且尽可能地再抽吸出来。在疑似感染的关节中抽吸出的任何物质都应送到微生物实验室进行革兰氏染色、需氧和厌氧细菌培养、湿涂片和真菌培养、抗酸染色和分枝杆菌培养。

我们普遍认为进入关节就必须穿过感染或发炎的浅表组织,这将是关节吸引术的绝对禁忌证[49]。体外研究表明,用于抽吸的针会从蜂窝组织炎的表面带入足够多的细菌进入关节,引起感染性关节炎[50]。然而,要在临床环境中证明这一现象,则需要通过蜂窝组织炎感染区抽吸无菌的关节滑液,然后再经过未感染皮肤抽吸关节滑液来证明关节感染[51]。虽然避免明显感染的组织(如脓肿)很重要,但在临床医生看来,穿过蜂窝组织炎时接种的风险可能没有延迟治疗的代价高。骨骼与肌肉系统放射科医生的实践操作模式、方法仍在研究中,在这种情况下,决定是否继续抽吸应与申请的临床医生一起讨论。

髋关节成形吸引术

在我们医院最常见的要求是髋关节置换术后行关节穿刺术。我们更倾向于将针头朝向股骨头外侧边缘或股骨颈近端的前方小角度入路,这样可以避免影像重叠,并能更好地观察针头的路径(图 29.14)[37]。当针头接触到假体的金属时,便证明它就在关节内。髋关节置换术后形成的髋关节假包膜将从髋臼的骨性部分延伸至股骨的骨性部分,包括假体裸露的整个金属部分[52]。如果存在关节渗出积液,可用针沿着暴露股骨的任何位置抽吸关节液。然而,在没有渗出积液的情况下,关节囊可能紧紧地贴在股骨上,因此有必要把针向后推进到假包膜更游离的部分[53]。针头到位后,另一个辅助方法是弯曲髋关节,收紧后囊,增加前囊的空间,使液体在关节内向前移,针的活动空间更大。对于(Girdlestone)节肢成形术患者,在转子间线中点放置针已被证明是抽吸的最佳位置[54]。

超声引导下肩袖灌洗术

肩关节钙化性肌腱炎通常是一种自限性疾病,其特征是:在最终的吸收阶段,疼痛加剧和活动范围受限[55]。虽然非甾体抗炎药的保守治疗通常来说已经足够了,但对于有严重或持续症状的患者被认为需要进一步行有创性的治疗。超声引导下对肩袖肌腱进行冲洗和抽吸(图 29.15),也称为灌洗术,并发症发生率为 7%,无致残报告[56]。在非随机和随机对照试验中,灌洗术均显示出优于保守药物治疗和肩峰下糖皮质激素注射治疗的疗效[57,58]。然而,目前缺乏比较灌洗术与体外冲击波治疗和关节镜下

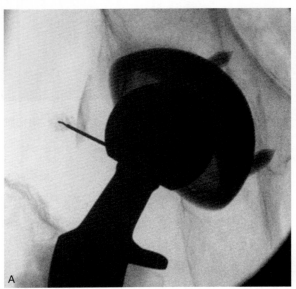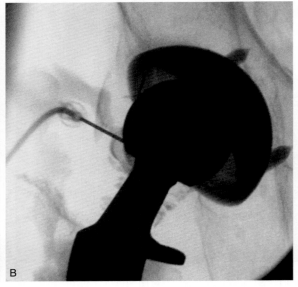

图 29.14 人工髋关节置换术行关节穿刺注射对比剂前(A)和后(B)

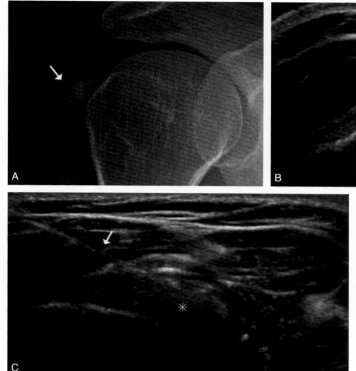

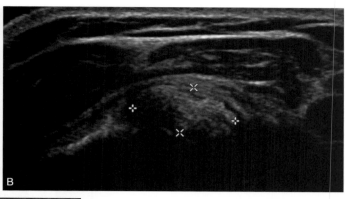

图 29.15　33 岁女性,因左冈下肌腱的钙化性肌腱炎而出现新的左肩痛。左肩内旋位 X 线片(A)示:冈下肌腱钙化(箭头)。左侧冈下肌腱的纵向超声图像(B)显示:肌腱内一个界限清楚的钙化回声病灶(勾画标记处)。纵向超声图像(C)显示:灌洗术过程中一根 18Ga 针(箭头)在钙化灶内(星号)

切除的随机试验。

　　超声引导优于透视检查,能更好地观察软组织和在钙化性肌腱炎再吸收阶段的特征性浆状羟基磷灰石钙沉积[59]。在灌洗术使用的特定技术方面,医疗机构和医者之间有很大的差异。发表方法的差异包括针的大小,从 15Ga 到 25Ga,单针或双针灌洗系统,并且穿刺针可经钙化灶安全通过的次数[10]。

经 CT 引导穿刺活检

　　经皮 CT 引导下的肌肉骨骼活检通常用于肿瘤的组织病理学诊断或感染的微生物学诊断。与开放手术活检相比,经皮穿刺活检的有创性更小,并发症的风险更低[60]。影像引导还可以避免囊性和坏死区域造成的假阴性结果。总体的阳性诊断率在 70%~92% 之间,总体的诊断准确率在 71%~93% 之间[61-70]。一些学者的报告表示转移性病灶活检的检出率比原发肿瘤高,而另一些报告检出率类似[62,63]。经皮穿刺活检的潜在并发症见表 29.3。如出血和感染这样严重的并发症是比较罕见的,约 1%~2% 的患者可能发生[62,65]。通常,我们使用同轴技术,因为其通过一个套管针获得多个样本,减少并发症和辐射暴露。

表 29.3　经皮穿刺活检的并发症

感染
出血
神经根损伤
假性动脉瘤
血管迷走神经性晕厥
复杂区域疼痛综合征(反射性交感神经营养不良)
沿针道播散肿瘤
获取诊断失败

软组织病变

　　由于肌肉骨骼软组织病变的特性,我们医院的病理学家更倾向于粗针穿刺活检(CNB)而非细针穿刺活检(FNA)以保证诊断的准确性[71]。我们只在 CNB 不能安全到达需活检的病变时才行 FNA。我们使用半自动侧切 Temno Evolution 针(CareFusion,Waukegan,IL)进行粗针穿刺活检(图 29.16)[72]。这根针是通过导引套管同轴放置的,尽管有各种长度和直径可供选择,从 14Ga 到 20Ga 不等,但我们尽可能使用 14Ga 的芯。对于 FNA 来说,我们更喜欢用 22Ga 的 Chiba 针,但通常与 19Ga 的 Chiba 针或

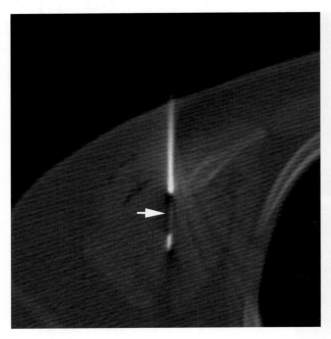

图 29.16　用 Temno Evolution 针对右侧肩胛下肌软组织病变行核心活检。活检针道（箭头）可见

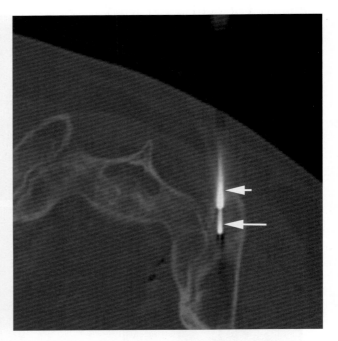

图 29.17　用麦迪逊（Madison）套针系统对右髂骨病变进行核心活检。切针（长箭头）伸出鞘外（短箭头）

18Ga 的 Franseen 针同轴使用。22Ga 针应该比较大的套管针长 5cm，以保证具有足够的穿刺力度。Franseen 针是一种前端切割的核心活检针，针芯有三角形的切割尖端，套管针有 3 个切割锯齿[72]。超声已经成为我们医院进行软组织活检的首选成像引导方式。

骨骼病变

　　与软组织病变相似，我们尽可能行 CNB 而非 FNA。由于完整骨皮质保护的硬化性病变或溶骨性病变需要用切骨针才能进入病灶。我们使用三种同轴活检系统：Bonopty（AprioMed，Londonderry，NH）、Madison（Laurane Medical，Westbrook，CT）和 Arrow OnControl 动力骨病活检系统（Teleflex，Morrisville，NC），所有这些操作都可能产生骨碎片，这些碎片被压缩后类似于核心。Bonopty 穿刺活检装置是一种 15Ga 的钻头，它的尖端是偏心的，可以切割出一个更大的孔，允许 14Ga 的套管通过[73]。这种设计允许医生对任何厚度的骨头进行活检，只是受限于钻头的长度。Bonopty 活检装置是通过穿刺套管放置前采样针[73]。Madison 活检装置包含套管和套管式针芯，当套管穿过致密的骨皮质时，可以用钻头代替套管[74]。Madison 装置包含 11Ga 或 13Ga 环钻活检针，通过导引套管同轴放置（图 29.17）。OnControl 是一个电池驱动的活检装置，带有环钻针，能减少穿

刺硬化性病变的时间（图 29.18）。有时，我们会使用 Temno Evolution 活检针，通过 Bonopty 或 Madison 套管同轴放置，用于 Bonopty 或 Madison 针头难以取样的溶骨性病变。我们可以使用同轴放置在套管内的 Chiba 针作为最后的手段来实施 FNA，尽管这样获得诊断标本的可靠性较低。

　　进针路线应尽可能与进行肿瘤切除的骨科医生一起规划。因为虽然发生率较低，但肯定存在医源性播散，沿活检针道复发风险[75-78]。因此，活检针道和周围组织应与肿瘤一并切除，应尽可能避免跨越 1 个以上解剖间室[79]。对于长骨而言，首选的方法通常是与骨皮质垂直，避开神经血管结构和关节，走最直接的路线。

　　具体的骨活检操作应根据使用同轴设备的类型而有所不同。一般情况下，将患者置于检查床台上，用不透射线的黏性定位网格放置在患者皮肤上，并覆盖感兴趣的区域。然后彻底清洁皮肤，经软组织沿活检路径延伸到骨膜进行麻醉，并在骨膜附近注入麻醉剂。重新扫描麻醉针以确定进入患者组织内针的轨迹和位置。使用 11 号手术刀（刀片的全直径 5mm）做一个足以容纳套管的皮肤切口。针芯就位后，在 CT 引导下经皮肤切口直接进入病灶。套管在针芯上扭动前进，直到它牢固地固定在靠近病变的皮质骨上，然后把针芯换成骨活检针并推针进到病变内。对于环钻型活检针，应顺时针方向旋转前

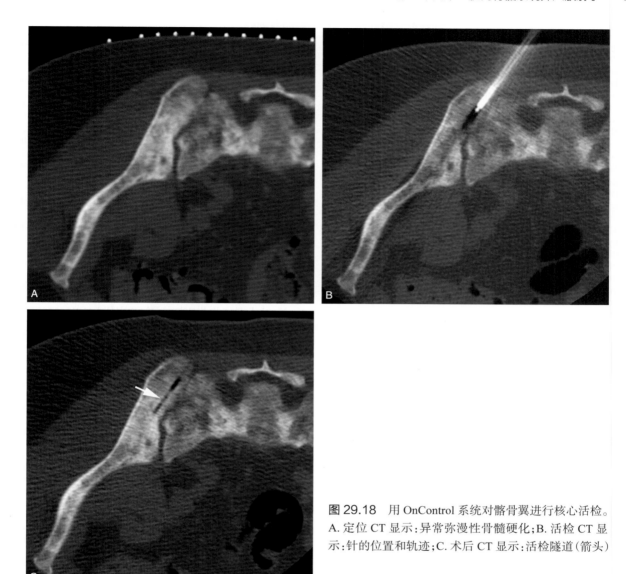

图 29.18　用 OnControl 系统对髂骨翼进行核心活检。A. 定位 CT 显示：异常弥漫性骨髓硬化；B. 活检 CT 显示：针的位置和轨迹；C. 术后 CT 显示：活检隧道（箭头）

进并对骨头施加稳定的压力。环钻针在初始旋转时有"行走"或位置改变的趋势，因此在环钻针旋转时应注意保持导引套管的位置。一旦环钻针切入骨头，它就会变得稳定，医生便可以使用更大的压力。应用 CT 定期检查针的位置。使用钝性封闭器时，应定期撤出针头并将骨塞推出。如果骨塞在针内受到挤压，它便有突然从针内弹出的趋势，并有可能弹跳出无菌区。在活检时更换针芯可减少出血的可能。当活检完成后，应将针芯重新插入针道后再将整个器械取出。活检后应进行扫描，以记录活检部位是否准确并确定并发症。

参考文献

1. O'Dwyer HM, Lyon SM, Fotheringham T, et al. Informed consent for interventional radiology procedures: a survey detailing current European practice. *Cardiovasc Intervent Radiol.* 2003;26:428–433.

2. Ripley BA, Tiffany D, Lehmann LS, et al. Improving the informed consent conversation: a standardized checklist that is patient centered, quality driven, and legally sound. *J Vasc Interv Radiol.* 2015;26:1639–1646.

3. Lang EV, Yuh WT, Ajam A, et al. Understanding patient satisfaction ratings for radiology services. *AJR Am J Roentgenol.* 2013;201:1190–1195.

4. Skarsvåg TI, Wågø KJ, Tangen LF, et al. Does adjusting the pH of lidocaine reduce pain during injection? *J Plast Surg Hand Surg.* 2015;19:1–3.

5. Matsumoto AH, Reifsnyder AC, Hartwell GD, et al. Reducing the discomfort of lidocaine administration through pH buffering. *J Vasc Interv Radiol.* 1994;5:171–175.

6. Moran TC, Kaye AD, Mai AH, et al. Sedation, analgesia, and local anesthesia: a review for general and interventional radiologists. *RadioGraphics.* 2013;33:E47–E60.

7. Lungu E, Moser TP. A practical guide for performing arthrography under fluoroscopic or ultrasound guidance. *Insights Imaging.* 2015;6:601–610.

8. Chundru U, Riley GM, Steinbach LS. Magnetic resonance arthrography. *Radiol Clin North Am.* 2009;47:471–494.

9. Krause ND, Haddad ZK, Winalski CS, et al. Musculoskeletal biopsies using computed tomography fluoroscopy. *J Comput Assist Tomogr.* 2008;32:458–462.

10. Louis LJ. Musculoskeletal ultrasound intervention: principles and advances. *Radiol Clin North Am.* 2008;46:515–533, vi.

11. Smith KA, Carrino JA. MRI-guided interventions of the musculoskeletal system. *J Magn Reson Imaging.* February 2008;27:339–346.

12. Hugo III PC, Newberg AH, Newman JS, et al. Complications of arthrography. *Semin Musculoskelet Radiol.* 1998;2:345–348.

13. Newberg AH, Munn CS, Robbins AH. Complications of arthrography. *Radiology.* 1985;155:605–606.

14. Giaconi JC, Link TM, Vail TP, et al. Morbidity of direct MR arthrography. *AJR Am J Roentgenol.* 2011;196:868–874.

15. Matsen III FA, Papadonikolakis A. Published evidence demonstrating the causation of glenohumeral chondrolysis by postoperative infusion of local anesthetic via a pain pump. *J Bone Joint Surg Am.* 2013;95:1126–1134.

16. Piper SL, Kramer JD, Kim HT, et al. Effects of local anesthetics on articular cartilage. *Am J Sports Med.* 2011;39:2245–2253.

17. United States Food and Drug Administration. Information on Gadolinium-Based Contrast Agents. http://www.fda.gov/Drugs/DrugSafety/PostmarketDrugSafetyInformationforPatientsandProviders/ucm142882.htm. Updated July 27, 2015. Accessed June 08, 2016.

18. Schulte-Altedorneburg G, Gebhard M, Wohlgemuth WA, et al. MR arthrography: pharmacology, efficacy and safety in clinical trials. *Skeletal Radiol.* 2003;32:1–12.

19. Ganguly A, Gold GE, Butts Pauly K, et al. Quantitative evaluation of the relaxivity effects of iodine on GD-DTPA enhanced MR arthrography. *J Magn Reson Imaging.* 2007;25:1219–1225.

20. Choi JY, Kang HS, Hong SH, et al. Optimization of the contrast mixture ratio for simultaneous direct MR and CT arthrography: an in vitro study. *Korean J Radiol.* 2008;9:520–525.

21. Stecco A, Brambilla M, Puppi AM, Lovisolo M, Boldorini R, Carriero A. Shoulder MR arthrography: in vitro determination of optimal gadolinium dilution as a function of field strength. *J Magn Reson Imaging.* 2007;25:200–207.

22. Montgomery DD, Morrison WB, Schweitzer ME, et al. Effects of iodinated contrast and field strength on gadolinium enhancement: implications for direct MR arthrography. *J Magn Reson Imaging.* 2002;15:334–343.

23. Hall FM. Epinephrine-enhanced knee arthrography. *Radiology.* 1974;111:215–217.

24. Spataro RF, Katzberg RW, Burgener FA, Fischer HW. Epinephrine enhanced knee arthrography. *Invest Radiol.* 1978;13:286–290.

25. Scott AD, Leswick D. Shaken or swirled? Mixing gadolinium for arthrography. *Skeletal Radiol.* 2013;42:121–125.

26. Dépelteau H, Bureau NJ, Cardinal E, et al. Arthrography of the shoulder: a simple fluoroscopically guided approach for targeting the rotator cuff interval. *AJR Am J Roentgenol.* 2004;182:329–332.

27. Redondo MV, Berná-Serna JD, Campos PA, et al. MR arthrography of the shoulder using an anterior approach: optimal injection site. *AJR Am J Roentgenol.* 2008;191:1397–1400.

28. Perdikakis E, Drakonaki E, Maris T, et al. MR arthrography of the shoulder: tolerance evaluation of four different injection techniques. *Skeletal Radiol.* 2013;42:99–105.

29. Shortt CP, Morrison WB, Roberts CC, et al. Shoulder, hip, and knee arthrography needle placement using fluoroscopic guidance: practice patterns of musculoskeletal radiologists in North America. *Skeletal Radiol.* 2009;38:377–385.

30. Rastogi AK, Davis KW, Ross A, et al. Fundamentals of joint injection. *AJR Am J Roentgenol.* 2016:1–11.

31. Collins JM, Smithuis R, Rutten MJ. US-guided injection of the upper and lower extremity joints. *Eur J Radiol.* 2012;2759–2770.

32. Neviaser JS. Arthrography of the shoulder joint: study of the findings in adhesive capsulitis of the shoulder. Study of the findings in adhesive capsulitis of the shoulder. *J Bone Joint Surg Am.* 1962;44-A:1321–1359.

33. Gavant ML, Rizk TE, Gold RE, et al. Distention arthrography in the treatment of adhesive capsulitis of the shoulder. *J Vasc Interv Radiol.* 1994;5:305–309.

34. Gallay SH, Richards RR, O'Driscoll SW. Intraarticular capacity and compliance of stiff and normal elbows. *Arthroscopy.* 1993;9:9–13.

35. Magee T. Comparison of 3-T MRI and arthroscopy of intrinsic wrist ligament and TFCC tears. *AJR Am J Roentgenol.* 2009;192:80–85.

36. Wagner FV, Negrão JR, Campos J, et al. Capsular ligaments of the hip: anatomic, histologic, and positional study in cadaveric specimens with MR arthrography. *Radiology.* 2012;263:189–198.

37. Malfair D. Therapeutic and diagnostic joint injections. *Radiol Clin North Am.* 2008;46:439–453.

38. Duc SR, Hodler J, Schmid MR, et al. Prospective evaluation of two different injection techniques for MR arthrography of the hip. *Eur Radiol.* 2006;16:473–478.

39. Schwarz N, Leixnering M, Hopf R, et al. Pressure-volume ratio in human cadaver hip joints. *Arch Orthop Trauma Surg.* 1988;107:322–325.

40. Yen C-H, Leung H-B, Tse PY-T. Effects of hip joint position and intra-capsular volume on hip joint intra-capsular pressure: a human cadaveric model. *J Orthop Surg Res.* 2009;4:8.

41. Douglas RJ. Aspiration and injection of the knee joint: approach portal. *Knee Surg Relat Res.* 2014;26:1–6.

42. Moser T, Moussaoui A, Dupuis M, et al. Anterior approach for knee arthrography: tolerance evaluation and comparison of two routes. *Radiology.* 2008;246:193–197.

43. Visuri T, Kiviluoto O. Arthroscopic volume of the knee joint in young male adults. *Scand J Rheumatol.* 1986;15:251–254.

44. Matziolis G, Roehner E, Windisch C, et al. The volume of the human knee joint. *Arch Orthop Trauma Surg.* 2015;135:1401–1403.

45. Masala S, Fiori R, Bartolucci DA, et al. Diagnostic and therapeutic joint injections. *Semin Intervent Radiol.* 2010;27:160–171.

46. Boutin RD, Fritz RC, Marder RA. Magnetic resonance imaging of the postoperative meniscus: resection, repair, and replacement. *Magn Reson Imaging Clin N Am.* 2014;22:517–555.

47. Sihvonen R, Paavola M, Malmivaara A, et al. Arthroscopic partial meniscectomy versus sham surgery for a degenerative meniscal tear. *N Engl J Med.* 2013;369:2515–2524.

48. Draeger RW, Singh B, Parekh SG. Quantifying normal ankle joint volume: an anatomic study. *Indian J Orthop.* 2009;43:72–75.

49. Hansford BG, Stacy GS. Musculoskeletal aspiration procedures. *Semin Intervent Radiol.* 2012;29:270–285.

50. Smyth TT, Chirino-Trejo M, Carmalt JL. In vitro assessment of bacterial translocation during needle insertion through inoculated culture media as a model of arthrocentesis through cellulitic tissue. *Am J Vet Res.* 2015;76:877–881.

51. Dooley DP. Aspiration of the possibly septic joint through potential cellulitis: just do it! *J Emerg Med.* 2002;23:210.

52. Miki H, Masuhara K. Arthrographic examination of the pseudocapsule of the hip after posterior dislocation of total hip arthroplasty. *Int Orthop.* 2000;24:256–259.

53. Brandser EA, El-Khoury GY, FitzRandolph RL. Modified technique for fluid aspiration from the hip in patients with prosthetic hips. *Radiology.* 1997;204:580–582.

54. Swan JS, Braunstein EM, Capello W. Aspiration of the hip in patients treated with Girdlestone arthroplasty. *AJR Am J Roentgenol.* 1991;156:545–546.

55. Speed CA, Hazleman BL. Calcific tendinitis of the shoulder. *N Engl J Med.* 1999;340:1582–1584.

56. Gatt DL, Charalambous CP. Ultrasound-guided barbotage for calcific tendonitis of the shoulder: a systematic review including 908 patients. *Arthroscopy.* 2014;30:1166–1172.

57. Serafini G, Sconfienza LM, Lacelli F, et al. Rotator cuff calcific tendonitis: short-term and 10-year outcomes after two-needle US-guided percutaneous treatment—nonrandomized controlled trial. *Radiology.* 2009;252:157–164.

58. De Witte PB, Selten JW, Navas A, et al. Calcific tendinitis of the rotator cuff: a randomized controlled trial of ultrasound-guided needling and lavage versus subacromial corticosteroids. *Am J Sports Med.* 2013;41:1665–1673.

59. Farin PU, Räsänen H, Jaroma H, Harju A. Rotator cuff calcifications: treatment with ultrasound-guided percutaneous needle aspiration and lavage. *Skeletal Radiol.* 1996;25:551–554.

60. Welker JA, Henshaw RM, Jelinek J, et al. The percutaneous needle biopsy is safe and recommended in the diagnosis of musculoskeletal masses. *Cancer.* 2000;89:2677–2686.

61. Omura MC, Motamedi K, UyBico S, et al. Revisiting CT-guided percutaneous core needle biopsy of musculoskeletal lesions: contributors to biopsy success. *AJR Am J Roentgenol.* 2011;197:457–461.

62. Dupuy DE, Rosenberg AE, Punyaratabandhu T, et al. Accuracy of

CT-guided needle biopsy of musculoskeletal neoplasms. *AJR Am J Roentgenol.* 1998;171:759–762.

63. Hau A, Kim I, Kattapuram S, et al. Accuracy of CT-guided biopsies in 359 patients with musculoskeletal lesions. *Skeletal Radiol.* 2002;31:349–353.
64. Wu JS, Goldsmith JD, Horwich PJ, et al. Bone and soft-tissue lesions: what factors affect diagnostic yield of image-guided core-needle biopsy? *Radiology.* 2008;248:962–970.
65. Puri A, Shingade VU, Agarwal MG, et al. CT-guided percutaneous core needle biopsy in deep seated musculoskeletal lesions: a prospective study of 128 cases. *Skeletal Radiol.* 2006;35:138–143.
66. Jelinek JS, Murphey MD, Welker JA, et al. Diagnosis of primary bone tumors with image-guided percutaneous biopsy: experience with 110 tumors. Diagnosis of primary bone tumors with image-guided percutaneous biopsy: experience with 110 tumors. *Radiology.* 2002;223:731–737.
67. Altuntas AO, Slavin J, Smith PJ, et al. Accuracy of computed tomography guided core needle biopsy of musculoskeletal tumours. *ANZ J Surg.* 2005;75:187–191.
68. Yang J, Frassica FJ, Fayad L, Clark DP, Weber KL. Analysis of nondiagnostic results after image-guided needle biopsies of musculoskeletal lesions. *Clin Orthop Relat Res.* 2010;468:3103–3111.
69. Monfardini L, Preda L, Aurilio G, et al. CT-guided bone biopsy in cancer patients with suspected bone metastases: retrospective review of 308 procedures. *Radiol Med.* 2014;119:852–860.
70. Tsukushi S, Nishida Y, Yamada Y, et al. CT-guided needle biopsy for musculoskeletal lesions. *Arch Orthop Trauma Surg.* 2010;130:699–703.
71. Kasraeian S, Allison DC, Ahlmann ER, et al. A comparison of fine-needle aspiration, core biopsy, and surgical biopsy in the diagnosis of extremity soft tissue masses. *Clin Orthop Relat Res.* 2010;468:2992–3002.
72. Soft Tissue Biopsy Needle Catalog. http://www.carefusion.com/Documents/brochures/interventional-specialties/IS_Soft-Tissue-Biopsy-Needles_BR_EN.pdf. Accessed June 08, 2016.
73. Bonopty Product Sheet. http://apriomed.com/wp-content/uploads/29090-R03-Bonopty-product-sheet.pdf. Accessed June 08, 2016.
74. Madison Bone Biopsy Brochure. http://www.lauranemedical.com/LauraneUK/wp-content/uploads/2016/02/A4-INT-Madison.pdf. Accessed June 08, 2016.
75. Schwartz HS, Spengler DM. Needle tract recurrences after closed biopsy for sarcoma: three cases and review of the literature. *Ann Surg Oncol.* 1997;4:228–236.
76. Saghieh S, Masrouha KZ, Musallam KM, et al. The risk of local recurrence along the core-needle biopsy tract in patients with bone sarcomas. *Iowa Orthop J.* 2010;30:80–83.
77. Li Z-F, Li J-M, Yan J, et al. Prevention of contamination by biopsy needle track contamination using a novel adriamycin-loaded gelatin sponge. *World J Surg Oncol.* 2013;11:169.
78. Kaffenberger BH, Wakely Jr PE, Mayerson JL. Local recurrence rate of fine-needle aspiration biopsy in primary high-grade sarcomas. *J Surg Oncol.* 2010;101:618–621.
79. Wafa H, Grimer RJ. Surgical options and outcomes in bone sarcoma. *Expert Rev Anticancer Ther.* 2006;6:239–248.

章节自测

1. 放射科医生可采用何种方法治疗肩袖钙化性肌腱炎？
   A. 关节穿刺术
   B. 组织活检
   C. 灌洗术
   D. 关节造影术

2. 以下哪项不是知情同意的要素？
   A. 用不褪色的墨水在身体部位做记号
   B. 确认患者的出生日期
   C. 给患者提问的机会
   D. 检查药物的有效期

3. 对于 MR 关节造影,在注射到关节的溶液中钆的推荐浓度是多少？
   A. 0.5%
   B. 5%
   C. 25%
   D. 50%

4. 在关节造影中,下列哪一项表明针尖可能不是关节内的,并且在继续操作之前应该重新定位？
   A. 对比剂描绘出关节的轮廓
   B. 注射阻力
   C. 对比剂从针尖自由流出
   D. 滑液抽吸

章节自测答案

1. C　灌洗术是治疗钙化性肌腱炎的手术名称。
2. C　知情同意包括患者提问的机会。但是,更应该执行其他选项。
3. A　一般使用 0.5% 的浓度。
4. B　注射阻力表明针尖应该重新定位。

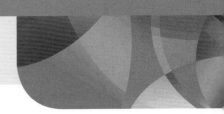
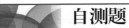
自测题

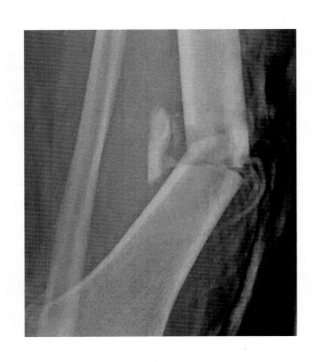

1. 左图胫骨干的 X 线片显示的是下列哪一种骨折？
   A. 螺旋型骨折
   B. 撕脱性骨折
   C. 斜型骨折
   D. 带有蝶形碎片的横行骨折

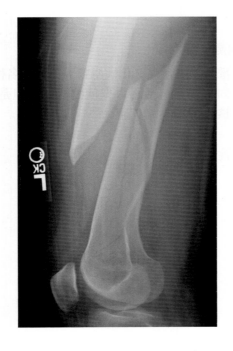

2. 受到下列哪一种生物作用力最有可能导致左图大腿 X 线片表现？
   A. 压力
   B. 张力
   C. 扭转力
   D. 弯曲力

3. 下列哪一描述最适用于由枪伤引起的股骨骨折?
   A. 病理性骨折
   B. 应力性骨折
   C. 不完全性骨折
   D. 开放性骨折

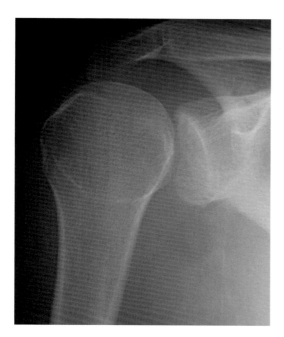

4. 根据左图创伤患者的肩部 X 线片,最有可能的诊断是什么?
   A. 肩关节前脱位
   B. 肩关节后脱位
   C. 肩关节盂前部骨折
   D. Hill-Sachs 损伤

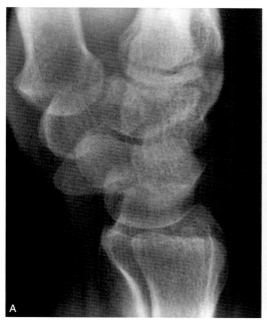
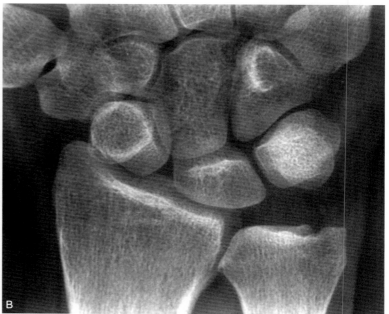

5. 根据上图腕关节侧位(A)和后前位(B)X 线片,最有可能的诊断是?
   A. 舟骨腰部骨折
   B. 舟骨旋转性半脱位
   C. 月骨脱位
   D. 腕骨间脱位

6. 下列哪一项描述的是"尺骨近端骨折合并肱桡关节后脱位"？
   A. Essex-Lopresti 骨折
   B. Galeazzi 骨折
   C. Monteggia 骨折
   D. Pellegrini-Stieda 综合征

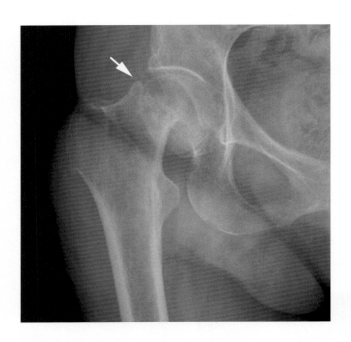

7. 根据左图髋部前后位（AP）片，最有可能的诊断是什么？
   A. 嵌入型股骨颈头下型骨折
   B. 经颈型股骨颈骨折并移位
   C. 股骨粗隆间骨折
   D. 股骨粗隆下骨折

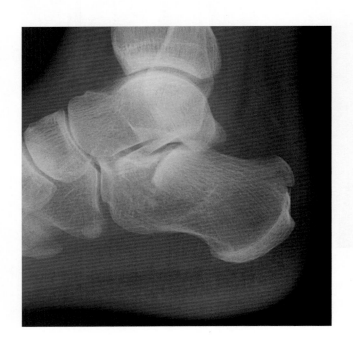

8. 根据左图踝关节的侧位片，最有可能的诊断是什么？
   A. 外踝骨折
   B. 距骨颈骨折
   C. 内踝骨折
   D. 跟骨骨折

9. 胫骨平台外侧缘撕脱性骨折与下列哪一韧带损伤关系最密切？
   A. 前交叉韧带撕裂
   B. 后交叉韧带撕裂
   C. 内侧副韧带撕裂
   D. 外侧副韧带撕裂

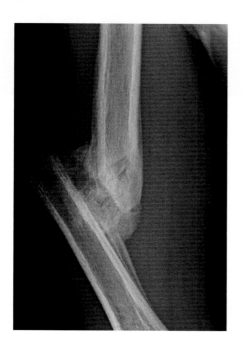

10. 左图肱骨 X 线片显示的是骨折愈合的哪一阶段？
    A. 骨折初期
    B. 血肿炎症机化期
    C. 骨痂形成期
    D. 重塑期

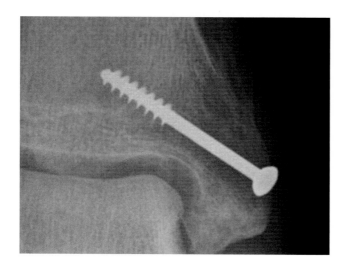

11. 左图踝关节 X 线片上显示的螺钉最好的名称是以下哪一项？
    A. 加压螺钉
    B. 锁紧螺钉
    C. 锥形螺钉
    D. 无头螺钉

12. 下列哪一种 X 线的特征表示金属固定物松动？
    A. 软组织肿胀
    B. 骨膜反应
    C. 移位
    D. 周围硬化

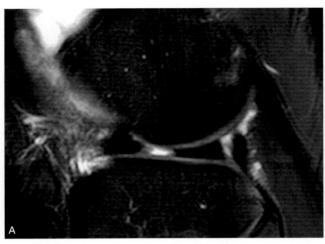

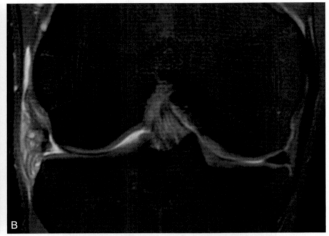

13. 根据上图膝关节 FS PDWI 矢状位（A）和冠状位（B），该膝关节疼痛患者的最佳诊断是下列哪一项？
    A. 外侧半月板放射状撕裂
    B. 内侧半月板放射状撕裂
    C. 外侧半月板桶柄状撕裂
    D. 内侧半月板桶柄状撕裂

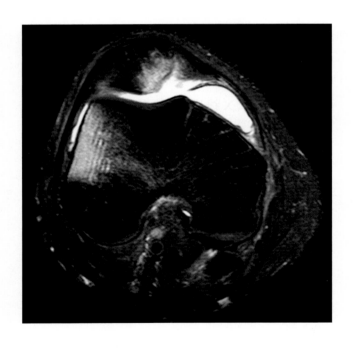

14. 根据左侧膝关节轴位 FS T₂WI 图像，此膝关节疼痛患者的最佳诊断是什么？
    A. 前交叉韧带撕裂
    B. 后交叉韧带撕裂
    C. 短暂性髌骨外侧脱位
    D. 短暂性髌骨内侧脱位

15. 哪一部位的骨挫伤与后交叉韧带孤立性撕裂密切相关？
    A. 胫骨后部
    B. 胫骨前部
    C. 股骨内侧髁和胫骨内侧平台
    D. 股骨外侧髁和胫骨后部

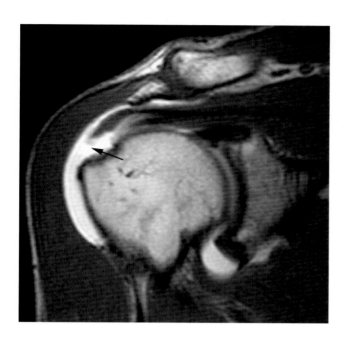

16. 根据左图肩关节冠状位 T_1WI 图像,下列哪一肩袖肌腱撕裂?
    A. 肩胛下肌
    B. 冈上肌
    C. 冈下肌
    D. 小圆肌

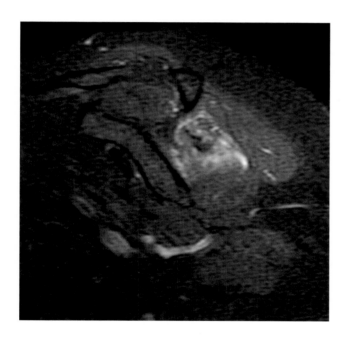

17. 根据左图肩关节矢状位 FS T_2WI 图像,下列哪一肌肉有异常高 T_2 信号,提示急性去神经性萎缩?
    A. 肩胛下肌
    B. 冈上肌
    C. 冈下肌
    D. 小圆肌

18. 肩关节盂唇的哪一部分最易发生正常解剖的变异?
    A. 前上部
    B. 前下部
    C. 后上部
    D. 后下部

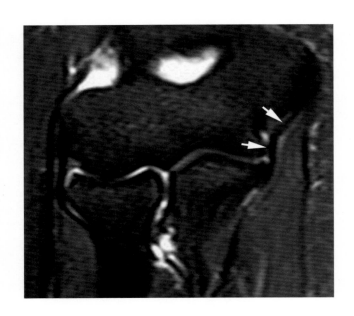

19. 在左图肘部冠状 MRI 图像中,箭头指示的是下列哪一结构?
    A. 正常指伸肌腱
    B. 正常指屈肌腱
    C. 内侧副韧带
    D. 外侧副韧带

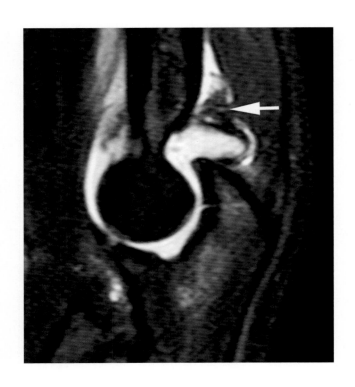

20. 左图是一位患者几天前肘部受伤时的矢状位 FS PDWI 图像,箭头指示的是下列哪一结构?
    A. 半月板同系物
    B. 肘后脂肪垫
    C. 肘前窝
    D. 高耸结节

21. 在肘关节 MR 造影中,T 征(T-sign)的意义是什么?
    A. 尺侧副韧带部分撕裂
    B. 桡侧副韧带部分撕裂
    C. 屈肌总腱起始处部分撕裂
    D. 伸肌总腱起始处部分撕裂

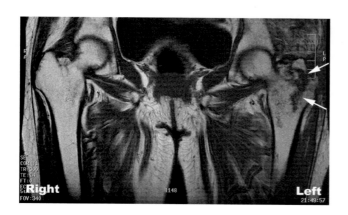

22. 左图老年女性的冠状位 T_1WI 图像中,下列哪一项诊断最有可能?
    A. 骨坏死
    B. 股骨粗隆间骨折
    C. 骨性关节炎
    D. 股骨颈骨折

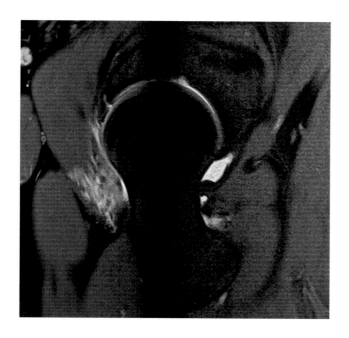

23. 左图 MRI 成像显示的髋关节盂唇撕裂是下列哪一部位?
    A. 前盂唇
    B. 上盂唇
    C. 后盂唇
    D. 下盂唇

24. 在 X 线上表现正常的患者,下列哪一病变下,髋关节 MRI 造影比普通 MRI 更有可能提供有价值的诊断信息是?
    A. 疑似骨坏死
    B. 疑似坠落骨折
    C. 疑似应力性骨折
    D. 疑似髋关节盂唇撕裂

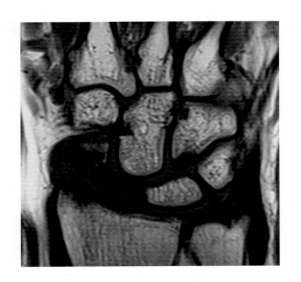

25. 根据左侧腕关节冠状位 T$_1$WI 图像,最有可能的诊断是下列哪一项?
    A. 腕舟骨腰部骨折
    B. 三角纤维软骨复合体撕裂
    C. 月骨缺血性坏死(Kienbock 病)
    D. 月三角骨分离

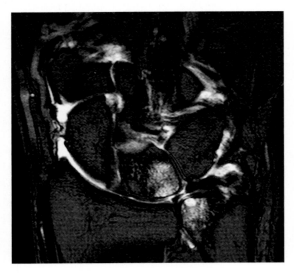

26. 根据左图腕关节冠状 FS T$_2$WI 图像,下列哪一项诊断最佳?
    A. 月骨缺血性坏死(Kienbock 病)
    B. 腕舟骨骨折
    C. 尺神经卡压综合征
    D. 舟月骨分离

27. 尺神经穿过腕骨的掌侧,与下列哪一块骨最接近?
    A. 舟骨
    B. 大多角骨
    C. 头状骨
    D. 豌豆骨

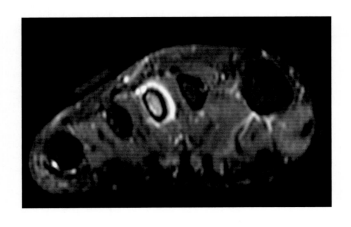

28. 根据左图年轻患者足部轴位 FS PDWI 图像,下列哪一项诊断最佳?
    A. 应力性骨折
    B. 骨髓炎
    C. 奇异性骨旁骨软骨瘤样增生
    D. Morton 神经瘤

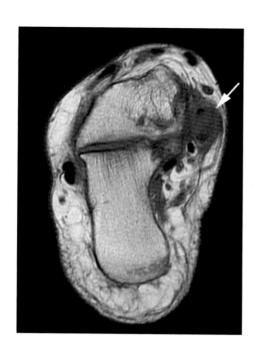

29. 根据左图踝关节轴位 T_1WI 图像,箭头所示是下列哪一异常肌腱?
    A. 腓骨短肌
    B. 胫骨后肌
    C. 趾长屈肌
    D. 蹈长屈肌

30. 在正常解剖上,下列踝关节的哪一肌腱是在距骨后面?
    A. 腓骨短肌
    B. 趾长屈肌
    C. 蹈长屈肌
    D. 胫骨后肌

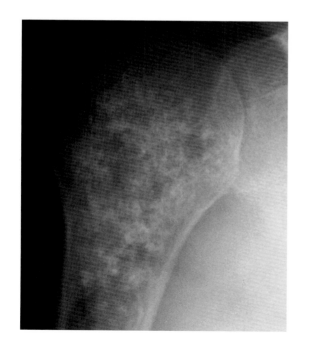

31. 根据左图肱骨近端的 X 线片,最有可能是下列哪一种肿瘤?
    A. 骨巨细胞瘤
    B. 软骨源性肿瘤
    C. 成骨性肿瘤
    D. 单纯性骨囊肿

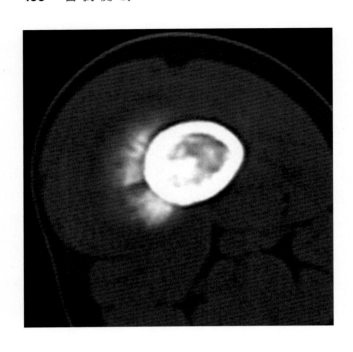

32. 左图中，股骨轴位的 CT 表现最有可能的是下列哪一个征象？
    A. 葱皮样改变
    B. 磨玻璃样改变
    C. 日光放射征
    D. 环晕征

33. 下列哪一项是非侵袭性孤立性骨质病变的特征性 X 线表现？
    A. 薄的硬化边缘
    B. 层状骨膜反应
    C. 骨皮质穿透
    D. 基质矿化

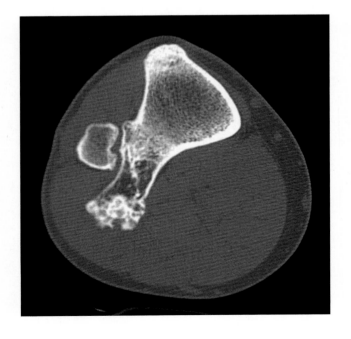

34. 根据左图 27 岁男性小腿近端的轴位 CT 扫描，最有可能的诊断是哪一项？
    A. 内生性软骨瘤
    B. 骨软骨瘤
    C. 软骨肉瘤
    D. 骨肉瘤

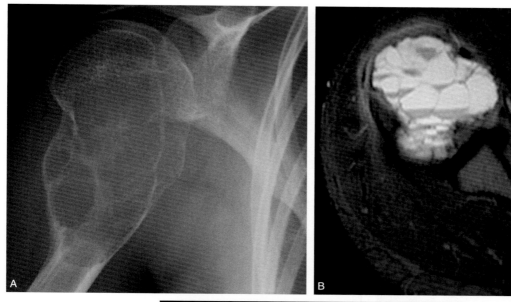

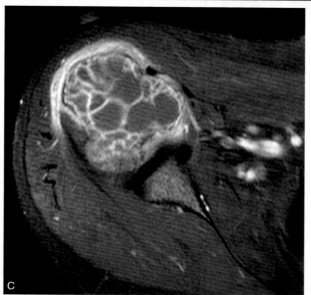

35. 根据上图肩关节 X 线(A),轴位 FS T_2WI 图像(B)
    和轴位 FS T_1WI 增强图像,最有可能的诊断是
    下列哪一项?
    A. 单纯性骨囊肿
    B. 动脉瘤样骨囊肿
    C. 骨纤维结构不良
    D. 内生性软骨瘤

36. 在骨骼已发育成熟的患者中,下列哪一种骨质
    病变以延伸至软骨下的骨为特征?
    A. 骨肉瘤
    B. 内生性软骨瘤
    C. Brodie 脓肿
    D. 骨巨细胞瘤

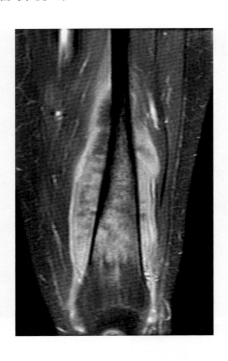

37. 左侧是一位 44 岁女性的冠状位 FS T₁WI 增强图像,最有可能的诊断是下列哪一项?
    A. 软骨肉瘤
    B. 骨肉瘤
    C. 骨巨细胞瘤
    D. 浆细胞瘤

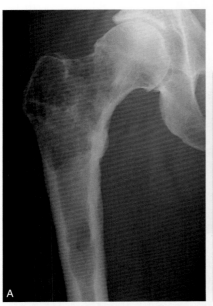

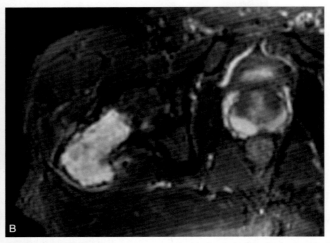

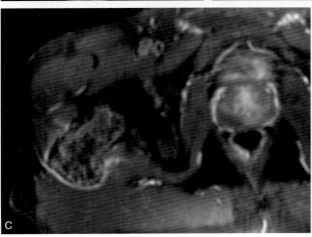

38. 49 岁的右髋关节疼痛患者,根据上图患者髋关节前后位 X 线片(A)、轴位 FS T₂WI(B)和轴位 FS T₁WI 增强(C)图像,最有可能的诊断是下列哪一项?
    A. 软骨肉瘤
    B. 骨肉瘤
    C. 淋巴瘤
    D. 浆细胞瘤

39. 胫骨干最常见的恶性骨肿瘤是下列哪一项？

　　A. 脊索瘤

　　B. 骨肉瘤

　　C. 软骨肉瘤

　　D. 造釉细胞瘤

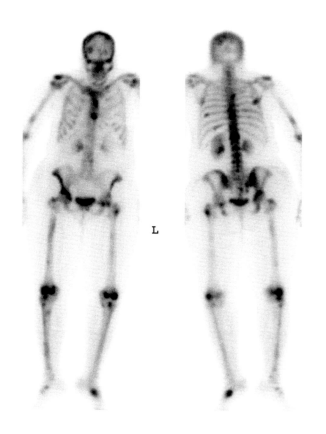

40. 左图中,57 岁女性全身 Tc-99m 放射性核素骨扫描的异常表现,最有可能是下列哪一诊断？

　　A. Paget 病

　　B. 肥大性骨关节病

　　C. 转移性疾病

　　D. 骨髓炎

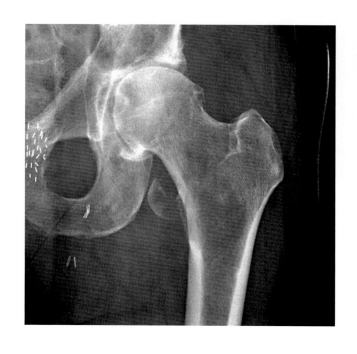

41. 左图中,70 岁男性髋关节前后位 X 线片所示的最主要的诊断是下列哪一项？

　　A. 前列腺癌骨转移

　　B. 骨性关节炎

　　C. 坠落性骨折

　　D. 与双膦酸盐相关的不全性骨折

42. 下列哪一个部位最少发生骨转移?
    A. 脊柱
    B. 骨盆
    C. 股骨
    D. 足部

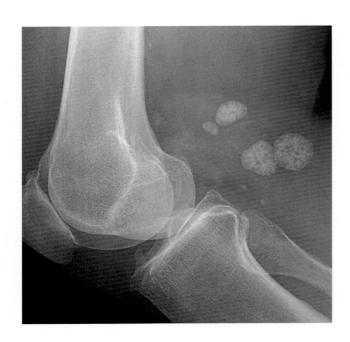

43. 根据左图中 60 岁男性患者,膝关节侧位 X 线示膝关节后方肿块,最有可能的诊断是下列哪一项?
    A. 肿瘤钙化
    B. Baker 囊肿内游离体
    C. 滑膜肉瘤
    D. 血管瘤并静脉石

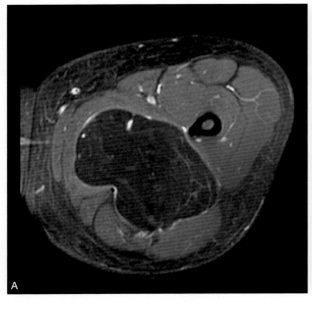
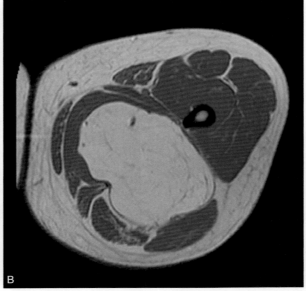

44. 上图是 54 岁女性轴位 FS T$_2$WI(A)和 T$_1$WI(B)图像,最有可能的诊断是下列哪一项?
    A. 多形性肉瘤
    B. 脂肪肉瘤
    C. 脂肪瘤
    D. 肌肉萎缩

45. 在 30 岁以上正常人群中,原发性骨肉瘤与原发性软组织肉瘤的发病哪一个更常见?
    A. 骨肉瘤更常见
    B. 发生率相同
    C. 原发性软组织肉瘤

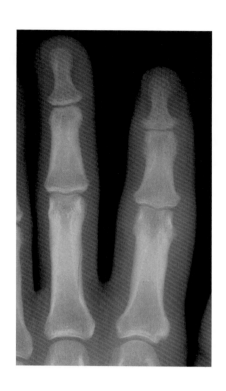

46. 左图中手掌 X 线片的细节展示了两个手指,其中一个显示软组织肿胀。根据肿胀的形态,主要的鉴别诊断是下列哪一项?
    A. 类风湿性关节炎
    B. 脓毒性关节炎
    C. 银屑病性关节炎
    D. 骨性关节炎

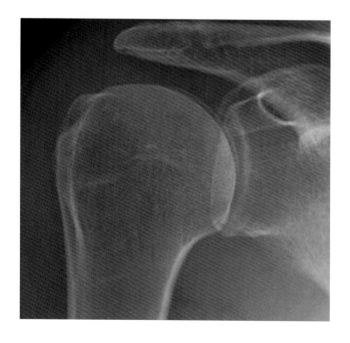

47. 根据左图肩关节前后位 X 线片,最佳诊断是下列哪一项?
    A. 类风湿性关节炎
    B. 银屑病性关节炎
    C. 骨性关节炎
    D. 焦磷酸钙沉积病

48. 下列哪一种类型的多关节病以累及第一腕掌关节为特征?
    A. 类风湿性关节炎
    B. 银屑病性关节炎
    C. 骨性关节炎
    D. 焦磷酸盐沉积病

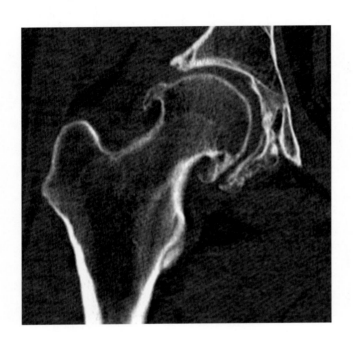

49. 左图为58岁女性,髋部疼痛。髋关节冠状位CT,最有可能的诊断是下列哪一项?
    A. 类风湿性关节炎
    B. 骨性关节炎
    C. 股骨髋臼撞击综合征
    D. 股骨头下骨折

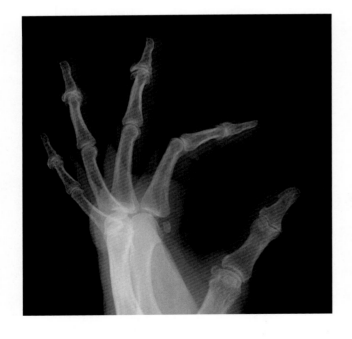

50. 根据左图手掌斜位片,下列哪一项为最佳诊断?
    A. 骨性关节炎
    B. 焦磷酸盐沉积病
    C. 痛风性关节炎
    D. 类风湿性关节炎

51. 下列哪一项百分比最接近关节软骨中软骨细胞
　　的体积?
　　A. 99%
　　B. 67%
　　C. 33%
　　D. 1%

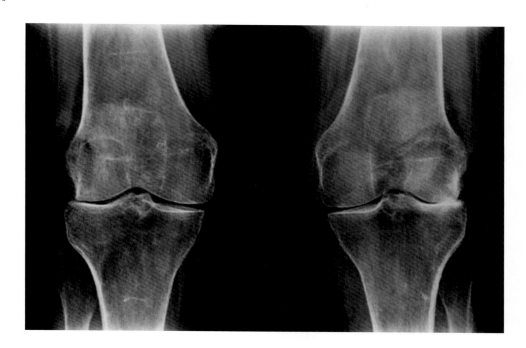

52. 上图为 40 岁女性站立位膝关节前后位 X 线片,
　　下列哪一项为最佳诊断?
　　A. 骨性关节炎
　　B. 类风湿性关节炎
　　C. 焦磷酸盐沉积病
　　D. 骨质疏松症

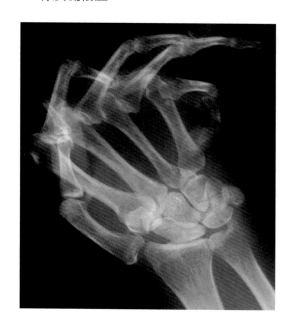

53. 根据左图手掌 X 线片,下列哪一项为最佳诊断?
　　A. 类风湿性关节炎
　　B. 侵蚀性骨关节炎
　　C. 银屑病性关节炎
　　D. 系统性红斑狼疮

54. 当类风湿关节炎累及上肢时,下列哪一关节通常不受影响?
    A. 远节指间关节
    B. 腕关节
    C. 肘关节
    D. 肩关节

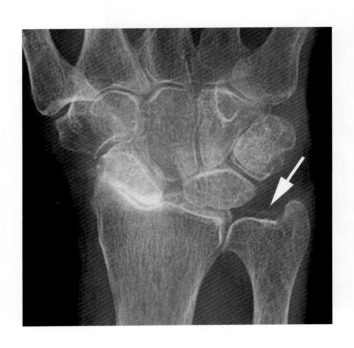

55. 根据左图腕关节 X 线片,下列哪一项是最佳诊断?
    A. 舟月骨进行性塌陷
    B. 舟骨坏死
    C. 类风湿性关节炎
    D. 系统性红斑狼疮

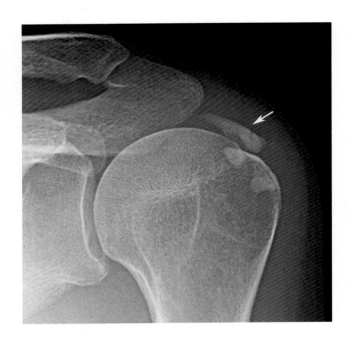

56. 根据左图肩关节 X 线片,下列哪一项是最佳诊断?
    A. 肱骨大结节骨折
    B. 肩袖撕裂
    C. 钙化性肌腱炎
    D. 软骨钙质沉着症

57. 色素沉着绒毛结节滑膜炎在 MRI 上与其他疾病
　　鉴别的特征性表现是下列哪一项?
　　A. 增强后边缘强化
　　B. T_1WI、T_2WI 高信号
　　C. 脂肪抑制相呈低信号
　　D. GRE 序列晕征改变

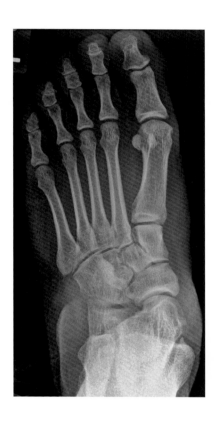

58. 根据左图中患有慢性足部疼痛妇女的负重位足
　　部 X 线片,下列哪一项为最佳诊断?
　　A. 蹬外翻
　　B. 蹬强直
　　C. 跖骨头骨软骨病(Freiberg 病)
　　D. 后天性扁平足

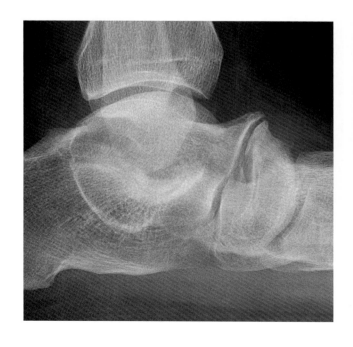

59. 患者 25 岁,慢性足部疼痛,踝关节负重侧位 X
　　线片如左图所示,下列哪一诊断最佳?
　　A. 跗骨联合
　　B. 距骨下关节炎
　　C. 外伤性跟骨畸形
　　D. 副舟骨综合征

60. 如果跗外翻畸形手术要成功的话,通常需要纠
    正下列哪一项畸形?
    A. 大跗趾外翻对齐
    B. 第一跖骨内翻对齐
    C. 第一跖骨头剥离
    D. 籽骨外侧半脱位

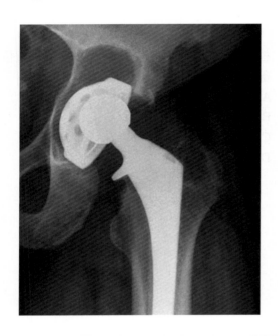

61. 左图所示全髋关节置换术的并发症是下列哪
    一项?
    A. 金属沉着病
    B. 骨质溶解
    C. 感染
    D. 骨折

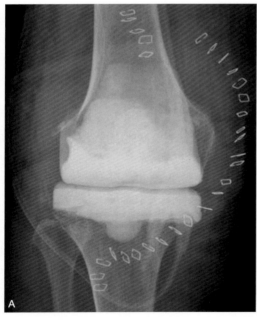
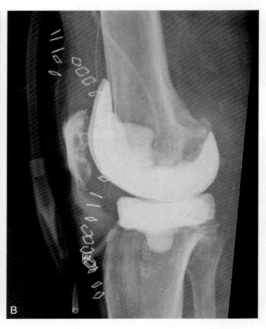

62. 上图所示的膝关节植入物是下列哪一项?
    A. 抗生素骨水泥隔体
    B. 双髁全膝关节置换
    C. 内侧髁全膝关节置换
    D. 半膝关节成形术

63. 金属全髋关节置换术不会发生下列哪一项并发
　　 症或结果？
　　 A. 金属沉着病
　　 B. 聚乙烯骨溶解
　　 C. 无菌性淋巴细胞为主型血管炎相关病变
　　 D. 假性肿瘤形成

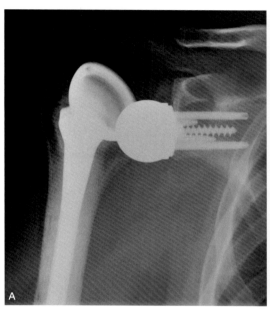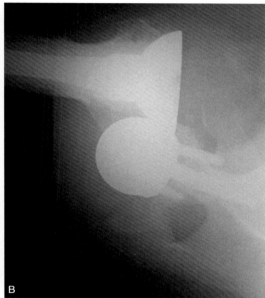

64. 上图所示肩关节置换术后的 X 线片，下列哪一
　　 项诊断最佳？
　　 A. 人工肩关节后脱位
　　 B. 人工肩关节前脱位
　　 C. 反置式人工肩关节后脱位
　　 D. 反置式人工肩关节前脱位

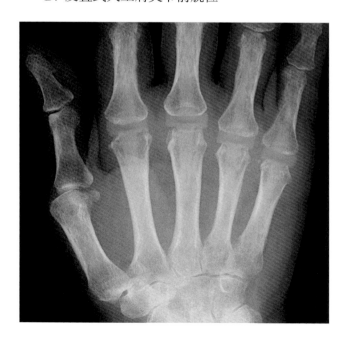

65. 左图所示一例潜在类风湿关节炎患者，在第二
　　 至第五掌指关节处进行了关节置换。请问植入
　　 物是下列哪一项？
　　 A. 聚乙烯
　　 B. 钛合金
　　 C. 硅胶
　　 D. 热解碳

66. 最常见的桡骨头置换指征是下列哪一项？

    A. 类风湿性关节炎

    B. 肱桡关节骨性关节炎

    C. 桡骨头前脱位

    D. 桡骨头骨折移位

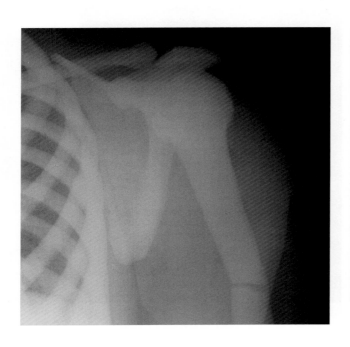

67. 左图所示肩关节 X 线片，下列哪一项是最佳诊断？

    A. Paget 病

    B. 石骨症

    C. 骨纤维结构不良

    D. 镰状细胞病

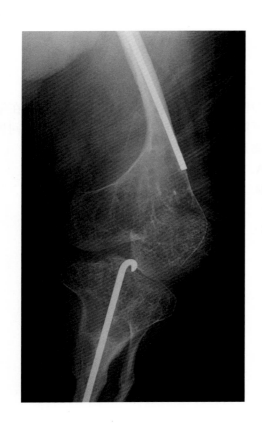

68. 左图所示膝关节 X 线片，下列哪一项是最佳诊断？

    A. 骨质疏松

    B. 软骨发育不全

    C. 成骨不全症

    D. 地中海贫血

69. 以下哪一项是最常见的非致死性侏儒症?

    A. 致死性侏儒症

    B. 假性软骨发育不全

    C. 黏多糖贮积症Ⅳ型(Morquio 综合征)

    D. 软骨发育不全

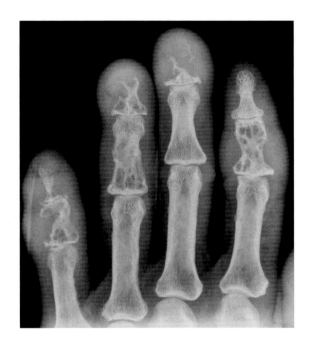

70. 根据左图所示手掌正位 X 线片中的细节,下列哪项是最佳诊断?

    A. 结节病

    B. 甲状旁腺功能亢进

    C. 侵蚀性骨关节炎

    D. 痛风

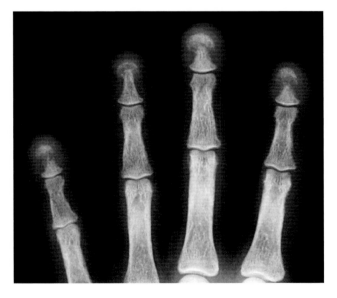

71. 根据左图所示手掌正位 X 线片中的细节,下列哪项是最佳诊断?

    A. 结节病

    B. 甲状旁腺功能亢进

    C. 侵蚀性骨关节炎

    D. 痛风

72. 根据美国预防保健工作机构的观点,下列哪一人群应该定期接受骨质疏松检查?

    A. 接受激素补充治疗的绝经后妇女

    B. 肥胖妇女(BMI>30)

    C. 65 岁或以上的妇女

    D. 85 岁或以上的男性

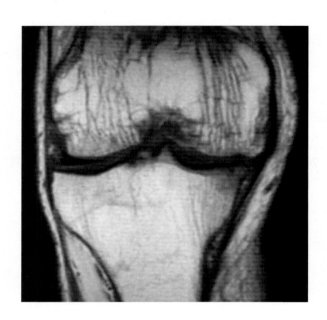

73. 左图所示的膝关节慢性疼痛的 70 岁男子膝关节冠状位 T$_1$WI 图像中,最重要的诊断是下列哪一项?

A. 外侧半月板撕裂

B. 淋巴瘤

C. Paget 病

D. 骨坏死

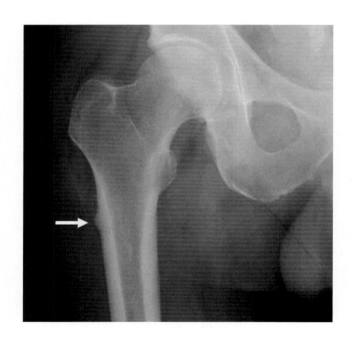

74. 左图所示,70 岁慢性大腿疼痛和骨质疏松史的患者髋关节 X 线片,最佳诊断是下列哪一项?

A. 与双膦酸盐相关的不全性骨折

B. 甲状旁腺功能亢进

C. 骨软化症

D. 骨样骨瘤

75. 1 例 2 型糖尿病患者出现第五跖骨头骨髓炎。以下哪一种是最有可能的感染传播途径?

A. 动脉血行播散

B. 静脉血行播散

C. 淋巴播散

D. 经皮肤溃疡直接播散

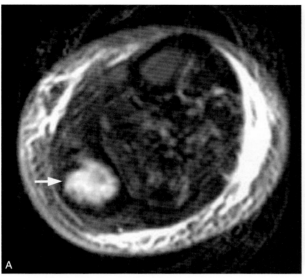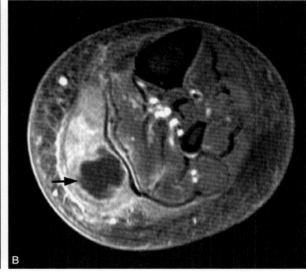

76. 上图是腿部肿胀患者的小腿轴位 FS T$_2$WI(A)
    和 FS T$_1$WI(B)增强图像,下列哪一项是最佳
    诊断?
    A. 化脓性肌炎
    B. 肉瘤
    C. Mazabraud 综合征
    D. 腓肠肌拉伤

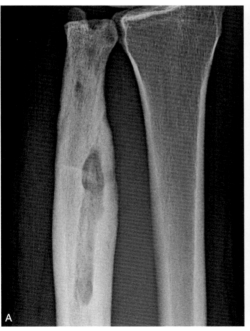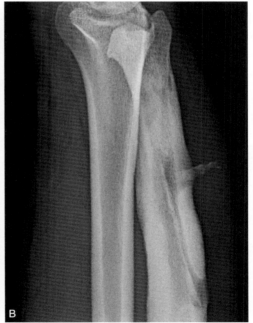

77. 上图所示前臂正位(A)、侧位(B)X 线片最佳诊
    断是下列哪一项?
    A. 不全型骨折
    B. 慢性骨髓炎
    C. 异物反应
    D. Paget 病

78. 急性骨髓炎异常骨髓信号的典型 MRI 表现是下列哪一项?

    A. T_1 高信号,T_2 高信号,无强化

    B. T_1 低信号,T_2 高信号,无强化

    C. T_1 高信号,T_2 低信号,有强化

    D. T_1 低信号,T_2 高信号,有强化

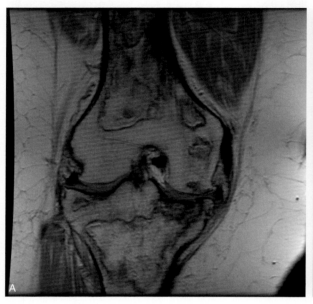 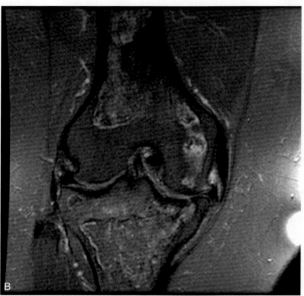

79. 根据上图膝关节冠状位 T_1WI(A) 和 FS PDWI(B),下列哪一项是最佳诊断?

    A. 内生性软骨瘤病

    B. 多发性骨梗死

    C. 骨髓再转换

    D. 非霍奇金淋巴瘤

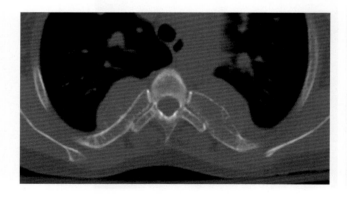

80. 根据左图胸部轴位 CT 片,下列哪一项诊断最佳?

    A. 地中海贫血

    B. 血友病

    C. 镰状细胞病

    D. 真性红细胞增多症

81. 下列影响骨髓的疾病中哪一项最易引起骨质坏死?

    A. 血友病

    B. 地中海贫血

    C. 镰状细胞病

    D. 骨髓纤维化

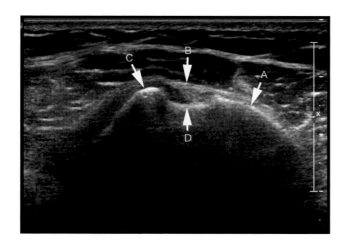

82. 超声探头横向放置在左肱骨近端前侧。下列哪
　　一结构所示为肱骨小结节？
　　A. 结构 A
　　B. 结构 B
　　C. 结构 C
　　D. 结构 D

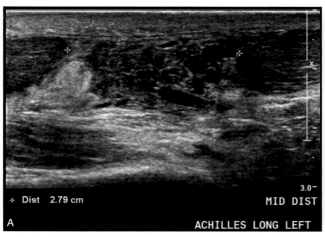

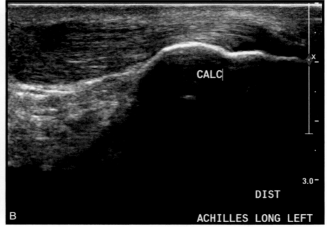

83. 一位 50 岁的患者接受跟腱超声检查。从上图
　　跟腱中部（A）和跟腱末梢（B）纵向声像图中可
　　以得出下列哪一诊断？
　　A. 正常
　　B. 肌腱变性
　　C. 跟腱部分撕裂（2 级）
　　D. 跟腱完全撕裂（3 级）

84. 各向异性伪影可能与哪一种肌腱损伤的超声表
　　现类似？
　　A. 低回声区
　　B. 肌腱增厚
　　C. 腱周积液
　　D. 后方声影

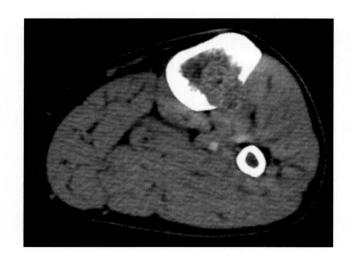

85. 41 岁男性患者在 CT 引导下对左侧胫骨的一个与肉瘤相关的肿块进行了穿刺活检。左图 CT 所示肿块中心不仅位于胫骨近端的后侧骨皮质,而且显示邻近胫后肌群受累。应外科医生的要求,对可疑肉瘤骨内和肌肉内的成分进行穿刺活检。下列哪种 CT 引导下穿刺活检的方法可能会减少患者切除术后的复发率?
    A. 从后侧穿过后侧肌间室
    B. 从内侧穿过后侧肌间室
    C. 从外侧穿过外侧肌间室
    D. 从前方穿过前方胫骨皮质
    E. 从外侧穿过前侧肌间室

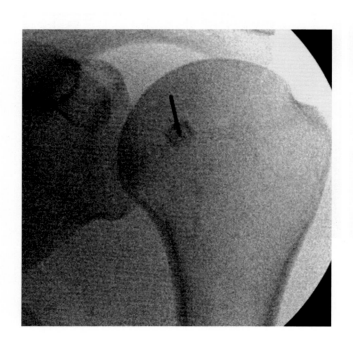

86. 左图一位患者前臂外旋仰卧位进行肩关节造影,通过前入路进针,使其与肱骨头的内上象限接触。请问以下哪一结构会被针穿透?
    A. 冈上肌肌腱
    B. 肩胛下肌肌腱
    C. 盂肱上韧带
    D. 盂肱中韧带

87. 腕关节造影术,把对比剂注射到桡腕关节间室后,通常在哪两块骨头之间发现对比剂?
    A. 尺骨头和桡骨远端
    B. 三角骨和豌豆骨
    C. 舟骨和月骨
    D. 头状骨和钩骨

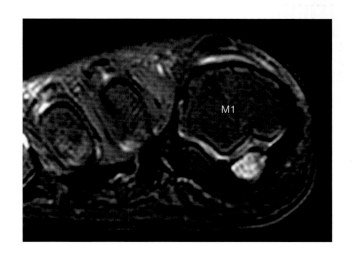

88. 一位年轻女性在长途跋涉后出现足部疼痛和跖骨头压痛，最初的 X 线片显示正常，在休息 2 周后症状未好转。左图是该患者第一跖骨头（M1）轴位 FS PDWI 图像，最佳诊断是下列哪一项？
    A. 跗外翻
    B. 籽骨炎
    C. 跗僵直
    D. Morton 神经瘤

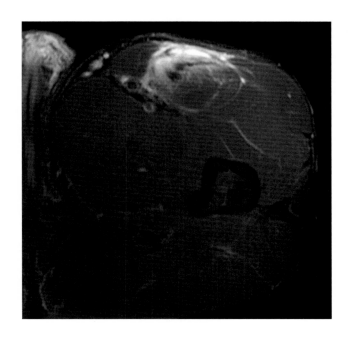

89. 健身爱好者左侧大腿近端肿块并疼痛，左图是该患者的左大腿轴位 FS PDWI 图像。请问最佳诊断是下列哪一项？
    A. 脓肿
    B. 软组织肉瘤
    C. 肌腱拉伤
    D. 骨化性肌炎

90. 下列哪一项是骨性关节炎的特征性 X 线表现？
    A. 梭形软组织肿胀
    B. 骨质疏松
    C. 骨侵蚀
    D. 软骨下硬化

91. 下列哪一项影像学特征最易鉴别骨肉瘤与骨髓炎？
    A. 干骺端位置
    B. Codman 三角
    C. 弥漫性骨质破坏
    D. T_2WI 高信号

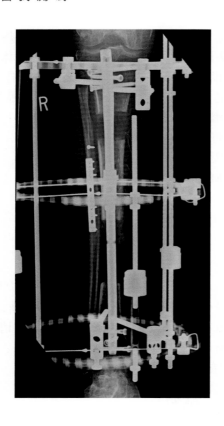

92. 左图下肢 X 线片所示的是下列哪一手术?
    A. 切开复位内固定
    B. 肢体延长
    C. 骨移植
    D. 支架外固定

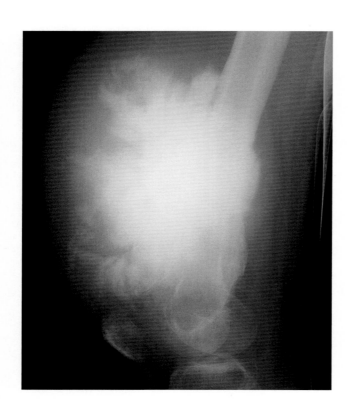

93. 男性 35 岁,大腿肿胀,根据左图侧位 X 线片,下列哪一项是最佳诊断?
    A. 软骨肉瘤
    B. 骨肉瘤
    C. 淋巴瘤
    D. 尤因肉瘤

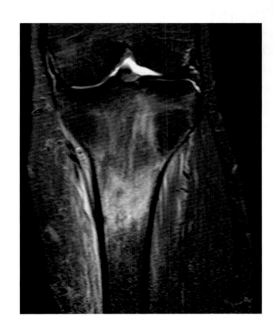

94. 慢跑爱好者膝关节疼痛。根据左图膝关节冠状位 FS T$_2$WI 所示,下列哪一项是最佳诊断?
    A. 骨肉瘤
    B. 骨髓炎
    C. 应力性骨折
    D. 尤因肉瘤

95. 下列哪一肘关节韧带能稳定桡骨头防止其后半脱位?
    A. 尺侧副韧带
    B. 尺侧副韧带前束
    C. 尺侧副韧带后束
    D. 尺侧副韧带横束

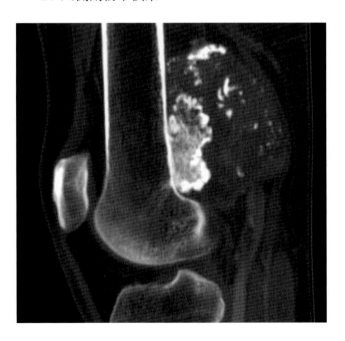

96. 男性 35 岁,患者膝盖后肿物。根据左图股骨远端矢状位 CT,下列哪一项为最佳诊断?
    A. 骨膜软骨瘤
    B. 骨软骨瘤
    C. 肿瘤样钙质沉着症
    D. 骨旁骨肉瘤

97. 糖尿病神经性骨关节病最常累及下列哪一足关节?
    A. 跗横关节
    B. 距下关节
    C. 跖趾关节
    D. 跗跖关节

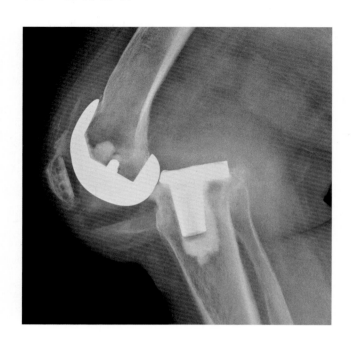

98. 女性 58 岁，患者全膝关节置换术后无法行走，根据左图膝关节侧位 X 线片，以下哪一项可准确地描述她的膝关节问题？
    A. 后交叉韧带撕裂
    B. 膝关节前脱位
    C. 人工膝关节分离
    D. 颗粒磨损导致的骨质溶解和部件松动

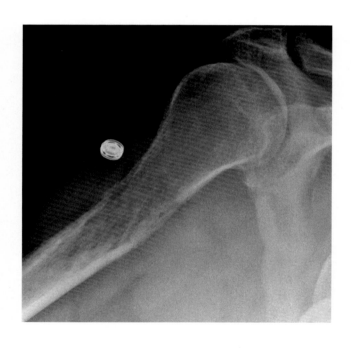

99. 患者 63 岁，肩部疼痛。根据左图肩关节 X 线片，以下哪项诊断最合适？
    A. 枪伤
    B. 外科颈骨折
    C. 假性肿瘤
    D. 病理性骨折

100. 以下哪一影像学表现是最典型的肌腱撕裂？
    A. 放射性核素骨扫描的低摄取
    B. 超声低回声表现
    C. 磁共振 GRE 序列晕征
    D. CT 成像高密度

自测题答案

1. D　带有蝶形碎片的横行骨折（第一章）
2. C　扭转力（第一章）
3. D　开放性骨折（第一章）
4. B　肩关节后脱位（第二章）
5. B　舟骨旋转性半脱位（第二章）
6. C　Monteggia 骨折（第二章）
7. B　经颈型股骨颈骨折并移位（第三章）
8. D　跟骨骨折（第三章）
9. A　前交叉韧带撕裂（第三章）
10. D　重塑期（第四章）
11. A　加压螺钉（第四章）
12. C　移位（第四章）
13. A　外侧半月板放射状撕裂（第五章）
14. C　短暂性髌骨外侧脱位（第五章）
15. B　胫骨前部（第五章）
16. B　冈上肌（第六章）
17. C　冈下肌（第六章）
18. A　前上部（第六章）
19. C　内侧副韧带（第七章）
20. B　肘后脂肪垫（第七章）
21. A　尺侧副韧带部分撕裂（第七章）
22. B　股骨粗隆间骨折（第八章）
23. A　前盂唇（第八章）
24. D　疑似髋关节盂唇撕裂（第九章）
25. A　腕舟骨骨折（第九章）
26. C　尺神经卡压综合征（第九章）
27. D　豌豆骨（第九章）
28. A　应力性骨折（第十章）
29. B　胫骨后肌（第十章）
30. C　姆长屈肌（第十章）
31. B　软骨源性肿瘤（第十一章）
32. C　日光放射征（第十一章）
33. A　薄的硬化边（第十一章）
34. B　骨软骨瘤（第十二章）
35. B　动脉瘤样骨囊肿（第十二章）
36. D　骨巨细胞瘤（第十二章）
37. B　骨肉瘤（第十三章）
38. A　软骨肉瘤（第十三章）
39. D　造釉细胞瘤（第十三章）
40. C　转移性疾病（第十四章）
41. A　前列腺癌骨转移（第十四章）
42. D　足部（第十四章）

43. B　Baker 囊肿内游离体（第十五章）
44. C　脂肪瘤（第十五章）
45. C　原发性软组织肉瘤（第十五章）
46. C　银屑病性关节炎（第十六章）
47. D　焦磷酸钙沉积病（第十六章）
48. C　骨性关节炎（第十六章）
49. B　骨性关节炎（第十七章）
50. A　骨性关节炎（第十七章）
51. D　1%（第十七章）
52. B　类风湿性关节炎（第十八章）
53. D　系统性红斑狼疮（第十八章）
54. A　远节指间关节（第十八章）
55. A　舟月骨进行性塌陷（第十九章）
56. C　钙化性肌腱炎（第十九章）
57. D　GRE 序列晕征改变（第十九章）
58. D　后天性扁平足（第二十章）
59. A　跗骨联合（第二十章）
60. B　第一跖骨内翻对齐（第二十章）
61. B　骨质溶解（第二十一章）
62. A　抗生素骨水泥隔体（第二十一章）
63. B　聚乙烯骨溶解（第二十一章）
64. D　反置式人工肩关节前脱位（第二十二章）
65. C　硅胶（第二十二章）
66. D　桡骨头骨折移位（第二十二章）
67. B　石骨症（第二十三章）
68. C　成骨不全（第二十三章）
69. D　软骨发育不全（第二十三章）
70. A　结节病（第二十四章）
71. B　甲状旁腺功能亢进（第二十四章）
72. C　65 岁或以上的妇女（第二十四章）
73. C　Paget 病（第二十五章）
74. A　与双膦酸盐相关不全骨折（第二十五章）
75. D　经皮肤溃疡直接播散（第二十五章）
76. A　化脓性肌炎（第二十六章）
77. B　慢性骨髓炎（第二十六章）
78. D　T_1 低信号，T_2 高信号，有强化（第二十六章）
79. B　多发性骨梗死（第二十七章）
80. A　地中海贫血（第二十七章）
81. C　镰状细胞病（第二十七章）
82. C　结构 C（第二十八章）A，肱骨大结节；B，肱骨横韧带；C，肱骨小结节；D，肱二头肌沟。
83. D　跟腱完全撕裂（3 级）（第二十八章）
84. A　低回声区（第二十八章）
85. D　从前方穿过前方胫骨皮质（第二十九章）

86. C　盂肱上韧带(第二十九章)
87. B　三角骨和豌豆骨(第二十九章)
88. B　籽骨炎(第二十章)
89. C　肌腱拉伤(第八章)
90. D　软骨下硬化(第十七章)
91. B　Codman 三角(第十一章)
92. C　骨移植(第四章)
93. B　骨肉瘤(第十三章)

94. C　应力性骨折(第一章)
95. A　尺侧副韧带(第七章)
96. D　骨旁骨肉瘤(第十三章)
97. D　跗跖关节(第二十章)
98. C　人工膝关节分离(第二十一章)
99. D　病理性骨折(第十四章)
100. B　超声检查低回声(第二十八章)